# 临床常用中草药图谱

许二平 姚明鹤 闫海峰 主编

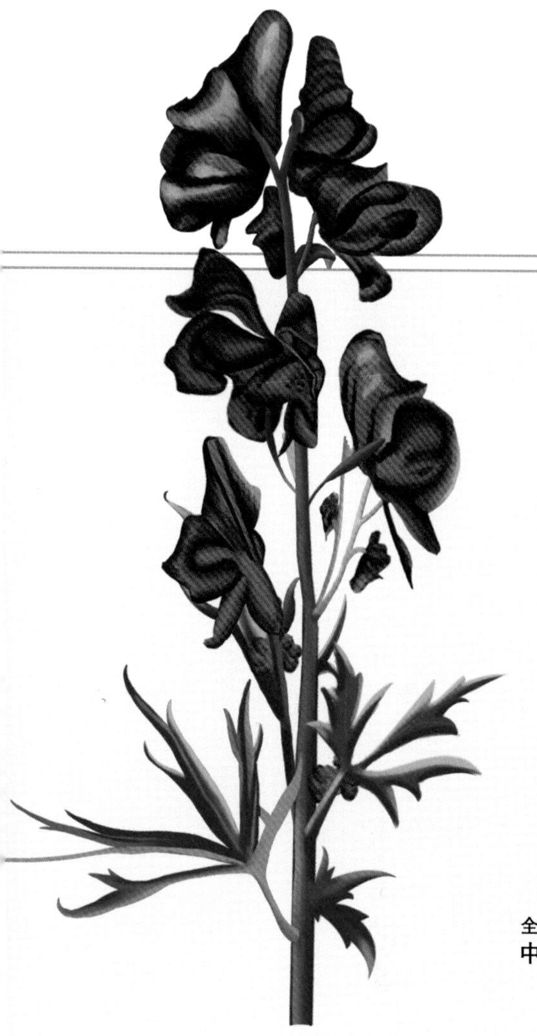

全国百佳图书出版单位
中国中医药出版社
·北 京·

**图书在版编目（CIP）数据**

临床常用中草药图谱 / 许二平，姚明鹤，闫海峰主编. -- 北京：中国中医药出版社，2024. 12

ISBN 978-7-5132-9201-6

Ⅰ. R282-64

中国国家版本馆 CIP 数据核字第 2024M8V165 号

---

**中国中医药出版社出版**

北京经济技术开发区科创十三街 31 号院二区 8 号楼

邮政编码　100176

传真　010-64405721

廊坊市佳艺印务有限公司印刷

各地新华书店经销

开本 787 × 1092　1/16　印张 31.5　字数 708 千字

2024 年 12 月第 1 版　2024 年 12 月第 1 次印刷

书号　ISBN 978 – 7 – 5132 – 9201 – 6

定价　318.00 元

网址　www.cptcm.com

**服务热线　010-64405510**

**购书热线　010-89535836**

**维权打假　010-64405753**

**微信服务号　zgzyycbs**

**微商城网址　https://kdt.im/LIdUGr**

**官方微博　http://e.weibo.com/cptcm**

**天猫旗舰店网址　https://zgzyycbs.tmall.com**

如有印装质量问题请与本社出版部联系（010-64405510）

# 《临床常用中草药图谱》编委会

**主　编**

许二平（河南中医药大学）
姚明鹤（河南中医药大学）
闫海峰（河南中医药大学第一附属医院）

**副主编**

练从龙（河南中医药大学）
高　慧（华北理工大学附属医院）
陈　瑶（天津中医药大学第一附属医院）
黄权立（北京市昌平区中西医结合医院）
李玲玲（河南中医药大学）
李　洵（河南中医药大学）
张　楠（河南中医药大学）
许菲斐（河南中医药大学）

**编　委**（以姓氏笔画为序）

丁　伟（甘肃省中医院）
王岩玲（天津中医药大学第二附属医院）
付　红（河南中医药大学第一附属医院）
任晓雪（天津市蓟州区兴华大街社区卫生服务中心）
刘凤波（北京中医药大学）
刘欣童（河南中医药大学）
闫滨滨（中国中医科学院中药资源中心）
时建华（郑州市中医院）
沙争梅（海南省保亭黎族苗族自治县人民医院）
张　青（河南中医药大学第一附属医院）
张莎莎（临沧市中医医院）
陈　杨（嘉兴大学附属平湖中医院）
陈建泉（广西中医药大学）
罗贞艺（重庆中医药学院）
钟兰芳（河南中医药大学）
董文杰（河南中医药大学第一附属医院）
董政委（河南中医药大学第一附属医院）
韩亚洲（河南中医药大学）
焦　阳（新乡医学院）

# 前言

中药是大自然赋予人类的宝贵财富，是人类从自然界中获取的植物药、动物药及矿物药的总称。中国是中医药的发源地，药用动植物资源丰富，现存有一万两千多种药用动植物。千百年来，中药的使用凝聚着中华民族的博大智慧，也为中华民族的繁衍生息和文化传承做出了重要贡献。

为了让读者更加全面、清晰、透彻地了解中医药知识，传承和弘扬中医药文化，我们编写了《临床常用中草药图谱》一书。该书遴选了383味常用中药，按主要功效分为21章，并结合《中华人民共和国药典（2020年版）》《中华本草》和历代本草专著，逐一介绍每味中药的别名、来源、产地分布、采收加工、药材性状、性味归经、功效与作用、临床应用、使用禁忌、配伍药方等内容，同时配有高清药用植物、药材饮片实图，近距离展示了中药的真实形态。其中“配伍药方”收录了中医经典方剂和古今用药经验，以便读者进一步掌握古今用药特点、临床配伍经验；部分来自中医古籍的内容在个别字句上做了修改，以方便读者阅读。

本书有以下特色：①资料全面：本书收录383味临床常用中药，700余幅高清图片，图文对照，凸显实用。②科学权威：本书由全国17所医院、高校的30位具有丰富教学与临床经验的专家、学者通力合作而成，经过反复校对修订，内容科学可靠，具有前沿性、实用性和指导性。③美观性强：本书选用的所有图片均为作者拍摄，图片精美，清晰美观。

本书的编写得到了中国中医药出版社及部分高校、医院的大力支持，在此一并表示感谢。囿于编者水平有限，中医药文献资料浩如烟海，书中可能存在疏漏或不当之处，敬请读者提出宝贵意见，以便再版时修订完善。

《临床常用中草药图谱》编委会

2024年10月

# 目录

## 第三章　泻下药



## 第四章　祛风湿药

## 第五章 化湿药



## 第六章 利水渗湿药



## 第七章 温里药



## 第八章 理气药

## 第十三章 化痰止咳平喘药



## 第十四章 安神药

## 第十五章 平肝息风药



## 第十六章 开窍药



## 第十七章 补虚药

# 第一章 解表药

## 第一节 发散风寒药

### 麻 黄

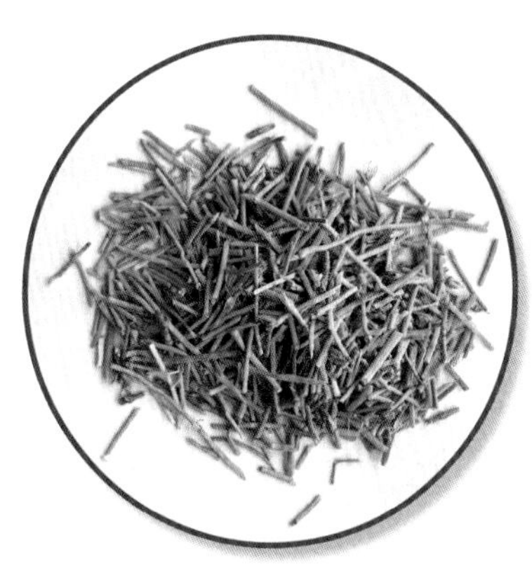

**【别名】**草麻黄、中麻黄、木贼麻黄、龙沙、卑相、卑监、狗骨、色道麻、结力根、朱芯麻。

**【来源】**本品为麻黄科植物草麻黄 *Ephedra sinica* Stapf、中麻黄 *Ephedra intermedia* Schrenk et C. A. Mey. 或木贼麻黄 *Ephedra equisetina* Bge. 的干燥草质茎。

**【产地分布】**主产于山西、河北、甘肃、内蒙古、新疆。

**【采收加工】**秋季采割绿色的草质茎，晒干，除去木质茎、残根及杂质，切段。

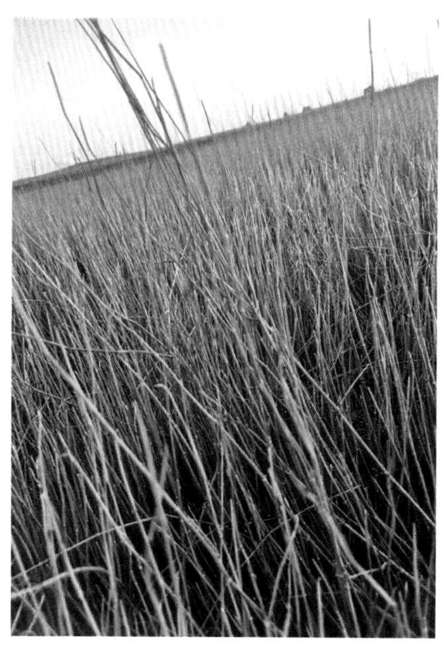

**【药材性状】**本品呈圆柱形的段。表面淡黄绿色至黄绿色，粗糙，有细纵脊线，节上有细小鳞叶。切面中心显红黄色。气微香，味涩、微苦。

**【性味归经】**性温，味辛、微苦。归肺、膀胱经。

**【功效与作用】**发汗散寒，宣肺平喘，利水消肿。属解表药下属分类的发散风寒药。

**【临床应用】**煎汤，2 ～ 10g。用治风寒感冒，胸闷喘咳，风水浮肿。蜜麻黄多用治表证已解，气喘咳嗽。

**【使用禁忌】**凡表虚自汗、阴虚盗汗及肺肾虚喘者均当忌用。失眠及高血压患者慎用，运动员禁用。

【配伍药方】

（1）治风寒感冒：麻黄三两（去节），桂枝二两（去皮），甘草一两（炙），杏仁七十个（去皮尖）。上四味，以水九升，先煮麻黄，减二升，去上沫，纳诸药，煮取二升半，去滓。温服八合，覆取微似汗，不须啜粥，余如桂枝法将息。(《伤寒论》麻黄汤)

（2）治咳嗽气喘：甘草（不炙），麻黄（不去根、节），杏仁（不去皮、尖）。上等分，㕮咀为粗散。每服五钱，水一盏半，姜钱五片，同煎至一盏，去滓，通口服，以衣被盖覆睡，取微汗为度。(《太平惠民和剂局方》三拗汤)

（3）治水肿脚气：麻黄六两，石膏半斤，生姜三两，大枣十五枚，甘草二两。上五味，以水六升，先煮麻黄，去上沫，纳诸药，煮取三升。分温三服。恶风者，加附子；风水，加术四两。(《金匮要略》越婢汤)

（4）治风湿痹证：麻黄、芍药、黄芪各三两，甘草三两（炙），川乌五枚（㕮咀，以蜜二升，煎取一升，即出乌豆）。上五味，㕮咀四味，以水三升，煮取一升，去滓，纳蜜煎中，更煎之，服七合。不知，尽服之。(《金匮要略》乌头汤)

（5）治疟疾寒热：麻黄（去节）三两，桂心二两，甘草（炙）一两，杏仁二十粒（去皮尖），白术四两。上锉为散。每服四钱，水盏半，煎七分，去滓，食前温服。(《三因极一病证方论》麻黄白术散)

（6）治阴疽痰核：熟地黄一两，肉桂一钱（去皮，研粉），麻黄五分，鹿角胶三钱，白芥子二钱，姜炭五分，生甘草一钱。煎服。(《外科全生集》阳和汤)

## 桂 枝

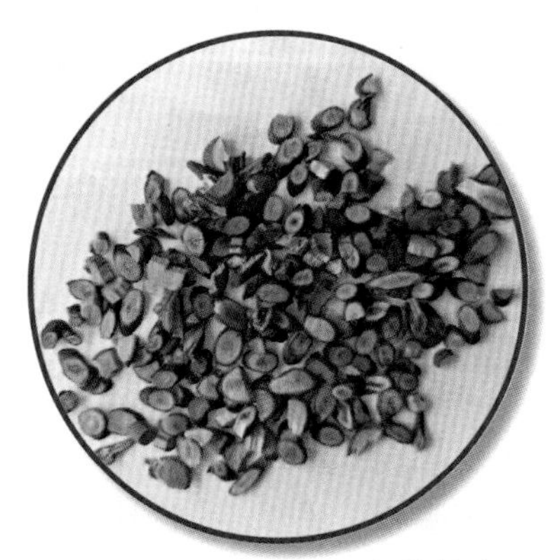

**【别名】**柳桂、桂树枝、肉桂枝、广眉尖、嫩桂枝、糠桂枝。

**【来源】**本品为樟科植物肉桂 *Cinnamomum cassia* Presl 的干燥嫩枝。

**【产地分布】**主产于广东、广西。

**【采收加工】**春、夏二季采收，除去叶，晒干或切片晒干。

**【药材性状】**本品呈类圆形或椭圆形的厚片。表面红棕色至棕色，有时可见点状皮孔或纵棱线。切面皮部红棕色，木部黄白色或浅黄棕色，髓部类圆形或略呈方形。有特异香气，味甜、微辛。

**【性味归经】**性温，味辛、甘。归心、肺、膀胱经。

**【功效与作用】**发汗解肌，温通经脉，助阳化气，平冲降逆。属解表药下属分类的发散风寒药。

**【临床应用】**煎汤，3～10g。用治风寒感冒，脘腹冷痛，血寒经闭，关节痹痛，痰饮，水肿，心悸，奔豚。

**【使用禁忌】**凡外感热病、阴虚火旺、血热妄行等证，均当忌用。孕妇及月经过多者慎用。

【配伍药方】

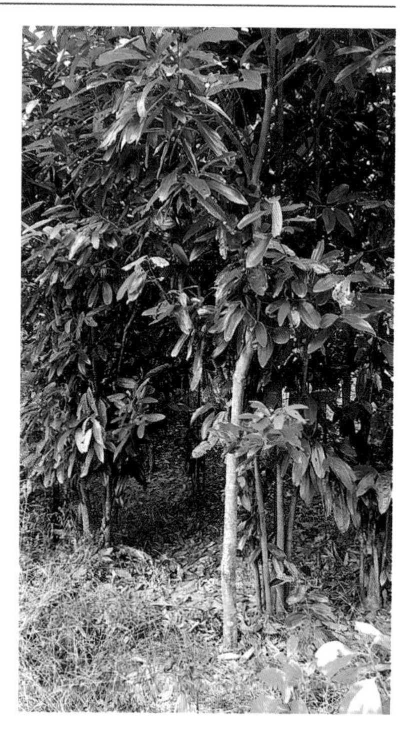

（1）治风寒感冒：桂枝（去皮）三两，芍药三两，甘草（炙）二两，生姜（切）三两，大枣（擘）十二枚。上五味，㕮咀三味，以水七升，微火煮取三升，去滓，适寒温，服一升。服已须臾，啜热稀粥一升余，以助药力，温覆令一时许，遍身漐漐，微似有汗者益佳；不可令如水流漓，病必不除。若一服汗出病瘥，停后服，不必尽剂；若不汗，更服，根据前法；又不汗，后服小促其间，半日许，令三服尽。若病重者，一日一夜服，周时观之，服一剂尽，病证犹在者，更作服；若汗不出，乃服至二三剂。禁生冷、黏滑、肉面、五辛、酒酪、臭恶等物。(《伤寒论》桂枝汤)

（2）治脘腹冷痛、经闭痛经、关节痹痛等寒凝血滞诸痛证：桂枝三两（去皮），甘草三两（炙），大枣十二枚，芍药六两，生姜三两，胶饴一升。上六味，以水七升，煮取三升，去滓，纳胶饴，更上微火消解。温服一升，日三服。(《金匮要略》小建中汤)

（3）治痰饮水肿：猪苓（去黑皮）十八铢，白术十八铢，泽泻一两六铢，茯苓十八铢，桂枝（去皮）半两。上五味为散，更于臼中杵之。白饮和方寸匕服之，日三服；多饮暖水，汗出愈。(《伤寒论》五苓散)

（4）治心悸、奔豚：甘草（炙）四两，生姜（切）三两，人参二两，生地黄一斤，桂枝（去皮）三两，阿胶二两，麦门冬（去心）半升，麻仁（半升），大枣（擘）三十枚。上九味，以清酒七升，水八升，先煮八味，取三升，去滓，纳胶烊消尽，温服一升，日三服。一名复脉汤。(《伤寒论》炙甘草汤)

（5）治肝郁肝风，疟疾寒热：野台参二钱，生黄芪二钱，白术二钱，广陈皮二钱，川厚朴二钱，生鸡内金（捣细）二钱，知母三钱，生杭芍三钱，桂枝尖一钱，川芎一钱，生姜二钱。(《医学衷中参西录》升降汤)

（6）治多汗遗精，血热出血：桂枝、芍药、生姜、龙骨、牡蛎各三两，甘草二两，大

枣十二枚。上七味，以水七升，煮取三升。分温三服。(《金匮要略》桂枝加龙骨牡蛎汤)

## 紫苏叶

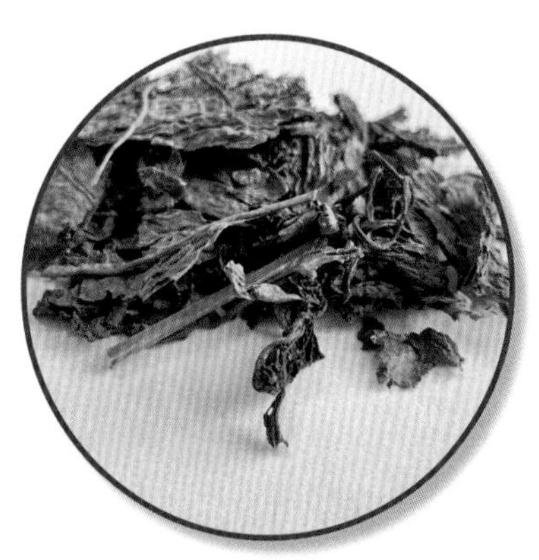

**【别名】**苏、赤苏、红苏、桂荏、荏子、水状元。

**【来源】**本品为唇形科植物紫苏 *Perilla frutescens* (L.) Britt. 的干燥叶（或带嫩枝）。

**【产地分布】**主产于江苏、浙江、河北。

**【采收加工】**夏季枝叶茂盛时采收。除去杂质，晒干，切碎。

**【药材性状】**本品呈不规则的段或未切叶。叶多皱缩卷曲、破碎，完整者展平后呈卵圆形，边缘具圆锯齿。两面紫色或上表面绿色，下表面紫色，疏生灰白色毛。叶柄紫色或紫绿色。带嫩枝者，枝的直径 2 ～ 5mm，紫绿色，切面中部有髓。气清香，味微辛。

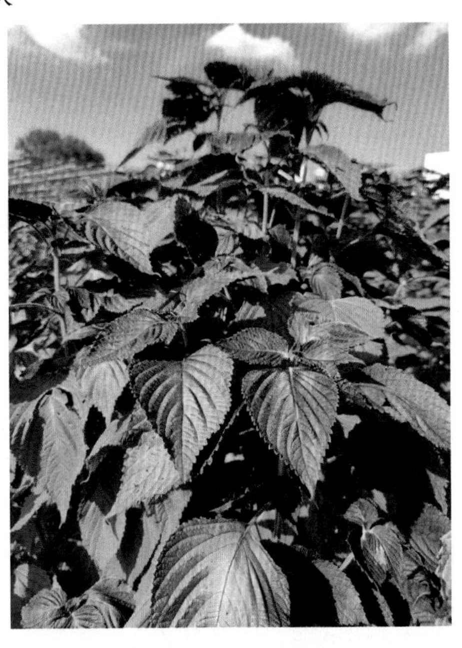

**【性味归经】**性温，味辛。归肺、脾经。

**【功效与作用】**解表散寒，行气和胃。属解表药下属分类的发散风寒药。

**【临床应用】**煎汤，5 ～ 10g，不宜久煎。用治风寒感冒，咳嗽呕恶，妊娠呕吐，鱼蟹中毒。

【配伍药方】

(1) 治风寒感冒：香附子（炒香，去毛）、紫苏叶各四两，甘草（炙）一两，陈皮二两（不去白）。上为粗末，每服三钱，水一盏，煎七分，去滓，热服，不拘时候，日三服。若作细末，只服二钱，入盐点服。(《太平惠民和剂局方》香苏散)

(2) 治咳嗽呕恶：苏叶，半夏，茯苓，前胡，苦桔梗，枳壳，甘草，生姜，大枣（去核），橘皮，杏仁。(《温病条辨》杏苏散)

(3) 治脾胃气滞：半夏一升，厚朴三两，茯苓四两，生姜五两，干苏叶二两。上五味，以水七升，煮取四升。分温四服，日三、夜一服。(《金匮要略》半夏厚朴汤)

(4) 治胎动不安：熟地黄一钱，黄芩四分，紫苏四分，白芷四分。(《胎产指南》补中安胎饮)

（5）治水肿脚气，口渴尿少：紫苏茎叶一两，桑根白皮一两（锉），赤茯苓一两，羚羊角屑三分，槟榔三分（木香汤浸，去皮，微炒）。候温服。(《太平圣惠方》紫苏散)

（6）治麻疹瘟疫，瘴气疟疾：川芎、甘草（炙）、麻黄（去根、节）、升麻各四两，干葛十四两，赤芍药、白芷、陈皮（去瓤）、紫苏（去粗梗）、香附子（杵去毛）各四两。上为细末，每服三大钱，水一盏半，生姜五片，煎至七分，去滓，热服，不以时候。(《太平惠民和剂局方》十神汤)

## 生　姜

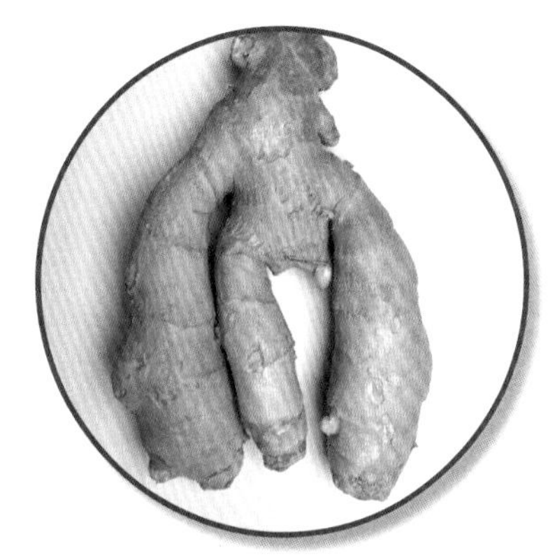

**【别名】**姜、鲜姜、鲜生姜、老姜、炎凉小子、百辣云。

**【来源】**本品为姜科植物姜 *Zingiber offcinale* Rosc. 的新鲜根茎。

**【产地分布】**主产于四川、贵州、湖北、广东、广西。

**【采收加工】**秋、冬二季采挖，除去须根和泥沙。

**【药材性状】**本品呈不规则的厚片，可见指状分枝。切面浅黄色，内皮层环纹明显，维管束散在。气香特异，味辛辣。

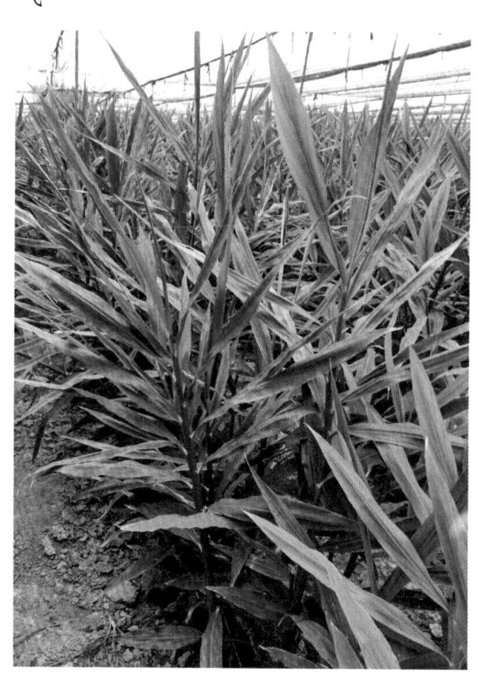

**【性味归经】**性微温，味辛。归肺、脾、胃经。

**【功效与作用】**解表散寒，温中止呕，化痰止咳，解鱼蟹毒。属解表药下属分类的发散风寒药。

**【临床应用】**煎汤，3 ～ 10g。用治风寒感冒，胃寒呕吐，寒痰咳嗽，鱼蟹中毒。

**【使用禁忌】**凡热盛及阴虚内热者忌服。

【配伍药方】

（1）治风寒感冒：带皮老姜三两（捣烂），将热酒泡饮，出汗，轻者即愈，重者可解一时之急。(《丹台玉案》神仙粥)

（2）治脾胃寒证：丁香、半夏各三钱，姜煎温服。(《医学入门》丁夏汤)

（3）治胃寒呕吐：黄芩三两，芍药二两，甘草（炙）二两，大枣（擘）十二枚，半夏

（洗）半升，生姜（切）一两半。上六味，以水一斗，煮取三升，去滓，温服一升，日再，夜一服。(《伤寒论》黄芩加半夏生姜汤)

（4）治寒痰咳嗽：半夏（汤洗七次）、橘红各五两，白茯苓三两，甘草（炙）一两半。上为㕮咀，每服四钱，用水一盏，生姜七片，乌梅一个，同煎六分，去滓，热服，不拘时候。(《太平惠民和剂局方》二陈汤)

（5）治鱼蟹中毒：生姜捣取汁。(《本草纲目》生姜汁)

（6）治猝然昏厥：用生姜四两，和皮捣汁一碗，夜露至晓，空心冷服，大治脾胃聚痰，发为寒热。生姜自然汁，凡中风、中暑、中气、中毒、干霍乱，一应猝暴之证，与童便同用，立可解散。盖生姜能开痰、童便能降火故也。(《丹溪心法附余》露姜饮)

## 香　薷

**【别名】**香茅、香戎、香茸、香茹、蜜蜂草、蚊子草、铜草、华荠苧、华荆芥、石荠宁。

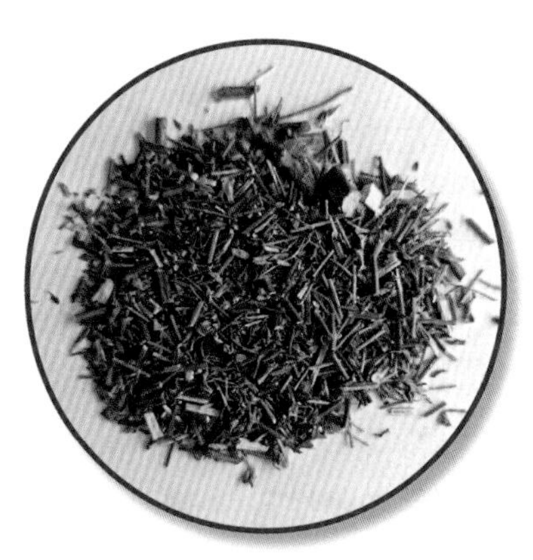

**【来源】**本品为唇形科植物石香薷 *Mosla chinensis* Maxim. 或江香薷 *Mosla chinensis* Jiangxiangru 的干燥地上部分。前者习称“青香薷”，后者习称“江香薷”。

**【产地分布】**青香薷主产于广东、广西、福建，江香薷主产于江西。

**【采收加工】**夏季茎叶茂盛、花盛开时择晴天采割，除去杂质，阴干，切段。

**【药材性状】**

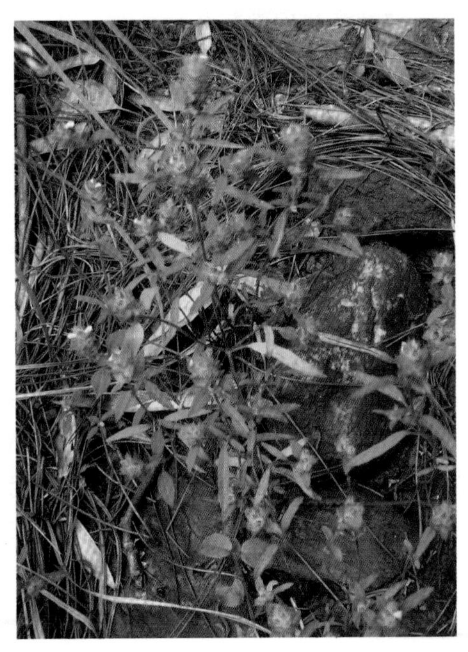

（1）青香薷：长 30 ～ 50cm，基部紫红色，上部黄绿色或淡黄色，全体密被白色茸毛。茎方柱形，基部类圆形，直径 1 ～ 2mm，节明显，节间长 4 ～ 7cm；质脆，易折断。叶对生，多皱缩或脱落，叶片展平后呈长卵形或披针形，暗绿色或黄绿色，边缘有 3 ～ 5 疏浅锯齿。穗状花序顶生及腋生，苞片圆卵形或圆倒卵形，脱落或残存；花萼宿存，钟状，淡紫红色或灰绿色，先端 5 裂，密被茸毛。小坚果 4，直径 0.7 ～ 1.1mm，近圆球形，具网纹。气清香而浓，味微辛而凉。

（2）江香薷：长 55 ～ 66cm。表面黄绿色，质较柔软。边缘有 5 ～ 9 疏浅锯齿。果实直径 0.9 ～ 1.4mm，表面具疏网纹。

【性味归经】性微温，味辛。归肺、胃经。

【功效与作用】发汗解表，化湿和中。属解表药下属分类的发散风寒药。

【临床应用】煎汤，3 ～ 10g。用治暑湿感冒，恶寒发热，头痛无汗，腹痛吐泻，水肿，小便不利。

【使用禁忌】凡表虚有汗及暑热证当忌用。

【配伍药方】

（1）治外感风寒，内伤暑湿，恶寒发热，头痛无汗，腹痛吐泻：白扁豆（微炒）、厚朴（去粗皮，姜汁炙熟）各半斤，香薷（去土）一斤。上为粗末，每服三钱，水一盏，入酒一分，煎七分，去滓，水中沉冷，连吃二服，立有神效，随病不拘时。（《太平惠民和剂局方》香薷散）

（2）治水肿胀满，小便不利，脚气浮肿：干香薷一斤，白术七两。上二味，捣术下筛，浓煮香薷取汁，和术为丸，饮服如梧子十丸，日夜四五服，利小便极良，夏取花叶合用亦佳。忌青鱼，忌海藻、菘菜、桃、李、雀肉等。（《外台秘要》香薷术丸）

（3）治伤暑伏热，暑疟暑疖：香薷一钱，蒲公英三钱，青蒿二钱，茯苓二钱，甘草一钱，归尾一钱，黄芩五分，黄连五分，大黄八分，天花粉一钱五分。水煎服。十岁小孩如此，大人增半，小儿五岁减半。服后可用膏药。（《洞天奥旨》解暑败毒散）

## 荆 芥

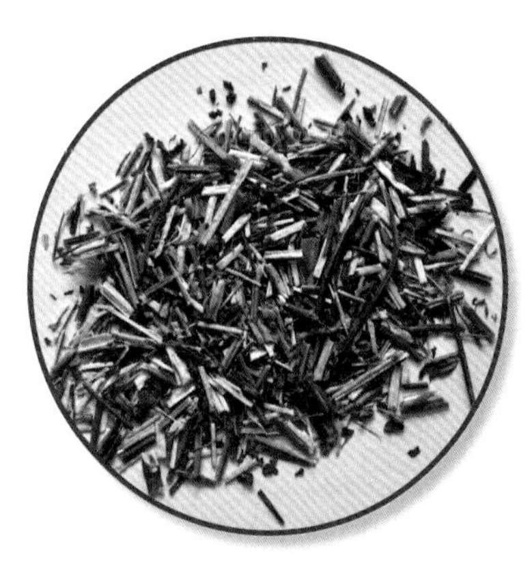

【别名】假苏、鼠蓂、鼠实、姜芥、稳齿菜、四棱杆蒿、线芥。

【来源】本品为唇形科植物荆芥 *Schizonepeta tenuifolia* Briq. 的干燥地上部分。

【产地分布】主产于江苏、浙江、江西、河北、湖北。

【采收加工】多为栽培。夏、秋两季花开到顶、穗绿时采割，除去杂质，晒干，切段。

【药材性状】本品呈不规则的段。茎呈方柱形，表面淡黄绿色或淡紫红色，被短柔毛。切面类白色。叶多已脱落。穗状轮伞花序。气芳香，味微涩而辛凉。

【性味归经】性微温，味辛。归肺、肝经。

【功效与作用】解表散风，透疹，消疮。属解表药下属分类的发散风寒药。

【临床应用】煎汤，5 ～ 10g，不宜久煎。用治感冒，头痛，麻疹，风疹，疮疡初起。

【配伍药方】

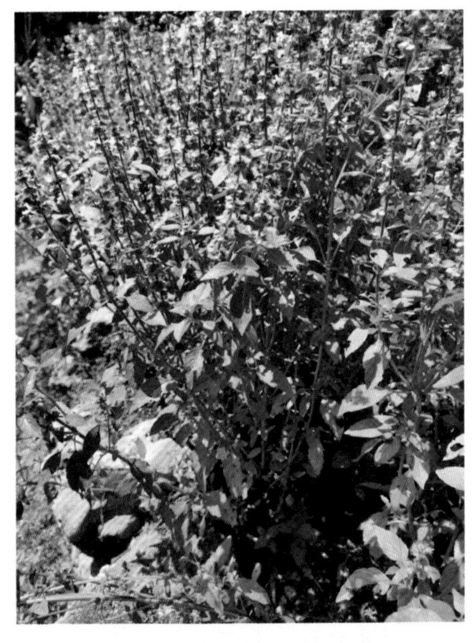

（1）治感冒头痛：羌活、独活、柴胡、前胡、枳壳、茯苓、荆芥、防风、桔梗、川芎各一钱五分，甘草五分。水一盅半，煎至八分，温服。（《摄生众妙方》荆防败毒散）

（2）治痘痧斑疹，透发不畅：羌活、独活、防风、桔梗、荆芥、柴胡、前胡、地骨皮、炙甘草、蝉蜕、川芎、天花粉、天麻各等分。上为细末，每服三钱，水一盏，加薄荷叶三片，煎四分，温服。（《景岳全书》十三味羌活散）

（3）治痈肿疮疡，损伤痹痛：防风、荆芥、川芎、甘草各一钱，当归（酒洗）、黄柏各二钱，苍术、牡丹皮、川椒各三钱，苦参五钱。共合一处，装白布袋内扎口，水熬滚，熏洗患处。（《医宗金鉴》八仙逍遥汤）

（4）治吐衄发斑，崩漏下血：生地黄九钱，荆芥一钱，麦冬三钱，玄参三钱。水煎服。（《石室秘录》引血归经汤）

（5）治瘾疹瘙痒，疥癣麻风：川芎、甘草、荆芥穗、羌活、防风、僵蚕、茯苓、蝉蜕、藿香叶、人参各二两，厚朴、陈皮各半两。上药为末，每服二钱，茶水送下。若脱衣淋浴，暴感风寒，头痛身重，寒热倦疼，荆芥茶水或温酒送下。（《卫生宝鉴》人参消风散）

（6）治头痛目赤，耳肿咽哑：薄荷叶（不见火）八两，川芎、荆芥（去梗）各四两，香附子（炒）八两（别本作细辛去芦一两），防风（去芦）一两半，白芷、羌活、甘草（爁）各二两。上件为细末，每服二钱，食后，茶清调下。常服清头目。（《太平惠民和剂局方》川芎茶调散）

## 防　风

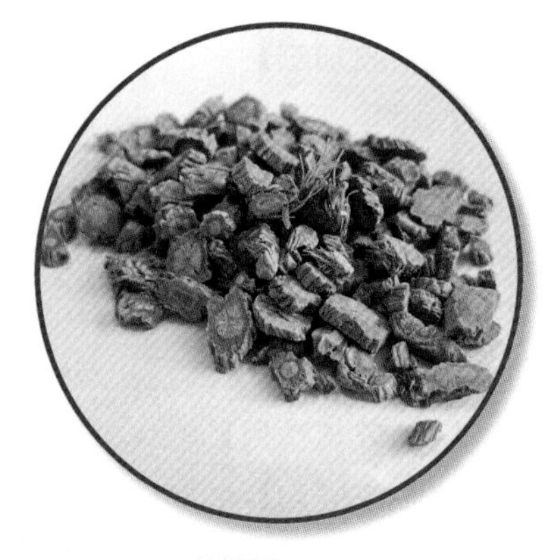

**【别名】**铜芸、茴芸、百枝、百蜚、旁风、屏风、风肉、山芹菜根、白茅草根、黄风、北风、苏风。

**【来源】**本品为伞形科植物防风 *Saposhnikovia divaricata*（Turcz.）Schischk. 的干燥根。

**【产地分布】**主产于黑龙江、内蒙古、吉林、辽宁。

**【采收加工】**春、秋两季采挖未抽花茎植株的根，除去须根及泥沙，晒干。切厚片。

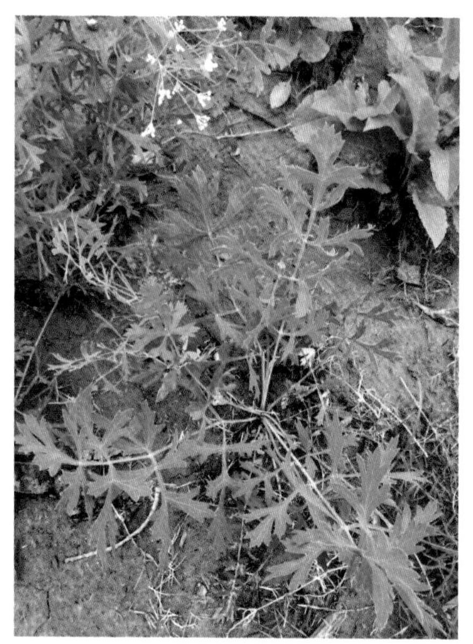

**【药材性状】**本品为圆形或椭圆形的厚片。外表皮灰棕色或棕褐色，有纵皱纹，有的可见横长皮孔样突起、密集的环纹或残存的毛状叶基。切面皮部棕黄色至棕色，有裂隙，木部黄色，具放射状纹理。气特异，味微甘。

**【性味归经】**性微温，味辛、甘。归膀胱、肝、脾经。

**【功效与作用】**祛风解表，胜湿止痛，止痉。属解表药下属分类的发散风寒药。

**【临床应用】**煎汤，5～10g。用治感冒头痛，风湿痹痛，风疹瘙痒，破伤风。

**【使用禁忌】**凡阴血亏虚及热盛动风者不宜使用。

【配伍药方】

（1）治感冒头痛：防风、黄芪各一两，白术二两。上每服三钱，水一盅半，姜三片，煎服。(《丹溪心法》玉屏风散）

（2）治风湿痹痛：羌活（行上力大）、独活（行下力专）各一钱，桂心五分，秦艽一钱，当归三钱，川芎七分（治风先治血），甘草（炙）五分，海风藤二钱，桑枝三钱，乳香（透明者）、木香各八分（止痛须理气）。水煎服。风气胜者，更加秦艽、防风。寒气胜者，加附子。湿气胜者，加防己、萆薢、薏苡仁。痛在上者，去独活加荆芥。痛在下者，加牛膝。间有湿热者，其人舌干喜冷，口渴溺赤，肿处热辣，此寒久变热也，去肉桂加黄柏三分。(《医学心悟》蠲痹汤）

（3）治风疹瘙痒：当归、生地黄、防风、蝉蜕、知母、苦参、胡麻、荆芥、苍术、牛蒡子、石膏各一钱，甘草、木通各五分。水二盅，煎八分，食远服。(《外科正宗》消风散）

（4）治破伤风：南星、防风、白芷、天麻、羌活、白附子各等分。上为末，每服二钱，热酒一盅调服，更敷伤处。若牙关紧急、腰背反张者，每服三钱，用热童便调服，虽内有瘀血亦愈。至于昏死心腹尚温者，连进二服，亦可保全。若治疯犬咬伤，更用漱口水洗净，搽伤处亦效。(《外科正宗》玉真散）

（5）治脾虚湿盛，清阳不升所致之泄泻：黄芪二两，半夏（汤洗，此一味脉涩者宜用）、人参（去芦）、甘草（炙）以上各一两，防风（以其秋旺，故以辛温泻之）、白芍药、羌活、独活以上各五钱，橘皮（连瓤）四钱，茯苓（小便利、不渴者勿用）、泽泻（不淋勿用）、柴胡、白术以上各三钱，黄连二钱。(《脾胃论》升阳益胃汤）

# 羌 活

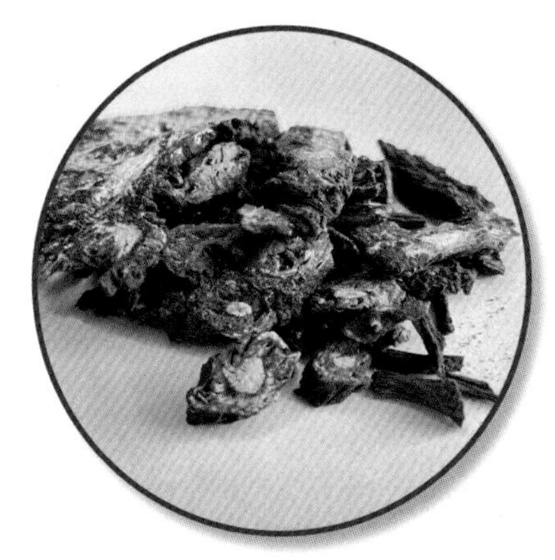

【别名】羌青、护羌使者、胡王使者、退风使者、羌滑、黑药、川羌、曲药、鄂羌、西羌。

【来源】本品为伞形科植物羌活 *Notopterygium incisum* Ting ex H. T. Chang 或宽叶羌活 *Notopterygium franchetii* H. de Boiss. 的干燥根茎及根。

【产地分布】主产于四川、甘肃、青海。

【采收加工】春、秋两季采挖，除去须根及泥沙，晒干。切片。

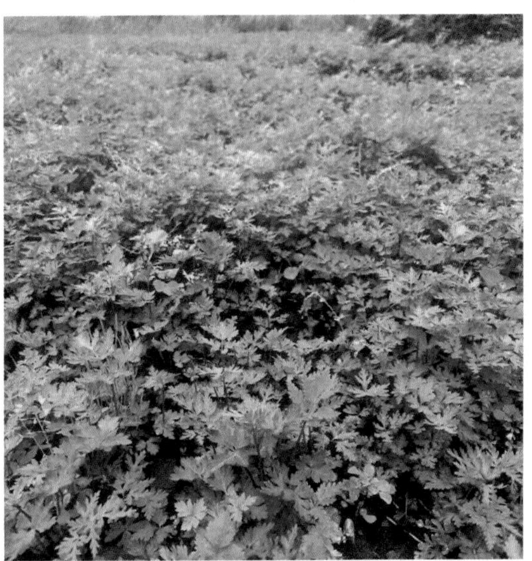

【药材性状】本品呈类圆形、不规则形横切或斜切片，表皮棕褐色至黑褐色，切面外侧棕褐色，木部黄白色，有的可见放射状纹理。体轻，质脆。气香，味微苦而辛。

【性味归经】性温，味辛、苦。归膀胱、肾经。

【功效与作用】解表散寒，祛风除湿，止痛。属解表药下属分类的发散风寒药。

【临床应用】煎汤，3 ～ 10g。用治风寒感冒，头痛项强，风湿痹痛，肩背酸痛。

【使用禁忌】凡阴血亏虚者慎用。其用量过多，易致呕吐，脾胃虚弱者不宜服。

【配伍药方】

（1）治风寒夹湿，四时感冒：羌活、独活各一钱，防风、甘草（炙）、川芎各五分，蔓荆子三分。上㕮咀，都作一服，去柤，大温服，空心食前。(《内外伤辨惑论》羌活胜湿汤）

（2）治风寒湿痹，跌打损伤：羌活、升麻各一钱，独活七分，苍术、防风（去芦）、威灵仙（去芦）、白术、当归、白茯苓（去皮）、泽泻各半钱。上十味，㕮咀，作一服，水二盏，煎至一盏，去渣温服，食前一服，食后一服。忌酒面生冷硬物。(《卫生宝鉴》大羌活汤）

（3）治水肿脚气，水湿吐泄：当归尾、赤芍、金银花、连翘（去心）、牛蒡子（炒）、栀子（生）、羌活、白芷、红花、防风、甘草（生）、升麻、桔梗，每味用二钱为大剂，一

钱五分为中剂，一钱为小剂。水二盅，煎八分，食远热服。如疮生头面，减去归尾、红花。(《医宗金鉴》升麻消毒饮)

(4)治风湿相搏，身体疼烦，掣痛不可屈伸，或身微肿不仁：羌活(去芦)、附子(炮，去皮脐)、白术、甘草(炙)等分。每服四钱，水一盏半，生姜五片，煎至七分，去滓，温服，不拘时候。(《济生方》羌附汤)

(5)治外感头痛，偏正头痛：薄荷叶(不见火)八两，川芎、荆芥(去梗)各四两，香附子(炒)八两(别本作细辛去芦一两)，防风(去芦)一两半，白芷、羌活、甘草(爁)各二两。上件为细末，每服二钱，食后，茶清调下。常服清头目。(《太平惠民和剂局方》川芎茶调散)

(6)治目赤翳障，鼻塞牙疳：羌活一两，草龙胆(酒洗)一两五钱，羊胫骨灰二两，升麻四两。上为细末，以纱罗子罗骨灰，作微尘末和匀，卧时贴在牙龈上。(《兰室秘藏》牢牙散)

(7)治阳毒内炽，痈肿疔疮：羌活、防风、川芎、当归、芍药、甘草各四两，地榆、细辛各二两。上㕮咀，每服五钱，水二盏，煎八分，热服。量紧慢加减用之。(《证治准绳》防风羌活汤)

## 白芷

**【别名】**苣、芷、芳香、苻蓠、泽芬、香棒、香白芷。

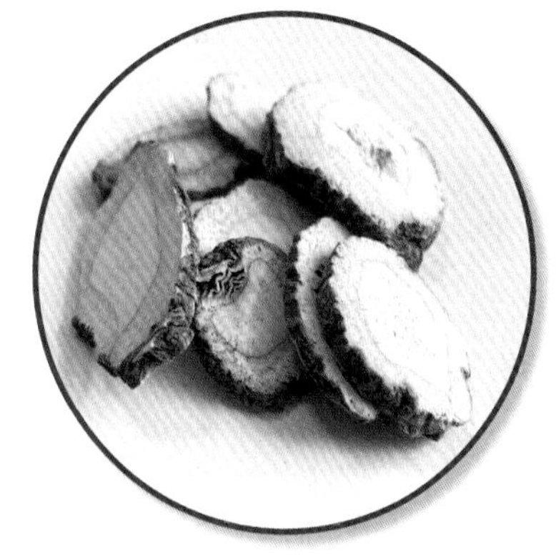

**【来源】**本品为伞形科植物白芷 *Angelica dahurica*(Fisch. ex Hoffm.) Benth. et Hook. f. 或杭白芷 *Angelica dahurica*(Fisch. ex Hoffm.) Benth. et Hook. f. var. *formosana*(Boiss.) Shan et Yuan 的干燥根。

**【产地分布】**主产于浙江、四川、河南、河北。

**【采收加工】**夏、秋间叶黄时采挖，除去须根和泥沙，晒干或低温干燥。切厚片。

**【药材性状】**本品呈类圆形的厚片。外表皮灰棕色或黄棕色。切面白色或灰白色，具粉性，形成层环棕色，近方形或近圆形，皮部散有多数棕色油点。气芳香，味辛、微苦。

**【性味归经】**性温，味辛。归肺、胃、大肠经。

**【功效与作用】**解表散寒，祛风止痛，宣通鼻窍，燥湿止带，消肿排脓。属解表药下属分类的发散风寒药。

**【临床应用】**内服：煎汤，3～10g。用治感冒头痛，眉棱骨痛，鼻塞流涕，鼻鼽，鼻渊，牙痛，带下，疮疡肿痛。外用：适量。

**【使用禁忌】**凡阴虚血热者忌服。

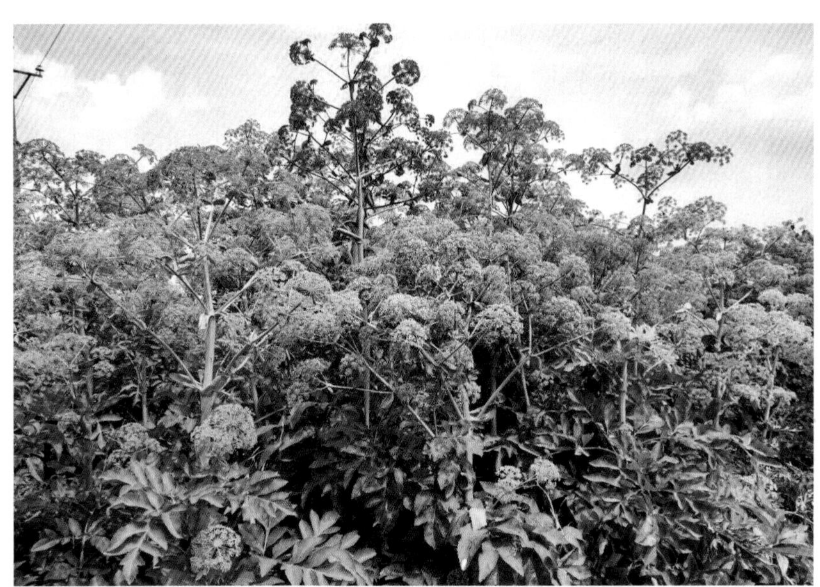

【配伍药方】

（1）治风寒感冒：羌活一两半，防风一两半，苍术一两半，细辛五分，川芎一两，白芷一两，生地黄一两，黄芩一两，甘草一两。上九味，打碎，水煎服，若急汗，热服，以羹粥投之；若缀汗，温服，而不用汤投之。（《此事难知》九味羌活汤）

（2）治头痛，眉棱骨痛，牙痛，风湿痹痛：薄荷叶（不见火）八两，川芎、荆芥（去梗）各四两，香附子（炒）八两（别本作细辛去芦一两），防风（去芦）一两半，白芷、羌活、甘草（爁）各二两。上件为细末，每服二钱，食后，茶清调下。常服清头目。（《太平惠民和剂局方》川芎茶调散）

（3）治鼻衄，鼻渊，鼻塞流涕：辛夷仁半两，苍耳子两钱半，香白芷一两，薄荷叶半钱。上药晒干，研为细末。每服二钱，食后用葱花调服。（《济生方》苍耳散）

（4）治痈疽肿痛，已溃未溃：生地黄、龙胆草、柴胡、防风、荆芥穗、槐花、青木香各等分，升麻（上部加）、牛膝（下部加）酒水同煎，热服取汗，轻可立消，重者二剂。如已成将溃，禁服。（《疡医大全》立消散）

（5）治湿阻吐泻，带下湿疮：粉甘草（细末）十两，细辛（细末）两半，香白芷（细末）一两，薄荷冰（细末）四钱，冰片（细末）二钱，朱砂（细末）三两。先将前五味和匀，用水为丸如桐子大，晾干（不宜日晒），再用朱砂为衣，勿令余剩。装以布袋，杂以琉珠，来往撞荡，务令光滑坚实。如此日久，可不走气味。若治霍乱证，宜服八十丸，开水送服。余证宜服四五十丸。服后均宜温覆取微汗。若平素含化以防疫疠，自一丸至四五丸皆可。此药又善治头疼、牙疼（含化），心下、胁下及周身关节经络作疼，气郁、痰郁、食郁、呃逆、呕哕。醒脑养神，在上能清，在下能温，种种利益，不能悉数。（《医学衷中参西录》卫生防疫宝丹）

（6）治皮肤瘙痒，雀斑粉刺：绿豆面三两，白菊花、白附子、白芷各一两，熬白食盐五钱。共研细末，加冰片五分，再研匀收贮。每日洗面以代肥皂。（《医宗金鉴》消风玉容散）

## 细 辛

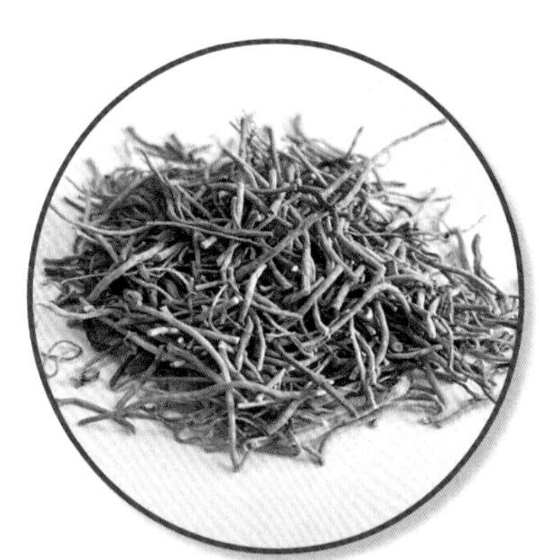

**【别名】**小辛、少辛、细草、独叶草、金盆草、金盘草、山人参、烟袋锅花、细参、万病草、玉香丝、绿须姜、大药。

**【来源】**本品为马兜铃科植物北细辛 *Asarum heterotropoides* Fr. Schmidt var. *mandshuricum*（Maxim.）Kitag.、汉城细辛 *Asarum sieboldii* Miq. var. *seoulense* Nakai 或华细辛 *Asarum sieboldii* Miq. 的干燥根和根茎。

**【产地分布】**前两种习称“辽细辛”，主产于辽宁、吉林、黑龙江；后一种习称“华细辛”，主产于陕西。

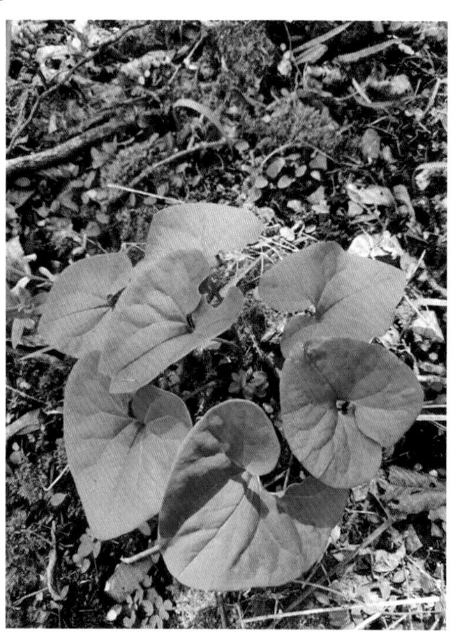

**【采收加工】**夏季果熟期或初秋采挖，除净地上部分和泥沙，阴干，切段。

**【药材性状】**本品呈不规则的段。根茎呈不规则圆形，外表皮灰棕色，有时可见环形的节。根细，表面灰黄色，平滑或具纵皱纹。切面黄白色或白色。气辛香，味辛辣、麻舌。

**【性味归经】**性温，味辛。归心、肺、肾经。

**【功效与作用】**解表散寒，祛风止痛，通窍，温肺化饮。属解表药下属分类的发散风寒药。

**【临床应用】**内服：煎汤，1～3g；散剂，每次服0.5～1g。用治风寒感冒，头痛，牙痛，鼻塞流涕，鼻鼽，鼻渊，风湿痹痛，痰饮喘咳。外用：适量。

**【使用禁忌】**有小毒，用量不宜过大。凡气虚多汗、阴虚阳亢头痛、阴虚燥咳或肺热咳嗽者忌用。不宜与藜芦同用。

【配伍药方】

（1）治风寒感冒，阳虚外感：麻黄（去节）二两，细辛二两，附子（炮，去皮，破八片）一枚。上三味，以水一斗，先煮麻黄，减二升，去上沫，纳诸药，煮取三升，去滓，

温服一升，日三服。(《伤寒论》麻黄附子细辛汤)

(2)治头痛、牙痛，鼻渊、鼻鼽、鼻塞流涕，目痛，耳聋，喉痹，口疮：薄荷叶(不见火)八两，川芎、荆芥(去梗)各四两，香附子(炒)八两(别本作细辛去芦一两)，防风(去芦)一两半，白芷、羌活、甘草(爁)各二两。上件为细末，每服二钱，食后，茶清调下。常服清头目。(《太平惠民和剂局方》川芎茶调散)

(3)治痰饮喘咳：麻黄(去节)、芍药、细辛、干姜、甘草(炙)、桂枝(去皮)各三两，五味子(半升)，半夏(洗，半升)。上八味，以水一斗，先煮麻黄减二升，去上沫，纳诸药，煮取三升，去滓，温服一升。若渴，去半夏，加栝蒌根三两；若微利，去麻黄，加荛花，如一鸡子，熬令赤色；若噎者，去麻黄，加附子一枚(炮)；若小便不利、少腹满者，去麻黄，加茯苓四两；若喘，去麻黄，加杏仁半升(去皮尖)。(《伤寒论》小青龙汤)

(4)治风寒湿痹，腰膝冷痛：独活二两半，真桑寄生(无则用川续断代)、杜仲(切，炒断丝)、北细辛、白芍药、桂心。上锉散，每服四钱，水二盏，煎，空心服。(《世医得效方》独活寄生汤)

(5)治手足厥寒，蛔厥腹痛：当归三两，桂枝(去皮)三两，芍药三两，细辛三两，甘草(炙)二两，通草二两，大枣(擘)二十五枚(一法，十二枚)。上七味，以水八升，煮取三升，去滓，温服一升，日三服。(《伤寒论》当归四逆汤)

(6)治痰厥，中恶，癫痫昏厥：猪牙皂角、细辛各等分。研极细末，和匀，吹少许入鼻中取嚏。(《医方易简新编》通关散)

## 藁　本

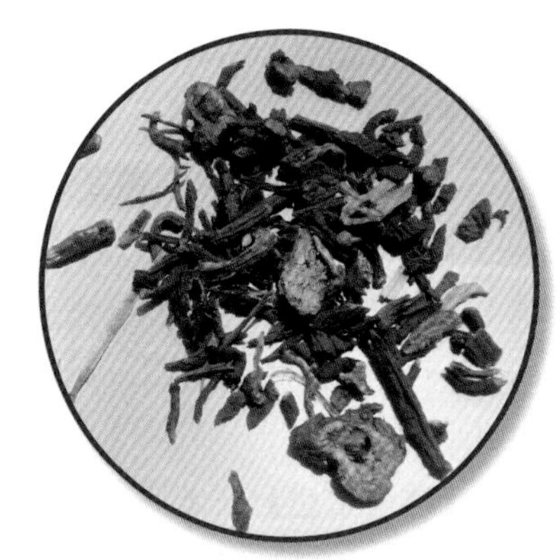

**【别名】**藁茇、鬼卿、地新、山茝、蔚香、微茎、藁板、山园荽、西芎、茶芎、土芎、儿卿、野芹菜。

**【来源】**本品为伞形科植物藁本 *Ligusticum sinensse* Oliv. 或辽藁本 *Ligusticum jeholense* Nakai et Kitag. 的干燥根茎和根。

**【产地分布】**主产于四川、湖北、陕西。辽藁本主产于辽宁。

**【采收加工】**秋季茎叶枯萎或次春出苗时采挖，除去泥沙，晒干或烘干。切厚片。

**【药材性状】**

(1)藁本片：本品呈不规则的厚片。外表皮棕褐色至黑褐色，粗糙。切面黄白色至浅黄褐色，具裂隙或孔洞，纤维性。气浓香，味辛、苦、微麻。

(2)辽藁本片：外表皮可见根痕和残根突起呈毛刺状，或有呈枯朽空洞的老茎残基。切面木部有放射状纹理和裂隙。

【性味归经】性温，味辛。归膀胱经。

【功效与作用】祛风散寒，除湿止痛。属解表药下属分类的发散风寒药。

【临床应用】煎汤，3 ～ 10g。用治风寒感冒，颠顶疼痛，风湿痹痛。

【使用禁忌】凡阴血亏虚、肝阳上亢、火热内盛之头痛者忌服。

【配伍药方】

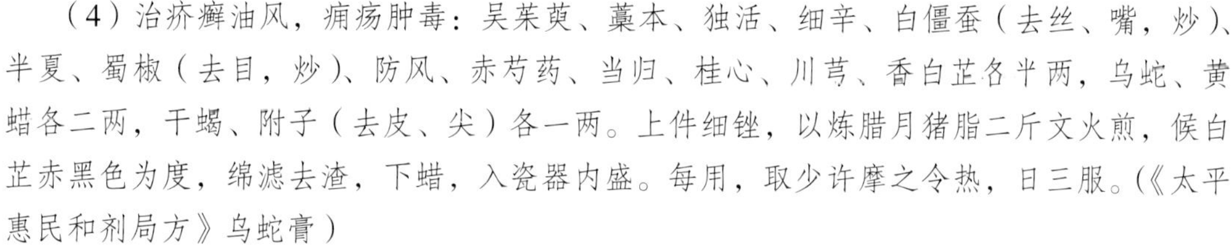

（1）治风寒感冒，虚人外感：厚朴（去粗皮、姜汁炙）、陈皮（洗）各四两，藁本、桔梗、甘草各半斤，苍术（去皮）一斤。上同为粗末，每服三钱，水一盏半，入生姜三片、枣二枚，煎至七分，不计时候，热服。（《太平惠民和剂局方》和解散）

（2）治颠顶头痛，头风眩晕：半夏（姜汁炒）、苦杏仁（去皮尖）、川羌活、藁本、川芎、防风、白茯苓、甘草、白芷、麻黄、广陈皮、桂枝各等分。上锉剂，白水煎服，内热，加酒制黄芩、薄荷叶，生姜三片，煎服。（《审视瑶函》羌活芎藁汤）

（3）治腹痛泄泻，口臭口疮：苏木一分，藁本、益智仁各二分，熟地黄、炙甘草各三分，当归身四分，柴胡、升麻各五分。上㕮咀，都作一服，水二盏，煎至一盏，去柤，空心温服。（《兰室秘藏》和中益胃汤）

（4）治疥癣油风，痈疡肿毒：吴茱萸、藁本、独活、细辛、白僵蚕（去丝、嘴，炒）、半夏、蜀椒（去目，炒）、防风、赤芍药、当归、桂心、川芎、香白芷各半两，乌蛇、黄蜡各二两，干蝎、附子（去皮、尖）各一两。上件细锉，以炼腊月猪脂二斤文火煎，候白芷赤黑色为度，绵滤去渣，下蜡，入瓷器内盛。每用，取少许摩之令热，日三服。（《太平惠民和剂局方》乌蛇膏）

## 苍耳子

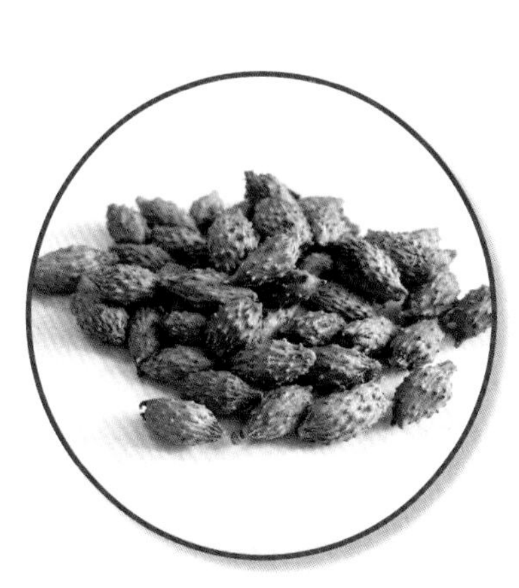

【别名】牛虱子、胡寝子、苍子、苍郎种、棉螳螂、痴头猛、羊带归、羊负来、野茄子、敞子、刺儿棵子、刺耳果。

【来源】本品为菊科植物苍耳 *Xanthium sibiricum* Patr. 的干燥成熟带总苞的果实。

【产地分布】主产于山东、江苏、湖北。

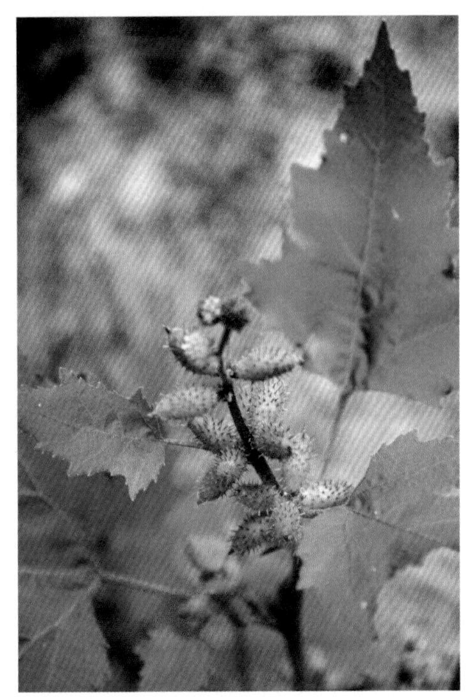

**【采收加工】**秋季果实成熟时采收，干燥，除去梗、叶等杂质。

**【药材性状】**本品呈纺锤形或卵圆形，长1～1.5cm，直径0.4～0.7cm。表面黄棕色或黄绿色，全体有钩刺，顶端有2枚较粗的刺，分离或相连，基部有果梗痕。质硬而韧，横切面中央有纵隔膜，2室，各有1枚瘦果。瘦果略呈纺锤形，一面较平坦，顶端具1突起的花柱基，果皮薄，灰黑色，具纵纹。种皮膜质，浅灰色，子叶2，有油性。气微，味微苦。

**【性味归经】**性温，味辛、苦。归肺经。

**【功效与作用】**散风寒，通鼻窍，祛风湿，止痛。属解表药下属分类的发散风寒药。

**【临床应用】**煎汤，3～10g。用治风寒头痛，鼻塞流涕，鼻鼽，鼻渊，风疹瘙痒，湿痹拘挛。

**【使用禁忌】**凡血虚头痛者不宜服用。本品有毒，过量服用易致中毒。

【配伍药方】

（1）治风寒头痛，鼻塞鼻渊：辛夷仁半两，苍耳子二钱半，香白芷一两，薄荷叶半钱。上药晒干，研为细末。每服二钱，食后用葱茶清调服。(《济生方》苍耳散)

（2）治风湿痹痛，皮肤瘙痒：苍耳子三两，为散，水一升半煎，去滓，分作三服。或水糊丸如梧桐子大，每服五十丸，温酒吞下。(《世医得效方》苍耳散、丸)

（3）治疔疮肿毒，跌打损伤：防风、荆芥、寄奴、独活、大茴、明矾、倍子、苦参、柏叶、当归、白芷、泽兰、细辛、银花、苍耳各少许，水煎，加盐一撮，接骨、换膏时，外洗患处。(《伤科汇纂》辛香散)

## 辛　夷

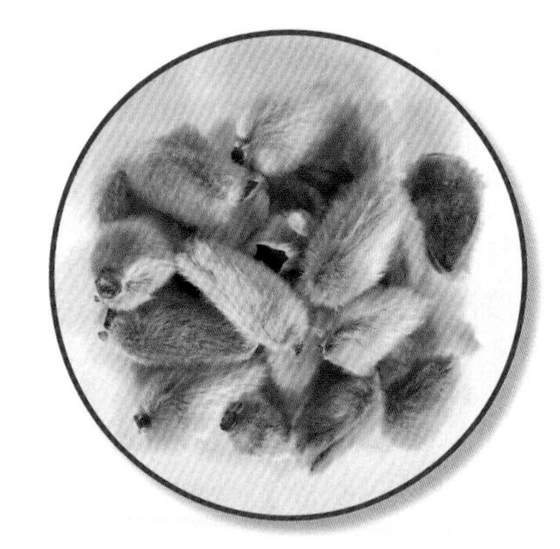

**【别名】**侯桃、毛桃、房木、新雉、迎春、木笔、毛笔头、姜朴花、木兰、桂兰、白玉兰、杜春花、玉堂春。

**【来源】**本品为木兰科植物望春花 *Magnolia biondii* Pamp.、玉兰 *Magnolia denudata* Desr. 或武当玉兰 *Magnolia*

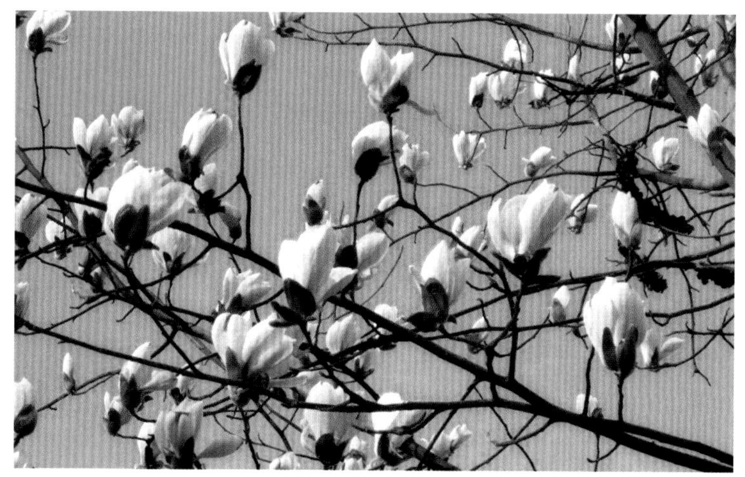

望春玉兰

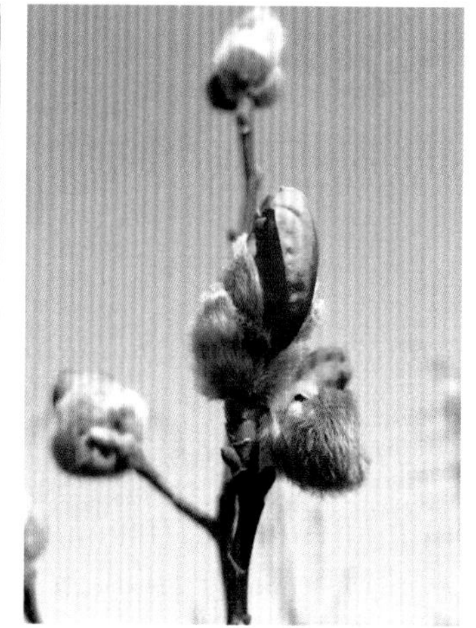

武当玉兰

*sprengeri* Pamp. 的干燥花蕾。

**【产地分布】**主产于河南、四川、陕西、湖北、安徽。

**【采收加工】**玉兰多为庭园栽培。冬末春初花未开放时采收，除去枝梗，阴干。

**【药材性状】**

（1）望春花：呈长卵形，似毛笔头，长 1.2 ～ 2.5cm，直径 0.8 ～ 1.5cm。基部常具短梗，长约 5mm，梗上有类白色点状皮孔。苞片 2 ～ 3 层，每层 2 片，两层苞片间有小鳞芽，苞片外表面密被灰白色或灰绿色茸毛，内表面类棕色，无毛。花被片 9，棕色，外轮花被片 3，条形，约为内两轮长的 1/4，呈萼片状，内两轮花被片 6，每轮 3，轮状排列。雄蕊和雌蕊多数，螺旋状排列。体轻，质脆。气芳香，味辛凉而稍苦。

（2）玉兰：长 1.5 ～ 3cm，直径 1 ～ 1.5cm。基部枝梗较粗壮，皮孔浅棕色。苞片外表面密被灰白色或灰绿色茸毛。花被片 9，内外轮同型。

（3）武当玉兰：长 2 ～ 4cm，直径 1 ～ 2cm。基部枝梗粗壮，皮孔红棕色。苞片外表面密被淡黄色或淡黄绿色茸毛，有的最外层苞片茸毛已脱落而呈黑褐色。花被片 10 ～ 12（15），内外轮无显著差异。

**【性味归经】**性温，味辛。归肺、胃经。

**【功效与作用】**散风寒，通鼻窍。属解表药下属分类的发散风寒药。

**【临床应用】**内服：煎汤，3 ～ 10g。本品有毛，刺激咽喉，内服时宜包煎。外用：适量。用治风寒头痛，鼻塞流涕，鼻鼽，鼻渊。

**【使用禁忌】**凡阴虚火旺者忌服。

【配伍药方】

（1）治感冒：辛夷、羌活、独活、升麻、防风、麻黄、葛根、炙草、木通、苍耳子、

荆芥、细辛、川芎，加生姜、大枣，水煎服。(《证治宝鉴》加减丽泽通气汤)

(2)治鼻渊：辛夷半两，苍耳子二钱半，香白芷一两，薄荷叶半钱。上并晒干，为细末。每服二钱，用葱、茶清食后调服。(《济生方》苍耳散)

(3)治齿牙作痛，或肿或牙龈浮烂：辛夷一两，蛇床子二两，青盐五钱。共为末，掺之。(《本草汇言》)

(4)治鼻内作胀或生疮(此系酒毒者多)：辛夷一两，川黄连五钱，连翘二两。俱微炒，研为末。每饭后服三钱，白汤下。(《缪氏方选》)

(5)治鼻塞不知香味：皂角、辛夷、石菖蒲等分。为末，绵裹塞鼻中。(《梅氏验方新编》)

## 葱　白

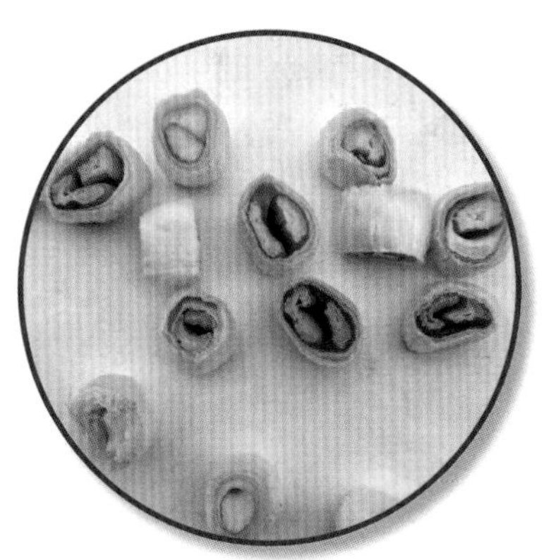

**【别名】**大葱白、葱白头、葱茎白、和事草白、芤白、菜伯白。

**【来源】**本品为百合科植物葱 *Allium fistulosum* L. 近根部的鳞茎。

**【产地分布】**我国各地均有种植。

**【采收加工】**随时可采，采挖后，切去须根及叶，剥去外膜。

**【药材性状】**本品为圆柱形鳞茎，由多层膜质鳞片合裹而成。表面类白色，光滑，具纵纹。有葱臭气，味辛辣。

**【性味归经】**性温，味辛。归肺、胃经。

**【功效与作用】**发汗解表，散寒通阳。属解表药下属分类的发散风寒药。

**【临床应用】**内服：煎汤，3～10g。外用：适量。内服治风寒感冒，阴盛格阳；外敷

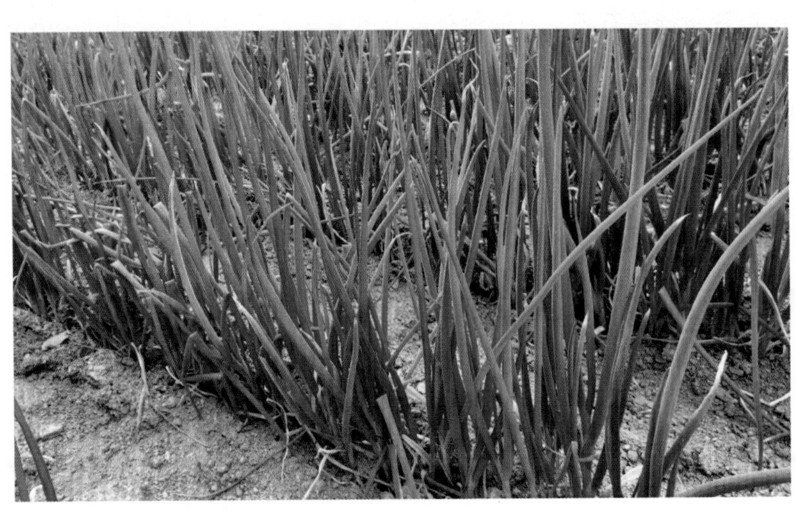

可治乳汁郁滞不下，乳房胀痛，疮痈肿毒。

【配伍药方】

（1）治风寒感冒，风温初起：糯米三合，生姜五片，葱白（带须）五至七根。先水煎糯米、生姜，后入葱白，煮至米熟，加米醋半盏，和匀，吃粥，盖被取汗。（《惠直堂经验方》神仙粥）

（2）治阴盛格阳，厥逆脉微：葱白四茎，干姜一两，附子一枚（生用，去皮，破八片）。上三味，以水三升，煮取一升，去滓，分温再服。（《伤寒论》白通汤）

（3）治产后无乳，尿闭便秘：橘皮（洗，切）三两，葵子一两，葱白（切）三茎。上以水五升，煮取二升，分三服。（《全生指迷方》葱白汤）

（4）治皮肤瘙痒，痈疡跌仆：独活三钱，白芷三钱，葱头七个，当归三钱，甘草三钱。上五味，以水三大碗，煎至汤醇，滤去渣，以绢帛蘸汤热洗，如温再易之。（《医宗金鉴》葱归溻肿汤）

# 第二节 发散风热药

## 薄 荷

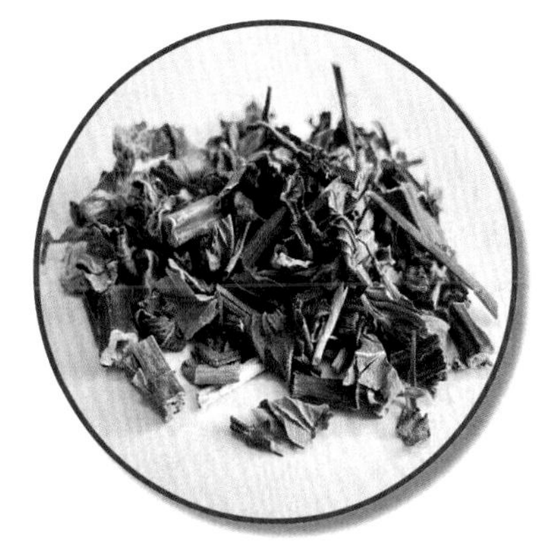

**【别名】**蕃荷菜、升阳菜、夜息花、鸡苏、人丹草、英生、冰侯尉。

**【来源】**本品为唇形科植物薄荷 *Mentha haplocalyx* Briq. 的干燥地上部分。

**【产地分布】**主产于江苏、浙江。

**【采收加工】**夏、秋二季茎叶茂盛或花开至三轮时，选晴天，分次采割，晒干或阴干，切段。

**【药材性状】**本品呈不规则的段。茎方柱形，表面紫棕色或淡绿色，具纵棱线，棱角处具茸毛。切面白色，中空。叶多破碎，上表面深绿色，下表面灰绿色，稀被茸毛。轮伞花序腋生，花萼钟状，先端 5 齿裂，花冠淡紫色。揉搓后有特殊清凉香气，味辛凉。

**【性味归经】**性凉，味辛。归肺、肝经。

**【功效与作用】**疏散风热，清利头目，利咽透疹，疏肝行气。属解表药下属分类的发散风热药。

**【临床应用】**煎汤，3 ～ 6g，宜后下。用治风热感冒，风温初起，头痛，目赤，喉痹，口疮，风疹，麻疹，胸胁胀闷。

**【使用禁忌】**凡体虚多汗者不宜使用。

【配伍药方】

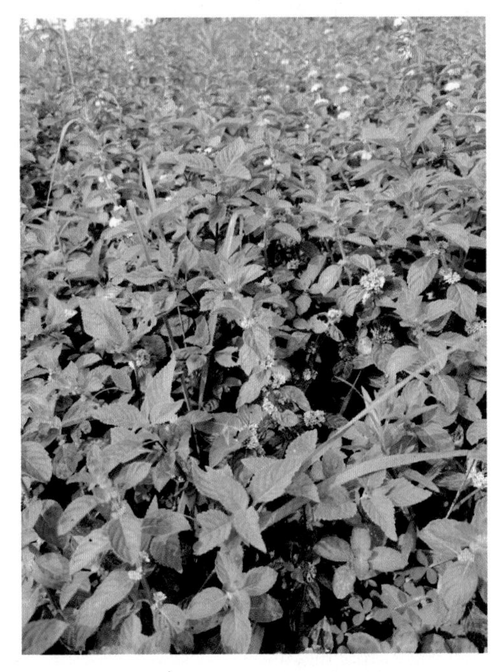

（1）治风热感冒，温病初起：连翘一两，银花一两，苦桔梗六钱，薄荷六钱，竹叶四钱，生甘草五钱，芥穗四钱，淡豆豉五钱，牛蒡子六钱。上杵为散，每服六钱，鲜苇根汤煎，香气大出，即取服，勿过煎。病重者，约二时一服，日三服，夜一服；轻者，三时一服，日二服，夜一服；病不解者，作再服。（《温病条辨》银翘散）

（2）治风热头痛，伤风咳嗽：薄荷叶（不见火）八两，川芎、荆芥（去梗）各四两，香附子（炒）八两（别本作细辛去芦一两），防风（去芦）一两半，白芷、羌活、甘草（爁）各二两。上件为细末，每服二钱，食后，茶清调下。常服清头目。（《太平惠民和剂局方》川芎茶调散）

（3）治咽喉肿痛，口舌生疮，牙龈肿痛，喉痹乳蛾，喉风久嗽：薄荷、僵蚕、青黛、朴硝、白矾、火硝、黄连、硼砂各五分。上药各为细末，腊月初一日取雄猪胆七八个，倒出胆汁，用小半和上药拌匀，复灌胆壳，以线扎头，胆外用青缸纸包裹。将地掘一孔，阔深一尺，上用竹竿悬空横吊，上用板铺用泥密盖，候至立春日取出，挂风处阴干，去胆皮、青纸，瓷罐密收。每药一两，加冰片三分同研极细，吹患上神效。（《外科正宗》神效吹喉散）

（4）治目赤肿痛，胞睑赤烂，酒渣鼻：当归（去芦）、薄荷（去梗）、羌活（去芦）、防风（去芦）、山栀子仁、甘草（炙）、大黄（煨）、川芎各二两。上为末，每服二钱，冷水或熟水调下，食后，日服见效。（《太平惠民和剂局方》洗肝散）

（5）治风疹瘙痒，荨麻疹：苏州薄荷叶、蝉蜕（去头、足、土）各等分。上为末，食远温酒调下二钱。（《景岳全书》二味消风散）

（6）治肝气郁滞，胁肋胀痛：甘草（微炙赤）半两，当归（去苗，锉，微炒）、茯苓（去皮，白者）、白芍药、白术、柴胡（去苗）各一两。上为粗末，每服二钱，水一大盏，烧生姜一块切破，薄荷少许，同煎至七分，去渣，热服，不拘时候。（《太平惠民和剂局方》逍遥散。）

## 牛蒡子

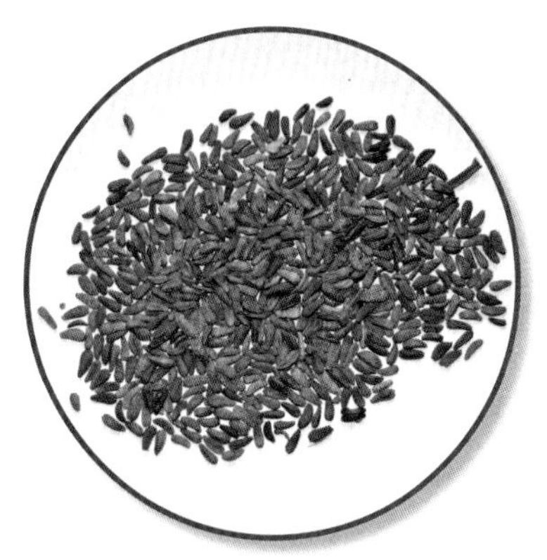

**【别名】**鼠黏子、大力子、牛子、恶实、蝙蝠刺、毛锥子、黑风子、弯把钩子、便牵牛子、夜叉头子、饿死囊中草子。

**【来源】**本品为菊科植物牛蒡 *Arctium lappa* L. 的干燥成熟果实。

**【产地分布】**主产于河北、吉林、辽宁、浙江。

**【采收加工】**秋季果实成熟时采收果序，晒干，打下果实，除去杂质，再晒干。

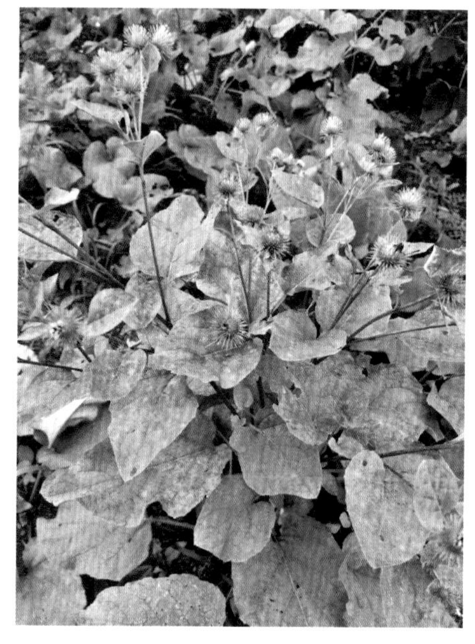

**【药材性状】**本品呈长倒卵形，略扁，微弯曲，长 5 ～ 7mm，宽 2 ～ 3mm。表面灰褐色，带紫黑色斑点，有数条纵棱，通常中间 1 ～ 2 条较明显。顶端钝圆，稍宽，顶面有圆环，中间具点状花柱残迹；基部略窄，着生面色较淡。果皮较硬，子叶 2，淡黄白色，富油性。气微，味苦后微辛而稍麻舌。

**【性味归经】**性寒，味辛、苦。归肺、胃经。

**【功效与作用】**疏散风热，宣肺祛痰，利咽透疹，解毒消肿。属解表药下属分类的发散风热药。

**【临床应用】**煎汤，6 ～ 12g。炒用可使其苦寒及滑肠之性略减。用治风热感冒，咳嗽痰多，麻疹，风疹，咽喉肿痛，痄腮，丹毒，痈肿疮毒。

**【使用禁忌】**凡气虚便溏者慎用。

【配伍药方】

（1）治风热感冒，温病初起：连翘一两，银花一两，苦桔梗六钱，薄荷六钱，竹叶四钱，生甘草五钱，芥穗四钱，淡豆豉五钱，牛蒡子六钱。上杵为散，每服六钱，鲜苇根汤煎，香气大出，即取服，勿过煎。病重者，约二时一服，日三服，夜一服；轻者，三时一服，日二服，夜一服；病不解者，作再服。(《温病条辨》银翘散)

（2）治麻疹不透，风疹瘙痒：当归、生地黄、防风、蝉蜕、知母、苦参、胡麻、荆

芥、苍术、牛蒡子、石膏各一钱，甘草、木通各五分。水二盅，煎八分，食远服。(《外科正宗》消风散)

（3）治风壅涎唾多，咽膈不利：牛蒡子（微炒）、荆芥穗各一两，甘草（炙）半两。并为末，食后夜卧，汤点二钱服，当缓取效。(《本草衍义》)

（4）治瘟毒发颐，痄腮喉痹：黄芩（酒炒）、黄连（酒炒）各五钱，陈皮（去白）、甘草（生用）、玄参、柴胡、桔梗各二钱，连翘、板蓝根、马勃、牛蒡子、薄荷各一钱，僵蚕、升麻各七分。上方为末，汤调，时时服之，或蜜拌为丸，噙化。(《东垣试效方》普济消毒饮)

（5）治咽喉肿痛，咳喘痰多：桔梗，牛蒡，玄参，山豆根，黄芩，甘草。频频噙服。但初噙一二日，恐有火毒，宜吐之。(《种痘新书》理咽散)

## 蝉　蜕

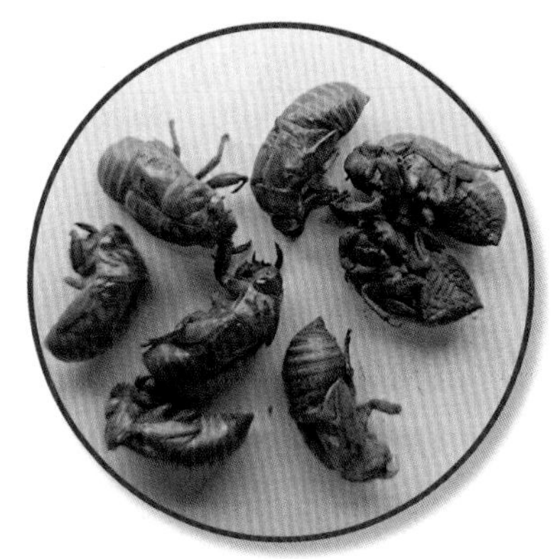

**【别名】**蝉衣、蝉皮、蜩虫壳、虫蜕、金牛儿、热皮、齐女衣、仙人衣、麻了皮、雷震子、枯蝉。

**【来源】**本品为蝉科昆虫黑蚱 *Cryptotympana pustulata* Fabricius 若虫羽化时脱落的皮壳。

**【产地分布】**主产于山东、河北、河南、江苏、浙江。

**【采收加工】**夏、秋二季采集，除去泥沙，晒干。

**【药材性状】**本品略呈椭圆形而弯曲，长约3.5cm，宽约2cm。表面黄棕色，半透明，有光泽。头部有丝状触角1对，多已断落，复眼突出。额部先端突出，口吻发达，上唇宽短，下唇伸长成管状。胸部背面呈十字形裂开，裂口向内卷曲，脊背两旁具小翅2对；腹面有足3对，被黄棕色细毛。腹部钝圆，共9节。体轻，中空，易碎。气微，味淡。

**【性味归经】**性寒，味甘。归肺、肝经。

**【功效与作用】**疏散风热，利咽开音，透疹，明目退翳，息风止痉。属解表药下属分类的发散风热药。

**【临床应用】**煎汤，3～6g。用治风热感冒，咽痛音哑，麻疹不透，风疹瘙痒，目赤翳障，惊风抽搐，破伤风。

**【使用禁忌】**孕妇慎用。

【配伍药方】

（1）治风热感冒，温病初起，咽痛音哑：白僵蚕（酒炒）一钱，蝉蜕五个，神曲三钱，金银花二钱，生地黄二钱，木通、车前子（炒研）、黄芩（酒炒）、黄连、黄柏（盐水炒）、桔梗各一钱。水煎，冲入陈酒一小盏，白蜜三匙，以取微汗为妙。(《伤寒温疫条辨》神解散）

（2）治麻疹风疹，痈肿丹毒：当归、生地黄、防风、蝉蜕、知母、苦参、胡麻、荆芥、苍术、牛蒡子、石膏各一钱，甘草、木通各五分。水二盅，煎八分，食远服。(《外科正宗》消风散）

（3）治风邪头痛，目赤翳障：蝉蜕（洗净去土）、谷精草（洗去土）、白蒺藜（炒）、菊花（去梗）、防风（不见火）、草决明（炒）、密蒙花（去枝）、羌活、黄芩（去土）、蔓荆子（去白皮）、山栀子（去皮）、甘草（炒）、川芎（不见火）、木贼草（洗净）、荆芥穗各等分。上为末，每服二钱，用茶清调服，或用荆芥汤入茶少许调服亦得，食后及临卧时服。(《太平惠民和剂局方》蝉花散）

（4）治惊风夜啼，破伤风证：蚱蝉（微炒）一分，干蝎（生用）七枚，牛黄（细研）一分，雄黄（细研）一分。上件药，细研为散，不计时候，以薄荷汤调下一字。量儿大小，加减服。(《太平圣惠方》蚱蝉散）

（5）治咳喘哮：马兜铃、杏仁（去皮尖）、蝉蜕各半两为末，砒霜一分，上为细末，煮枣二十枚，去皮核，和药末为丸，如梧桐子大。空心薄荷汤下二丸。(《博济方》杏仁丸）

## 桑　叶

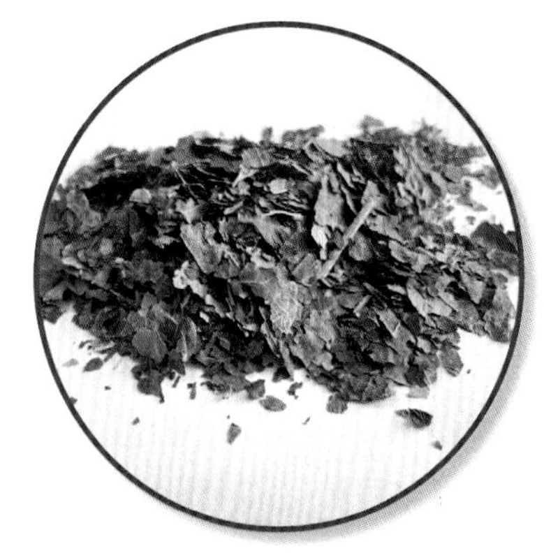

**【别名】**铁扇子、神仙叶、霜桑叶、桑葚树叶、冬桑叶、双叶、晚桑叶、老桑叶。

**【来源】**本品为桑科植物桑 *Morus alba* L. 的干燥叶。

**【产地分布】**全国大部分地区均产。

**【采收加工】**初霜后采收，除去杂质，晒干。

**【药材性状】**本品为不规则的破碎叶片。叶片边缘可见锯齿或钝锯齿，有的有不规则分裂。上表面黄绿色或浅黄棕色；下表面颜色稍浅，叶脉突出，小脉网状，脉上被疏毛，脉基具簇毛。质脆。气微，味淡、微苦涩。

**【性味归经】**性寒，味甘、苦。归肺、肝经。

**【功效与作用】**疏散风热，清肺润燥，清肝明目。属解表药下属分类的发散风热药。

**【临床应用】**煎汤，5～10g。用治风热感冒，肺热燥咳，头晕头痛，目赤昏花。

【配伍药方】

（1）治风热感冒，温病初起：杏仁二钱，连翘一钱五分，薄荷八分，桑叶二钱五分，

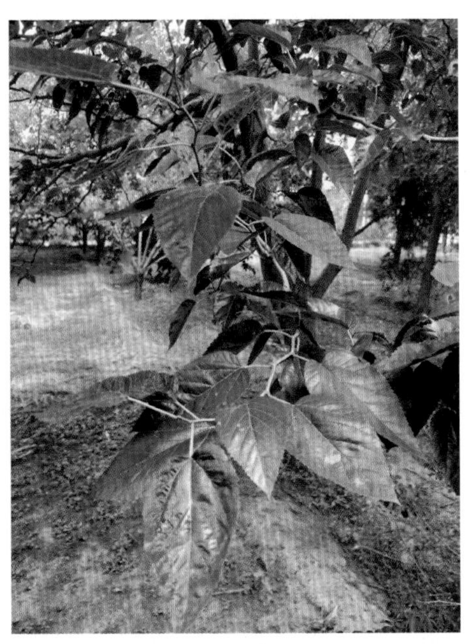

菊花一钱，苦梗二钱，甘草八分，苇根二钱。水二杯，煮取一杯，日二服。(《温病条辨》桑菊饮)

(2)治肺热燥咳：桑叶一钱，杏仁一钱五分，沙参二钱，象贝一钱，香豉一钱，栀皮一钱，梨皮一钱。水二杯，煮取一杯，顿服之，重者再作服。(《温病条辨》桑杏汤)

(3)治喉痧，咽喉红肿，牙痛：桑叶，防风，豆豉，牛蒡，桔梗，前胡，杏仁，土贝，中黄，霍斛，河柳。(《喉科家训》桑防白膏汤)

(4)治目赤肿痛，风眼下泪：霜桑叶二钱，甘菊二钱，羚羊尖一钱五分，生地黄二钱，女贞子(研)二钱，蒙花一钱五分，生牡蛎二钱，泽泻一钱，生杭芍一钱五分，枳壳(炒)一钱五分。上为细末，炼蜜为小丸。每服二钱，白开水送下。(《慈禧光绪医方选议》明目延龄丸)

(5)治肝阳眩晕，眼目昏花：羚角片(先煎)一钱半，霜桑叶二钱，去心京川贝四钱，鲜生地黄五钱，双钩藤(后入)三钱，滁菊花三钱，茯神木三钱，生白芍三钱，生甘草八分，鲜刮淡竹茹(与羚角先煎代水)五钱。水煎服。(《重订通俗伤寒论》羚角钩藤汤)

(6)治自汗盗汗：黄芪一两，麦冬五钱，北五味二钱，桑叶十四片。水煎服。(《辨证录》敛汗汤)

## 菊　花

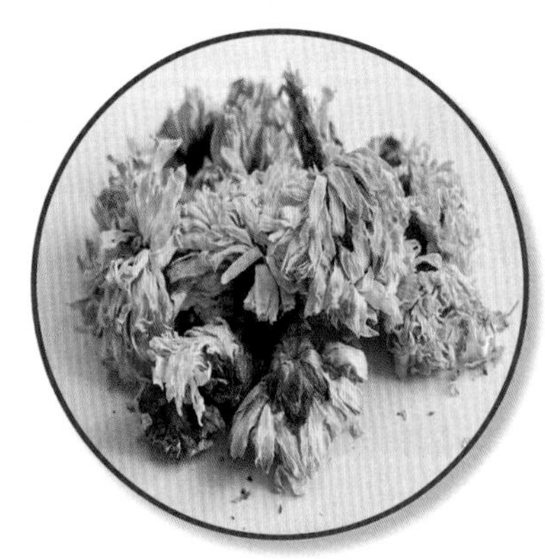

**【别名】**节华、金精、甘菊、甘精、女节、女华、治蔷、傅延、阴成、金蕊。

**【来源】**本品为菊科植物菊 *Chrysanthemum morifolium* Ramat. 的干燥头状花序。

**【产地分布】**主产于浙江、安徽、河南、四川。

**【采收加工】**9～11月花盛开时分批采收，阴干或焙干，或熏、蒸后晒干。药材按产地和加工方法的不同，分为“亳菊”“滁菊”“贡菊”“杭菊”“怀菊”。由于花的颜色不同，又有黄菊花和白菊花之分。

**【药材性状】**

(1)亳菊：呈倒圆锥形或圆筒形，有时稍压扁呈扇形，直径1.5～3cm，离散。总苞

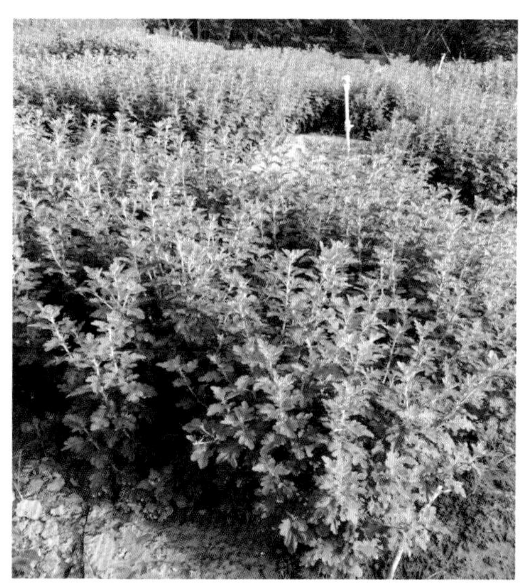

碟状；总苞片 3 ～ 4 层，卵形或椭圆形，草质，黄绿色或褐绿色，外面被柔毛，边缘膜质。花托半球形，无托片或托毛。舌状花数层，雌性，位于外围，类白色，劲直，上举，纵向折缩，散生金黄色腺点；管状花多数，两性，位于中央，为舌状花所隐藏，黄色，顶端 5 齿裂。瘦果不发育，无冠毛。体轻，质柔润，干时松脆。气清香，味甘、微苦。

（2）滁菊：呈不规则球形或扁球形，直径 1.5 ～ 2.5cm。舌状花类白色，不规则扭曲，内卷，边缘皱缩，有时可见淡褐色腺点；管状花大多隐藏。

（3）贡菊：呈扁球形或不规则球形，直径 1.5 ～ 2.5cm。舌状花白色或类白色，斜升，上部反折，边缘稍内卷而皱缩，通常无腺点；管状花少，外露。

（4）杭菊：呈碟形或扁球形，直径 2.5 ～ 4cm，常数个相连成片。舌状花类白色或黄色，平展或微折叠，彼此粘连，通常无腺点；管状花多数，外露。

（5）怀菊：呈不规则球形或扁球形，直径 1.5 ～ 2.5cm。多数为舌状花，舌状花类白色或黄色，不规则扭曲，内卷，边缘皱缩，有时可见腺点；管状花大多隐藏。

**【性味归经】**性微寒，味甘苦。归肺、肝经。

**【功效与作用】**疏散风热，平抑肝阳，清肝明目，清热解毒。属解表药下属分类的发散风热药。

**【临床应用】**煎汤，5 ～ 10g。用治风热感冒，头痛眩晕，目赤肿痛，眼目昏花，疮痈肿毒。

【配伍药方】

（1）治风热感冒，发热头痛：杏仁二钱，连翘一钱五分，薄荷八分，桑叶二钱五分，菊花一钱，苦梗二钱，甘草八分，苇根二钱。水二杯，煮取一杯，日二服。(《温病条辨》桑菊饮）

（2）治风邪上扰，头痛目眩：菊花（去梗）、羌活、独活、旋覆花、牛蒡子、甘草各等分。每服二钱，加生姜三片，水一盏，同煎至七分，去滓，食后温服。(《宣明论方》菊叶汤）

（3）治目赤昏花，翳膜内障，瞳仁紧小，睑眩赤烂：白蒺藜（炒，去刺）、羌活（去芦，不见火）、木贼（去节）、蝉蜕（去头、足、翅）各三两，菊花（去梗）六两。上为细末，每服二钱，食后、临卧，茶清调下。常服明利头目，洗肝去风。忌发风、腌藏、炙煿

等物。(《太平惠民和剂局方》菊花散)

(4)治眩晕惊风：羚角片(先煎)一钱半，霜桑叶二钱，去心京川贝四钱，鲜生地黄五钱，双钩藤(后入)三钱，滁菊花三钱，茯神木三钱，生白芍三钱，生甘草八分，鲜刮淡竹茹(与羚角先煎代水)五钱。水煎服。(《通俗伤寒论》羚角钩藤汤)

(5)治油风脱发：甘菊花二两，蔓荆子、干柏叶、川芎、白芷、细辛(去苗)、桑白皮(去粗皮生用)、旱莲子草(根茎茯叶)。以上各一两，上粗筛，每用药二两，浆水五大碗，煎至两大碗，去滓，沐发。(《御药院方》洗发菊花散)

(6)治头面游风，风癣：绿豆面三两，白菊花、白附子、白芷各一两，熬白食盐五钱。共研细末，加冰片五分，再研匀收贮。每日洗面以代肥皂。(《医宗金鉴》消风玉容散)

(7)治风痰上扰，头昏目眩：明天麻一钱，滁菊花钱半，钩藤钩、茯神木各四钱，荆芥钱半，川芎八分，姜半夏三钱，广皮红一钱，清炙草四分。(《重订通俗伤寒论》麻菊二陈汤)

(8)治疔疮肿毒：白菊花四两，甘草四钱。水煎顿服，渣随即再煎。(《医学心悟》菊花甘草汤)

## 蔓荆子

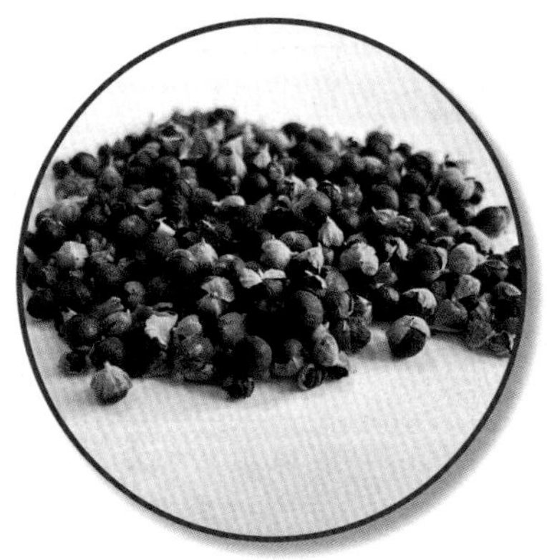

**【别名】**京子、万金子、荆条子、白背木耳子、水捻子、小刀豆藤子、白背风子、白背杨子、白背草子、白布荆子。

**【来源】**本品为马鞭草科植物单叶蔓荆 *Vitex trifolia* L. var. *simplicifolia* Cham. 或蔓荆 *Vitex trifolia* L. 的干燥成熟果实。

**【产地分布】**主产于山东、浙江、福建、江西。

**【采收加工】**秋季果实成熟时采收，除去杂质，晒干。

**【药材性状】**本品呈球形，直径 4 ～ 6mm。表面灰黑色或黑褐色，被灰白色粉霜状茸毛，有纵向浅沟 4 条，顶端微凹，基部有灰白色宿萼及短果梗。萼长为果实的 1/3 ～ 2/3，5 齿裂，其中 2 裂较深，密被茸毛。体轻，质坚韧，不易破碎，横切面可见 4 室，每室有种子 1 枚。气特异而芳香，味淡、微辛。

**【性味归经】**性微寒，味辛、苦。归膀胱、肝、胃经。

**【功效与作用】**疏散风热，清利头目。属解表药下属分类的发散风热药。

**【临床应用】**煎汤，5 ～ 10g。用治风热感冒头痛，齿龈肿痛，目赤多泪，目暗不明，头晕目眩。

【配伍药方】

（1）治感冒头痛：羌活、独活各一钱，防风、甘草（炙）、川芎各五分，蔓荆子三分。上㕮咀，都作一服，水二盏，煎至一盏，去渣，大温服，食后。（《内外伤辨惑论》羌活胜湿汤）

（2）治目赤肿痛，目昏多泪：蝉蜕（洗净去土）、谷精草（洗去土）、白蒺藜（炒）、菊花（去梗）、防风（不见火）、草决明（炒）、密蒙花（去枝）、羌活、黄芩（去土）、蔓荆子（去白皮）、山栀子（去皮）、甘草（炒）、川芎（不见火）、木贼草（洗净）、荆芥穗各等分。上为末，每服二钱，用茶清调服，或用荆芥汤入茶少许调服亦得，食后及临卧时服。（《太平惠民和剂局方》蝉花散）

（3）治目生内障，视物不清：黄芪、人参各五钱，葛根、蔓荆子各三钱，白芍、黄柏各二钱，升麻一钱半，炙甘草一钱。水煎服。（《东垣十书》益气聪明汤）

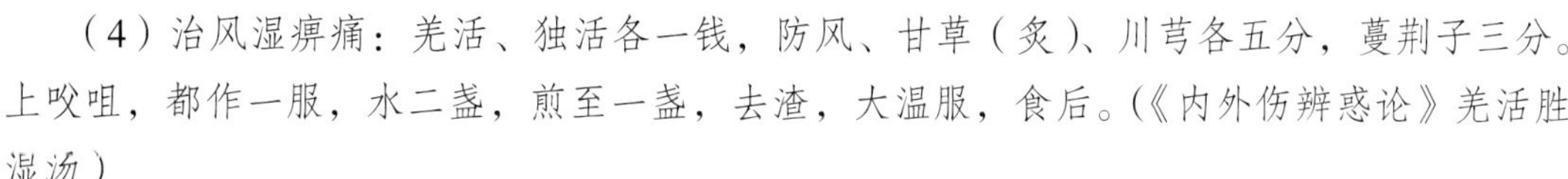

（4）治风湿痹痛：羌活、独活各一钱，防风、甘草（炙）、川芎各五分，蔓荆子三分。上㕮咀，都作一服，水二盏，煎至一盏，去渣，大温服，食后。（《内外伤辨惑论》羌活胜湿汤）

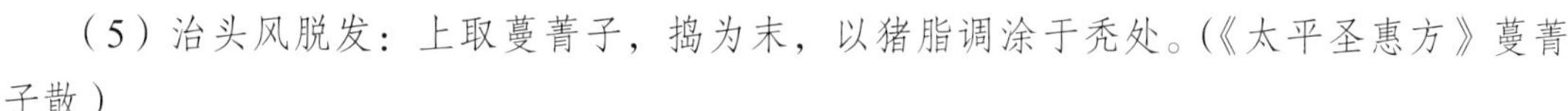

（5）治头风脱发：上取蔓菁子，捣为末，以猪脂调涂于秃处。（《太平圣惠方》蔓菁子散）

## 柴 胡

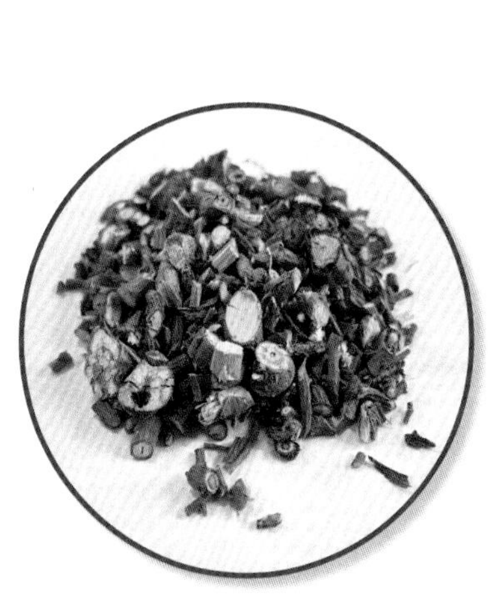

**【别名】**地熏、茈胡、山菜、茹草、柴草、南柴胡、北柴胡、蚂蚱腿、山根菜。

**【来源】**本品为伞形科植物柴胡 *Bupleurum chinense* DC. 或狭叶柴胡 *Bupleurum scorzonerifolium* Willd. 的干燥根。

**【产地分布】**按性状不同，分别习称“北柴胡”和“南柴胡”。北柴胡主产于河北、河南、辽宁，南柴胡主产于湖北、江苏、四川。

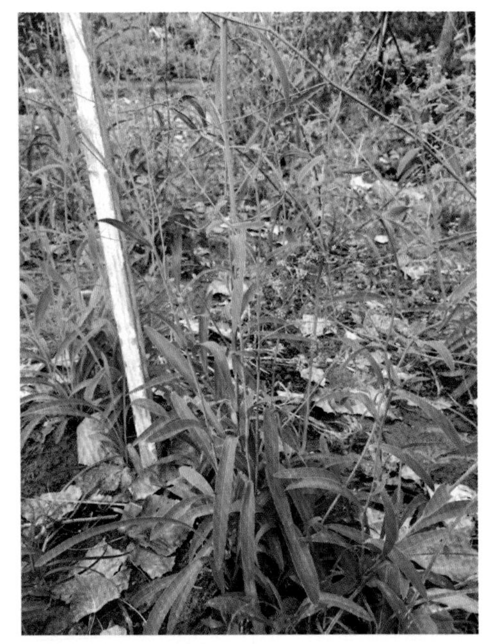

【采收加工】春、秋二季采挖，除去茎叶及泥沙，干燥，切段。

【药材性状】

（1）北柴胡：呈圆柱形或长圆锥形，长6～15cm，直径0.3～0.8cm。根头膨大，顶端残留3～15个茎基或短纤维状叶基，下部分枝。表面黑褐色或浅棕色，具纵皱纹、支根痕及皮孔。质硬而韧，不易折断，断面显纤维性，皮部浅棕色，木部黄白色。气微香，味微苦。

（2）南柴胡：根较细，圆锥形，顶端有多数细毛状枯叶纤维，下部多不分枝或稍分枝。表面红棕色或黑棕色，靠近根头处多具细密环纹。质稍软，易折断，断面略平坦，不显纤维性。具败油气。

【性味归经】性微寒，味辛、苦。归肝、胆、肺经。

【功效与作用】疏散退热，疏肝解郁，升举阳气。属解表药下属分类的发散风热药。

【临床应用】煎汤，3～10g。用治感冒发热，寒热往来，胸胁胀痛，月经不调，子宫脱垂，脱肛。

【使用禁忌】凡阴虚阳亢，肝风内动，阴虚火旺及气机上逆者忌用或慎用。

【配伍药方】

（1）治感冒发热，寒热往来：柴胡半斤，黄芩、人参、甘草（炙）、生姜（切）各三两，大枣（擘）十二枚，半夏（洗）半升。上七味，以水一斗二升，煮取六升，去滓，再煎取三升，温服一升，日三服。(《伤寒论》小柴胡汤）

（2）治肝郁气滞，胸胁胀痛，月经不调：陈皮（醋炒）、柴胡各二钱，川芎、枳壳（麸炒）、芍药各一钱半，甘草（炙）五分，香附一钱半。水一盅半，煎八分，食前服。(《景岳全书》柴胡疏肝散）

（3）治气虚下陷，胃下垂，肾下垂，子宫脱垂，久泻脱肛：黄芪（病甚、劳役热者一钱），甘草（以上各五分，炙），人参（去芦，三分，有嗽去之。以上三味，除湿热、烦热之圣药也），当归身（二分，酒焙干，或日干，以和血脉），橘皮（不去白，二分或三分，以导滞气，又能益元气，得诸甘药乃可，若独用泻脾胃），升麻（二分或三分，引胃气上腾而复其本位，便是行春升之令），柴胡（二分或三分，引清气，行少阳之气上升），白术（三分，降胃中热，利腰脐间血）。上件药㕮咀，都作一服，水二盏，煎至一盏，量气弱气盛，临病斟酌水盏大小，去柤，食远，稍热服。如伤之重者，不过二服而愈；若病日久

者，以权立加减法治之。(《脾胃论》补中益气汤)

(4)治阴虚发热，骨蒸劳热：秦艽，鳖甲，柴胡，地骨皮，青蒿，知母，胡黄连，薤白，甘草，童便，猪脊髓，猪胆汁。(《医宗金鉴》柴胡清骨散)

(5)治痰热、热毒郁结：柴胡八两，人参三两，半夏(洗)二两半，炙甘草(去心)三两。上锉如麻豆大，每服抄五钱匕，水一盏半，生姜五片，枣子一枚，煎至八分，去滓温服。(《类证活人书》柴胡半夏汤)

(6)治肝经循行部位的痈疮、瘿瘤、瘰疬痰核、湿痒：柴胡、连翘、当归梢、生甘草、黄芩、黍黏子、京三棱、桔梗各二分，黄连五分，红花少许。上锉如麻豆大，都作一服，水二大盏，煎至一盏，去柤，稍热食后服。忌苦药泄大便。(《兰室秘藏》柴胡通经汤)

## 升　麻

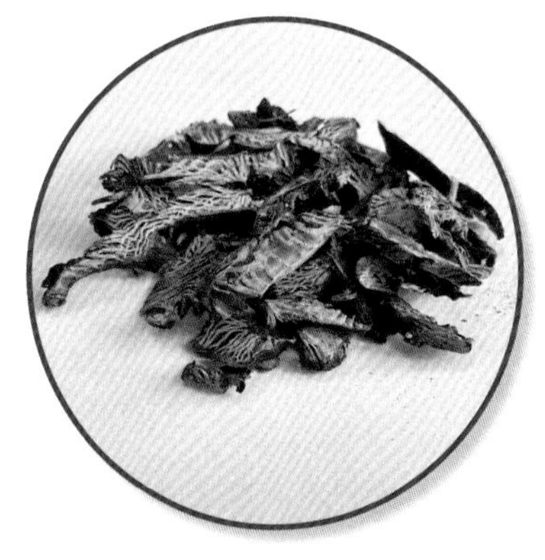

**【别名】**周麻、窟窿芽根、苦老菜根、龙眼根、雉麻、马尿杆、火筒杆、地龙芽、苦菜秧、苦力菜、既济公。

**【来源】**本品为毛茛科植物大三叶升麻 *Cimicifuga heracleifolia* Kom.、兴安升麻 *Cimicifuga dahurica*(Turcz.) Maxim. 或升麻 *Cimicifuga foetida* L. 的干燥根茎。

**【产地分布】**主产于辽宁、黑龙江、河北、山西、四川。

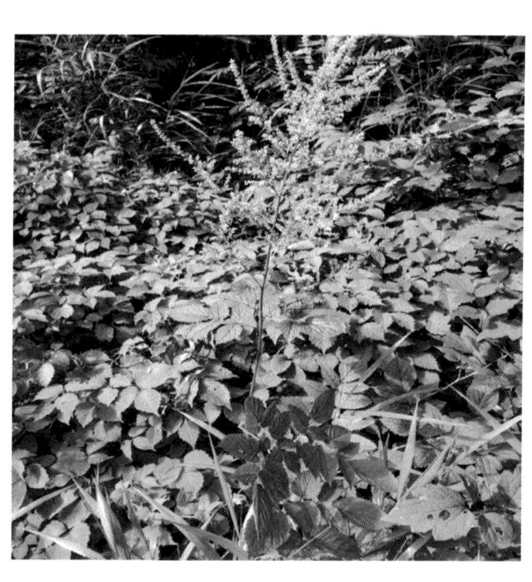

**【采收加工】**秋季采挖，除去泥沙，晒至须根干时，燎去或除去须根，晒干。切片。

**【药材性状】**本品为不规则的厚片，厚2～4mm。外表面黑褐色或棕褐色，粗糙不平，有的可见须根痕或坚硬的细须根残留，切面黄绿色或淡黄白色，具有网状或放射状纹理。体轻，质硬，纤维性。气微，味微苦而涩。

**【性味归经】**性微寒，味辛、微甘。归肺、脾、胃、大肠经。

**【功效与作用】**发表透疹，清热解毒，升举阳气。属解表药下属分类的发散风热药。

**【临床应用】**煎汤，3～10g。用治风热头痛，齿痛，口疮，咽喉肿痛，麻疹不透，阳毒发斑，脱肛，子宫脱垂。

**【使用禁忌】**凡麻疹已透、阴虚火旺，以及阴虚阳亢者均当忌用。

【配伍药方】

（1）治风热感冒，发热头痛：升麻，苍术，干葛，甘草，鲜荷叶。有风，加防风、荆芥；有寒，加川芎、细辛；有暑，加黄连、石膏；有湿，加白芷；有燥，加知母、石膏；火旺，加山栀、黄连。（《症因脉治》清震汤）

（2）治麻疹不透：升麻、葛根、芍药、甘草等分。上㕮咀，水一盏，煎七分，温服，无时。（《阎氏小儿方论》升麻葛根汤）

（3）治齿痛，口疮，咽喉肿痛，阳毒发斑：当归身、择细黄连（如连不好，更加二分，夏月倍之）、生地黄（酒制）各三分，牡丹皮五分，升麻一钱。上为细末，都作一服，水一盏半，煎至一盏，去柤，带冷服之。（《兰室秘藏》清胃散）

（4）治气虚下陷，胃下垂，久泻脱肛，子宫脱垂，肾下垂，崩漏下血：黄芪（病甚、劳役热者一钱），甘草（以上各五分，炙），人参（去芦，三分，有嗽去之。以上三味，除湿热、烦热之圣药也），当归身（二分，酒焙干，或日干，以和血脉），橘皮（不去白，二分或三分，以导滞气，又能益元气，得诸甘药乃可，若独用泻脾胃），升麻（二分或三分，引胃气上腾而复其本位，便是行春升之令），柴胡（二分或三分，引清气，行少阳之气上升），白术（三分，降胃中热，利腰脐间血）。上件药㕮咀，都作一服，水二盏，煎至一盏，量气弱气盛，临病斟酌水盏大小，去柤，食远，稍热服。如伤之重者，不过二服而愈；若病日久者，以权立加减法治之。（《脾胃论》补中益气汤）

（5）治妇人转胞，小便不通：生黄芪五钱，当归四钱，升麻二钱，柴胡二钱。（《医学衷中参西录》升麻黄芪汤）

（6）治黄水疮，雀斑，粉刺，瘭疽：当归尾、赤芍、金银花、连翘（去心）、牛蒡子（炒）、栀子（生）、羌活、白芷、红花、防风、甘草（生）、升麻、桔梗，每味用二钱为大剂，一钱五分为中剂，一钱为小剂。水二盅，煎八分，食远热服。如疮生头面，减去归尾、红花。（《医宗金鉴》升麻消毒饮）

## 葛 根

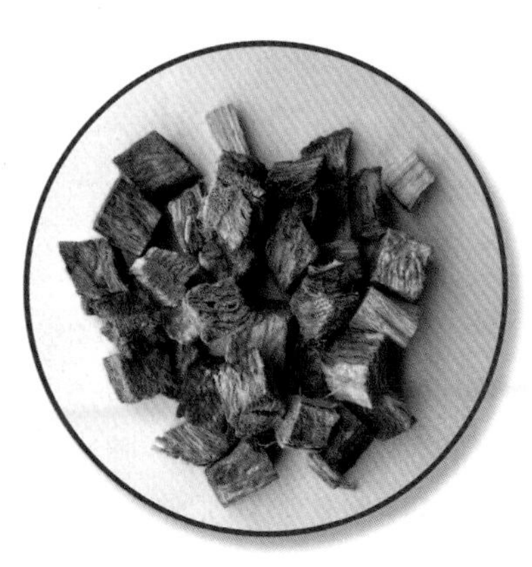

**【别名】**干葛、甘葛、粉葛、黄斤、粉颗根、刈头茹根、葛麻、鸡脐根。

**【来源】**本品为豆科植物野葛 *Pueraria lobata*（Willd.）Ohwi 或甘葛藤 *Pueraria thomsonii* Benth. 的干燥根。前者习称“野葛”，后者习称“粉葛”。《中国药典》称前者为“葛根”，后者为“粉葛”。

**【产地分布】**野葛主产于河南、湖南、浙江、四川；

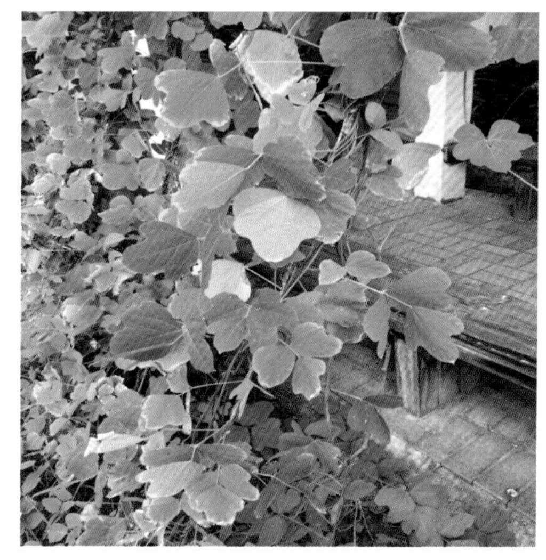

粉葛藤主产于广西、广东。

**【采收加工】**野葛在秋、冬二季采挖，多趁鲜切成厚片或小块，干燥；粉葛藤在秋、冬二季采挖，多除去外皮，稍干，截段或再纵切两半或斜切成厚片，干燥。

**【药材性状】**本品呈纵切的长方形厚片或小方块，长 5 ～ 35cm，厚 0.5 ～ 1cm。外皮淡棕色至棕色，有纵皱纹，粗糙。切面黄白色至淡黄棕色，有的纹理明显。质韧，纤维性强。气微，味微甜。

**【性味归经】**性凉，味甘、辛。归脾、胃、肺经。

**【功效与作用】**解肌退热，生津止渴，透疹，升阳止泻，通经活络，解酒毒。属解表药下属分类的发散风热药。

**【临床应用】**煎汤，10 ～ 15g。用治外感发热头痛，项背强痛，口渴，消渴，麻疹不透，热痢，泄泻，眩晕头痛，中风偏瘫，胸痹心痛，酒毒伤中。

【配伍药方】

（1）治外感发热头痛，项背强痛：葛根四两，麻黄三两（去节），桂枝二两（去皮），生姜三两（切），甘草二两（炙），芍药二两，大枣十二枚（擘）。上七味，以水一斗，先煮麻黄、葛根，减二升，去白沫，纳诸药，煮取三升，去滓，温服一升，覆取微似汗，不须啜粥，余如桂枝法将息及禁忌。(《伤寒论》葛根汤)

（2）治热病口渴，消渴：天花粉、干葛根各一两半，人参、麦冬、乌梅肉各一两，生黄芪半两，炙黄芪半两，茯苓一两，甘草一两。水煎，分次服下。(《沈氏尊生书》)玉泉丸)

（3）治麻疹不透：升麻、葛根、芍药、甘草等分。上㕮咀，水一盏，煎七分，温服，无时。(《阎氏小儿方论》升麻葛根汤)

（4）治热泻热痢，脾虚泄泻：葛根半斤，甘草二两（炙），黄芩三两，黄连三两。上四味，以水八升，先煮葛根，减二升，纳诸药，煮取二升，去滓，分温再服。(《伤寒论》葛根芩连汤)

（5）治中风偏瘫、胸痹心痛、眩晕头痛：单味葛根加工制剂。(《中国葛根》愈风宁心片)

（6）治酒毒伤中、酒痔：白干葛半两，枳壳（炒）半两，半夏（制）半两，茯苓半两，生干地黄半两，杏仁半两，黄芩一分，甘草一分。水煎服。(《仁斋直指方》干葛汤)

## 淡豆豉

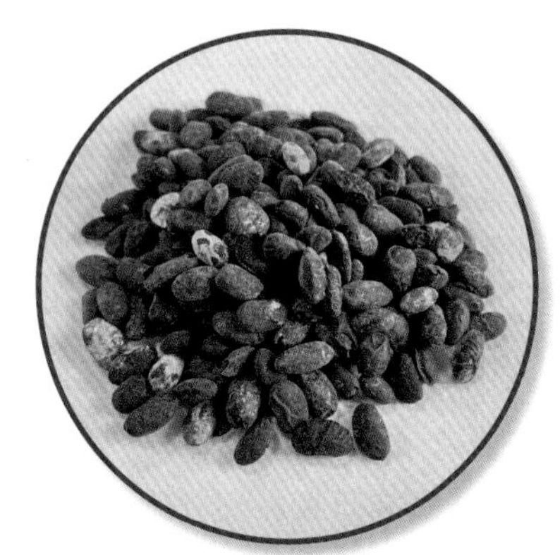

**【别名】**豉、豆豉、香豉、淡豉、清豆豉、香豆豉、杜豆豉。

**【来源】**本品为豆科植物大豆 *Glycine max*（L.）Merr. 的成熟种子（黑豆）的发酵加工品。

**【产地分布】**全国大部分地区均产。

**【采收加工】**取桑叶、青蒿各 70 ～ 100g，加水煎煮，滤过，煎液拌入净大豆 1000g 中，俟吸尽后，蒸透，取出，稍晾，再置容器内，用煎过的桑叶、青蒿渣覆盖，闷使发酵至黄衣上遍时，取出，除去药渣，洗净，置容器内再闷 15 ～ 20 天，至充分发酵、香气溢出时，取出，略蒸，干燥，即得。

**【药材性状】**本品呈椭圆形，略扁，长 0.6 ～ 1cm，直径 0.5 ～ 0.7cm。表面黑色，皱缩不平，一侧有长椭圆形种脐。质稍柔软或脆，断面棕黑色。气香，味微甘。

**【性味归经】**性凉，味苦、辛。归肺、胃经。

**【功效与作用】**解表，除烦，宣发郁热。属解表药下属分类的发散风热药。

**【临床应用】**煎汤，6 ～ 12g。用治感冒，寒热头痛，烦躁胸闷，虚烦不眠。

【配伍药方】

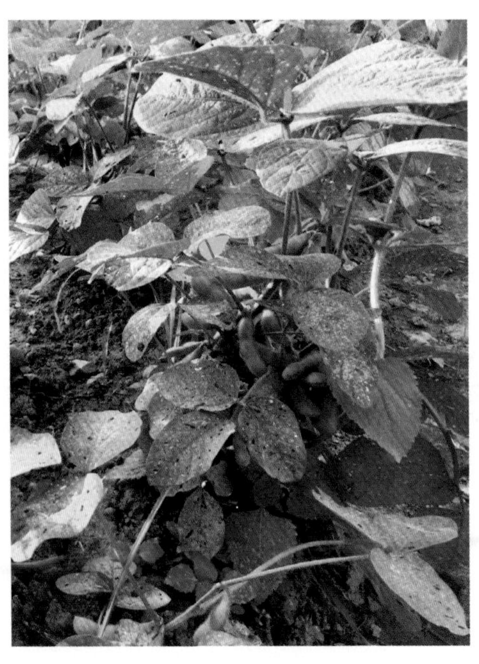

（1）治风寒感冒：豆豉二大合，葱白十五茎，麻黄（去节）四分，干葛八分。上件以水二升，先煎麻黄六七沸，掠去白沫，干葛煎二十余沸，下豉煎取八大合，去滓，分二次温服。(《类证活人书》葱豉汤）

（2）治风热感冒，温病初起：连翘一两，银花一两，苦桔梗六钱，薄荷六钱，竹叶四钱，生甘草五钱，芥穗四钱，淡豆豉五钱，牛蒡子六钱。上杵为散，每服六钱，鲜苇根汤煎，香气大出，即取服，勿过煎。病重者，约二时一服，日三服，夜一服；轻者，三时一服，日二服，夜一服；病不解者，作再服。(《温病条辨》银翘散）

（3）治胸中烦闷，虚烦不眠：栀子十四个

（擘），香豉四合（绵裹）。上二味，以水四升，先煮栀子，得二升半，纳豉，煮取一升半，去滓，分为二服，温进一服。得吐者，止后服。（《伤寒论》栀子豉汤）

（4）治热郁头痛、牙痛，骨蒸烦热：豉一合，葱白（去须切）一握，粳米二合。上以水二大盏半。煮葱豉取汁一盏半。绞去葱豉。入米煮作粥。不计时候食之。（《太平圣惠方》葱豉粥）

## 浮萍

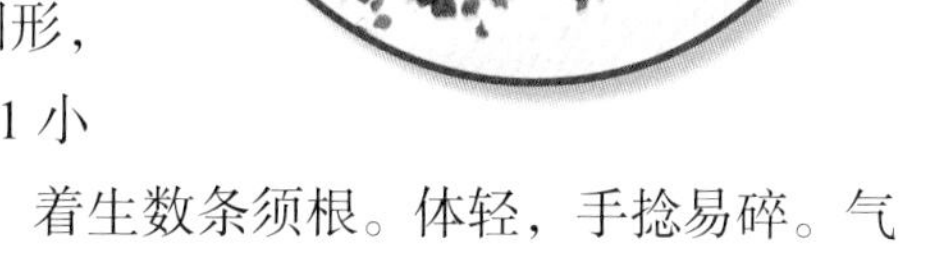

**【别名】**苹、薸、水萍、水花、水白、水苏、水癣、水帘、水上漂。

**【来源】**本品为浮萍科植物紫萍 *Spirodela polyrrhiza*（L.）Schleid. 的干燥全草。

**【产地分布】**全国大部分地区均产。

**【采收加工】**6～9月采收，洗净，除去杂质，晒干。

**【药材性状】**本品为扁平叶状体，呈卵形或卵圆形，长径2～5mm。上表面淡绿色至灰绿色，偏侧有1小凹陷，边缘整齐或微卷曲。下表面紫绿色至紫棕色，着生数条须根。体轻，手捻易碎。气微，味淡。

**【性味归经】**性寒，味辛。归肺、膀胱经。

**【功效与作用】**宣散风热，透疹止痒，利尿消肿。属解表药下属分类的发散风热药。

**【临床应用】**煎汤，3～9g。外用适量，煎汤浸洗。用治麻疹不透，风疹瘙痒，水肿尿少。

**【使用禁忌】**凡表虚自汗者不宜使用。

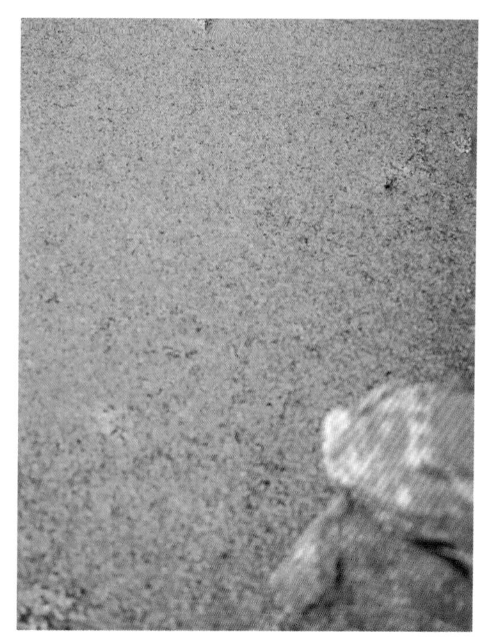

【配伍药方】

（1）治风热表证，发热无汗：金银花三钱，连翘三钱，蝉衣钱半，薄荷钱半，豆豉钱半，焦山栀三钱，鲜芦根八钱，白桔梗六分，鲜浮萍一两。（《秋温证治》浮萍银翘汤）

（2）治麻疹不透，风疹瘙痒：紫背浮萍三钱，荆芥、川芎、甘草节、白芍药、麻黄、当归各一钱五分，豆豉一撮，葱白二枚。上为末，每服二钱，或同前剂调服。（《小儿卫生总微方

论》浮萍散）

（3）治顽癣疥癞，白癜风：紫背浮萍（取大洗净者，晒干）。研细末，炼蜜为丸，如弹子大。每服一丸，豆淋酒送下。(《医宗金鉴》浮萍丸）

（4）治中风，口眼歪斜，口舌生疮：七月上旬，采河中紫背浮萍，晒干为末，每斤加草乌、葳蕤、风藤、麻黄各二两，麝香二钱。共为末，蜜丸，弹子大，以草乌煎酒磨服一丸。重者以乌头煎酒磨下，轻者以黑豆炒香，烹酒磨服。(《青囊秘传》清平丸）

（5）治消渴：干浮萍、栝楼根各等分。每服二十丸，空腹时饮送下，日三次。(《备急千金要方》浮萍丸）

（6）治水肿，小便不利：浮萍草（干者）二两，上捣细罗为散，每于食前，以灯心汤调下一钱。(《太平圣惠方》治妇人脬转诸方）

# 第二章 清热药

## 第一节　清热泻火药

### 石　膏

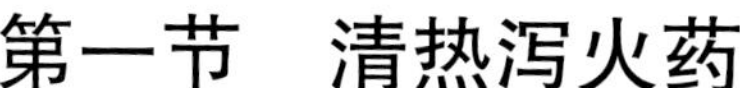

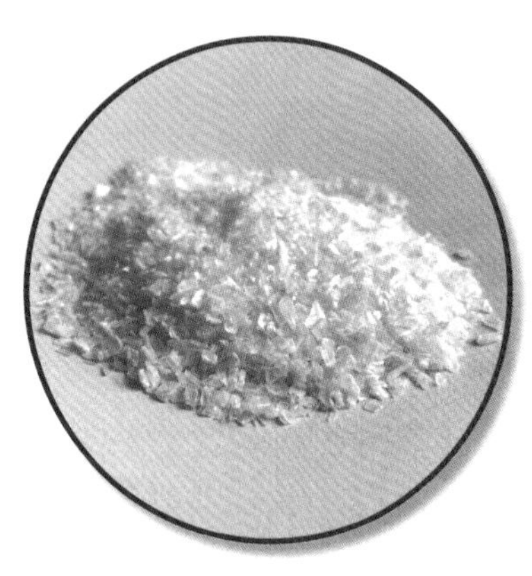

**【别名】**细石、细理石、软石膏、寒水石、白虎。

**【来源】**本品为硫酸盐类矿物石膏族石膏，主含含水硫酸钙（$CaSO_4 \cdot 2H_2O$）。

**【产地分布】**主产于湖北、安徽、山东，以湖北应城产者最佳。

**【采收加工】**全年可采，采挖后，除去泥沙及杂石。

**【药材性状】**

（1）生石膏：为纤维状的集合体，呈长块状、板块状或不规则的块状。白色、灰白色或淡黄色，有的半透明。体重，质软，纵断面具绢丝样光泽。气微，味淡。

（2）煅石膏：为白色的粉末或酥松块状物，表面透出微红色的光泽，不透明。体较轻，质软，易碎，捏之成粉。气微，味淡。

**【性味归经】**

（1）生石膏：性大寒，味甘、辛。归肺、胃经。

（2）煅石膏：性寒，味甘、辛、涩。归肺、胃经。

**【功效与作用】**生用：清热泻火，除烦止渴。煅用：收湿，生肌，敛疮，止血。属清热药下属分类的清热泻火药。

**【临床应用】**

（1）生石膏：煎汤，15 ～ 60g，宜打碎先煎。用治外感热病，高热烦渴，肺热喘咳，胃火亢盛，头痛，牙痛。

（2）煅石膏：外用适量，研末撒敷患处。外用治溃疡不敛，湿疹瘙痒，水火烫伤，外伤出血。

**【使用禁忌】**脾胃虚寒及阴虚内热者忌用。

【配伍药方】

（1）治表热未解，肺热咳嗽：麻黄四两（去节），杏仁五十个（去皮、尖），甘草二两（炙），石膏半斤（碎，绵裹）。以水七升，煮麻黄去上沫，纳诸药，煮取二升，去滓，温服一升。（《伤寒论》麻黄杏仁甘草石膏汤）

（2）治阳明气分热盛：知母六两，石膏一斤（碎），甘草二两（炙），粳米六合。上四味，以水一斗，煮米熟，汤成去滓，温服一升，日三服。（《伤寒论》白虎汤）

（3）治温病初得，其脉浮而有力，身体壮热，并治感冒初起，身不恶寒而心中发热：生石膏二两（轧细），生粳米二两半。上二味，用水三大碗，煎至米烂热，约可得清汁两大碗，乘热尽量饮之，使周身皆汗出，病无不愈者。若阳明腑热已实，不必乘热顿饮之，徐徐温饮下，以消其热可也。（《医学衷中参西录》石膏粳米汤）

（4）治痰热而喘，痰涌如泉：寒水石、石膏各等分。上为细末，煎人参汤，调下三钱，食后服。（《素问病机气宜保命集》双玉散）

（5）治热嗽喘甚者，久不愈：石膏二两，甘草半两（炙）。上为末，每服三钱，新汲水调下，又生姜汁、蜜调下。（《普济方》石膏散）

## 寒水石

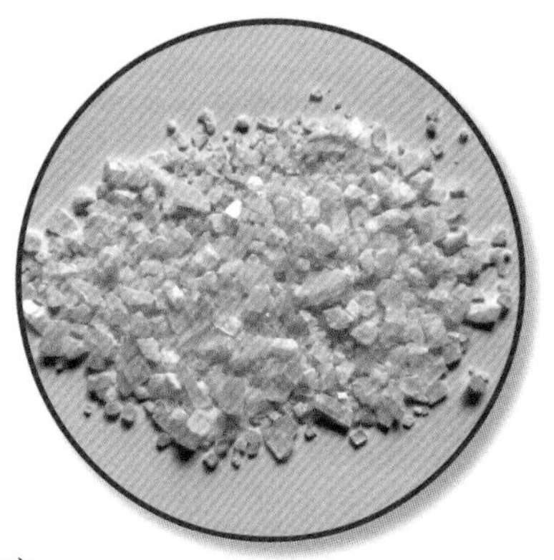

**【别名】**白水石、凌水石、盐精、水石、冰石、鹊石、泥精、盐枕、盐根。

**【来源】**本品为碳酸盐类矿物方解石族方解石，主含碳酸钙（$CaCO_3$）；或硫酸盐类矿物硬石膏族红石膏，主含含水硫酸钙（$CaSO_4 \cdot 2H_2O$）。前者称“南寒水石”，后者称“北寒水石”。

**【产地分布】**南寒水石主产于河南、安徽、江苏，北寒水石主产于辽宁、吉林、内蒙古。

**【采收加工】**全年可采，采挖后，除去泥沙及杂石，打碎。

**【药材性状】**

（1）南寒水石：以色白、有光泽、击碎后呈方形、具棱角者为佳，无臭、无味。

（2）北寒水石：以纯净、片状、肉红色、有细丝纹、具光泽者为佳。生用，或煅用。气微，味淡。

**【性味归经】**性寒，味辛、咸。归心、胃、肾经。

**【功效与作用】**清热泻火。属清热药下属分类的清热泻火药。

**【临床应用】**内服：煎汤，9～15g，打碎先煎。用治热病烦渴，癫狂。外用：适量，研细粉调敷患处。用治口舌生疮，热毒疮肿，丹毒，烧烫伤。

**【使用禁忌】**脾胃虚寒者慎用。

【配伍药方】

（1）治五脏六腑积热，天行时气疫热，以致烦满消渴：凝水石、石膏、滑石各五钱，甘草二钱。研末，每服一钱，白汤调服。(《方脉正宗》)

（2）治伤寒发狂，或弃衣奔走，逾墙上屋：寒水石、黄连（去须）各等分。上细末，每服二钱，浓煎甘草汤，放冷调服。(《普济本事方》鹊石散)

（3）除热瘫痫：大黄、干姜、龙骨各四两，桂枝三两，甘草、牡蛎各二两，寒水石、滑石、赤石脂、白石脂、紫石英、石膏各六两。上十二味，杵，粗筛，以韦囊盛之，取三指撮，井花水三升，煮三沸，温服一升。(《金匮要略》风引汤)

（4）治风热心躁，口干狂言，浑身壮热及中诸毒：寒水石半斤（烧半日，净地坑内，盆合，四面湿土壅起，候经宿取出），入甘草末、天竺黄各二两，龙脑二分。糯米膏丸，弹子大，蜜水磨下。(《集验方》龙脑甘露丸)

（5）治男女转脬，不得小便：寒水石二两，滑石一两，葵子一合。为末，水一斗，煮五升，时服，一升即利。(《永类钤方》)

（6）治小儿丹毒，皮肤热赤：凝水石五钱，水调和猪胆汁涂之。(《本草汇言》)

（7）治牙齿内血出，并有窍眼，时时吐血：寒水石粉、朱砂、甘草、脑子。上等分，为细末，每用少许，干掺有窍处。(《普济方》)

（8）治汤火伤灼：寒水石烧研敷之。(《卫生易简方》)

## 知 母

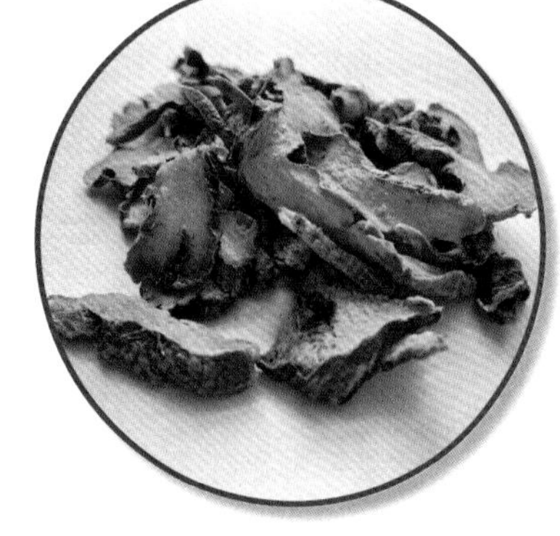

**【别名】**蚳母、连母、野蓼、地参、水参、水浚、货母、蝭母、提母、穿地龙。

**【来源】**本品为百合科植物知母 *Anemarrhena asphodeloides* Bge. 的干燥根茎。

**【产地分布】**主产于河北、山西、陕西、内蒙古。

**【采收加工】**春、秋二季采挖，除去须根和泥沙，晒干，习称“毛知母”；或除去外皮，晒干。切片。

**【药材性状】**本品呈长条状，微弯曲，略扁，偶有分枝，长3～15cm，直径0.8～1.5cm，一端有浅黄色的茎叶残痕。表面黄棕色至棕色，上面有一凹沟，具紧密排列的环状节，节上密生黄棕色的残存叶基，由两侧向根茎上方生长；下面隆起而略皱缩，并有凹陷或突起的点状根痕。质硬，易折断，断面黄白色。气微，味微甜、略苦，嚼之带黏性。

**【性味归经】**性寒，味苦、甘。归肺、胃、肾经。

**【功效与作用】**清热泻火，滋阴润燥。属清热药下属分类的清热泻火药。

**【临床应用】**煎汤，6～12g，或入丸、散。用治外感热病，高热烦渴，肺热燥咳，骨蒸潮热，内热消渴，肠燥便秘。

**【使用禁忌】**本品性寒质润，能滑肠通便，故脾虚便溏者慎用。

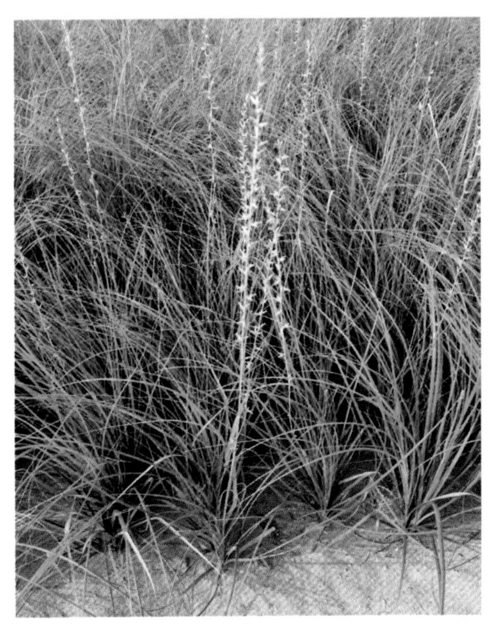

【配伍药方】

（1）治阳明气分热盛：知母六两，石膏一斤（碎），甘草二两（炙），粳米六合。上四味，以水一斗，煮米熟，汤成去滓，温服一升，日三服。(《伤寒论》白虎汤）

（2）治伤寒狐惑，咽喉涩痛，口唇破，吐脓血：知母（焙）三分，石膏一两半，黄芩（去黑心）半两，甘草（炙、锉）各三分。上四味，粗捣筛，每服五钱匕，水一盏半，糯米一匙，煎至八分，去滓，食前温服。(《圣济总录》知母汤）

（3）治久嗽气急：知母（去毛切）五钱（隔纸炒），杏仁（姜水泡，去皮尖，焙）五钱。以水一盅半，煎一盅，食远温服，次以萝卜子、杏仁等分为末，米糊丸，服五十丸，姜汤下，以绝病根。(《卫生杂兴》)

（4）治肺家受燥，咳嗽气逆：知母、石膏、桔梗、甘草、地骨皮，水煎服。(《症因脉治》知母甘桔汤）

（5）治伤寒胃中有热，心觉懊恼，六脉洪数或大便下血：知母二钱，黄芩二钱，甘草一钱。水煎热服。(《扁鹊心书》知母黄芩汤）

（6）治肺痨有热，不能服补气之剂者：知母（炒）、贝母（炒）等分，为末服。(《医方集解》二母散）

（7）治气虚劳伤，面黄肌瘦，气怯神离，动作倦怠，上半日咳嗽烦热，下午身凉气爽，脉数有热者：知母三钱，黄柏三钱，人参二钱，麦冬五钱，广皮一钱，甘草五分。水煎服。(《症因脉治》知柏参冬饮）

## 芦 根

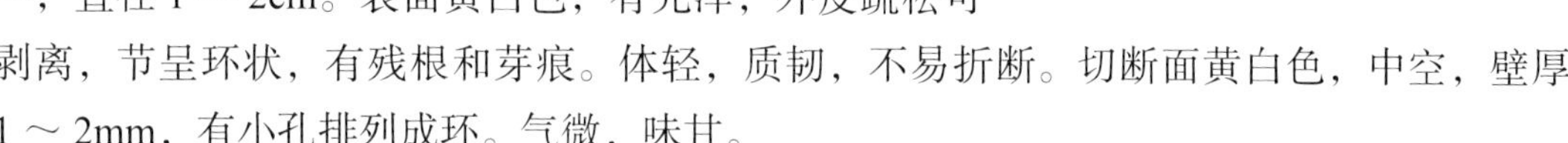

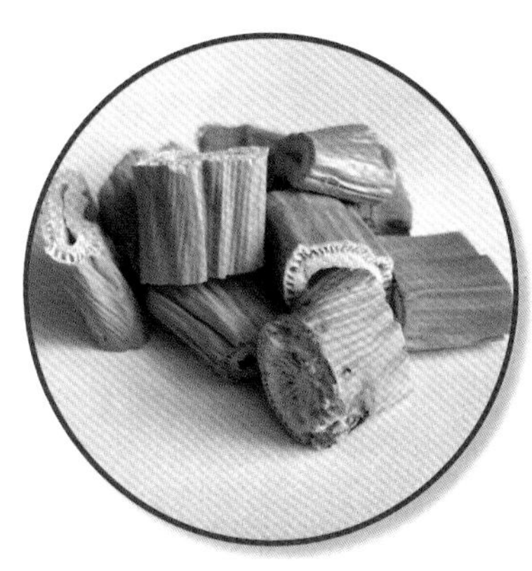

**【别名】**芦茅根、苇根、苇子根、芦头。

**【来源】**本品为禾本科植物芦苇 *Phragmites communis* Trin. 的新鲜或干燥根茎。

**【产地分布】**全国大部分地区均产。

**【采收加工】**全年均可采挖，除去芽、须根及膜状叶，除去杂质，洗净，切段。

**【药材性状】**

（1）鲜芦根：呈长圆柱形，有的略扁，长短不一，直径 1 ~ 2cm。表面黄白色，有光泽，外皮疏松可剥离，节呈环状，有残根和芽痕。体轻，质韧，不易折断。切断面黄白色，中空，壁厚 1 ~ 2mm，有小孔排列成环。气微，味甘。

（2）芦根：呈扁圆柱形。节处较硬，节间有纵皱纹。

**【性味归经】**性寒，味甘。归肺、胃经。

**【功效与作用】**清热泻火，生津止渴，除烦，止呕，利尿。属清热药下属分类的清热泻火药。

**【临床应用】**煎汤，15 ~ 30g，鲜品用量加倍，或捣汁用。用治热病烦渴，肺热咳嗽，肺痈吐脓，胃热呕哕，热淋涩痛。

**【使用禁忌】**脾胃虚寒者慎用。

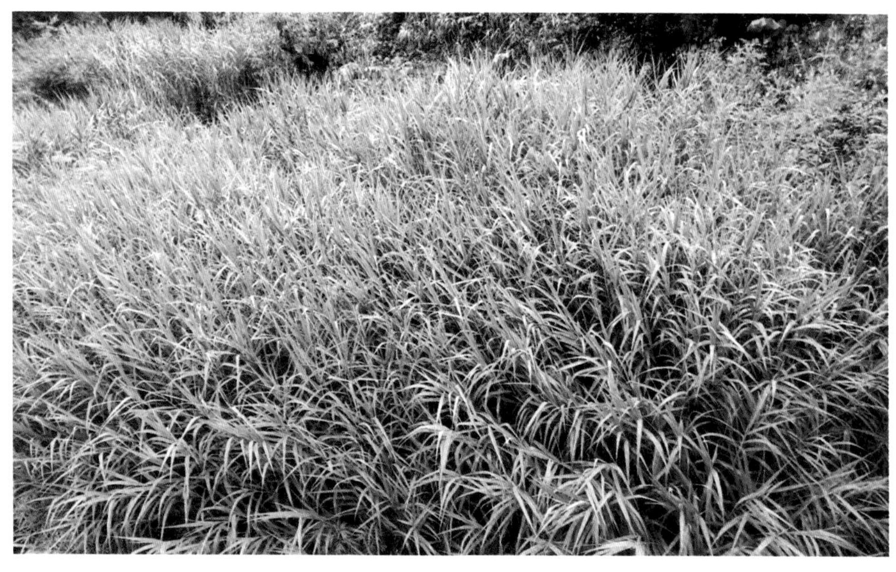

【配伍药方】

（1）治太阴温病，口渴甚，吐白沫黏滞不快：梨汁、荸荠汁、鲜苇根汁、麦冬汁、藕汁（或用蔗浆），临时斟酌多少，和匀凉服，不甚喜凉者，重汤炖温服。（《温病条辨》五汁饮）

（2）治五噎心膈气滞，烦闷吐逆，不下食：芦根五两。锉，以水三大盏，煮取二盏，去滓，不计时，温服。（《金匮玉函方》）

（3）治伤寒后呕哕反胃，以及干呕不下食：生芦根（切）、青竹茹各一升，粳米三合，生姜三两。上四味，以水五升，煮取二升半，随便饮。（《备急千金要方》芦根饮子）

（4）治霍乱烦闷：芦根三钱，麦门冬一钱。水煎服。（《备急千金要方》）

（5）治食鱼中毒，面肿，烦乱，以及食鲈鱼中毒欲死：芦根汁，多饮良，并治蟹毒。（《备急千金要方》）

## 天花粉

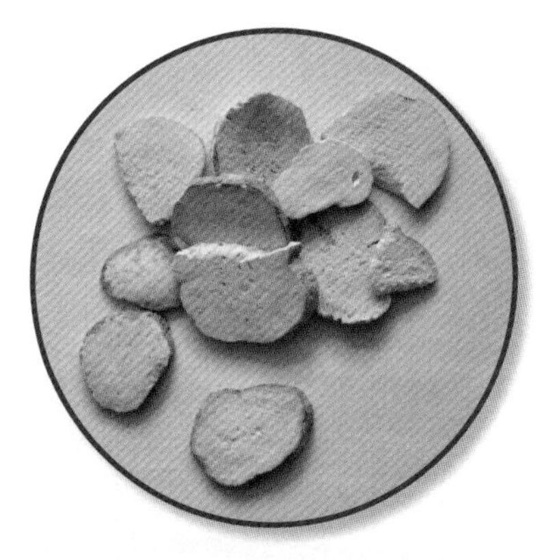

**【别名】**栝楼根、蒌根、白药、瑞雪、天瓜粉、花粉、屎瓜根、栝楼粉、蒌粉。

**【来源】**本品为葫芦科植物栝楼 *Trichosanthes kirilowii* Maxim. 或双边栝楼 *Trichosanthes rosthornii* Harms 的干燥根。

**【产地分布】**主产于山东、河南、安徽、四川。

**【采收加工】**秋、冬二季采挖，洗净，除去外皮，切段或纵剖成瓣，干燥。

**【药材性状】**本品呈不规则圆柱形、纺锤形或瓣块状，长 8 ～ 16cm，直径 1.5 ～ 5.5cm。表面黄白色或淡棕黄色，有纵皱纹、细根痕及略凹陷的横长皮孔，有的有黄棕色外皮残留。质坚实，断面白色或淡黄色，富粉性，横切面可见黄色木质部，略呈放射状排列，纵切面可见黄色条纹状木质部。气微，味微苦。

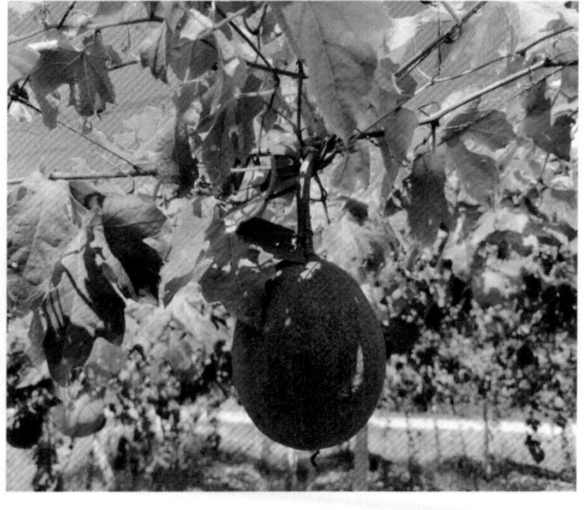

**【性味归经】**性微寒，味甘、微苦。归肺、胃经。

**【功效与作用】**清热泻火，生津止渴，消肿排脓。属清热药下属分类的清热泻火药。

**【临床应用】**煎汤，10 ～ 15g。用治热病烦渴，肺热燥咳，内热消渴，疮疡肿毒。

**【使用禁忌】**孕妇慎用。不宜与川乌、制川乌、草乌、制草乌、附子同用。

【配伍药方】

（1）治百合病渴：栝楼根、牡蛎（熬）等分。为散，饮服方寸匕。(《永类钤方》)

（2）治消渴，除肠胃热实：栝楼根、生姜各五两，生麦门冬（用汁）、芦根（切）各二升，茅根（切）三升。上五味，细切，以水一斗，煮取三升，分三服。(《备急千金要方》)

（3）治虚热咳嗽：天花粉一两，人参三钱。为末，每服一钱，米汤下。(《濒湖集简方》)

（4）治痈未溃：栝楼根、赤小豆等分。为末，醋调涂之。(《证类本草》)

（5）治胃及十二指肠溃疡：天花粉一两，贝母五钱，鸡蛋壳十个。研面，每服二钱，白开水送下。(《辽宁常用中草药手册》)

（6）治痈肿：栝蒌根，苦酒熬燥，捣筛之。苦酒和涂纸上摊贴。(《食疗本草》)

（7）治乳头溃疡：天花粉二两，研末，鸡蛋清调敷。(《全国中草药新医疗法展览会资料选编》)

## 淡竹叶

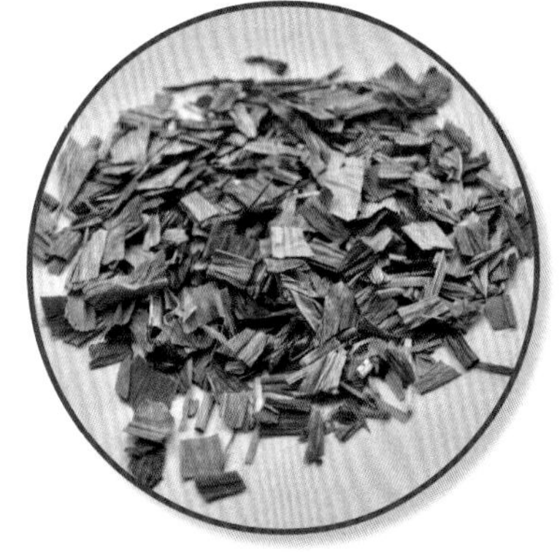

**【别名】**碎骨子、山鸡米、金鸡米、迷身草、竹叶卷心。

**【来源】**本品为禾本科植物淡竹叶 *Lophatherum gracile* Brongn. 的干燥茎叶。

**【产地分布】**主产于浙江、江苏。

**【采收加工】**夏季未抽花穗前采割，晒干。除去杂质，切段。

**【药材性状】**本品长 25 ～ 75cm。茎呈圆柱形，有节，表面淡黄绿色，断面中空。叶鞘开裂。叶片披针形，有的皱缩卷曲，长 5 ～ 20cm，宽 1 ～ 3.5cm；表面浅绿色或黄绿色。叶脉平行，具横行小脉，形成长方形的网格状，下表面尤为明显。体轻，质柔韧。气微，味淡。

**【性味归经】**性寒，味甘、淡。归心、胃、小肠经。

**【功效与作用】**清热泻火，除烦止渴，利尿通淋。属清热药下属分类的清热泻火药。

**【临床应用】**煎汤，6 ～ 10g。用治热病烦渴，小便短赤涩痛，口舌生疮。

**【使用禁忌】**阴虚火旺、骨蒸潮热者不宜使用。

【配伍药方】

（1）治伤寒、温病、暑病之后，余热未清，气精两伤证：竹叶二把，石膏一斤，半夏半斤（洗），麦门冬一升（去心），人参二两，甘草二两（炙），粳米半升。上七味，以水一斗，煮去六升，去滓，纳粳米，煮米熟，汤成去米，温服一升，日三服。（《伤寒论》竹叶石膏汤）

（2）治小儿心脏风热，精神恍惚：淡竹叶一握，粳米一合，茵陈半两。上以水二大盏，煮二味，取汁一盏，去滓，投米作粥食之。（《太平圣惠方》淡竹叶粥）

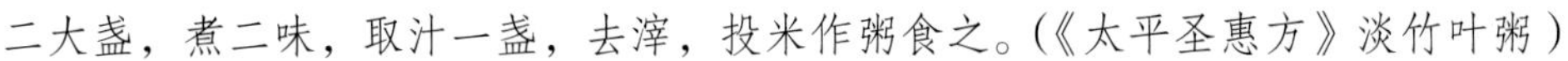

（3）治尿血：淡竹叶、白茅根各三钱。水煎服，每日一剂。（《江西草药》）

（4）治热淋：淡竹叶四钱，灯心草三钱，海金沙二钱。水煎服，每日一剂。（《江西草药》）

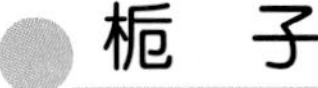

## 栀　子

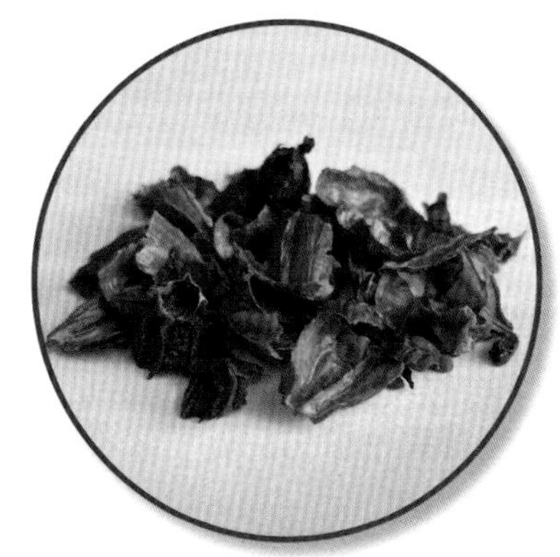

**【别名】**黄栀子、黄果树、山栀子、红枝子。

**【来源】**本品为茜草科植物栀子 *Gardenia jasminoides* Ellis 的干燥成熟果实。

**【产地分布】**主产于江西、湖南、湖北、浙江。

**【采收加工】**9～11月果实成熟呈红黄色时采收，除去果梗及杂质，蒸至上气或置沸水中略烫，取出，干燥。以皮薄、饱满、色黄、完整者为佳。生用或炒焦用。

**【药材性状】**本品呈长卵圆形或椭圆形，长1.5～3.5cm，直径1～1.5cm。表面红黄色或棕红色，具6条翅状纵棱，棱间常有1条明显的纵脉纹，并有分枝。顶端残存萼片，基部稍尖，有残留果梗。果皮薄而脆，略有光泽；内表面色较浅，有光泽，具2～3条隆起的假隔膜。种子多数，扁卵圆形，集结成团，深红色或红黄色，表面密具细小疣状突起。气微，味微酸而苦。

**【性味归经】**性寒，味苦。归心、肺、三焦经。

**【功效与作用】**泻火除烦，清热利湿，凉血解毒。外用消肿止痛。属清热药下属分类的清热泻火药。

**【临床应用】**内服：煎汤，6～10g。用治热病心烦，湿热黄疸，淋证涩痛，血热吐衄，目赤肿痛，火毒疮疡。外用：生品适量，研末调敷。用治扭挫伤痛。

**【使用禁忌】**本品苦寒伤胃，脾虚便溏者慎用。

【配伍药方】

（1）治伤寒发汗、吐、下后，虚烦不得眠，心中懊侬：栀子十四个（擘），香豉四合（绵裹）。上二味，以水四升，先煮栀子，得二升半，纳豉，煮取一升半，去滓，分为二服，温进一服。得吐者，止后服。（《伤寒论》栀子豉汤）

（2）治口疮，咽喉中塞痛，食不得：大青四两，山栀子、黄柏各一两，白蜜半斤。上切，以水三升，煎取一升，去滓，下蜜更煎一两沸，含之。（《普济方》栀子汤）

（3）治赤白痢并血痢：山栀子仁四七枚。锉，以浆水一升半，煎至五合，去滓。空心食前分温二服。（《圣济总录》栀子仁汤）

（4）治小便不通：栀子仁二七枚，盐花少许，独颗蒜一枚。上捣烂，摊纸花上贴脐，或涂阴囊上，良久即通。（《普济方》）

（5）治急性胃肠炎、腹痛、上吐下泻：山栀三钱，盘柱南五味（紫金皮）根五钱，青木香二钱。上药炒黑存性，加蜂蜜五钱。水煎，分二次服。（《单方验方调查资料选编》）

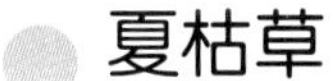

## 夏枯草

**【别名】**棒槌草、铁色草、大头花、夏枯头、灯笼头、羊肠菜、榔头草。

**【来源】**本品为唇形科植物夏枯草 *Prunella vulgaris* L. 的干燥果穗。

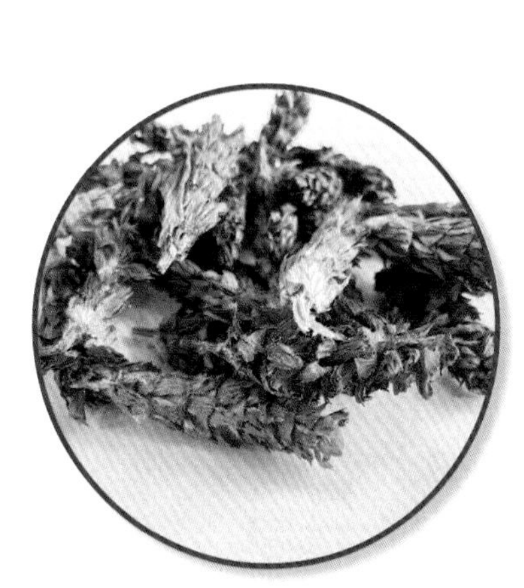

**【产地分布】**主产于江苏、浙江、安徽、河南、湖北。

**【采收加工】**夏季果穗呈棕红色时采收，除去杂质。晒干。以穗大、色棕红者为佳。生用。

**【药材性状】**本品呈圆柱形，略扁，长 1.5 ～ 8cm，直径 0.8 ～ 1.5cm；淡棕色至棕红色。全穗由数轮至十数轮宿萼与苞片组成，每轮有对生苞片2片，呈扇形，先端尖尾状，脉纹明显，外表面有白毛。每一苞片内有花3朵，花冠多已脱落，宿萼二唇形，内有小坚果4枚，卵圆形，棕色，尖端有白色突起。体轻。气微，味淡。

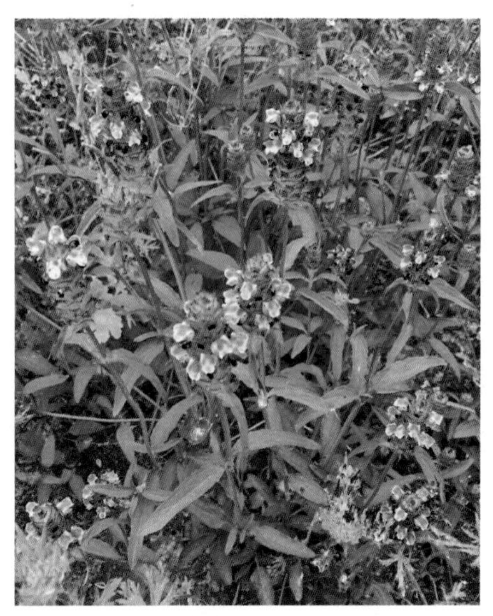

**【性味归经】**性寒，味辛、苦。归肝、胆经。

**【功效与作用】**清肝泻火，明目，散结消肿。属清热药下属分类的清热泻火药。

**【临床应用】**煎汤，9～15g。用治目赤肿痛，目珠夜痛，头痛眩晕，瘰疬，瘿瘤，乳痈，乳癖，乳房胀痛。

**【使用禁忌】**脾胃虚弱者慎用。

【配伍药方】

（1）治瘰疬马刀，不问已溃未溃，或日久成漏：夏枯草六两，水二盅，煎至七分，去滓，食远服。虚甚当煎浓膏服，并涂患处，多服益善。（《摄生众妙方》夏枯草汤）

（2）治肝虚目睛疼，冷泪不止，筋脉痛，以及眼羞明怕日：夏枯草半两，香附子一两。共为末，每服一钱，腊茶调下，无时。（《简要济众方》补肝散）

（3）治乳痈初起：夏枯草、蒲公英各等分。酒煎服，或作丸亦可。（《本草汇言》）

（4）治赤白带下：夏枯草花，开时采，阴干为末。每服二钱，食前米饮下。（《本草纲目》）

（5）治血崩不止：夏枯草为末。每服方寸匕，米饮调下。（《太平圣惠方》）

（6）预防麻疹：夏枯草五钱至二两。水煎服，一日一剂，连服三天。（《单方验方新医疗法选编》）

（7）治急性扁桃体炎，咽喉疼痛：鲜夏枯草全草二至三两，水煎服。（《草医草药简便验方汇编》）

## 决明子

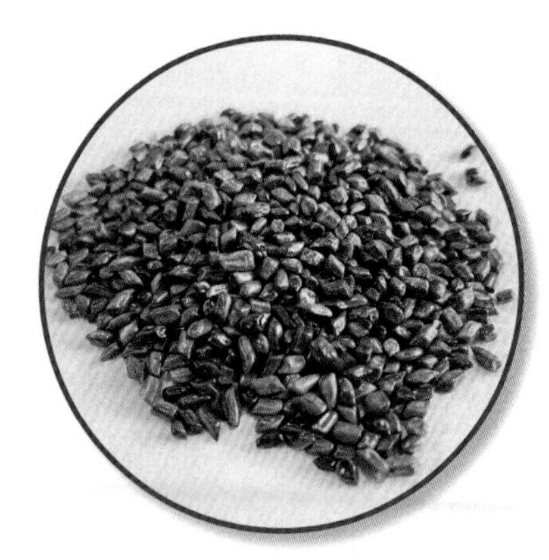

**【别名】**决明、草决明、马蹄决明、假绿豆。

**【来源】**本品为豆科植物纯叶决明 *Cassia obtusifolia* L. 或决明（小决明）*Cassia tora* L. 的干燥成熟种子。

**【产地分布】**主产于安徽、广西、四川。

**【采收加工】**秋季采收成熟果实，晒干，打下种子，除去杂质。以颗粒均匀、饱满、色绿棕者为佳。生用，或炒用。

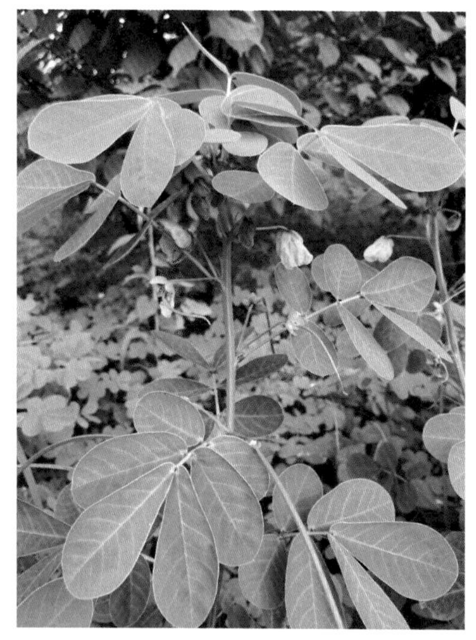

**【药材性状】**

（1）决明：略呈菱方形或短圆柱形，两端平行倾斜，长 3 ～ 7mm，宽 2 ～ 4mm。表面绿棕色或暗棕色，平滑有光泽。一端较平坦，另端斜尖，背腹面各有 1 条突起的棱线，棱线两侧各有 1 条斜向对称而色较浅的线形凹纹。质坚硬，不易破碎。种皮薄，子叶 2，黄色，呈“S”形折曲并重叠。气微，味微苦。

（2）小决明：呈短圆柱形，较小，长 3 ～ 5mm，宽 2 ～ 3mm。表面棱线两侧各有 1 片宽广的浅黄棕色带。

**【性味归经】**性微寒，味甘、苦、咸。归肝、大肠经。

**【功效与作用】**清肝明目，润肠通便。属清热药下属分类的清热泻火药。

**【临床应用】**煎汤，9 ～ 15g。用治目赤涩痛，羞明多泪，头痛眩晕，目暗不明，大便秘结。

**【使用禁忌】**气虚便溏者不宜用。

【配伍药方】

（1）治急性结膜炎：决明子、菊花、蝉蜕、青葙子各 15g。水煎服。(《青岛中草药手册》)

（2）治急性角膜炎：决明子 15g，菊花 9g，谷精草 9g，荆芥 9g，黄连 6g，木通 12g。水煎服。(《四川中药志》)

（3）治习惯性便秘：决明子 18g，郁李仁 18g。沸水冲泡代茶。(《安徽中草药》)

（4）治夜盲症：决明子、枸杞子各 9g，猪肝适量。水煎，食肝服汤。(《浙江药用植物志》)

（5）治雀目：决明子二两，地肤子一两。上药捣细罗为散，每于食后，以清粥饮调下一钱。(《太平圣惠方》)

（6）治慢性便秘及卒中后顽固便秘：决明子一升，炒香，研细末，水泛为丸，每日三回，每回一钱，连服三五天，大便自然通顺，且排出成形粪便而不泄泻，此后继续每日服少量，维持经常通便，并能促进食欲，恢复健康。(《本草推陈》)

（7）治风热偏头痛：决明子、野菊花各 9g，川芎、蔓荆子、全蝎各 6g。水煎服。(《浙江药用植物志》)

（8）治高血压：①决明子适量，炒黄，捣成粗粉，加糖泡开水服，每次3g，每日3次。②决明子15g，夏枯草9g，水煎连服1个月。（《全国中草药汇编》）

## 密蒙花

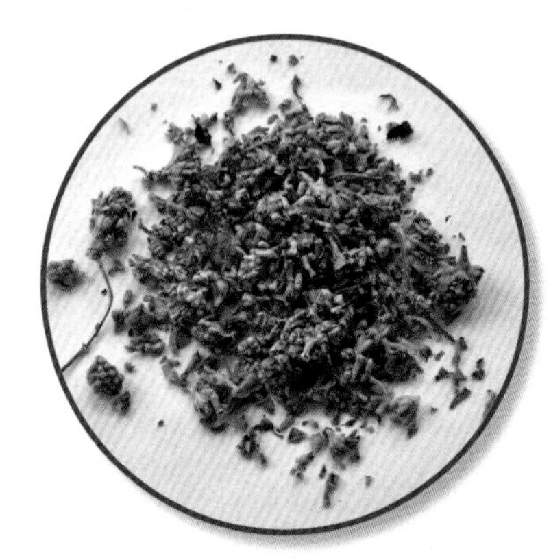

**【别名】**小锦花、蒙花、黄饭花、鸡骨头花、羊耳朵、虫见死草、羊春条、绵糊条子、黄花醉鱼草、绵条子。

**【来源】**本品为马钱科植物密蒙花 *Buddleja officinalis* Maxim. 的干燥花蕾及花序。

**【产地分布】**主产于湖北、四川、陕西、河南。

**【采收加工】**春季花未开放时采收，除去杂质，干燥。以色灰黄、花蕾密聚、茸毛多者为佳。生用。

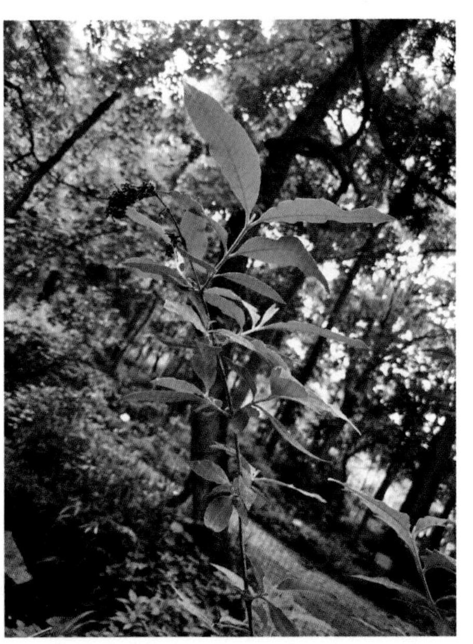

**【药材性状】**本品多为花蕾密聚的花序小分枝，呈不规则圆锥状，长1.5～3cm。表面灰黄色或棕黄色，密被茸毛。花蕾呈短棒状，上端略大，长0.3～1cm，直径0.1～0.2cm；花萼钟状，先端4齿裂；花冠筒状，与萼等长或稍长，先端4裂，裂片卵形；雄蕊4，着生在花冠管中部。质柔软。以色灰黄、花蕾密聚、茸毛多者为佳。生用。气微香，味微苦、辛。

**【性味归经】**性微寒，味甘。归肝经。

**【功效与作用】**清热泻火，养肝明目，退翳。属清热药下属分类的清热泻火药。

**【临床应用】**煎汤，3～9g。用治目赤肿痛，多泪羞明，目生翳膜，肝虚目暗，视物昏花。

**【使用禁忌】**阳虚内寒的目疾人群慎服。

【配伍药方】

（1）治风气攻注，两眼昏暗，眵泪羞明，睑生风粟，隐涩难开，或痒或痛，渐生翳膜，视物不明，以及久患偏头痛，牵引两眼，渐觉细小，昏涩隐痛，并暴赤肿痛：密蒙花（净）、石决明（用盐同东流水煮一伏时，漉出研粉）、木贼、杜蒺藜（炒去尖）、羌活（去芦）、菊花各等分。上为细末，每服一钱，腊茶清调下，食后，日二服。（《太平惠民和剂局方》密蒙花散）

（2）治眼障翳：密蒙花、黄柏根（洗，锉）各一两。上二味，捣罗为末，炼蜜和丸，如梧桐子大。每服十丸至十五丸，食后，临卧熟水下，或煎饧汤下。(《圣济总录》密蒙花丸）

（3）治眼羞明，肝胆虚损，瞳仁不清：密蒙花、羌活、菊花、蔓荆子、青葙子、木贼、石决明、蒺藜、枸杞子。上各等分，为末，每服三钱，食后清茶送下。(《银海精微》密蒙花散）

# 第二节　清热燥湿药

## 黄　芩

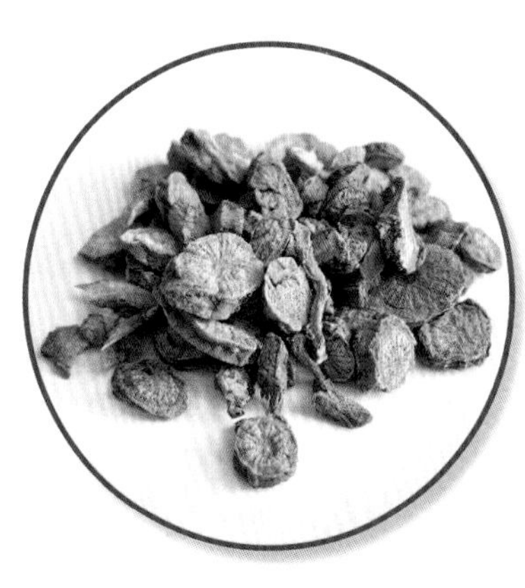

**【别名】**山茶根、黄芩茶、黄文、虹胜、经芩、印头、空肠、元芩、土金茶根。

**【来源】**本品为唇形科植物黄芩 *Scutellaria baicalensis* Georgi 的干燥根。

**【产地分布】**主产于河北、山西、内蒙古、陕西。

**【采收加工】**春、秋二季采挖，除去须根和泥沙，晒后撞去粗皮，晒干。以外表皮棕黄色、切面色黄者为佳。生用、炒用或酒炙用。

**【药材性状】**本品呈圆锥形，扭曲，长 8 ～ 25cm，直径 1 ～ 3cm。表面棕黄色或深黄色，有稀疏的疣状细根痕，上部较粗糙，有扭曲的纵皱纹或不规则的网纹，下部有顺纹和细皱纹。质硬而脆，易折断，断面黄色，中心红棕色；老根中心呈枯朽状或中空，暗棕色或棕黑色。气微，味苦。

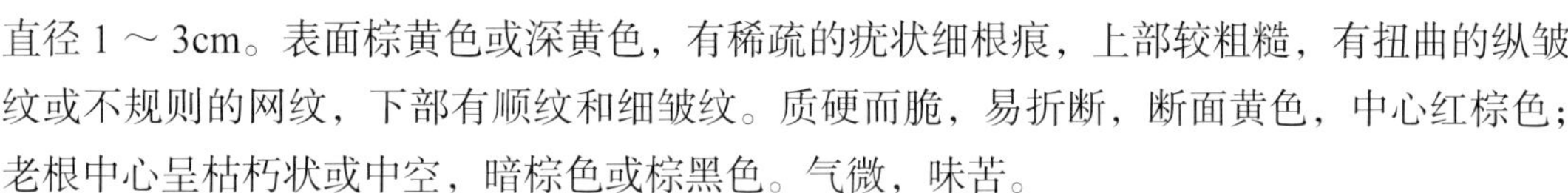

栽培品较细长，多有分枝。表面浅黄棕色，外皮紧贴，纵皱纹较细腻。断面黄色或浅黄色，略呈角质样。味微苦。

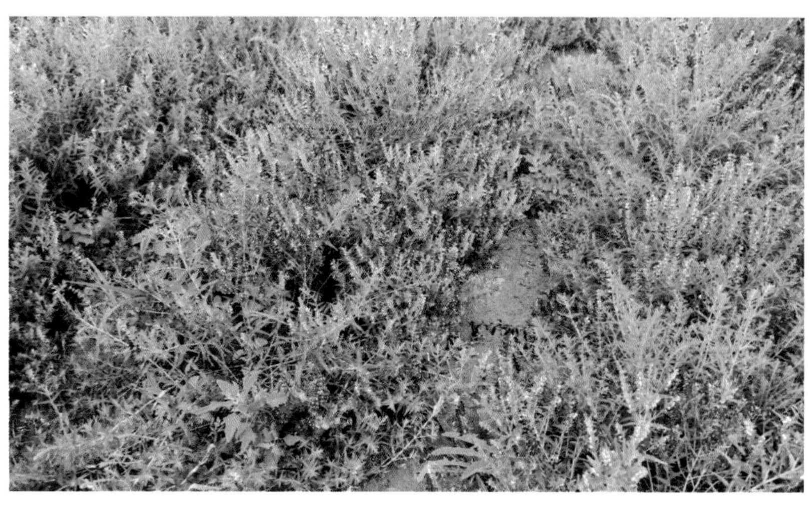

【性味归经】性寒，味苦。归肺、胆、脾、大肠、小肠经。

【功效与作用】清热燥湿，泻火解毒，止血，安胎。属清热药下属分类的清热燥湿药。

【临床应用】煎汤，3 ～ 10g。用治湿温、暑湿，胸闷呕恶，湿热痞满，泻痢，黄疸，肺热咳嗽，高热烦渴，血热吐衄，痈肿疮毒，胎动不安。

【使用禁忌】本品苦寒伤胃，脾胃虚寒者不宜使用。

【配伍药方】

（1）治湿温或暑湿初起，身热不扬、胸脘痞闷、舌苔黄腻等症，常配滑石、白豆蔻、通草等渗利化湿之品，如黄芩滑石汤（《温病条辨》）。

（2）治湿热中阻，痞满呕吐，常与黄连、半夏、干姜等同用，如半夏泻心汤（《伤寒论》）。

（3）治湿热泻痢，常配黄连、白芍等药，如芍药汤（《医学六书》）。

（4）治肺热咳嗽，单用有效，即清金丸（《丹溪心法》；或配桑白皮、知母、麦冬等清肺止咳之品。

（5）若与瓜蒌、桑白皮、苦杏仁等清肺化痰止咳药用同，可用治痰热咳喘，如清气化痰丸（《医方考》）。

（6）本品能清气分实热，并有退热之功，配连翘、栀子、大黄等药，可用治外感热病，邪郁于内之高热烦渴、尿赤便秘者，如凉膈散（《太平惠民和剂局方》）。

（7）若配伍柴胡，可和解退热，用于邪在少阳，往来寒热，如小柴胡汤（《伤寒论》）。

（8）本品有清热泻火解毒之功，用治痈肿疮毒，常与黄连、黄柏、栀子配伍，如黄连解毒汤（《外台秘要》引崔氏方）。

（9）本品有清热安胎之功，治胎热之胎动不安，每与白术、当归等同用，如当归散（《金匮要略》）。

（10）若与当归、白芍、白术等养血养胎药同用，可用治血虚有热之胎动不安，如安胎丸（《寿世保元》）。

## 黄　连

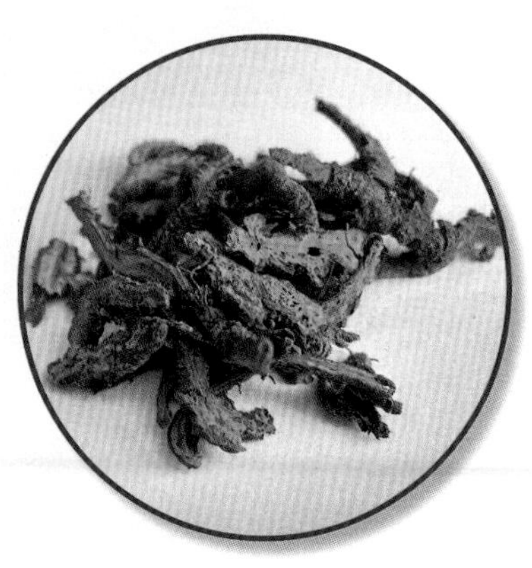

【别名】云连、雅连、川连、味连、鸡爪连。

【来源】本品为毛茛科植物黄连 *Coptis chinensis* Franch. 三角叶黄连 *Coptis deltoidea* C. Y. Cheng et Hsiao 或云连 *Coptis teeta* Wall. 的干燥根茎。以上三种分别习称“味连”“雅连”“云连”。

【产地分布】味连、雅连主产于四川、湖北，云连

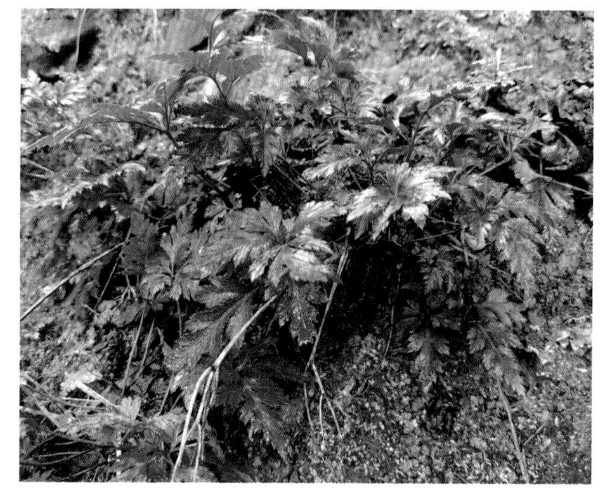

主产于云南。

**【采收加工】**秋季采挖，除去须根和泥沙，干燥，撞去残留须根。以切面鲜黄，味极苦者为佳。生用或清炒、姜汁炙、酒炙、吴茱萸水炙用。

**【药材性状】**

（1）味连：多集聚成簇，常弯曲，形如鸡爪，单枝根茎长 3 ～ 6cm，直径 0.3 ～ 0.8cm。表面灰黄色或黄褐色，粗糙，有不规则结节状隆起、须根及须根残基，有的节间表面平滑如茎秆，习称“过桥”。上部多残留褐色鳞叶，顶端常留有残余的茎或叶柄。质硬，断面不整齐，皮部橙红色或暗棕色，木部鲜黄色或橙黄色，呈放射状排列，髓部有的中空。气微，味极苦。

（2）雅连：多为单枝，略呈圆柱形，微弯曲，长 4 ～ 8cm，直径 0.5 ～ 1cm。“过桥”较长。顶端有少许残茎。

（3）云连：弯曲呈钩状，多为单枝，较细小。

**【性味归经】**性寒，味苦。归心、脾、胃、肝、胆、大肠经。

**【功效与作用】**清热燥湿，泻火解毒。属清热药下属分类的清热燥湿药。

**【临床应用】**内服：煎汤，2 ～ 5g。用治湿热痞满，呕吐吞酸，泻痢，黄疸，高热神昏，心火亢盛，心烦不寐，心悸不宁，血热吐衄，目赤，牙痛，消渴，痈肿疔疮。酒黄连善清上焦火热，用于目赤口疮。姜黄连善清胃和胃止呕，用于寒热互结，湿热中阻，痞满呕吐。萸黄连善疏肝和胃止呕，用于肝胃不和，呕吐吞酸。外用：适量。用治湿疹、湿疮、耳道流脓。

**【使用禁忌】**本品大苦大寒，过量久服易伤脾胃，脾胃虚寒者忌用。苦燥易伤阴津，阴虚津伤者慎用。

【配伍药方】

（1）治三焦积热：黄连（去须、芦）、黄芩（去芦）、大黄（煨）各十两。上为细末，炼蜜为丸，如梧桐子大。每服三十丸，用熟水吞。如脏腑壅实，加服丸数。小儿积热亦宜服之。(《太平惠民和剂局方》三黄丸）

（2）治伤寒，胸中有热，胃中有邪气，腹中痛欲呕吐者：黄连三两，甘草三两（炙），干姜三两，桂枝三两（去皮），人参二两，半夏半升（洗），大枣十二枚（擘）。上七味，以水一斗，煮取六升，去滓，温服，昼三夜二。(《伤寒论》黄连汤）

（3）治心烦懊憹反复，心乱，怔忡，上热胸中气乱：朱砂四钱，黄连五钱，生甘草二钱半。为细末，汤浸，蒸饼丸如黍米大。每服一十丸，食后时时津唾咽下。（《仁斋直指方》黄连安神丸）

（4）治心经实热：黄连七钱。水一盏半，煎一盏，食远温服，小儿减之。（《太平惠民和剂局方》泻心汤）

（5）治痈肿疔毒：多与黄芩、黄柏、栀子同用，如黄连解毒汤（《外台秘要》引崔氏方）；外用可与黄柏、栀子等配伍。

（6）治邪火内炽，迫血妄行之吐血衄血：常与大黄、黄芩配伍，如泻心汤（《金匮要略》）。

## 黄 柏

**【别名】**檗木、檗皮、黄檗。

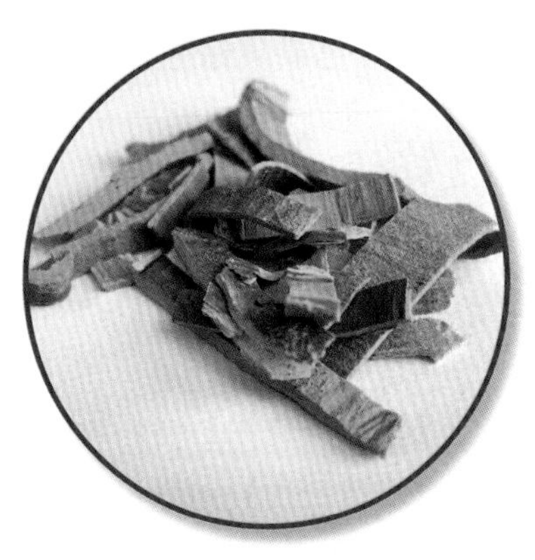

**【来源】**本品为芸香科植物黄皮树 *Phellodendron chinense* Schneid. 或黄檗 *Phellodendron amurense* Rupr. 的干燥树皮。前者习称“川黄柏”，后者习称“关黄柏”。

**【产地分布】**川黄柏主产于四川、贵州，关黄柏主产于辽宁、吉林、河北。

**【采收加工】**剥取树皮，除去粗皮，晒干；润透，切片或切丝。以皮厚、色鲜黄、味极苦者为佳。生用或盐水炙、炒炭用。

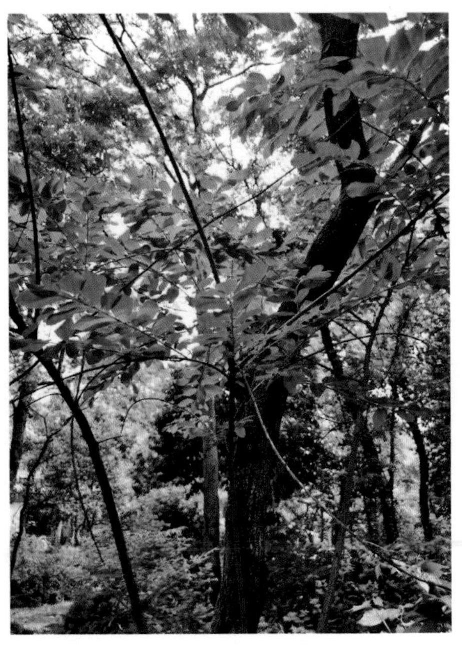

**【药材性状】**本品呈板片状或浅槽状，长宽不一，厚 1 ～ 6mm。外表面黄褐色或黄棕色，平坦或具纵沟纹，有的可见皮孔痕及残存的灰褐色粗皮；内表面暗黄色或淡棕色，具细密的纵棱纹。体轻，质硬，断面纤维性，呈裂片状分层，深黄色。气微，味极苦，嚼之有黏性。

**【性味归经】**性寒，味苦。归肾、膀胱经。

**【功效与作用】**清热燥湿，泻火除蒸，解毒疗疮。属清热药下属分类的清热燥湿药。

**【临床应用】**内服：煎汤，3 ～ 12g。用治湿热泻痢，黄疸尿赤，带下阴痒，热淋涩痛，脚气痿躄，骨蒸劳热，盗汗遗精，疮疡肿毒，湿疹湿疮。盐黄柏滋阴降火，用治阴虚火旺，盗汗骨蒸。清热燥湿、泻火解毒宜生用，滋阴降火宜盐炙用，止血多炒炭用。外用：适量。

**【使用禁忌】**本品苦寒伤胃，脾胃虚寒者忌用。

【配伍药方】

（1）治湿热泻痢，常与白头翁、黄连、秦皮同用，如白头翁汤（《伤寒论》）。

（2）若与栀子同用，可治湿热黄疸尿赤，如栀子柏皮汤（《伤寒论》）。

（3）治湿热下注之带下黄浊臭秽、阴痒，常与山药、芡实、车前子等同用，如易黄汤（《傅青主女科》）。

（4）治湿热下注膀胱，小便短赤热痛，常配萆薢、茯苓、车前子等药，如萆薢分清饮（《医学心悟》）。

（5）治湿热下注所致之脚气肿痛、痿软无力，常配苍术、牛膝，如三妙丸（《医学心悟》）。

（6）治阴虚火旺，骨蒸潮热、遗精盗汗等，常与知母相须为用，并配生地黄、山药等药，如知柏地黄丸（《医宗金鉴》）；或与熟地黄、龟甲等同用，如大补阴丸（《丹溪心法》）。

## 龙 胆

**【别名】**地胆头、磨地胆、鹿耳草（海南）。

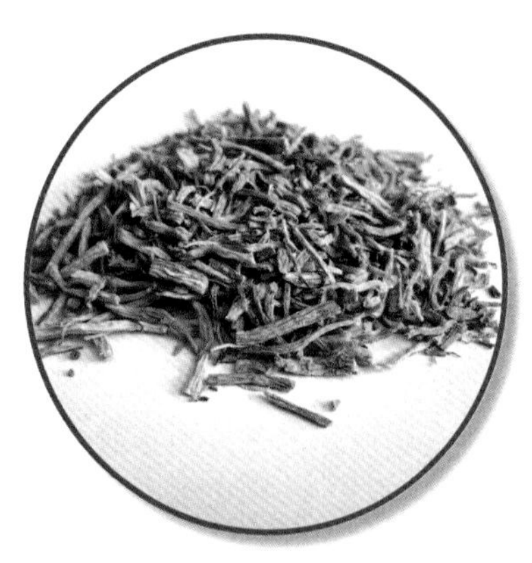

**【来源】**本品为龙胆科植物条叶龙胆 *Gentiana manshurica* Kitag.、龙胆 *Gentiana scabra* Bge.、三花龙胆 *Gentiana triflora* Pall. 或坚龙胆 *Gentiana rigescens* Franch. 的干燥根及根茎。前三种习称“龙胆”，后一种习称“坚龙胆”。

**【产地分布】**龙胆主产于吉林、辽宁、黑龙江、内蒙古，因以东北产量最大，故习称“关龙胆”。坚龙胆主产于云南。

**【采收加工】**春、秋二季采挖，洗净，干燥，切段。以色黄或色黄棕色者为佳。生用。

**【药材性状】**

（1）龙胆：根茎呈不规则的块状，长 1 ～ 3cm，直径 0.3 ～ 1cm；表面暗灰棕色或深棕色，上端有茎痕或残留茎基，周围和下端着生多数细长的根。根圆柱形，略扭曲，长 10 ～ 20cm，直径 0.2 ～ 0.5cm；表面淡黄色或黄棕色，上部多有显著的横皱纹，下部较细，有纵皱纹及支根痕。质脆，易折断，断面略平坦，皮部黄白色或淡黄棕色，木部色较浅，呈点状环列。气微，味甚苦。

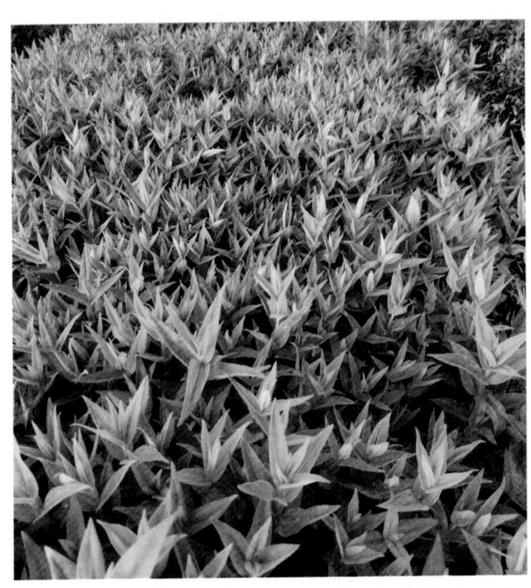

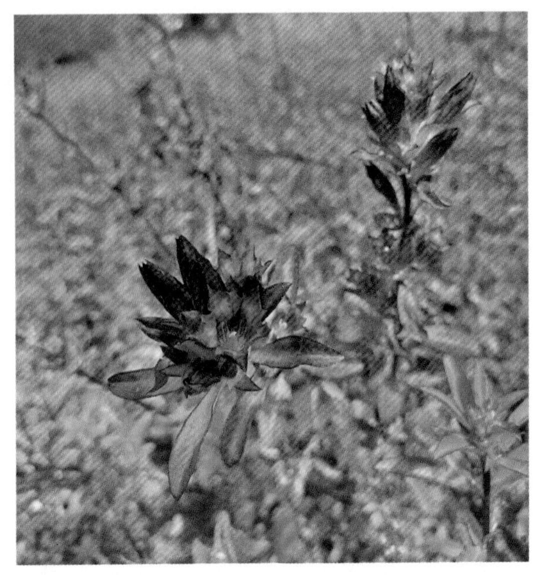

（2）坚龙胆：表面无横皱纹，外皮膜质，易脱落，木部黄白色，易与皮部分离。

**【性味归经】** 性寒，味苦。归肝、胆经。

**【功效与作用】** 清热燥湿，泻肝胆火。属清热药下属分类的清热燥湿药。

**【临床应用】** 煎汤，3～6g。用治湿热黄疸，阴肿阴痒，带下，湿疹瘙痒，肝火目赤，耳鸣耳聋，胁痛口苦，强中，惊风抽搐。

**【使用禁忌】** 脾胃虚寒者忌用，阴虚津伤者慎用。

【配伍药方】

（1）治肝胆经实火湿热，胁痛耳聋，胆溢口苦，筋痿，阴汗，阴肿，阴痛，白浊溲血：龙胆（酒炒），黄芩（炒），栀子（酒炒），泽泻，木通，车前子，当归（酒洗），生地黄（酒炒），柴胡，甘草（生用）。水煎服。（《太平惠民和剂局方》龙胆泻肝汤）

（2）治谷疸，食毕头旋，心怫郁不安而发黄，由失饥大食，胃气冲熏所致：苦参三两，龙胆一合，牛胆丸如梧子，以生麦汁服五丸，日三服。（《补缺肘后方》）

（3）治急性黄疸型传染性肝炎：龙胆、茵陈各12g，郁金、黄柏各6g。水煎服。（《青岛中草药手册》）

（4）治阴囊发痒，搔之湿润不干，渐至囊皮干涩，愈痒愈搔：龙胆草二两，五倍子五钱，刘寄奴一两。用水一瓮，煎将滚，滤出渣，加樟脑末五分，俟汤通手浸洗。（《本草汇言》）

（5）治蛔虫攻心如刺，吐清水：龙胆一两（去头，锉）。水二盏，煮取一盏，去滓。隔宿不食，平旦一顿服。（《太平圣惠方》）

（6）治小儿惊热不退，变而为痫：龙胆（去芦头）、龙齿各三分，牛黄一分（细研）。

捣罗为末，研入麝香二钱，炼蜜为丸，如黄米大。不计时候，荆芥汤下五丸。(《太平圣惠方》)

（7）治伤寒发狂：草龙胆为末，入鸡子清、白蜜，化凉水，服二钱。(《伤寒蕴要》)

（8）治一切盗汗：龙胆研末，每服一钱，猪胆汁三两，点入温酒少许调服。(《杨氏家藏方》)

## 秦 皮

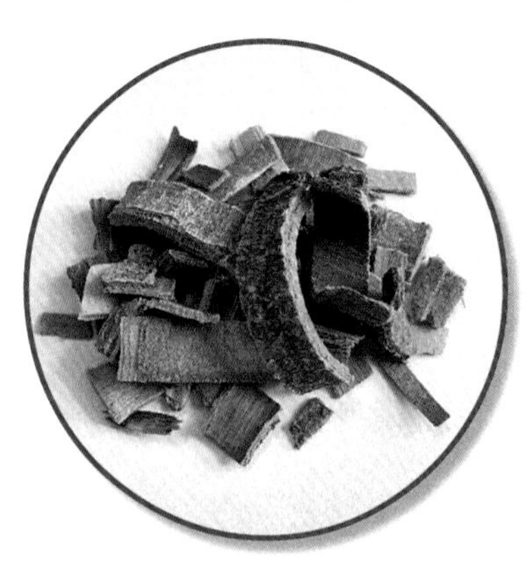

**【别名】**岑皮、梣皮、樊槻皮、秦白皮、蜡树皮、苦榴皮。

**【来源】**本品为木犀科植物苦枥白蜡树 *Fraxinus rhynchophylla* Hance、白蜡树 *Fraxinus chinensis* Roxb.、尖叶白蜡树 *Fraxinus szaboana* Lingelsh. 或宿柱白蜡树 *Fraxinus stylosa* Lingelsh. 的干燥枝皮或干皮。

**【产地分布】**主产于陕西、河北、吉林、辽宁。

**【采收加工】**春、秋二季剥取，晒干。以外表皮色灰白、味苦者为佳。生用。

**【药材性状】**

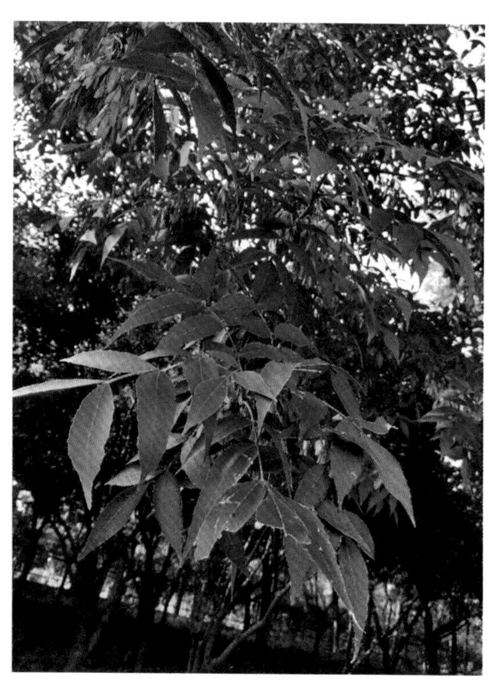

（1）枝皮：呈卷筒状或槽状，长 10 ～ 60cm，厚 1.5 ～ 3mm。外表面灰白色、灰棕色至黑棕色或相间呈斑状，平坦或稍粗糙，并有灰白色圆点状皮孔及细斜皱纹，有的具分枝痕。内表面黄白色或棕色，平滑。质硬而脆，断面纤维性，黄白色。气微，味苦。

（2）干皮：为长条状块片，厚 3 ～ 6mm。外表面灰棕色，具龟裂状沟纹及红棕色圆形或横长的皮孔。质坚硬，断面纤维性较强。

**【性味归经】**性寒，味苦、涩。归肝、胆、大肠经。

**【功效与作用】**清热燥湿，收涩止痢，止带，明目。属清热药下属分类的清热燥湿药。

**【临床应用】**内服：煎汤，6 ～ 12g。用治湿热泻痢，赤白带下，目赤肿痛，目生翳膜。外用：适量，煎洗患处。

**【使用禁忌】**脾胃虚寒者忌用。

【配伍药方】

（1）治热痢下重者：白头翁三两，黄柏三两，黄连三两，秦皮三两。上四味，以水七升，煮取二开，去滓，温服一升。不愈，更服一升。(《伤寒论》白头翁汤）

（2）治慢性细菌性痢疾：秦皮 20g，生地榆、椿皮各 15g。水煎服。(《河北中药手册》)

（3）治腹泻：秦皮 15g。水煎加糖，分服。(《黑龙江常用中草药手册》)

（4）治赤眼及眼睛上疮：秦皮一两。以清水一大升，于白瓷碗中浸，春夏一食久以上，看碧色出，即以箸头缠绵、点下碧汁，仰卧点所患眼中，仍先从大眦中满眼着，微痛不畏，量久三五度饭间，即侧卧沥却热汁，每日十度以上着，不过两日瘥。忌酢、萝卜。(《近效方》)

（5）治麦粒肿、大便干燥：秦皮 15g，大黄 10g。水煎服。孕妇忌服。(《河北中药手册》)

（6）治妇人赤白带下，血崩不止：秦皮三两，牡丹皮二两，当归身一两。俱酒洗，炒研为末，炼蜜为丸，梧桐子大。每早服五钱，白汤下。(《本草汇言》)

（7）治伤寒病热，毒气入眼，生赤脉、赤膜、白肤、白翳者及赤痛不得见光，痛毒烦恼者：秦皮、升麻、黄连各一两，用水四升，煮取二升半，冷之，取汤以滴眼中，须臾复用，日五六遍乃佳。忌猪肉、冷水。(《外台秘要》引张文仲秦皮汤）

（8）治肝经风热，目赤睛痛，隐涩难开，经久不瘥：秦皮（去粗皮），黄柏（去粗皮），黄连（去须），甘草（生用），五倍子。上件各等分，㕮咀，每用一大匙，水一中碗，入砂糖一弹子大，同煎至八分，绵滤令净，乘热洗至冷，觉口中苦为度，药冷再暖，再次洗。(《杨氏家藏方》光明散）

## 苦参

**【别名】**苦骨、牛参、川参、凤凰爪、地骨、山槐根、地参。

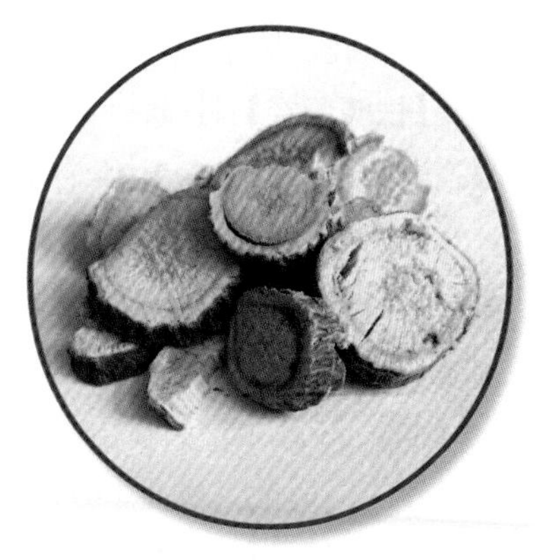

**【来源】**本品为豆科植物苦参 *Sophora flavescens* Ait. 的干燥根。

**【产地分布】**我国大部分地区均产。

**【采收加工】**春、秋二季采挖，除去根头及小支根，洗净，干燥；或趁鲜切片，干燥。以切面色黄白、味极苦者为佳。生用。

**【药材性状】**本品呈长圆柱形，下部常有分枝，长

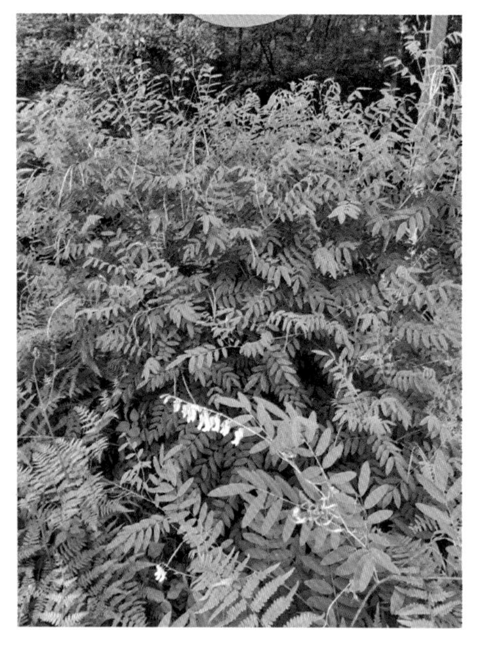

10 ～ 30cm，直径 1 ～ 6.5cm。表面灰棕色或棕黄色，具纵皱纹和横长皮孔样突起，外皮薄，多破裂反卷，易剥落，剥落处显黄色，光滑。质硬，不易折断，断面纤维性；切片厚 3 ～ 6mm；切面黄白色，具放射状纹理和裂隙，有的具异型维管束呈同心性环列或不规则散在。气微，味极苦。

**【性味归经】**性寒，味苦。归心、肝、胃、大肠、膀胱经。

**【功效与作用】**清热燥湿，杀虫，利尿。属清热药下属分类的清热燥湿药。

**【临床应用】**内服：煎汤，4.5 ～ 9g。外用：适量，煎汤洗患处。内服用治热痢，便血，黄疸尿闭，赤白带下，阴肿阴痒，湿疹湿疮，皮肤瘙痒，疥癣麻风；外用治滴虫阴道炎。

**【使用禁忌】**脾胃虚寒及阴虚津伤者忌用或慎用。不宜与藜芦同用。

【配伍药方】

（1）治湿热蕴结胃肠，腹痛泄泻或下痢脓血：可单用本品制丸服，或与木香同用，如香参丸（《奇方类编》）。

（2）治湿疹湿疮：单用煎水外洗有效，或与黄柏、蛇床子煎水外洗。若配防风、蝉蜕、荆芥等药，可治风疹瘙痒，如消风散（《外科正宗》）。

（3）治热病狂邪，不避水火，欲杀人：苦参末，蜜丸梧子大。每服十丸，薄荷汤下。亦可为末，二钱，水煎服。(《备急千金要方》)

（4）治脱肛：苦参、五倍子、陈壁土等分。煎汤洗之，以木贼末敷之。(《医方摘要》)

（5）治汤火伤灼：苦参末，油调敷之。(《卫生宝鉴》)

（6）治赤白带下：苦参二两，牡蛎粉一两五钱。为末，以雄猪肚一个，水三碗，煮烂，捣泥和丸梧子大。每服百丸，温酒下。(《积德堂方》)

## 白鲜皮

**【别名】**白藓皮、八股牛、羊仙草、八股牛、山牡丹。

**【来源】**本品为芸香科植物白鲜 *Dictamnus dasycarpus* Turcz. 的干燥根皮。

**【产地分布】**主产于辽宁、河北、四川、江苏。

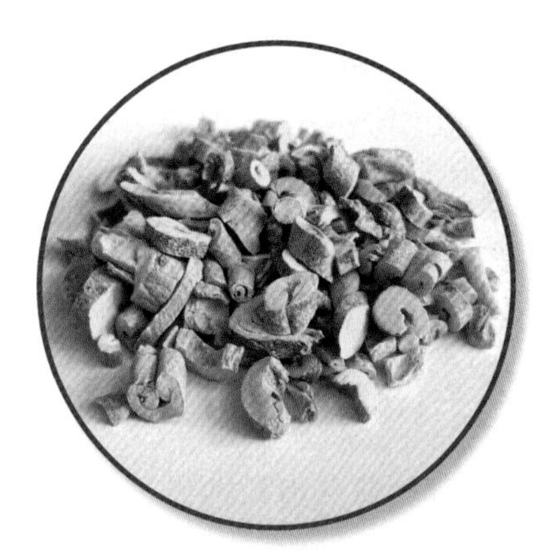

**【采收加工】**春、秋二季采挖根部，除去泥沙及粗皮，剥取根皮，切片，干燥。以皮厚、色灰白、羊膻气浓者为佳。生用。

**【药材性状】**本品呈卷筒状，长5～15cm，直径1～2cm，厚0.2～0.5cm。外表面灰白色或淡灰黄色，具细纵皱纹和细根痕，常有突起的颗粒状小点；内表面类白色，有细纵纹。质脆，折断时有粉尘飞扬，断面不平坦，略呈层片状，剥去外层，迎光可见闪烁的小亮点。有羊膻气，味微苦。

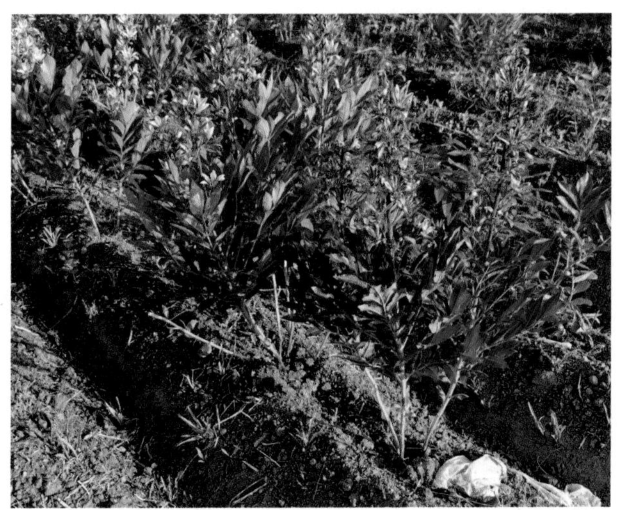

**【性味归经】**性寒，味苦。归脾、胃、膀胱经。

**【功效与作用】**清热燥湿，祛风解毒。属清热药下属分类的清热燥湿药。

**【临床应用】**内服：煎汤，5～10g。用治湿热疮毒，黄水淋漓，湿疹风疹，疥癣疮癞，风湿热痹，黄疸尿赤。外用：适量，煎汤洗或研粉敷。

**【使用禁忌】**脾胃虚寒者慎用。

【配伍药方】

（1）治肺脏风热，毒气攻皮肤瘙痒，胸膈不利，时发烦躁：白鲜皮、防风（去叉）、人参、知母（焙）、沙参各一两，黄芩（去黑心）三分。上六味，捣罗为散。每服二钱匕，水一盏，煎至六分，温服白鲜皮，食后、临卧。（《圣济总录》白鲜皮散）

（2）治痫黄：白鲜皮、茵陈蒿各等分。水二盅，煎服，日二服。（《沈氏尊生书》白鲜皮汤）

（3）治鼠瘘已有核，脓血出者：白鲜皮，煮服一升。（《补缺肘后方》）

（4）治产后中风，虚人不可服他药者：白鲜皮三两。以水三升，煮取一升，分服。耐酒者，可酒、水等分煮之。（《小品方》一物白鲜汤）

（5）治鹅掌风：白鲜皮入口嚼烂，手搓之。（《万氏秘传外科心法》）

（6）治急性肝炎：白鲜皮9g，茵陈15g，栀子9g，大黄9g。水煎服。（《内蒙古中草药》）

# 第三节 清热解毒药

## 金银花

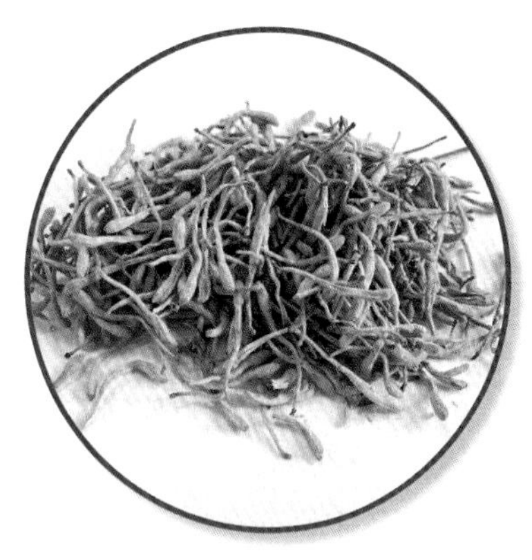

**【别名】**金银藤、银藤、二色花藤、二宝藤、右转藤、子风藤、鸳鸯藤、二花。

**【来源】**本品为忍冬科植物忍冬 *Lonicera japonica* Thunb. 的干燥花蕾或带初开的花。

**【产地分布】**主产于河南、山东。

**【采收加工】**夏初花开放前采收，干燥。以花蕾多、色黄白、气清香者为佳。生用，炒用或制成露剂使用。

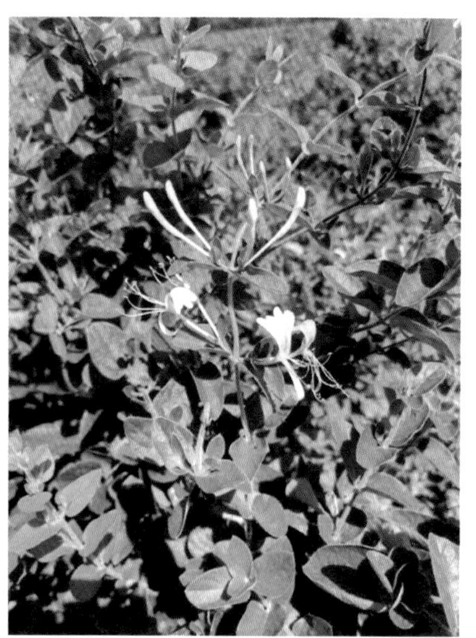

**【药材性状】**本品呈棒状，上粗下细，略弯曲，长 2 ～ 3cm，上部直径约 3mm，下部直径约 1.5mm。表面黄白色或绿白色（贮久色渐深），密被短柔毛。偶见叶状苞片。花萼绿色，先端 5 裂，裂片有毛，长约 2mm。开放者花冠呈筒状，先端二唇形；雄蕊 5，附于筒壁，黄色；雌蕊 1，子房无毛。气清香，味淡、微苦。

**【性味归经】**性寒，味甘。归肺、心、胃经。

**【功效与作用】**清热解毒，疏散风热。属清热药下属分类的清热解毒药。

**【临床应用】**煎汤，6 ～ 15g。用治痈肿疔疮，喉痹，丹毒，热毒血痢，风热感冒，温病发热。

**【使用禁忌】**脾胃虚寒及气虚疮疡脓清者忌用。

【配伍药方】

（1）治太阴风温、温热，冬温初起，但热不恶寒而渴者：连翘一两，银花一两，苦桔梗六钱，薄荷六钱，竹叶四钱，生甘草五钱，芥穗四钱，淡豆豉五钱，牛蒡子六钱。上杵为散，每服六钱，鲜苇根汤煎，香气大出，即取服，勿过煎。病重者，约二时一服，日三服，夜一服；轻者，三时一服，日二服，夜一服；病不解者，作再服。(《温病条辨》银翘散）

（2）预防乙脑、流脑：金银花、连翘、大青根、芦根、甘草各 15g。水煎代茶饮，每日 1 剂，连服 3 ～ 5 天。(《江西草药》)

（3）治痢疾：金银花（入铜锅内，焙枯存性）五钱。红痢以白蜜水调服，白痢以砂糖水调服。(《惠直堂经验方》)

（4）治热淋：金银花、海金沙藤、天胡荽、金樱子根、白茅根各50g。水煎服，每日1剂，5～7天为一疗程。(《江西草药》)

（5）治胆道感染，创口感染：金银花50g，连翘、大青根、黄芩、野菊花各25g。水煎服，每日1剂。(《江西草药》)

（6）治疮疡痛甚，色变紫黑者：金银花连枝叶（锉）二两，黄芪四两，甘草一两。上细切，用酒一升，同入壶瓶内，闭口，重汤内煮三二时辰，取出，去滓，顿服之。(《活法机要》回疮金银花散）

（7）治一切肿毒，不问已溃未溃，或初起发热，并疔疮便毒，喉痹乳蛾：金银花（连茎叶）自然汁半碗，煎八分服之，以滓敷上，败毒托里，散气和血，其功独胜。(《积善堂经验方》)

（8）治痈疽发背初起：金银花半斤，水十碗，煎至二碗，入当归二两，同煎至一碗，一气服之。(《洞天奥旨》归花汤）

（9）治一切内外痈肿：金银花四两，甘草三钱。水煎顿服，能饮者用酒煎服。(《医学心悟》忍冬汤）

（10）治大肠生痈，手不可按，右足屈而不伸：金银花三两，当归二两，地榆一两，麦冬一两，玄参一两，生甘草三钱，薏苡仁五钱，黄芩二钱。水煎服。(《洞天奥旨》清肠饮）

## 连　翘

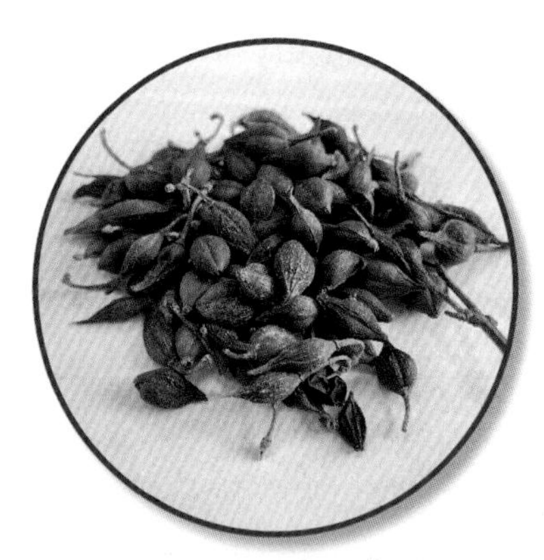

**【别名】**连壳、黄花条、黄链条花、黄奇丹、青翘、落翘。

**【来源】**本品为木犀科植物连翘 *Forsythia suspensa*（Thunb.）Vahl 的干燥果实。

**【产地分布】**主产于山西、河南、陕西、湖北、山东。

**【采收加工】**秋季果实初熟尚带绿色时采收，除去杂质，蒸熟，晒干，习称“青翘”；果实熟透时采收，晒干，除去杂质，习称“老翘”。

**【药材性状】**本品呈长卵形至卵形，稍扁，长1.5～2.5cm，直径0.5～1.3cm。表面有不规则的纵皱纹和多数突起的小斑点，两面各有1条明显的纵沟。顶端锐尖，基部有小果梗或已脱落。青翘多不开裂，表面绿褐色，突起的灰白色小斑点较少；质硬，种子多数，黄绿色，细长，一侧有翅。老翘自顶端开裂或裂成两瓣，表面黄棕色或红棕色，内表

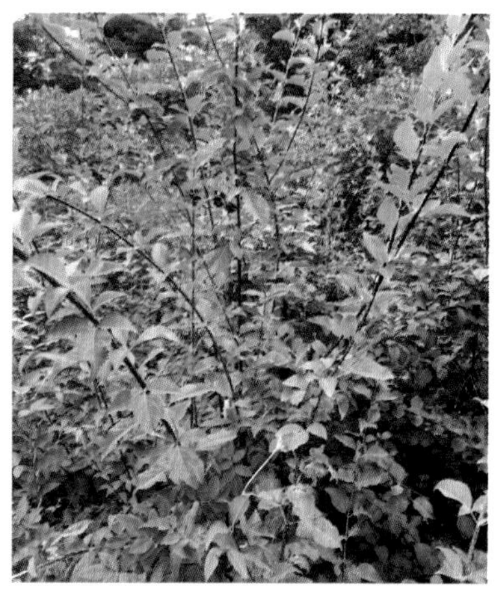

面多为浅黄棕色，平滑，具一纵隔；质脆；种子棕色，多已脱落。气微香，味苦。

**【性味归经】**性微寒，味苦。归肺、心、小肠经。

**【功效与作用】**清热解毒，消肿散结，疏散风热。属清热药下属分类的清热解毒药。

**【临床应用】**煎汤，6～15g。用治痈疽，瘰疬，乳痈，丹毒，风热感冒，温病初起，温热入营，高热烦渴，神昏发斑，热淋涩痛。

**【使用禁忌】**脾胃虚寒及气虚脓清者不宜用。

【配伍药方】

（1）治太阴风温、温热、温疫、冬温，初起但热不恶寒而渴者：连翘一两，银花一两，苦桔梗六钱，薄荷六钱，竹叶四钱，生甘草五钱，芥穗四钱，淡豆豉五钱，牛蒡子六钱。上杵为散，每服六钱，鲜苇根汤煎，香气大出，即取服，勿过煎。病重者，约二时一服，日三服，夜一服；轻者，三时一服，日二服，夜一服；病不解者，作再服。（《温病条辨》银翘散）

（2）治小儿一切热：连翘、防风、甘草（炙）、山栀子各等分。上捣罗为末，每服二钱，水一中盏，煎七分，去滓温服。（《类证活人书》连翘饮）

（3）治赤游癍毒：连翘一味，煎汤饮之。（《玉樵医令》）

（4）治乳痈乳核：连翘、雄鼠屎、蒲公英、川贝母各二钱。水煎服。（《玉樵医令》）

（5）治瘰疬结核不消：连翘、鬼箭羽、瞿麦、甘草（炙）各等分。上为细末，每服二钱，临卧米泔水调下。（《杨氏家藏方》连翘散）

（6）治舌破生疮：连翘五钱，黄柏三钱，甘草二钱。水煎含漱。（《玉樵医令》）

## 穿心莲

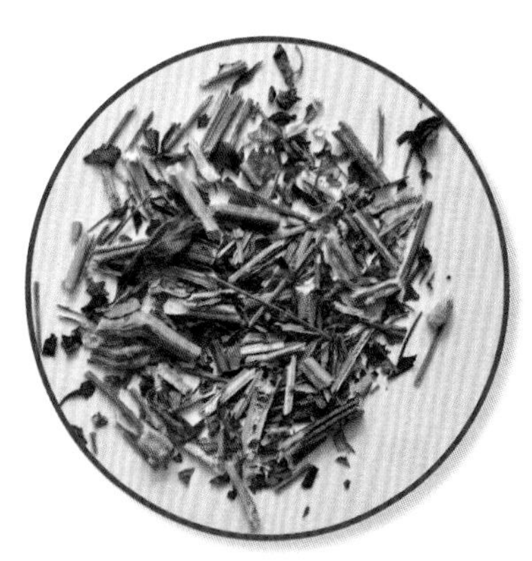

**【别名】**苦胆草、金耳钩、四方莲、榄核莲、一见喜、斩舌剑、苦草、四方草。

**【来源】**本品为爵床科植物穿心莲 *Andrographis paniculata*（Burm. f.）Nees 的干燥地上部分。

**【产地分布】**主产于广东、广西。

**【采收加工】**秋初茎叶茂盛时采割，晒干。

**【药材性状】**本品茎呈方柱形，多分枝，长 50～70cm，节稍膨大；质脆，易折断。单叶对生，叶柄短或近无柄；叶片皱缩、易碎，完整者展平后呈披针形或卵状披针形，长 3 ～ 12cm，宽 2 ～ 5cm，先端渐尖，基部楔形下延，全缘或波状；上表面绿色，下表面灰绿色，两面光滑。气微，味极苦。

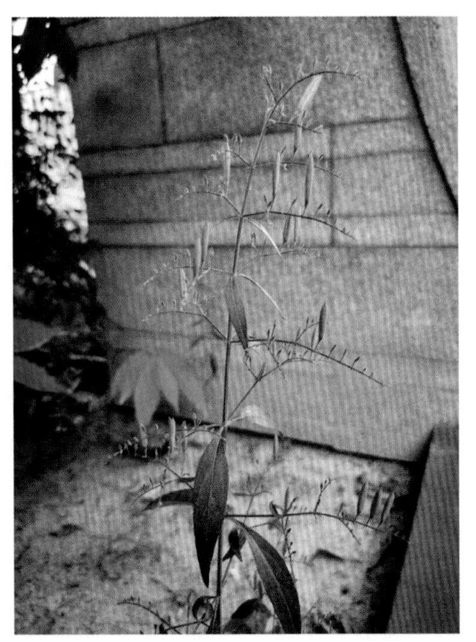

**【性味归经】**性寒，味苦。归心、肺、大肠、膀胱经。

**【功效与作用】**清热解毒，凉血，消肿。属清热药下属分类的清热解毒药。

**【临床应用】**内服：煎汤，6 ～ 9g。用治感冒发热，咽喉肿痛，口舌生疮，顿咳劳嗽，泄泻痢疾，热淋涩痛，痈肿疮疡，蛇虫咬伤。外用：适量。

**【使用禁忌】**不宜多服久服；脾胃虚寒者不宜用。

【配伍药方】

（1）治细菌性痢疾、阿米巴痢疾、肠炎：穿心莲鲜叶十至十五片。水煎调蜜服。（《福建中草药》）

（2）治急性细菌性痢疾、胃肠炎：穿心莲三至五钱。水煎服，每日 1 剂，2 次分服。（《草药手册》）

（3）治感冒发热头痛及热泻：一见喜研末。每次 3 分，日服 3 次，白汤送下。（《泉州本草》）

（4）治流行性感冒、肺炎：一见喜干叶研末。每次一钱，日三至四次。（《福建中草药》）

（5）治支气管炎、肺炎：穿心莲叶三钱。水煎服。（《江西草药》）

（6）治大叶性肺炎：一见喜六钱，梅叶冬青一两，麦门冬五钱，白茅根一两，金银花五钱。水煎，分 2 次服，每日 1 剂。（《草药手册》）

（7）治肺结核（轻症）、发热：一见喜干叶研末，蜜丸梧桐子大。每次 15 ～ 30 粒，日 2 ～ 3 次，开水下。（《福建中草药》）

## 大青叶

**【别名】**大青。

**【来源】**本品为十字花科植物菘蓝 *Isatis indigotica* Fort. 的干燥叶。

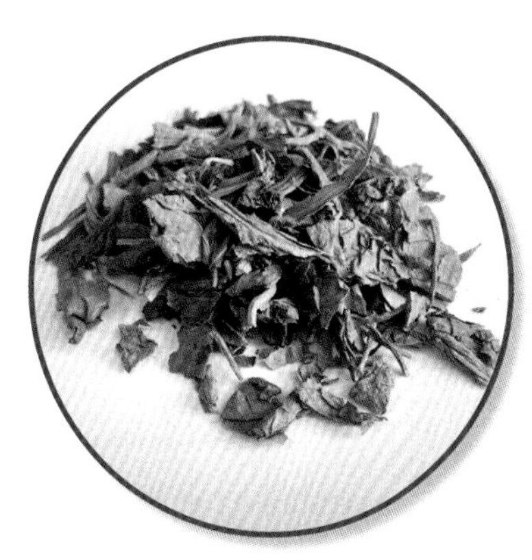

【产地分布】主产于江苏、河北、安徽、河南。

【采收加工】夏、秋二季分 2 ～ 3 次采收，除去杂质，晒干。

【药材性状】本品多皱缩卷曲，有的破碎。完整叶片展平后呈长椭圆形至长圆状倒披针形，长 5 ～ 20cm，宽 2 ～ 6cm；上表面暗灰绿色，有的可见色较深稍突起的小点；先端钝，全缘或微波状，基部狭窄下延至叶柄呈翼状；叶柄长 4 ～ 10cm，淡棕黄色。质脆。气微，味微酸、苦、涩。

【性味归经】性寒，味苦。归心、胃经。

【功效与作用】清热解毒，凉血消斑。属清热药下属分类的清热解毒药。

【临床应用】内服：煎汤，6 ～ 15g。用治温病高热，神昏，发斑发疹，痄腮，喉痹，丹毒，痈肿。外用：适量。

【使用禁忌】脾胃虚寒者忌用。

【配伍药方】

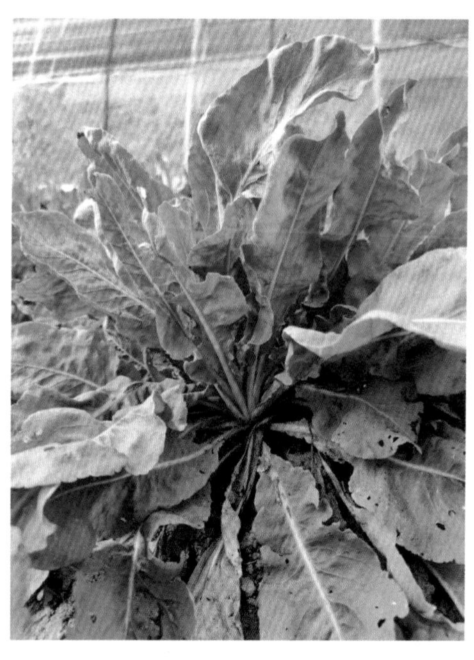

（1）预防乙脑、流脑：大青叶五钱，黄豆一两。水煎服，每日一剂，连服七天。(《江西草药》)

（2）治温毒发斑：大青四两，甘草、胶各二两，豉八合。以水一斗，煮二物，取三升半，去滓，纳豉，煮三沸，去滓，乃纳胶，分作四服，尽又合。此治得至七八日，发汗不解，及吐下太热，甚佳。(《补缺肘后方》)

（3）治时行壮热头痛，发疮如豌豆遍身：大青三两，栀子二七枚（擘），犀角（屑）一两，豉五合。上四味切，以水五升，煮取二升，分三服，服之无所忌。(《延年方》大青汤)

（4）治热病不解，下痢，困笃欲死者：大青四两，甘草、赤石脂各三两，胶二两，豉八合。以水一斗，煮取三升，分三服，尽更作，日夜两剂。(《补缺肘后方》大青汤)

（5）治热甚黄疸：大青二两，茵陈、秦艽各一两，天花粉八钱。水煎服。(《方脉正宗》)

（6）治无黄疸型肝炎：大青叶二两，丹参一两，大枣十枚。水煎服。(《山东中草药

手册》)

（7）治脑热耳聋：大青、大黄（锉、炒）、栀子（去皮）、黄芪（制）、升麻、黄连（去须）各一两，朴硝二两。上七味，捣罗为末，炼蜜丸如梧桐子大。每服三十丸，温水下。(《圣济总录》大青丸）

（8）治咽喉唇肿，口舌糜烂，口甘面热：大青、升麻、大黄（锉、炒）各二两，生干地黄（切、焙）三两。上四味，粗捣筛。每服二钱匕，以水一盏，煎至七分，去滓，温服，利即愈。(《圣济总录》大青汤）

（9）治血淋、小便尿血：鲜大青叶一至二两，生地黄五钱。水煎调冰糖服，日二次。(《泉州本草》)

## 板蓝根

**【别名】** 菘蓝、山蓝、大蓝根、马蓝根、靛青根、蓝靛根、靛根。

**【来源】** 本品为十字花科植物菘蓝 *Isatis indigotica* Fort. 的干燥根。

**【产地分布】** 主产于江苏、河北。

**【采收加工】** 秋季采挖，除去泥沙，晒干。切片。

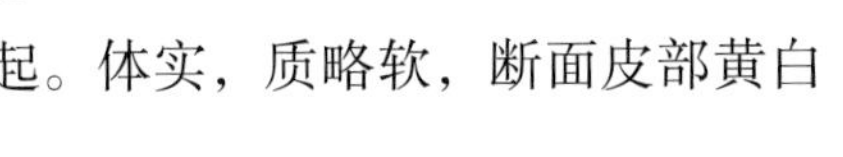

**【药材性状】** 本品呈圆柱形，稍扭曲，长 10 ～ 20cm，直径 0.5 ～ 1cm。表面淡灰黄色或淡棕黄色，有纵皱纹、横长皮孔样突起及支根痕。根头略膨大，可见暗绿色或暗棕色轮状排列的叶柄残基和密集的疣状突起。体实，质略软，断面皮部黄白色，木部黄色。气微，味微甜后苦涩。

**【性味归经】** 性寒，味苦。归心、胃经。

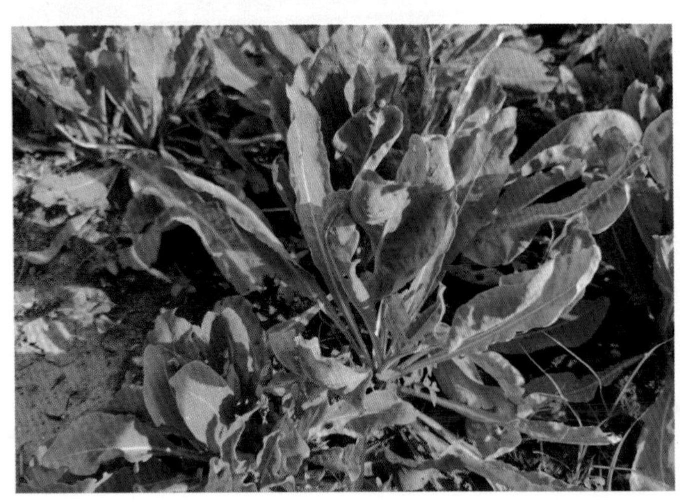

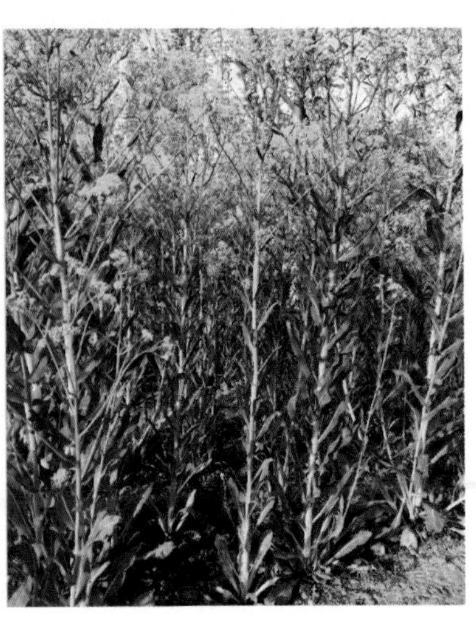

**【功效与作用】**清热解毒，凉血利咽。属清热药下属分类的清热解毒药。

**【临床应用】**煎汤，9 ～ 15g。用治温疫时毒，发热咽痛，温毒发斑，痄腮，烂喉丹痧，大头瘟疫，丹毒，痈肿。

**【使用禁忌】**体虚而无实火热毒者忌服，脾胃虚寒者慎用。

【配伍药方】

（1）治流行性感冒：板蓝根一两，羌活五钱。煎汤，一日二次分服，连服二至三日。（《江苏验方草药选编》）

（2）治肝炎：板蓝根一两。水煎服。（《辽宁常用中草药手册》）

（3）治肝硬化：板蓝根一两，茵陈四钱，郁金二钱，薏苡仁三钱。水煎服。（《辽宁常用中草药手册》）

（4）治痘疹出不快：板蓝根一两，甘草三分（锉，炒）。上同为细末，每服半钱或一钱，取雄鸡冠血三两点，同温酒少许，食后，同调下。（《阎氏小儿方论》）

## 青 黛

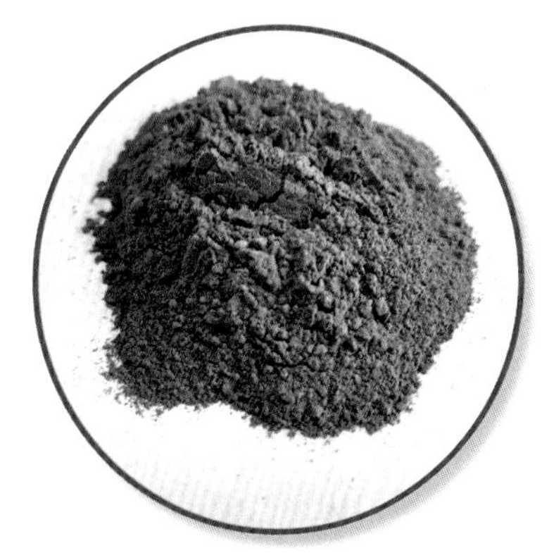

**【别名】**靛花、青蛤粉、青缸花、蓝露、淀花、靛沫花。

**【来源】**本品为爵床科植物马蓝 *Baphicacanthus cusia*（Nees）Bremek.、蓼科植物蓼蓝 *Polygonum tinctorium* Ait. 或十字花科植物菘蓝 *Isatis indigotica* Fort. 的叶或茎叶经加工制得的干燥粉末、团块或颗粒。

**【产地分布】**主产于福建、广东、江苏、河北。

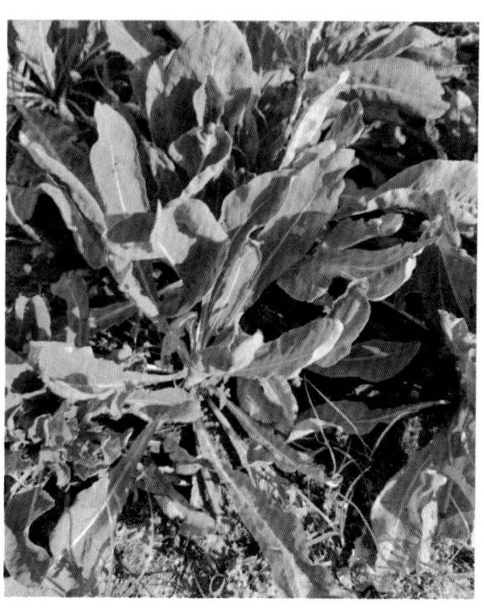

**【采收加工】**秋季采收以上植物的落叶，加水浸泡，至叶腐烂，叶落脱皮时，捞去落叶，加适量石灰乳，充分搅拌至浸液由乌绿色转为深红色时，捞取液面泡沫，晒干而成。以粉细、色蓝、质轻而松、能浮于水面，以火烧之呈紫红色火焰者为佳。研细用。

**【药材性状】**本品为深蓝色的粉末，体轻，易飞扬；或呈不规则多孔性的团块、颗粒，用手搓捻即成细末。微有草腥气，味淡。

**【性味归经】**性寒，味咸。归肝经。

**【功效与作用】**清热解毒，凉血消斑，泻火定惊。属清热药下属分类的清热解毒药。

**【临床应用】**内服：1～3g，宜入丸、散用。用治温毒发斑，血热吐衄，胸痛咯血，口疮，痄腮，喉痹，小儿惊痫。外用：适量。

**【使用禁忌】**胃寒者慎用。

【配伍药方】

（1）治妊娠伤寒，热郁阳明，热极而发紫黑斑，脉洪数者，若不急治，胎殒在即：真青黛钱半，鲜生地黄二两（捣汁），生石膏八钱，升麻六分，黄芩二钱，焦栀子三钱，葱头三枚。水煎服。（《重订通俗伤寒论》青黛石膏汤）

（2）治吐血不止：青黛十钱，新水调下。（《端效方》青金散）

（3）治咯血：青黛一钱，杏仁四十粒（去皮、尖，以黄明蜡煎黄色，取出研细）。上二件再研匀，却以所煎蜡少许，熔开和之，捏作钱大饼子。每服，用干柿一个，中破开，入药一饼，合定，以湿纸裹，慢火煨熟，取出，以糯米嚼下。（《中藏经》圣饼子）

（4）治咳嗽吐痰，面鼻发红：青黛（水飞极细，晒干再研用）四钱，蛤粉三钱。二味炼蜜为丸，如指头大。临卧噙三丸。（《医学从众录》青黛蛤粉丸）

（5）治肺经咳嗽有热痰：青黛、海石、瓜蒌仁、川贝母。（《医学从众录》青黛海石丸）

（6）治一切热毒，脓窝疮：青黛一两，寒水石一两（煅过，酥为度）。上为强末，用香油调搽。（《普济方》青金散）

（7）治小儿湿癣浸淫疮：白胶香二两（研），蛤粉半两，青黛二钱半。上研匀为细末，干掺疮上。（《田氏保婴集》青金散）

（8）治胃脘痛，病久成郁，郁则成热：青黛，以姜汁入汤调服。（《医学正传》）

## 贯　众

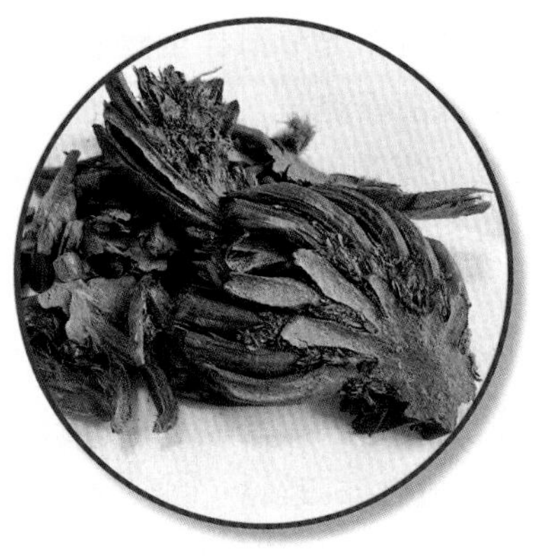

**【别名】**绵马贯众、贯仲、绵马、野鸡膀子、牛毛黄。

**【来源】**本品为鳞毛蕨科植物粗茎鳞毛蕨 *Dryopteris crassirhizoma* Nakai 的干燥根茎和叶柄残基。

**【产地分布】**主产于黑龙江、辽宁、吉林，习称“东北贯众”或“绵马贯众”。

**【采收加工】**秋季采挖，削去叶柄，须根，除去泥沙，晒干。切片。

**【药材性状】**本品呈长倒卵形，略弯曲，上端钝圆或截形，下端较尖，有的纵剖为两半，长 7 ～ 20cm，直径 4 ～ 8cm。表面黄棕色至黑褐色，密被排列整齐的叶柄残基及鳞片，并有弯曲的须根。叶柄残基呈扁圆形，长 3 ～ 5cm，直径 0.5 ～ 1.0cm；表面有纵棱线，质硬而脆，断面略平坦，棕色，有黄白色维管束 5 ～ 13 个，环列；每个叶柄残基的外侧常有 3 条须根，鳞片条状披针形，全缘，常脱落。质坚硬，断面略平坦，深绿色至棕色，有黄白色维管束 5 ～ 13 个，环列，其外散有较多的叶迹维管束。气特异，味初淡而微涩，后渐苦、辛。

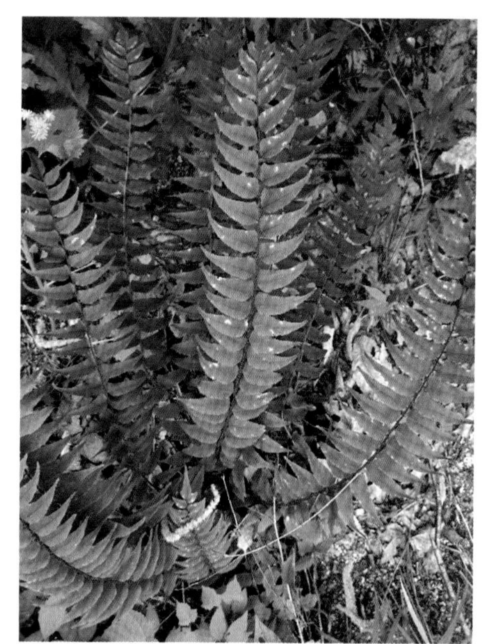

**【性味归经】**性微寒，味苦；有小毒。归肝、胃经。

**【功效与作用】**清热解毒，驱虫。属清热药下属分类的清热解毒药。

**【临床应用】**内服：煎汤，4.5 ～ 9g。用治虫积腹痛，疮疡。清热解毒、驱虫宜生用；止血宜炒炭用。外用：适量。

**【使用禁忌】**本品有小毒，用量不宜过大。服用本品时忌油腻。脾胃虚寒者及孕妇慎用。

【配伍药方】

（1）治蛔虫攻心，吐如醋水，痛不能止：贯众一两，鹤虱一两（纸上微炒），狼牙一两，麝香一钱（细研），芜荑仁一两，龙胆一两（去芦头）。上药捣细罗为散，每于食前以淡醋汤调下二钱。(《太平圣惠方》贯众散)

（2）治钩虫病：贯众三两，苦楝皮、山紫苏、土荆芥各五钱。煎汤，成人一次服用。(《中医杂志》)

（3）解一切诸热毒，或中食毒、酒毒、药毒等：贯众、黄连、甘草各三钱，骆驼峰五钱。上为细末，每服三钱，冷水调下。(《普济方》贯众散)

（4）治暴吐血嗽血：贯众一两，黄连（去须）年老者半两、年少者三分。上二味，捣罗为细散，每服二钱匕，浓煎糯米饮调下。(《圣济总录》贯众散)

（5）治吐血成斗，命在须臾：贯众二钱（净末），血余五钱（烧灰），侧柏叶（捣汁）一碗。上将药末两味入柏汁内搅匀，于大碗内盛之，重汤煮一炷香时，取出待温，入童便一小盅，黄酒少许，频频温服。(《万病回春》贯众汤)

## 蒲公英

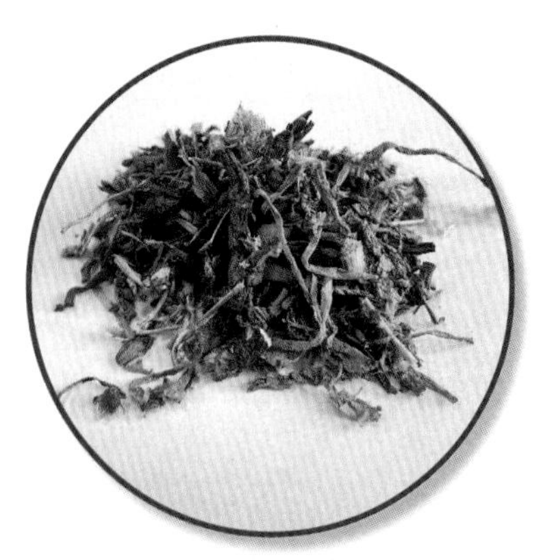

**【别名】**黄花地丁、婆婆丁、蒲公草、耩褥草、仆公英、仆公罂、地丁、孛孛丁菜、黄花郎。

**【来源】**本品为菊科植物蒲公英 *Taraxacum mongolicum* Hand.-Mazz.、碱地蒲公英 *Taraxacum borealisinense* Kitam. 或同属数种植物的干燥全草。

**【产地分布】**全国大部分地区均产。

**【采收加工】**春至秋季花初开时采挖，除去杂质，洗净，晒干。

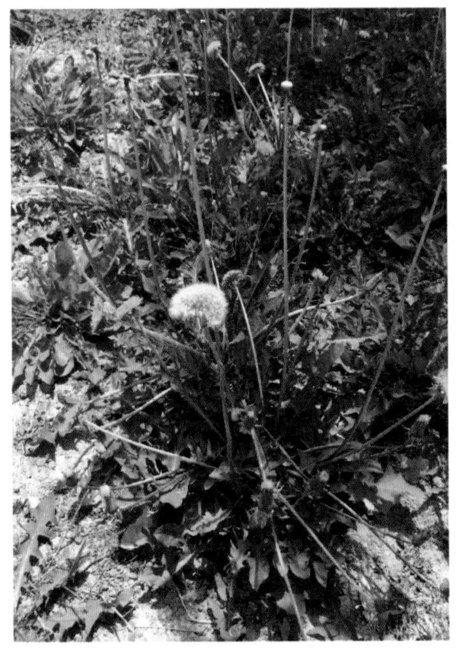

**【药材性状】**本品为不规则的段。根表面棕褐色，抽皱；根头部有棕褐色或黄白色的茸毛，有的已脱落。叶多皱缩破碎，绿褐色或暗灰绿色，完整者展平后呈倒披针形，先端尖或钝，边缘浅裂或羽状分裂，基部渐狭，下延呈柄状。头状花序，总苞片多层，花冠黄褐色或淡黄白色。有时可见具白色冠毛的长椭圆形瘦果。气微，味微苦。

**【性味归经】**性寒，味苦、甘。归肝、胃经。

**【功效与作用】**清热解毒，消肿散结，利尿通淋。属清热药下属分类的清热解毒药。

**【临床应用】**内服：煎汤，10～15g。用治疔疮肿毒，乳痈，瘰疬，目赤，咽痛，肺痈，肠痈，湿热黄疸，热淋涩痛。外用：鲜品适量，捣敷，或煎汤熏洗患处。

**【使用禁忌】**用量过大可致缓泻。

【配伍药方】

（1）治乳痈：蒲公英（洗净细锉）、忍冬藤同煎浓汤，入少酒佐之，服罢，随手欲睡，是其功也。(《本草衍义补遗》)

（2）治瘰疬结核，痰核绕项而生：蒲公英三钱，香附一钱，羊蹄根一钱五分，山慈菇一钱，大蓟（独根）二钱，虎掌草二钱，小一枝箭二钱，小九古牛一钱。水煎，点水酒服。(《滇南本草》)

（3）治急性结膜炎：蒲公英、金银花。将两药分别水煎，制成两种滴眼水。每日滴眼

三至四次，每次二至三滴。(《全展选编・五官》)

（4）治慢性胃炎、胃溃疡：蒲公英干根、地榆根各等分。研末，每服二钱，一日三次，生姜汤送服。(《南京地区常用中草药》)

（5）治消化不良、慢性胃炎、胃胀痛：蒲公英一两（研细粉），橘皮六钱（研细粉），砂仁三钱（研细粉）。混合共研，每服二至三分，一日数回，食后开水送服。(《现代实用中药》)

（6）治烧伤合并感染：以鲜蒲公英捣烂，加入少许 75% 乙醇调敷患处。(《中西医结合杂志》)

（7）治胃痛：蒲公英 20 ～ 30g，丹参 25 ～ 30g，白芍 15 ～ 30g，甘草 10 ～ 30g。日 1 剂，水煎服，1 个月为一疗程。(《上海中医药杂志》)

（8）治急性胆道感染：蒲公英 30g，柴胡 10g，郁金 12g，川楝子 6g，刺针草 30g。水煎服。(《新编常用中草药手册》)

（9）治腮腺炎：以鲜蒲公英 30g 捣碎，加入 1 个鸡蛋清中搅匀，加冰糖适量，捣成糊状，外敷患处，每日换药 1 次。(《中药现代临床应用手册》)

## 紫花地丁

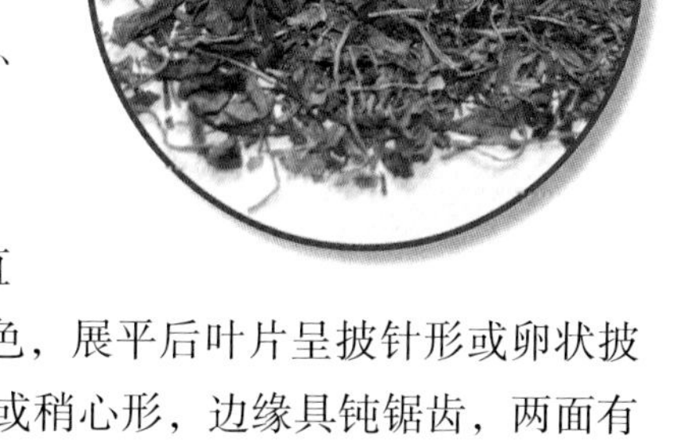

**【别名】**堇堇菜、箭头草、地丁、角子、独行虎、地丁草、宝剑草、犁头草、紫地丁、兔耳草、金剪刀、小角子花。

**【来源】**本品为堇菜科植物紫花地丁 *Viola yedoensis* Makino 的干燥全草。

**【产地分布】**主产于江苏、浙江、安徽、福建、河南。

**【采收加工】**春、秋二季采收，除去杂质，晒干。

**【药材性状】**本品多皱缩成团。主根长圆锥形，直径 1 ～ 3mm；淡黄棕色，有细纵皱纹。叶基生，灰绿色，展平后叶片呈披针形或卵状披针形，长 1.5 ～ 6cm，宽 1 ～ 2cm；先端钝，基部截形或稍心形，边缘具钝锯齿，两面有毛；叶柄细，长 2 ～ 6cm，上部具明显狭翅。花茎纤细；花瓣 5，紫堇色或淡棕色；花距细管状。蒴果椭圆形或 3 裂，种子多数，淡棕色。气微，味微苦而稍黏。

**【性味归经】**性寒，味苦、辛。归心、肝经。

**【功效与作用】**清热解毒，凉血消肿。属清热药下属分类的清热解毒药。

**【临床应用】**内服：煎汤，15 ～ 30g。用治疗疮肿毒，痈疽发背，丹毒，毒蛇咬伤。外用：鲜品适量，捣烂敷患处。

**【使用禁忌】**体质虚寒者忌服。

【配伍药方】

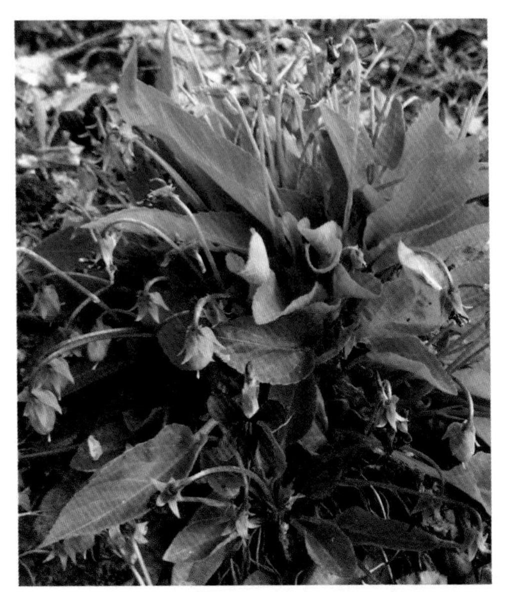

（1）治痈疽恶疮：紫花地丁（连根）同苍耳叶等分。捣烂，酒一盅，搅汁服。(《杨氏经验方》)

（2）治痈疽发背，无名诸肿，贴之如神：紫花地丁草，三伏时收，以白面和成，盐醋浸一夜贴之。昔有一尼发背，梦得此方，数日而痊。(《孙天仁集效方》)

（3）治一切恶疮：紫花地丁根，日干，以罐盛，烧烟对疮熏之。出黄水，取尽愈。(《卫生易简方》)

（4）治喉痹肿痛：箭头草叶，入酱少许，研膏，点入取吐。(《普济方》)

## 野菊花

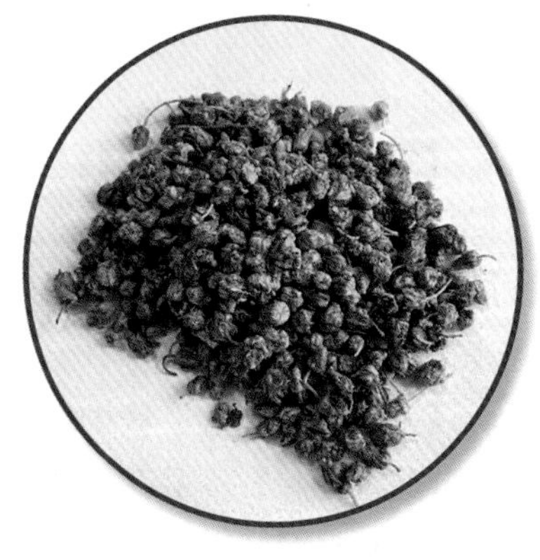

**【别名】**甘菊花、白菊花、黄甘菊、药菊、白茶菊、怀菊花、滁菊、亳菊、杭菊。

**【来源】**本品为菊科植物野菊 *Chrysanthemum indicum* L. 的干燥头状花序。

**【产地分布】**主产于广西、湖南、江苏。

**【采收加工】**秋、冬二季花初开放时采摘，晒干，或蒸后晒干。

**【药材性状】**本品呈类球形，直径 0.3 ～ 1cm，棕黄色。总苞由 4 ～ 5 层苞片组成，外层苞片卵形或条形，外表面中部灰绿色或浅棕色，通常被白毛，边缘膜质；内层苞片长椭圆形，膜质，外表面无毛。总苞基部有的残留总花梗。舌状花 1 轮，黄色至棕黄色，皱缩卷曲；管状花多数，深黄色。体轻。气芳香，味苦。

**【性味归经】**性微寒，苦、辛。归肝、心经。

**【功效与作用】**清热解毒，泻火平肝。属清热药下属分类的清热解毒药。

**【临床应用】**内服：煎汤，9 ～ 15g。用治疗疮痈肿，目赤肿痛，头痛眩晕。外用：适量，煎汤外洗或制膏外涂。

【配伍药方】

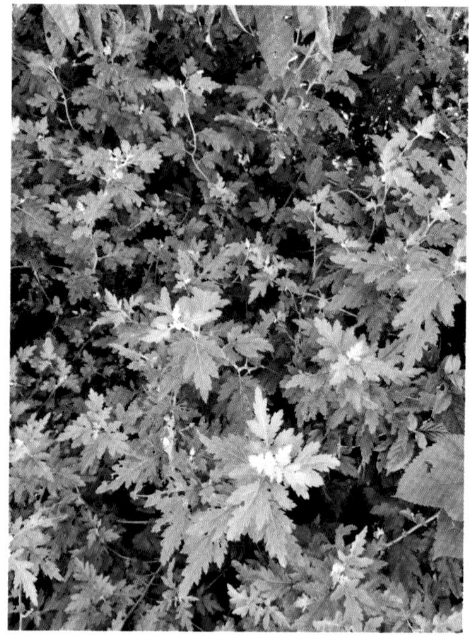

（1）治疔疮：野菊花和黄糖捣烂贴患处。如生于发际，加梅片、生地龙同敷。(《岭南草药志》)

（2）治肠风：野菊花六两（晒干，炒成炭），怀熟地黄八两（酒煮，捣膏），炮姜四两，苍术三两，地榆二两，北五味二两。炼蜜为丸，梧桐子大，每服五钱，食前白汤送下。(《本草汇言》)

（3）预防流脑：野菊花一斤。将上药粉碎，加水十斤，熬煎至70%煎液，过滤去渣。在流脑流行期，用上项药液滴鼻二至三滴，每日两次。(《全国中草药新医疗法展览会资料选编》)

（4）治一切痈疽脓疡，耳鼻、咽喉、口腔诸阳证脓肿：野菊花一两六钱，蒲公英一两六钱，紫花地丁一两，连翘一两，石斛一两。水煎，一日三回分服。(《本草推陈》)

（5）治胃肠炎，肠鸣泄泻腹痛：干野菊花三四钱。煎汤，一日二三回内服。(《本草推陈》)

## 重　楼

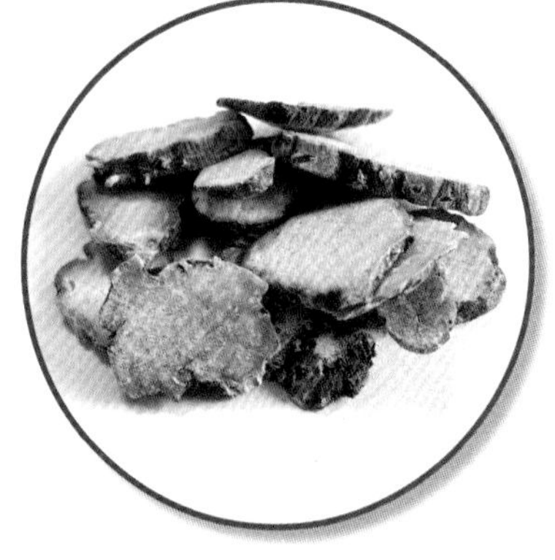

**【别名】**重楼一枝箭、蚤休、白甘遂、草河车、独脚莲、重台根。

**【来源】**本品为百合科植物云南重楼 *Paris polyphylla* Smith var. *yunnanensis*（Franch.）Hand.-Mazz. 或七叶一枝花 *Paris polyphylla* Smith var. *chinensis*（Franch.）Hara 的干燥根茎。

**【产地分布】**主产于云南、广西。

**【采收加工】**秋季采挖，除去须根，洗净，晒干。

**【药材性状】**本品呈结节状扁圆柱形，略弯曲，长5～12cm，直径1.0～4.5cm。表面黄棕色或灰棕色，外皮脱落处呈白色；密具层状突起的粗环纹，一面结节明显，结节上具椭圆形凹陷茎痕，另一面有疏生的须根或疣状须根痕。顶端具鳞叶和茎的残基。质坚实，断面平坦，白色至浅棕色，粉性或角质。气微，味微苦、麻。

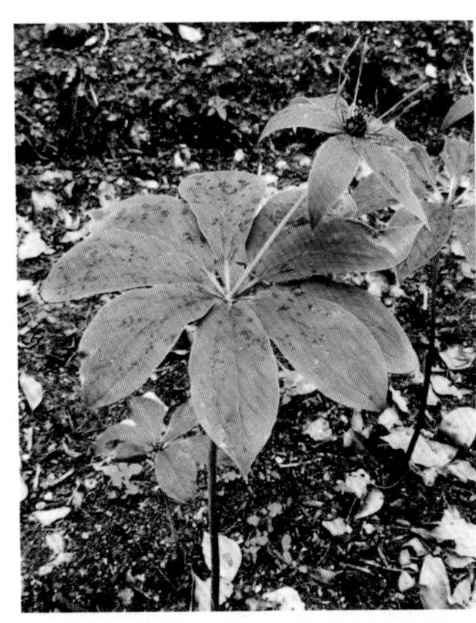

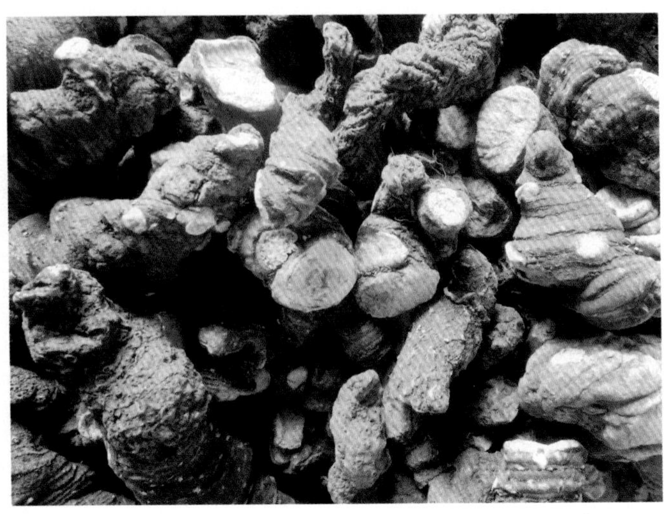

**【性味归经】**性微寒，味苦；有小毒。归肝经。

**【功效与作用】**清热解毒，消肿止痛，凉肝定惊。属清热药下属分类的清热解毒药。

**【临床应用】**内服：煎汤，3～9g。用治疗疮痈肿，咽喉肿痛，蛇虫咬伤，跌仆伤痛，惊风抽搐。外用：适量，研末调敷。

**【使用禁忌】**体虚、无实火热毒、阴证疮疡者及孕妇均不宜服用。

【配伍药方】

（1）治风毒暴肿：重台草、木鳖子（去壳）、半夏各一两。上药捣细罗为散，以酽醋调涂之；凡是热肿，熁之。（《太平圣惠方》重台草散）

（2）治妇人奶结，乳汁不通，或小儿吹乳：重楼三钱。水煎，点水酒服。（《滇南本草》）

（3）治耳内生疮热痛：蚤休适量。醋磨涂患处。（《广西民间常用草药》）

（4）治喉痹：七叶一枝花根茎二分。研粉吞服。（《浙江民间草药》）

（5）治小儿胎风，手足搐搦：蚤休为末。每服半钱，冷水下。（《卫生易简方》）

（6）治肺痨久咳及哮喘：蚤休五钱。加水适量，同鸡肉或猪肺煲服。（《广西民间常用草药》）

（7）治新旧跌打内伤，止痛散瘀：七叶一枝花，童便浸四五十天，洗净晒干研末，每服三分，酒或开水送下。（《广西药植图志》）

（8）治脱肛：蚤休，用醋磨汁，外涂患部后，用纱布压送复位，每日可涂二至三次。（《广西民间常用草药》）

（9）治蛇咬伤：七叶一枝花根二钱，研末开水送服，每日二至三次；另以七叶一枝花鲜根捣烂，或加甜酒酿捣烂敷患处。（《浙江民间常用草药》）

# 漏 芦

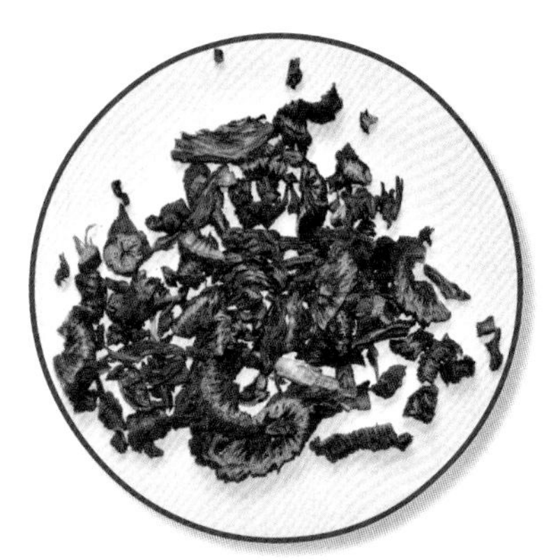

**【别名】**祁州漏芦、野兰、和尚头、狼头花。

**【来源】**本品为菊科植物祁州漏芦 *Rhaponticum uniflorum*（L.）DC. 的干燥根。

**【产地分布】**主产于河北、山东、陕西。

**【采收加工】**春、秋二季采挖，除去须根和泥沙，晒干。

**【药材性状】**本品呈圆锥形或扁片块状，多扭曲，长短不一，直径 1 ～ 2.5cm。表面暗棕色、灰褐色或黑褐色，粗糙，具纵沟及菱形的网状裂隙。外层易剥落，根头部膨大，有残茎和鳞片状叶基，顶端有灰白色绒毛。体轻，质脆，易折断，断面不整齐，灰黄色，有裂隙，中心有的呈星状裂隙，灰黑色或棕黑色。气特异，味微苦。

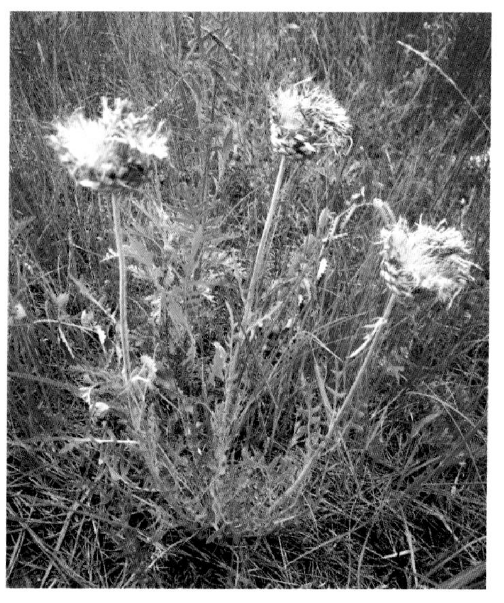

**【性味归经】**性寒，味苦。归胃经。

**【功效与作用】**清热解毒，消痈，下乳，舒筋通脉。属清热药下属分类的清热解毒药。

**【临床应用】**内服：煎汤，5 ～ 9g。用治乳痈肿痛，痈疽发背，瘰疬疮毒，乳汁不通，湿痹拘挛。外用：研末调敷，或煎水洗。

**【使用禁忌】**孕妇慎用。

【配伍药方】

（1）治腹中蛔虫：漏芦为末，以饼和方寸匕，服之。(《外台秘要》)

（2）治历节风痛，筋脉拘挛：漏芦（麸炒）半两，地龙（去土炒）半两，为末。生姜二两取汁，入蜜三两，同煎三五沸，入好酒五合，盛之。每以三杯，调末一钱，温服。(《圣济总录》古圣散）

（3）治一切痈疽发背：初发二日，但有热证，便宜服漏芦汤，退毒下脓，乃是宣热拔毒之剂，热退半两，大黄（微炒）一两，为细末。每服二钱，姜枣汤调下。(《痈疽集验方》)

（4）治白秃头疮：五月收漏芦草，烧灰，猪膏和涂之。(《圣济总录》)

## 土茯苓

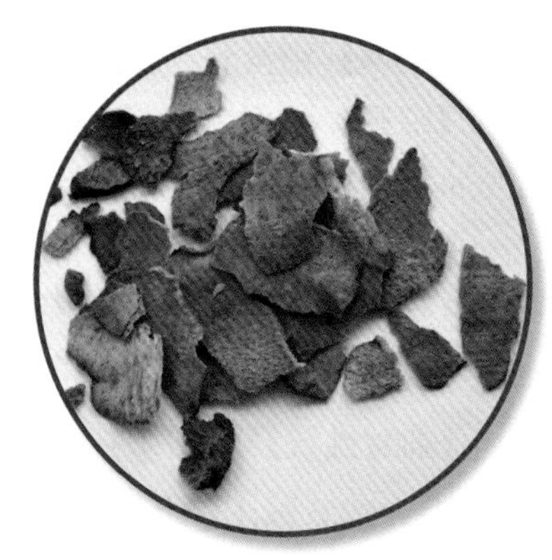

【别名】禹余粮、白余粮、革禹余粮、刺猪苓、过山龙、硬饭、仙遗粮、土萆薢。

【来源】本品为百合科植物光叶菝葜 *Smilax glabra* Roxb. 的干燥根茎。

【产地分布】主产于广东、湖南、湖北、浙江、安徽。

【采收加工】夏、秋二季采挖，除去须根，洗净，干燥；或趁鲜切成薄片，干燥。

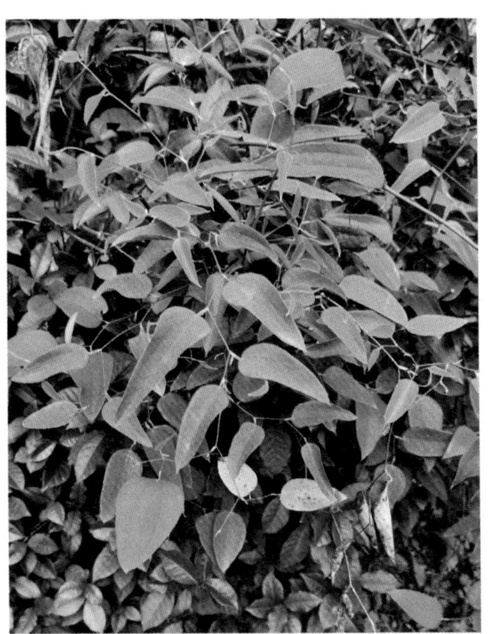

【药材性状】本品呈长圆形或不规则的薄片，边缘不整齐。切面黄白色或红棕色，粉性，可见点状维管束及多数小亮点；以水湿润后有黏滑感。气微，味微甘、涩。

【性味归经】性平，味甘、淡。归肝、胃经。

【功效与作用】解毒，除湿，通利关节。属清热药下属分类的清热解毒药。

【临床应用】内服：煎汤，15 ~ 60g。用治梅毒及汞中毒所致的肢体拘挛，筋骨疼痛；湿热淋浊，带下，痈肿，瘰疬，疥癣。外用：适量。

【使用禁忌】肝肾阴虚者慎服。服药时忌饮茶。

【配伍药方】

（1）治小儿疳积：土茯苓三钱，野棉花根三钱。研细末，加猪肝二两与水炖服，或米汤冲服。(《草医草药简便验方汇编》)

（2）治血淋：土茯苓、茶根各五钱。水煎服，白糖为引。(《江西草药》)

（3）治风湿骨痛、疮疡肿毒：土茯苓一斤，去皮，和猪肉炖烂，分数次连滓服。(《浙江民间常用草药》)

（4）治瘰疬溃烂：冷饭团，切片或为末，水煎服。或入粥内食之，须多食为妙。忌铁器、发物。(《积德堂经验方》)

## 鱼腥草

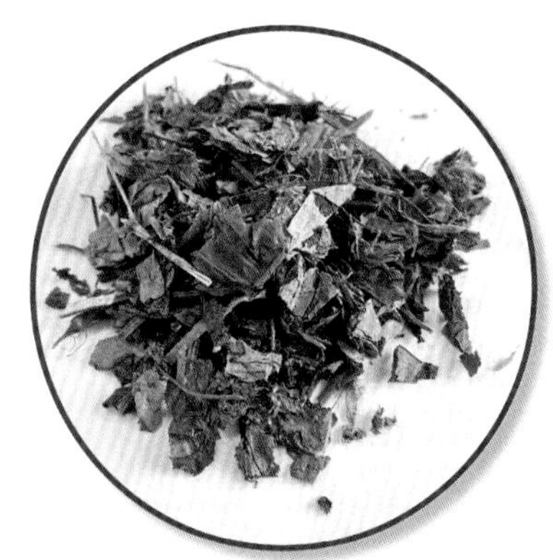

**【别名】**侧耳根、猪鼻孔、臭草。

**【来源】**本品为三白草科植物蕺菜 *Houttuynia cordata* Thunb. 的新鲜全草或干燥地上部分。

**【产地分布】**主产于浙江、江苏、安徽、湖北。

**【采收加工】**鲜品全年均可采割；干品夏季茎叶茂盛花穗多时采割，除去杂质，晒干。

**【药材性状】**

（1）鲜鱼腥草：茎呈圆柱形，长 20 ～ 45cm，直径 0.25 ～ 0.45cm；上部绿色或紫红色，下部白色，节明显，下部节上生有须根，无毛或被疏毛。叶互生，叶片心形，长 3 ～ 10cm，宽 3 ～ 11cm；先端渐尖，全缘；上表面绿色，密生腺点，下表面常紫红色；叶柄细长，基部与托叶合生成鞘状。穗状花序顶生。具鱼腥气，味涩。

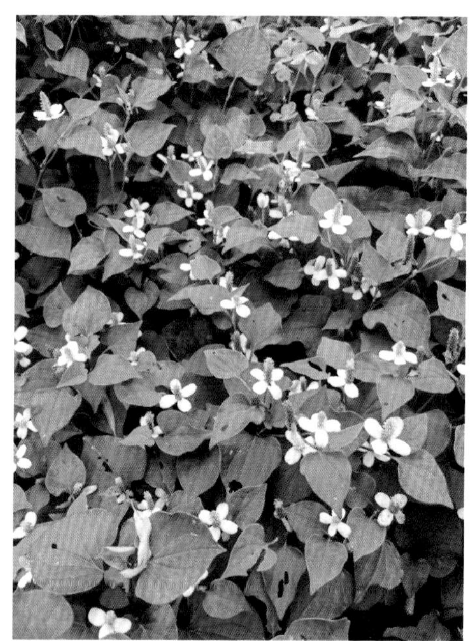

（2）干鱼腥草：茎呈扁圆柱形，扭曲，表面黄棕色，具纵棱数条；质脆，易折断。叶片卷折皱缩，展平后呈心形，上表面暗黄绿色至暗棕色，下表面灰绿色或灰棕色。穗状花序黄棕色。

**【性味归经】**性微寒，味辛。归肺经。

**【功效与作用】**清热解毒，消痈排脓，利尿通淋。属清热药下属分类的清热解毒药。

**【临床应用】**内服：煎汤，15 ～ 25g，不宜久煎。用治肺痈吐脓，痰热喘咳，热痢，热淋，痈肿疮毒。鲜品用量加倍，水煎或捣汁服。外用：适量，捣敷或煎汤熏洗患处。

**【使用禁忌】**虚寒证及阴性疮疡忌服。

---

【配伍药方】

---

（1）治肺痈吐脓吐血：鱼腥草、天花粉、侧柏叶等分。煎汤服之。(《滇南本草》)

（2）治肺痈：蕺，捣汁，入年久芥菜卤饮之。(《本草经疏》)

（3）治病毒性肺炎、支气管炎、感冒：鱼腥草、厚朴、连翘各三钱，研末，桑枝一两，煎水冲服药末。(《江西草药》)

（4）治肺病咳嗽盗汗：侧耳根叶二两，猪肚子一个。将侧耳根叶置肚子内炖汤服。每日一剂，连用三剂。(《贵州民间方药集》)

（5）治痢疾：鱼腥草六钱，山楂炭二钱。水煎加蜜糖服。(《岭南草药志》)

（6）治热淋、白浊、白带：鱼腥草八钱至一两。水煎服。(《江西民间草药》)

（7）治痔疮：鱼腥草，煎汤点水酒服，连进三服。其渣熏洗，有脓者溃，无脓者自消。(《滇南本草》)

（8）治痈疽：鱼腥草晒干，研成细末，蜂蜜调敷。未成脓者能内消，已成脓者能排脓（阴疽忌用）。(《江西民间草药》)

## 大血藤

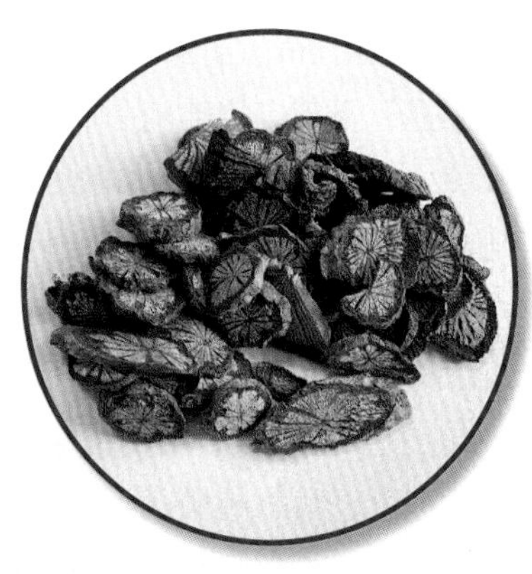

**【别名】**红藤、血藤。

**【来源】**本品为木通科植物大血藤 *Sargentodoxa cuneata*（Oliv.）Rehd.et Wils. 的干燥藤茎。

**【产地分布】**主产于江西、湖北、湖南、江苏。

**【采收加工】**秋、冬二季采收，除去侧枝，截段，干燥，切厚片。

**【药材性状】**本品呈圆柱形，略弯曲，长 30～60cm，直径 1～3cm。表面灰棕色，粗糙，外皮常呈鳞片状剥落，剥落处显暗红棕色，有的可见膨大的节和略凹陷的枝痕或叶痕。质硬，断面皮部红棕色，有数处向内嵌入木部，木部黄白色，有多数细孔状导管，射线呈放射状排列。气微，味微涩。

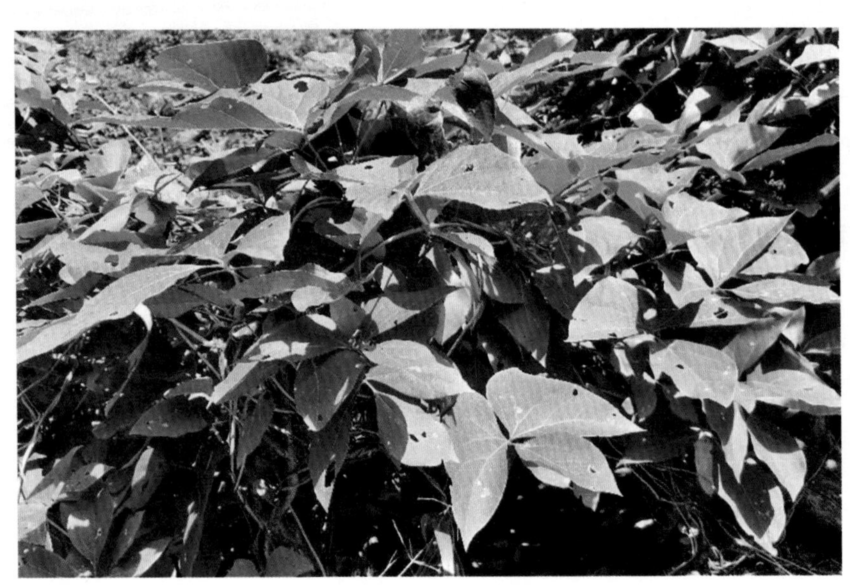

**【性味归经】**性平，味苦。归大肠、肝经。

**【功效与作用】**清热解毒，活血，祛风止痛。属清热药下属分类的清热解毒药。

**【临床应用】**内服：煎汤，9 ～ 15g。用治肠痈腹痛，热毒疮疡，经闭，痛经，跌仆肿痛，风湿痹痛。外用：适量。

**【使用禁忌】**孕妇慎用。

【配伍药方】

（1）治急、慢性阑尾炎，阑尾脓肿：红藤二两，紫花地丁一两。水煎服。（《浙江民间常用草药》）

（2）治风湿腰腿痛：红藤、牛膝各三钱，青皮、长春七、朱砂七各二钱，水煎服。（《陕西中草药》）

（3）治肠胃炎腹痛：大血藤三至五钱，水煎服。（《浙江民间常用草药》）

（4）治小儿疳积、蛔虫或蛲虫症：红藤五钱，或配红石耳五钱，共研细末，拌白糖食。（《陕西中草药》）

（5）治跌打损伤：大血藤、骨碎补各适量，共捣烂，敷伤处。（《湖南农村常用中草药手册》）

（6）治血虚经闭：大血藤五钱，益母草三钱，叶下红四钱，香附二钱。水煎，配红砂糖适量调服。（《闽东本草》）

（7）治血崩：红藤、仙鹤草、茅根各五钱。水煎服。（《湖南药物志》）

## 败酱草

**【别名】**苦菜、节托莲、小苦麦菜、苦叶苗、败酱、苦麻菜、黄鼠草、小苦苣、活血草、燕儿衣。

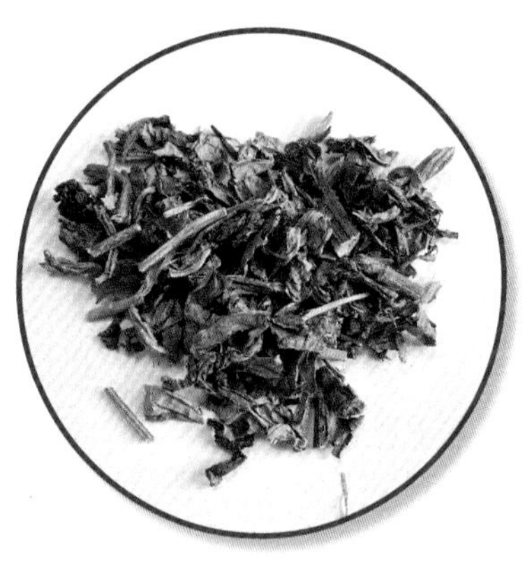

**【来源】**本品为败酱科植物黄花败酱 *Patrinia scabiosaefolia* Fisch. ex Link.、白花败酱（苦斋）*Patrinia. villose* Juss. 的干燥全草。以叶多色绿、气浓者为佳，切段，生用。

**【产地分布】**全国大部分地区均产。

**【采收加工】**夏、秋二季采收，全株拔起，除去泥沙，洗净，阴干或晒干。以叶多色绿、气浓者为佳，切段，生用。

**【药材性状】**白花败酱的干燥全株，长短不等；根茎有节，上生须状细根。茎圆柱形，外表黄棕色或黄绿色，有纵向纹理，被有粗毛。质脆，易折断，断面中空，白色。叶多皱缩、破碎，或已脱落。全株有陈腐的豆酱气，味苦。以干燥、叶多、气浓、无泥沙杂草者为佳。

**【性味归经】**性微寒，味辛、苦。归胃、大肠、肝经。

**【功效与作用】**清热解毒，消痈排脓，祛瘀止痛。属清热药下属分类的清热解毒药。

**【临床应用】**内服：煎汤，9～15g（鲜品60～120g）。用治肠痈，肺痈高热，咳吐脓血，热毒疮疔，疮疖痈肿，胸腹疼痛，产后腹痛，痛经。外用：捣敷。

**【使用禁忌】**脾胃虚弱者慎用。

【配伍药方】

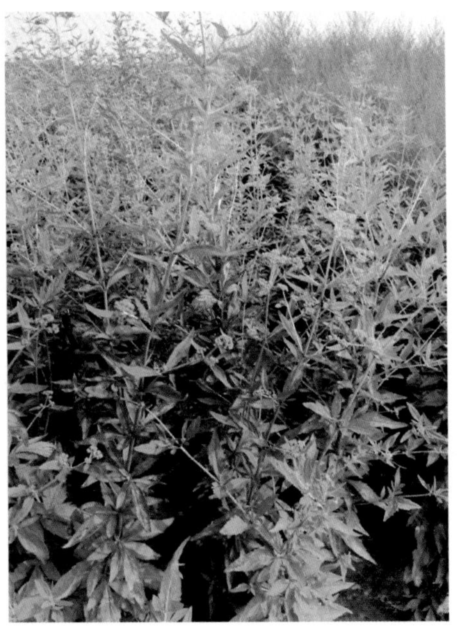

（1）治肠痈之为病，其身甲错，腹皮急，按之濡如肿状，腹无积聚，身无热，脉数，此为肠内有痈脓：薏苡仁十分，附子二分，败酱五分。上三味，杵为末，取方寸匕，以水二升，煎减半，顿服，小便当下。（《金匮要略》薏苡附子败酱散）

（2）治产后恶露七八日不止：败酱、当归各六分，续断、芍药各八分，芎䓖、竹茹各四分，生地黄（炒）十二分。水二升，煮取八合，空心服。（《外台秘要》）

（3）治产后腰痛，乃气血流入腰腿，痛不可转者：败酱、当归各八分，芎䓖、芍药、桂心各六分。水二升，煮八合，分二服。忌葱。（《广济方》）

（4）治产后腹痛如锥刺：败酱草五两，水四升，煮二升，每服三合，日三服。（《卫生易简方》）

（5）治痈疽肿毒，无论已溃未溃：鲜败酱草四两，地瓜酒四两。开水适量冲炖服。将渣捣烂，冬蜜调敷患处。（《闽东本草》）

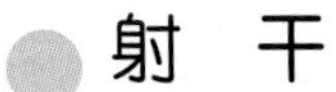

## 射　干

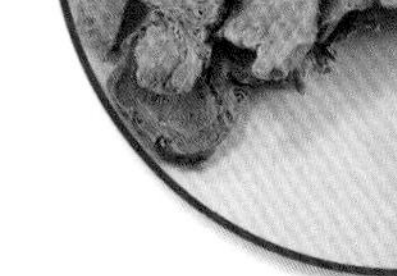

**【别名】**乌扇、扁竹、寸干、金绞剪、剪刀草、扇把草、山蒲扇。

**【来源】**本品为鸢尾科植物射干 *Belamcanda chinensis*（L.）DC. 的干燥根茎。

**【产地分布】**主产于湖北、江苏、河南、安徽。

**【采收加工】**春初刚发芽或秋末茎叶枯萎时采挖，

除去须根和泥沙，干燥，切片。

**【药材性状】**本品呈不规则结节状，长3～10cm，直径1～2cm。表面黄褐色、棕褐色或黑褐色，皱缩，有较密的环纹。上面有数个圆盘状凹陷的茎痕，偶有茎基残存；下面有残留细根及根痕。质硬，断面黄色，颗粒性。气微，味苦、微辛。

**【性味归经】**性寒，味苦。归肺经。

**【功效与作用】**清热解毒，消痰，利咽。属清热药下属分类的清热解毒药。

**【临床应用】**煎汤，3～10g。用治热毒痰火郁结，咽喉肿痛，痰涎壅盛，咳嗽气喘。

**【使用禁忌】**本品苦寒，脾虚便溏者不宜使用。孕妇慎用。

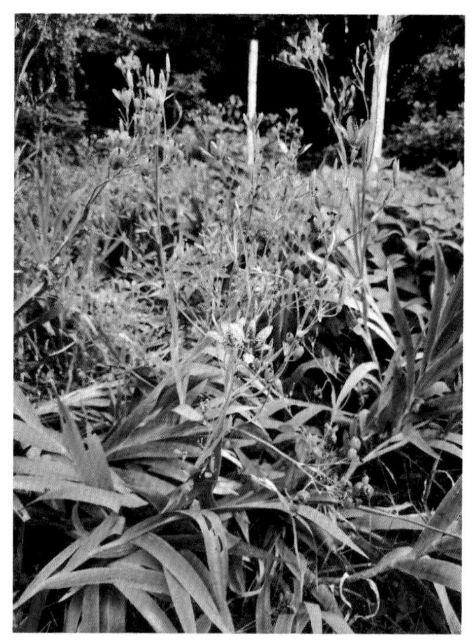

【配伍药方】

（1）治喉痹：射干，细锉。每服五钱匕，水一盏半，煎至八分，去滓，入蜜少许，旋旋服。(《圣济总录》射干汤）

（2）治咽喉肿痛：射干花根、山豆根，阴干为末，吹喉。(《袖珍方》)

（3）治咳而上气，喉中水鸡声：射干十三枚（一法三两），麻黄四两，生姜四两，细辛、紫菀、款冬花各三两，五味子半升，大枣七枚，半夏（大者，洗）八枚（一法半升）。上九味，以水一斗二升，先煮麻黄两沸，去上沫，纳诸药，煮取三升，分温三服。(《金匮要略》射干麻黄汤）

（4）治瘰疬结核，因热气结聚者：射干、连翘、夏枯草各等分。为丸，每服二钱，饭后白汤下。(《本草汇言》)

（5）治腮腺炎：射干鲜根三至五钱。酌加水煎，饭后服，日服两次。(《福建民间草药》

## 山豆根

**【别名】**广豆根、苦豆根、岩黄连、胡豆莲。

**【来源】**本品为豆科植物越南槐 *Sophora tonkinensis* Gagnep. 的干燥根和根茎。

**【产地分布】**主产于广西。

**【采收加工】**秋季采挖，除去杂质，洗净，干燥，切片。

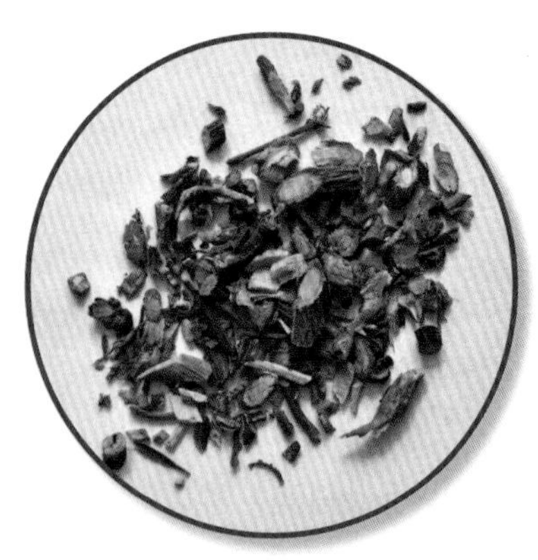

【药材性状】本品根茎呈不规则的结节状，顶端常残存茎基，其下着生根数条。根呈长圆柱形，常有分枝，长短不等，直径 0.7 ～ 1.5cm。表面棕色至棕褐色，有不规则的纵皱纹及横长皮孔样突起。质坚硬，难折断，断面皮部浅棕色，木部淡黄色。有豆腥气，味极苦。

【性味归经】性寒，味苦；有毒。归肺、胃经。

【功效与作用】清热解毒，消肿利咽。属清热药下属分类的清热解毒药。

【临床应用】内服：煎汤，3 ～ 6g。用治火毒蕴结，乳蛾喉痹，咽喉肿痛，齿龈肿痛，口舌生疮。外用：适量。

【使用禁忌】本品苦寒有毒，过量服用易引起呕吐、腹泻、胸闷、心悸等不良反应，故用量不宜过大，脾胃虚寒者慎用。

【配伍药方】

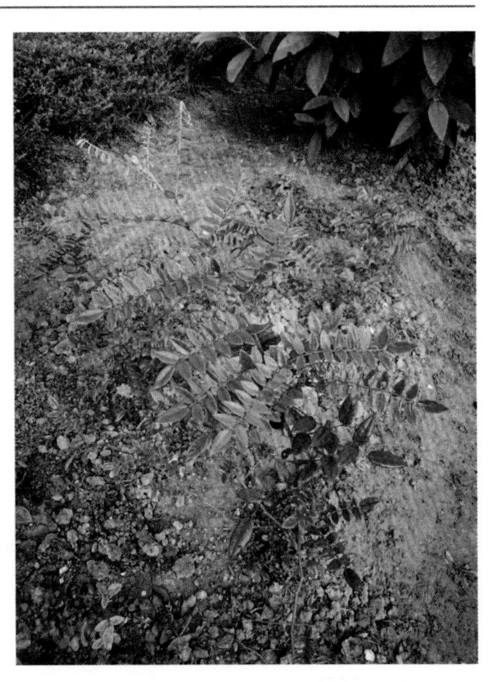

（1）治喉中发痈：用山豆根，磨醋噙之，追涎即愈，势重不能言者，频以鸡翎扫入喉中，引涎出。(《永类钤方》)

（2）治喉风急证，牙关紧闭，水谷不下：山豆根、白药等分。水煎噙之，咽下。(《外科集验方》)

（3）治积热咽喉闭塞肿痛：山豆根一两，北大黄、川升麻、朴硝（生）各半两。为末，炼蜜丸，如皂子大。每一粒以薄绵包，少痛便含咽液。(《仁斋直指方》山豆根丸)

（4）治太阳、少阴之火，为风寒壅遏，关隘不通，留连咽喉发肿，痰涎稠浊，疼痛难堪，发为肉鹅者：射干、麦冬、花粉、甘草、玄参、山豆根。水煎服。(《慈幼新书》山豆根汤)

## 马　勃

【别名】马疕、马庀菌、灰菇、香末菇、乌龙菌、灰包菌、药包、人头菌、地烟。

【来源】本品为灰包科真菌脱皮马勃 *Lasiosphaera fenzlii* Reich.、大马勃 *Calvatia gigantea*（Batsch ex Pers.）Lloyd 或紫色马勃 *Calvatia lilacina*（Mont. et Berk.）Lloyd 的干

燥子实体。

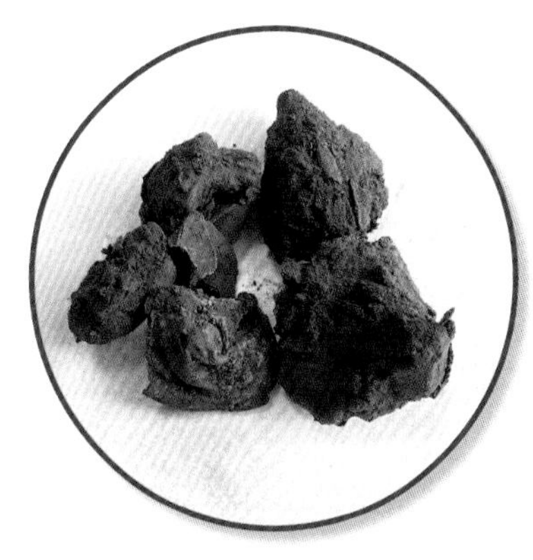

**【产地分布】**主产于内蒙古、甘肃、吉林、湖北。

**【采收加工】**夏、秋二季子实体成熟时及时采收，除去泥沙，干燥，除去外层硬皮，切成方块，或研成粉。

**【药材性状】**

（1）脱皮马勃：呈不规则的小块。孢体灰褐色或浅褐色，紧密，有弹性，用手撕之，内有灰褐色棉絮状的丝状物。触之则孢子呈尘土样飞扬，手捻有细腻感。臭似尘土，无味。

（2）大马勃：呈不规则的小块。光滑，质硬而脆，成块脱落。孢体浅青褐色，手捻有润滑感。

（3）紫色马勃：呈不规则的小块。包被薄，两层，紫褐色，粗皱，有圆形凹陷，外翻，上部常裂成小块或已部分脱落。孢体紫色。

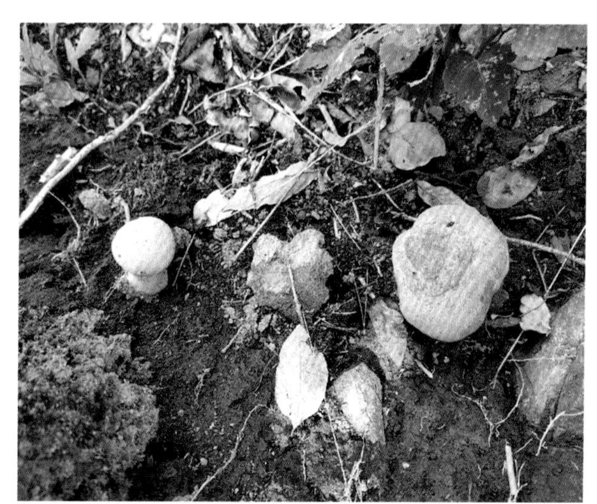

**【性味归经】**性平，辛。归肺经。

**【功效与作用】**清肺利咽，止血。属清热药下属分类的清热解毒药。

**【临床应用】**内服：煎汤，2 ～ 6g。外用：适量，敷患处。内服治风热郁肺咽痛，音哑，咳嗽；外用治鼻衄，创伤出血。

**【使用禁忌】**风寒袭肺之咳嗽、失音者不宜使用。

【配伍药方】

（1）治风热及肺火所致之咽喉肿痛、咳嗽、失音，常与牛蒡子、玄参、板蓝根等同用，如普济消毒饮。(《东垣试效方》)

（2）治咽喉肿痛，咽物不得：马勃一分，蛇蜕皮一条（烧）。细研为末，绵裹一钱，含咽立瘥。(《太平圣惠方》)

（3）治声失不出：马勃、马牙硝等分，研末，砂糖和丸芡子大，噙之。(《摘玄方》)

（4）治久嗽不止：马勃为末，蜜丸梧子大，每服二十丸，白汤下，即愈。(《普济方》)

（5）治积热吐血：马屁勃为末，砂糖丸如弹子大，每服半丸，冷水化下。(《袖珍方》)

（6）治妊娠吐衄不止：马勃末，浓米饮服半钱。(《太平圣惠方》)

## 白头翁

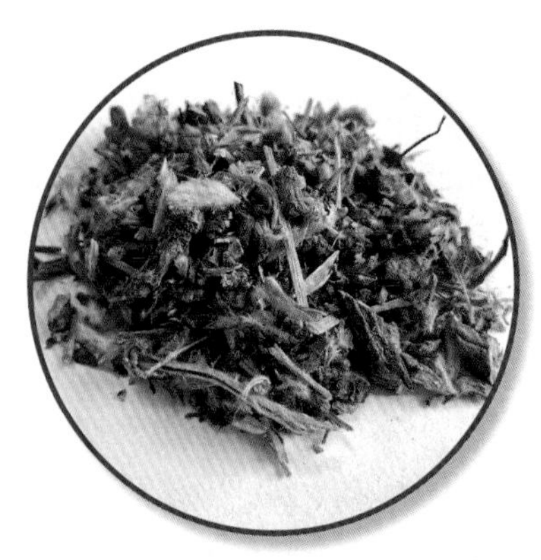

【别名】菊菊苗、老翁花、老冠花、猫爪子花。

【来源】本品为毛茛科植物白头翁 *Pulsatilla chinensis*（Bge.）Regel 的干燥根。

【产地分布】全国大部分地区均产。

【采收加工】春、秋二季采挖，除去泥沙，干燥，切薄片。

【药材性状】本品呈类圆柱形或圆锥形，稍扭曲，长 6 ～ 20cm，直径 0.5 ～ 2cm。表面黄棕色或棕褐色，具不规则纵皱纹或纵沟，皮部易脱落，露出黄色的木部，有的有网状裂纹或裂隙，近根头处常有朽状凹洞。根头部稍膨大，有白色绒毛，有的可见鞘状叶柄残基。质硬而脆，断面皮部黄白色或淡黄棕色，木部淡黄色。气微，味微苦涩。

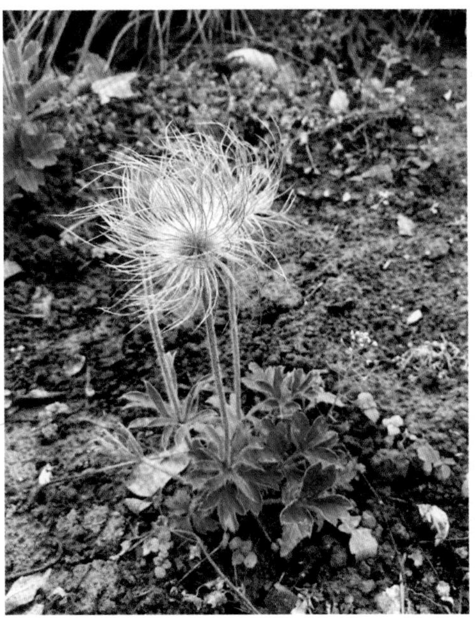

【性味归经】性寒，味苦。归胃、大肠经。

【功效与作用】清热解毒，凉血止痢。属清热药下属分类的清热解毒药。

【临床应用】煎汤，9 ～ 15g。用治热毒血痢，阴痒带下。

【使用禁忌】虚寒泻痢者忌服。

【配伍药方】

（1）治热痢下重：白头翁二两，黄连三两，黄柏三两，秦皮三两。上四味，以水七升，煮取二升，去滓。温服一升，不愈更服。(《金匮要略》白头翁汤）

（2）治休息痢，日夜不止，腹内冷痛：白头翁一两，黄丹二两（并白头翁入铁瓶内烧令通赤），干姜一两（炮裂，锉），莨菪子半升（以水淘去浮者，煮令芽出，曝干，炒令黄黑色），白矾二两（烧令汁尽）。上件药，捣罗为末，以醋煮面糊和丸，如梧桐子大。每服食前，以粥饮下十丸。(《太平圣惠方》白头翁丸）

（3）治产后下利虚极：白头翁、甘草、阿胶各二两，秦皮、黄连、柏皮各三两。上六味，以水七升，煮取二升半，纳胶令消尽，分温三服。(《金匮要略》白头翁加甘草阿胶汤）

（4）治小儿热毒下痢如鱼脑：白头翁半两，黄连二两半（去须，微炒），酸石榴皮一两（微炙，锉）。上件药，捣粗罗为散，每服一钱，以水一小盏，煎至五分，去滓。不计时候，量儿大小，加减服之。（《太平圣惠方》白头翁散）

## 马齿苋

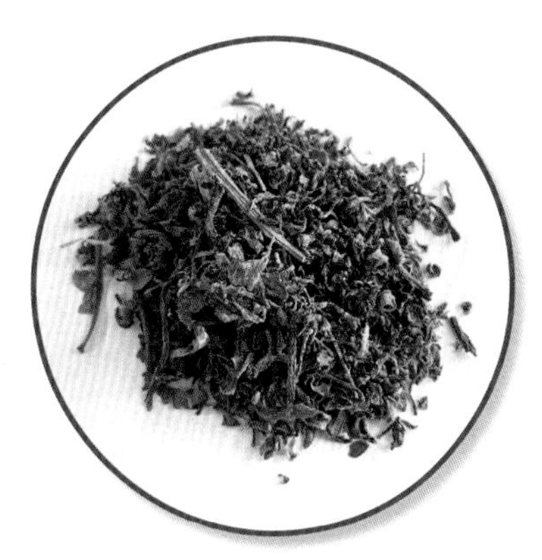

**【别名】**马苋、五行草、长命菜、五方草、瓜子菜、麻绳菜、马齿菜、蚂蚱菜。

**【来源】**本品为马齿苋科植物马齿苋 *Portulaca oleracea* L. 的干燥地上部分。

**【产地分布】**全国大部地区均产。

**【采收加工】**夏、秋二季采收，除去残根和杂质，洗净，略蒸或烫后晒干，切段。

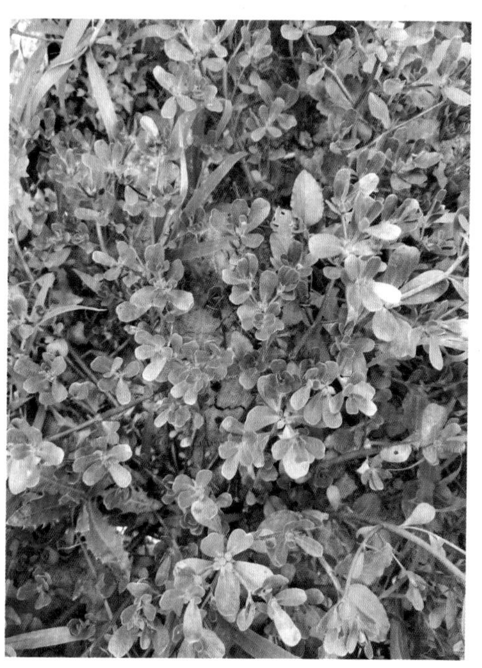

**【药材性状】**本品多皱缩卷曲，常结成团。茎圆柱形，长可达 30cm，直径 0.1 ～ 0.2cm，表面黄褐色，有明显纵沟纹。叶对生或互生，易破碎，完整叶片倒卵形，长 1 ～ 2.5cm，宽 0.5 ～ 1.5cm；绿褐色，先端钝平或微缺，全缘。花小，3 ～ 5 朵生于枝端，花瓣 5，黄色。蒴果圆锥形，长约 5mm，内含多数细小种子。气微，味微酸。

**【性味归经】**性寒，味酸。归肝、大肠经。

**【功效与作用】**清热解毒，凉血止血，止痢。属清热药下属分类的清热解毒药。

**【临床应用】**内服：煎汤，9 ～ 15g。用治热毒血痢，痈肿疔疮，湿疹，丹毒，蛇虫咬伤，便血，痔血，崩漏下血。外用：适量，捣敷患处。

**【使用禁忌】**脾胃虚寒，肠滑作泄者忌服。

【配伍药方】

（1）治筋骨疼痛，不拘风湿气、杨梅疮及女人月家病，先用此药止疼，然后调理：干马齿苋一斤（湿马齿苋二斤），五加皮半斤，苍术四两，舂碎，以水煎汤洗澡。急用葱、姜擂烂，冲热汤三碗，服之。暖处取汗，立时痛止也。（《海上方》）

（2）治产后虚汗：马齿苋（研汁）三合，服。如无，以干者煮汁。(《妇人大全良方》)

（3）治产后血痢，小便不通，脐腹痛：生马齿苋菜（杵汁）三合，煎沸入蜜一合，和服。(《产宝》)

（4）治赤白带下，不问老、稚、孕妇悉可服：取马齿苋（捣绞汁）三大合，和鸡子白二枚。先温令热，乃下苋汁，微温顿饮之。不过再作即愈。(《海上方》)

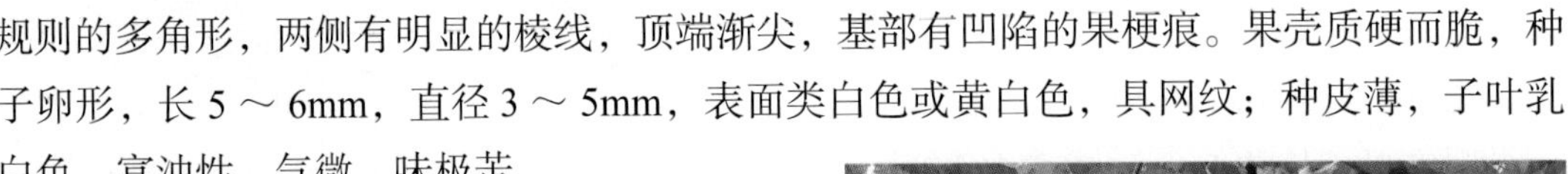

## 鸦胆子

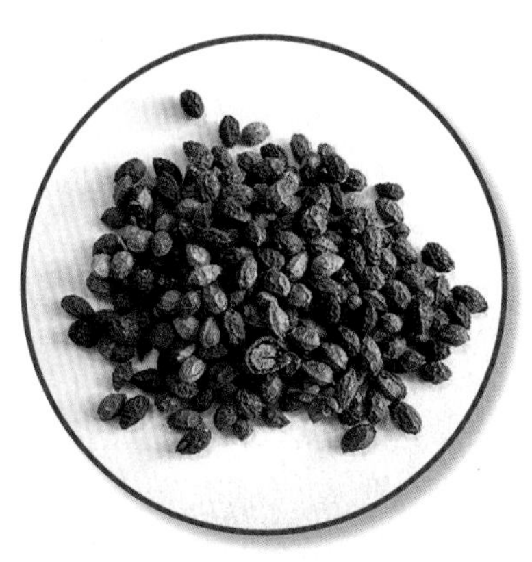

**【别名】**老鸦胆、鸦胆、鸦胆子仁、鸦旦子、丫蛋子、鸭旦子、雅胆子、苦参子、闽鸦胆子。

**【来源】**本品为苦木科植物鸦胆子 *Brucea javanica*（L.）Merr 的干燥成熟果实。

**【产地分布】**主产于广东、广西。

**【采收加工】**秋季果实成熟时采收，除去杂质，晒干，除去果壳，取仁。

**【药材性状】**本品呈卵形，长 6 ～ 10mm，直径 4 ～ 7mm。表面黑色或棕色，有隆起的网状皱纹，网眼呈不规则的多角形，两侧有明显的棱线，顶端渐尖，基部有凹陷的果梗痕。果壳质硬而脆，种子卵形，长 5 ～ 6mm，直径 3 ～ 5mm，表面类白色或黄白色，具网纹；种皮薄，子叶乳白色，富油性。气微，味极苦。

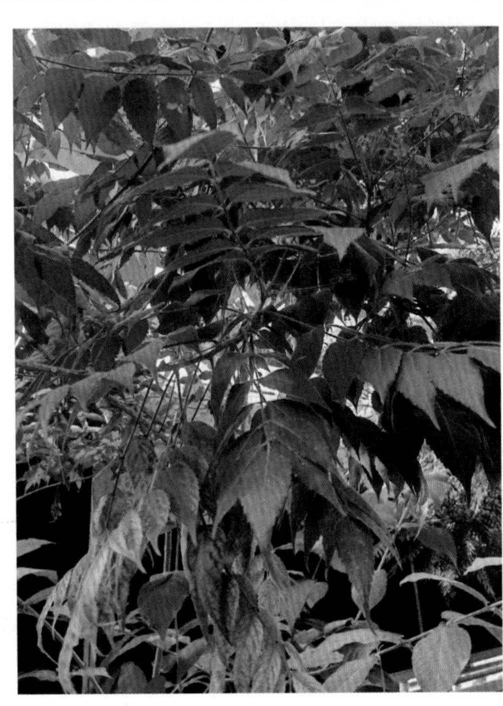

**【性味归经】**性寒，味苦；有小毒。归大肠、肝经。

**【功效与作用】**清热解毒，截疟，止痢；外用腐蚀赘疣。属清热药下属分类的清热解毒药。

**【临床应用】**内服：0.5 ～ 2g，用龙眼肉包裹或装入胶囊吞服，用治痢疾、疟疾。外用：适量，用治赘疣、鸡眼。

**【使用禁忌】**本品对胃肠道及肝肾均有损害，内服需严格控制剂量，不宜多用久服。外用注意用胶布保护好周围正常皮肤，以防其对正常皮肤的刺激。孕妇及小儿慎用。胃肠出血及肝肾疾病患者不宜使用。

【配伍药方】

（1）治里急后重：鸦胆去壳留肉，包龙眼肉，每岁一粒，白滚水下。(《吉云旅钞》)

（2）治热性赤痢及二便因热下血：鸦胆子去皮，每服二十五粒，极多至五十粒，白糖水送下。此物囫囵吞服，去皮时仁有破者，去之勿服，服之恐作呕吐。(《医学衷中参西录》)

（3）治疟疾：鸦胆子果仁十粒，入桂圆肉内吞服，日三次，第三日后减半量，连服五日。(《广西中草药》)

（4）治早期血吸虫病：鸦胆子果仁十粒，日二次，连服四五天。(《广西中草药》)

（5）治痔：鸦胆子七粒，包圆眼肉，吞下。(《本草纲目拾遗》)

（6）治疣：鸦胆子去皮，取白仁之成实者，杵为末，以烧酒和涂少许，小作疮即愈。(《医学衷中参西录》)

（7）治脚鸡眼：鸦胆子二十个，砸开取仁，用针尖戳住，放灯头以上烤，烤至黄色，再放一小块胶布上，用刀将该药按成片，粘于患处（在粘前用开水将患处洗净，用刀将厚皮割去），每日换一次，二十天左右即痊愈。(《新中医药》)

（8）治滴虫阴道炎：鸦胆子二十个，去皮，水一茶杯半，用砂壶煎至半茶杯，倒入消毒碗内，用消过毒的大注射器将药注入阴道，每次注 20 ～ 40mL。轻者一次，重者二至三次。(《河北中医药集锦》)

## 半边莲

**【别名】**半边菊、半边旗、金菊草、金鸡舌、吹风草。

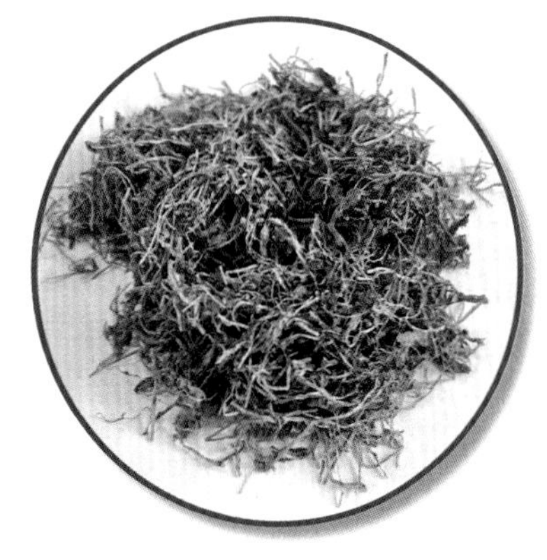

**【来源】**本品为桔梗科植物半边莲 *Lobelia chinensis* Lour. 的干燥全草。

**【产地分布】**主产于安徽、江苏、浙江。

**【采收加工】**夏季采收，除去泥沙，洗净，晒干。

**【药材性状】**本品常缠结成团。根茎极短，直径 1 ～ 2mm；表面淡棕黄色，平滑或有细纵纹。根细小，黄色，侧生纤细须根。茎细长，有分枝，灰绿色，节明显，有的可见附生的细根。叶互生，无柄，叶片多皱缩，绿褐色，展平后叶片呈狭披针形，长 1 ～ 2.5cm，宽 0.2 ～ 0.5cm，边缘具疏而浅的齿或全缘。花梗细长，花小，单生于叶腋，花冠基部筒状，上部 5 裂，偏向一边，浅紫红色，花冠筒内有白色茸毛。气微特异，味微甘而辛。

【性味归经】性平，味辛。归心、小肠、肺经。

【功效与作用】清热解毒，利尿消肿。属清热药下属分类的清热解毒药。

【临床应用】内服：煎汤，9 ～ 15g。鲜品 30 ～ 60g。用治痈肿疔疮，蛇虫咬伤，臌胀水肿，湿热黄疸，湿疹湿疮。外用：适量。

【使用禁忌】水肿属阴水者忌用。

【配伍药方】

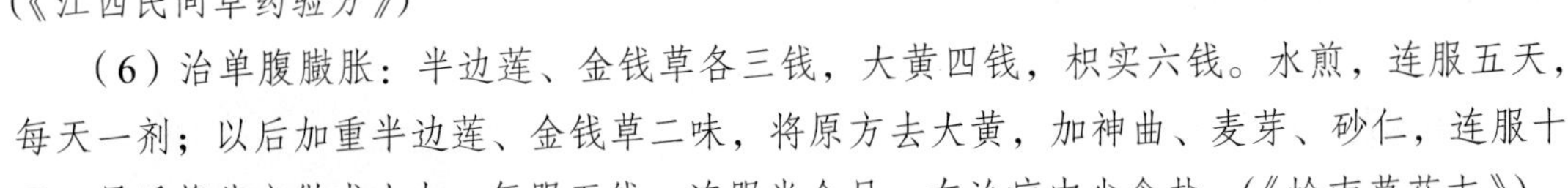

(1) 治寒齁气喘及疟疾寒热：半边莲、雄黄各二钱。捣泥，碗内覆之，待青色，以饭丸如梧子大。每服九丸，空心盐汤下。(《寿域神方》)

(2) 治毒蛇咬伤：①半边莲浸烧酒搽之。(《岭南草药志》) ②鲜半边莲一二两，捣烂绞汁，加甜酒一两调服，服后盖被入睡，以便出微汗。毒重的一天服两次，并用捣烂的鲜半边莲敷于伤口周围。(《江西民间草药验方》)

(3) 治乳腺炎：鲜半边莲适量，捣烂敷患处。(《福建中草药》)

(4) 治无名肿毒：半边莲叶捣烂加酒敷患处。(《岭南草药志》)

(5) 治黄疸、水肿、小便不利：半边莲一两，白茅根一两。水煎，分二次用白糖调服。(《江西民间草药验方》)

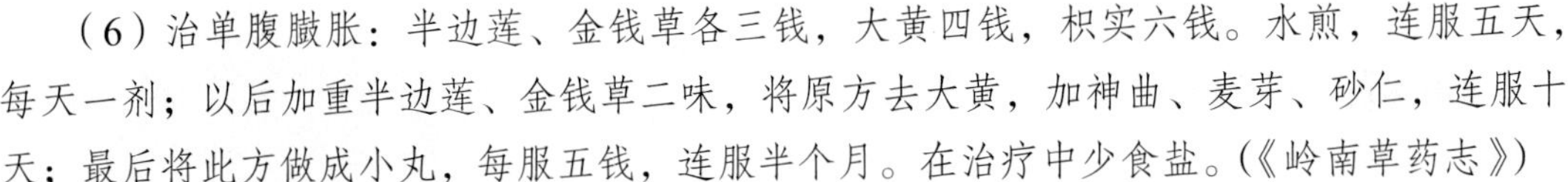

(6) 治单腹臌胀：半边莲、金钱草各三钱，大黄四钱，枳实六钱。水煎，连服五天，每天一剂；以后加重半边莲、金钱草二味，将原方去大黄，加神曲、麦芽、砂仁，连服十天；最后将此方做成小丸，每服五钱，连服半个月。在治疗中少食盐。(《岭南草药志》)

## 白花蛇舌草

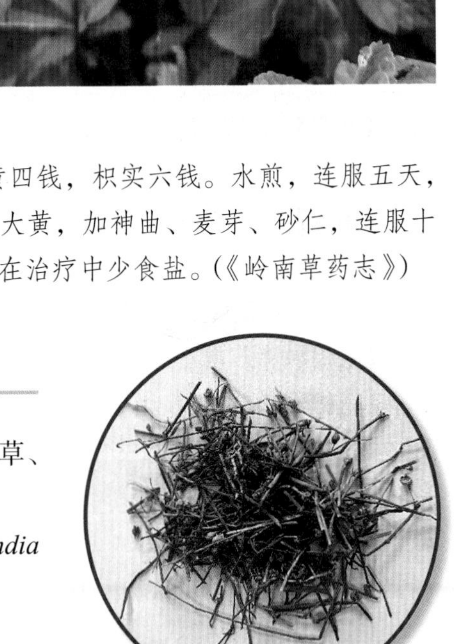

【别名】蛇舌草、散草、甲猛草、龙舌草、蛇脷草、鹤舌草。

【来源】本品为茜草科植物白花蛇舌草 *Oldenlandia diffusa*（Willd.）Roxb. 的干燥全草。

【产地分布】主产于云南、广东、广西、福建。

【采收加工】夏秋采集，洗净，鲜用或晒干。

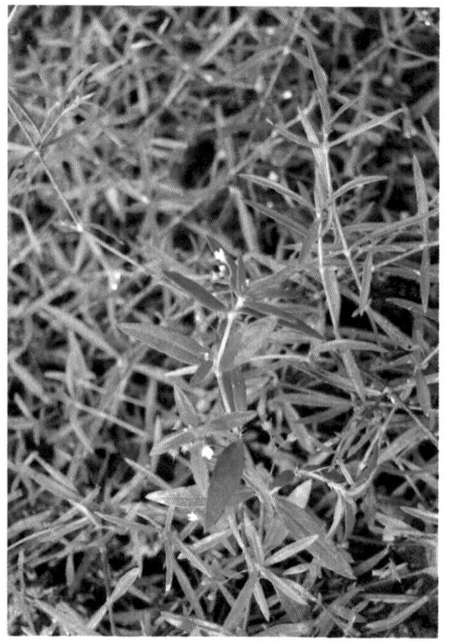

**【药材性状】**本品干燥全草，扭缠成团状，灰绿色至灰棕色。有主根一条，粗2～4mm，须根纤细，淡灰棕色；茎细而卷曲，质脆易折断，中央有白色髓部。叶多破碎，极皱缩，易脱落；有托叶，长1～2mm。花腋生。气微，味淡。

**【性味归经】**性寒，味微苦、甘。归胃、大肠、小肠经。

**【功效与作用】**清热解毒，利尿消肿，活血止痛。属清热药下属分类的清热解毒药。

**【临床应用】**内服：煎汤，15～60g。外用：适量，捣烂敷患处。内服治肠痈，疮疖肿毒，湿热黄疸，小便不利等症；外用治疮疖痈肿，毒蛇咬伤。

**【使用禁忌】**阴疽及脾胃虚寒者忌用。

【配伍药方】

（1）治痢疾、尿道炎：白花蛇舌草一两，水煎服。(《福建中草药》)

（2）治急性阑尾炎：白花蛇舌草二至四两，羊蹄草一至二两，两面针根三钱。水煎服。(《中草药处方选编》)

（3）治小儿惊热，不能入睡：鲜蛇舌癀打汁一汤匙服。(《闽南民间草药》)

（4）治疮肿热痛：鲜蛇舌癀洗净，捣烂敷之，干即更换。(《闽南民间草药》)

（5）治毒蛇咬伤：鲜白花蛇舌草一至二两，捣烂绞汁或水煎服，渣敷伤口。(《福建中草药》)

## 山慈菇

**【别名】**毛慈菇、茅慈菇、冰球子、泥宾子。

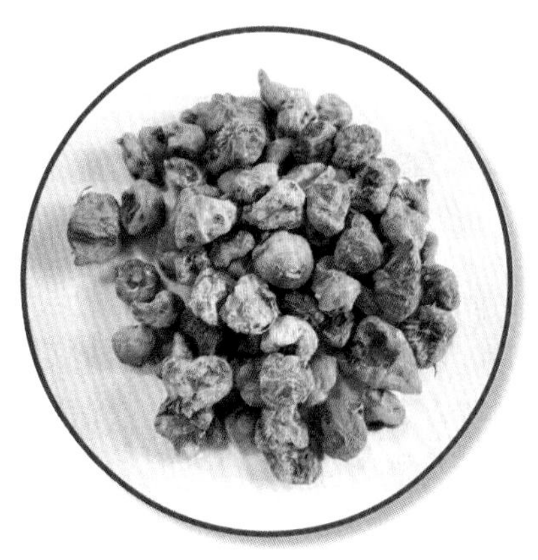

**【来源】**本品为兰科植物杜鹃兰 *Cremastra appendiculata*（D. Don）Makino、独蒜兰 *Pleione bulbocodioides*（Franch.）Rolfe 或云南独蒜兰 *Pleione yunnanensis* Rolfe 的干燥假鳞茎。前者习称“毛慈菇”，后二者习称“冰球子”。

**【产地分布】**主产于四川、贵州。

**【采收加工】**全年夏、秋二季采挖，除去地上部分及泥沙，分开大小置沸水锅中蒸煮至透心，干燥。

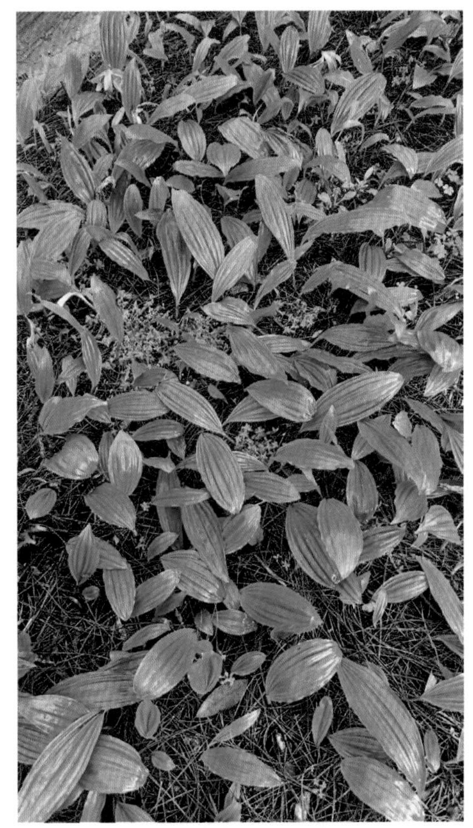

**【药材性状】**

（1）毛慈菇：呈不规则扁球形或圆锥形，顶端渐突起，基部有须根痕。长 1.8 ～ 3cm，膨大部直径 1 ～ 2cm。表面黄棕色或棕褐色，有纵皱纹或纵沟，中部有 2 ～ 3 条微突起的环节，节上有鳞片叶干枯腐烂后留下的丝状纤维。质坚硬，难折断，断面灰白色或黄白色，略呈角质。气微，味淡，带黏性。

（2）冰球子：呈圆锥形，瓶颈状或不规则团块，直径 1 ～ 2cm，高 1.5 ～ 2.5cm。顶端渐尖，尖端断头处呈盘状，基部膨大且圆平，中央凹入，有 1 ～ 2 条环节，多偏向一侧。撞去外皮者表面黄白色，带表皮者浅棕色，光滑，有不规则皱纹。断面浅黄色，角质半透明。

**【性味归经】**性凉，甘、微辛。归肝、脾经。

**【功效与作用】**清热解毒，化痰散结。属清热药下属分类的清热解毒药。

**【临床应用】**煎汤，3 ～ 9g。用治痈肿疔毒，瘰疬痰核，蛇虫咬伤，癥瘕痞块。外用适量。

**【使用禁忌】**体虚者慎用。

【配伍药方】

（1）主痈肿疮瘘，瘰疬结核等，醋磨敷之，亦除皯。（《本草拾遗》）

（2）消阴分之痰，止咳嗽，治喉痹，止咽喉痛。治毒疮，攻痈疽，敷诸疮肿毒，有脓者溃，无脓者消。（《滇南本草》）

（3）治烦热痰火，疮疔痧疸，瘰疬结核。杀诸虫毒。（《本草再新》）

## 熊胆粉

**【别名】**狗熊胆、黑瞎子胆。

**【来源】**本品为脊椎动物熊科动物黑熊 *Selenarctos thibetanus*（G. Cuvier）、东北马熊 *Ursus arctos* lasiotus Gray 或棕熊 *Ursus arctos* L. 的干燥胆汁。

**【产地分布】**主产于东北、云南、福建、四川。以人工养殖熊无管造瘘引流取胆汁干燥后入药。

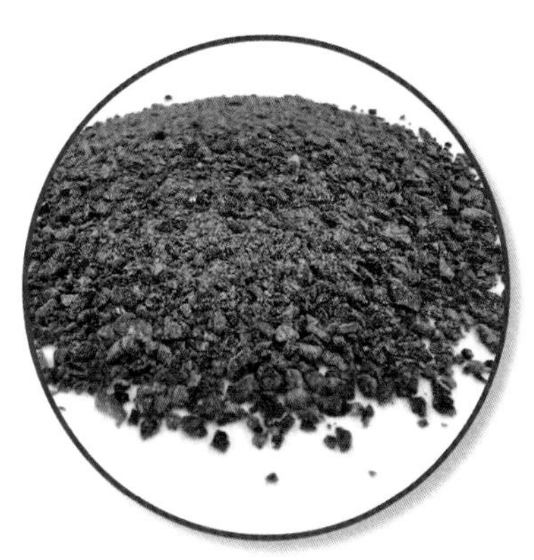

【采收加工】去净皮膜，研成细末用。

【药材性状】

（1）干燥胆汁：习称“胆仁”，呈块状、颗粒状、粉末状或稠膏状。

（2）金胆或铜胆：有光泽，颜色不一，金黄色透明光亮如琥珀，质松脆，味苦回甜。

（3）墨胆或铁胆：黑色，质坚而脆或呈稠膏状。

（4）菜花胆：黄绿色，光亮较差，质亦较脆。

气微清香或微腥，入口溶化，味极苦，清凉而不黏牙。以个大、胆仁金黄色、明亮、味苦回甜者为佳。以云南所产的“云胆”品质最优；黑龙江、吉林所产的“东胆”产量最大。

【性味归经】性寒，味苦。归肝、胆、心经。

【功效与作用】清热解毒，息风止痉，清肝明目。属清热药下属分类的清热解毒药。

【临床应用】内服：0.25 ～ 0.5g，入丸、散剂。用治热毒疮痈，痔疮，咽喉肿痛；热极生风，惊痫抽搐；肝热目赤，目生翳膜。外用：适量，研末或水调涂敷患处。

【使用禁忌】脾胃虚寒者忌用。

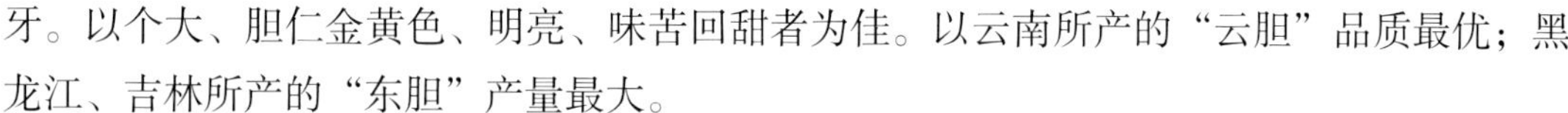

【配伍药方】

（1）治小儿惊痫瘛疭：熊胆二大豆许，和乳汁及竹沥服。并得去心中涎。(《食疗本草》)

（2）治小儿一切疳疾，心腹虚胀，爱食泥土，四肢壮热：熊胆一钱（研），麝香半钱（研），壁宫一枚（去头、足、尾，面裹煨熟，研），黄连（去须，取末）一钱。上同研极细，以蟾酥和丸，黍米大。每服五丸，米汤送下。量大小加减，无时。(《小儿卫生总微论方》熊胆麝香丸)

（3）治疳羸瘦：熊胆、使君子仁各等分。研细，放入瓷器中，蒸熔，宿蒸饼，就丸麻子大。米饮送下二十丸，无时。(《小儿卫生总微论方》熊胆丸)

（4）治小儿奶疳黄瘦，体热心烦：熊胆一分，青黛半两，蟾酥半两，黄连末半两，牛黄一分。上药，都研如粉，以猪胆汁和丸，如绿豆大。每服以粥饮下五丸，日三服，量儿大小，加减服之。(《太平圣惠方》)

（5）治风虫牙痛：熊胆三钱，片脑四分。上为末，用猪胆汁调搽患处。(《摄生众妙方》)

# 第四节　清热凉血药

## 生地黄

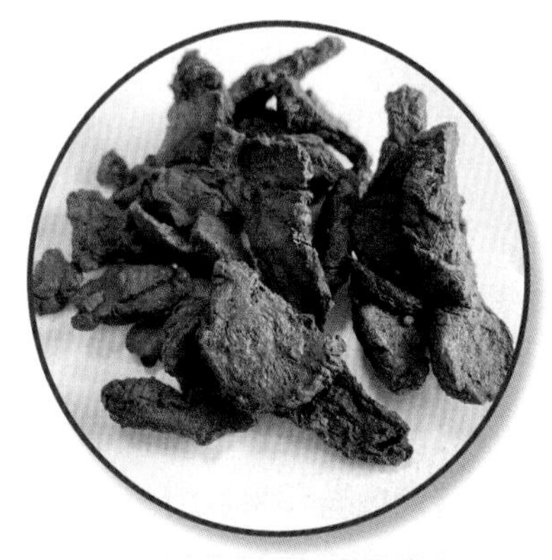

**【别名】**地黄、野地黄、酒壶花、山烟根。

**【来源】**本品为玄参科植物地黄 *Rehmannia glutinosa* Libosch. 的新鲜或干燥块根。

**【产地分布】**主产于河南。

**【采收加工】**秋季采挖，除去芦头、须根及泥沙，鲜用；或将地黄缓缓烘焙至约八成干。前者习称“鲜地黄”，后者习称“生地黄”。

**【药材性状】**

（1）鲜地黄：呈纺锤形或条状，长 8 ～ 24cm，直径 2 ～ 9cm。外皮薄，表面浅红黄色，具弯曲的纵皱纹、芽痕、横长皮孔样突起及不规则疤痕。肉质，易断，断面皮部淡黄白色，可见橘红色油点，木部黄白色，导管呈放射状排列。气微，味微甜、微苦。

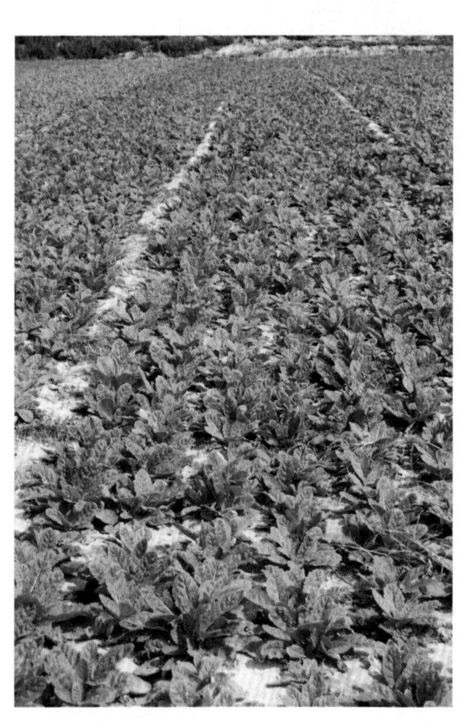

（2）生地黄：多呈不规则的团块状或长圆形，中间膨大，两端稍细，有的细小，长条状，稍扁而扭曲，长 6 ～ 12cm，直径 2 ～ 6cm。表面棕黑色或棕灰色，极皱缩，具不规则的横曲纹。体重，质较软而韧，不易折断，断面棕黄色至黑色或乌黑色，有光泽，具黏性。气微，味微甜。

**【性味归经】**

（1）鲜地黄：性寒，味甘、苦。归心、肝、肾经。

（2）生地黄：性寒，味甘。归心、肝、肾经。

**【功效与作用】**

（1）鲜地黄：清热生津，凉血止血。

（2）生地黄：清热凉血，养阴生津。

属清热药下属分类的清热凉血药。

**【临床应用】**

（1）鲜地黄：12 ～ 30g，煎汤。用治热病伤阴，舌绛烦渴，温毒发斑，吐血，衄血，咽喉肿痛。

（2）生地黄：10 ～ 15g，煎汤。用治热入营血，温毒发斑，吐血衄血，热病伤阴，舌绛烦渴，津伤便秘，阴虚发热，骨蒸劳热，内热消渴。

**【使用禁忌】**脾虚湿滞，腹满便溏者不宜使用。

【配伍药方】

（1）治瘫缓风，手足不遂，言语謇涩，心神躁闷：生地黄汁、竹沥、荆沥各半升，防风（去芦、头）、附子（炮裂，去皮、脐）各五钱，羌活一两。每服五钱，以汁、沥等同煎，去滓，不计时候，分三次温服。(《太平圣惠方》生地黄饮子)

（2）治消瘅：水煎服。人参、黄芪、生地黄、熟地黄、金石斛、天冬、麦冬、枳壳、枇杷叶、泽泻各一钱，甘草五分。(《杂病源流犀烛》生地黄饮子)

（3）治产后感受寒热，下痢：生地黄五两，甘草、黄连、桂心各一两，大枣二十枚，淡竹叶二升（一作竹皮），赤石脂二两。上七味，㕮咀，以水一斗煮竹叶，取七升，去滓纳药，煮取二升半，分三服，日三。(《备急千金要方》生地黄汤)

（4）治上热衄血：生地黄（洗净）二两，阿胶（炒酥）一两，川芎、桔梗、蒲黄、甘草（生）各半两。上药锉碎，每服三钱，水煎，入生姜汁二匙，温服。(《仁斋直指》生地黄汤)

（5）治初生儿脾经有热，眼闭不能开：生地黄、赤芍药、川芎、当归、天花粉、甘草（生），水煎服。外用熊胆汤洗之自愈。(《医宗金鉴》生地黄汤)

## 玄 参

**【别名】**元参、浙玄参、黑参、重台。

**【来源】**本品为玄参科植物玄参 *Scrophularia ningpoensis* Hemsl. 的干燥根。

**【产地分布】**主产于浙江。

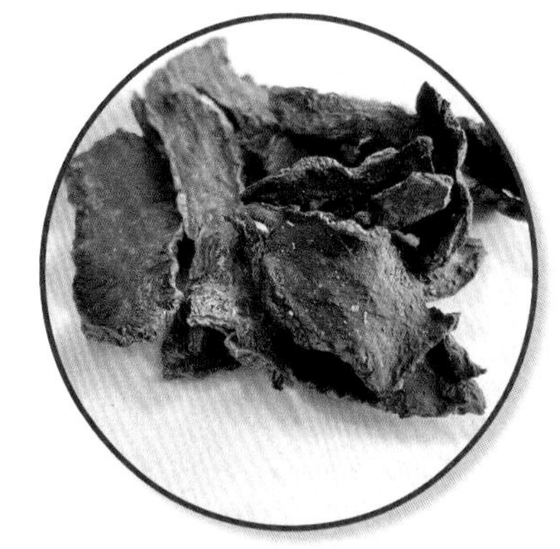

**【采收加工】**冬季茎叶枯萎时采挖，除去根茎、幼芽、须根及泥沙，晒或烘至半干，堆放 3 ～ 6 天，反复数次至干燥。

**【药材性状】**本品呈类圆柱形，中间略粗或上粗下细，有的微弯曲，长 6 ～ 20cm，直径 1 ～ 3cm。表面灰黄色或灰褐色，有不规则的纵沟、横长皮孔样突起和稀疏的横裂纹和须根痕。质坚实，不易折断，断面黑色，微有光泽。气特异似焦糖，味甘、微苦。

**【性味归经】**性微寒，味甘、苦、咸。归肺、胃、肾经。

【功效与作用】清热凉血，滋阴降火，解毒散结。属清热药下属分类的清热凉血药。

【临床应用】煎汤，9～15g。用治热入营血，温毒发斑，热病伤阴，舌绛烦渴，津伤便秘，骨蒸劳嗽，目赤，咽痛，白喉，瘰疬，痈肿疮毒。

【使用禁忌】脾胃虚寒，食少便溏者不宜服用，不宜与藜芦同用。

【配伍药方】

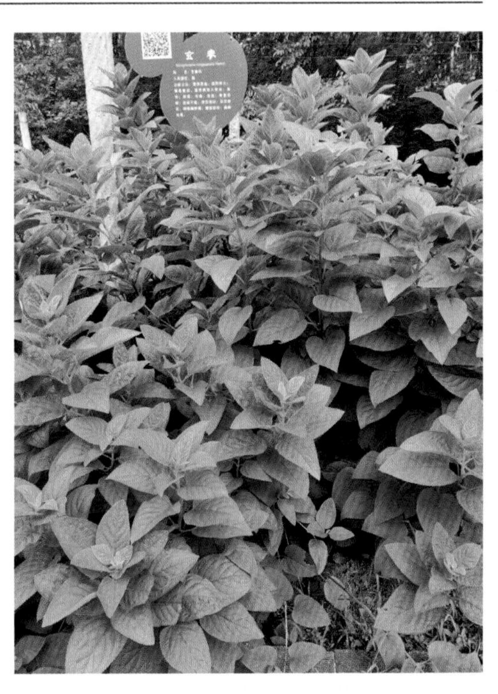

（1）治伤寒发汗吐下后，毒气不散，表虚里实，热发于外，故身斑如锦文，甚则烦躁谵语，兼治喉闭肿痛：玄参、升麻、甘草（炙）各半两。上锉如麻豆大，每服抄五钱匕，以水一盏半，煎至七分，去滓服。(《类证活人书》玄参升麻汤）

（2）治三焦积热：玄参、黄连、大黄各一两。为末，炼蜜丸梧子大。每服三四十丸，白汤下。小儿丸粟米大。(《丹溪心法》)

（3）治阳明温病，无上焦证，数日不大便，当下之，若其人阴素虚，不可行承气者：元参一两，麦冬八钱（连心），细生地八钱。水八杯，煮取三杯，口干则与饮令尽。不便，再作服。(《温病条辨》增液汤）

（4）治伤寒上焦虚，毒气热壅塞，咽喉连舌肿痛：玄参、射干、黄药各一两。上药捣筛为末，每服五钱，以水一大盏，煎至五分，去滓，不拘时温服。(《太平圣惠方》玄参散）

（5）治瘰疬初起：元参（蒸）、牡蛎（醋煅，研）、贝母（去心，蒸）各四两。共为末，炼蜜为丸。每服三钱，开水下，日二服。(《医学心悟》消瘰丸）

（6）治急喉痹风，不拘大人小儿：玄参、鼠黏子（半生半炒）各一两。为末，新汲水服一盏。(《太平圣惠方》)

## 牡丹皮

【别名】丹皮、木芍药、洛阳花。

【来源】本品为毛茛科植物牡丹 *Paeonia suffruticosa* Andr. 的干燥根皮。

【产地分布】主产于安徽、四川、湖南、湖北、陕西。

【采收加工】秋季采挖根部，除去细根和泥沙，剥取根皮，晒干；或刮去粗皮，除去木心，晒干。前者习称“连丹皮”，后者习称“刮丹皮”。

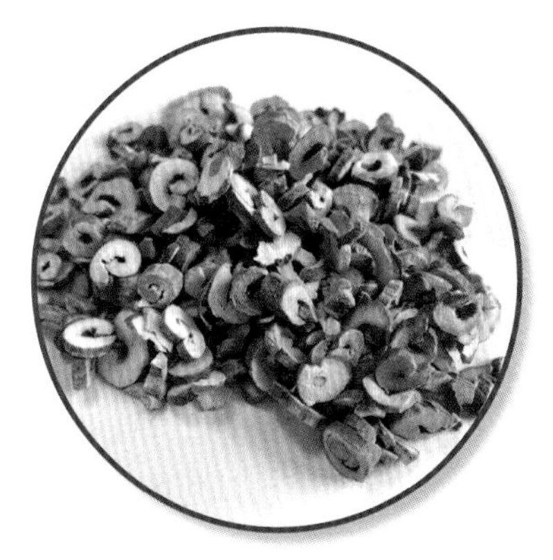

**【药材性状】**

（1）连丹皮：呈筒状或半筒状，有纵剖开的裂缝，略向内卷曲或张开，长 5 ～ 20cm，直径 0.5 ～ 1.2cm，厚 0.1 ～ 0.4cm。外表面灰褐色或黄褐色，有多数横长皮孔样突起和细根痕，栓皮脱落处粉红色；内表面淡灰黄色或浅棕色，有明显的细纵纹，常见发亮的结晶。质硬而脆，易折断，断面较平坦，淡粉红色，粉性。气芳香，味微苦而涩。

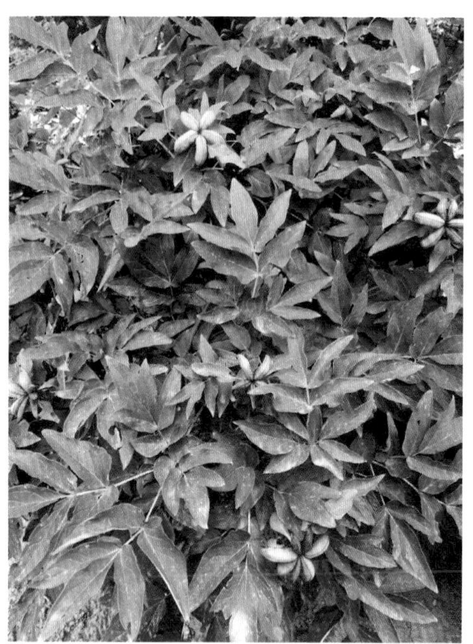

（2）刮丹皮：外表面有刮刀削痕，外表面红棕色或淡灰黄色，有时可见灰褐色斑点状残存外皮。

**【性味归经】**性微寒，味苦、辛。归心、肝、肾经。

**【功效与作用】**清热凉血，活血化瘀。属清热药下属分类的清热凉血药。

**【临床应用】**煎汤，6 ～ 12g。用治热入营血，温毒发斑，吐血衄血，夜热早凉，无汗骨蒸，经闭痛经，跌仆伤痛，痈肿疮毒。

**【使用禁忌】**孕妇慎用。

【配伍药方】

（1）治伤寒热毒发疮如豌豆：牡丹皮，山栀子仁，黄芩（去黑心），大黄（锉、炒），木香，麻黄（去根、节）。上六味等分，锉如麻豆大，每服三钱匕，水一盏，煎至七分，去滓，温服。(《圣济总录》牡丹汤）

（2）治伤寒及温病应发汗而不发汗之内蓄血者，以及鼻衄、吐血不尽，内余瘀血，面黄，大便黑：犀角一两，生地黄八两，芍药三两，牡丹皮二两。上四味，细切，以水九升，煮取三升，分三服。(《备急千金要方》犀角地黄汤）

（3）治妇人骨蒸，经脉不通，渐增瘦弱：牡丹皮一两半，桂（去粗皮）一两，木通（锉、炒）一两，芍药一两半，鳖甲（醋炙，去裙襴）二两，土瓜根一两半，桃仁（汤浸，去皮、尖、双仁，炒）。上七味，粗捣筛，每五钱匕，水一盏半，煎至一盏，去滓，分温二服，空心食后各一。(《圣济总录》牡丹汤）

（4）治肠痈，少腹肿痞，按之即痛如淋，小便自调，时时发热，自汗出，复恶寒，其脉迟紧者，脓未成，可下之，当有血，脉洪数者，脓已成，不可下也：大黄四两，牡丹皮一两，桃仁五十个，瓜子半升，芒硝三合。上五味，以水六升，煮取一升，去滓，纳芒硝，再煎沸，顿服之。有脓当下，如无脓当下血。（《金匮要略》大黄牡丹汤）

（5）治悬痈生于谷道之前、小便之后，初发甚痒，状如松子，一月赤肿如桃，迟治则破，而大小便皆从此出，先服国老汤不消者：牡丹皮、大黄、贝母、白芷、甘草、当归各五钱。共为细末，酒调服二钱，空心吃。（《本草汇言》将军散）

（6）治胎前衄血：牡丹皮、黄芩、蒲黄、白芍、侧柏叶。共为细末，早米糊为丸，空心白汤下百丸。（《秘传内府经验女科》）

## 赤　芍

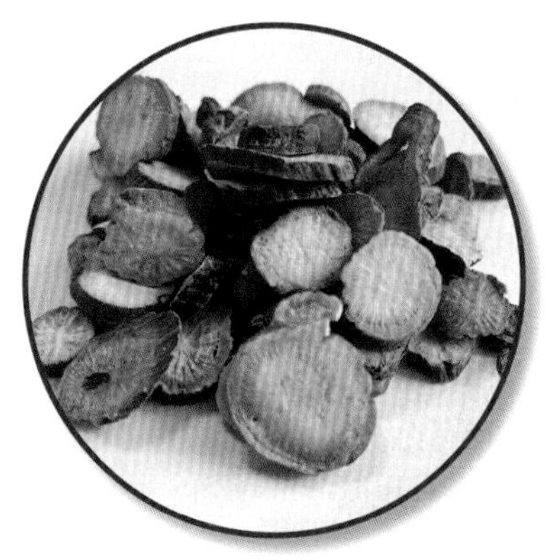

【别名】木芍药、草芍药、红芍药、毛果赤芍。

【来源】本品为毛茛科植物芍药 *Paeonia lactiflora* Pall. 或川赤芍 *Paeonia veitchii* Lynch 的干燥根。

【产地分布】主产于内蒙古、辽宁、河北、四川。

【采收加工】春、秋二季采挖，除去根茎、须根及泥沙，晒干。

【药材性状】本品呈圆柱形，稍弯曲，长 5～40cm，直径 0.5～3cm。表面棕褐色，粗糙，有纵沟和皱纹，并有须根痕和横长的皮孔样突起，有的外皮易脱落。质硬而脆，易折断，断面粉白色或粉红色，皮部窄，木部放射状纹理明显，有的有裂隙。气微香，味微苦、酸涩。

【性味归经】性微寒，味苦。归肝经。

【功效与作用】清热凉血，散瘀止痛。属清热药下属分类的清热凉血药。

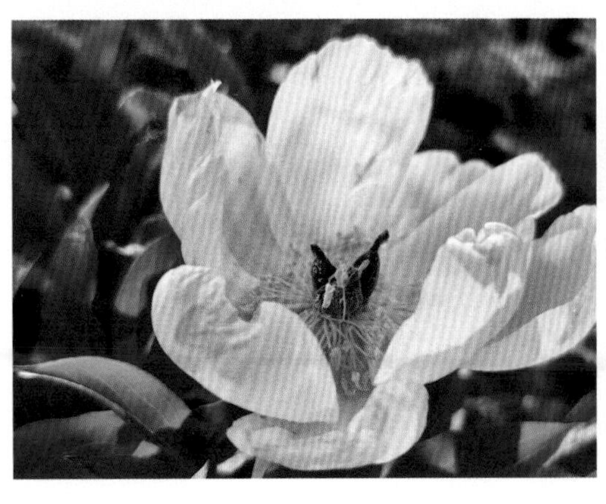

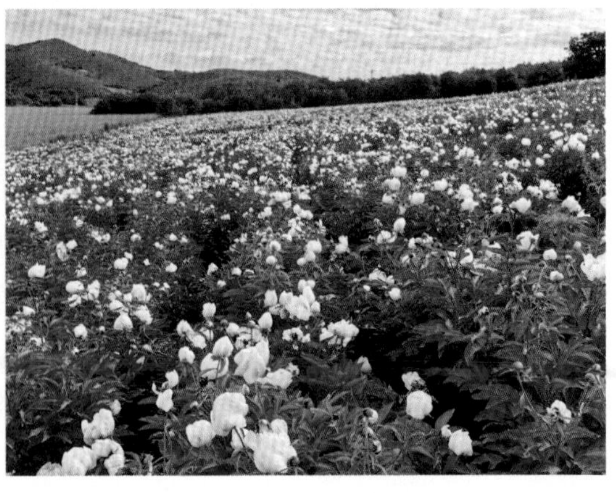

**【临床应用】**煎汤，6 ～ 12g。用治热入营血，温毒发斑，吐血衄血，目赤肿痛，肝郁胁痛，经闭痛经，癥瘕腹痛，跌仆损伤，痈肿疮疡。

**【使用禁忌】**血寒经闭者不宜使用。孕妇慎用。不宜与藜芦同用。

【配伍药方】

（1）治妇人气血不和，心胸烦闷，不思饮食，四肢少力，头目昏眩，身体疼痛：牡丹皮、白茯苓、赤芍药、吴白芷、甘草各一两，柴胡三两（去芦）。上六味为末，每服三钱，水一盏，入姜、枣，煎至七分，温服，食后、临卧各一服。（《博济方》赤芍药散）

（2）治妇人血崩不止，赤白带下：香附子、赤芍药。上等分，为末，盐一捻，水二盏，煎至一盏，去渣服，食前。（《太平圣惠方》如神散）

（3）治血痢腹痛：赤芍药、黄柏（去粗皮，炙）、地榆各一两。上三味，捣筛，每服五钱匕，以浆水一盏，煎至七分，去滓，不拘时温服。（《圣济总录》芍药汤）

（4）治五淋：赤芍药一两，槟榔一个（面裹煨）。上为末，每服一钱，水煎，空心服。（《博济方》）

（5）治赤痢多腹痛不可忍：赤芍药二两，黄柏二两（以蜜拌合涂炙令尽，锉）。上药，捣筛为散，每服三钱，以淡浆水一中盏，煎至五分，去滓，不计时候稍热服。（《太平圣惠方》赤芍药散）

（6）治急性乳腺炎：赤芍一至二两，生甘草二钱。水煎服。如发热加黄芩，另用白蔹根、食盐少许捣敷患处。（《单方验方调查资料选编》）

## 紫　草

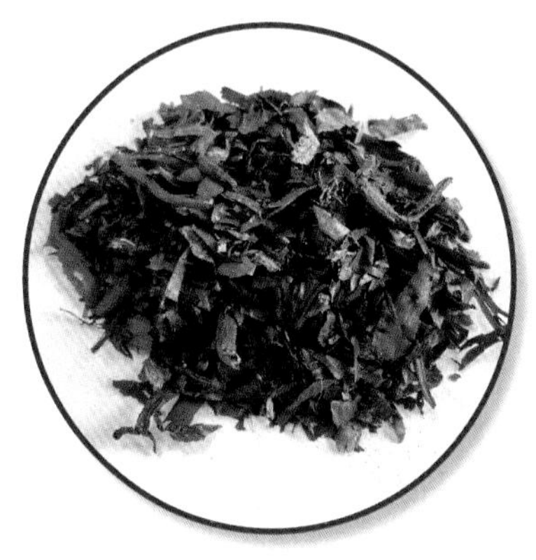

**【别名】**紫草根、软紫草、紫根、紫丹、地血。

**【来源】**本品为紫草科植物新疆紫草 *Arnebia euchroma*（Royle）Johnst. 或内蒙紫草 *Arnebia guttata* Bunge 的干燥根。

**【产地分布】**主产于新疆、内蒙古。

**【采收加工】**春、秋二季采挖，除去泥沙，干燥。

**【药材性状】**

（1）新疆紫草（软紫草）：呈不规则的长圆柱形，多扭曲，长 7 ～ 20cm，直径 1 ～ 2.5cm。表面紫红色或紫褐色，皮部疏松，呈条形片状，常 10 余层重叠，易剥落。顶端有的可见分歧的茎残基。体轻，质松软，易折断，断面不整齐，木部较小，黄白色或黄色。气特异，味微苦、涩。

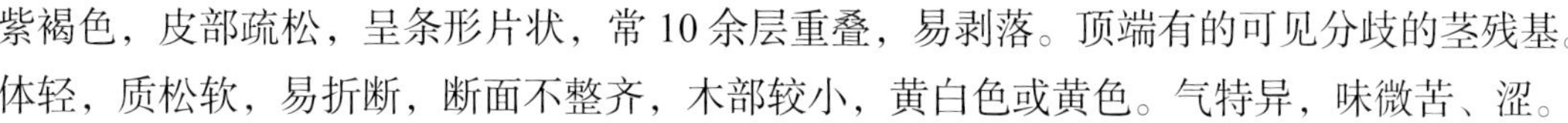

（2）内蒙紫草：呈圆锥形或圆柱形，扭曲，长 6 ～ 20cm，直径 0.5 ～ 4cm。根头部

略粗大，顶端有残茎1或多个，被短硬毛。表面紫红色或暗紫色，皮部略薄，常数层相叠，易剥离。质硬而脆，易折断，断面较整齐，皮部紫红色，木部较小，黄白色。气特异，味涩。

**【性味归经】**性寒，味甘、咸。归心、肝经。

**【功效与作用】**清热凉血，活血解毒，透疹消斑。属清热药下属分类的清热凉血药。

**【临床应用】**煎汤，5～10g。用治血热毒盛，斑疹紫黑，麻疹不透，疮疡，湿疹，水火烫伤。外用适量，熬膏或用植物油浸泡涂擦。

**【使用禁忌】**本品性寒而滑利，有轻泻作用，故脾虚便溏者忌服。

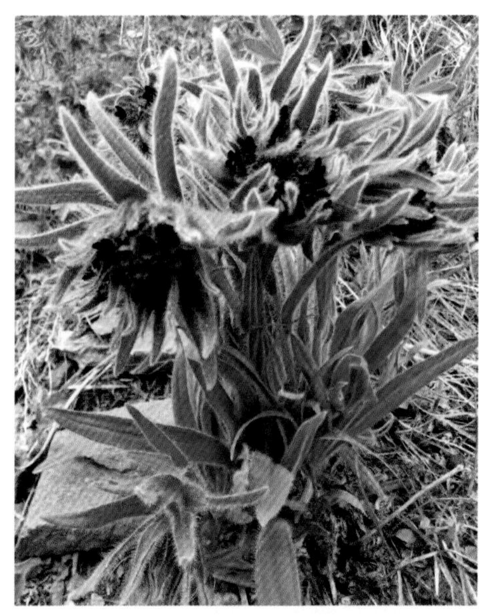

【配伍药方】

（1）治斑疹：钩藤钩子、紫草茸各等分。上为细末，每服一字或五分、一钱，温酒调下，无时。（《小儿药证直诀》紫草散）

（2）治疮疹才初出，便急与服之，令毒减轻可：紫草（去粗梗）二两，陈橘皮（去白，焙干）一两。上为末，每服一大钱，水一盏，入葱白二寸，煎至六分，去渣温服，无时。乳儿与乳母兼服之，断乳令自服。（《小儿卫生总微论方》紫草如圣汤）

（3）治热疮：紫草茸、黄连、黄柏、漏芦各半两，赤小豆、绿豆粉各一合。上药捣细，入麻油为膏，日三敷，常服黄连阿胶丸清心。（《仁斋直指方》紫草膏）

（4）治小儿胎毒，疥癣，两眉生疮，或延及遍身瘙痒，或脓水淋沥，经年不愈：紫草、白芷各二钱，归身五钱，甘草一钱，麻油二两。同熬，白芷色黄为度，滤清，加白蜡、轻粉各二钱，取膏涂之。（《疡医大全》紫草膏）

（5）治赤游丹毒，红晕如云头：用小锋刀或瓷碗锋划去毒血，紫草五钱，鼠黏子一两。研细，水煎服。（《本草汇言》）

（6）治过敏性紫癜：紫草五钱，蝉蜕二钱，当归四钱，竹叶三钱，西河柳三钱，牛蒡子三钱，黄柏三钱，知母三钱，苦参三钱。水煎服。（《新疆中草药手册》）

## 水牛角

**【别名】**牛角、牛角灰、牛角尖、牛角片。

**【来源】**本品为牛科动物水牛 *Bubalus bubalis* Linnaeus 的角。

**【产地分布】**主产于华南、华东地区。

【采收加工】取角后，水煮，除去角塞，干燥。

【药材性状】本品呈稍扁平而弯曲的锥形，长短不一。表面棕黑色或灰黑色，一侧有数条横向的沟槽，另一侧有密集的横向凹陷条纹。上部渐尖，有纵纹，基部略呈三角形，中空。角质，坚硬。气微腥，味淡。

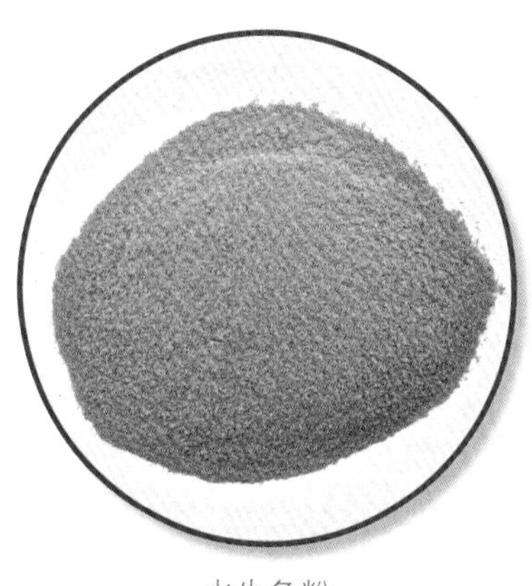

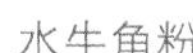
水牛角粉

【性味归经】性寒，味苦。归心、肝经。

【功效与作用】清热凉血，解毒，定惊。属清热药下属分类的清热凉血药。

【临床应用】煎汤，15 ～ 30g，宜先煎 3 小时以上。水牛角浓缩粉冲服，每次 1.5 ～ 3g，每日 2 次。用治温病高热，神昏谵语，发斑发疹，吐血衄血，惊风，癫狂。

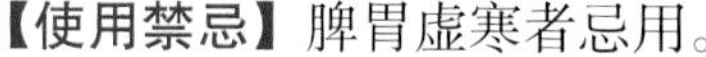
【使用禁忌】脾胃虚寒者忌用。

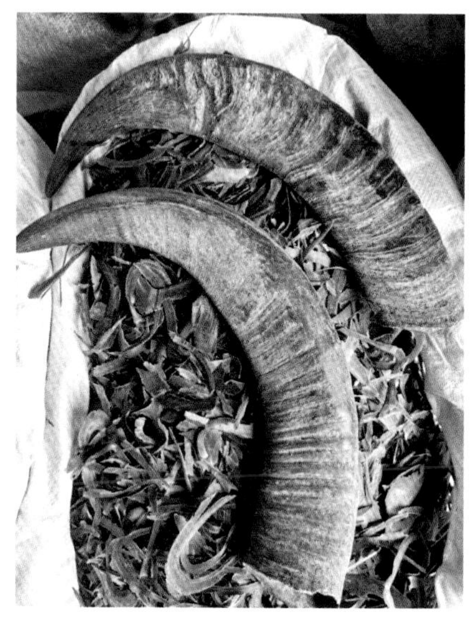

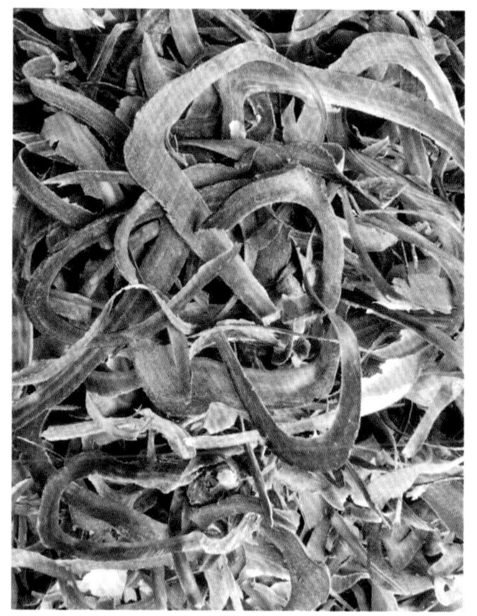

【配伍药方】

（1）治出血：牛、羊角及蹄甲，洗净后，放入密闭容器里焚烧炭化，研成细粉过筛。内出血，每日 3 次，每次 2g，口服；外出血，撒于患处。(《全国中草药新医疗法展览会资料选编》)

（2）治喉痹肿塞欲死者：沙牛角，烧，刮取灰，细筛，和酒服枣许大，水调亦得。又小儿饮乳不快觉似喉痹者，亦取此灰涂乳上，咽下。(《海上集验方》)

（3）治石淋，破血：牛角烧灰，酒服方寸匕，日五服。(《圣济总录》)

（4）治血上逆心，烦闷刺痛：水牛角，烧末，酒服方寸匕。(《子母秘录》)

（5）治蜂螫人：牛角烧灰，苦酒和，涂之。(《补缺肘后方》)

# 第五节　清虚热药

## 青　蒿

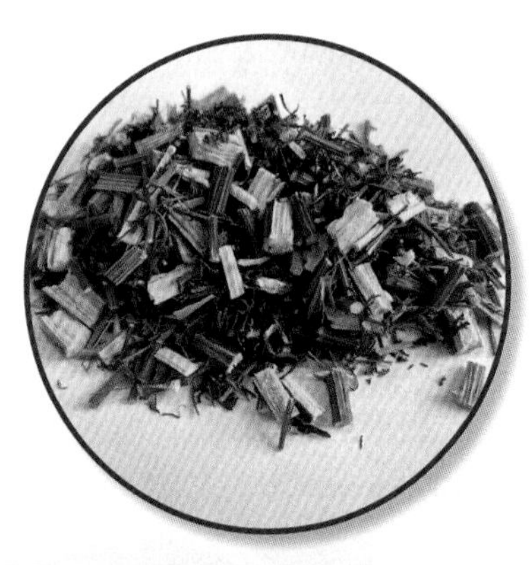

【别名】蒿子、臭蒿、香蒿、苦蒿、细叶蒿、细青蒿、草青蒿、草蒿子。

【来源】本品为菊科植物黄花蒿 *Artemisia annua* L. 的干燥地上部分。

【产地分布】全国大部分地区均产。

【采收加工】秋季花盛开时采割，除去老茎，阴干。

【药材性状】本品呈不规则的段，长 0.5 ～ 1.5cm。茎呈圆柱形，表面黄绿色或棕黄色，具纵棱线，质略硬，切面黄白色，髓白色。叶片多皱缩或破碎，暗绿色或棕绿色，完整者展平后为三回羽状深裂，裂片及小裂片矩圆形或长椭圆形，两面被短毛。花黄色，气香特异，味微苦。

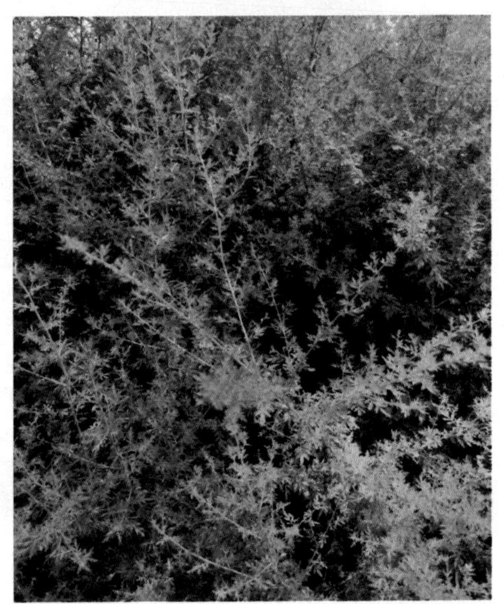

【性味归经】性寒，味苦、辛。归肝、胆经。

【功效与作用】清虚热，除骨蒸，解暑热，截疟，退黄。属清热药下属分类的清虚热药。

【临床应用】煎汤，6 ～ 12g，后下，或鲜用绞汁。用治温邪伤阴，夜热早凉，阴虚发热，骨蒸劳热，暑邪发热，疟疾寒热，湿热黄疸。

【使用禁忌】本品苦寒，脾胃虚弱、肠滑泄泻者忌用。

【配伍药方】

（1）治温病夜热早凉，热退无汗，热自阴来者：青蒿二钱，鳖甲五钱，细生地四钱，知母二钱，丹皮三钱。水五杯，煮取二杯，日再服。(《温病条辨》青蒿鳖甲汤)

（2）治少阳三焦湿遏热郁，气机不畅，胸痞作呕，寒热如疟者：青蒿脑钱半至二钱，淡竹茹三钱，仙半夏钱半，赤茯苓三钱，青子芩钱半至三钱，生枳壳钱半，陈广皮钱半，碧玉散（包）三钱。水煎服。(《通俗伤寒论》蒿芩清胆汤)

（3）治劳瘦：青蒿（细锉）嫩者一升，以水三升，童子小便五升，同煎成膏，丸如梧桐子大。每服十丸，温酒下，不以时。(《鸡峰普济方》青蒿煎)

（4）治虚劳，盗汗、烦热、口干：青蒿一斤，取汁熬膏，入人参末、麦冬末各一两，熬至可丸，丸如梧桐子大。每食后米饮下二十丸。(《圣济总录》青蒿丸）

（5）治疟疾寒热：青蒿一握，以水二升渍，绞取汁，尽服之。(《补缺肘后方》)

（6）治少阳疟疾，暮热早凉，汗解渴饮，脉左弦，偏于热重者：青蒿三钱，知母二钱，桑叶二钱，鳖甲五钱，丹皮二钱，花粉二钱。水五杯，煮取二杯。疟来前，分二次温服。(《温病条辨》青蒿鳖甲汤）

## 白 薇

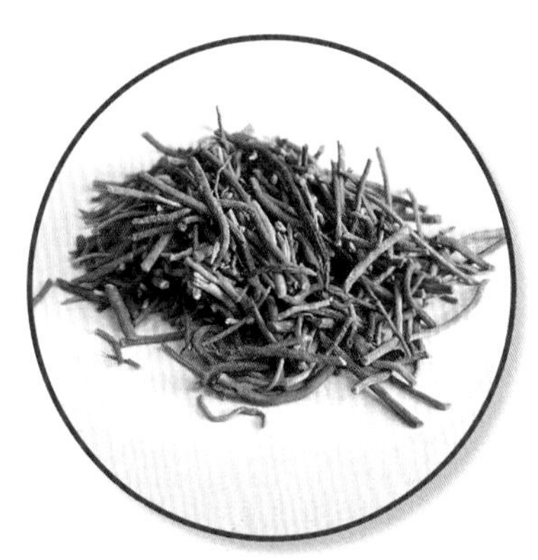

**【别名】**白龙须、白马薇、白马尾、白幕、半拉瓢、翅果白薇、春草、大白薇。

**【来源】**本品为萝藦科植物白薇 *Cynanchum atratum* Bge. 或蔓生白薇 *Cynanchum versicolor* Bge. 的干燥根和根茎。

**【产地分布】**主产于安徽、河北、辽宁。

**【采收加工】**春、秋二季采挖，洗净，干燥。

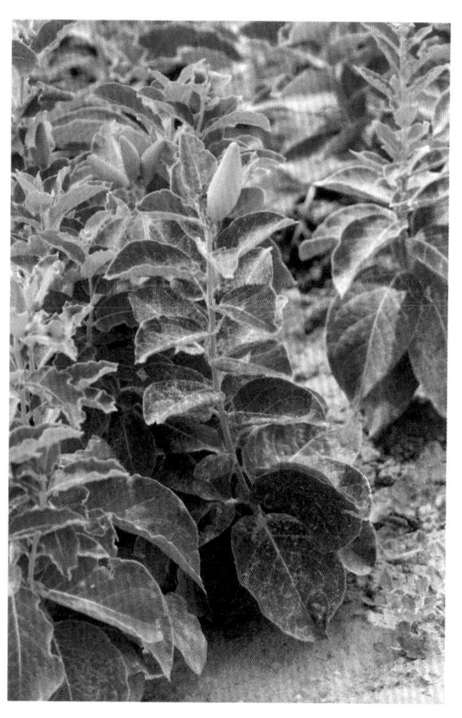

**【药材性状】**本品呈不规则的段。根茎不规则形，可见圆形凹陷的茎痕，结节处残存多数簇生的根。根细，直径小于0.2cm，表面棕黄色。切面皮部类白色或黄白色，木部较皮部窄小，黄色。质脆。气微，味微苦。

**【性味归经】**性寒，味苦、咸。归胃、肝、肾经。

**【功效与作用】**清热凉血，利尿通淋，解毒疗疮。属清热药下属分类的清热解毒药。

**【临床应用】**煎汤，5～10g。用治温邪伤营发热，阴虚发热，骨蒸劳热，产后血虚发热，热淋，血淋，痈疽肿毒。外用适量，煎汤洗或研成极细粉敷患处。

**【使用禁忌】**不宜与川乌、制川乌、草乌、制草乌、附子同用。

【配伍药方】

（1）治肺实鼻塞，不知香臭：白薇、贝母、款冬花各一两，百部二两。为末，每服一

钱，米饮下。(《普济方》)

（2）治妇人遗尿，不拘胎前产后：白薇、芍药各一两。为末，酒服方寸匕，日三服。(《备急千金要方》)

（3）治妇人血厥：白薇、当归各一两，人参半两，甘草二钱半。每服五钱，水二盏，煎一盏，温服。(《普济本事方》)

（4）治金疮血出：白薇为末，贴之。(《儒门事亲》)

## 地骨皮

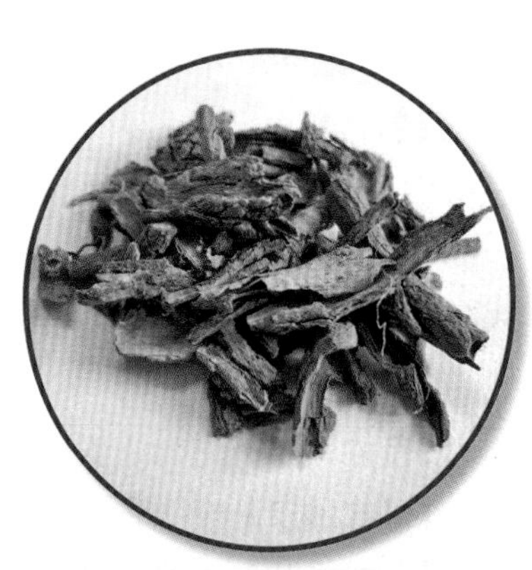

**【别名】**杞根、地骨、地辅、地节、枸杞根、苟起根。

**【来源】**本品为茄科植物枸杞 *Lycium chinense* Mill. 或宁夏枸杞 *Lycium barbarum* L. 的干燥根皮。

**【产地分布】**全国大部分地区均产。

**【采收加工】**春初或秋后采挖根部，洗净，剥取根皮，晒干。

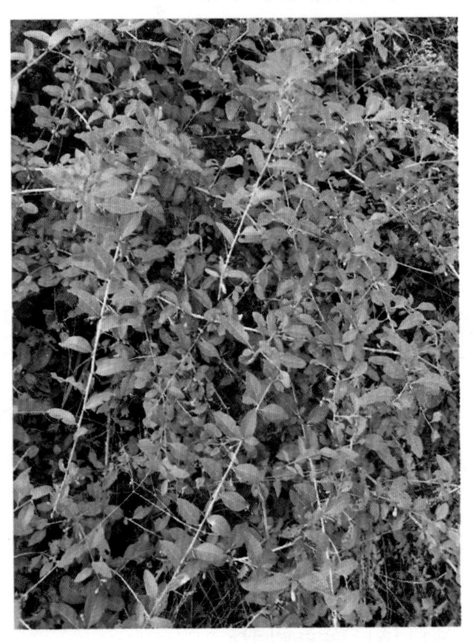

**【药材性状】**本品呈筒状或槽状，长 3 ～ 10cm，宽 0.5 ～ 1.5cm，厚 0.1 ～ 0.3cm。外表面灰黄色至棕黄色，粗糙，有不规则纵裂纹，易成鳞片状剥落。内表面黄白色至灰黄色，较平坦，有细纵纹。体轻，质脆，易折断，断面不平坦，外层黄棕色，内层灰白色。气微，味微甘而后苦。

**【性味归经】**性寒，味甘。归肺、肝、肾经。

**【功效与作用】**凉血除蒸，清肺降火。属清热药下属分类的清虚热药。

**【临床应用】**煎汤，9 ～ 15g。用治阴虚潮热，骨蒸盗汗，肺热咳嗽，咯血，衄血，内热消渴。

**【使用禁忌】**本品性寒，外感风寒发热或脾虚便溏者不宜用。

【配伍药方】

（1）治骨蒸肌热，解一切虚烦躁，生津液：地骨皮（洗，去心）、防风（去钗股）各一两，甘草（炙）一分。细末，每服二钱，水一盏，生姜三片，竹叶七片，煎服。(《普济

本事方》地仙散）

（2）治热劳：地骨皮二两，柴胡（去苗）一两。上二味，捣罗为散，每服二钱匕，用麦门冬（去心）煎汤调下。(《圣济总录》地骨皮散）

（3）治虚劳口中苦渴，骨节烦热或寒：枸杞根白皮（切）五升，麦门冬二升，小麦二升。上三味，以水二斗，煮麦熟，药成去滓，每服一升，日再。(《备急千金要方》枸杞汤）

（4）治小儿肺盛，气急喘嗽：地骨皮、桑白皮（炒）各一两，甘草（炙）一钱。上锉散，入粳米一撮，水二小盏，煎七分，食前服。(《小儿药证直诀》泻白散）

（5）治消渴日夜饮水不止，小便利：地骨皮（锉）、土瓜根（锉）、栝楼根（锉）、芦根（锉）各一两半，麦门冬（去心，焙）二两，枣七枚（去核）。上六味，锉如麻豆，每服四钱匕，水一盏，煎取八分，去滓温服。(《圣济总录》地骨皮饮）

（6）治膀胱移热于小肠，上为口糜，生疮溃烂，心胃壅热，水谷不下：柴胡、地骨皮各三钱。水煎服之。(《兰室秘藏》地骨皮汤）

## 银柴胡

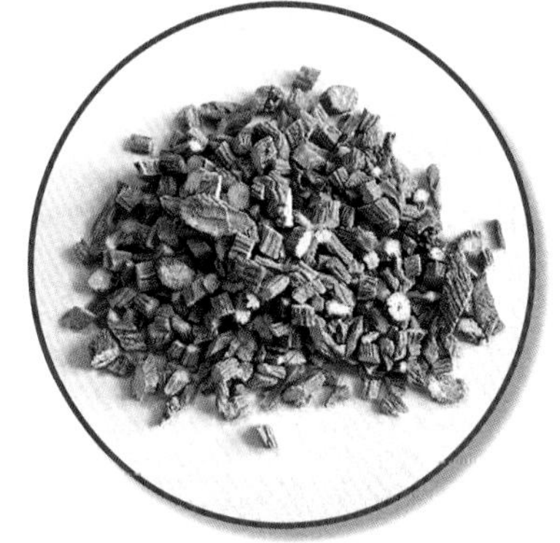

**【别名】**银胡、山菜根、山马踏菜根、牛肚根、沙参儿、白根子、土参。

**【来源】**本品为石竹科植物银柴胡 *Stellaria dichotoma* L.var.*lanceolata* Bge. 的干燥根。

**【产地分布】**主产于宁夏、甘肃、内蒙古等地。

**【采收加工】**春、夏间植株萌发或秋后茎叶枯萎时采挖；栽培品于种植后第三年 9 月中旬或第四年 4 月中旬采挖，除去残茎、须根及泥沙，晒干。

**【药材性状】**本品呈类圆柱形，偶有分枝，长 15 ～ 40cm，直径 0.5 ～ 2.5cm。表面浅棕黄色至浅棕色，有扭曲的纵皱纹和支根痕，多具孔穴状或盘状凹陷，习称“砂眼”，从砂眼处折断可见棕色裂隙中有细砂散出。根头部略膨大，有密集的呈疣状突起的芽苞、茎或根茎的残基，习称“珍珠盘”。质硬而脆，易折断，断面不平坦，较疏松，有裂隙，皮部甚薄，木部有黄、白色相间的放射状纹理。气微，味甘。

栽培品有分枝，下部多扭曲，直径 0.6 ～ 1.2cm。表面浅棕黄色或浅黄棕色，纵皱纹细腻明显，细支根痕多呈点状凹陷。几无砂眼。根头部有多数疣状突起。折断面质地较紧密，几无裂隙，略显粉性，木部放射状纹理不甚明显。味微甜。

**【性味归经】**性微寒，味甘。归肝、胃经。

**【功效与作用】**清虚热，除疳热。属清热药下属分类的清虚热药。

【临床应用】煎汤，3 ～ 10g。用治阴虚发热，骨蒸劳热，小儿疳热。

【使用禁忌】外感风寒、血虚无热者不宜使用。

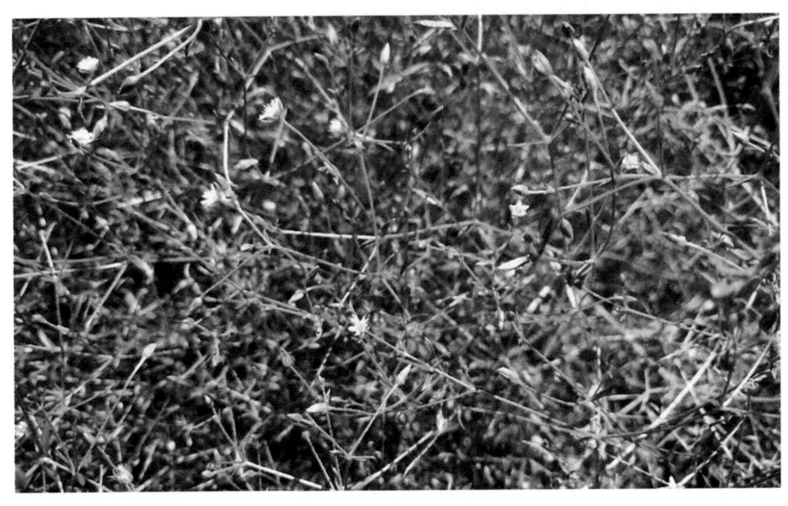

【配伍药方】

（1）治骨蒸劳热：银柴胡一钱五分，胡黄连、秦艽、鳖甲（醋炙）、地骨皮、青蒿、知母各一钱，甘草五分。水二盅，煎八分，食远服。(《证治准绳》清骨散）

（2）治温证潮热，身体枯皮，皮肤甲错，消索而不润泽者：银柴胡二钱，鳖甲三钱。(《温证指归》银甲散）

## 胡黄连

【别名】假黄连、割孤露泽、胡连。

【来源】本品为玄参科植物胡黄连 *Picrorhiza scrophulariiflora* Pennell 的干燥根茎。

【产地分布】主产于印度、印度尼西亚。我国主产于西藏。

【采收加工】秋季采挖，除去须根和泥沙，晒干。

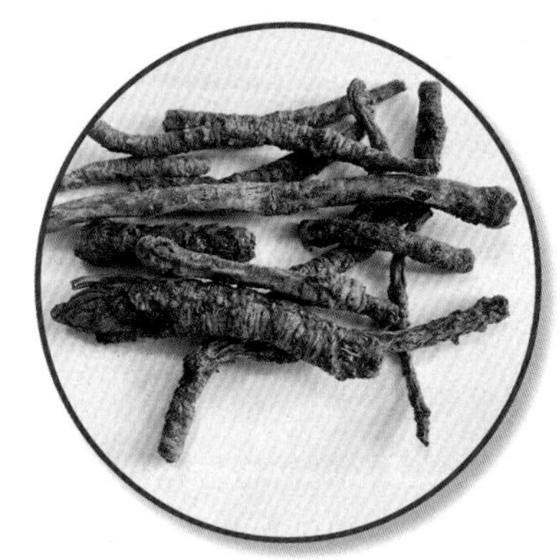

【药材性状】本品呈圆柱形，略弯曲，偶有分枝，长 3 ～ 12cm，直径 0.3 ～ lcm。表面灰棕色至暗棕色，粗糙，有较密的环状节，具稍隆起的芽痕或根痕，上端密被暗棕色鳞片状的叶柄残基。体轻，质硬而脆，易折断，断面略平坦，淡棕色至暗棕色，木部有 4 ～ 10 个类白色点状维管束排列成环。气微，味极苦。

【性味归经】性寒，味苦。归肝、胃、大肠经。

**【功效与作用】**退虚热，除疳热，清湿热。属清热药下属分类的清虚热药。

**【临床应用】**煎汤，3 ～ 10g。用治骨蒸潮热，小儿疳热，湿热泻痢，黄疸尿赤，痔疮肿痛。

**【使用禁忌】**本品苦寒，脾胃虚寒者慎用。

【配伍药方】

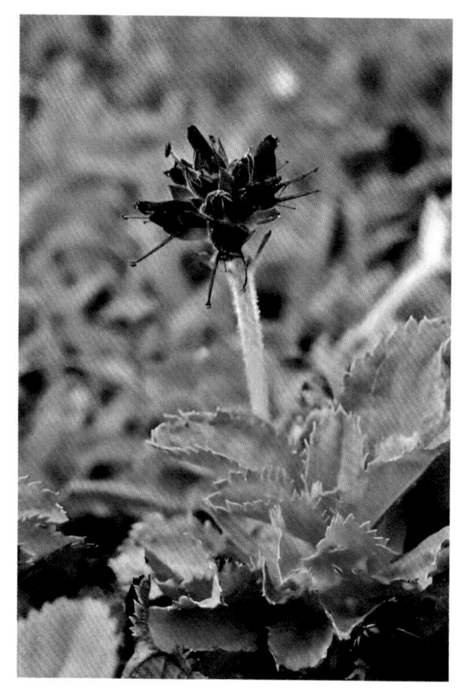

（1）治肥疳热：川黄连五钱，胡黄连五钱，朱砂一钱（另研）。上二物为细末，入朱砂末，都填入猪胆内，用淡浆水煮，以杖于铫子上用线钓之，勿着底，候一炊久取出，研入芦荟、麝香各一分，饭和丸如麻子大。每服五、七丸至二三十丸，米饮下，食后。(《小儿药证直诀》胡黄连丸)

（2）治小儿疳热，肚胀，潮热，发焦：胡黄连五钱，灵脂一两。为末，雄猪胆汁和丸绿豆大。米饮服，每服一二十丸。(《全幼心鉴》)

（3）治痢血：胡黄连、乌梅肉、灶下土等分。为末，腊茶清调下，食前、空腹温服。(《苏沈良方》三物散)

（4）治吐血，衄血：生地黄、胡黄连各等分。上为末，用猪胆汁为丸如梧桐子大。每服五十丸，临卧煎茅花汤送下。(《普济方》胡黄连散)

（5）治痔漏成管：胡黄连（净末）一两，穿山甲（麻油内煮黄色）、石决明（煅）、槐花（微炒）各末五钱。炼蜜丸如麻子大，每服一钱，空心，清米汤送下，早、晚日进二服，至重者四十日而愈。此方不用针刀挂线，不受苦楚。如漏之四边有硬肉突起者，加蚕茧二十个炒末，和入药中，比及遍身诸漏皆效。(《外科正宗》黄连闭管丸)

# 第三章 泻下药

## 第一节　攻下药

### 大　黄

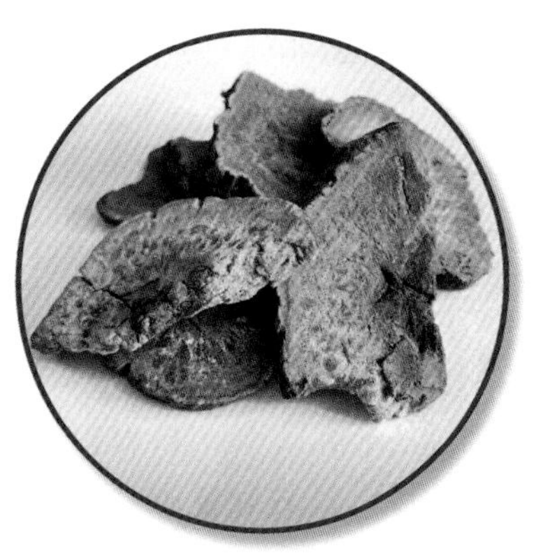

**【别名】**将军、黄良、火参、肤如、蜀大黄、锦纹大黄、牛舌大黄、锦纹、生军、川军。

**【来源】**本品为蓼科植物掌叶大黄 *Rheum palmatum* L.、唐古特大黄 *Rheum tanguticum* Maxim.ex Balf. 或药用大黄 *Rheum officinale* Baill. 的干燥根和根茎。

**【产地分布】**掌叶大黄和唐古特大黄药材称“北大黄”，主产于青海、甘肃等地。药用大黄药材称“南大黄”，主产于四川。

**【采收加工】**秋末茎叶枯萎或次春发芽前采挖，除去细根，刮去外皮，切瓣或段，绳穿成串干燥或直接干燥。

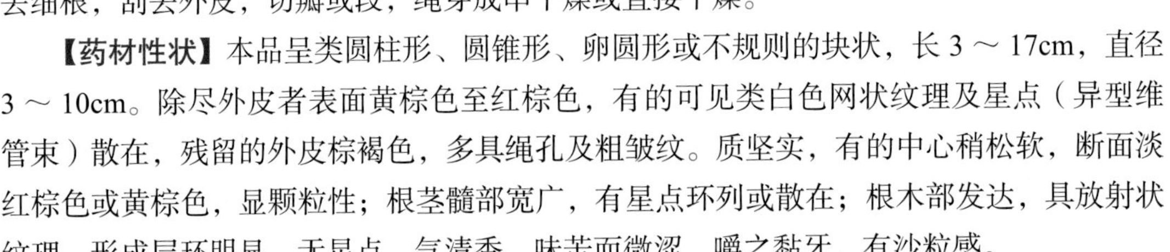

**【药材性状】**本品呈类圆柱形、圆锥形、卵圆形或不规则的块状，长 3 ～ 17cm，直径 3 ～ 10cm。除尽外皮者表面黄棕色至红棕色，有的可见类白色网状纹理及星点（异型维管束）散在，残留的外皮棕褐色，多具绳孔及粗皱纹。质坚实，有的中心稍松软，断面淡红棕色或黄棕色，显颗粒性；根茎髓部宽广，有星点环列或散在；根木部发达，具放射状纹理，形成层环明显，无星点。气清香，味苦而微涩，嚼之黏牙，有沙粒感。

**【性味归经】**性寒，味苦。归脾、胃、大肠、肝、心包经。

**【功效与作用】**泻下攻积，清热泻火，凉血解毒，逐瘀通经，利湿退黄。属泻下药下属分类的攻下药。

**【临床应用】**内服：煎汤，3 ～ 15g，泻下通便宜后下，不宜久煎；或用开水泡渍后取汁饮；研末，0.5 ～ 2g；或入丸、散。外用：适量，研末调敷或煎水洗、涂。煎液亦可作灌肠用。内服治实热积滞便秘，血热吐衄，目赤咽肿，痈肿疔疮，肠痈腹痛，瘀血经闭，产后瘀阻，跌打损伤，湿热痢疾，黄疸尿赤，淋证，水肿；外用治烧烫伤。酒大黄善清上

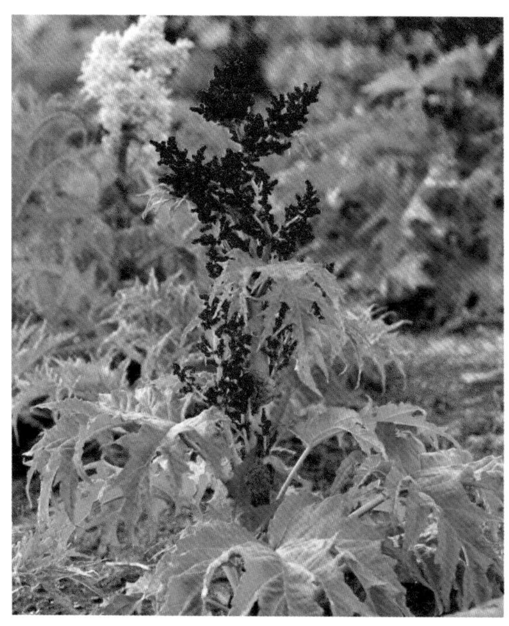
唐古特大黄

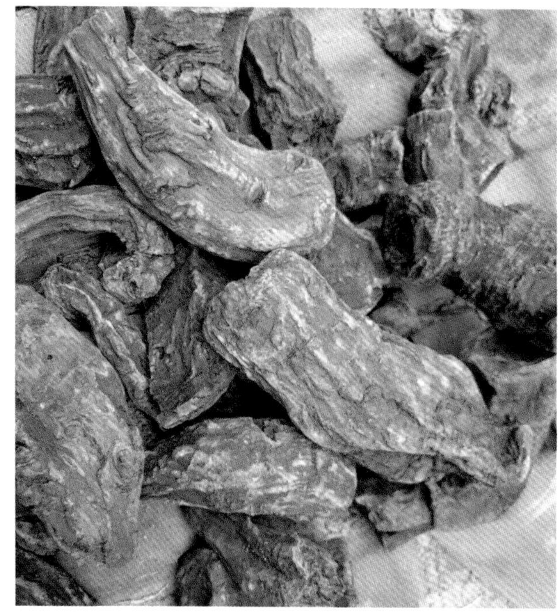
甘肃马蹄大黄

焦血分热毒，用于目赤咽肿、齿龈肿痛。熟大黄泻下力缓、泻火解毒，用于火毒疮疡。大黄炭凉血化瘀止血，用于血热有瘀出血。

**【使用禁忌】**孕妇及月经期、哺乳期慎用。又本品苦寒，易伤胃气，脾胃虚弱者亦应慎用。

【配伍药方】

（1）治口疮糜烂：多与枯矾等分为末擦患处。(《太平圣惠方》)

（2）治心气不足，吐血衄血：大黄二两，黄连、黄芩各一两。上三味，以水三升，煮取一升，顿服之。(《金匮要略》泻心汤)

（3）治妇女产后瘀阻腹痛，恶露不尽：大黄二两，桃仁二十枚，䗪虫二十枚（熬，去足)。上三味，末之，炼蜜合为四丸，以酒一升，煎一丸，取八合，顿服之。新血下如豚肝。(《金匮要略》下瘀血汤)

（4）治妇女瘀血经闭：桃仁五十个（去皮尖)，大黄四两，桂枝二两（去皮)，甘草二两（炙)，芒硝二两。上五味，以水七升，煮取二升半，去滓，纳芒硝，更上火，微沸下火，先食温服五合，日三服，当微利。(《伤寒论》桃核承气汤)

（5）治从高坠下，恶血留于胁下及疼痛不可：柴胡半两，瓜蒌根、当归各三钱，红花、甘草、穿山甲（炮）各二钱，大黄（酒浸）一两，桃仁（酒浸，去皮尖，研如泥）五十个。上件除桃仁外，锉如麻豆大，每服一两，水一盏半，酒半盏，同煮至七分，去滓，大温服之，食前，以利为度，得利痛减不尽服。(《医学发明》复元活血汤)

（6）治大便秘结：大黄二两，牵牛头末五钱。上为细末，每服三钱。有厥冷，用酒调三钱，无厥冷而手足烦热者，蜜汤调下，食后微利为度。（《素问病机气宜保命集》大黄牵牛丸）

## 芒 硝

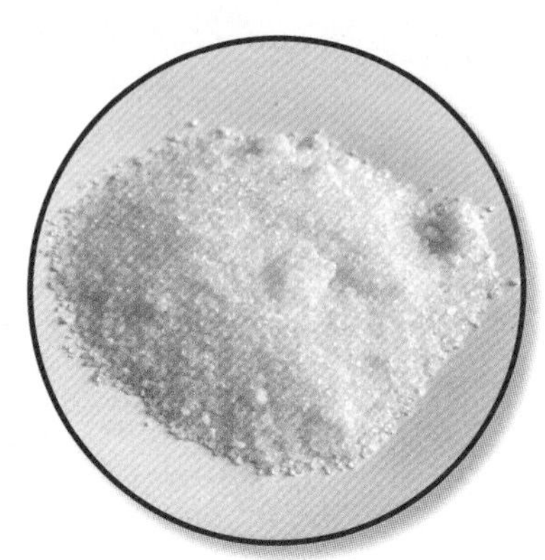

**【别名】**朴硝、皮硝、毛硝、土硝、盆硝。

**【来源】**本品为硫酸盐类矿物芒硝族芒硝，经加工精制而成的结晶体。主含含水硫酸钠（$Na_2SO_4 \cdot 10H_2O$）。

**【产地分布】**主产于沿海各产盐区及四川、内蒙古、新疆等内陆盐湖。

**【采收加工】**全年均可采制，但以秋冬季为佳，因气温低易结晶。将天然芒硝（朴硝）用热水溶解，滤过，放冷析出结晶，通称“皮硝”。取适量鲜萝卜，洗净，切成片，置锅中，加适量水煮透，捞出萝卜，再投入适量天然芒硝共煮，至全部溶化，取出过滤或澄清以后取上清液，放冷，待结晶大部分析出，取出置避风处适当干燥，即为芒硝，其结晶母液经浓缩后可继续析出结晶，直至不再析出结晶。芒硝经风化失去结晶水而成白色粉末，其称玄明粉。

**【药材性状】**本品为棱柱状、长方形或不规则的块状及粒状。无色透明或类白色半透明。质脆，易碎，断面呈玻璃样光泽。气微，味咸。

**【性味归经】**性寒，味咸、苦。归胃、大肠经。

**【功效与作用】**泻下通便，润燥软坚，清火消肿。属泻下药下属分类的攻下药。

**【临床应用】**内服：6～12g，一般不入煎剂，待汤药煎好后，溶入汤药中服用。外用：适量。内服治实热积滞，腹满胀痛，大便燥结，肠痈肿痛；外用治乳痈，痔疮肿痛。

**【使用禁忌】**孕妇慎用。不宜与硫黄、三棱同用。

【配伍药方】

（1）治阳明腑实证：大黄四两（酒洗），厚朴半斤（炙，去皮），枳实五枚（炙），芒硝三合。上四味，以水一斗，先煮二物，取五升，去滓，纳大黄，更煮取二升，去滓，纳芒硝，更上微火一两沸，分温再服，得下利，余勿服。（《伤寒论》大承气汤）

（2）治伤寒六七日，结胸热实，脉沉而紧，心下痛，按之石硬者：大黄六两（去皮），芒硝一升，甘遂一钱匕。上三味，以水六升，先煮大黄，取二升，去滓，纳芒硝，煮一两沸，纳甘遂末，温服一升，得快利，止后服。（《伤寒论》大陷胸汤）

（3）治食物过饱不消，遂成痞膈：马牙硝一两（碎之），吴茱萸半升（陈者）。煎取吴萸浓汁投硝，乘热服，良久未转，更进一服。（《杨氏经验方》）

（4）治小儿赤游行于体上下，至心即死：芒硝纳汤中，取浓汁以拭丹上。(《子母秘录》)

（5）治火丹毒：水调芒硝涂之。(《梅师集验方》)

（6）治眼有翳：芒硝一大两，置铜器中，急火上炼之，放冷后，以生绢细罗，点眼角中，每夜欲卧时一度点。(《孙真人食忌》)

（7）治小儿鹅口：细研马牙硝于舌上掺之，日三五度。(《简要济众方》)

（8）治漆疮：芒硝五两，汤浸以洗之。(《备急千金要方》)

## 番泻叶

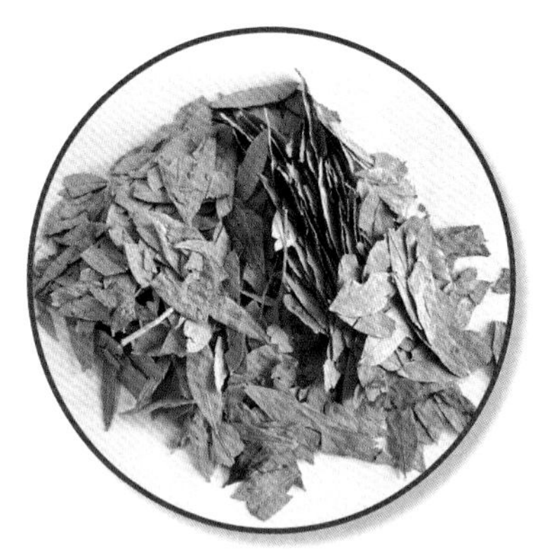

**【别名】**旃那叶、泻叶、泡竹叶。

**【来源】**本品为豆科植物狭叶番泻 *Cassia angustifolia* Vahl 或尖叶番泻 *Cassia acutifolia* Delile 的干燥小叶。

**【产地分布】**主产于印度，我国广东、广西、云南亦有栽培。

**【采收加工】**通常于 9 月采收，晒干。

**【药材性状】**

（1）狭叶番泻：呈长卵形或卵状披针形，长 1.5 ～ 5cm，宽 0.4 ～ 2cm，叶端急尖，叶基稍不对称，全缘。上表面黄绿色，下表面浅黄绿色，无毛或近无毛，叶脉稍隆起。革质。气微弱而特异，味微苦，稍有黏性。

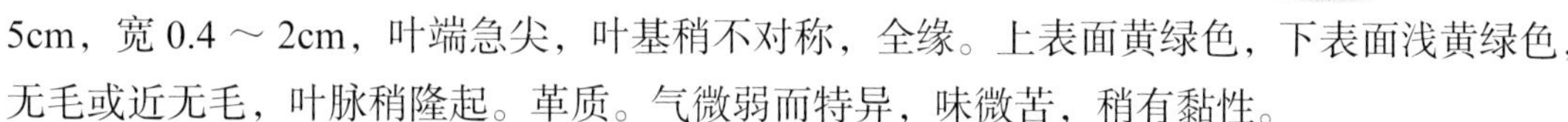

（2）尖叶番泻：呈披针形或长卵形，略卷曲，叶端短尖或微突，叶基不对称，两面均有细短毛茸。

**【性味归经】**性寒，味甘、苦。归大肠经。

**【功效与作用】**泻热行滞，通便，利水。属泻下药下属分类的攻下药。

**【临床应用】**煎汤，2 ～ 6g，后下，或开水泡服。用治热结积滞，便秘腹痛，水肿胀满。

**【使用禁忌】**孕妇及哺乳期、月经期慎用。剂量过大，可导致恶心、呕吐、腹痛等不良反应。

【配伍药方】

（1）治胃弱消化不良、便秘、腹膨胀、胸闷：番泻叶一钱，生大黄六分，橘皮一钱，黄连五分，丁香六分。沸开水温浸二小时，去渣滤过，一日三次分服。(《现代实用中药》)

（2）治产褥期便秘：取番泻叶 2.5 钱，冲开水约 150mL，经 2 ～ 5 分钟，弃渣 1 次服下。如便秘时间过久，隔 10 分钟后将药渣再泡服 1 次。治疗 100 例，多数服 1 次即见效。服药后少数有轻度下腹疼痛。未见乳汁减少、恶露增多或全身不适等不良影响；且通便后子宫复旧良好，恶露减少。但平素脾胃虚弱者不宜服用。(《中华本草》)

## 芦　荟

**【别名】**奴荟、卢会、讷会、象胆、奴会、劳伟。

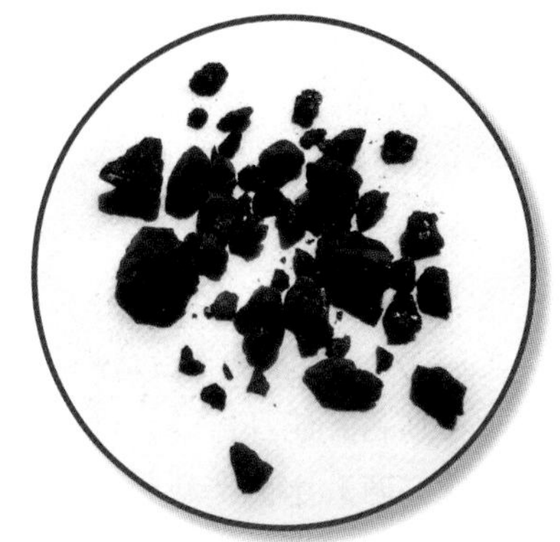

**【来源】**本品为百合科植物库拉索芦荟 *Aloe barbadensis* Miller、好望角芦荟 *Aloe ferox* Miller 或其他同属近缘植物叶的汁液浓缩干燥物。前者习称“老芦荟”，后者习称“新芦荟”。

**【产地分布】**主产于南美洲北岸附近的库拉索芦荟，我国云南、广东、广西等地亦有栽培；好望角芦荟主产于南非的开普州，我国海南等地亦有栽培。

**【采收加工】**全年可采，割取植物的叶片，收集流出的液质，置锅内熬成稠膏，倾入容器，冷却凝固，即得。

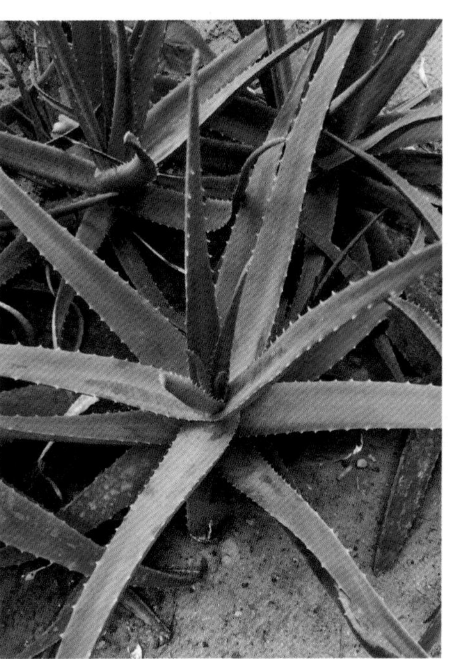

**【药材性状】**

（1）库拉索芦荟：呈不规则的块状，常破裂为多角形，大小不一。表面呈暗红褐色或深褐色，无光泽。体轻，质硬，不易破碎，断面粗糙或显麻纹。富吸湿性。有特殊臭气，味极苦。

（2）好望角芦荟：表面呈暗褐色，略显绿色，有光泽。体轻，质松，易碎，断面玻璃样而有层纹。

**【性味归经】**性寒，味苦。归肝、胃、大肠经。

**【功效与作用】**泻下通便，清肝泻火，杀虫疗疳。属泻下药下属分类的攻下药。

**【临床应用】**内服：2～5g，宜入丸、散。外用：适量，研末敷患处。内服治热结便秘，惊痫抽搐，小儿疳积；外用治癣疮。

**【使用禁忌】**孕妇、哺乳期及脾胃虚弱、食少便溏者慎用。

【配伍药方】

（1）治大便不通：臭芦荟（研细）七钱，朱砂（研如飞面）五钱。滴好酒和丸，每服三钱，酒吞。(《本草经疏》)

（2）治小儿急惊风：芦荟、胆星、天竺黄、雄黄各一钱。共为末，甘草汤和丸，如弹

子大。每遇此证，用灯心汤化服一丸。(《本草切要》)

(3) 治大人小儿五种癫痫：芦荟三钱，生半夏一两（切碎，姜汁拌炒），白术一两（酒炒），甘草五钱（炒）。共为细末，水泛为丸，如黍米大。每服一钱五分，姜汤送下。(《本草切要》)

(4) 治小儿脾疳：芦荟、使君子。以上各等分，为细末，米饮调下一二钱。(《儒门事亲》)

(5) 治痔瘘胀痛，血水淋漓：芦荟数分，白酒磨化，和冰片二三厘，调搽。(《本草切要》)

# 第二节 润下药

## 火麻仁

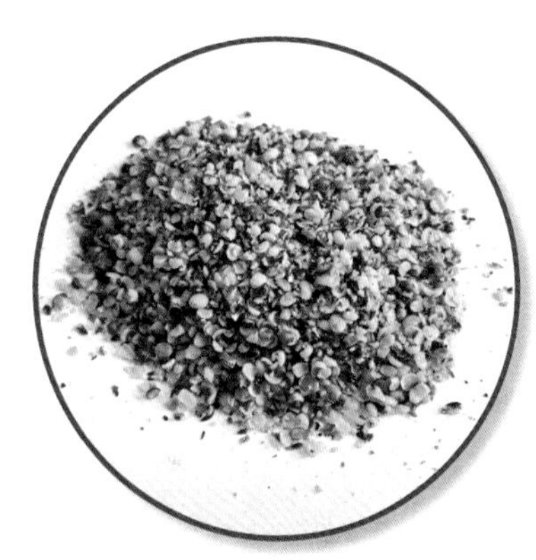

【别名】大麻仁、火麻、线麻子、麻子仁、麻仁、白麻子、冬麻子、火麻子。

【来源】本品为桑科植物大麻 *Cannabis sativa* L. 的干燥成熟果实。

【产地分布】主产于山东、河北、黑龙江、吉林、辽宁。

【采收加工】秋季果实成熟时采收，除去杂质，晒干。

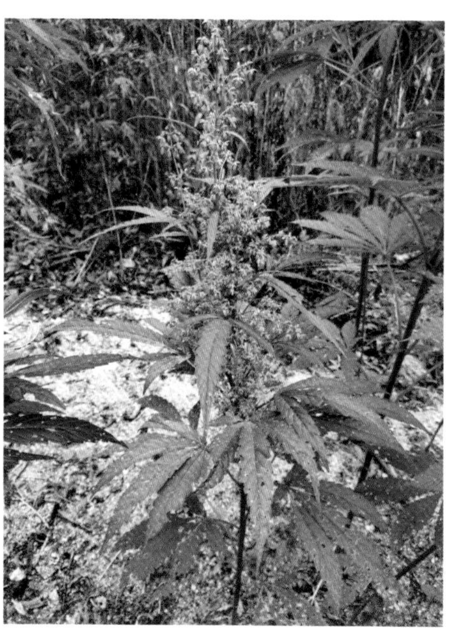

【药材性状】本品呈卵圆形，长 4 ～ 5.5mm，直径 2.5 ～ 4mm。表面灰绿色或灰黄色，有微细的白色或棕色网纹，两边有棱，顶端略尖，基部有 1 圆形果梗痕。果皮薄而脆，易破碎。种皮绿色，子叶 2，乳白色，富油性。气微，味淡。

【性味归经】性平，味甘。归脾、胃、大肠经。

【功效与作用】润肠通便。属泻下药下属分类的润下药。

【临床应用】内服：煎汤，10 ～ 15g；或入丸，散。外用：捣敷，或煎水洗。用治血虚津亏，肠燥便秘。

【配伍药方】

（1）治伤寒趺阳脉浮而涩，浮则胃气强，涩则小便数，浮涩相搏，大便则硬，其脾为约：麻子仁二升，芍药半斤，枳实半斤（炙），大黄一斤（去皮），厚朴一尺（炙，去皮），杏仁一升（去皮，炙、熬，别作脂）。上六味，蜜和丸，如梧桐子大。饮服十丸，日三服，渐加，以知为度。（《伤寒论》麻子仁丸）

（2）治大便不通：研麻子，以米杂为粥食之。（《肘后备急方》）

（3）治产后郁冒多汗，便秘：紫苏子、大麻仁各半合，净洗，研极细，用水再研，取汁一盏，分二次煮粥喂之。此粥不唯产后可服，大抵老人、诸虚人风秘，皆得力。（《普济本事方》麻子苏子粥）

（4）治大渴，日食数斗，小便赤涩者：麻子一升，水三升，煮三四沸，取汁饮之。（《肘后备急方》）

（5）治脚气肿渴：大麻子熬令香，和水研，取一大升，别以三大升水煮一大升赤小豆，取一升汁，即纳麻汁，更煎三五沸，渴即饮之，冷热任取，饥时啖豆亦佳。（《外台秘要》）

（6）治风水腹大，脐腰重痛，不可转动：冬麻子半升，碎，水研滤取汁，米二合，以麻子汁煮作稀粥，着葱、椒、姜、豉，空心食之。（《食医心鉴》）

（7）治白痢：麻子汁，煮取绿豆，空腹饱服。（《必效方》）

## 郁李仁

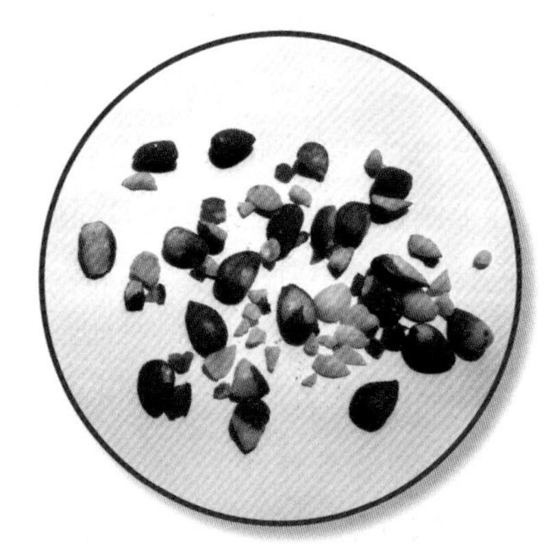

**【别名】**欧李仁、小李仁、李仁、大李仁、郁子、郁里仁、李仁肉、郁李。

**【来源】**本品为蔷薇科植物欧李 *Prunus humilis* Bge.、郁李 *Prunus japonica* Thunb. 或长柄扁桃 *Prunus pedunculata* Maxim. 的干燥成熟种子。前二种习称“小李仁”，后一种习称“大李仁”。

**【产地分布】**主产于辽宁、吉林、黑龙江、内蒙古、河北。

**【采收加工】**夏、秋二季采收成熟果实，除去果肉和核壳，取出种子，干燥。

**【药材性状】**

（1）小李仁：呈卵形，长 5～8mm，直径 3～5mm。表面黄白色或浅棕色，一端尖，另端钝圆。尖端一侧有线形种脐，圆端中央有深色合点，自合点处向上具多条纵向维管束脉纹。种皮薄，子叶 2，乳白色，富油性。气微，味微苦。

（2）大李仁：长 6 ～ 10mm，直径 5 ～ 7mm。表面黄棕色。

**【性味归经】**性辛、平，味苦、甘。归脾、大肠、小肠经。

**【功效与作用】**润肠通便，下气利水。属泻下药下属分类的润下药。

**【临床应用】**煎汤，6 ～ 10g。用治津枯肠燥，食积气滞，腹胀便秘，水肿，脚气，小便不利。

**【使用禁忌】**孕妇慎用。

【配伍药方】

（1）治风热气秘：郁李仁（去皮、尖，炒）、陈橘皮（去白，酒一盏煮干）、京三棱（炮制）各一两。上三味，捣罗为散。每服三钱匕，空心煎熟水调下。(《圣济总录》郁李仁散)

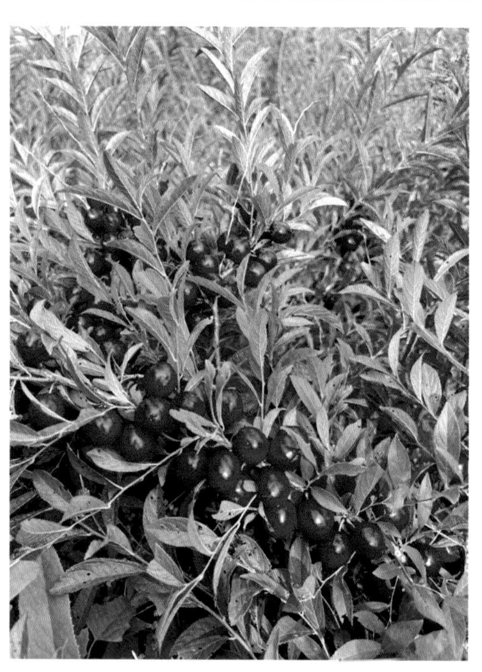

（2）治产后肠胃燥热，大便秘涩：郁李仁（研如膏）、朴硝（研）各一两，当归（切、焙）、生干地黄（焙）各二两。上四味，将二味粗捣筛，与别研者二味和匀。每服三钱匕，水一盏，煎至七分，去滓温服，未通更服。(《圣济总录》郁李仁饮)

（3）治肿满小便不利：陈皮、郁李仁、槟榔、茯苓、白术各一两，甘遂五钱。上为末，每服二钱，姜枣汤下。(《世医得效方》郁李仁散)

（4）治脚气肿满喘促，大小便涩：郁李仁半两（去皮研），粳米三合，蜜一合，生姜汁一蚬壳。上先煮粥，临欲熟，入三味搅令匀，更煮令熟，空心食之。(《太平圣惠方》郁李仁粥)

（5）治水肿胸满气急：郁李仁（炒）、桑根白皮（炙，锉），赤小豆（炒）各三两，陈橘皮（汤浸去白，炒）二两，紫苏一两半，茅根（切）四两。上六味，粗捣筛。每服五钱匕，水三盏，煎至一盏，去渣温服。(《圣济总录》郁李仁汤)

（6）治气血壅涩，腹胁胀闷，四肢浮肿，坐卧气促：郁李仁、牵牛子各一两，槟榔、干地黄各三分，桂、木香、青橘皮、延胡索各半两。上为细末，食前温酒调下二钱。(《鸡峰普济方》郁李仁散)

（7）治积年上气，咳嗽不得卧：郁李仁一两。用水一升，研如杏酪，去滓，煮令无辛气，次下酥一枣许，同煮熟，放温顿服之。(《圣济总录》郁李仁煎)

（8）治血汗：郁李仁研细，每服一钱匕，研鹅梨汁调下。(《圣济总录》如圣散)

# 第三节 峻下逐水药

## 甘 遂

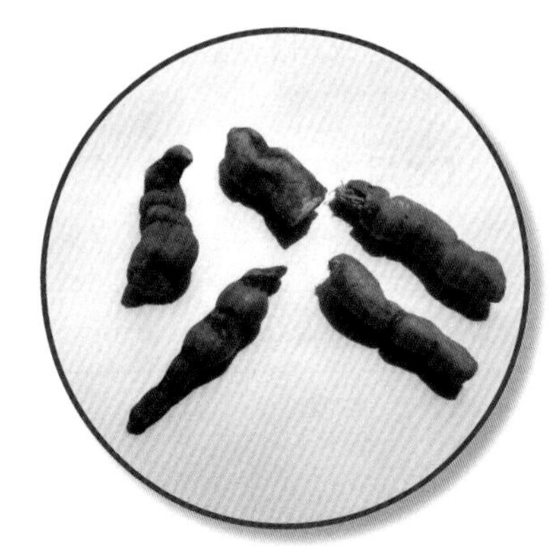

**【别名】**主田、重泽、甘藁、陵藁、甘泽、苦泽、鬼丑、化骨丹、肿手花、猫儿眼。

**【来源】**本品为大戟科植物甘遂 *Euphorbia kansui* T. N. Liou ex T. P. Wang 的干燥块根。

**【产地分布】**主产于陕西、河南、山西。

**【采收加工】**春季开花前或秋末茎叶枯萎后采挖，撞去外皮，晒干。

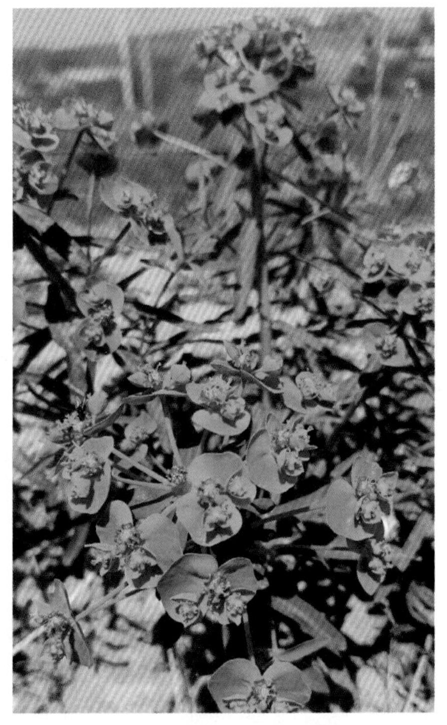

**【药材性状】**本品呈椭圆形、长圆柱形或连珠形，长 1 ～ 5cm，直径 0.5 ～ 2.5cm。表面类白色或黄白色，凹陷处有棕色外皮残留。质脆，易折断，断面粉性，白色，木部微显放射状纹理；长圆柱状者纤维性较强。气微，味微甘而辣。

**【性味归经】**性寒，味苦；有毒。归肺、肾、大肠经。

**【功效与作用】**泻水逐饮，消肿散结。属泻下药下属分类的峻下逐水药。

**【临床应用】**内服:0.5 ～ 1.5g，炮制后多入丸、散用。外用：适量，生用。用治水肿胀满，胸腹积水，痰饮积聚，气逆咳喘，二便不利，风痰癫痫，痈肿疮毒。

**【使用禁忌】**孕妇及虚弱者禁用。不宜与甘草同用。

【配伍药方】

（1）治水肿腹满：牵牛子半两（生用），甘遂（微炒）一钱。上二味，粗捣筛，分作二服。每服，水一盏，煎至五分，放温细呷，不计时。(《圣济总录》二气汤)

（2）治猝身面浮肿，上气喘息：甘遂半两（煨令微黄），蒜瓣半两（煨熟，研），黑豆半两（炒热）。上药除蒜外，捣罗为末，用蒜并枣肉和丸，如梧桐子大。每服以木通汤下十丸，日二服。(《太平圣惠方》甘遂丸)

（3）治悬饮：芫花（熬）、甘遂、大戟各等分。上三味，捣筛，以水一升五合，先煮肥大枣十枚，取九合，去滓，纳药末。强人服一钱匕，羸人服半钱，平旦温服之；不下者，明日更加半钱，得快下后，糜粥自养。(《金匮要略》十枣汤)

（4）治病者脉伏，其人欲自利，利反快，虽利，心下续坚满，此为留饮欲去故也：甘遂（大者）三枚，半夏十二枚（以水一升，煮取半升，去滓），芍药五枚，甘草如指大一枚（炙）。上四味，以水二升，煮取半升，去滓，以蜜半升，和药汁煎取八合，顿服之。(《金匮要略》甘遂半夏汤)

（5）治风痰迷心癫痫，以及妇人心风血邪：甘遂二钱，为末，以猪心取三管血，和药，入猪心内，缚定，纸裹煨熟，取末，入辰砂末一钱，分作四丸。每服一丸，将心煎汤调下，大便下恶物为效，不下再服。(《济生方》遂心丹)

（6）治妇人少腹满如敦状，小便微难而不渴，生后者，此为水与血俱结在血室也：大黄四两，甘遂二两，阿胶二两。上三味，以水三升，煮取一升，顿服之，其血当下。(《金匮要略》大黄甘遂汤)

## 京大戟

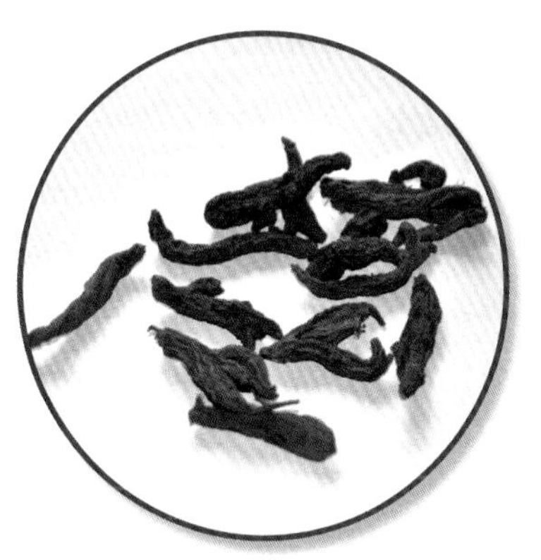

【别名】大戟、醋大戟、邛巨、红芽大戟、紫大戟、下马仙。

【来源】本品为大戟科植物大戟 *Euphorbia pekinensis* Rupr. 的干燥根。

【产地分布】主产于河北、山西、甘肃、山东、江苏。

【采收加工】秋、冬二季采挖，洗净，晒干。

【药材性状】本品呈不整齐的长圆锥形，略弯曲，常有分枝，长 10 ～ 20cm，直径 1.5 ～ 4cm。表面灰棕色或棕褐色，粗糙，有纵皱纹、横向皮孔样突起及支根痕。顶端略膨大，有多数茎基及芽痕。质坚硬，不易折断，断面类白色或淡黄色，纤维性。气微，味微苦涩。

【性味归经】性寒，味苦；有毒。归肺、脾、肾经。

【功效与作用】泻水逐饮，消肿散结。属泻下药下属分类的峻下逐水药。

【临床应用】内服：煎汤，1.5 ～ 3g；入丸、散服，每次 1g；内服醋制用。外用：适量，生用。用治水肿胀满，胸腹积水，痰饮积聚，气逆咳喘，二便不利，痈肿疮毒，瘰疬痰核。

【使用禁忌】孕妇及虚弱者禁用。不宜与甘草同用。

【配伍药方】

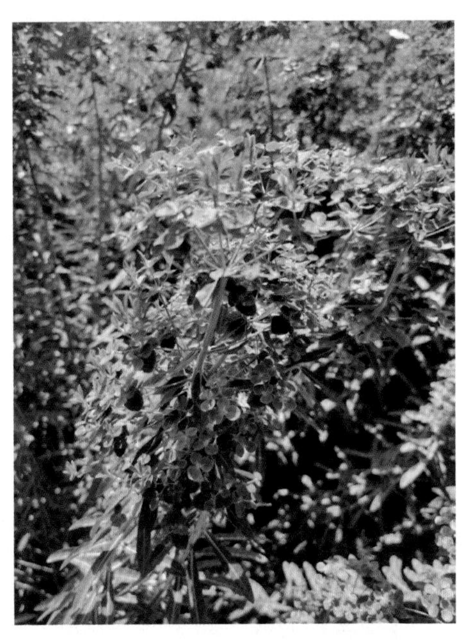

（1）治通身肿满喘息，小便涩：大戟（去皮，细切，微炒）二两，干姜（炮）半两。上二味，捣罗为散，每服三钱匕，用生姜汤调下，良久，糯米饮投之，以大小便利为度。（《圣济总录》大戟散）

（2）治水气肿胀：大戟一两，广木香半两。为末，五更酒服一钱半，取下碧水，后以粥补之。忌咸物。（《本草纲目》）

（3）治悬饮：芫花（熬）、甘遂、大戟各等分。上三味，捣筛，以水一升五合，先煮肥大枣十枚，取九合，去滓，纳药末。强人服一钱匕，羸人服半钱，平旦温服之；不下者，明日更加半钱，得快下后，糜粥自养。（《金匮要略》十枣汤）

（4）治忽患胸背、手脚、颈项、腰胯隐痛不可忍，连筋骨牵引钓痛，坐卧不宁，时时走易不定：甘遂（去心）、紫大戟（去皮）、白芥子（真者）各等分。上为末，煮糊丸如梧子大。食后、临卧，淡姜汤或熟水下五七丸至十丸，如痰猛气实，加丸数不妨。（《三因极一病证方论》控涎丹）

（5）治黄疸小水不通：大戟一两，茵陈二两。水浸空心服。（《本草汇言》）

## 芫　花

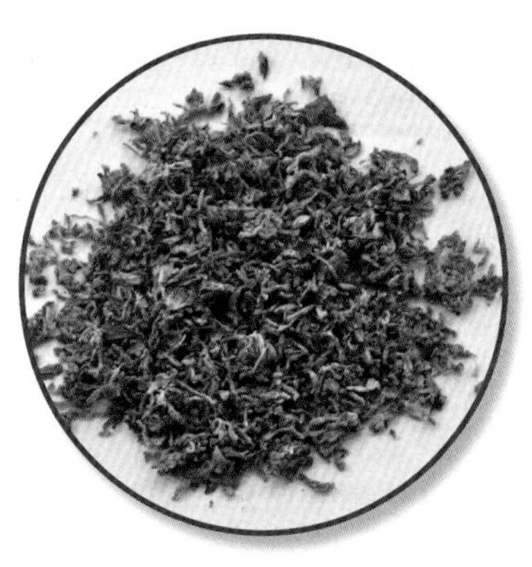

**【别名】**南芫花、芫花条、药鱼草、莞花、头痛花、闷头花、老鼠花、癞头花、金腰带、浮胀草。

**【来源】**本品为瑞香科植物芫花 *Daphne genkwa* Sieb. et Zucc. 的干燥花蕾。

**【产地分布】**主产于安徽、江苏、浙江、山东、福建。

**【采收加工】**春季花未开放时采收，除去杂质，干燥。

**【药材性状】**本品常 3 ～ 7 朵簇生于短花轴上，基部有苞片 1 ～ 2 片，多脱落为单朵。单朵呈棒槌状，多弯曲，长 1 ～ 1.7cm，直径约 1.5mm；

花被筒表面淡紫色或灰绿色，密被短柔毛，先端4裂，裂片淡紫色或黄棕色。质软。气微，味甘、微辛。

**【性味归经】**性寒，味苦；有毒。归肺、脾、肾、大肠经。

**【功效与作用】**逐水消肿，通利二便；外用解毒散结。属泻下药下属分类的峻下逐水药。

**【临床应用】**内服：煎汤，3～9g。外用：适量，煎汤熏洗。内服治水肿胀满，二便不通；外用治痈肿疮毒。

**【使用禁忌】**孕妇禁用。

【配伍药方】

(1)治悬饮：芫花（熬）、甘遂、大戟各等分。上三味，捣筛，以水一升五合，先煮肥大枣十枚，取九合，去滓，纳药末。强人服一钱匕，羸人服半钱，平旦温服之；不下者，明日更加半钱，得快下后，糜粥自养。(《金匮要略》十枣汤)

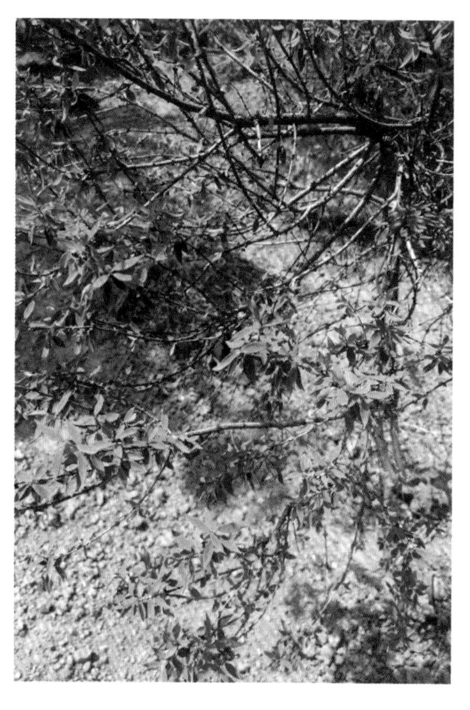

(2)治猝得咳嗽：芫花一升。水三升，煮取一升，去滓，以枣十四枚，煎令汁尽，一日一食之，三日讫。(《补缺肘后方》)

(3)治水病通身微肿，腹大，食饮不消：芫花（微炒）、甘遂（微炒）、大黄（锉碎，醋炒拌干）、葶苈（炒令紫色）各一两，巴豆（去心、皮，麸炒，研出油尽）四十枚。上五味，捣罗为末，炼蜜为丸，如小豆大，每服，饮下三丸，不知，稍增至五丸，以知为度。(《圣济总录》小消化丸)

(4)治时行毒病七八日，热积聚胸中，烦乱欲死：芫花一升，以水三升，煮取一升半，渍故布薄胸上。不过三薄，热即除，当温暖四肢护厥逆也。(《备急千金要方》凝雪汤)

(5)治疟母弥年，经吐、汗、下，荣卫亏损，邪气伏藏胁间，结为癥癖，腹胁坚痛：芫花（炒）、朱砂（研）各等分。为末，炼蜜丸，如小豆。每服十丸，浓煎枣汤下，下后即与养胃汤。(《仁斋直指方》消癖丸)

(6)治痈：尧花为末，胶和如粥敷之。(《备急千金要方》)

(7)治急性乳腺炎，兼治深部脓肿：芫花二钱至一两，鸡蛋三至五个。二味同煮，蛋熟后剥去壳，刺数小洞放入再煮，至蛋发黑为度，吃蛋喝汤，每天一至二次，每次一至二个。服后有头昏、恶心者，可吃蛋不喝汤。如反应甚者，以菖蒲煎服解之。孕妇忌服。勿与甘草同服。(《全国中草药新医疗法展览会资料选编》)

（8）治白秃头疮：芫花末，猪脂和涂之。(《孙天仁集效方》)

（9）治牙痛，诸药不效者：芫花碾为末，擦痛处令热。(《魏氏家藏方》芫花散）

## 商 陆

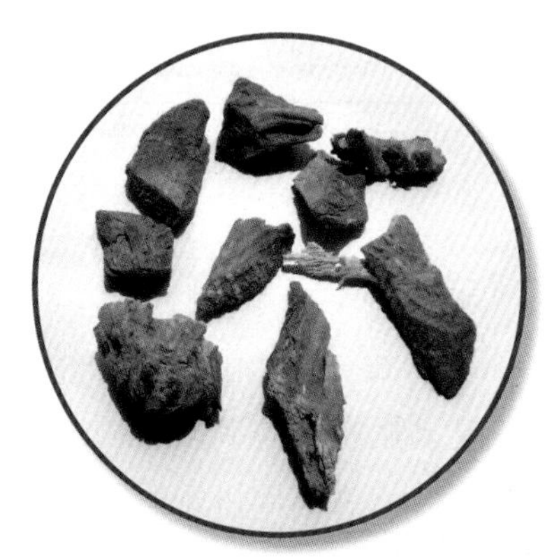

**【别名】**章柳、山萝卜、见肿消、倒水莲、金七娘、猪母耳、白母鸡、花商陆、土冬瓜、抱母鸡。

**【来源】**本品为商陆科植物商陆 *Phytolacca acinosa* Roxb. 或垂序商陆 *Phytolacca americana* L. 的干燥根。

**【产地分布】**我国大部分地区均产，主产于河南、安徽、湖北。

**【采收加工】**秋季至次春采挖，除去须根和泥沙，切成块或片，晒干或阴干。

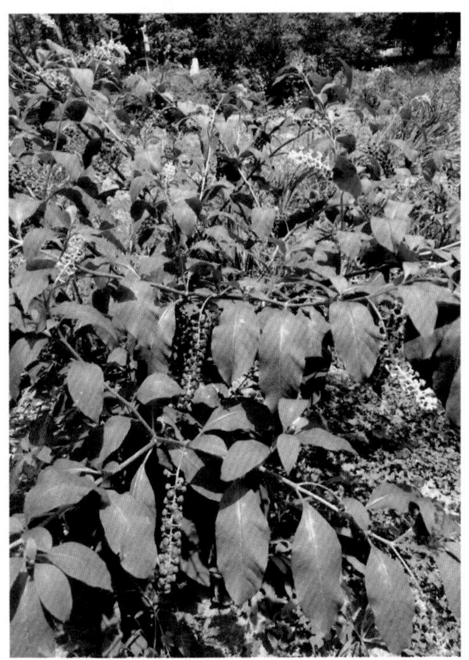

**【药材性状】**本品为横切或纵切的不规则块片，厚薄不等。外皮灰黄色或灰棕色。横切片弯曲不平，边缘皱缩，直径 2 ～ 8cm；切面浅黄棕色或黄白色，木部隆起，形成数个突起的同心性环轮。纵切片弯曲或卷曲，长 5 ～ 8cm，宽 1 ～ 2cm，木部呈平行条状突起。质硬。气微，味稍甜，久嚼麻舌。

**【性味归经】**性寒，味苦；有毒。归肺、脾、肾、大肠经。

**【功效与作用】**逐水消肿，通利二便；外用解毒散结。属泻下药下属分类的峻下逐水药。

**【临床应用】**内服：煎汤，3 ～ 9g。外用：适量，煎汤熏洗。内服治水肿胀满，二便不通；外用治痈肿疮毒。

**【使用禁忌】**孕妇禁用。

【配伍药方】

（1）治水气肿满：生商陆（切如麻豆）、赤小豆等分，鲫鱼三枚（去肠存鳞）。上三味，将二味实鱼腹中，以绵缚之，水三升，缓煮豆烂，去鱼，只取二味，空腹食之，以鱼汁送下，甚者过二日，再为之，不过三剂。(《圣济总录》商陆豆方)

(2)治十种水气：商陆根(取自然汁一盏)，甘遂末一钱。上用土狗一枚，细研，同调上药，只作一服，空心服，日午水下。忌食盐一百日，忌食甘草三日。(《杨氏家藏方》商陆散)

(3)治水气，通身洪肿，喘呼气急，烦躁多渴，大小便不利，服热药不得者：泽泻、赤小豆(炒)、商陆、羌活(去芦)、大腹皮、椒目、木通、秦艽(去芦)、槟榔、茯苓皮。上等分，㕮咀，每服四钱，水一盏半，生姜五片，煎至七分，去滓，温服，不拘时候。(《济生方》疏凿饮子)

(4)治痃癖不瘥，胁下痛硬如石：生商陆根汁一升，杏仁一两(汤浸去皮尖)。研仁令烂，以商陆根汁相和，研滤取汁，以火煎如饧。每服，取枣许大，空腹以热酒调下，渐加，以利恶物为度。(《太平圣惠方》)

(5)治产后血块时攻心腹，疼痛不可忍：商陆(干者)、当归(切，炒)各一分，紫葳、蒲黄各一两。上四味，捣罗为散，空腹温酒调下二钱匕。(《圣济总录》商陆散)

(6)治淋巴结结核：商陆三钱，红糖为引，水煎服。(《云南中草药》)

## 牵牛子

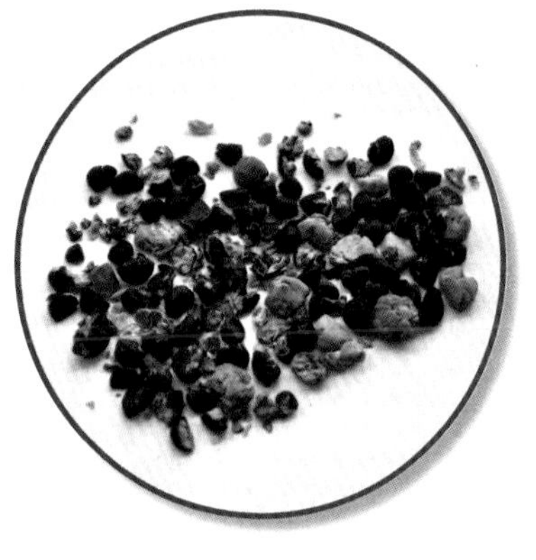

**【别名】**二丑、黑丑、白丑、草金铃、金铃、黑牵牛、白牵牛、喇叭花子。

**【来源】**本品为旋花科植物裂叶牵牛 *Pharbitis nil*(L.)Choisy 或圆叶牵牛 *Pharbitis purpurea*(L.)Voigt 的干燥成熟种子。

**【产地分布】**全国大部分地区均产。

**【采收加工】**秋末果实成熟、果壳未开裂时采割植株，晒干，打下种子，除去杂质。

**【药材性状】**本品似橘瓣状，长 4～8mm，宽 3～5mm。表面灰黑色或淡黄白色，背面有一条浅纵沟，腹面棱线的下端有一点状种脐，微凹。质硬，横切面可见淡黄色或黄绿色皱缩折叠的子叶，微显油性。气微，味辛、苦，有麻感。

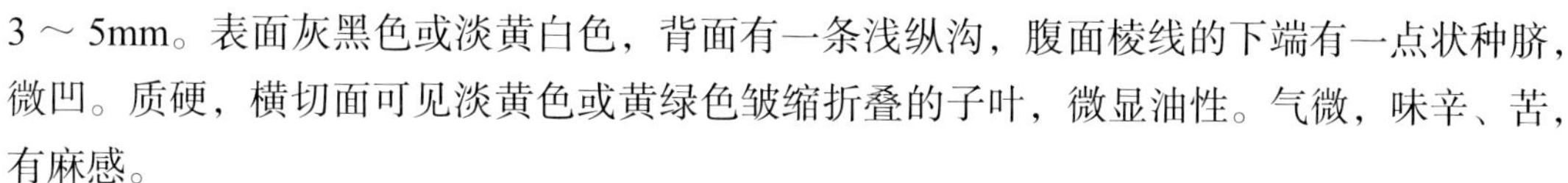

**【性味归经】**性寒，味苦；有毒。归肺、肾、大肠经。

**【功效与作用】**泻水通便，消痰涤饮，杀虫攻积。属泻下药下属分类的峻下逐水药。

**【临床应用】**煎汤，3～6g；入丸、散服，每次 1.5～3g。用治水肿胀满，二便不通，痰饮积聚，气逆喘咳，虫积腹痛。

**【使用禁忌】**孕妇禁用。不宜与巴豆、巴豆霜同用。

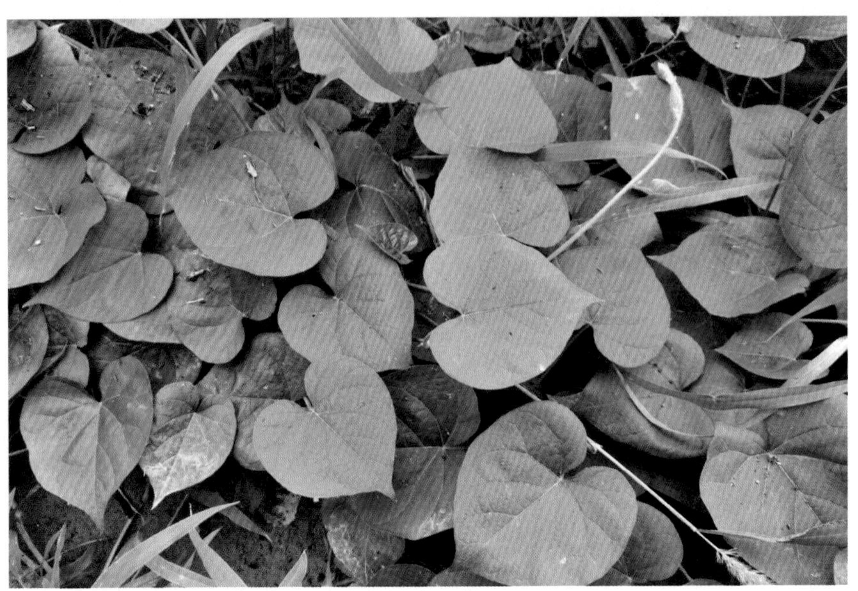

【配伍药方】

（1）治水肿：牵牛子末之。水服方寸匕，日一，以小便利为度。(《备急千金要方》)

（2）治停饮肿满：黑牵牛头末四两，茴香一两（炒），或加木香一两。上为细末，以生姜自然汁调一二钱，临卧服。(《儒门事亲》禹功散）

（3）治风热赤眼：牵牛子为末，调葱白汤，敷患处。(《泉州本草》)

（4）治水气蛊胀满：白牵牛、黑牵牛各二钱。上为末，和大麦面四两，为烧饼，临卧用茶汤一杯下，降气为验。(《宣明论方》一气散）

（5）治小儿腹胀，水气流肿，膀胱实热，小便赤涩：牵牛生研一钱。青皮汤空心下。一加木香减半，丸服。(《郑氏小儿方》)

（6）治四肢肿满：厚朴（去皮，姜汁制炒）半两，牵牛子五两（炒取末二两）。上细末，每服二钱，煎姜、枣汤调下。(《普济本事方》)

（7）治脚气胫已满，捏之没指者：牵牛子，捣，蜜丸，如小豆大五丸，吞之。(《补缺肘后方》)

（8）治一切虫积：牵牛子二两（炒，研为末），槟榔一两，使君子肉五十个（微炒）。俱为末，每服二钱。砂糖调下，小儿减半。(《永类钤方》)

（9）治大肠风秘壅热结涩：牵牛子（黑色，微炒，捣取其中粉）一两，桃仁（末）半两。以熟蜜和丸，如梧桐子，温水服三二十丸。(《本草衍义》)

## 巴豆霜

**【别名】**双眼龙、大叶双眼龙、江子、猛子树、八百力、芒子。

**【来源】**本品为大戟科植物巴豆 *Croton tiglium* L. 干燥净仁的炮制加工品。

**【产地分布】**主要产于四川、广西、云南。

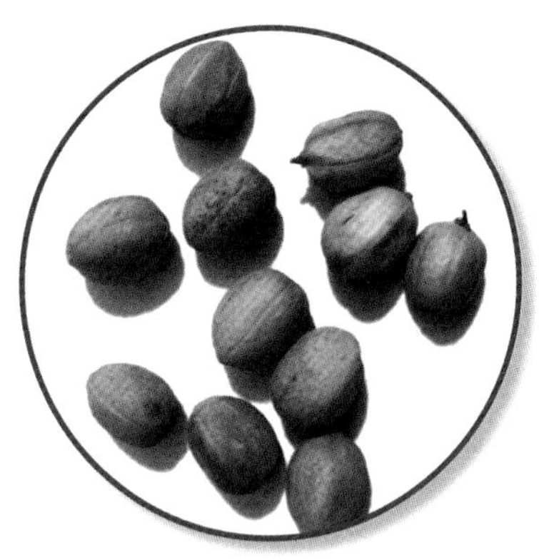
巴豆

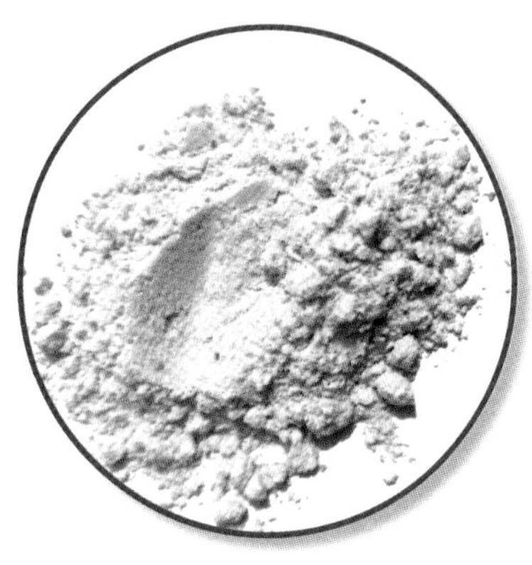
巴豆霜

**【采收加工】**秋季果实成熟时采收，堆置 2 ～ 3 天，摊开，干燥。去皮取净仁，照制霜法制霜，或取仁研细后，测定脂肪油含量，加适量的淀粉，使脂肪油含量符合规定（应为 18.0% ～ 20.0%），混匀，即得巴豆霜。本品气微，味辛辣。以粒度均匀、疏松、色淡黄粉末者为佳。

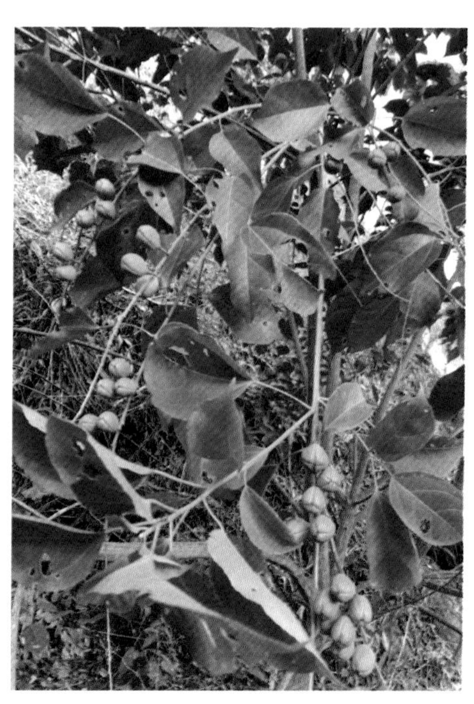

**【药材性状】**本品为粒度均匀、疏松的淡黄色粉末，显油性。

**【性味归经】**性热，味辛；有大毒。归胃、大肠经。

**【功效与作用】**峻下冷积，逐水退肿，豁痰利咽；外用蚀疮。属泻下药下属分类的峻下逐水药。

**【临床应用】**内服：0.1 ～ 0.3g，多入丸、散用。外用：适量。内服治寒积便秘，乳食停滞，腹水臌胀，二便不通，喉风，喉痹；外用治痈肿脓成不溃，疥癣恶疮，疣痣。

**【使用禁忌】**孕妇及虚弱者禁用。不宜与牵牛子同用。

【配伍药方】

（1）治寒实结胸，无热证者：桔梗三分，巴豆一分（去心皮，熬黑，研如脂），贝母三分。上三味为散，纳巴豆，更于臼中杵之，以白饮和服，强人半钱匕，羸者减之。病在膈上必吐，在膈下必利。不利，进热粥一杯；利过不止，进冷粥一杯。(《伤寒论》白散方）

（2）治心腹诸猝暴百病，若中恶客忤，心腹胀满，猝痛如锥刺，气急口噤，停尸猝死者：大黄一两，干姜一两，巴豆一两（去皮心熬，外研如脂)。上药，各须精新，先捣大黄、干姜为末，研巴豆纳中，合治一千杵，用为散，蜜和丸亦佳。以暖水若酒，服大豆许三四丸，或不下，捧头起，灌令下咽，须臾当瘥；如未瘥，更与三丸，当腹中鸣，即吐下便瘥；若口噤，亦须折齿灌之。(《金匮要略）三物备急丸）

（3）治寒癖宿食，久饮不消，大便秘：巴豆仁一升，清酒五升。煮三日三夜，研，令大热，合酒微火煎之，丸如胡豆大，每服一丸，水下，欲吐者服二丸。(《备急千金要方》)

（4）治痞结癥瘕：巴豆肉五粒（纸裹打去油)，红曲三两（炒)，小麦麸皮一两（炒)。俱研为细末，总和为丸，如黍米大，每空心服十丸，白汤下。(《海上方》)

（5）治阴毒伤寒心结，按之极痛，大小便秘，但出气稍暖者：巴豆十粒，研，入面一钱，捻作饼，安脐内，以小艾炷灸五壮。气达即通。(《仁斋直指方》)

# 第四章 祛风湿药

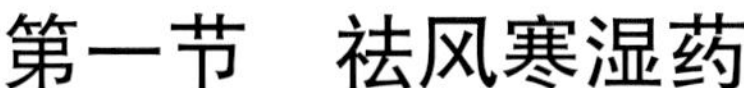

## 第一节　祛风寒湿药

### 独　活

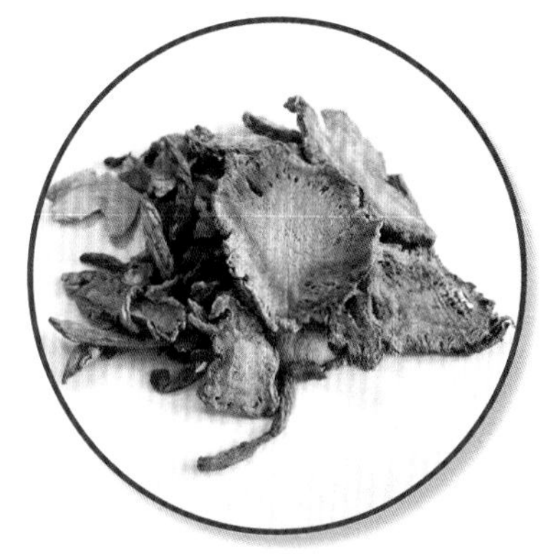

【别名】香独活、肉独活、川独活、资丘独活、独摇草、独滑、长生草。

【来源】本品为伞形科植物重齿毛当归 *Angelica pubescens* Maxim. f. *biserrata* Shan et Yuan 的干燥根。

【产地分布】主产于四川、湖北。

【采收加工】春初苗刚发芽或秋末茎叶枯萎时采挖，除去须根和泥沙，烘至半干，堆置 2 ～ 3 天，发软后再烘至全干。

【药材性状】本品根略呈圆柱形，下部 2 ～ 3 分枝或更多，长 10 ～ 30cm。根头部膨大，圆锥状，多横皱纹，直径 1.5 ～ 3cm，顶端有茎、叶的残基或凹陷。表面灰褐色或棕褐色，具纵皱纹，有横长皮孔样突起及稍突起的细根痕。质较硬，受潮则变软，断面皮部

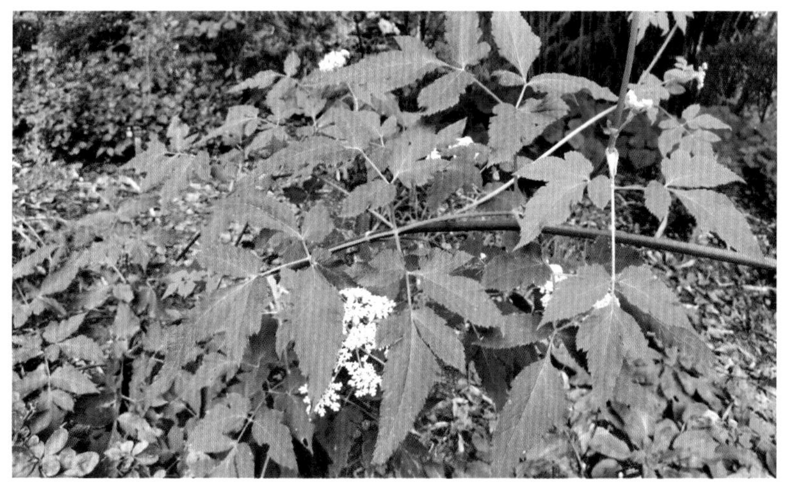

灰白色，有多数散在的棕色油室，木部灰黄色至黄棕色，形成层环棕色。有特异香气，味苦、辛、微麻舌。

**【性味归经】**性微温，味辛、苦。归肾、膀胱经。

**【功效与作用】**祛风除湿，通痹止痛。属祛风湿药下属分类的祛风寒湿药。

**【临床应用】**内服：煎汤，3 ～ 10g。外用：适量。用治风寒湿痹，腰膝疼痛，少阴伏风头痛，风寒夹湿头痛。

【配伍药方】

（1）治风伤肾经，腰痛如掣，久不治，流入脚膝，为偏枯冷痹缓弱之患，以及新产后腰脚挛痛，除风活血：独活二两半，桑寄生、杜仲（切，炒断丝）、北细辛、白芍药、桂心、芎䓖、防风（去芦）、甘草、人参、熟地黄（洗）、大当归各二两。上锉散，每四钱，水二盏煎，空心服。（《世医得效方》独活寄生汤）

（2）治少阴寒湿腰痛：独活、苍术、防风、细辛、川芎、甘草。水煎服。（《症因脉治》独活苍术汤）

（3）治惊瘫、鹤膝，以及中风湿日久致腰背手足疼痛，昼轻夜重：川独活半两，当归（酒洗）、白术、黄芪（蜜水涂炙）、薄桂（去粗皮）、川牛膝（酒洗）各二钱半，甘草（炙）三钱。上件细切，每取二钱，水一盏，姜二片，薤白一根，煎七分，空心热服，或无时。（《活幼心书》独活汤）

（4）治产后百日中风，痉，口噤不开，并治血气痛，劳伤，补肾：独活一斤，大豆五升，酒一斗三升。上三味，先以酒渍独活，再宿，若急，须微火煮之，令减三升，去滓，别熬大豆极焦，使烟出，以独活酒沃之，去豆服一升，日三夜一。（《备急千金要方》独活紫汤）

（5）治产后中风，虚人不可服他药者：独活三两。以水三升，煮取一升，分服。耐酒者亦可以酒水等煮之。（《小品方》一物独活汤）

（6）治风著人面，引口偏著耳，牙车急，舌不得转：独活三两，生地黄汁一升，竹沥一升。上三味，合煎取一升，顿服之。（《备急千金要方》）

（7）治头痛属少阴者：独活、细辛、川芎、秦艽、生地黄、羌活、防风、甘草，水煎服。（《症因脉治》独活细辛汤）

（8）治齿根动痛：生地黄、独活各三两。上二味，细切，以酒一升渍一宿，含之。（《备急千金要方》）

## 威灵仙

**【别名】**铁脚威灵仙、百条根、老虎须、铁扫帚。

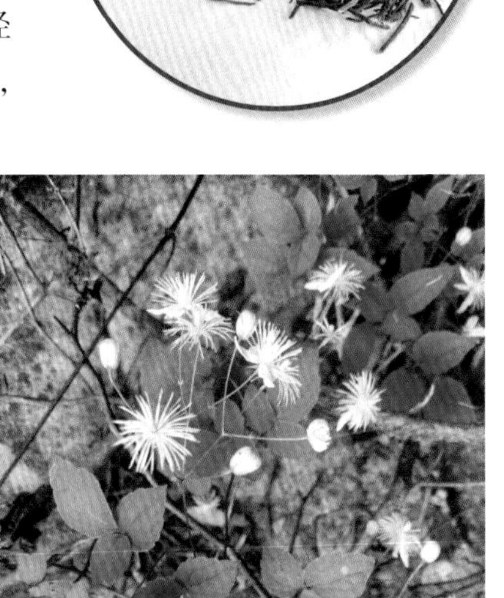

**【来源】**本品为毛茛科植物威灵仙 *Clematis chinensis* Osbeck、棉团铁线莲 *Clematis hexapetala* Pall. 或东北铁线莲 *Clematis manshurica* Rupr. 的干燥根和根茎。

**【产地分布】**主产于辽宁、吉林、黑龙江等地。

**【采收加工】**秋季采挖，除去泥沙，晒干。

**【药材性状】**

（1）威灵仙：根茎呈柱状，长 1.5 ~ 10cm，直径 0.3 ~ 1.5cm；表面淡棕黄色；顶端残留茎基；质较坚韧，断面纤维性；下侧着生多数细根。根呈细长圆柱形，稍弯曲，长 7 ~ 15cm，直径 0.1 ~ 0.3cm；表面黑褐色，有细纵纹，有的皮部脱落，露出黄白色木部；质硬脆，易折断，断面皮部较广，木部淡黄色，略呈方形，皮部与木部间常有裂隙。气微，味淡。

（2）棉团铁线莲：根茎呈短柱状，长 1 ~ 4cm，直径 0.5 ~ 1cm。根长 4 ~ 20cm，直径 0.1 ~ 0.2cm；表面棕褐色至棕黑色；断面木部圆形。味咸。

（3）东北铁线莲：根茎呈柱状，长 1 ~ 11cm，直径 0.5 ~ 2.5cm。根较密集，长 5 ~ 23cm，直径 0.1 ~ 0.4cm；表面棕黑色；断面木部近圆形。味辛辣。

**【性味归经】**性温，味辛、咸。归膀胱经。

**【功效与作用】**祛风湿，通经络。属祛风湿药下属分类的祛风寒湿药。

**【临床应用】**煎汤，6 ~ 10g。用治风湿痹痛，肢体麻木，筋脉拘挛，屈伸不利。

**【使用禁忌】**本品辛散走窜，气血虚弱者慎服。

【配伍药方】

（1）治手足麻痹，时发疼痛；或打扑伤损，痛不可忍，或瘫痪等症：威灵仙（炒）五两，生川乌头、五灵脂各四两。为末，醋糊丸，梧子大。每服七丸，用盐汤下。忌茶。（《普济方》）

（2）治中风手足不遂，口眼歪斜，筋骨关节诸风，腰膝疼痛，伤寒头痛，鼻流清涕，皮肤风痒，瘰疬，痔疮，大小肠秘，妇人经闭：威灵仙洗焙为末，以好酒和令微湿，入竹筒内，牢塞口，九蒸九曝，如干，添酒重洒之，以白蜜和为丸，如梧桐子大。每服二十至

三十丸，酒汤下。(《海上集验方》)

（3）治腰脚疼痛久不瘥：威灵仙五两。捣细罗为散，每于食前以温酒调下一钱，逐日以微利为度。(《太平圣惠方》威灵仙散）

（4）治脚气入腹，胀闷喘急：威灵仙末，每服二钱，酒下。痛减一分则药亦减一分。(《简便单方》)

（5）治大肠冷积：威灵仙末。蜜丸，梧子大。一更时，生姜汤下十丸至二十丸。(《经验良方》)

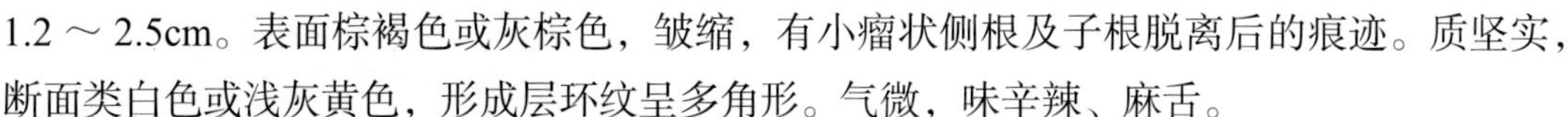

## 川　乌

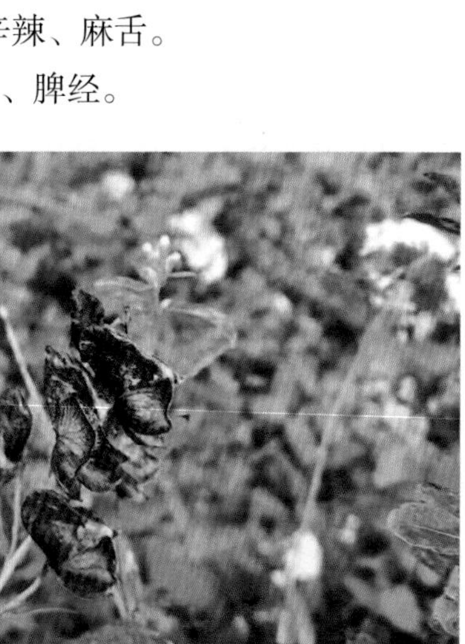

**【别名】** 川乌头、乌喙、奚毒、即子、鸡毒、毒公、耿子、乌头、五毒根。

**【来源】** 本品为毛茛科植物乌头 *Aconitum carmichaelii* Debx. 的干燥母根。

**【产地分布】** 主产于四川、云南、陕西。

**【采收加工】** 6 月下旬至 8 月上旬采挖，除去子根、须根及泥沙，晒干。

**【药材性状】** 本品呈不规则的圆锥形，稍弯曲，顶端常有残茎，中部多向一侧膨大，长 2 ～ 7.5cm，直径 1.2 ～ 2.5cm。表面棕褐色或灰棕色，皱缩，有小瘤状侧根及子根脱离后的痕迹。质坚实，断面类白色或浅灰黄色，形成层环纹呈多角形。气微，味辛辣、麻舌。

**【性味归经】** 性热，味辛、苦；有大毒。归心、肝、肾、脾经。

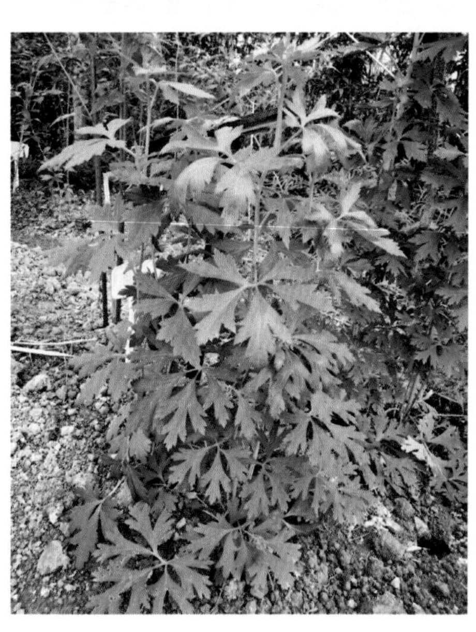

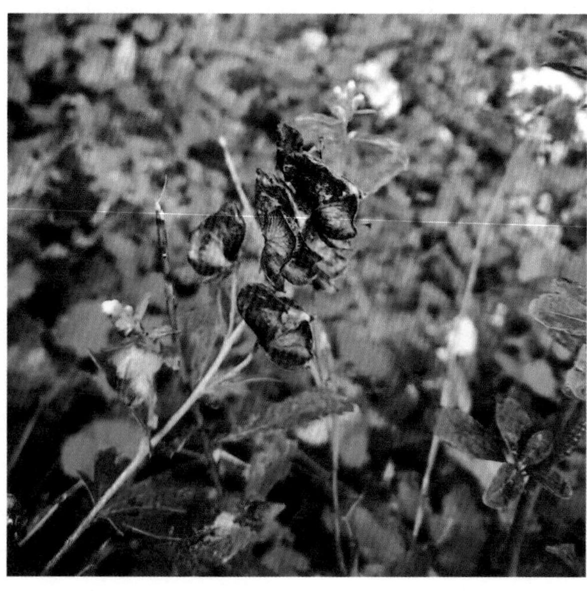

**【功效与作用】** 祛风除湿，温经止痛。属祛风湿药下属分类的祛风寒湿药。

**【临床应用】** 内服：制川乌煎汤，1.5 ～ 3g，宜先煎、久煎。生品宜外用，适量。用治风寒湿痹，关节疼痛，心腹冷痛，寒疝作痛及麻醉止痛。

**【使用禁忌】** 生品内服宜慎，孕妇禁用。制川乌孕妇慎用。不宜与半夏、瓜蒌、瓜蒌子、瓜蒌皮、天花粉、川贝母、浙贝母、平贝母、伊贝母、湖北贝母、白蔹、白及同用。

---

【配伍药方】

---

（1）治风寒湿痹，麻木不仁：川乌（生，去皮尖，为末）。上用香熟白米作粥半碗，药末四钱，同米用慢火熬熟，稀薄，不要稠，下姜汁一茶脚许，蜜三大匙，搅匀，空腹啜之，温为佳。如是中湿，更入薏苡仁末二钱，增米作一中碗服。(《普济本事方》川乌粥法）

（2）治风痹、荣卫不行，四肢疼痛：川乌头二两（去皮，切碎，以大豆同炒，候豆汁出即住），干蝎半两（微炒）。上件药，捣罗为末，以酽醋一中盏，熬成膏，可丸，即丸如绿豆大，每服以温酒下七丸。(《太平圣惠方》)

（3）治风寒湿痹，挛痛不能步握：五灵脂、川乌（炮，去皮、脐）、苍术（薄切酒浸，干）各二两，自然铜（烧热）一两。上为细末，水糊为丸，如梧桐子大，每服七丸，温酒下，渐加丸数，服至病除。(《普济方》乌术丸）

（4）治脚气疼痛，不可屈伸：麻黄、芍药、黄芪各三两，甘草三两（炙），川乌五枚（㕮咀，以蜜二升，煎取一升，即出乌豆）。上五味，㕮咀四味，以水三升，煮取一升，去滓，纳蜜煎中，更煎之，服七合。不知，尽服之。(《金匮要略》乌头汤）

（5）治瘫缓风，口眼歪斜，语言謇涩，履步不正：川乌头（去皮脐）、五灵脂各五两。上为末，入龙脑、麝香，研令细匀，滴水丸如弹子大。每服一丸，先以生姜汁研化，次暖酒调服之，一日两服，空心晚食前服。(《梅师集验方》神验乌龙丹）

（6）治口眼歪斜：生乌头、青矾各等分。为末，每用一字，吸入鼻内，取涕吐涎。(《箧中秘宝方》通关散）

（7）治心痛彻背，背痛彻心：蜀椒一两（一法二分），乌头一分（炮），附子半两（炮，一法一分），干姜一分，赤石脂一两（一法二分）。上五味，末之，蜜丸如梧子大。先食服一丸，日三丸，不知，稍加服。(《金匮要略》乌头赤石脂丸）

（8）治寒疝绕脐痛：乌头大者五枚（熬，去皮，不㕮咀）。上以水三升，煮取一升，去滓，纳蜜二升，煎令水气尽，取二升。强人服七合，弱人服五合，不瘥，明日更服，不可日再服。(《金匮要略》大乌头煎）

（9）治寒疝腹中痛，逆冷，手足不仁，身疼痛：乌头五枚。上一味，以蜜二斤，煎减半，去滓，以桂枝汤五合解之，得一升后，初服二合，不知，即服三合，又不知，复加至五合。其知者，如醉状。得吐者，为中病。(《金匮要略》乌头桂枝汤）

（10）治阴毒伤寒，手足逆冷，脉息沉细，头痛腰重：川乌头（炮）、干姜各半两。上二味，同为粗散，炒令转色，放冷，再捣细末，每服一钱，水一盏，盐一捻，煎半盏，去滓，温服。(《博济方》退阴散)

## 草　乌

**【别名】**乌头、五毒根、乌喙、奚毒、鸡毒、毒公、耿子、土附子、草乌头、竹节乌头。

**【来源】**本品为毛茛科植物北乌头 *Aconitum kusnezoffii* Reichb. 的干燥块根。

**【产地分布】**主产于东北、华北。

**【采收加工】**秋季茎叶枯萎时采挖，除去须根和泥沙，干燥。

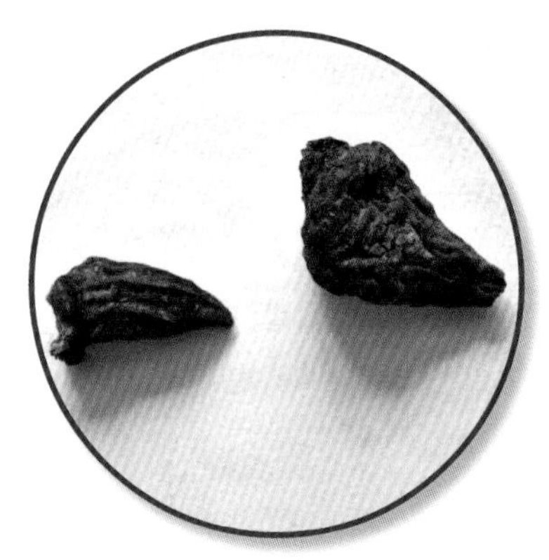
生草乌

**【药材性状】**本品呈不规则长圆锥形，略弯曲，长 2 ～ 7cm，直径 0.6 ～ 1.8cm。顶端常有残茎和少数不定根残基，有的顶端一侧有一枯萎的芽，一侧有一圆形或扁圆形不定根残基。表面灰褐色或黑棕褐色，皱缩，有纵皱纹、点状须根痕及数个瘤状侧根。质硬，断面灰白色或暗灰色，有裂隙，形成层环纹多角形或类圆形，髓部较大或中空。气微，味辛辣、麻舌。

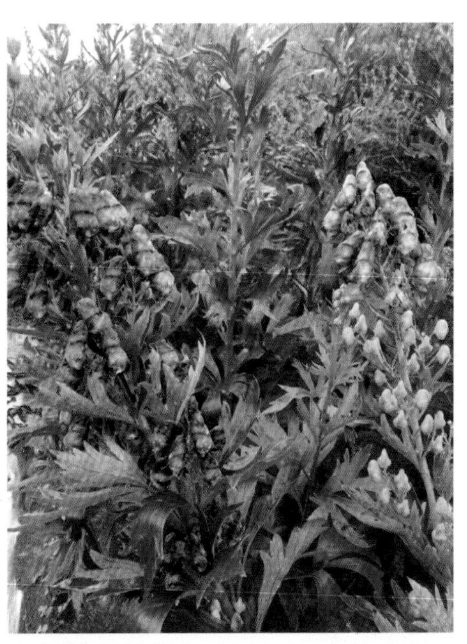

**【性味归经】**性热，味辛、苦；有大毒。归心、肝、肾、脾经。

**【功效与作用】**祛风除湿，温经止痛。属祛风湿药下属分类的祛风寒湿药。

**【临床应用】**一般炮制后用。内服：煎汤，1.5 ～ 3g；或入丸、散。外用：适量，研末调敷；或醋、酒磨涂。用治风寒湿痹，关节疼痛，心腹冷痛，寒疝作痛及麻醉止痛。

**【使用禁忌】**生品内服宜慎，孕妇禁用。不宜与半夏、瓜蒌、瓜蒌子、瓜蒌皮、天花粉、川贝母、浙贝母、平贝母、伊贝母、湖北贝母、白蔹、白及同用。

【配伍药方】

（1）治一切瘫痪风：草乌头（生，不去皮）、五灵脂各等分。为末，滴水为丸，如弹

子大。四十岁以下一丸，分六服，病甚一丸分二服，薄荷酒磨下，觉微麻为度。(《普济本事方》黑神丸)

(2)治破伤风：草乌头(生用，去皮尖)，白芷(生用)。二味等分为末，每服半钱，冷酒一盏，入葱白少许，同煎服之。如人行十里，以葱白热粥投之。(《儒门事亲》)

(3)治久患头风：草乌头尖(生用)一分，赤小豆三十五粒，麝香一字。为末，每服半钱，薄荷汤冷服，更随左右搐鼻。(《指南方》)

(4)治清浊不分，泄泻注下，或赤或白，脐腹疞痛，里急后重：草乌头三枚(去皮尖，一生，一炮，一烧作灰)。为细末，醋糊丸，如萝卜子大。大人五、七丸。小儿三丸。水泻倒流水下，赤痢甘草汤、白痢干姜汤下。(《太平惠民和剂局方》三神丸)

(5)治一切痈肿毒：草乌、贝母(川贝母)、天花粉、南星(天南星)、芙蓉叶等分。为末，用醋调搽四围，中留头出毒，如干用醋润之。(《景岳全书》草乌揭毒散)

(6)治肿毒痈疽，未溃令内消，已溃令速愈：草乌头末，水调，鸡羽扫肿上，有疮者先以膏药贴定，无令药着入。初涂病人，觉冷如水，疮乃不痛。(《圣济总录》草乌头散)

## 蕲　蛇

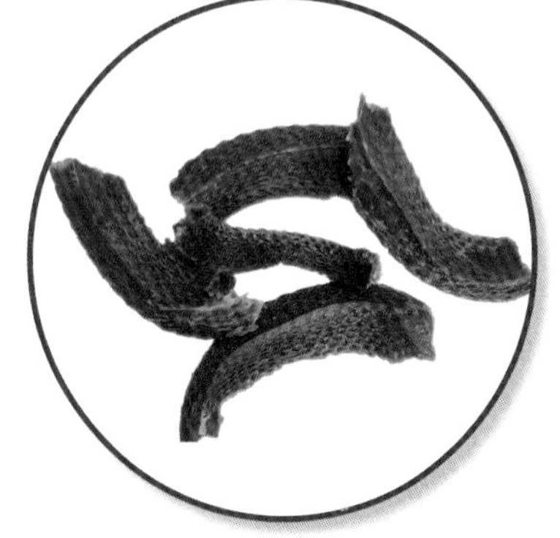

**【别名】**白花蛇、五步蛇、祁蛇、蕲蛇鲞、薪蛇肉、玉步倒、百步蛇、尖吻蝮、龙婆蛇、棋盘蛇。

**【来源】**本品为蝰科动物五步蛇 *Agkistrodon acutus* (Guenther)的干燥体。

**【产地分布】**主产于浙江、江西、福建等地。

**【采收加工】**多于夏、秋二季捕捉，剖开蛇腹，除去内脏，洗净，用竹片撑开腹部，盘成圆盘状，干燥后拆除竹片。

**【药材性状】**本品卷呈圆盘状，盘径 17 ~ 34cm，体长可达 2m。头在中间稍向上，呈三角形而扁平，吻端向上，习称“翘鼻头”。上腭有管状毒牙，中空尖锐。背部两侧各有黑褐色与浅棕色组成的“V”形斑纹 17 ~ 25 个，其“V”形的两上端在背中线上相接，习称“方胜纹”，有的左右不相接，呈交错排列。腹部撑开或不撑开，灰白色，鳞片较大，有黑色类圆形的斑点，习称“连珠斑”；腹内壁黄白色，脊椎骨的棘突较高，呈刀片状上突，前后椎体下突基本同形，多为弯刀状，向后倾斜，尖端明显超过椎体后隆面。尾部骤细，末端有三角形深灰色的角质鳞片 1 枚。气腥，味微咸。

**【性味归经】**性温，味甘、咸；有毒。归肝经。

**【功效与作用】**祛风，通络，止痉。属祛风湿药下属分类的祛风寒湿药。

**【临床应用】**煎汤，3 ~ 9g；研末吞服，一次 1 ~ 1.5g，一日 2 ~ 3 次。或酒浸、熬膏，或入丸、散服。用治风湿顽痹，麻木拘挛，中风口眼歪斜，半身不遂，抽搐痉挛，破伤风，麻风，疥癣。

**【使用禁忌】**血虚生风者慎服。

【配伍药方】

（1）治病深日久之风湿顽痹，经络不通，麻木拘挛，以及中风口眼㖞斜，半身不遂者，常与防风、羌活、当归等配伍，如白花蛇酒（《濒湖集简方》）。

（2）治小儿急慢惊风、破伤风之抽搐痉挛，多与乌梢蛇、蜈蚣同用，如定命散（《圣济总录》）。

（3）治疥癣，可与荆芥、薄荷、天麻同用，如驱风膏（《医垒元戎》）。

## 乌梢蛇

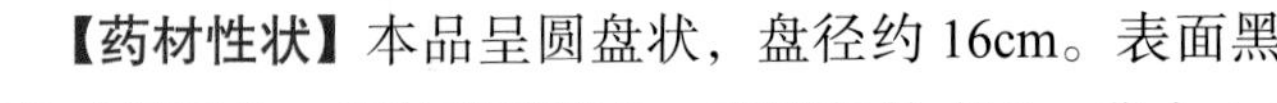

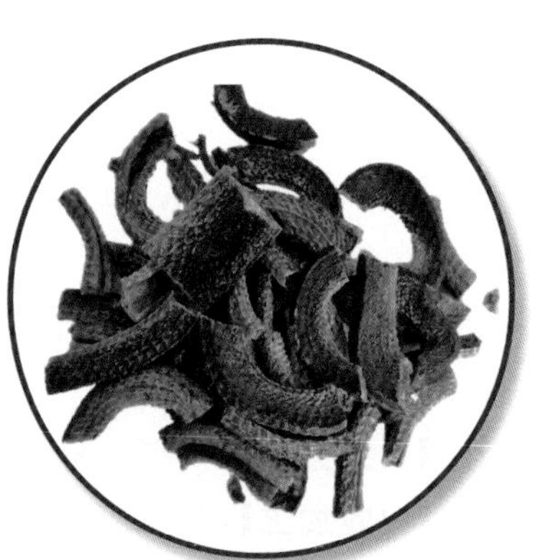

**【别名】**乌蛇、乌花蛇、剑脊蛇、黑风蛇、黄风蛇、剑脊乌梢蛇。

**【来源】**本品为游蛇科动物乌梢蛇 *Zaocys dhumnades*（Cantor）的干燥体。

**【产地分布】**主产于浙江、江苏、安徽、湖北、湖南。

**【采收加工】**多于夏、秋二季捕捉，剖开腹部或先剥皮留头尾，除去内脏，盘成圆盘状，干燥。

**【药材性状】**本品呈圆盘状，盘径约16cm。表面黑褐色或绿黑色，密被菱形鳞片；背鳞行数成双，背中央2～4行鳞片强烈起棱，形成两条纵贯全体的黑线。头盘在中间，扁圆形，眼大而下凹陷，有光泽。上唇鳞8枚，第4、5枚入眶，颊鳞1枚，眼前下鳞1枚，较小，眼后鳞2枚。脊部高耸成屋脊状。腹部剖开边缘向内卷曲，脊肌肉厚，黄白色或淡棕色，可见排列整齐的肋骨。尾部渐细而长，尾下鳞双行。剥皮者仅留头尾之皮鳞，中段较光滑。气腥，味淡。

**【性味归经】**性平，味甘。归肝经。

**【功效与作用】**祛风，通络，止痉。属祛风湿药下属分类的祛风寒湿药。

**【临床应用】**内服：煎汤，6～12g；研末，每次2～3g；或入丸剂、酒浸服。外用：适量。用治风湿顽痹，麻木拘挛，中风口眼歪斜，半身不遂，抽搐痉挛，破伤风，麻风，疥癣。

**【使用禁忌】**血虚生风者慎服。

【配伍药方】

（1）治身体顽麻风：乌蛇二两（酒浸，去皮骨，炙令微黄），防风一两（去芦头），细辛一两，白花蛇二两（酒浸，去皮骨，炙令微黄），天麻一两，独活一两，肉桂一两（去皱皮），枳壳一两（麸炒微黄，去瓤），苦参一两（锉）。上药，捣罗为末，炼蜜和捣三二百杵，丸如梧桐子大，每服食前以温酒下廿丸。（《太平圣惠方》乌蛇丸）

（2）治干疥瘙痒久不瘥：黄芪二两（锉），乌蛇四两（酒浸，去皮骨，炙令黄），川乌头三两（炮裂，去皮脐），附子二两（炮裂，去皮脐），茵芋二两，石南一两，秦艽二两（去苗）。上七味，捣罗为末，炼蜜和捣三二百杵，丸如梧桐子大。每服三十丸，食后以荆芥汤下，以瘥为度。（《圣济总录》黄芪丸）

（3）治一切干湿癣：乌蛇（酒浸，去皮骨，炙）一两，干荷叶半两，枳壳（去瓤，麸炒）三分。上三味，捣罗为散。每服一钱匕，空心蜜酒调下，日、晚再服。（《圣济总录》三味乌蛇散）

（4）治破伤风，项颈紧硬，身体强直：乌蛇（项后取）、白花蛇各二寸（项后取，先酒浸，去骨，并酒炙），蜈蚣一条（全者）。上三味，为细散，每服一钱至三钱匕，煎酒小沸调服。（《圣济总录》定命散）

## 木 瓜

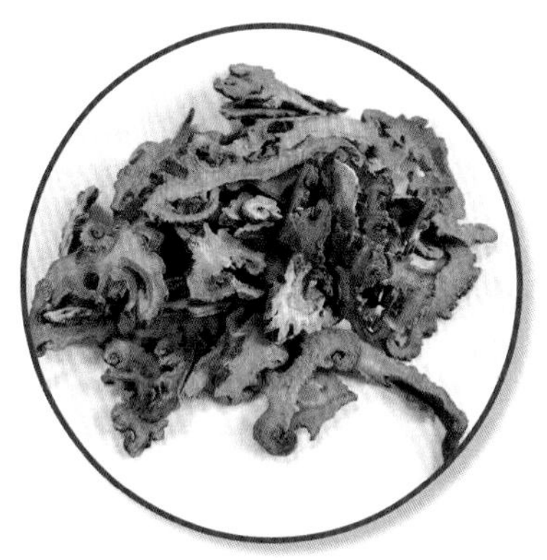

**【别名】**木瓜海棠、贴梗海棠、铁脚梨、皱皮木瓜、光皮木瓜、木瓜花、木梨、木李、文冠果、文官果。

**【来源】**本品为蔷薇科植物贴梗海棠 *Chaenomeles speciosa*（Sweet）Nakai 的干燥近成熟果实。

**【产地分布】**主产于安徽、湖南、湖北、浙江、四川。安徽宣城产者称“宣木瓜”，质量较好。

**【采收加工】**夏、秋二季果实绿黄时采收，置沸水中烫至外皮灰白色，对半纵剖，晒干。

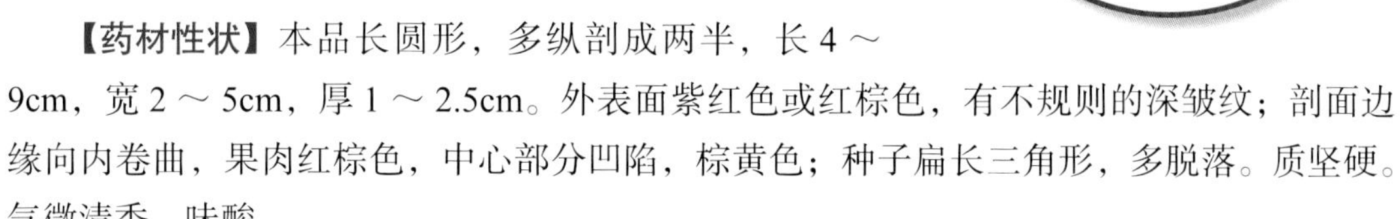

**【药材性状】**本品长圆形，多纵剖成两半，长 4 ～ 9cm，宽 2 ～ 5cm，厚 1 ～ 2.5cm。外表面紫红色或红棕色，有不规则的深皱纹；剖面边缘向内卷曲，果肉红棕色，中心部分凹陷，棕黄色；种子扁长三角形，多脱落。质坚硬。气微清香，味酸。

**【性味归经】**性温，味酸。归肝、脾经。

**【功效与作用】**舒筋活络，和胃化湿。属祛风湿药下属分类的祛风寒湿药。

**【临床应用】**煎汤，6 ～ 9g。用治湿痹拘挛，腰膝关节酸重疼痛，暑湿吐泻，转筋挛

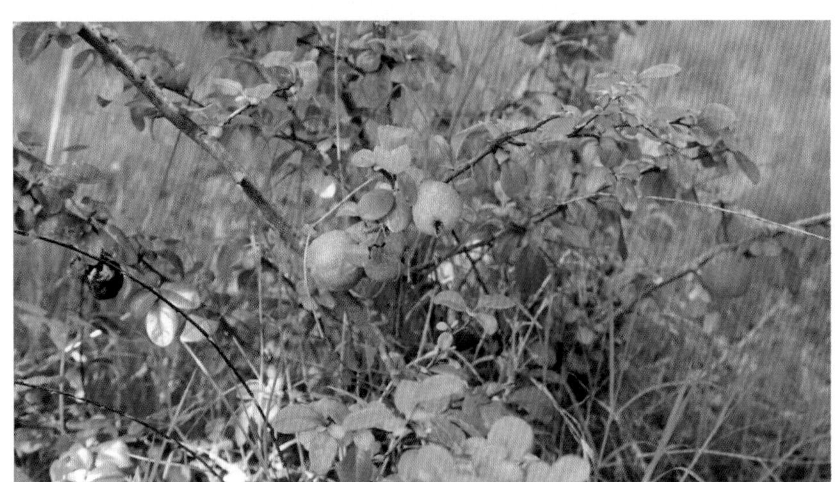

痛，脚气水肿。

**【使用禁忌】** 胃酸过多者不宜服用。

【配伍药方】

（1）治吐泻转筋：①木瓜一枚（大者，四破），陈仓米一合。上件药，以水二大盏，煎至一盏半，去滓，时时温一合服之。（《太平圣惠方》）②木瓜干一两，吴茱萸半两（汤七次），茴香一分，甘草（炙）一钱。上锉为散，每服四大钱，水一盏半，姜三片，紫苏十叶，煎七分，去滓，食前服。（《三因极一病证方论》木瓜汤）

（2）止吐：木瓜（末）、麝香、腻粉、木香（末）、槟榔（末），各一字。上同研，面糊丸，如小黄米大，每服一二丸，甘草水下，无时服。（《小儿药证直诀》木瓜丸）

（3）治泻不止：米豆子二两，木瓜、干姜、甘草各一两。为细末，每服二钱，米饮调，不以时。（《鸡峰普济方》木瓜汤）

（4）治风湿客搏，手足腰膝不能举动：木瓜一枚，青盐半两。上用木瓜去皮脐，开窍填吴茱萸一两，去枝，将线系定，蒸热细研，入青盐半两，研令匀，丸梧桐子大，每服四十丸，茶酒任下，以牛膝浸酒服之尤佳。食前。（《杨氏家藏方》水瓜丸）

（5）治腰痛，补益壮筋骨：牛膝二两（温酒浸，切，焙），木瓜一枚（去顶、瓤，入艾叶一两蒸熟），巴戟（去心）、茴香（炒）、木香各一两，桂心半两（去皮）。上为细末，入熟木瓜并艾叶同杵千下，如硬，更下蜜，丸如梧子大，每服二十丸，空心盐汤下。（《御药院方》木瓜丸）

（6）治脚膝筋急痛：煮木瓜令烂，研作浆粥样，用裹痛处，冷即易，一宿三五度，热裹便瘥。煮木瓜时，入一半酒同煮之。（《食疗本草》）

（7）治干脚气，痛不可忍者：干木瓜一个，明矾一两。煎水，乘热熏洗。（《奇效良方》）

## 海风藤

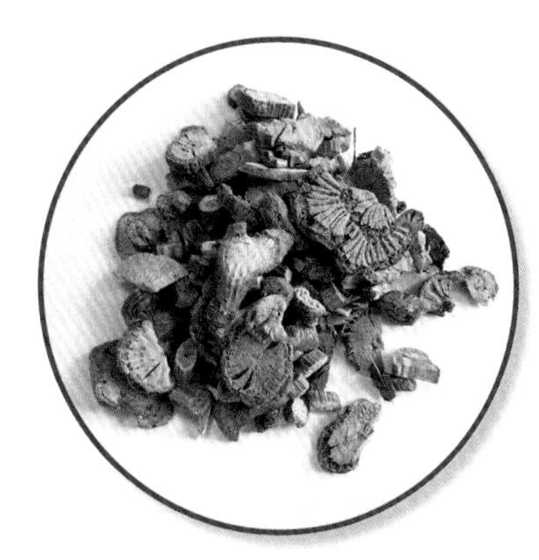

【别名】满坑香、荖藤、大风藤、岩胡椒、爬岩香、风藤。

【来源】本品为胡椒科植物风藤 *Piper kadsura*（Choisy）Ohwi 的干燥藤茎。

【产地分布】主产于福建、海南、浙江。

【采收加工】夏、秋二季采割，除去根、叶，晒干。

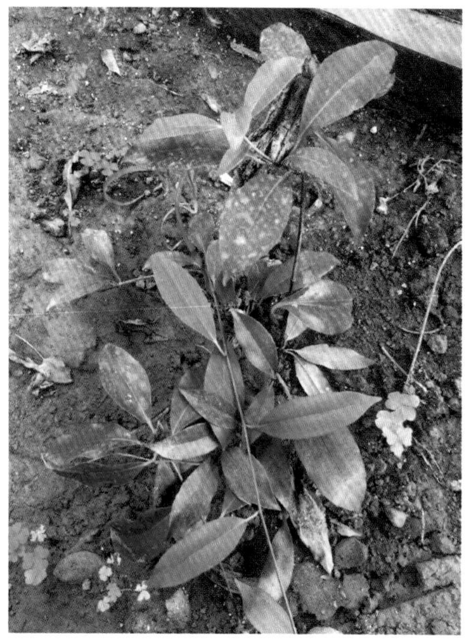

【药材性状】本品呈扁圆柱形，微弯曲，长 15 ～ 60cm，直径 0.3 ～ 2cm。表面灰褐色或褐色，粗糙，有纵向棱状纹理及明显的节，节间长 3 ～ 12cm，节部膨大，上生不定根。体轻，质脆，易折断，断面不整齐，皮部窄，木部宽广，灰黄色，导管孔多数，射线灰白色，放射状排列，皮部与木部交界处常有裂隙，中心有灰褐色髓。气香，味微苦、辛。

【性味归经】性微温，味辛、苦。归肝经。

【功效与作用】祛风湿，通经络，止痹痛。属祛风湿药下属分类的祛风寒湿药。

【临床应用】内服：煎汤，6 ～ 12g。外用：适量。用治风寒湿痹，肢节疼痛，筋脉拘挛，屈伸不利。

【配伍药方】

（1）治风寒湿痹，肢节疼痛，筋脉拘挛，屈伸不利：每与羌活、独活、桂心、当归等配伍，如蠲痹汤（《医学心悟》）。

（2）治跌打损伤：海风藤、大血藤、竹根七、山沉香、红牛膝、地乌龟。泡酒服。（《四川中药志》）

## 昆明山海棠

【别名】火把花、断肠草、紫金皮、紫金藤、雷公藤、掉毛草、胖关藤、红毛山藤。

【来源】本品为卫矛科植物昆明山海棠 *Tripterygium hypoglaucum*（Levl.）Hutch. 的

干燥根。

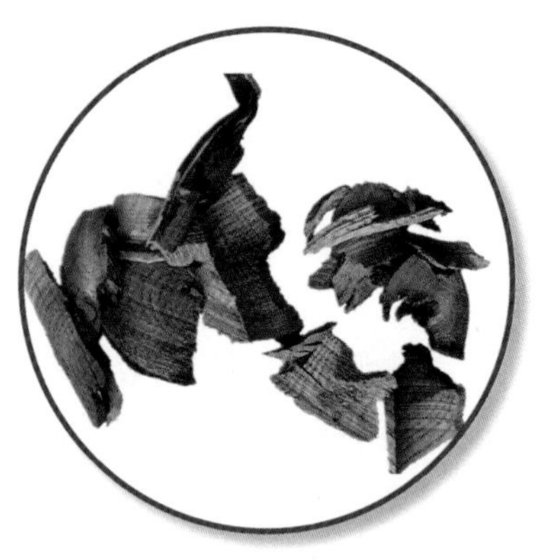

**【产地分布】**主产于浙江、江西、湖南、四川、贵州、云南。

**【采收加工】**秋季采挖，洗净，切片，晒干。

**【药材性状】**本品略呈圆柱形，常弯曲，长短不等，直径 0.5 ～ 4cm；表面橙黄色，橙红色或黄棕色，皮层常有剥落，剥落后木部淡黄色，有明显纵纹。质硬，不易折断，断面纤维性，木部可见放射状纹理及环纹。气微，味涩，微苦。

**【性味归经】**性微温，味苦、辛；有大毒。归肝、脾、肾经。

**【功效与作用】**祛风除湿，活血止痛，续筋接骨。属祛风湿药下属分类的祛风寒湿药。

**【临床应用】**内服：煎汤，6 ～ 15g，宜先煎；或酒浸服。外用：适量，研末敷，或煎水涂，或鲜品捣敷。内服治风湿痹证，跌打损伤，半身不遂；外用治骨折，外伤出血。

**【使用禁忌】**体弱者不宜使用。孕妇禁用。小儿及育龄期妇女慎服。不宜过量或久服。

【配伍药方】

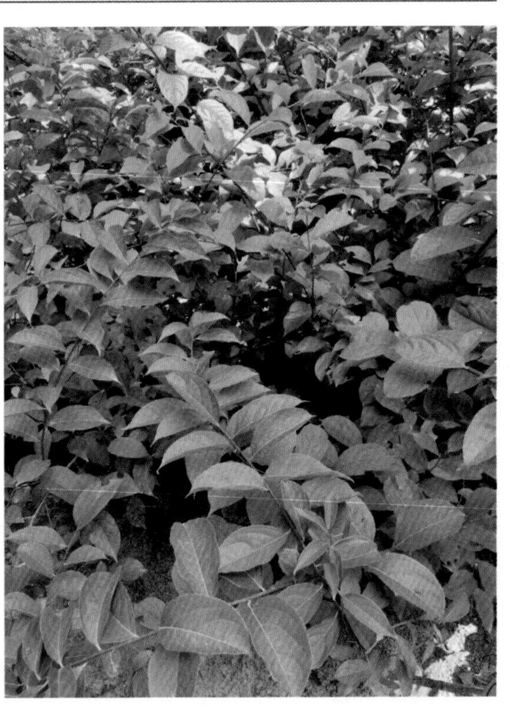

（1）治筋骨疼痛、瘫痪痿软，常与当归、川牛膝、羌活、木瓜配伍酒浸（《滇南本草》）。

（2）治跌打损伤、骨折肿痛，可单用外敷，亦可与天南星、半夏、川芎等配伍，如紫金皮散（《证治准绳》）；或与芙蓉叶、生地黄同用，如紫金膏（《证治准绳》）。

（3）治风湿性关节炎，跌打劳伤：雷公藤 30g，加酒 500mL，浸泡 5 ～ 7 天后服。每次 5mL，每日 2 次。（《云南中草药选》）

（4）治产后腹痛，流血过多：紫金皮 9g，大血藤 12g。水煎服。（《红河中草药》）

（5）治白血病（热毒壅滞或气滞血瘀）：羊蹄根 30g，牡丹皮 15g，六方藤 30g，白花蛇舌草 30g，小白薇 15g。水煎服。（《云南抗癌中草药》）

# 第二节 祛风湿热药

## 秦 艽

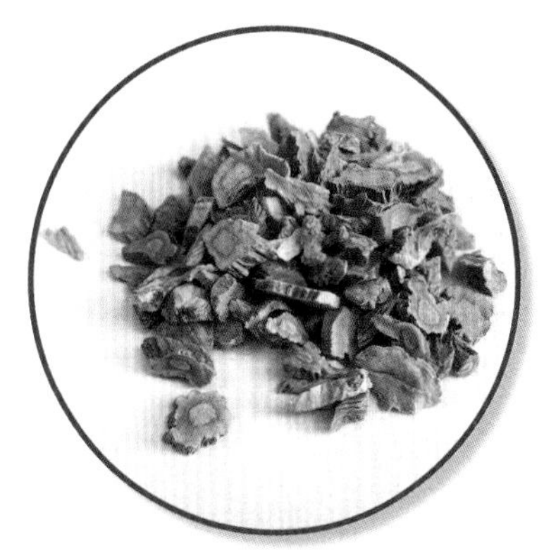

**【别名】**麻花艽、小秦艽、大艽、西大艽、左扭、左拧、西秦艽、左秦艽、萝卜艽、辫子艽。

**【来源】**本品为龙胆科植物秦艽 *Gentiana macrophylla* Pall.、麻花秦艽 *Gentiana straminea* Maxim.、粗茎秦艽 *Gentiana crassicaulis* Duthie ex Burk. 或小秦艽 *Gentiana dahurica* Fisch. 的干燥根。前三种按性状不同分别习称“秦艽”和“麻花艽”，后一种习称“小秦艽”。

**【产地分布】**主产于甘肃、青海、内蒙古、陕西、山西。

**【采收加工】**春、秋二季采挖，除去泥沙；秦艽和麻花艽晒软，堆置“发汗”至表面呈红黄色或灰黄色时，摊开晒干，或不经“发汗”直接晒干；小秦艽趁鲜时搓去黑皮，晒干。

**【药材性状】**

（1）秦艽：呈类圆柱形，上粗下细，扭曲不直，长 10 ～ 30cm，直径 1 ～ 3cm。表面黄棕色或灰黄色，有纵向或扭曲的纵皱纹，顶端有残存茎基及纤维状叶鞘。质硬而脆，易折断，断面略显油性，皮部黄色或棕黄色，木部黄色。气特异，味苦、微涩。

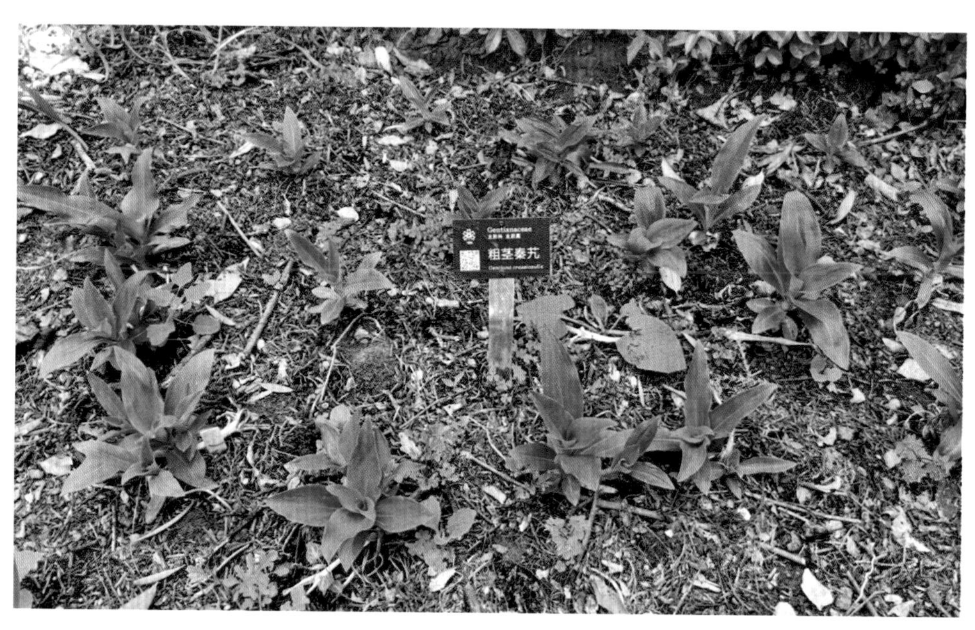

（2）麻花艽：呈类圆锥形，多由数个小根纠聚而膨大，直径可达 7cm。表面棕褐色，粗糙，有裂隙呈网状孔纹。质松脆，易折断，断面多呈枯朽状。

（3）小秦艽：呈类圆锥形或类圆柱形，长 8 ～ 15cm，直径 0.2 ～ 1cm。表面棕黄色。主根通常 1 个，残存的茎基有纤维状叶鞘，下部多分枝。断面黄白色。

**【性味归经】**性平，味辛、苦。归胃、肝、胆经。

**【功效与作用】**祛风湿，清湿热，止痹痛，退虚热。属祛风湿药下属分类的祛风湿热药。

**【临床应用】**煎汤，3 ～ 10g。用治风湿痹痛，中风半身不遂，筋脉拘挛，骨节酸痛，湿热黄疸，骨蒸潮热，小儿疳积发热。

【配伍药方】

（1）治中风手足阳明经，口眼歪斜，恶风恶寒，四肢拘急：升麻、葛根、甘草（炙）、芍药、人参各半两，秦艽、白芷、防风、桂枝各三钱。上细切，每服一两，水二盏，连须葱白三茎，长二寸，煎至一盏，去滓，稍热服，食后。服药毕，避风寒处卧，得微汗出则止。（《卫生宝鉴》秦艽升麻汤）

（2）治背痛连胸：秦艽一钱五分，天麻、羌活、陈皮、当归、川芎各一钱，炙甘草五分，生姜三片，桑枝三钱（酒炒）。水煎服。（《医学心悟》秦艽天麻汤）

（3）治风中经络而痛：羌活一钱五分，当归二钱，川芎一钱，熟地黄三钱，秦艽、白芍（酒炒）、独活各一钱五分。（《不知医必要》秦艽汤）

（4）治虚劳潮热，咳嗽，盗汗不止：秦艽（去苗、土）、柴胡（去苗）、知母、甘草（锉、炙）各一两。上四味，粗捣筛，每服三钱匕，水一盏，煎至六分，去滓，温服，不计时候。（《圣济总录》秦艽汤）

（5）治骨蒸壮热，肌肉消瘦，唇红，颊赤，气粗，四肢困倦，夜有盗汗：柴胡、鳖甲（去裙襕，酥炙，用九肋者）、地骨皮各一两，秦艽、当归、知母各五钱。上六味，为粗末，每服五钱，水一盏，青蒿五叶，乌梅一个，煎至七分，去滓温服，空心、临卧各一服。（《卫生宝鉴》秦艽鳖甲散）

（6）治消渴，除烦躁：秦艽二两（去苗），甘草三分（炙微赤，锉）。上件药，捣筛为散。每服四钱，以水一中盏，入生姜半分，煎至六分，去滓，不计时候温服。（《太平圣惠方》）

（7）治小便艰难，胀满闷：秦艽一两（去苗）。以水一大盏，煎取七分，去滓，食前分作二服。（《太平圣惠方》）

（8）治疮口不合：秦艽为末，掺之。（《仁斋直指方》）

## 防 己

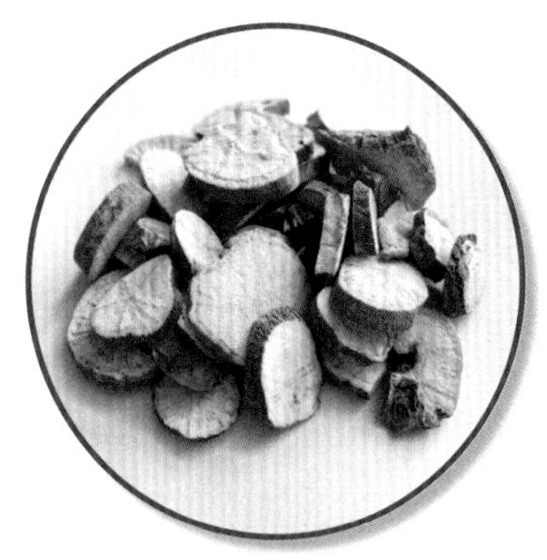

【别名】粉防己、粉寸己、汉防己、土防己、石蟾蜍、蟾蜍薯、倒地拱、白木香、猪大肠。

【来源】本品为防己科植物粉防己 *Stephania tetrandra* S. Moore 的干燥根。

【产地分布】主产于浙江、江西、安徽、湖北。

【采收加工】秋季采挖，洗净，除去粗皮，晒至半干，切段，个大者再纵切，干燥。

【药材性状】本品呈不规则圆柱形、半圆柱形或块状，多弯曲，长 5 ～ 10cm，直径 1 ～ 5cm。表面淡灰黄色，在弯曲处常有深陷横沟而成结节状的瘤块样。体重，质坚实，断面平坦，灰白色，富粉性，有排列较稀疏的放射状纹理。气微，味苦。

【性味归经】性寒，味苦。归膀胱、肺经。

【功效与作用】祛风止痛，利水消肿。属祛风湿药下属分类的祛风湿热药。

【临床应用】内服：煎汤，5 ～ 10g。用治风湿痹痛，水肿脚气，小便不利，湿疹疮毒。

【使用禁忌】本品苦寒易伤胃气，胃纳不佳及阴虚体弱者慎服。

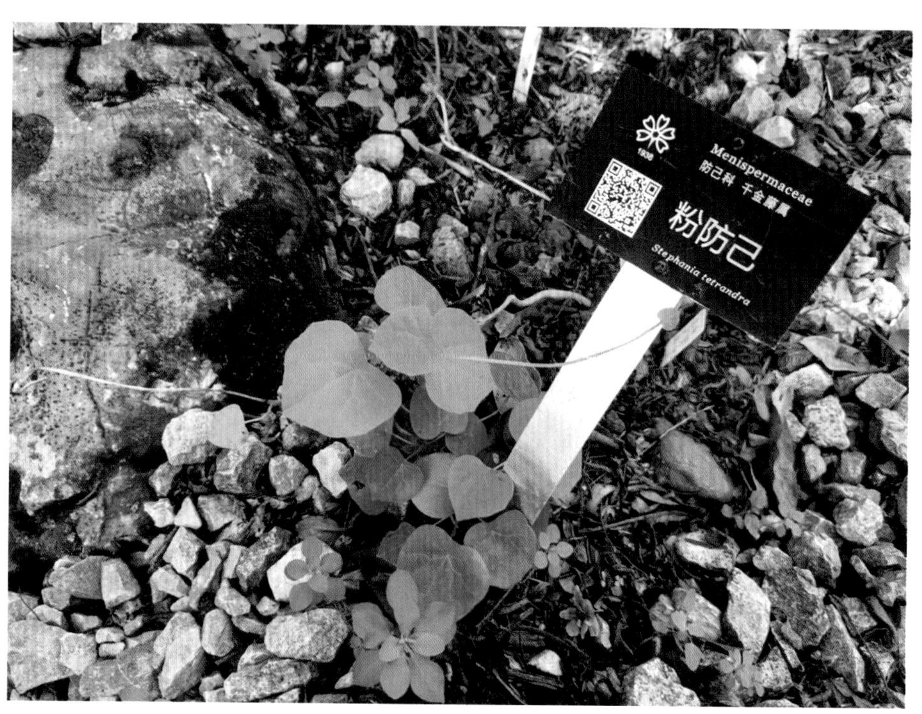

【配伍药方】

（1）治皮水为病，四肢肿，水气在皮肤中，四肢聂聂动者：防己三两，黄芪三两，桂枝三两，茯苓六两，甘草二两。上五味，以水六升，煮取二升，分温三服。(《金匮要略》防己茯苓汤)

（2）治风水脉浮，身重汗出恶风者：防己一两，甘草半两（炒），白术七钱半，黄芪一两一分（去芦）。上锉麻豆大，每抄五钱匕，生姜四片，大枣一枚，水盏半，煎八分，去滓，温服，良久再服。服后当如虫行皮中，从腰下如冰，后坐被上，又以一被绕腰下，温令微汗，瘥。(《金匮要略》防己黄芪汤)

（3）治膈间支饮，其人喘满，心下痞坚，面色黧黑，其脉沉紧，得之数十日，医吐下之不愈：木防己三两，石膏十二枚（鸡子大），桂枝二两，人参四两。上四味，以水六升，煮取二升，分温再服。(《金匮要略》木防己汤)

（4）治膀胱水蓄胀满，几成水肿：汉防己二钱，车前、韭菜子、泽泻各三钱。水煎服。(《本草切要》)

（5）治水臌胀：汉防己一两，生姜五钱。同炒，随入水煎服，半饥时饮之。(《本草汇言》)

（6）治脚气肿痛：汉防己、木瓜、牛膝各三钱，桂枝五分，枳壳一钱。水煎服。(《本草切要》)

（7）治肺痿喘嗽：汉防己，为细末，每服三钱，浆水一盏，同煎至七分，和滓温服之。(《儒门事亲》)

（8）治肺痿咯血多痰：汉防己、葶苈等分。为末，糯米饮，每服一钱。(《古今录验方》)

（9）治遗尿，小便涩：防己、葵子、防风各一两。上三味，以水五升，煮取二升半，分三服，散服亦佳。(《备急千金要方》)

## 桑　枝

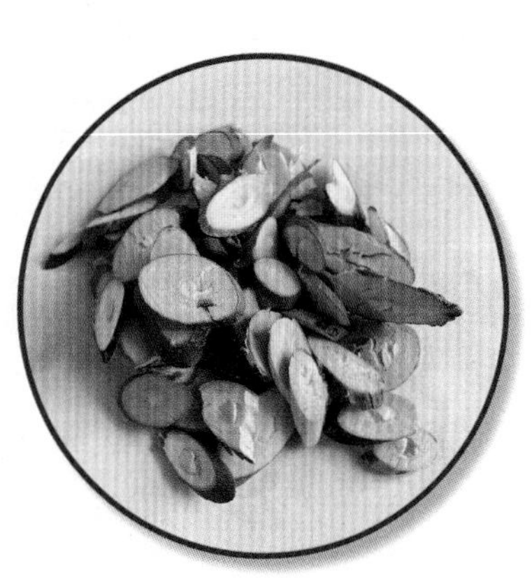

**【别名】**桑条。

**【来源】**本品为桑科植物桑 *Morus alba* L. 的干燥嫩枝。

**【产地分布】**主产于江苏、浙江。

**【采收加工】**春末夏初采收，去叶，晒干，或趁鲜切片，晒干。

**【药材性状】**本品呈长圆柱形，少有分枝，长短不一，直径0.5～1.5cm。表面灰黄色或黄褐色，有多数黄褐色点状皮孔及细纵纹，并有灰白色略呈半圆形的叶痕和黄棕色的腋芽。质坚韧，不易折断，断面纤维性。切片厚0.2～0.5cm，皮部较薄，木部黄白色，射线放射状，髓部白色或黄白色。气微，味淡。

**【性味归经】**性平，味微苦。归肝经。

**【功效与作用】**祛风湿，利关节。属祛风湿药下属分类的祛风湿热药。

**【临床应用】**内服：煎汤，9～15g。外用：适量。用治风湿痹病，肩臂、关节酸痛麻木。

【配伍药方】

（1）治臂痛：桑枝一小升。细切，炒香，以水三大升，煎取二升，一日服尽，无时。(《普济本事方》)

（2）治水气脚气：桑条二两。炒香，以水一升，煎二合，每日空心服之。(《圣济总录》)

（3）治高血压：桑枝、桑叶、茺蔚子各五钱。加水1000mL，煎成600mL，睡前洗脚30～40分钟，洗完睡觉。(《全国中草药新医疗法展览会资料选编》双桑降压汤)

（4）治紫癜风：桑枝十斤（锉），益母草三斤（锉）。上药，以水五斗，慢火煎至五升，滤去渣，入小铛内，熬为膏。每夜卧时，用温酒调服半合。(《太平圣惠方》桑枝煎)

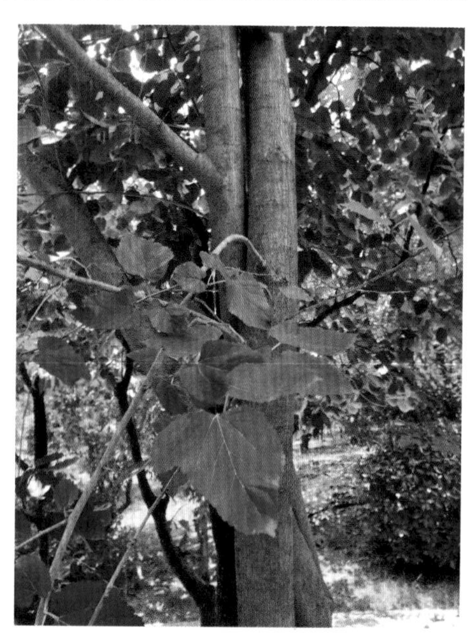

## 豨莶草

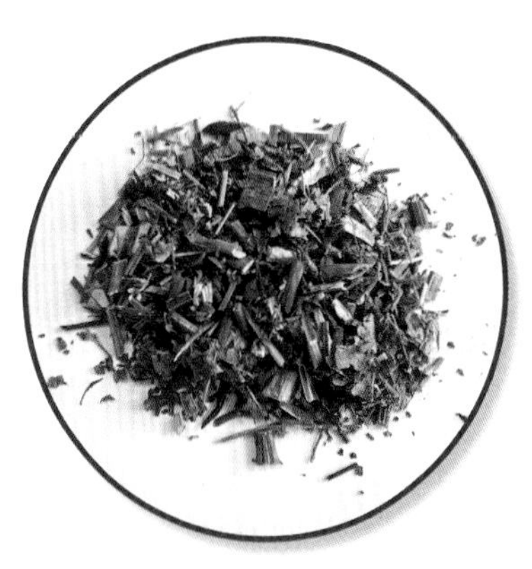

**【别名】**火莶、猪膏草、虎膏、狗膏、大叶草、虾钳草、铜锤草、肥猪草、肥猪菜、火枚草。

**【来源】**本品为菊科植物豨莶 *Siegesbeckia orientalis* L.、腺梗豨莶 *Siegesbeckia pubescens* Makino或毛梗豨莶 *Siegesbeckia glabrescens* Makino的干燥地上部分。

**【产地分布】**我国大部分地区均产。

**【采收加工】**夏、秋二季花开前和花期均可采割，除去杂质，晒干。

**【药材性状】**本品茎略呈方柱形，多分枝，长30～110cm，直径0.3～1cm；表面灰

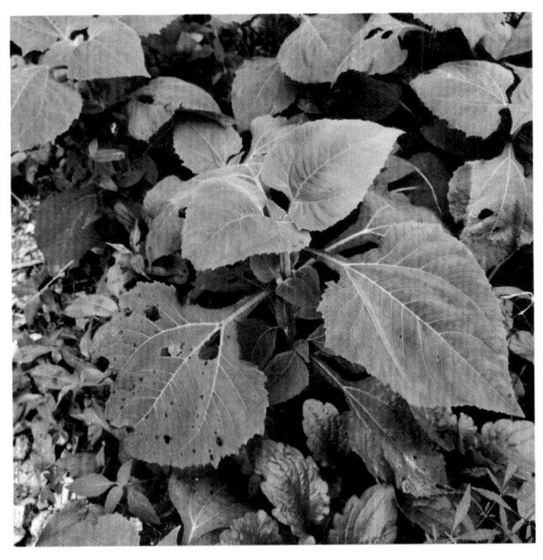

绿色、黄棕色或紫棕色，有纵沟和细纵纹，被灰色柔毛；节明显，略膨大；质脆，易折断，断面黄白色或带绿色，髓部宽广，类白色，中空。叶对生，叶片多皱缩、卷曲，展平后呈卵圆形，灰绿色，边缘有钝锯齿，两面皆有白色柔毛，主脉3出。有的可见黄色头状花序，总苞片匙形。气微，味微苦。

**【性味归经】**性寒，味辛、苦。归肝、肾经。

**【功效与作用】**祛风湿，利关节，解毒。属祛风湿药下属分类的祛风湿热药。

**【临床应用】**内服：煎汤，9～12g。外用：适量。用治风湿痹痛，筋骨无力，腰膝酸软，四肢麻痹，半身不遂，风疹湿疮。

【配伍药方】

（1）治风、寒、湿三气着而成痹，以致血脉凝涩，肢体麻木，腰膝酸痛，二便燥结，无论痛风、痛痹、湿痰、风热，宜于久服，预防中风痿痹之病：豨莶草不拘多寡，去梗取叶，晒干，陈酒拌透，蒸过晒干，再拌再蒸，如法九次。晒燥，为细末，贮听用，蜜丸，早空心温酒吞服四五钱。（《活人方汇编》豨莶散）

（2）治感受风湿，或嗜饮冒风，内湿外邪，传于四肢脉络，壅塞不舒，以致两足软酸疼痛，不能步履，或两手牵绊，不能仰举，凡辛劳之人，常患此症，状似风瘫：地梧桐（花、叶、梗、子俱可，切碎晒干，炒，磨末子）一斤，豨莶草（炒，磨末子）八两。上二味，和匀，炼蜜丸，如桐子大。早、晚以白滚汤送下四钱，或单用臭梧桐二两，煎汤饮，以酒过之，连服十剂，其痛即瘥，或煎汤洗手足亦可。忌食猪肝、羊血、番茄等物。（《养生经验合集》豨桐丸）

（3）治疠风脚弱：豨莶草（五月取赤茎者，阴干，以净叶蜜酒九蒸九晒）一斤，当归、芍药、熟地黄各一两，川乌（黑豆制净）六钱，羌活、防风各一两。为末，蜜丸，每服二钱，空心温酒下。（《张氏医通》豨莶丸）

（4）治中风口眼歪斜，手足不遂，语言謇涩，口角流涎，筋骨挛强，腰脚无力：豨莶（酒蒸，晒九次）三斤，蕲蛇二条，人参、黄芪、枸杞子、川萆薢、白术、当归身各八两，苍耳子、川芎、威灵仙、半夏曲各四两（以上诸药，但用酒拌炒），沉香二两（不见火）。共十三味，俱为细末，炼蜜丸如梧桐子大，每早、晚各服三钱，白汤送下。（《方脉正宗》）

（5）治发背丁疮：豨莶草、五叶草（即五爪龙）、野红花（即小蓟）、大蒜等分。擂烂，入热酒一碗，绞汁服，得汗效。（《乾坤生意秘韫》）

（6）治痈疽肿毒，一切恶疮：豨莶草（端午采者）一两，乳香一两，白矾（烧）半两。为末，每服二钱，热酒调下，毒重者连进三服，得汗妙。(《乾坤生意秘韫》)

（7）治蜘蛛咬伤及狗咬、其他虫咬：豨莶草，捣烂敷患处。(《贵州省中医验方秘方》)

（8）治风气行于肠胃泄泻：火枚草，为末，醋糊丸，梧子大。每服三十丸，白汤下。(《世医得效方》火坎丸）

## 臭梧桐

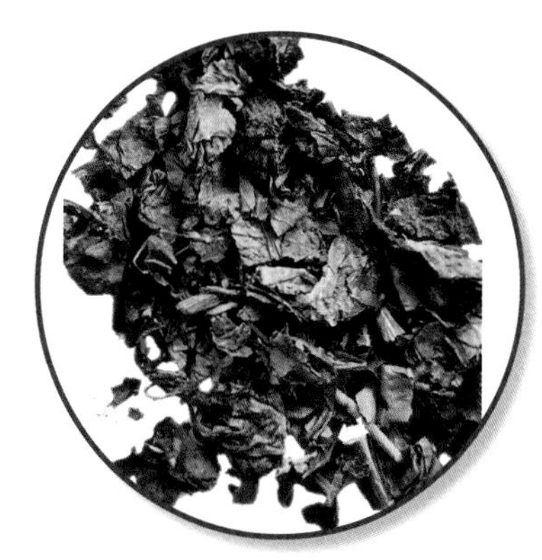

**【别名】**海州常山、海桐、臭桐、泡花桐、山梧桐、八角梧桐、臭桐柴、楸茶叶、后庭花。

**【来源】**本品为马鞭草科植物海州常山 *Clerodendrum trichotomum* Thunb. 的干燥嫩枝和叶。

**【产地分布】**主产于浙江、江苏、江西。

**【采收加工】**夏季尚未开花时采收，晒干，切段。

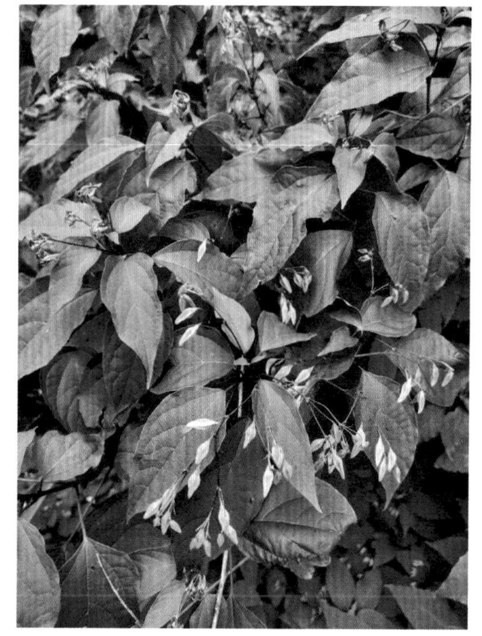

**【药材性状】**本品为叶及嫩枝。干燥小枝类圆形或近方形，棕褐色，密被短柔毛。叶多皱缩，卷曲或破碎，上表面黄绿色至浅黄棕色，下表面色较浅，具短柔毛。枝叶质脆易折，小枝断面黄白色，中央具白色的髓，髓中有淡黄色分隔。有特异臭气，味苦涩。

**【性味归经】**性凉，味辛、苦。归肝经。

**【功效与作用】**祛风湿，通经络，平肝。属祛风湿药下属分类的祛风湿热药。

**【临床应用】**内服：煎汤，5～15g；用治高血压病不宜久煎；研末服，每次3g。用治风湿痹证，中风半身不遂，风疹，湿疮，肝阳上亢，头痛眩晕。外用：适量。

【配伍药方】

（1）治男妇感受风湿，或嗜饮冒风，以致两足软酸疼痛，不能步履，或两手牵绊，不能仰举：地梧桐（花、叶、梗、子俱可采取，切碎，晒干，磨末子）一斤，豨莶草（炒，磨末）八两。上二味和匀，炼蜜丸如桐子大，早、晚以白滚汤送下四钱。忌食猪肝、羊血等物。或单用臭梧桐二两，煎汤饮，以酒过之，连服十剂，或煎汤洗手足亦可。(《养生经

验合集》豨桐丸）

（2）治半肢风：臭梧桐叶并梗，晒燥磨末，共二斤，用白蜜一斤为丸。早滚水下，晚酒下，每服三钱。（《本草纲目拾遗》）

（3）治风湿痛，骨节酸痛及高血压病：臭梧桐三钱至一两，煎服；研粉，每服一钱，一日三次。也可与豨莶草配合应用。（《上海常用中草药》）

（4）治半边头痛：川椒五钱，臭梧桐叶二两。先将桐叶炒黄，次入椒再炒，以火酒洒在锅内，拌和取起，卷在绸内，扎在痛处；吃热酒一碗，取被盖颈而睡，出汗。（《本草纲目拾遗》）

（5）治一切内外痔：臭梧桐叶七片，瓦松七枝，皮硝三钱。煎汤熏洗。（《本草纲目拾遗》）

## 海桐皮

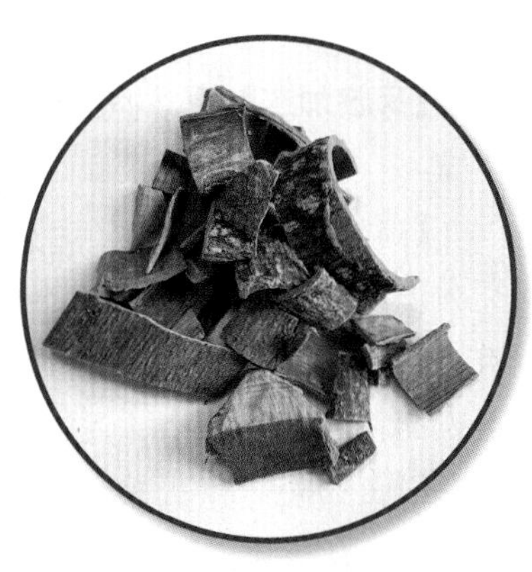

**【别名】**钉桐皮、鼓桐皮、丁皮、刺桐皮、刺通、接骨药、刺桐、山芙蓉、空桐树。

**【来源】**本品为豆科植物刺桐 *Erythrina variegata* L. 或乔木刺桐 *Erythrina arborescens* Roxb. 的树皮。

**【产地分布】**刺桐主产于广东、广西、云南、贵州，乔木刺桐主产于云南、四川、贵州。

**【采收加工】**夏、秋剥取树皮，晒干，切丝。

**【药材性状】**本品为干燥干皮，呈半筒状或板片状，长 30 ～ 60cm，厚 1 ～ 2mm，外表灰棕色或灰黑色，有稀疏纵裂纹及较密的黄色皮孔，边缘不整齐，微突起或平钝；皮上有大形钉刺，刺尖有时被磨去，可以剥落；基部圆形或长圆形而纵向延长；内表面黄棕色或红棕色，平滑，有细纵纹。质硬而韧，易纵裂，不易横断。断面黄白色或淡黄色，富纤维性。气微香，味苦。以皮张大、钉刺多者为佳。

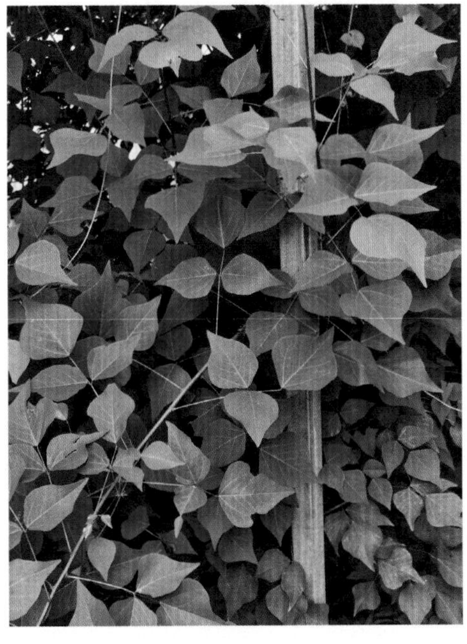

**【性味归经】**性平，味苦、辛。归肝经。

**【功效与作用】**祛风湿，通络止痛，杀虫止痒。属祛风湿药下属分类的祛风湿热药。

**【临床应用】**内服：煎汤，5 ～ 15g；或酒浸服。外用：适量。用治风湿痹证，疥癣，湿疹。

【配伍药方】

（1）治风湿两腿肿满疼重，百节拘挛痛：海桐皮一两，羚羊角屑、薏苡仁各二两，防风、羌活、筒桂（去皮）、赤茯苓（去皮）、熟地黄各一两，槟榔一两。上为散。每服三钱，水一盏，生姜五片，同煎至七分，去滓，温服。(《脚气治法总要》海桐皮散）

（2）治腰膝痛不可忍：海桐皮二两，牛膝、芎䓖、羌活、地骨皮、五加皮各一两，甘草半两，薏苡仁二两，生地黄十两。八物净洗，焙干，细锉，生地黄以芦刀子切，用绵一两，都包裹，入无灰酒二斗浸，冬二七日，夏一七日，候熟。空心饮一盏，每日早、午、晚各一次，长令醺醺。合时不用添减。禁毒食。(《续传信方》)

（3）治脚挛不能伸举：海桐皮、当归（去芦，洗净，焙干）、牡丹皮（去心）、熟干地黄、牛膝（去芦，酒浸，焙干）各一两，山茱萸、补骨脂各半两。上为细末，每服一钱，水八分，入葱白二寸，煎至五分，去滓，温服。(《小儿卫生总微论方》海桐皮散）

（4）治大风疾：知母，贝母，乌梅肉，海桐皮，金毛狗脊（去毛）。上等分，为细末，炼蜜丸，如梧桐子大。每日空腹、日中、临睡各服三十丸；又每夜第一次睡觉（醒）时，急于头边取三十丸便服，并用羊蹄根自然汁下。大忌酒及房事、一切发风之物，只吃淡粥一百日，皮肉自渐皆复。(《是斋百一选方》神仙退风丹）

（5）治中恶霍乱：海桐皮煮汁服之。(《圣济总录》)

（6）治风虫牙痛：海桐皮煎水漱之。(《太平圣惠方》)

（7）治风癣有虫：海桐皮、蛇床子等分，为末，以腊猪脂调搽之。(《如宜方》)

（8）治伤折，辟外风，止疼痛：海桐皮一两（锉），防风二两（去芦头），黑豆一两（炒熟），附子一两（炮裂，去皮、脐）。上药捣细，罗为散。每服，以温酒下二钱，日三四服。(《太平圣惠方》海桐皮散）

（9）治时行赤毒眼疾：海桐皮一两，切碎，盐水洗，微炒，用滚汤泡，待温洗眼。(《本草汇言》)

（10）治乳痈初起：刺通五钱，红糖一两，煎水服。(《贵州草药》)

## 络石藤

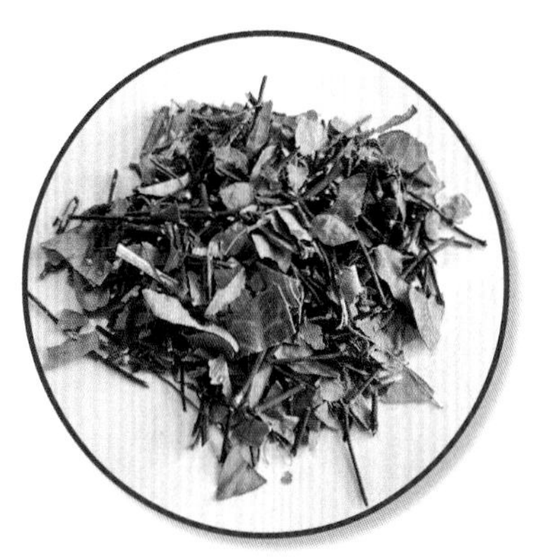

**【别名】**石鲮、明石、悬石、云珠、云丹、石磋、略石、领石、石龙藤、络石草、白花藤。

**【来源】**本品为夹竹桃科植物络石 *Trachelospermum jasminoides*（Lindl.）Lem. 的干燥带叶藤茎。

**【产地分布】**主产于浙江、江苏、湖北、安徽。

**【采收加工】**冬季至次春采割，除去杂质，晒干，切段。

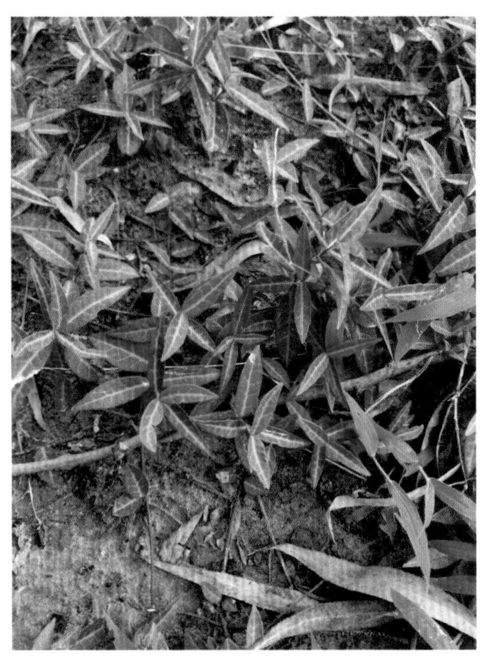

【药材性状】本品茎呈圆柱形，弯曲，多分枝，长短不一，直径1～5mm；表面红褐色，有点状皮孔和不定根；质硬，断面淡黄白色，常中空。叶对生，有短柄；展平后叶片呈椭圆形或卵状披针形，长1～8cm，宽0.7～3.5cm；全缘，略反卷，上表面暗绿色或棕绿色，下表面色较淡；革质。气微，味微苦。

【性味归经】性微寒，味苦。归心、肝、肾经。

【功效与作用】祛风通络，凉血消肿。属祛风湿药下属分类的祛风湿热药。

【临床应用】内服：煎汤，6～12g。用治风湿热痹，筋脉拘挛，腰膝酸痛，喉痹，痈肿，跌仆损伤。

【配伍药方】

（1）治筋骨痛：络石藤一至二两。浸酒服。(《湖南药物志》)

（2）治关节炎：络石藤、五加根皮各一两，牛膝根五钱。水煎服，白酒引。(《江西草药》)

（3）治肺结核：络石藤一两，地菍一两，猪肺四两。同炖，服汤食肺，每日一剂。(《江西草药》)

（4）治吐血：络石藤叶一两，雪见草、乌韭各五钱。水煎服。(《江西草药》)

（5）治肿疡毒气凝聚作痛：鬼系腰一两（洗净晒干），皂角刺一两（锉，新瓦上炒黄），瓜蒌大者一个（杵，炒，用仁），甘草节五分，没药、明乳香各三钱（另研）。上每服一两，水酒各半煎。溃后慎之。(《外科精要》止痛灵宝散）

（6）治喉痹咽塞，喘息不通，须臾欲绝：络石草二两。切，以水一大升半，煮取一大盏，去滓，细细吃。(《近效方》)

（7）治外伤出血：络石藤适量。晒干研末，撒敷，外加包扎。(《江西草药》)

## 雷公藤

【别名】黄藤、黄腊藤、黄藤草、红药、水莽草、断肠草、黄药、三棱花、早禾花、红紫根。

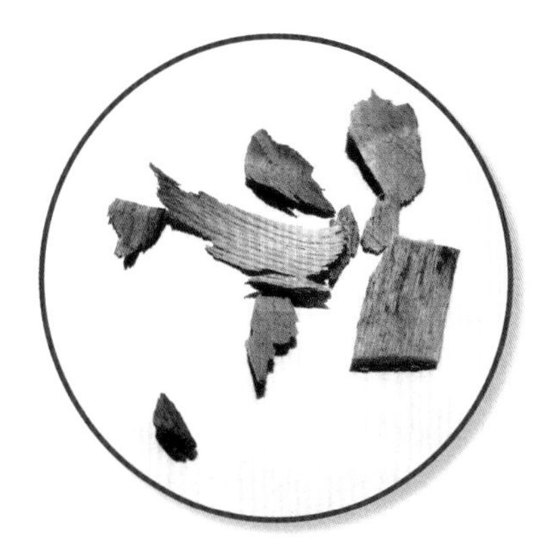

**【来源】**本品为卫矛科植物雷公藤 *Tripterygium wilfordi* Hook.f. 的干燥根或根的木质部。

**【产地分布】**主产于浙江、安徽、福建、湖南。

**【采收加工】**秋季挖取根部，去净泥土，晒干，或去皮晒干，切厚片。

**【药材性状】**本品根呈圆柱形，扭曲，常具茎残基。直径 0.5 ～ 3cm，商品常切成长短不一的段块。表面土黄色至黄棕色，粗糙，具细密纵向沟纹及环状或半环状裂隙；栓皮层常脱落，脱落处显橙黄色。皮部易剥离，露出黄白色的木部。质坚硬，折断时有粉尘飞扬，断面纤维性；横切面木栓层橙黄色，显层状；韧皮部红棕色；木部黄白色，密布针眼状孔洞，射线较明显。根茎性状与根相似，多平直，有白色或浅红色髓部。气微、特异，味苦微辛。有大毒。

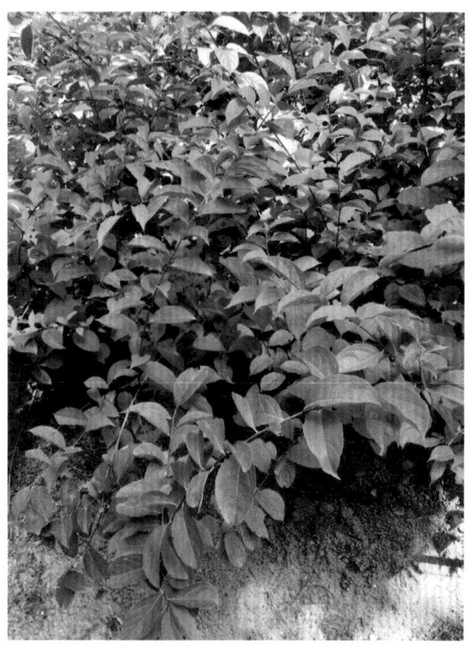

**【性味归经】**性寒，味苦、辛；有大毒。归肝、肾经。

**【功效与作用】**祛风除湿，活血通络，消肿止痛，杀虫解毒。属祛风湿药下属分类的祛风湿热药。

**【临床应用】**内服：煎汤，1 ～ 3g，先煎。外用：适量，研粉或捣烂敷；或制成酊剂、软膏涂擦。用治风湿顽痹，麻风病，顽癣，湿疹，疥疮。

**【使用禁忌】**本品有大毒，内服宜慎。外敷不可超过半小时，否则起疱。凡有心、肝、肾器质性病变及白细胞减少者慎服。孕妇禁用。

【配伍药方】

（1）治风湿关节炎：雷公藤根、叶，捣烂外敷，半小时后即去，否则起疱。(《草药手册》)

（2）治皮肤发痒：雷公藤叶，捣烂，搽敷。(《湖南药物志》)

（3）治腰带疮：雷公藤花、乌药，研末调擦患处。(《湖南药物志》)

# 第三节　祛风湿强筋骨药

## 五加皮

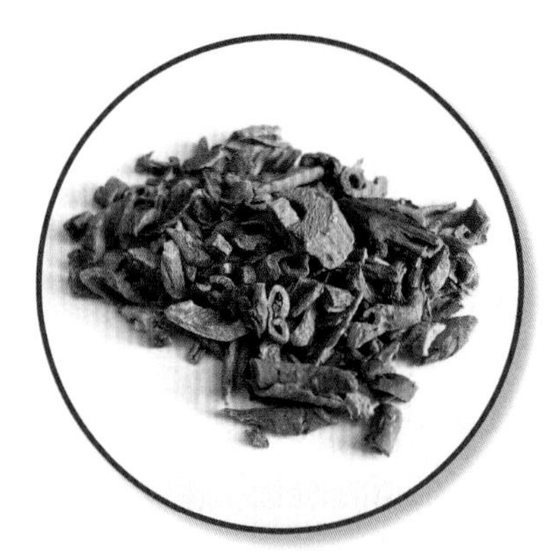

**【别名】**五加、南五加皮、五谷皮、红五加皮、刺五加、刺五甲。

**【来源】**本品为五加科植物细柱五加 *Acanthopanax gracilistylus* W. W. Smith 的干燥根皮。

**【产地分布】**主产于湖北、湖南、浙江、四川。

**【采收加工】**夏、秋二季采挖根部，洗净，剥取根皮，晒干。

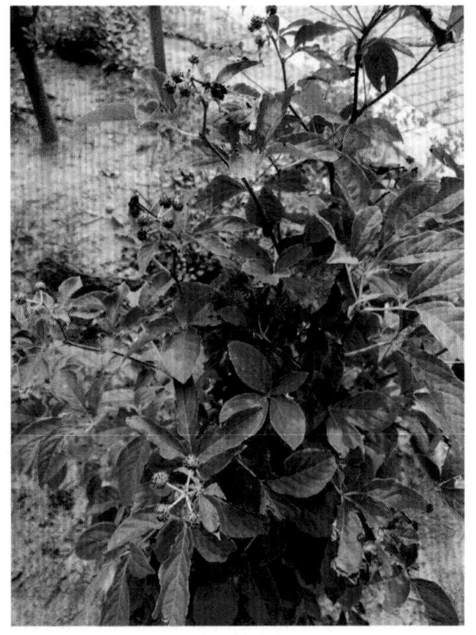

**【药材性状】**本品呈不规则卷筒状，长 5 ～ 15cm，直径 0.4 ～ 1.4cm，厚约 0.2cm。外表面灰褐色，有稍扭曲的纵皱纹和横长皮孔样斑痕；内表面淡黄色或灰黄色，有细纵纹。体轻，质脆，易折断，断面不整齐，灰白色。气微香，味微辣而苦。

**【性味归经】**性温，味辛、苦。归肝、肾经。

**【功效与作用】**祛风除湿，补益肝肾，强筋壮骨，利水消肿。属祛风湿药下属分类的祛风湿强筋骨药。

**【临床应用】**煎汤，5 ～ 10g；或酒浸，入丸、散服。用治风湿痹病，筋骨痿软，小儿行迟，体虚乏力，水肿，脚气。

【配伍药方】

（1）治男子妇人脚气，骨节皮肤肿湿疼痛，进饮食，行有力，不忘事：五加皮四两（酒浸），远志（去心）四两（酒浸令透，易为剥皮）。上曝干，为末，春秋冬用浸药酒为糊，夏则用酒为糊，丸如梧桐子大。每服四五十丸，空心温酒送下。(《瑞竹堂经验方》五加皮丸）

（2）治一切风湿痿痹，壮筋骨，填精髓：五加皮，洗刮去骨，煎汁和曲米酿成饮之；或切碎袋盛，浸酒煮饮，或加当归、牛膝、地榆诸药。(《本草纲目》五加皮酒）

（3）治腰痛：五加皮，杜仲（炒）。上等分，为末，酒糊丸，如梧桐子大。每服三十丸，温酒下。(《卫生家宝方》五加皮散）

（4）治鹤膝风：五加皮八两，当归五两，牛膝四两，无灰酒一斗。煮三炷香，日二服，以醺为度。(《外科大成》五加皮酒)

（5）治四五岁不能行：真五加皮、川牛膝（酒浸二日）、木瓜（干）各等分。上为末，每服二钱，空心米汤调下，一日二服，服后再用好酒半盏与儿饮之，仍量儿大小。(《保婴撮要》五加皮散)

（6）治妇人血风劳，形容憔悴，肢节困倦，喘满虚烦，吸吸少气，发热汗多，口干舌涩，不思饮食：五加皮、牡丹皮、赤芍药、当归（去芦）各一两。上为末，每服一钱，水一盏，将青铜钱一文，蘸油入药，煎七分，温服，日三服。(《太平惠民和剂局方》油煎散)

（7）治损骨：小鸡一只，约重五六两（连毛），同五加皮一两，捣为糊，搦在伤处，一炷香时，解下后，用山栀三钱，五加皮四钱，酒一碗，煎成膏贴之，再以大瓦松煎酒服之。(《验方新编》)

## 桑寄生

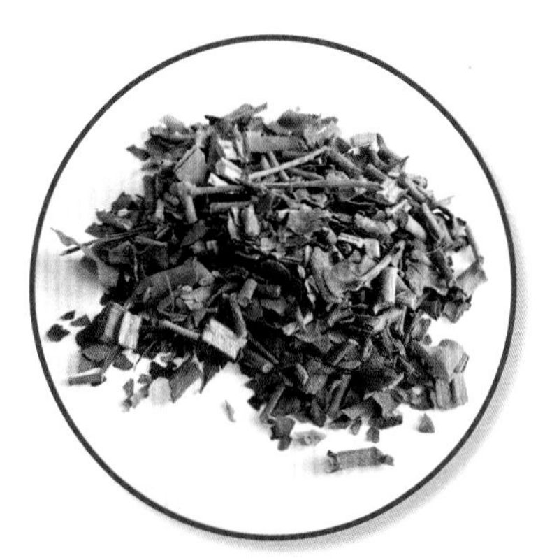

**【别名】**桑上寄生、寄生、茑、寓木、宛童、寄屑、寄生树、茑木。

**【来源】**本品为桑寄生科植物桑寄生 *Taxillus chinensis*（DC.）Danser 的干燥带叶茎枝。

**【产地分布】**主产于广西、广东。

**【采收加工】**冬季至次春采割，除去粗茎，切段，干燥，或蒸后干燥，切厚片。

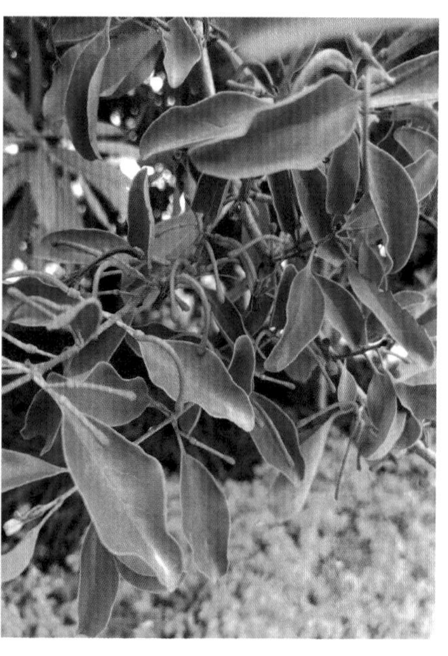

**【药材性状】**本品茎枝呈圆柱形，长 3～4cm，直径 0.2～1cm；表面红褐色或灰褐色，具细纵纹，并有多数细小突起的棕色皮孔，嫩枝有的可见棕褐色茸毛；质坚硬，断面不整齐，皮部红棕色，木部色较浅。叶多卷曲，具短柄；叶片展平后呈卵形或椭圆形，长 3～8cm，宽 2～5cm；表面黄褐色，幼叶被细茸毛，先端钝圆，基部圆形或宽楔形，全缘；革质。气微，味涩。

**【性味归经】**性平，味苦、甘。归肝、肾经。

**【功效与作用】**祛风湿，补肝肾，强筋骨，安胎元。属祛风湿药下属分类的祛风湿强筋骨药。

**【临床应用】**煎汤，9～15g。用治风湿痹痛，腰膝酸软，筋骨无力，崩漏经多，妊娠漏血，胎动不安，头晕目眩。

【配伍药方】

（1）治腰背痛，肾气虚弱，卧冷湿地当风所得：独活三两，寄生、杜仲、牛膝、细辛、秦艽、茯苓、桂心、防风、芎䓖、人参、甘草、当归、芍药、干地黄各二两。上十五味，细锉，以水一斗，煮取三升，分三服。温身勿冷也。（《备急千金要方》独活寄生汤）

（2）治妊娠胎动不安，心腹刺痛：桑寄生一两半，艾叶半两（微炒），阿胶一两（捣碎，炒令黄燥）。上药，锉，以水一大盏半，煎至一盏，去滓。食前分温三服。（《太平圣惠方》）

（3）治下血止后，但觉丹田元气虚乏，腰膝沉重少力：桑寄生，为末。每服一钱，非时白汤点服。（《杨氏护命方》）

（4）治毒痢脓血，六脉微小，并无寒热：桑寄生二两，防风、大芎二钱半，炙甘草三钱。为末，每服二钱，水一盏，煎八分，和滓服。（《杨氏护命方》）

（5）治膈气：生桑寄生捣汁一盏，服之。（《濒湖集简方》）

## 狗　脊

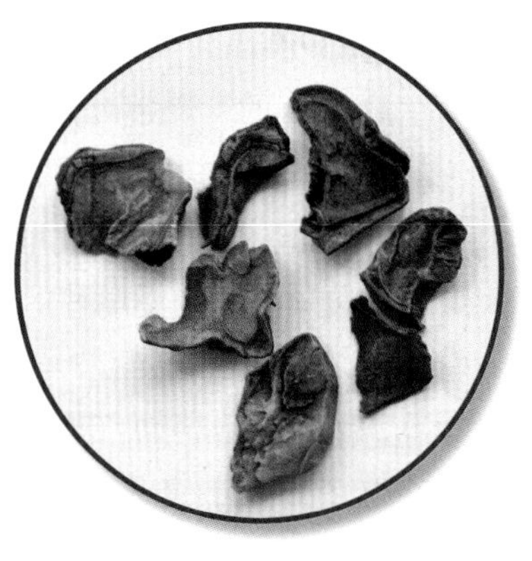

**【别名】**金毛狗脊、金毛狗、金狗脊、金毛狮子、猴毛头、黄狗头、百枝、狗青、强膂、苟脊。

**【来源】**本品为蚌壳蕨科植物金毛狗脊 *Cibotium barometz*（L.）J. Sm. 的干燥根茎。

**【产地分布】**主产于四川、浙江、福建、江西。

**【采收加工】**秋、冬二季采挖，除去泥沙，干燥；或去硬根、叶柄及金黄色绒毛，切厚片，干燥，为“生狗脊片”；蒸后晒至六七成干，切厚片，干燥，为“熟狗脊片”。

**【药材性状】**本品呈不规则的长块状，长 10 ～ 30cm，直径 2 ～ 10cm。表面深棕色，残留金黄色绒毛；上面有数个红棕色的木质叶柄，下面残存黑色细根。质坚硬，不易折断。无臭，味淡、微涩。生狗脊片呈不规则长条形或圆形，长 5 ～ 20cm，直径 2 ～ 10cm，厚 1.5 ～ 5mm；切面浅棕色，较平滑，近边缘 1 ～ 4mm 处有 1 条棕黄色隆起的木质部环纹或条纹，边缘不整齐，偶有金黄色绒毛残留；质脆，易折断，有粉性。熟狗脊片呈黑棕色，质坚硬。

**【性味归经】**性温，味苦、甘。归肝、肾经。

**【功效与作用】**祛风湿，补肝肾，强腰膝。属祛风湿药下属分类的祛风湿强筋骨药。

**【临床应用】**煎汤，6 ～ 12g。用治风湿痹痛，腰膝酸软，下肢无力。

**【使用禁忌】**肾虚有热，小便不利或短涩黄赤者慎服。

【配伍药方】

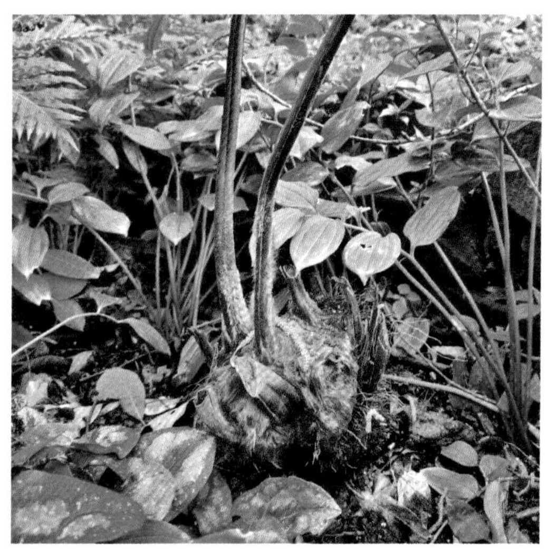

（1）治五种腰痛，利脚膝：狗脊二两，萆薢二两（锉），菟丝子一两（酒浸三日，曝干别捣）。上药，捣罗为末，炼蜜和丸，如梧桐子大。每日空心及晚食前服三十丸，以新萆薢渍酒二七日，取此酒下药。(《太平圣惠方》狗脊丸）

（2）治男女一切风疾：金毛狗脊（盐泥固济，火煅红，去毛用肉，出火气，锉）、萆薢、苏木节、川乌头（生用）。上各等分，为细末，米醋糊为丸，如梧桐子大，每服二十丸，温酒或盐汤下。病在上，食后服；病在下，空心服。(《普济方》四宝丹）

（3）治风湿骨痛、腰膝无力：金毛狗脊根茎六钱，香樟根、马鞭草各四钱，杜仲、续断各五钱，铁脚威灵仙三钱，红牛膝二钱。泡酒服。(《贵州草药》)

（4）固精强骨：金毛狗脊、远志肉、白茯神、当归身等分。为末，炼蜜丸，梧子大。每酒服五十丸。(《濒湖集简方》)

（5）治病后足肿：用狗脊煎汤渍洗，并节食以养胃气。(《伤寒蕴要》)

（6）治腰痛及小便过多：金毛狗脊、木瓜、五加皮、杜仲。煎服。(《四川中药志》)

（7）治年老尿多：金毛狗脊根茎、大夜关门、蜂糖罐根、小棕根各五钱，炖猪肉吃。(《贵州草药》)

（8）治室女冲任虚寒，带下纯白：鹿茸（醋蒸，焙）二两，白蔹、金毛狗脊（燎去毛）各一两。上为细末，用艾煎醋汁，打糯米糊为丸，如桐子大。每服五十丸，空心温酒下。(《普济方》白蔹丸）

# 第五章 化湿药

## 广藿香

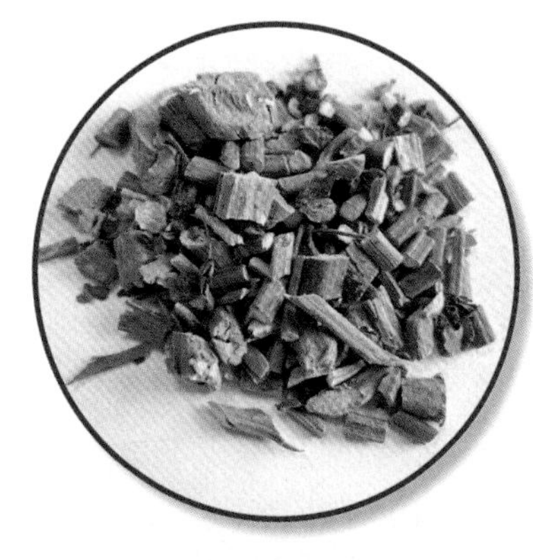

【别名】霍香、枝香、海藿香、土藿香、排香草、大叶薄荷、兜娄婆、刺蕊草。

【来源】本品为唇形科植物广藿香 *Pogostemon cablin* (Blanco) Benth. 的干燥地上部分。

【产地分布】主产于广东。

【采收加工】枝叶茂盛时采割，日晒夜闷，反复至干。

【药材性状】本品茎略呈方柱形，多分枝，枝条稍曲折，长 30 ～ 60cm，直径 0.2 ～ 0.7cm；表面被柔毛；质脆，易折断，断面中部有髓；老茎类圆柱形，直径 1 ～ 1.2cm，被灰褐色栓皮。叶对生，皱缩成团，展平后叶片呈卵形或椭圆形，长 4 ～ 9cm，宽 3 ～ 7cm；两面均被灰白色绒毛；先端短尖或钝圆，基部楔形或钝圆，边缘具大小不规则的钝齿；叶柄细，长 2 ～ 5cm，被柔毛。气香特异，味微苦。

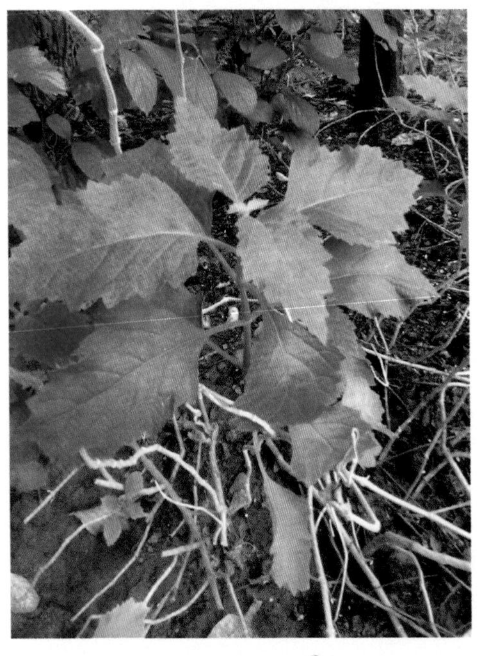

【性味归经】性微温，味辛。归脾、胃、肺经。

【功效与作用】芳香化浊，和中止呕，发表解暑。

【临床应用】内服：煎汤，3 ～ 10g，鲜者加倍，不宜久煎；或入丸、散。外用：适量，煎水含漱，或浸泡患部；或研末调敷。用治湿浊中阻，脘痞呕吐，暑湿表证，湿温初起，发热倦怠，胸闷不舒，寒湿闭暑，腹痛吐泻，鼻渊头痛。

【配伍药方】

（1）治伤寒头疼，寒热，喘咳，心腹冷痛，反胃呕恶，气泻霍乱，脏腑虚鸣，山岚瘴疟，遍身虚肿，产前、产后血气刺痛，小儿疳伤：大腹皮、白芷、紫苏、茯苓（去皮）各一两，半夏曲、白术、陈皮（去白）、厚朴（去粗皮，姜汁炙）、苦梗各二两，藿香（去土）三两，甘草（炙）二两半。上为细末，每服二钱，水一盏，姜三片，枣一枚，同煎至七分，热服。如欲出汗，衣被盖，再煎并服。(《太平惠民和剂局方》藿香正气散）

（2）治暑月吐泻：滑石（炒）二两，藿香二钱半，丁香五分。为末，每服一二钱，淅米泔调服。(《禹讲师经验方》)

（3）治霍乱吐泻：陈皮（去白）、藿香叶（去土）。上等分，每服五钱，水一盏半，煎至七分，温服，不拘时候。(《是斋百一选方》回生散）

（4）治疟：高良姜、藿香各半两。上为末，均分为四服，每服以水一碗，煎至一盏，温服，未定再服。(《鸡峰普济方》藿香散）

（5）香口去臭：藿香洗净，煎汤，时时噙漱。(《摘元方》)

（6）治小儿牙疳溃烂出脓血，口臭，嘴肿：土藿香，入枯矾少许为末，搽牙根上。(《滇南本草》)

（7）治胎气不安，气不升降，呕吐酸水：香附、藿香、甘草各二钱。为末，每服二钱，入盐少许，沸汤调服之。(《太平圣惠方》)

（8）治冷露疮烂：藿香叶、细茶等分。烧灰，油调涂叶上贴之。(《包会应验方》)

（9）治刀伤流血：土藿香、龙骨，少许为末，外敷。(《滇南本草》)

## 佩　兰

**【别名】**兰草、泽兰、圆梗泽兰、省头草、兰、水香、都梁香、大泽兰。

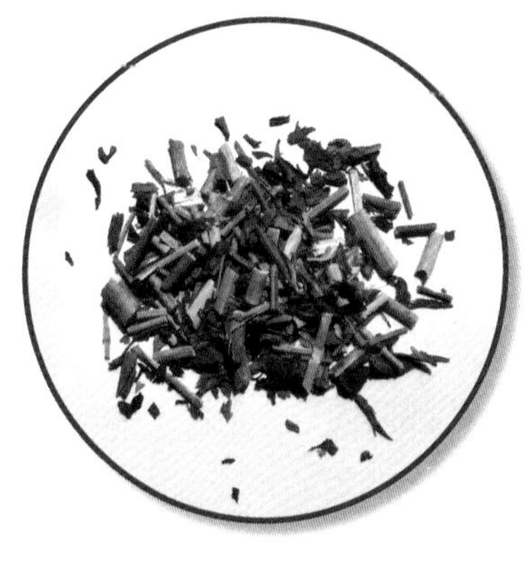

**【来源】**本品为菊科植物佩兰 *Eupatorium fortunei* Turcz. 的干燥地上部分。

**【产地分布】**主产于江苏、浙江、河北。

**【采收加工】**夏、秋二季分两次采割，除去杂质，晒干。

**【药材性状】**本品茎呈圆柱形，长 30 ～ 100cm，直径 0.2 ～ 0.5cm；表面黄棕色或黄绿色，有的带紫色，有明显的节和纵棱线；质脆，断面髓部白色或中空。叶对生，有柄，叶片多皱缩、破碎，绿褐色；完整叶片 3 裂或不分裂，分裂者中间裂片较大，展平后呈披针形或长圆状披针形，基部狭窄，边缘有锯齿；不分裂者展平后呈卵圆形、卵状披针形或椭圆形。气芳香，味微苦。

**【性味归经】**性平，味辛。归脾、胃、肺经。

**【功效与作用】**芳香化湿，醒脾开胃，发表解暑。

**【临床应用】**煎汤，3～10g。用治湿浊中阻，脘痞呕恶，口中甜腻，口臭，多涎，暑湿表证，湿温初起，发热倦怠，胸闷不舒。

【配伍药方】

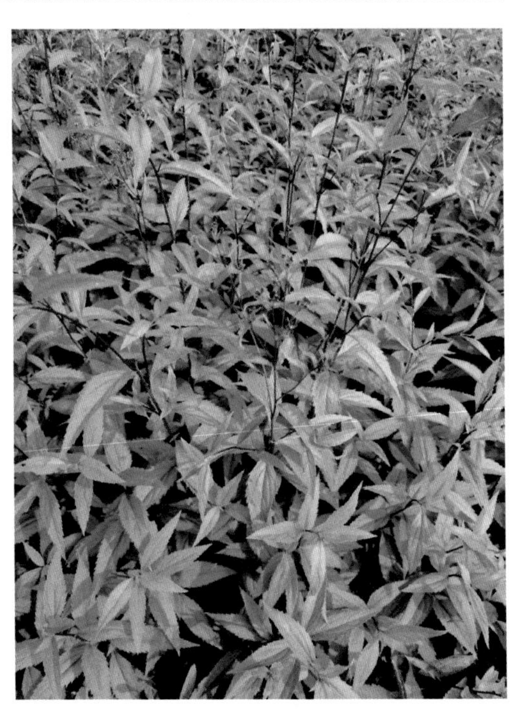

（1）治五月霉湿，并治秽浊之气：藿香叶一钱，佩兰叶一钱，陈广皮一钱五分，制半夏一钱五分，大腹皮一钱（酒洗），厚朴八分（姜汁炒），加鲜荷叶三钱为引。煎汤服。（《时病论》）

（2）治秋后伏暑，因新症触发：藿香叶一钱五分，佩兰叶二钱，薄荷叶一钱，冬桑叶二钱，大青叶三钱，鲜竹叶三十片。先用青箬叶一两，活水芦笋二两，煎汤代水。（《增补评注温病条辨》七叶芦根汤）

（3）治温暑初起，身大热，背微恶寒，继则但热无寒，口大渴，汗大出，面垢齿燥，心烦懊侬：藿香叶一钱，薄荷叶一钱，佩兰叶一钱，荷叶一钱。先用枇杷叶一两，水芦根一两，鲜冬瓜二两，煎汤代水。（《重订广温热论》五叶芦根汤）

## 苍　术

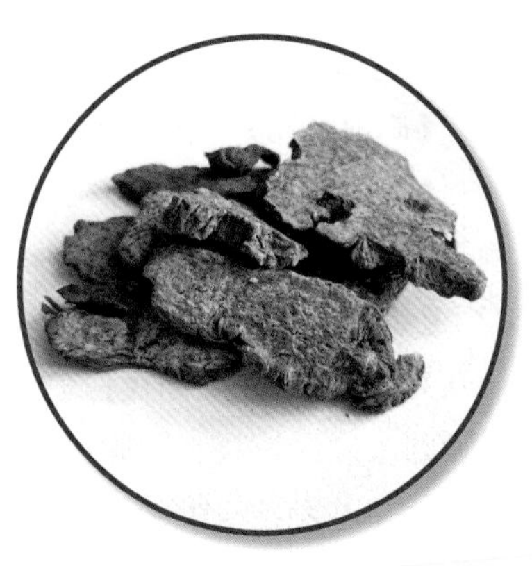

**【别名】**赤术、枪头菜、马蓟、青术、仙术、山精。

**【来源】**本品为菊科植物茅苍术 *Atractylodes lancea*（Thunb.）DC. 或北苍术 *Atractylodes chinensis*（DC.）Koidz. 的干燥根茎。

**【产地分布】**主产于江苏、河南、河北、山西、陕西，以产于江苏茅山一带者质量最好，故名“茅苍术”。

**【采收加工】**春、秋二季采挖，除去泥沙，晒干，

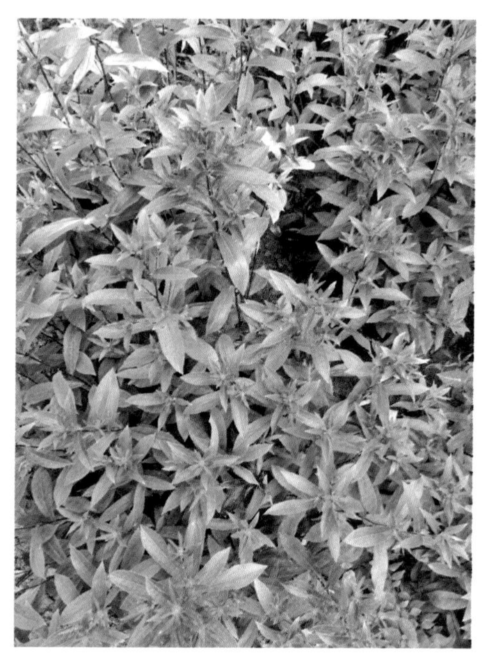

撞去须根。

**【药材性状】**

（1）茅苍术：呈不规则连珠状或结节状圆柱形，略弯曲，偶有分枝，长 3～10cm，直径 1～2cm。表面灰棕色，有皱纹、横曲纹及残留须根，顶端具茎痕或残留茎基。质坚实，断面黄白色或灰白色，散有多数橙黄色或棕红色油室，暴露稍久，可析出白色细针状结晶。气香特异，味微甘、辛、苦。

（2）北苍术：呈疙瘩块状或结节状圆柱形，长 4～9cm，直径 1～4cm。表面黑棕色，除去外皮者黄棕色。质较疏松，断面散有黄棕色油室。香气较淡，味辛、苦。

**【性味归经】**性温，味辛、苦。归脾、胃、肝经。

**【功效与作用】**燥湿健脾，祛风散寒，明目。

**【临床应用】**煎汤，3～9g。用治湿阻中焦，脘腹胀满，泄泻，水肿，脚气痿躄，风湿痹痛，风寒感冒，夜盲，眼目昏涩。

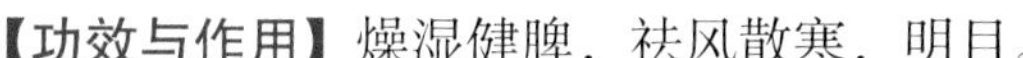

【配伍药方】

（1）治脾胃不和，不思饮食，心腹胁肋胀满刺痛，口苦无味，呕吐恶心，常多自利：苍术（去粗皮，米泔浸二日）五斤，厚朴（去粗皮，姜汁制，炒香）、陈皮（去白）各三斤二两，甘草（炒）三十两。上为细末，每服二钱，以水一盏，入生姜二片，干枣两枚，同煎至七分，去姜、枣，带热服，空心食前；入盐一捻，沸汤点服亦得。(《太平惠民和剂局方》平胃散）

（2）治太阴脾经受湿，水泄注下，体微重微满，困弱无力，不欲饮食，暴泄无数，水谷不化，如痛甚者：苍术二两，芍药一两，黄芩半两。上锉，每服一两，加淡味桂半钱，水一盏半，煎至一盏，温服。(《素问病机气宜保命集》苍术芍药汤）

（3）治时暑暴泻，壮脾温胃，进美饮食，以及疗饮食所伤，胸膈痞闷：神曲（炒）、苍术（米泔浸一宿，焙干）各等分为末。面糊为丸，如梧桐子大，每服三十丸，不拘时，米饮吞下。(《太平惠民和剂局方》曲术丸）

（4）治飧泄：苍术二两，小椒一两（去目，炒）。上为极细末，醋糊为丸，如桐子大，每服二十丸，或三十丸，食前温水下。一法：恶痢久不愈者加桂。(《素问病机气宜保命集》椒术丸）

（5）治膈中停饮，已成癖囊：苍术一斤（去皮，切，末之），用生麻油半两，水二盏，研滤取汁，大枣十五枚（烂者去皮、核，研），以麻汁匀研成稀膏，搜和，入臼熟杵，丸梧子大，干之。每日空腹用盐汤吞下五十丸，增至一百丸、二百丸。忌桃李雀鸽。（《普济本事方》）

（6）治脾经湿气，少食，湿肿，四肢无力，伤食，酒色过度，劳逸有伤，骨热：鲜白苍术二十斤（浸去粗皮，洗净晒干，锉碎），用米泔浸一宿，洗净，用溪水一担，大锅入药，以慢火煎半干去渣，再入石楠叶三斤，刷去红衣，用楮实子一斤，川归半斤，甘草四两（切，研），同煎黄色，用麻布滤去渣，再煎如稀粥，方入好白蜜三斤，同煎成膏。每用好酒，空心食远，调三五钱服，不饮酒用米汤。有肿气用白汤，呕吐用姜汤。（《活人心统》苍术膏）

（7）治湿温多汗：知母六两，甘草（炙）二两，石膏一斤，苍术三两，粳米三两。上锉如麻豆大，每服五钱，水一盏半，煎至八九分，去滓，取六分清汁，温服。（《类证活人书》白虎加苍术汤）

（8）治四时瘟疫，头痛项强，发热憎寒，身体疼痛，以及伤风，鼻塞声重，咳嗽头昏：苍术（米泔浸一宿，切，焙）五两，藁本（去土）、香白芷、细辛（去叶、土）、羌活（去芦）、川芎、甘草（炙）各一两。上为细末，每服三钱，水一盏，生姜三片，葱白三寸，煎七分，温服，不拘时。如觉伤风鼻塞，只用葱茶调下。（《太平惠民和剂局方》神术散）

（9）治感冒：苍术一两，细辛二钱，侧柏叶三钱。共研细末，每日四次，每次一钱五分，开水冲服，葱白为引，生吃。（《全国中草药新医疗法展览会资料选编》）

（10）治湿气身痛：苍术，泔浸切，水煎，取浓汁熬膏，白汤点服。（《简便单方》）

（11）治筋骨疼痛因湿热者：黄柏（炒）、苍术（米泔浸炒）。上二味为末，沸汤入姜汁调服。二物皆有雄壮之气，表实气实者，加酒少许佐之。（《丹溪心法》二妙散，即《世医得效方》苍术散）

（12）补虚明目，健骨和血：苍术（泔浸）四两，熟地黄（焙）二两。为末，酒糊丸梧子大。每温酒下三五十丸，日三服。（《普济方》）

（13）治牙床风肿：大苍术，切作两片，于中穴一孔，入盐实之，湿纸裹，烧存性，取出研细，以此揩之，去风涎即愈，以盐汤漱口。（《普济方）苍术散）

## 厚　朴

**【别名】**厚皮、重皮、赤朴、烈朴、油朴、川朴、紫油厚朴。

**【来源】**本品为木兰科植物厚朴 *Magnolia officinalis* Rehd.et Wils. 或凹叶厚朴 *Magnolia officinalis* Rehd. et Wils. var. *biloba* Rehd. et Wils. 的干燥干皮、根皮及枝皮。

**【产地分布】**主产于四川、湖北、浙江。

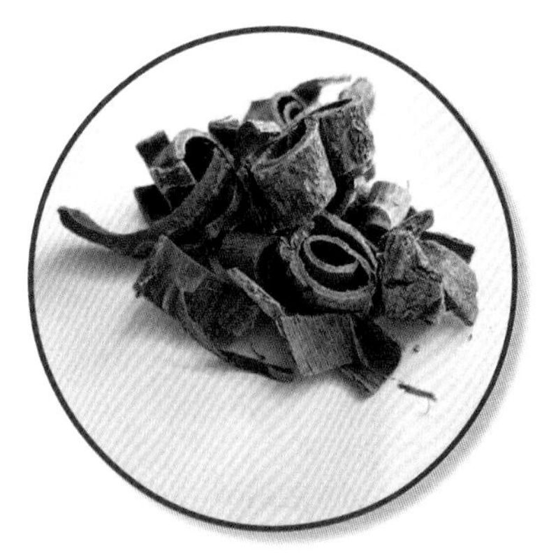

**【采收加工】** 4～6月剥取，根皮和枝皮直接阴干；干皮置沸水中微煮后，堆置阴湿处，“发汗”至内表面变紫褐色或棕褐色时，蒸软，取出，卷成筒状，干燥。

**【药材性状】**

（1）干皮：呈卷筒状或双卷筒状，长30～35cm，厚0.2～0.7cm，习称“筒朴”；近根部的干皮一端展开如喇叭口，长13～25cm，厚0.3～0.8cm，习称“靴筒朴”。外表面灰棕色或灰褐色，粗糙，有时呈鳞片状，较易剥落，有明显椭圆形皮孔和纵皱纹，刮去粗皮者显黄棕色。内表面紫棕色或深紫褐色，较平滑，具细密纵纹，划之显油痕。质坚硬，不易折断，断面颗粒性，外层灰棕色，内层紫褐色或棕色，有油性，有的可见多数小亮星。气香，味辛辣、微苦。

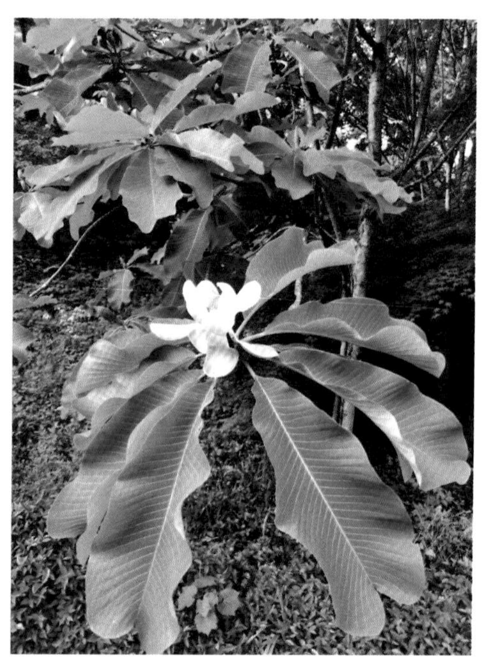

（2）根皮（根朴）：呈单筒状或不规则块片；有的弯曲似鸡肠，习称“鸡肠朴”。质硬，较易折断，断面纤维性。

（3）枝皮（枝朴）：呈单筒状，长10～20cm，厚0.1～0.2cm。质脆，易折断，断面纤维性。

**【性味归经】** 性温，味苦、辛。归脾、胃、肺、大肠经。

**【功效与作用】** 燥湿消痰，下气除满。

**【临床应用】** 煎汤，3～10g；或入丸、散。用治湿滞伤中，脘痞吐泻，食积气滞，腹胀便秘，痰饮喘咳。

**【使用禁忌】** 本品辛苦温燥，易耗气伤津，故气虚津亏者及孕妇当慎用。

---

【配伍药方】

---

（1）治腹满痛，大便闭：厚朴八两，大黄四两，枳实五枚。上三味，以水一斗二升，先煮二味，取五升，纳大黄，煮取三升，温服一升，以利为度。(《金匮要略》厚朴三物汤)

（2）治脾胃气不和，不思饮食：厚朴（去粗皮，姜汁涂，炙令香净）二两半，甘草（炙）一两半，苍术（米泔水浸二日，刮去皮）四两，陈皮（去白）二两半。上四味，为末，每服一钱，水一盏，入生姜、枣子同煎七分，去滓温服，空心服之。或杵细末，蜜为丸，如梧桐子大。每服十丸，盐汤嚼下，空心服。(《博济方》平胃散)

（3）治因喜怒悲思忧恐惊之气，痰涎郁结，状如破絮，或如梅核，在咽喉之间，咯不出，咽不下，或中脘痞满，气不舒快，或痰涎壅盛，上气喘急，或因痰饮中结，呕逆恶心：紫苏叶二两，厚朴三两，茯苓四两，半夏五两。上细切，每服四钱，水盏半，生姜七片，枣一个，煎至六分，去滓，热服，不拘时候。(《卫生易简方》四七汤)

（4）治虫积：厚朴、槟榔各二钱，乌梅二个。水煎服。(《保赤全书》)

（5）治中寒洞泄：干姜、厚朴等分。上为末，蜜丸梧子大，任下三十丸。(《鲍氏小儿方》)

（6）治水谷痢久不瘥：厚朴三两，黄连三两。锉，水三升，煎取一升，空心细服。(《梅师集验方》)

## 砂 仁

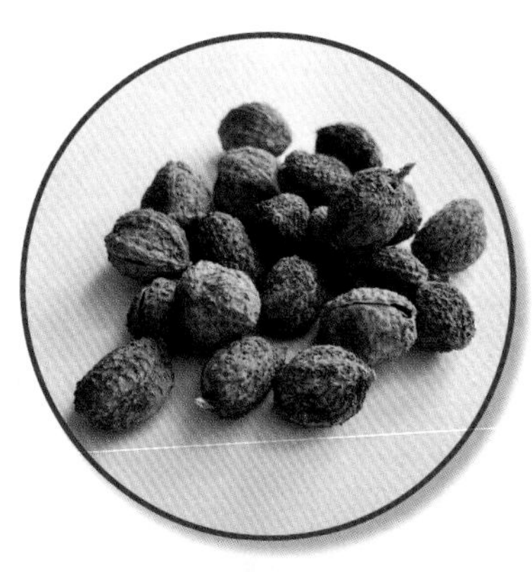

**【别名】**春砂仁、缩砂仁、缩砂蜜、缩砂蔤。

**【来源】**本品为姜科植物阳春砂 *Amomum villosum* Lour.、绿壳砂 *Amomum villosum* Lour. var. *xanthioides* T. L. Wu et Senjen 或海南砂 *Amomum longiligulare* T. L. Wu 的干燥成熟果实。

**【产地分布】**主产于广东、广西、云南、海南。

**【采收加工】**夏、秋二季果实成熟时采收，晒干或低温干燥。

**【药材性状】**

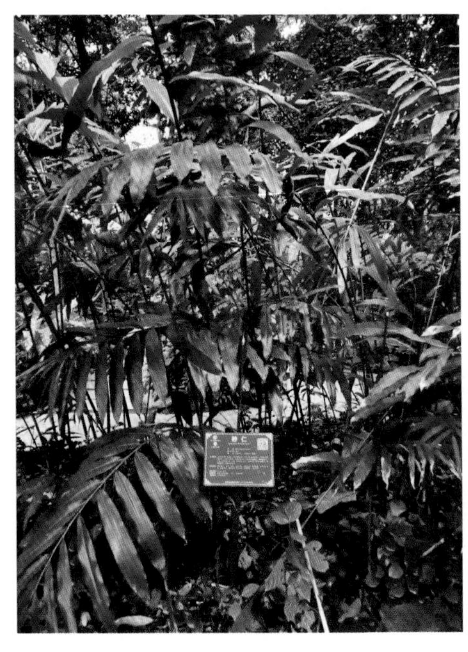

（1）阳春砂、绿壳砂：呈椭圆形或卵圆形，有不明显的三棱，长 1.5～2cm，直径 1～1.5cm。表面棕褐色，密生刺状突起，顶端有花被残基，基部常有果梗。果皮薄而软。种子集结成团，具三钝棱，中有白色隔膜，将种子团分成 3 瓣，每瓣有种子 5～26 粒。种子为不规则多面体，直径 2～3mm；表面棕红色或暗褐色，有细皱纹，外被淡棕色膜质假种皮；质硬，胚乳灰白色。气芳香而浓烈，味辛凉、微苦。

（2）海南砂：呈长椭圆形或卵圆形，有明显的三棱，长 1.5～2cm，直径 0.8～1.2cm。表面被片状、分枝的软刺，基部具果梗痕。果皮厚而硬。种子团较小，每瓣有种子 3～24 粒；种子直径 1.5～2mm。气味稍淡。

**【性味归经】**性温，味辛。归脾、胃、肾经。

**【功效与作用】**化湿开胃，温脾止泻，理气安胎。

**【临床应用】**煎汤，3～6g，后下。用治湿浊中阻，脘痞不饥，脾胃虚寒，呕吐泄泻，妊娠恶阻，胎动不安。

**【使用禁忌】**阴虚血燥者慎用。

【配伍药方】

（1）和胃气，消宿食，理腹痛，快膈，调脾：沉香一两，缩砂仁、乌药各二两，净香附四两，甘草（炙）一两二钱。上除沉香不过火，余四味锉焙，仍同沉香研为细末。每服一钱，用温盐汤无时调服，或空心烧盐汤调下亦好，紫苏、枣汤尤妙。(《活幼心书》缩砂饮）

（2）消食和中，下气止心腹痛：砂仁炒研，袋盛浸酒，煮饮。(《本草纲目》缩砂酒）

（3）治痰气膈胀：砂仁捣碎，以萝卜汁浸透，焙干为末。每服一二钱，食远，沸汤服。(《简便单方》)

（4）治气虚肿满，痰饮结聚，脾胃不和，变生诸症者：人参一钱，白术二钱，茯苓二钱，甘草七分，陈皮八分，半夏一钱，砂仁八分，木香七分，生姜二钱。水煎服。(《古今名医方论》香砂六君子汤）

（5）治妊娠胃虚气逆，呕吐不食：缩砂仁不拘多少。上为细末，每服二钱，入生姜自然汁少许，沸汤点服，不拘时候。(《济生方》缩砂散）

（6）治冷滑下痢不禁，虚羸：缩砂仁、炮附子（末）、干姜、厚朴、陈橘皮等分。为丸。日二，服四十丸。(《药性论》)

（7）治妇人妊娠，偶因所触，或坠高伤打，致胎动不安，腹中痛不可忍者：缩砂不计多少，慢火炒令热透，去皮用仁，捣罗为末。每服二钱，用热酒调下，须臾觉腹中胎动处极热，而胎已安。(孙用和）

（8）治遍身肿满，阴亦肿者：缩砂仁、土狗一个。等分，研，和老酒服之。(《仁斋直指方》)

（9）治小儿滑泄，肛头脱出：缩砂一两。去皮为末，每用一钱，以猪腰子一片劈开，入药末在内，绵系，米泔煮熟，与儿食之，次服白矾丸。(《小儿卫生总微论方》缩砂散）

（10）牙齿疼痛：缩砂常嚼之。(《仁斋直指方》)

## 豆 蔻

**【别名】**白豆蔻、圆豆蔻、原豆蔻、扣米、紫蔻、十开蔻。

**【来源】**本品为姜科植物白豆蔻 *Amomum kravanh* Pierre ex Gagnep. 或爪哇白豆蔻

*Amomum compactum* Soland ex Maton 的干燥成熟果实。

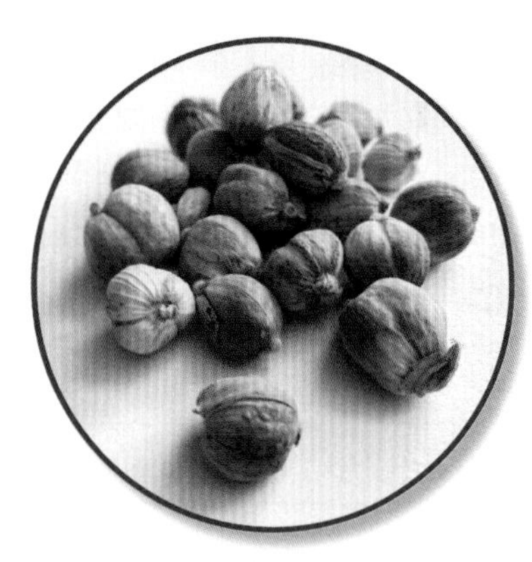

**【产地分布】**按产地不同分为“原豆蔻”和“印尼白蔻”。原豆蔻主产于泰国、柬埔寨；印尼白蔻主产于印度尼西亚爪哇，我国云南、广东、广西等地亦有栽培。

**【采收加工】**于秋季果实由绿色转成黄绿色时采收，晒干。

**【药材性状】**

（1）原豆蔻：呈类球形，直径 1.2 ～ 1.8cm。表面黄白色至淡黄棕色，有 3 条较深的纵向槽纹，顶端有突起的柱基，基部有凹下的果柄痕，两端均具浅棕色绒毛。果皮体轻，质脆，易纵向裂开，内分 3 室，每室含种子约 10 粒；种子呈不规则多面体，背面略隆起，直径 3 ～ 4mm，表面暗棕色，有皱纹，并被有残留的假种皮。气芳香，味辛凉略似樟脑。

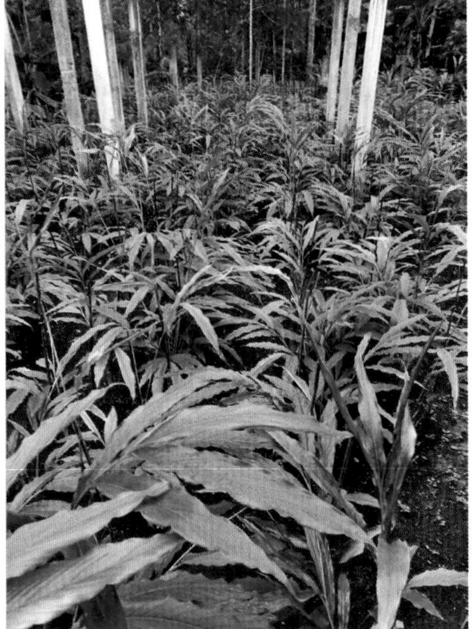

（2）印尼白蔻：个略小。表面黄白色，有的微显紫棕色。果皮较薄，种子瘦瘪。气味较弱。

**【性味归经】**性温，味辛。归肺、脾、胃经。

**【功效与作用】**化湿行气，温中止呕，开胃消食。

**【临床应用】**煎汤，3 ～ 6g，打碎后下；或入丸、散。用治湿浊中阻，不思饮食，湿温初起，胸闷不饥，寒湿呕逆，胸腹胀痛，食积不消。

**【使用禁忌】**阴虚血燥者慎用。

【配伍药方】

（1）治胃口寒作吐及作痛者：白豆蔻仁三钱。为末，酒送下。(《赤水玄珠》白豆蔻散）

（2）治胃气冷，吃饭即欲得吐：白豆蔻子三枚（捣，筛，更研细），好酒一盏，微温调之，并饮三两盏。(《随身备急方》)

（3）治脾胃气不和，止脾泄泻痢：白豆蔻二两（用仁，一半生一半熟），枳壳半斤（去瓤，以浆水煮软，麸炒令香止），肉桂二两（去皮），橘皮二两（去瓤，炒，切细），诃子二两（去核，半生半熟），当归二两（洗）。上六味，杵为末，每服一钱，水一中盏。姜、枣同煎至七分，稍温服。如要丸，用好枣，浆水煮，去皮核，细研，为丸如桐子大。以姜擘破，炒令黑色，入水煎汤，下十五丸。(《博济方》白豆蔻散）

（4）治气膈脾胃，全不进食：白豆蔻仁、缩砂各二两，陈米一升（淘洗，略蒸过，铫内炒），丁香半两（不见火）。上为细末，枣肉为丸，如小赤豆大。每服五七十丸至百丸，米饮下。(《魏氏家藏方》太仓丸）

（5）治妊娠呕吐：白豆蔻一钱，竹茹三钱，大枣三枚，鲜姜一钱。将生姜捣碎取汁，前三药煎取一茶杯（50 ～ 60mL）过滤，冲姜汁服。(《武汉医药卫生》)

（6）治小儿吐乳胃寒者：白豆蔻仁十四个，缩砂仁十四个，生甘草二钱，炙甘草二钱。为末，常掺入小儿口中。(《世医得效方》)

（7）治呕吐哕：白蔻、藿香、半夏、陈皮、生姜。水煎服。(《沈氏尊生书》白豆蔻汤）

（8）治产后呃逆：白豆蔻、丁香各半两。研细，桃仁汤服一钱，少顷再服。(《乾坤生意》)

## 草豆蔻

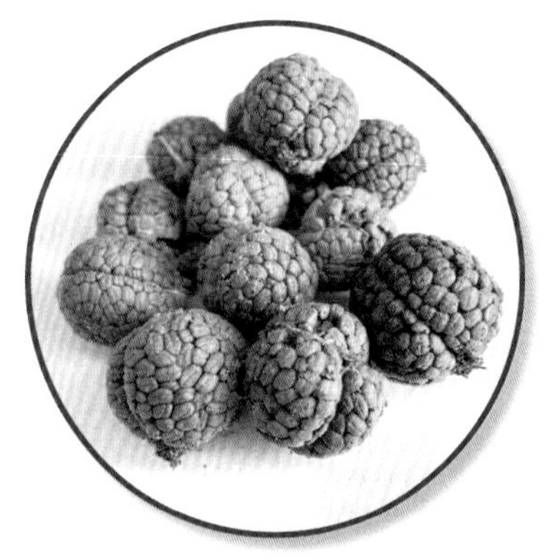

**【别名】**豆蔻、草蔻、草蔻仁、草果、假麻树、偶子、漏蔻、豆蔻子、大草蔻、飞雷子。

**【来源】**本品为姜科植物草豆蔻 *Alpinia katsumadai* Hayata 的干燥近成熟种子。

**【产地分布】**主产于云南、广西。

**【采收加工】**夏、秋二季采收，晒至九成干，或用水略烫，晒至半干，除去果皮，取出种子团，晒干。

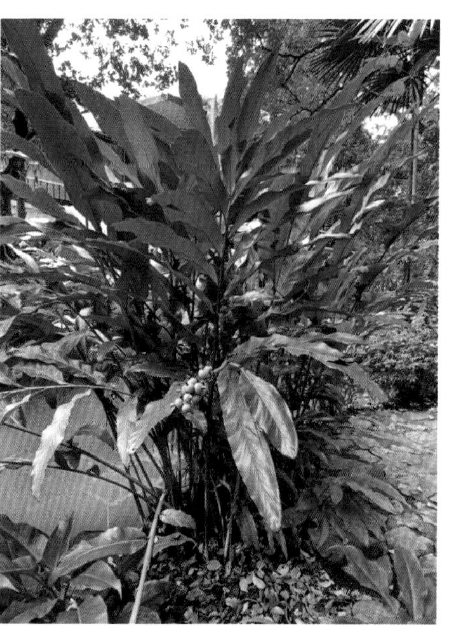

**【药材性状】**本品为类球形的种子团，直径 1.5 ～ 2.7cm。表面灰褐色，中间有黄白色的隔膜，将种子团分成 3 瓣，每瓣有种子多数，粘连紧密，种子团略光滑。种子为卵圆状多面体，长 3 ～ 5mm，直径约 3mm，外被淡棕色膜质假种皮，种脊为一条纵沟，一端有种脐；质硬，将种子沿种脊纵剖两瓣，纵断面观呈斜心形，种皮沿种脊向内伸入部分约占整个表面积的 1/2；胚乳灰白色。气香，味辛、微苦。

**【性味归经】**性温，味辛。归脾、胃经。

**【功效与作用】**燥湿行气，温中止呕。

**【临床应用】**煎汤，3 ～ 6g。用治寒湿内阻，脘腹胀满冷痛，嗳气呕逆，不思饮食。

**【使用禁忌】**阴虚血燥者慎用。

【配伍药方】

（1）治脾胃虚弱，不思饮食，呕吐满闷、心腹痛：草豆蔻肉八两，生姜（和皮切作片子）一片，甘草四两（锉碎）。上三味，匀和入银器内，用水过药三指许，慢火熬令水尽，取出，焙干，杵为末。每服一钱，沸汤点服。夏月煎之，作冷汤服亦妙。(《博济方》豆蔻汤）

（2）治呕逆不下食，腹中气逆：豆蔻子七枚（碎），生姜五两，人参一两，甘草一两（炙）。上四味，切，以水四升，煮取一升五合，去滓，分温二服，相去如人行五六里。忌海藻、菘菜。(《广济方》豆蔻子汤）

（3）治冷痰呕逆，胸膈不利：草豆蔻（去皮）、半夏（汤洗去滑，切，焙）各半两，陈橘皮（汤浸去白，焙）三分。上三味，粗捣筛，每服三钱匕，水一盏，入生姜五片，煎至七分，去滓，温服，不拘时候。(《圣济总录》豆蔻汤）

（4）治胃口冷，吃食无味及脾泄泻不止，兼治酒后数圊如痢，心胸不快，不思饮食：草豆蔻半两（每个面裹煨，候面焦黄，去面用），甘草一两（炙），肉桂（去皮）一两，陈皮（去白）一两，蛮姜一两。上五味，同为细末。每服一钱半，更入陈米末一钱，水一盏，枣二枚，同煎七分，温服，其滓再煎服之。(《博济方》草豆蔻散）

（5）治霍乱心烦渴，吐利不下食：草豆蔻（去皮）一分，黄连（去须）一两。上二味，粗捣筛。每服三钱匕，水一盏，乌豆五十粒，生姜三片，煎至七分，去滓温服，日三。(《圣济总录》草豆蔻汤）

（6）治脾胃不调，胸膈满闷，饮食不化，呕逆恶心；或霍乱呕吐，心腹刺痛，肠鸣泄利，水谷不分：草豆蔻（去皮）一斤，生姜（切作片）二斤，甘草八两。上药拌匀，入于银器内，用水过三指许，以慢火熬令水尽，焙令干，杵为细末。每服一钱，用沸汤点服，不计时候。(《太平惠民和剂局方》草豆蔻散）

（7）香口辟臭：豆蔻、细辛，为末含之。(《肘后备急方》)

## 草　果

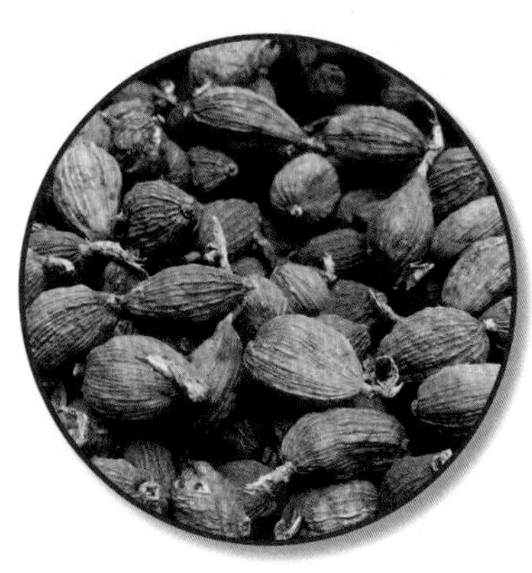

**【别名】**草果仁、草果子、老蔻。

**【来源】**本品为姜科植物草果 *Amomum tsao-ko* Crevost et Lemaire 的干燥成熟果实。

**【产地分布】**主产于云南、广西、贵州。

**【采收加工】**秋季果实成熟时采收，除去杂质，晒干或低温干燥。

**【药材性状】**本品呈长椭圆形，具三钝棱，长 2～

4cm，直径 1 ～ 2.5cm。表面灰棕色至红棕色，具纵沟及棱线，顶端有圆形突起的柱基，基部有果梗或果梗痕。果皮质坚韧，易纵向撕裂。剥去外皮，中间有黄棕色隔膜，将种子团分成 3 瓣，每瓣有种子多为 8 ～ 11 粒。种子呈圆锥状多面体，直径约 5mm；表面红棕色，外被灰白色膜质的假种皮，种脊为一条纵沟，尖端有凹状的种脐；质硬，胚乳灰白色。有特异香气，味辛、微苦。

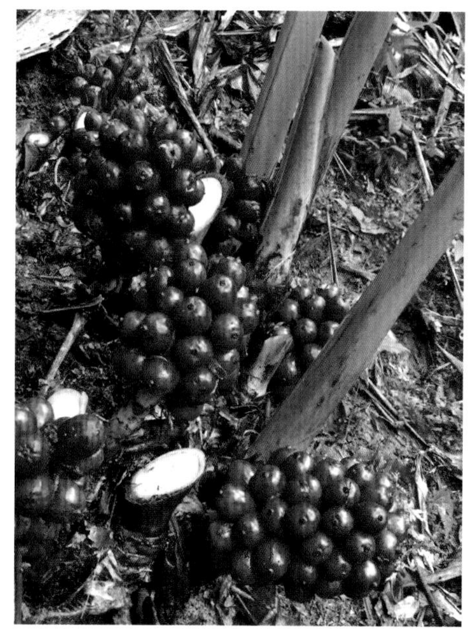

**【性味归经】**性温，味辛。归脾、胃经。

**【功效与作用】**燥湿温中，截疟除痰。

**【临床应用】**煎汤，3 ～ 6g。用治寒湿内阻，脘腹胀痛，痞满呕吐，疟疾寒热，瘟疫发热。

**【使用禁忌】**阴虚血燥者慎用。

【配伍药方】

（1）治疟疾，胃中寒痰凝结，不易开解：草果、常山、知母、乌梅、槟榔、甘草、穿山甲。水煎服。(《慈幼新书》草果饮)

（2）治瘅疟，脉来弦数，但热不寒，或热多寒少，膈满能食，口苦舌干，心烦，渴水，小便黄赤，大腑不利：青皮（去白），厚朴（姜制炒），白术，草果仁，柴胡（去芦），茯苓（去皮），半夏（汤泡七次），黄芩，甘草（炙）。各等分，细锉，每服四钱，水一盏半，姜五片，煎至七分，去滓，温服，不拘时候。(《济生方》清脾汤)

（3）治肿寒疟疾不愈，振寒少热，面青不食，或大便溏泄，小便反多：草果仁、附子（炮，去皮脐）。上等分，细锉。每服半两，水二盏，生姜七片，枣一枚，煎至七分，去滓温服，不拘时候。(《济生方》果附汤)

（4）治脾痛胀满：草果仁二个。酒煎服之。(《仁斋直指方》)

（5）治肠胃冷热不和，下痢赤白，以及伏热泄泻，脏毒便血：草果子、甘草、地榆、枳壳（去瓤，麸炒）。上等分为粗末。每服二钱，用水一盏半，煨姜一块，拍碎，同煎七分，去滓服，不拘时候。(《传信适用方》草果饮)

（6）治瘟疫初起，先憎寒而后发热，日后但热而无憎寒，初起二三日，其脉不浮不沉而数，昼夜发热，日晡益甚，头身疼痛：槟榔二钱，厚朴一钱，草果仁五分，知母一钱，芍药一钱，黄芩一钱，甘草五分。用水一盅，煎八分，午后温服。(《温疫论》达原饮)

# 第六章 利水渗湿药

## 第一节 利水消肿药

### 茯 苓

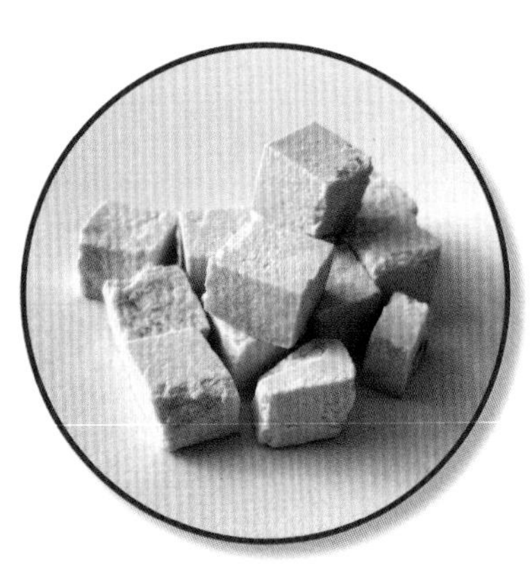

**【别名】** 茯苓个、茯苓皮、茯苓块、赤茯苓、白茯苓。

**【来源】** 本品为多孔菌科真菌茯苓 *Poria cocos*（Schw.）Wolf 的干燥菌核。

**【产地分布】** 主产于安徽、云南、湖北。

**【采收加工】** 多于 7 ～ 9 月采挖，挖出后除去泥沙，堆置“发汗”后，摊开晾至表面干燥，再“发汗”，反复数次至现皱纹、内部水分大部散失后，阴干，称为“茯苓个”；或将鲜茯苓按不同部位切制，阴干，分别称为“茯苓块”和“茯苓片”。

**【药材性状】**

（1）茯苓个：呈类球形、椭圆形、扁圆形或不规则团块，大小不一。外皮薄而粗糙，棕褐色至黑褐色，有明显的皱缩纹理。体重，质坚实，断面颗粒性，有的具裂隙，外层淡棕色，内部白色，少数淡红色，有的中间抱有松根。气微，味淡，嚼之黏牙。

（2）茯苓块：为去皮后切制的茯苓，呈立方块状或方块状厚片，大小不一。白色、淡红色或淡棕色。

（3）茯苓片：为去皮后切制的茯苓，呈不规则厚片，厚薄不一。白色、淡红色或淡棕色。

**【性味归经】** 性平，味甘、淡。归心、肺、脾、肾经。

**【功效与作用】** 利水渗湿，健脾宁心。属利水渗湿药下属分类的利水消肿药。

**【临床应用】** 煎汤，10 ～ 15g。用治水肿尿少，痰饮眩悸，脾虚食少，便溏泄泻，心神不安，惊悸失眠。

【配伍药方】

（1）治太阳病，发汗后，大汗出，胃中干，烦躁不得眠，脉浮，小便不利，微热消渴者：猪苓十八铢（去皮），白术十八铢，泽泻一两六铢，茯苓十八铢，桂枝半两（去皮）。上五味为散，更于臼中治之，白饮和方寸匕服之，日三服，多饮暖水，汗出愈。（《伤寒论》五苓散）

（2）治小便多，滑数不禁：白茯苓（去黑皮）、干山药（去皮，白矾水内湛过，慢火焙干）。上二味，各等分，为细末，稀米饮调服之。（《儒门事亲》）

（3）治心下有痰饮，胸胁支满，目眩：茯苓四两，桂枝三两，白术三两，甘草二两。上四味，以水六升，煮取三升，分温三服，小便则利。（《金匮要略》苓桂术甘汤方）

（4）治飧泄洞利不止：白茯苓一两，南木香半两（纸裹炮）。上二味，为细末，煎紫苏木瓜汤调下二钱匕。（《是斋百一选方》）

（5）治胃反吐而渴，欲饮水者：茯苓半斤，泽泻四两，甘草二两，桂枝二两，白术三两，生姜四两。上六味，以水一斗，煮取三升，纳泽泻，再煮取二升半，温服八合，日三服。（《金匮要略》茯苓泽泻汤方）

（6）治丈夫元阳虚惫，精气不固，余沥常流，小便白浊，梦寐频泄，以及妇人血海久冷，白带、白漏、白淫，下部常湿，小便如米泔，或无子息（不育）：黄蜡四两，白茯苓四两（去皮、作块，用猪苓一分，同于瓷器内煮二十余沸，出，日干，不用猪苓）。上以茯苓为末，熔黄蜡为丸，如弹子大。空心细嚼，满口生津，徐徐咽服，以小便清为度。（《太平惠民和剂局方》）

## 薏苡仁

**【别名】**薏苡、苡米、薏仁米、沟子米。

**【来源】**本品为禾本科植物薏米 *Coix lacryma-jobi* L. var. ma-yuen（Roman.）Stapf 的干燥成熟种仁。

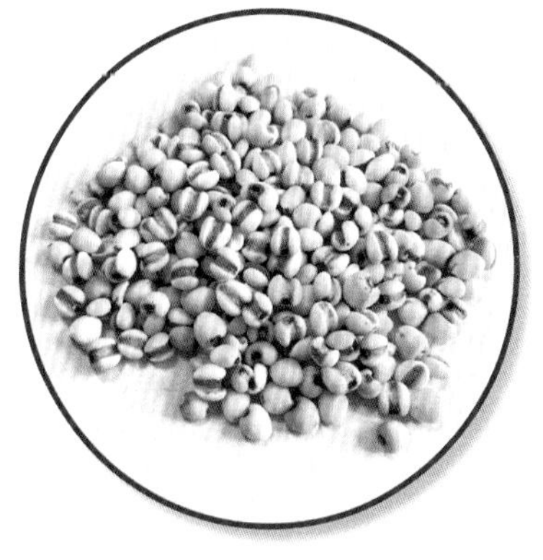

**【产地分布】**主产于福建、河北、辽宁。

**【采收加工】**秋季果实成熟时采割植株，晒干，打下果实，再晒干，除去外壳、黄褐色种皮和杂质，收集种仁。

**【药材性状】**本品呈宽卵形或长椭圆形，长 4 ～ 8mm，宽 3 ～ 6mm。表面乳白色，光滑，偶有残存的黄褐色种皮；一端钝圆，另端较宽而微凹，有 1 淡棕色点状种脐；背面圆凸，腹面有 1 条较宽而深的纵沟。质坚实，断面白色，粉性。气微，味微甜。

【性味归经】性凉，味甘、淡。归脾、胃、肺经。

【功效与作用】利水渗湿，健脾止泻，除痹，排脓，解毒散结。属利水渗湿药下属分类的利水消肿药。

【临床应用】煎汤，9～30g。用治水肿，脚气，小便不利，脾虚泄泻，湿痹拘挛，肺痈，肠痈，赘疣，癌肿。

【使用禁忌】孕妇慎用。

【配伍药方】

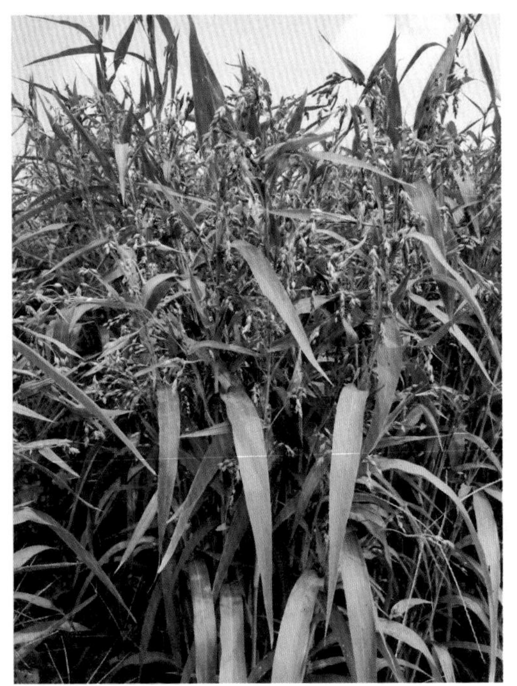

（1）治风湿痹气，肢体痿痹，腰脊酸疼：薏苡仁一斤，真桑寄生、当归身、川续断、苍术（米泔水浸炒）各四两。分作十六剂，水煎服。(《广济方》)

（2）治肺痈咯血：薏苡仁三台。捣烂，水二大盏，入酒少许，分二服。(《济生方》)

（3）治病者一身尽疼，发热，日晡所剧者，名风湿，此病伤于汗出当风，或久伤取冷所致：麻黄（去节）半两（汤泡），甘草一两（炙），薏苡仁半两，杏仁十个（去皮尖，炒）。上锉麻豆大，每服四钱，水一盏半，煮八分，去滓温服。有微汗，避风。(《金匮要略》麻黄杏仁薏苡甘草汤)

（4）治久风湿痹，补正气，利肠胃，消水肿，除胸中邪气，治筋脉拘挛：薏苡仁为末，同粳米煮粥，日日食之。(《本草纲目》)

（5）治肠痈：薏苡仁一升，牡丹皮、桃仁各三两，瓜瓣仁二升。上四味，以水六升，煮取二升，分再服。(《备急千金要方》)

## 猪　苓

【别名】豕零、猳猪屎、豕橐、豨苓、地乌桃、野猪食、猪屎苓。

【来源】本品为多孔菌科真菌猪苓 *Polyporus umbellatus*（Pers.）Fries 的干燥菌核。

【产地分布】主产于陕西、山西、河北、云南、河南。

【采收加工】春秋二季采挖，除去泥沙，干燥。

【药材性状】本品呈条形、类圆形或扁块状，有的有分枝，长 5～25cm，直径

2～6cm。表面黑色、灰黑色或棕黑色，皱缩或有瘤状突起。体轻，质硬，断面类白色或黄白色，略呈颗粒状。气微，味淡。

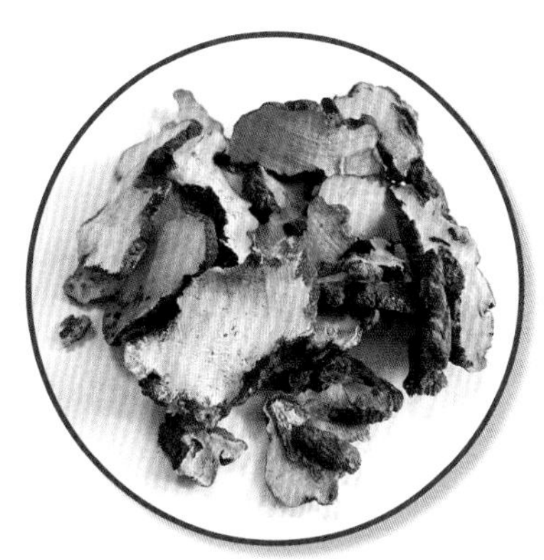

**【性味归经】**性平，味甘、淡。归肾、膀胱经。

**【功效与作用】**利水渗湿。属利水渗湿药下属分类的利水消肿药。

**【临床应用】**煎汤，6～12g；或入丸、散。用治水肿，小便不利，泄泻，淋浊，带下。

【配伍药方】

（1）治妊娠小便不通，脐下硬痛：猪苓、木通、桑白皮（锉）各一两。上粗捣筛。每服三钱匕，水一盏，入灯心（灯心草）同煎至七分去滓，食前温服。(《普济方》)

（2）治肠胃寒湿，濡泄无度，嗜卧不食：猪苓（去黑皮）半两，肉豆蔻（去壳，炮）二枚，黄柏（去粗皮，炙）一分。上三味，捣罗为末，米饮和丸，如绿豆大，每服十丸，食前熟水下。(《圣济总录》)

（3）治子淋：猪苓五两。捣筛，以白汤三合，和方寸匕为一服，渐至二匕，日三夜二，尽，不瘥，宜转下之，服甘遂散。(《小品方》)

（4）治痎疟不分新久：猪苓一两，茯苓五钱，柴胡四钱，半夏三钱，甘草一钱，生姜三片，大枣二枚。水三碗，煎一碗。未发前服，渣再煎，发后服。(《方脉家宝》)

（5）治脉浮发热，渴欲饮水，小便不利：猪苓（去皮）、茯苓、泽泻、阿胶、滑石（碎）各一两。上五味，以水四升，先煮四味，取二升，去滓，纳阿胶烊消，温服七合，日三服。(《金匮要略》猪苓汤)

## 泽　泻

**【别名】**水泽、如意花、车苦菜、天鹅蛋、天秃、一枝花。

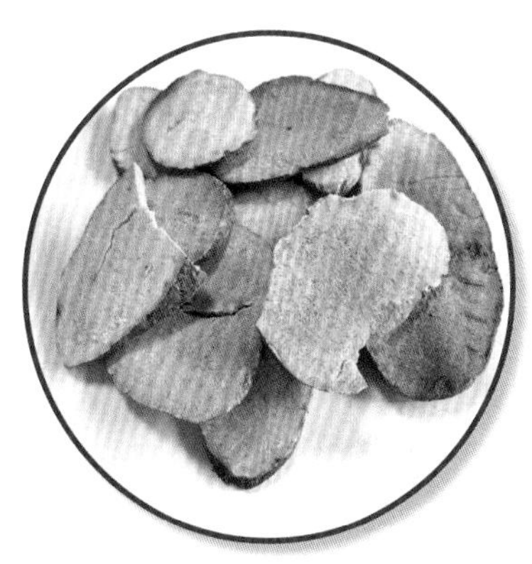

**【来源】**本品为泽泻科植物东方泽泻 *Alisma orientale* (Sam.) Juzep. 或泽泻 *Alisma plantago-aquatica* Linn. 的干燥块茎。

**【产地分布】**主产于福建、四川。

**【采收加工】**冬季茎叶开始枯萎时采挖，洗净，干燥，除去须根和粗皮，切厚片，晒干。

**【药材性状】**本品呈类球形、椭圆形或卵圆形，长

2 ～ 7cm，直径 2 ～ 6cm。表面淡黄色至淡黄棕色，有不规则的横向环状浅沟纹和多数细小突起的须根痕，底部有的有瘤状芽痕。质坚实，断面黄白色，粉性，有多数细孔。气微，味微苦。

**【性味归经】**性寒，味甘、淡。归肾、膀胱经。

**【功效与作用】**利水渗湿，泻热化浊。属利水渗湿药下属分类的利水消肿药。

**【临床应用】**煎汤，3 ～ 10g。用治小便不利，水肿胀满，泄泻尿少，痰饮眩晕，热淋涩痛。

【配伍药方】

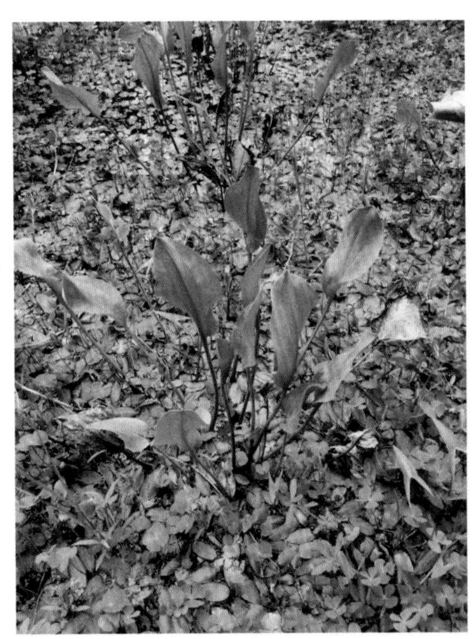

（1）治风虚多汗，恶风寒颤：泽泻、防风（去皮）、牡蛎（煅赤）、苍术（米泔浸，去皮，炒）各一两，桂（去粗皮）三分。上五味，捣罗为细散。每服二钱匕，温粥饮调下，不计时。（《圣济总录》泽泻散）

（2）治湿热黄疸，面目身黄：茵陈、泽泻各一两，滑石三钱。水煎服。（《备急千金要方》）

（3）治妊娠遍身浮肿，上气喘急，大便不通，小便赤涩：泽泻、桑白皮（炒）、槟榔、赤茯苓各五分。姜水煎服。（《妇人大全良方》）

（4）治心下有支饮，其人苦冒眩：泽泻五两，白术二两。上二味，以水二升，煮取一升，分温再服。（《金匮要略》泽泻汤）

（5）治寒湿脚气，有寒热者：泽泻、木瓜、柴胡、苍术、猪苓、木通、萆薢各五钱。水煎服。（《外科正宗》）

## 香加皮

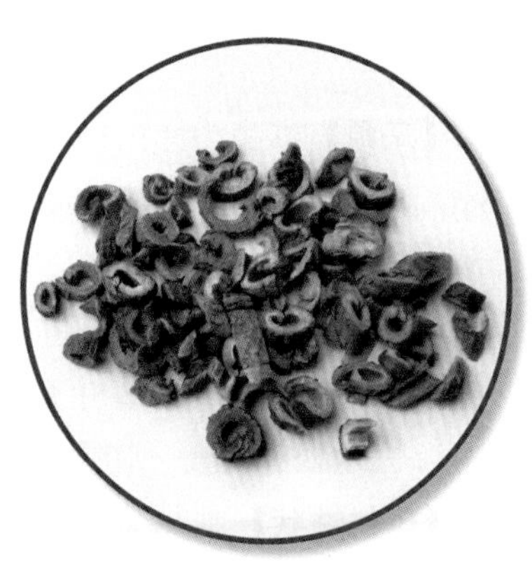

**【别名】**北五加皮、羊奶藤、羊桃梢、羊奶子、杠柳皮。

**【来源】**本品为萝藦科植物杠柳 *Periploca sepium* Bge. 的干燥根皮。

**【产地分布】**主产于山西、河北、河南。

**【采收加工】**春、秋二季采挖，剥取根皮，切厚片，晒干。

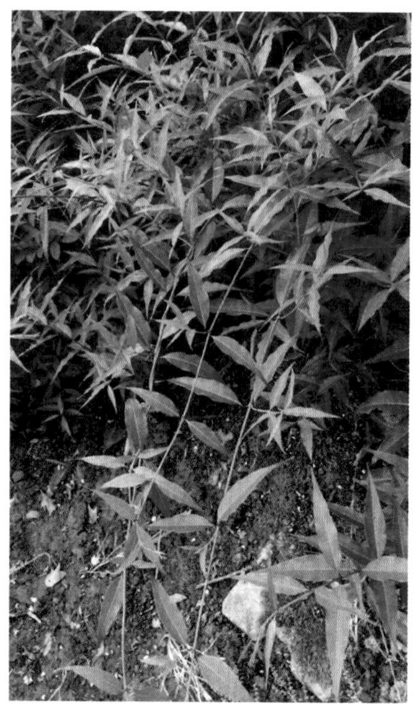

【药材性状】本品呈卷筒状或槽状，少数呈不规则的块片状，长 3～10cm，直径 1～2cm，厚 0.2～0.4cm。外表面灰棕色或黄棕色，栓皮松软常呈鳞片状，易剥落。内表面淡黄色或淡黄棕色，较平滑，有细纵纹。体轻，质脆，易折断，断面不整齐，黄白色。有特异香气，味苦。

【性味归经】性温，味辛、苦；有毒。归肝、肾、心经。

【功效与作用】利水消肿，祛风湿，强筋骨。属利水渗湿药下属分类的利水消肿药。

【临床应用】煎汤，3～6g。用治下肢浮肿，心悸气短，风寒湿痹，腰膝酸软。

【使用禁忌】本品有毒，不宜长期或过量服用。

【配伍药方】

（1）治风湿性关节炎，关节拘挛疼痛：北五加皮、穿山龙、白鲜皮各五钱。用白酒泡 24 小时，每天口服。(《陕甘宁青中草药选》)

（2）治筋骨软弱，脚痿行迟：北五加皮、木瓜、牛膝等分。为末，每服一钱，每日三次。(《陕甘宁青中草药选》)

（3）治水肿，小便不利：北五加皮、陈皮、生姜皮、茯苓皮、大腹皮各三钱。水煎服。(《陕甘宁青中草药选》)

（4）治水肿：香加皮一钱五分至三钱。煎服。(《上海常用中草药》)

（5）治胸腹胀闷，全身水肿：桑白皮、大腹皮、生姜皮、陈皮、茯苓皮各等分。(《医宗金鉴》)

## 第二节 利尿通淋药

### 车前子

【别名】大车前、车前、平车前、海滨车前、长叶车前。

【来源】本品为车前科植物车前 *Plantago asiatica* L. 或平车前 *Plantago depressa* Willd. 的干燥成熟种子。

【产地分布】全国大部分地区均产。

【采收加工】夏、秋二季种子成熟时采收果穗，晒干，搓出种子，除去杂质。

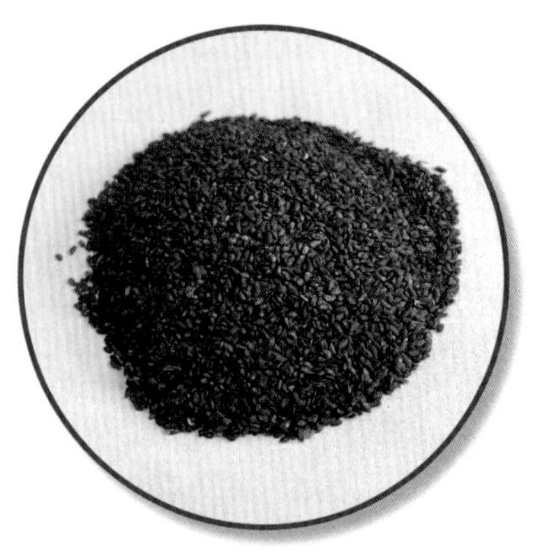

**【药材性状】**本品长圆形稍扁或椭圆形，一端略尖，边缘较薄，长 1.05 ～ 2.20mm，宽 0.65 ～ 1.20mm。表面黑棕色或棕色，略干皱缩粗糙。放大镜下可见背面微隆起，腹面略平坦，中央或一端有黑色（或白色）凹入的脐点。切面可见乳白色的胚乳及胚。种子放水中，外皮有黏液释出覆盖种子。气微，嚼之稍有黏性。

**【性味归经】**性寒，味甘。归肝、肾、肺、小肠经。

**【功效与作用】**清热利尿，渗湿通淋，明目，祛痰。属利水渗湿药下属分类的利尿通淋药。

**【临床应用】**煎汤，9 ～ 15g，包煎。用治热淋涩痛，水肿胀满，暑湿泄泻，目赤肿痛，痰热咳嗽。

【配伍药方】

（1）治小便热秘不通：车前子一两，川黄柏五钱，白芍药二钱，甘草一钱。水煎，徐徐服。(《普济方》)

（2）治小便赤涩，或癃闭不通，以及热淋血淋：车前子、瞿麦、萹蓄、滑石、山栀子仁、甘草（炙）、木通、大黄（面裹煨，去面，切，焙）各一斤。上为散，每服二钱，水一盏，入灯心煎至七分，去滓温服，食后、临卧。小儿量力少少与之。(《太平惠民和剂局方》八正散）

（3）治小便血淋作痛：车前子晒干为末，每服二钱，车前叶煎汤下。(《普济方》)

（4）治妊娠患淋，小便涩，水道热，不通：车前子五两，葵根（切）一升。以水五升，煎取一升半，分三服。(《梅师集验方》)

（5）治白浊：炒车前子四钱，白蒺藜三钱。水煎服。(《湖南药物志》)

（6）治小儿伏暑吐泻，烦渴引饮，小便不通：白茯苓（去皮）、木猪苓（去皮）、车前子、人参（去芦头）、香薷各等分。上件为细末，每服一钱，煎灯心汤调下。(《杨氏家藏方》)

# 滑 石

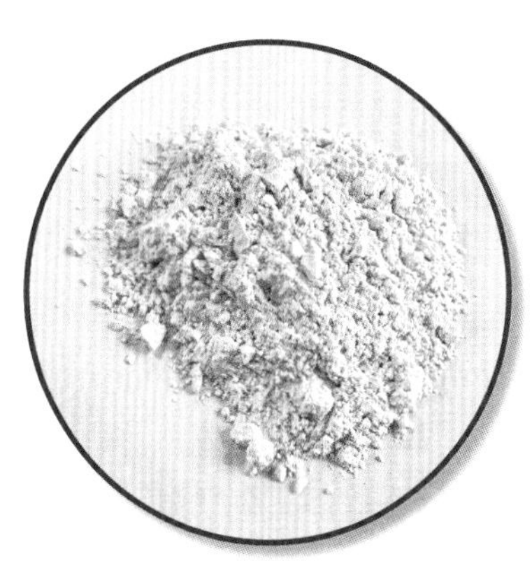

【别名】画石、液石、共石、脱石、番石、夕冷、脆石、留石。

【来源】本品为硅酸盐类矿物滑石族滑石，主含含水硅酸镁［$Mg_3(Si_4O_{10})(OH)_2$］。

【产地分布】主产于山东、辽宁、广西。

【采收加工】采挖后，除去泥沙和杂石。

【药材性状】本品多为块状集合体，呈不规则的块状。白色、黄白色或淡蓝灰色，有蜡样光泽。质软，细腻，手摸有滑润感，无吸湿性，置水中不崩散。气微，味淡。

【性味归经】性寒，味甘、淡。归膀胱、肺、胃经。

【功效与作用】利尿通淋，清热解暑；外用祛湿敛疮。属利水渗湿药下属分类的利尿通淋药。

【临床应用】煎汤，10～20g；滑石块先煎，滑石粉包煎。外用：适量。内服治热淋，石淋，尿热涩痛，暑湿烦渴，湿热水泻；外用治湿疹，湿疮，痱子。

【配伍药方】

（1）治热淋，小便赤涩热痛：滑石四两。捣罗为散，每服二钱匕，煎木通汤调下，不拘时候。(《圣济总录》)

（2）治小便不利：滑石二分，乱发二分（烧），白鱼二分。上三味，杵为散，饮服半钱匕，日三服。(《金匮要略》滑石白鱼散)

（3）治黄疸，日晡所发热，恶寒，少腹急，身体黄，额黑，大便溏黑，足下热，此为女劳，腹满者难治：滑石、石膏各等分。上二味，治下筛。以大麦粥汁饮方寸匕，日三，小便极利则瘥。(《备急千金要方》)

（4）治暴得吐逆不下食：生滑石细末二钱匕。温水服，仍急以热面半盏，押定。(《本草衍义》)

（5）治天泡湿热等疮：滑石，粉甘草（此当半用为是）。上等分为末，搽敷。或加绿豆末，以治湿热肥疮。(《景岳全书》金黄散)

## 木 通

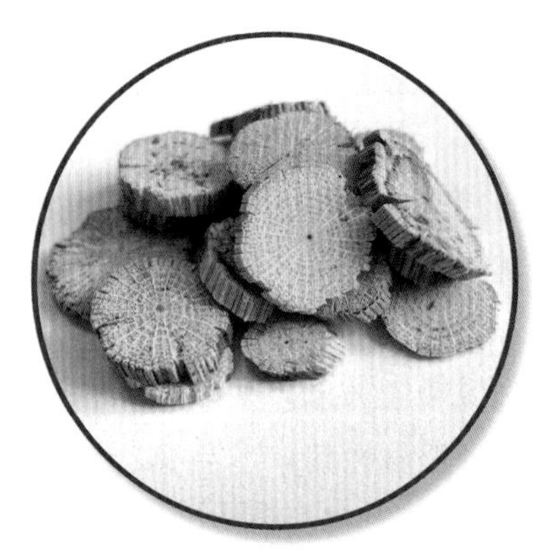

**【别名】**通草、附支、丁翁、葍藤、王翁、万年、万年藤、燕葍、乌葍。

**【来源】**本品为木通科植物木通 *Akebia quinata*（Thunb.）Decne.、三叶木通 *Akebia trifoliata*（Thunb.）Koidz. 或白木通 *Akebia trifoliata*（Thunb.）Koidz. var. *australis*（Diels）Rehd. 的干燥藤茎。

**【产地分布】**主产于江苏、湖南、湖北。

**【采收加工】**秋季采收，截取茎部，除去细枝，阴干。

**【药材性状】**本品呈圆柱形，常稍扭曲，长30～70cm，直径0.5～2cm。表面灰棕色至灰褐色，外皮粗糙而有许多不规则的裂纹或纵沟纹，具突起的皮孔。节部膨大或不明显，具侧枝断痕。体轻，质坚实，不易折断，断面不整齐，皮部较厚，黄棕色，可见淡黄色颗粒状小点，木部黄白色，射线呈放射状排列，髓小或有时中空，黄白色或黄棕色。气微，味微苦而涩。

**【性味归经】**性寒，味苦。归心、小肠、膀胱经。

**【功效与作用】**利尿通淋，清心除烦，通经下乳。属利水渗湿药下属分类的利尿通淋药。

**【临床应用】**煎汤，3～6g。用治淋证，水肿，心烦尿赤，口舌生疮，经闭乳少，湿热痹痛。

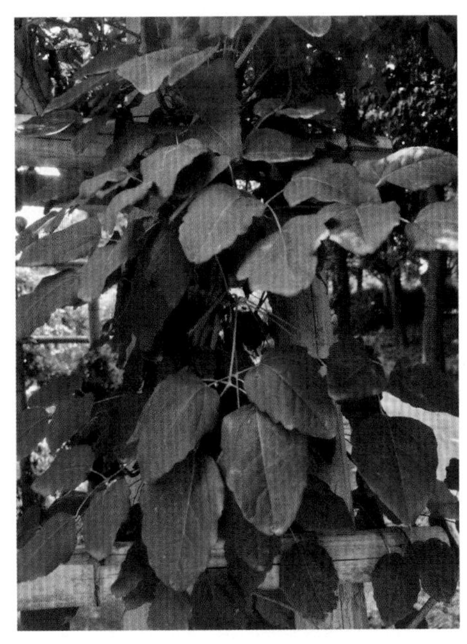

三叶木通

【配伍药方】

（1）治小儿心热（小肠有火，便亦淋痛，面赤狂躁，口糜舌疮，咬牙口渴）：生地黄、甘草（生）、木通各等分。上同为末，每服三钱，水一盏，入竹叶同煎至五分，食后温服。（《小儿药证直诀》导赤散）

（2）治妇人经闭及月事不调：木通、牛膝、生地黄、延胡索。同煎服。（《本草经疏》）

（3）治尿血：木通、牛膝、生地黄、天门冬、麦门冬、五味子、黄柏、甘草。同煎服。（《本草经疏》）

（4）治喉咙痛：木通煎汤服之，或将木通含之，咽津亦得。(《普济方》)

（5）治产后乳汁不下：木通、钟乳各一两，漏芦（去芦头）二两，栝楼根、甘草各一两。上五味，捣锉如麻豆大，每服三钱匕，水一盏半，黍米一撮同煎，候米熟去滓，温服，不拘时。(《圣济总录》)

## 通 草

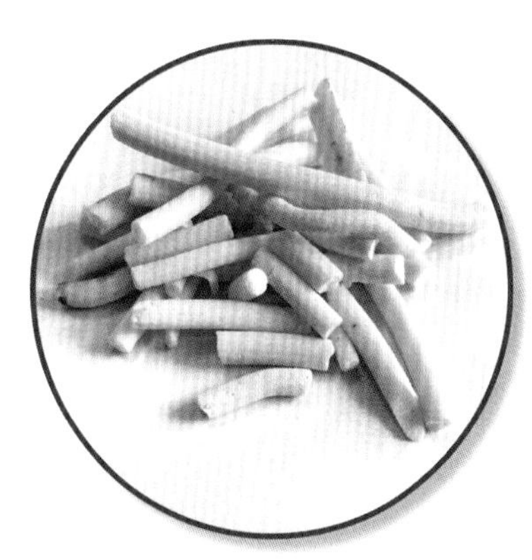

**【别名】**通花根、大通草、白通草、方通、泡通。

**【来源】**本品为五加科植物通脱木 *Tetrapanax papyrifer*（Hook.）K. Koch 的干燥茎髓。

**【产地分布】**主产于广西、四川。

**【采收加工】**秋季割取茎，截成段，趁鲜取出髓部，理直，晒干。

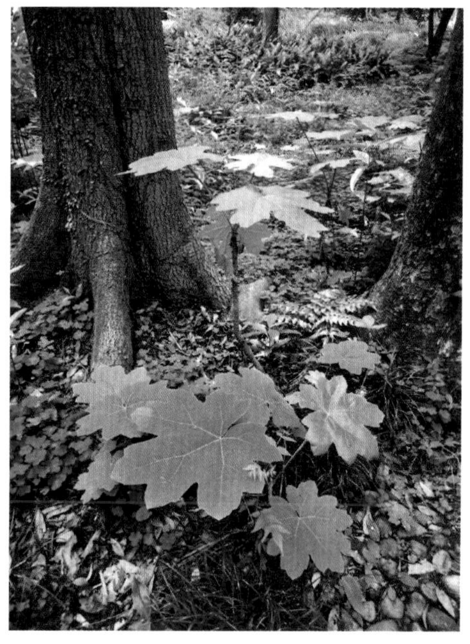

**【药材性状】**本品呈圆柱形，长 20 ～ 40cm，直径 1 ～ 2.5cm。表面白色或淡黄色，有浅纵沟纹。体轻，质松软，稍有弹性，易折断，断面平坦，显银白色光泽，中部有直径 0.3 ～ 1.5cm 的空心或半透明的薄膜，纵剖面呈梯状排列，实心者少见。气微，味淡。

**【性味归经】**性微寒，味甘、淡。归肺、胃经。

**【功效与作用】**清热利尿，通气下乳。属利水渗湿药下属分类的利尿通淋药。

**【临床应用】**煎汤，3 ～ 5g。用治湿热淋证，水肿尿少，乳汁不下。

**【使用禁忌】**孕妇慎用。

【配伍药方】

（1）治气热淋疾，小便数急痛，小腹虚满：通草煎汤。并葱食之。(《普济方》)

（2）治一身黄肿透明，亦治肾肿：通草（蜜涂炙干）、木猪苓（去里皮）各等分。上为细末，并入研细去土地龙、麝香少许。每服半钱或一钱，米饮调下。(《小儿卫生总微论方》)

（3）治伤寒后呕哕：通草三两，生芦根（切）一升，橘皮一两，粳米三合。上四味，以水五升煮，取二升随便稍饮；不瘥，更作，取瘥止。(《备急千金要方》)

（4）治鼻痈，气息不通，不闻香臭，并有息肉：木通、细辛、附子（炮，去皮、脐）各等分。上为末，蜜和，绵裹少许，纳鼻中。(《三因极一病证方论》通草散）

（5）催乳：通脱木、小人参，炖猪脚食。(《湖南药物志》)

## 瞿　麦

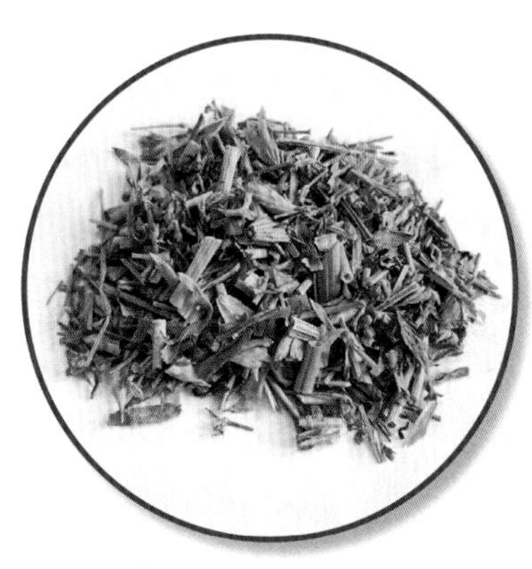

【别名】瞿麦穗、去麦、大菊、大兰。

【来源】本品为石竹科植物瞿麦 *Dianthus superbus* L. 或石竹 *Dianthus chinensis* L. 的干燥地上部分。

【产地分布】主产于河北、辽宁。

【采收加工】夏、秋二季花果期采割，除去杂质，干燥。

【药材性状】

（1）瞿麦：茎圆柱形，上部有分枝，长 30 ～ 60cm；表面淡绿色或黄绿色，光滑无毛，节明显，略膨大，断面中空。叶对生，多皱缩，展平叶片呈条形至条状披针形。枝端具花及果实，花萼筒状，长 2.7 ～ 3.7cm；苞片 4 ～ 6，宽卵形，长约为萼筒的 1/4；花瓣棕紫色或棕黄色，卷曲，先端深裂成丝状。蒴果长筒形，与宿萼等长。种子细小，多数。气微，味淡。

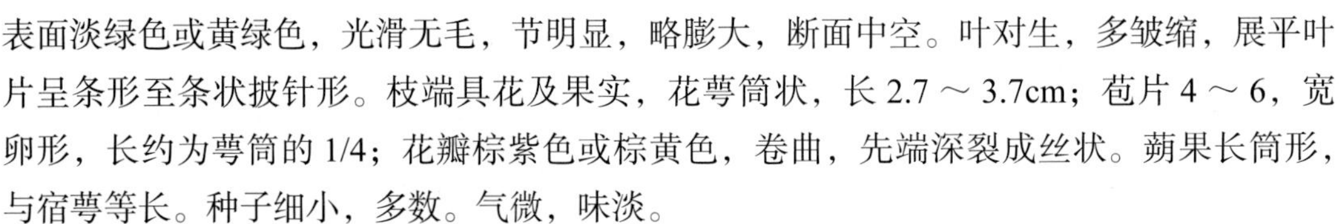

（2）石竹：萼筒长 1.4 ～ 1.8cm，苞片长约为萼筒的 1/2；花瓣先端浅齿裂。

【性味归经】性寒，味苦。归心、小肠经。

【功效与作用】利尿通淋，活血通经。属利水渗湿药下属分类的利尿通淋药。

【临床应用】煎汤，9 ～ 15g。用治热淋，血淋，石淋，小便不通，淋沥涩痛，经闭瘀阻。

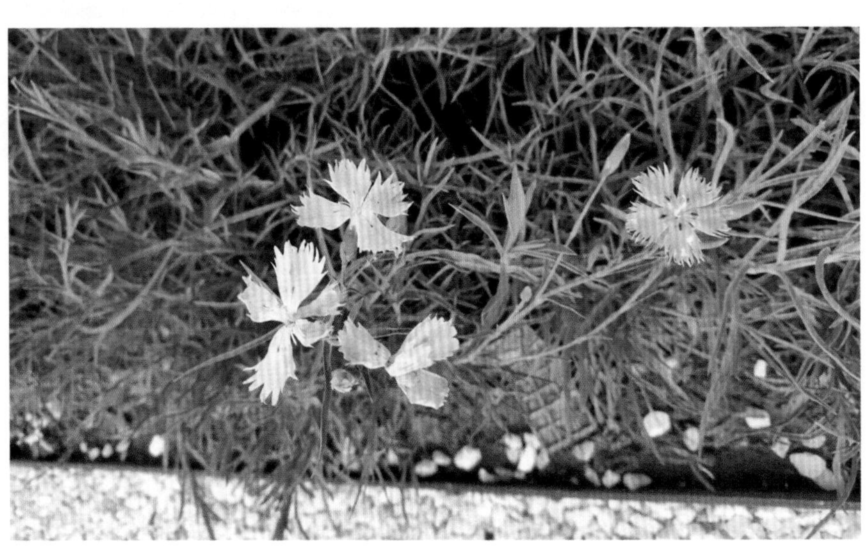

**【使用禁忌】**孕妇慎用。

【配伍药方】

（1）治小便不利者，有水气，其人苦渴：栝蒌根二两，茯苓三两，薯蓣三两，附子一枚（炮），瞿麦一两。上五味，末之，炼蜜丸梧子大，饮服三丸，日三服，不知，增至七八丸，以小便利，腹中温为知。(《金匮要略》栝楼瞿麦丸)

（2）治目赤肿痛，浸淫等疮：瞿麦炒黄为末，以鹅涎调涂眦头，或捣汁涂之。(《太平圣惠方》)

（3）治妇女外阴糜烂、皮肤湿疮：瞿麦适量。煎汤洗之，或为细面撒患处。(《河北中药手册》)

（4）治血妄行，九窍皆出，服药不住者：南天竺草（生瞿麦）拇指大一把（锉），大枣（去核）五枚，生姜一块（如拇指大），灯草如小指大一把，山栀子三十枚（去皮），甘草（炙）半两。上六味锉，入瓷器中，水一大碗，煮至半碗，去滓服。(《圣济总录》南天竺饮)

（5）治鱼脐毒疮肿：瞿麦，和生油熟捣涂之。(《崔氏纂要方》)

## 萹　蓄

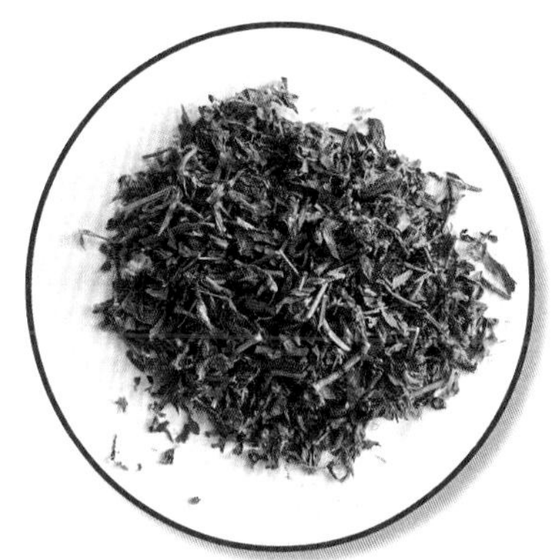

**【别名】**扁蓄、大萹蓄、鸟蓼、扁竹、竹节草、猪牙草、道生草。

**【来源】**本品为蓼科植物萹蓄 *Polygonum aviculare* L. 的干燥地上部分。

**【产地分布】**全国大部分地区均产。

**【采收加工】**夏季叶茂盛时采收，除去根和杂质，晒干。

**【药材性状】**本品茎呈圆柱形而略扁，有分枝，长 15 ～ 40cm，直径 0.2 ～ 0.3cm。表面灰绿色或棕红色，有细密微突起的纵纹；节部稍膨大，有浅棕色膜质的托叶鞘，节间长约 3cm；质硬，易折断，断面髓部白色。叶互生，近无柄或具短柄，叶片多脱落或皱缩、破碎，完整者展平后呈披针形，全缘，两面均呈棕绿色或灰绿色。气微，味微苦。

**【性味归经】**性微寒，味苦。归膀胱经。

**【功效与作用】**利尿通淋，杀虫，止痒。属利水渗湿药下属分类的利尿通淋药。

**【临床应用】**内服：煎汤，9 ～ 15g。外用：适量，煎洗患处。用治热淋涩痛，小便短赤，虫积腹痛，皮肤湿疹，阴痒带下。

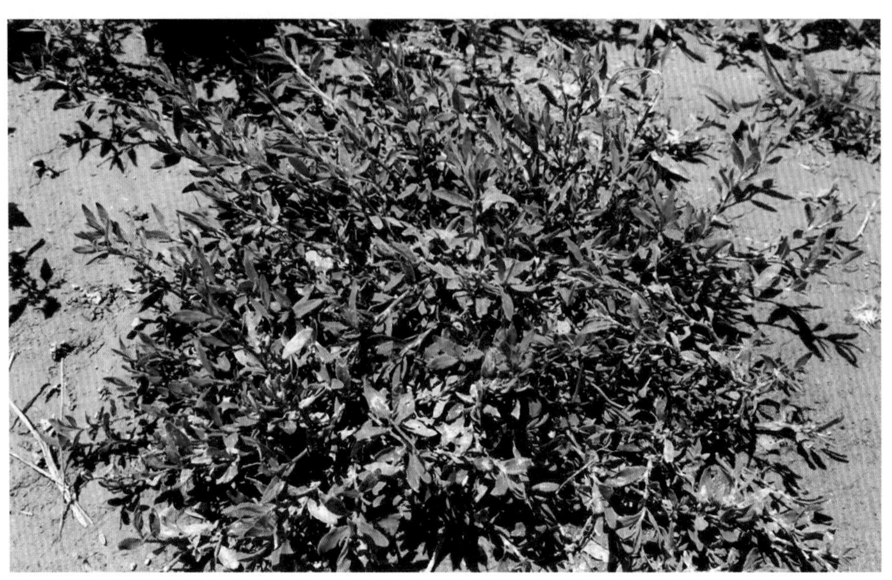

【配伍药方】

（1）治热淋涩痛：扁竹煎汤频饮。(《生生编》)

（2）治大人小儿心经邪热，一切蕴毒，咽干口燥，大渴引饮，心忪面热，烦躁不宁，目赤睛疼，唇焦鼻衄，口舌生疮，咽喉肿痛；又治小便赤涩，或癃闭不通，热淋血淋：车前子、瞿麦、萹蓄、滑石、山栀子仁、甘草（炙）、木通、大黄（面裹煨，去面，切，焙）各一斤。上为散，每服二钱，水一盏，入灯心煎至七分，去滓温服，食后、临卧。小儿量力少少与之。(《太平惠民和剂局方》八正散）

（3）治热黄：萹竹取汁，顿服一升，多年者再服之。(《药性论》)

（4）治蛔虫心痛，面青，口中沫出：萹蓄十斤。细锉，以水一石，煎去滓成煎如饴。空心服，虫自下皆尽，止。(《药性论》)

（5）治小儿蛲虫攻下部痒：萹竹叶一握。切，以水一升，煎取五合，去滓，空腹饮之，虫即下，用其汁煮粥亦佳。(《食医心鉴》)

（6）治肛门湿痒或痔疮初起：萹蓄二三两。煎汤，趁热先熏后洗。(《浙江民间草药》)

## 地肤子

**【别名】**扫帚菜子、千头子、地葵、地麦、益明、落帚子、帚菜子。

**【来源】**本品为藜科植物地肤 *Kochia scoparia*（L.）Schrad. 的干燥成熟果实。

**【产地分布】**主产于河北、山西、山东。

**【采收加工】**秋季果实成熟时采收植株，晒干，打下果实，除去杂质。

**【药材性状】**本品呈扁球状五角星形，直径 1 ～ 3mm。外被宿存花被，表面灰绿色或浅棕色，周围具膜质小翅 5 枚，背面中心有微突起的点状果梗痕及放射状脉纹 5 ～ 10 条；剥离花被，可见膜质果皮，半透明。种子扁卵形，长约 1mm，黑色。气微，味微苦。

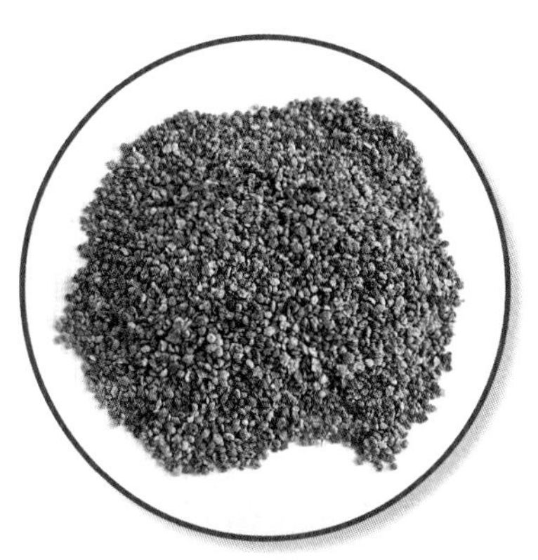

**【性味归经】**性寒，味辛、苦。归肾、膀胱经。

**【功效与作用】**清热利湿，祛风止痒。属利水渗湿药下属分类的利尿通淋药。

**【临床应用】**内服：煎汤，9 ～ 15g。外用：适量，煎汤熏洗。用治小便涩痛，阴痒带下，风疹湿疹，皮肤瘙痒。

【配伍药方】

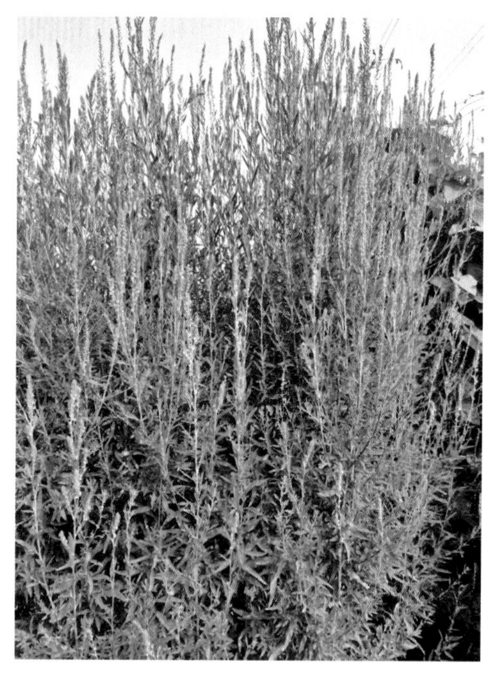

（1）治雀目：地肤子五两，决明子一升。上二味捣筛，米饮和丸。每食后，以饮服二十丸至三十丸。(《广济方》地肤子丸)

（2）治肝虚目昏：地肤子一斤（阴干，捣罗为末），生地黄五斤（净汤捣，绞取汁）。上药相拌，日中曝干，捣细罗为散。每服，空心以温酒调下二钱，夜临卧，以温水调再服之。(《太平圣惠方》地肤子散)

（3）治胁痛，积年久痛，有时发动：六、七月取地肤子，阴干，末。服方寸匕，日五六服。(《补缺肘后方》)

（4）治久血痢，日夜不止：地肤子一两，地榆三分（锉），黄芩三分。上药捣细罗为散。每服，不计时候，以粥饮调下二钱。(《太平圣惠方》)

（5）治妊娠患淋，小便数，去少，忽热痛酸索，手足疼烦：地肤子十二两，初以水四升，煎取二升半，分温三服。(《子母秘录》)

（6）治阴虚血亏，小便不利：怀熟地黄一两，生龟板五钱（捣碎），生杭芍五钱，地肤子一钱。煎服。(《医学衷中参西录》济阴汤)

## 海金沙

**【别名】**金沙藤、左转藤、蛤蟆藤、罗网藤、铁线藤、吐丝草、鼎擦藤、猛古藤。

**【来源】**本品为海金沙科植物海金沙 *Lygodium japonicum*（Thunb.）Sw. 的干燥成熟孢子。

**【产地分布】**主产于浙江、江苏、湖南。

**【采收加工】**秋季孢子未脱落时采割藤叶，晒干，搓揉或打下孢子，除去藤叶。

**【药材性状】**本品呈粉末状，棕黄色或浅棕黄色。体轻，手捻有光滑感，置手中易由指缝滑落。气微，味淡。

**【性味归经】**性寒，味甘、咸。归膀胱、小肠经。

**【功效与作用】**清利湿热，通淋止痛。属利水渗湿药下属分类的利尿通淋药。

**【临床应用】**煎汤，6～15g，包煎。用治热淋，石淋，血淋，膏淋，尿道涩痛。

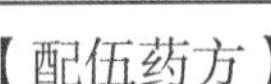

【配伍药方】

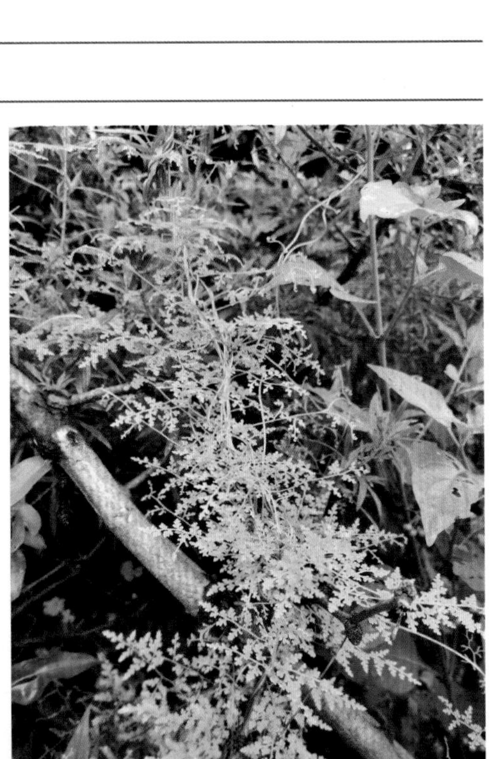

（1）治小便不通，脐下满闷：海金沙一两，腊面茶半两。二味捣研令细。每服三钱，生姜、甘草汤调下。(《本草图经》)

（2）治热淋急痛：海金沙为末，生甘草汤冲服。(《泉州本草》)

（3）治尿酸结石症：海金沙、滑石共研为末。以车前子、麦冬、木通煎水调药末，并加蜜少许，温服。(《陕西中药志》)

（4）治膏淋：海金沙、滑石各一两（为末），甘草二钱半（为末）。上研匀。每服二钱，食前，煎麦门冬汤调服，灯心汤亦可。(《世医得效方》海金沙散）

（5）治小便出血：海金沙为末，以新汲水调下。一方用砂糖水调下。(《普济方》)

（6）治肝炎：海金沙五钱，阴行草一两，车前六钱。水煎服，每日一剂。(《江西草药》)

# 石 韦

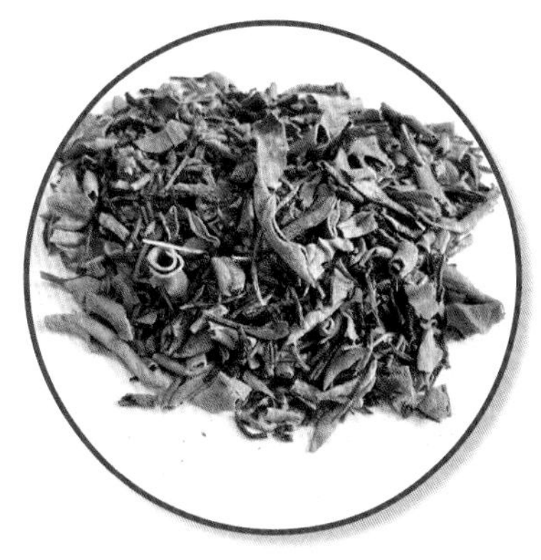

【别名】小石韦、飞刀剑、石皮、石剑、石兰、金茶匙。

【来源】本品为巴水龙骨科植物庐山石韦 *Pyrrosia sheareri*（Bak.）Ching、石韦 *Pyrrosialingua*（Thunb.）Farwell 或有柄石韦 *Pyrrosia petiolosa*（Christ）Ching 的干燥叶。

【产地分布】全国大部分地区均产。

【采收加工】全年均可采收，除去根茎和根，晒干或阴干。

【药材性状】

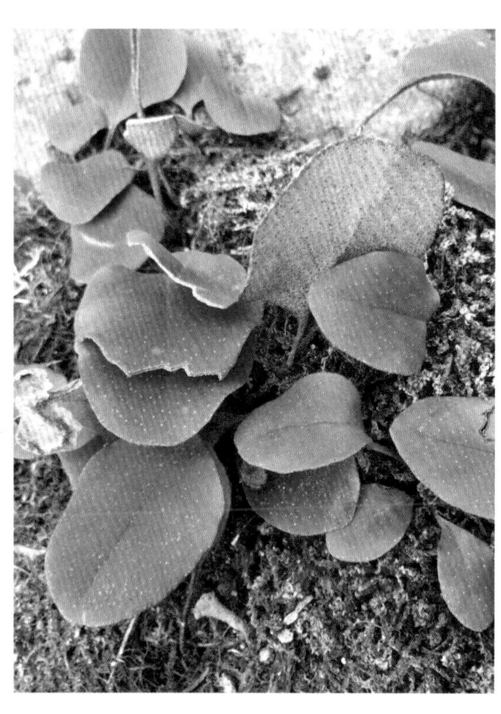

（1）庐山石韦：叶片略皱缩，展平后呈披针形，长 10 ～ 25cm，宽 3 ～ 5cm。先端渐尖，基部耳状偏斜，全缘，边缘常向内卷曲；上表面黄绿色或灰绿色，散布有黑色圆形小凹点；下表面密生红棕色星状毛，有的侧脉间布满棕色圆点状的孢子囊群。叶柄具四棱，长 10 ～ 20cm，直径 1.5 ～ 3mm，略扭曲，有纵槽。叶片革质。气微，味微涩苦。

（2）石韦：叶片披针形或长圆披针形，长 8 ～ 12cm，宽 1 ～ 3cm。基部楔形，对称。孢子囊群在侧脉间，排列紧密而整齐。叶柄长 5 ～ 10cm，直径约 1.5mm。

（3）有柄石韦：叶片多卷曲呈筒状，展平后呈长圆形或卵状长圆形，长 3 ～ 8cm，宽 1 ～ 2.5cm。基部楔形，对称；下表面侧脉不明显，布满孢子囊群。叶柄长 3 ～ 12cm，直径约 1mm。

【性味归经】微寒，味甘、苦。归肺、膀胱经。

【功效与作用】利尿通淋，清肺止咳，凉血止血。属利水渗湿药下属分类的利尿通淋药。

【临床应用】煎汤，6 ～ 12g。用治热淋，血淋，石淋，小便不通，淋沥涩痛，肺热喘咳，吐血，衄血，尿血，崩漏。

【配伍药方】

（1）治崩中漏下：石韦为末，每服三钱，温酒服。（《本草纲目》）

（2）治血淋：石韦、当归、蒲黄、芍药各等分。上四味，治下筛，酒服方寸匕，日三服。（《备急千金要方》石韦散）

（3）治痢疾：石韦全草一蔸，水煎，调冰糖五钱，饭前服。（《闽东本草》）

（4）治尿路结石：石韦、车前草各一两，生栀子五钱，甘草三钱。水煎二次，早、晚各服一次。（《南昌医药》）

（5）治心经蕴热，传于小肠，始觉小便微涩赤黄，渐渐不通，小腹膨脝：石韦（去毛，锉）、车前子（车前叶亦可）等分。上浓煮汁饮之。（《全生指迷方》石韦汤）

（6）治咳嗽：石韦（去毛）、槟榔（锉）等分。上二味，罗为细散，生姜汤调下二钱匕。（《圣济总录》石韦散）

## 冬葵子

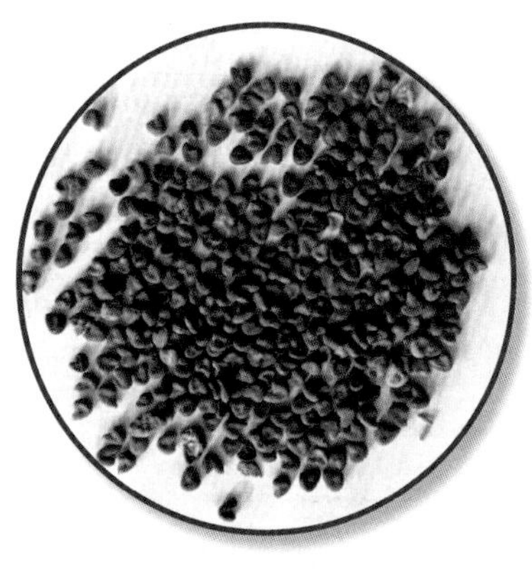

**【别名】**冬葵果、葵子、葵菜子。

**【来源】**本品为锦葵科植物冬葵 *Malva verticillata* L. 的干燥成熟果实。

**【产地分布】**全国大部分地区均产。

**【采收加工】**夏、秋二季果实成熟时采收，除去杂质，阴干。

**【药材性状】**本品呈扁球状盘形，直径 4 ～ 7mm。外被膜质宿萼，宿萼钟状，黄绿色或黄棕色，有的微带

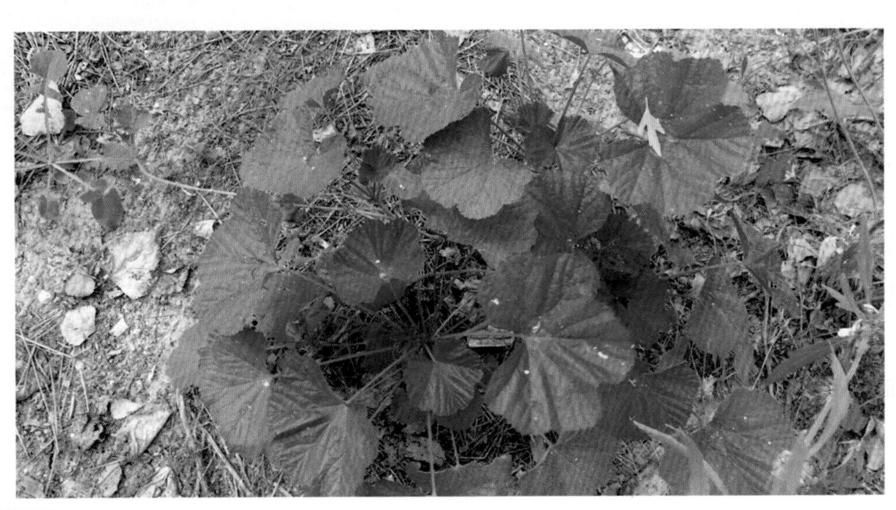

紫色，先端5齿裂，裂片内卷，其外有条状披针形的小苞片3片。果梗细短。果实由分果瓣10～12枚组成，在圆锥形中轴周围排成1轮，分果类扁圆形，直径1.4～2.5mm。表面黄白色或黄棕色，具隆起的环向细脉纹。种子肾形，棕黄色或黑褐色。气微，味涩。

**【性味归经】**性凉，味甘、涩。归大肠、小肠、膀胱经。

**【功效与作用】**清热利尿，消肿。属利水渗湿药下属分类的利尿通淋药。

**【临床应用】**煎汤，3～9g。用治尿闭，水肿，口渴，尿路感染。

【配伍药方】

（1）治大便不通十日至一月者：葵子末，入乳汁，等分，和服。(《太平圣惠方》)

（2）治胎死腹中：葵子一升，阿胶五两。上二味，以水五升，煮取二升，顿服之。未出再煮服。(《备急千金要方》)

（3）治盗汗：冬葵子三钱，水煎兑白糖服。(《草药手册》)

（4）治血淋及虚劳尿血：葵子一升，水三升，取汁，日三服。(《备急千金要方》)

（5）治产后淋沥不通：葵子一合，朴硝八分。水二升，煎八合，下消服之。(《集验方》)

## 灯心草

**【别名】**秧草、水灯心、野席草、龙须草、灯草、水葱。

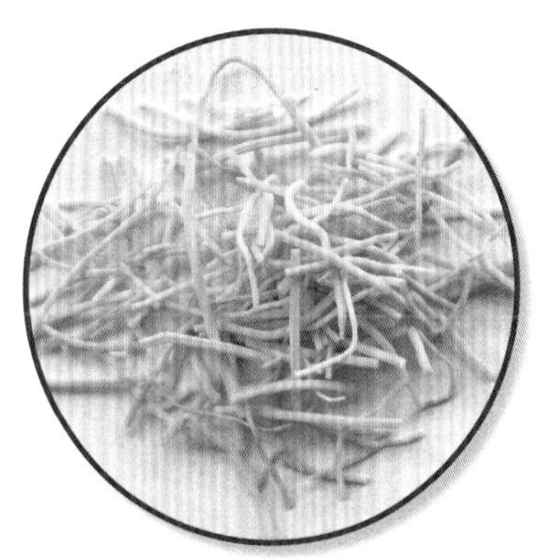

**【来源】**本品为灯心草科植物灯心草 *Juncus effusus* L. 的干燥茎髓。

**【产地分布】**主产于江苏、福建、四川、贵州、云南。

**【采收加工】**夏末至秋季割取茎，晒干，取出茎髓，理直，扎成小把。

**【药材性状】**本品呈细圆柱形，长达90cm，直径0.1～0.3cm。表面白色或淡黄白色，有细纵纹。体轻，质软，略有弹性，易拉断，断面白色。气微，味淡。

**【性味归经】**性微寒，味甘、淡。归心、肺、小肠经。

**【功效与作用】**清心火，利小便。属利水渗湿药下属分类的利尿通淋药。

**【临床应用】**煎汤，1～3g。用治心烦失眠，尿少涩痛，口舌生疮。

【配伍药方】

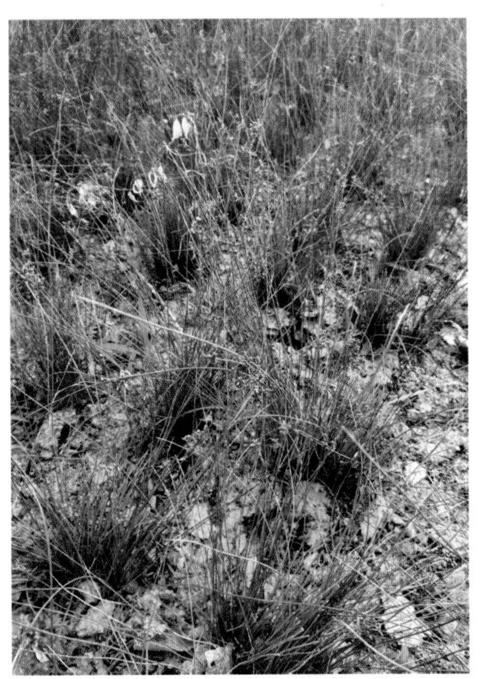

（1）治膀胱炎、尿道炎、肾炎水肿：鲜灯心草一至二两，鲜车前二两，薏苡仁一两，海金沙一两。水煎服。(《河南中草药手册》)

（2）治水肿：灯心草四两。水煎服。(《方脉正宗》)

（3）治肾炎水肿：鲜灯心草一至二两，鲜车前草一两，鲜地胆草一两。水煎服。(《福建中草药》)

（4）治小儿心烦夜啼：灯心草五钱。煎二次，分二次服。(《中草药学》)

（5）治失眠、心烦：灯心草六钱。煎汤代茶常服。(《现代实用中药》)

（6）治黄疸：灯心草、天胡荽各一两。水煎，加甜酒少许调服。(《中草药学》)

## 萆　薢

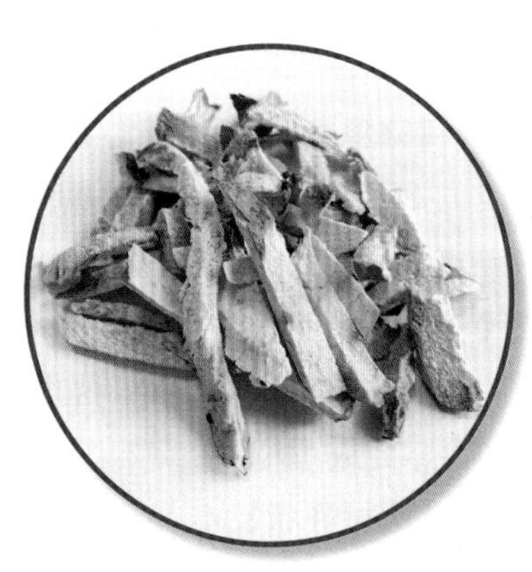

**【别名】**百枝、竹木、赤节、白菝葜、金刚、山田薯、土薯蓣、麻甲头。

**【来源】**本品为薯蓣科植物绵萆薢 *Dioscorea spongiosa* J. Q. Xi，M. Mizuno et W. L. Zhao 或福州薯蓣 *Dioscorea futschauensis* Uline ex R. Kunth 的干燥根茎。

**【产地分布】**主产于浙江、安徽、江西、湖南。

**【采收加工】**秋、冬二季采挖，除去须根，洗净，切片，晒干。

**【药材性状】**

（1）绵萆薢：为不规则的斜切片，边缘不整齐，大小不一，厚 2 ～ 5mm。外皮黄棕色至黄褐色，有稀疏的须根残基，呈圆锥状突起。质疏松，略呈海绵状，切面灰白色至浅灰棕色，黄棕色点状维管束散在。气微，味微苦。

（2）粉萆薢：为不规则的薄片，边缘不整齐，大小不一，厚约 0.5mm。有的有棕黑色或灰棕色的外皮。切面黄白色或淡灰棕色，维管束呈小点状散在。质松，略有弹性，易折断，新断面近外皮处显淡黄色。气微，味辛、微苦。

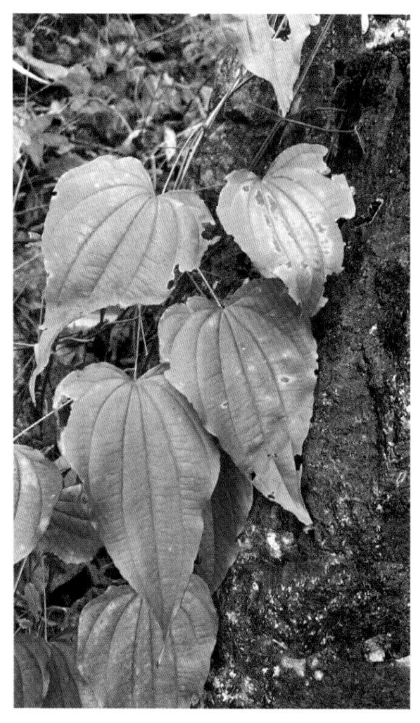

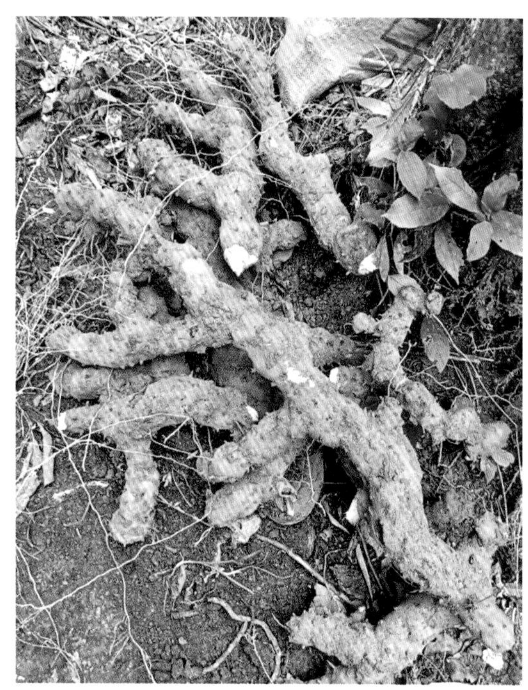

**【性味归经】**性平，味苦。归肾、胃经。

**【功效与作用】**利湿去浊，祛风除痹。属利水渗湿药下属分类的利尿通淋药。

**【临床应用】**煎汤，9～15g。用治膏淋，白浊，白带过多，风湿痹痛，关节不利，腰膝疼痛。

【配伍药方】

（1）治腰痛脚气：破故纸（生）、续断、木瓜干、牛膝（酒浸）、杜仲（去皮锉，姜制炒断丝）各一两，萆薢二两。上为末，蜜丸如梧子大。每服五十丸，盐汤、盐酒任下。（《三因极一病证方论》）

（2）治小便频数：川萆薢（洗）为细末，酒和为丸如柄子大。每服七十丸，空心、食前，盐汤、盐酒任下。（《济生方》）

（3）治小肠虚冷，小便频数：牛膝（酒浸，切，焙）、续断、芎䓖各半两，萆薢二两。上四味，捣罗为末，炼蜜和丸如梧桐子大，空心盐汤下四十丸；或作汤，入盐煎服亦得。（《圣济总录》）

（4）治小便混浊：鲜萆薢根头刮去皮须，每次二两，水煎服。（《泉州本草》）

（5）治阴痿失溺：萆薢二钱，附子一钱五分。合煎汤内服。（《泉州本草》）

# 第三节　利湿退黄药

## 茵　陈

**【别名】**茵陈蒿、白蒿、绒蒿、猴子毛。

**【来源】**本品为菊科植物滨蒿 *Artemisia scoparia* Waldst. et Kit. 或茵陈蒿 *Artemisia capillaris* Thunb. 的干燥地上部分。

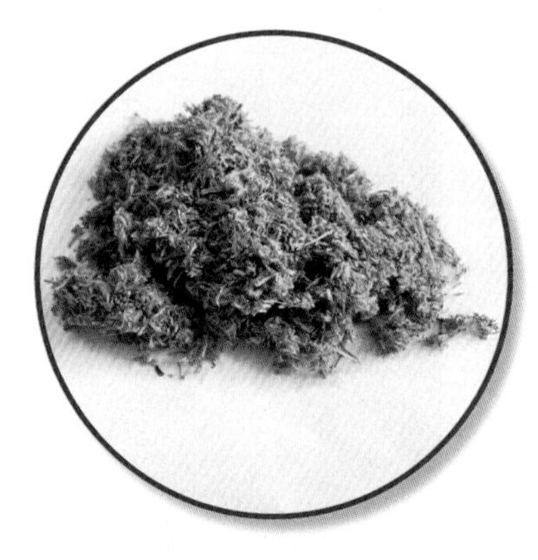

**【产地分布】**主产于陕西、山西、河北。

**【采收加工】**春季幼苗高 6 ～ 10cm 时采收或秋季花蕾长成至花初开时采割，除去杂质和老茎，晒干。春季采收的习称“绵茵陈”，秋季采割的习称“花茵陈”。

**【药材性状】**

（1）绵茵陈：多卷曲成团状，灰白色或灰绿色，全体密被白色茸毛，绵软如绒。茎细小，长 1.5 ～ 2.5cm，直径 0.1 ～ 0.2cm，除去表面白色茸毛后可见明显纵纹；质脆，易折断。叶具柄；展平后叶片呈一至三回羽状分裂，叶片长 1 ～ 3cm，宽约 1cm；小裂片卵形或稍呈倒披针形、条形，先端锐尖。气清香，味微苦。

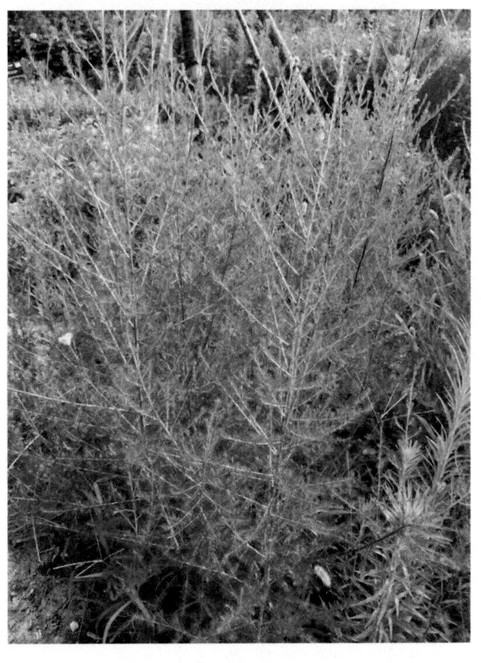

（2）花茵陈：茎呈圆柱形，多分枝，长 30 ～ 100cm，直径 2 ～ 8mm；表面淡紫色或紫色，有纵条纹，被短柔毛；体轻，质脆，断面类白色。叶密集，或多脱落；下部叶二至三回羽状深裂，裂片条形或细条形，两面密被白色柔毛；茎生叶一至二回羽状全裂，基部抱茎，裂片细丝状。头状花序卵形，多数集成圆锥状，长 1.2 ～ 1.5mm，直径 1 ～ 1.2mm，有短梗；总苞片 3 ～ 4 层，卵形，苞片 3 裂；外层雌花 6 ～ 10 个，可多达 15 个，内层两性花 2 ～ 10 个。瘦果长圆形，黄棕色。气芳香，味微苦。

**【性味归经】**性微寒，味苦、辛。归脾、胃、肝、胆经。

**【功效与作用】**清利湿热，利胆退黄。属利水渗湿药下属分类的利湿退黄药。

**【临床应用】**内服：煎汤，6 ～ 15g。外用：适量，煎汤熏洗。用治黄疸尿少，湿温暑湿，湿疮瘙痒。

【配伍药方】

（1）治发黄，脉沉细迟，肢体逆冷，腰以上自汗：茵陈二两，附子一个（作八片），干姜（炮）一两半。甘草（炙）一两。上为粗末，分作四贴，水煎服。（《玉机微义》茵陈四逆汤）

（2）治遍身风痒生疥疮：茵陈不计多少，煮浓汁洗之。（《备急千金要方》）

（3）治阳明病，但头汗出，身无汗，剂颈而还，小便不利，渴引水浆，瘀热在里，身发黄者：茵陈蒿六两，栀子十四枚（擘），大黄二两（去皮）。上三味，以水一斗二升，先煮茵陈，减六升，纳二味，煮取三升，去滓，分三服。小便当利，尿如皂角汁状，色正赤，一宿腹减，黄从小便去也。（《伤寒论》茵陈蒿汤）

（4）治感冒，黄疸，漆疮：茵陈五钱。水煎服。（《湖南药物志》）

## 金钱草

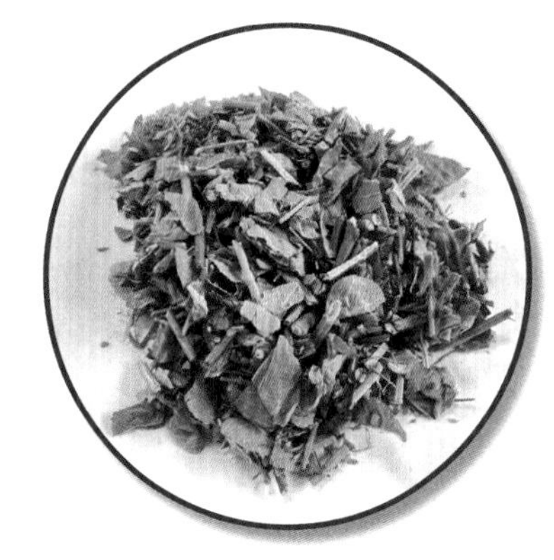

**【别名】**大金钱草、对座草、路边黄、铜钱草、一串钱、寸骨七。

**【来源】**本品为报春花科植物过路黄 *Lysimachia christinae* Hance 的干燥全草。

**【产地分布】**主产于四川。

**【采收加工】**夏、秋二季采收，除去杂质，晒干。

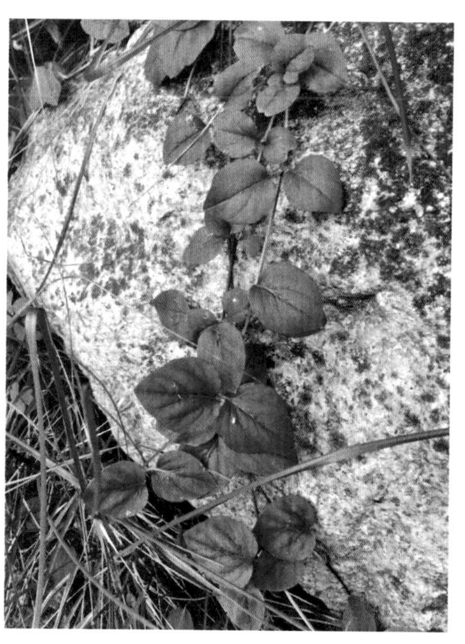

**【药材性状】**本品常缠结成团，无毛或被疏柔毛。茎扭曲，表面棕色或暗棕红色，有纵纹，下部茎节上有时具须根，断面实心。叶对生，多皱缩，展平后呈宽卵形或心形，长 1 ～ 4cm，宽 1 ～ 5cm，基部微凹，全缘；上表面灰绿色或棕褐色，下表面色较浅，主脉明显突起，用水浸后，对光透视可见黑色或褐色条纹；叶柄长 1 ～ 4cm。有的带花，花黄色，单生叶腋，具长梗。蒴果球形。气微，味淡。

**【性味归经】**性微寒，味甘、咸。归肝、胆、肾、膀胱经。

**【功效与作用】**利湿退黄，利尿通淋，解毒消肿。属利水渗湿药下属分类的利湿退黄药。

**【临床应用】**煎汤，15 ～ 60g。用治湿热黄疸，胆胀胁痛，石淋，热淋，小便涩痛，痈肿疔疮，蛇虫咬伤。

【配伍药方】

（1）治黄疸臌胀：连钱草七至八钱，白茅根、车前草各四至五钱，荷包草五钱。共煎服。（《浙江民间草药》）

（2）治肾炎水肿：连钱草、萹蓄草各一两，荠菜花五钱。煎服。（《上海常用中草药》）

（3）利小便，治膀胱结石：连钱草、龙须草、车前草各五钱。煎服。（《浙江民间草药》）

（4）治疟疾：疟发前用连钱草七叶为丸，塞鼻中。（《质问本草》）

## 虎　杖

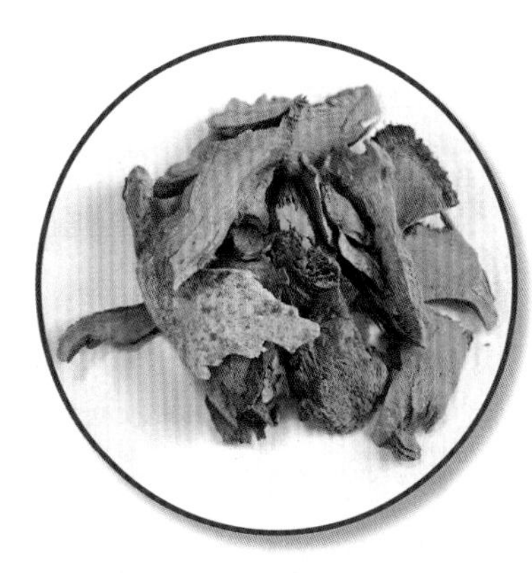

**【别名】**花斑竹、酸筒杆、川筋龙、斑杖根、大叶蛇总管、黄地榆。

**【来源】**本品为蓼科植物虎杖 *Polygonum cuspidatum* Sieb. et Zucc. 的干燥根茎和根。

**【产地分布】**主产于华东、西南。

**【采收加工】**春、秋二季采挖，除去须根，洗净，趁鲜切短段或厚片，晒干。

**【药材性状】**本品多为圆柱形短段或不规则厚片，长 1 ～ 7cm，直径 0.5 ～ 2.5cm。外皮棕褐色，有纵皱纹和须根痕，切面皮部较薄，木部宽广，棕黄色，射线放射状，皮部与木部较易分离。根茎髓中有隔或呈空洞状。质坚硬。气微，味微苦、涩。

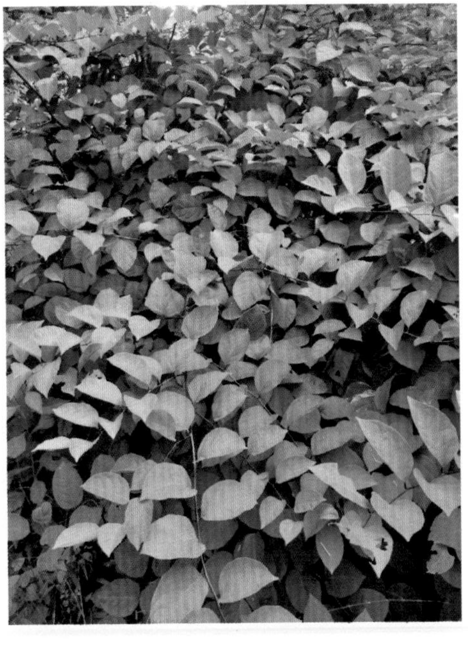

**【性味归经】**性微寒，味微苦。归肝、胆、肺经。

**【功效与作用】**利湿退黄，清热解毒，散瘀止痛，止咳化痰。属利水渗湿药下属分类的利湿退黄药。

**【临床应用】**内服：煎汤，9 ～ 15g。外用：适量，制成煎液或油膏涂敷。用治湿热黄疸，淋浊，带下，风湿痹痛，痈肿疮毒，水火烫伤，经闭，癥瘕，跌打损伤，肺热咳嗽。

【使用禁忌】孕妇慎用。

【配伍药方】

（1）治毒攻手足肿，疼痛欲断：虎杖根，锉，煮，适寒温以渍足。(《补缺肘后方》)

（2）治筋骨痰火，手足麻木，战摇，痿软：斑庄根一两，川牛膝五钱，川茄皮五钱，防风五钱，桂枝五钱，木瓜三钱。烧酒三斤泡服。(《滇南本草》)

（3）治胆囊结石：虎杖一两，煎服。如兼黄疸，可配合连钱草等煎服。(《上海常用中草药》)

（4）治五淋：苦杖不计多少，为末，每服二钱，用饭饮下，不拘时候。(《集验方》)

（5）治妇人月水不利，腹胁妨闷，背膊烦疼：虎杖三两，凌霄花一两，没药一两。上药，捣细罗为散，不计时候，以热酒调下一钱。(《太平圣惠方》)

## 珍珠草

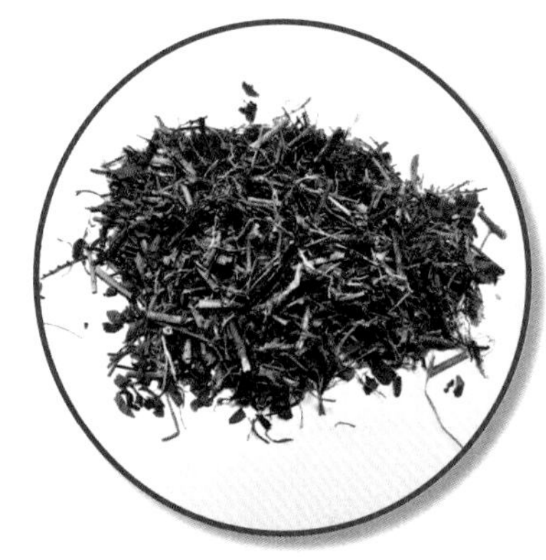

【别名】巴日开夜闭、十字珍珠草、阴阳草、假油柑、真珠苹、鲫鱼草、胡羞羞、老鸦珠、夜合珍珠、落地油柑。

【来源】本品为大戟科植物叶下珠 *Phyllanthus urinaria* L. 的干燥全草或带根全草。

【产地分布】主产于广东、广西、四川。

【采收加工】夏、秋二季采集地上部分或带根全草，洗净泥土，除去杂质，晒干，切段。

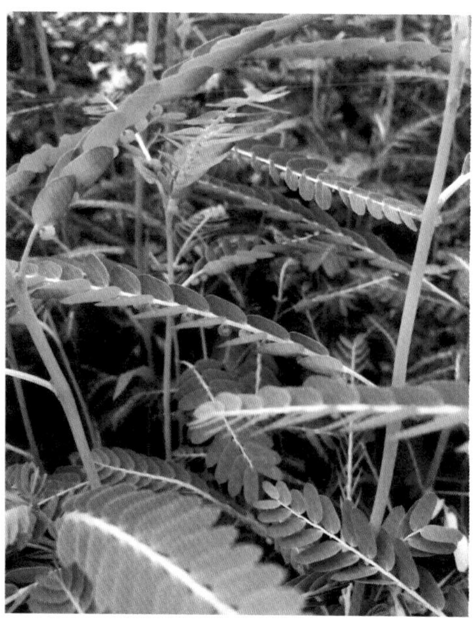

【药材性状】本品气微香，叶味微苦，茎味淡、微涩。以果多、色灰绿者为佳。

【性味归经】性凉，味甘、苦。归肝、肺经。

【功效与作用】利湿退黄，清热解毒，明目，消积。属利水渗湿药下属分类的利湿退黄药。

【临床应用】内服：煎汤，15～30g。外用：适量。用治湿热黄疸，泻痢，淋证，无名肿毒，狂犬咬伤，目赤肿痛，小儿疳积。

【配伍药方】

（1）治红白痢疾：叶下珠鲜草一至二两。水煎，赤痢加白糖，白痢加红糖调服。(《福建中草药》)

（2）治传染性肝炎：鲜叶下珠一至二两。水煎服，一日一剂，连服一周。(《单方验方新医疗法选编》)

（3）治小儿疳积，夜盲：叶下珠五至七钱，鸡、猪肝酌量，水炖服。(《福建中草药》)

（4）治伤暑发热：叶下珠 30g，水煎加蜜服。

（5）治单纯性消化不良：叶下珠 15g，水煎服。

# 第七章 温里药

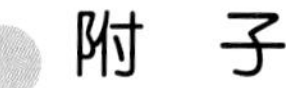

## 附　子

**【别名】**附片、盐附子、黑顺片、白附片。

**【来源】**本品为毛茛科植物乌头 *Aconitum carmichaelii* Debx. 的子根的加工品。

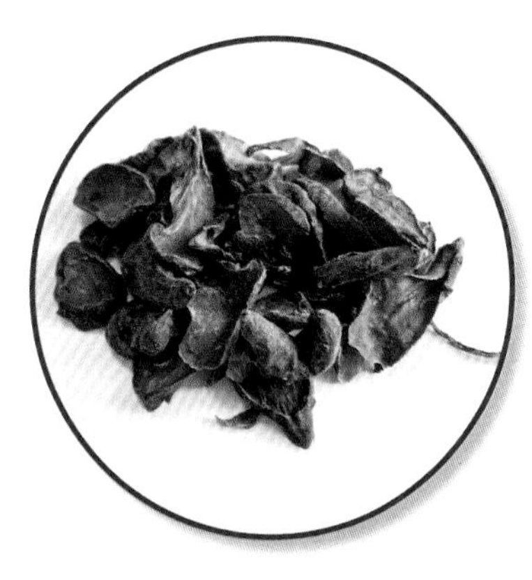

**【产地分布】**主产于四川。

**【采收加工】**6 月下旬至 8 月上旬采挖，除去母根、须根及泥沙，习称“泥附子”，加工成下列规格。

（1）选择个大、均匀的泥附子，洗净，浸入胆巴的水溶液中过夜，再加食盐，继续浸泡，每日取出晒晾，并逐渐延长晒晾时间，直至附子表面出现大量结晶盐粒（盐霜）、体质变硬，习称“盐附子”。

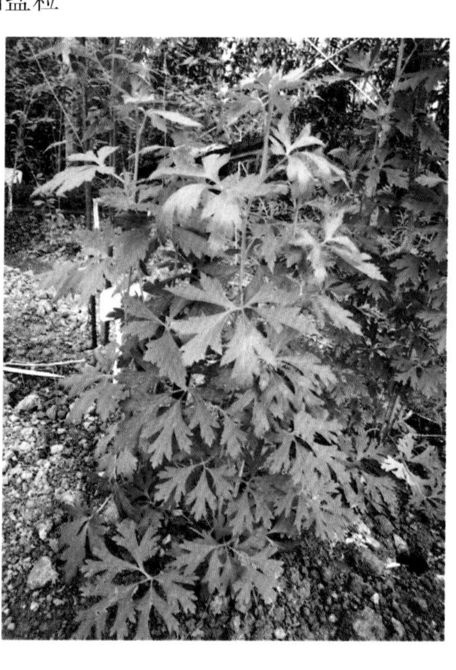

（2）取泥附子，按大小分别洗净，浸入胆巴的水溶液中数日，连同浸液煮至透心，捞出，水漂，纵切成厚约 0.5cm 的片，再用水浸漂，用调色液使附片染成浓茶色，取出，蒸至出现油面、光泽后，烘至半干，再晒干或继续烘干，习称“黑顺片”。

（3）选择大小均匀的泥附子，洗净，浸入胆巴的水溶液中数日，连同浸液煮至透心，捞出，剥去外皮，纵切成厚约 0.3cm 的片，用水浸漂，取出，蒸透，晒干，习称“白附片”。

**【药材性状】**

（1）盐附子：呈圆锥形，长 4 ～ 7cm，直径 3 ～ 5cm。表面灰黑色，被盐霜，顶端有凹陷的芽痕，周围有瘤状突起的支根或支根痕。体重，横切面灰褐色，可见充满盐霜的小空隙和多角形形成层环纹，环纹内侧导管束排列不整齐。气微，味咸而麻，刺舌。

（2）黑顺片：为纵切片，上宽下窄，长 1.7 ～ 5cm，宽 0.9 ～ 3cm，厚 0.2 ～ 0.5cm。外皮黑褐色，切面暗黄色，油润具光泽，半透明状，并有纵向导管束。质硬而脆，断面角质样。气微，味淡。

（3）白附片：无外皮，黄白色，半透明，厚约 0.3cm。

**【性味归经】**性大热，味辛、甘；有毒。归心、肾、脾经。

**【功效与作用】**回阳救逆，补火助阳，散寒止痛。

**【临床应用】**煎汤，3 ～ 15g。先煎，久煎。用治亡阳虚脱，肢冷脉微，心阳不足，胸痹心痛，虚寒吐泻，脘腹冷痛，肾阳虚衰，阳痿宫冷，阴寒水肿，阳虚外感，寒湿痹痛。

**【使用禁忌】**孕妇慎用；不宜与半夏、瓜蒌、瓜蒌子、瓜蒌皮、天花粉、川贝母、浙贝母、平贝母、伊贝母、湖北贝母、白蔹、白及同用。

【配伍药方】

（1）治休息痢及赤白痢：附子（炮裂，去皮脐）半两，鸡子二枚（去黄取白）。上二味，先将附子捣罗为末，以鸡子白和为丸，如梧桐子大。一时倾入沸汤内，煮数沸滤出，分作两服，米饮下，空心、日午各一服。(《圣济总录》)

（2）治伤寒阴盛格阳，其人必躁热而不欲饮水者：大附子一枚烧为灰，存性，为末，蜜水调服。(《传家秘宝方》)

（3）治呕逆翻胃：大附子一个，生姜一个（细锉）。煮研如面糊，米饮下。(《杨氏经验方》)

（4）治一切厥心痛，小肠膀胱痛，不可止者：附子一两（炮），郁金、橘红各一两。上为末，醋面糊为丸，如酸枣大，以朱砂为衣。每服一丸，男子酒下，妇人醋汤下。(《宣明论方》)

（5）治阴毒伤寒，面青，四肢厥逆，腹痛身冷，一切冷气：大附子三枚（炮裂，去皮脐）为末。每服三钱，姜汁半盏，冷酒半盏，调服。良久脐下如火暖为度。(《济生方》)

## 干　姜

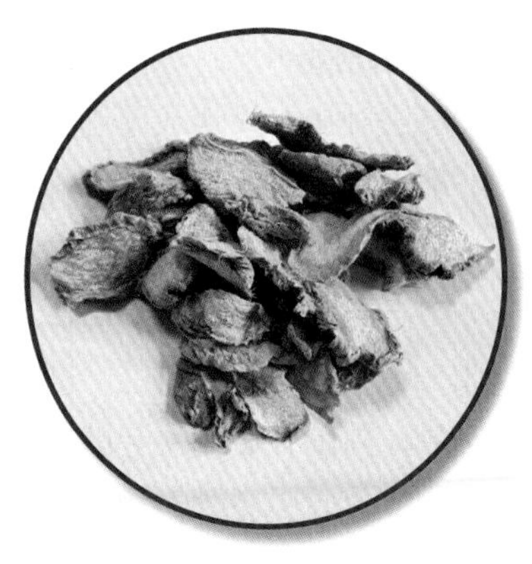

**【别名】**白姜、均姜、干生姜。

**【来源】**本品为姜科植物姜 *Zingiber officinale* Rosc. 的干燥根茎。

**【产地分布】**主产于四川、贵州、湖北、广东、广西。

**【采收加工】**冬季采挖，除去须根和泥沙，晒干或低温干燥。趁鲜切片晒干或低温干燥者称为“干姜片”。

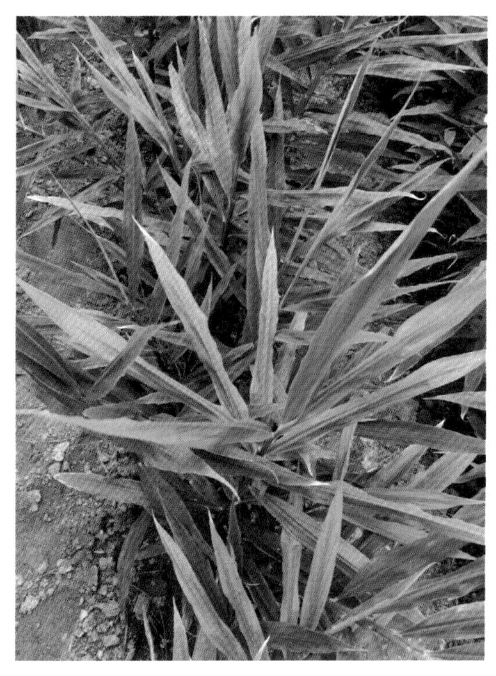

【药材性状】

（1）干姜：呈扁平块状，具指状分枝，长 3 ～ 7cm，厚 1 ～ 2cm。表面灰黄色或浅灰棕色，粗糙，具纵皱纹和明显的环节。分枝处常有鳞叶残存，分枝顶端有茎痕或芽。质坚实，断面黄白色或灰白色，粉性或颗粒性，内皮层环纹明显，维管束及黄色油点散在。气香、特异，味辛辣。

（2）干姜片：本品呈不规则纵切片或斜切片，具指状分枝，长 1 ～ 6cm，宽 1 ～ 2cm，厚 0.2 ～ 0.4cm。外皮灰黄色或浅黄棕色，粗糙，具纵皱纹及明显的环节。切面灰黄色或灰白色，略显粉性，可见较多的纵向纤维，有的呈毛状。质坚实，断面纤维性。气香、特异，味辛辣。

【性味归经】性热，味辛。归脾、胃、肾、心、肺经。

【功效与作用】温中散寒，回阳通脉，温肺化饮。

【临床应用】煎汤，3 ～ 10g。用治脘腹冷痛，呕吐泄泻，肢冷脉微，寒饮喘咳。

【配伍药方】

（1）治猝心痛：干姜末，温酒服方寸匕，须臾，六七服，瘥。（《补缺肘后方》）

（2）治少阴病，下利清谷，里寒外热，手足厥逆，脉微欲绝，身反不恶寒，其人面色赤，或腹痛，或干呕，或咽痛，或利止脉不出者：甘草二两（炙），附子大者一枚（生用，去皮，破八片），干姜三两（强人可四两）。上三味，以水三升，煮取一升二合，去滓，分温再服，其脉即出者愈。（《伤寒论》通脉四逆汤）

（3）治中寒水泻：干姜（炮）研末，饮服二钱。（《备急千金要方》）

（4）治妊娠呕吐不止：干姜一两，人参一两，半夏二两。上三味，末之，以生姜汁糊为丸，如梧子大。每服十丸，日三服。（《金匮要略》）

## 肉　桂

【别名】牡桂、紫桂、大桂、辣桂、桂皮、玉桂。

【来源】本品为樟科植物肉桂 *Cinnamomum cassia* Presl 的干燥树皮。

【产地分布】主产于广西、广东。

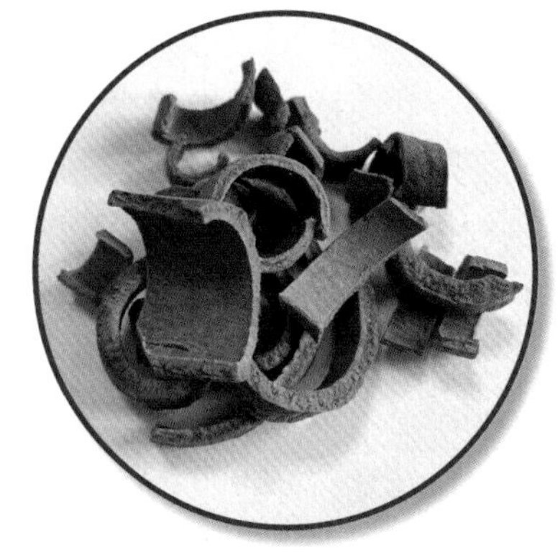

【采收加工】多于秋季剥取，阴干。

【药材性状】本品呈槽状或卷筒状，长 30 ～ 40cm，宽或直径 3 ～ 10cm，厚 0.2 ～ 0.8cm。外表面灰棕色，稍粗糙，有不规则的细皱纹和横向突起的皮孔，有的可见灰白色的斑纹；内表面红棕色，略平坦，有细纵纹，划之显油痕。质硬而脆，易折断，断面不平坦，外层棕色而较粗糙，内层红棕色而油润，两层间有 1 条黄棕色的线纹。气香浓烈，味甜、辣。

【性味归经】性大热，味辛、甘。归肾、脾、心、肝经。

【功效与作用】补火助阳，引火归原，散寒止痛，温通经脉。

【临床应用】煎汤，1 ～ 5g。用治阳痿宫冷，腰膝冷痛，肾虚作喘，虚阳上浮，眩晕目赤，心腹冷痛，虚寒吐泻，寒疝腹痛，痛经经闭。

【使用禁忌】有出血倾向者及孕妇慎用；不宜与赤石脂同用。

【配伍药方】

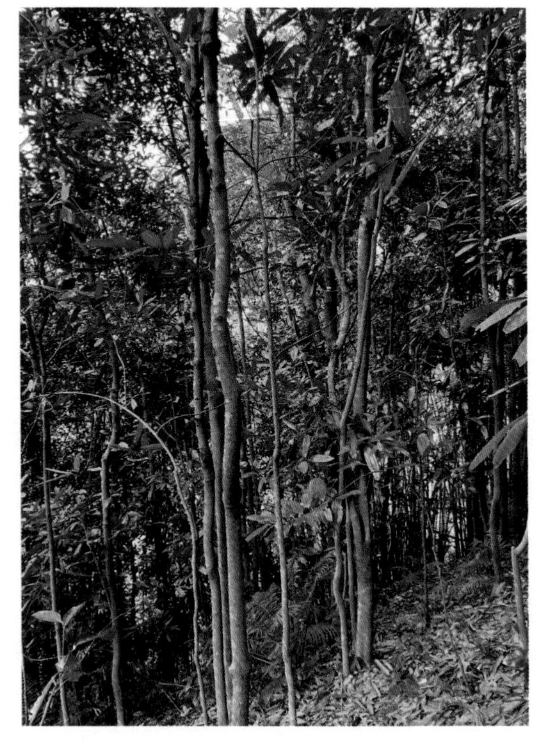

（1）治肾气虚乏，下元惫冷，脐腹疼痛，夜多旋溺，脚膝缓弱，肢体倦怠，面色黧黑，不思饮食；脚气上冲，少腹不仁；虚劳不足，渴欲饮水，腰重疼痛，少腹拘急，小便不利；男子消渴，小便反多；妇人转胞，小便不通等：牡丹皮、白茯苓、泽泻各三两，熟干地黄八两，山茱萸、山药各四两，附子（炮，去皮、脐）、肉桂（去粗皮）各二两。上为末，炼蜜丸如梧子大。每服十五丸至二十五丸，温酒下。空心食前，日二服。(《太平惠民和剂局方》八味丸)

（2）治九种心痛，妨闷：桂心半两。末，以酒一盏，煎至半盏，去滓，稍热服。(《太平圣惠方》)

（3）治濡泄水利久不止：桂（去粗皮）、附子（炮裂，去皮、脐）、干姜（炮）、赤石脂各一两。上四味，捣罗为末，炼蜜丸如梧桐子大，每服二十丸，空心食前米饮下，

日三服。(《圣济总录》桂附丸)

(4)治奔豚疝瘕冲筑：肉桂、干姜、小茴香各五钱，牡丹皮、木香、槟榔各二钱，甘草五分。水煎服。(《方脉正宗》)

(5)治真寒腰痛，六脉弦紧，口舌青，阴囊缩，身战栗：肉桂三钱，附子三四钱(急则用生附子)，杜仲二钱。热服。(《罗氏会约医镜》桂附杜仲汤)

## 吴茱萸

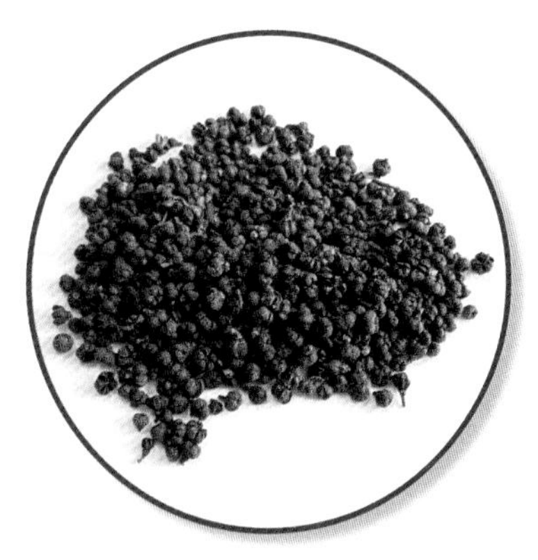

**【别名】**吴萸、茶辣、辣子、臭辣子、吴椒、臭泡子。

**【来源】**本品为芸香科植物吴茱萸 *Euodia rutaecarpa*(Juss.)Benth.、石虎 *Euodia rutaecarpa*(Juss.)Benth. var. *officinalis*(Dode)Huang 或疏毛吴茱萸 *Euodia rutaecarpa*(Juss.)Benth. var. *bodinieri*(Dode)Huang 的干燥近成熟果实。

**【产地分布】**主产于贵州、湖南、四川、云南、陕西。

**【采收加工】**8～11月果实尚未开裂时，剪下果枝，晒干或低温干燥，除去枝、叶、果梗等杂质。

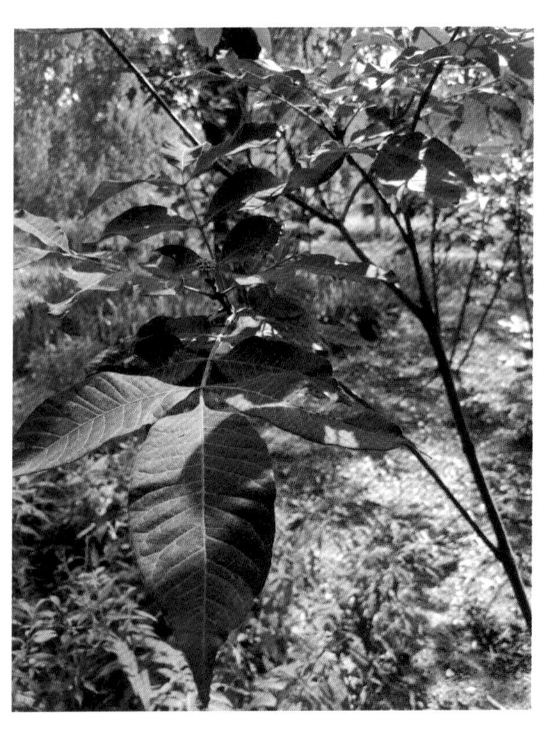

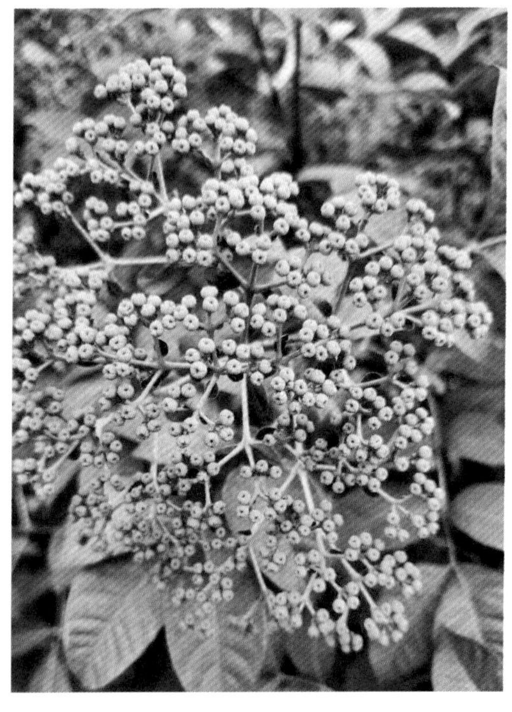

【药材性状】本品呈球形或略呈五角状扁球形，直径 2 ～ 5mm。表面暗黄绿色至褐色，粗糙，有多数点状突起或凹下的油点。顶端有五角星状的裂隙，基部残留被有黄色茸毛的果梗。质硬而脆，横切面可见子房 5 室，每室有淡黄色种子 1 粒。气芳香浓郁，味辛辣而苦。

【性味归经】性热，味辛、苦；有小毒。归肝、脾、胃、肾经。

【功效与作用】散寒止痛，降逆止呕，助阳止泻。

【临床应用】内服：煎汤，2 ～ 5g。外用：适量。用治厥阴头痛，寒疝腹痛，寒湿脚气，经行腹痛，脘腹胀痛，呕吐吞酸，五更泄泻。

【配伍药方】

（1）治肝火：黄连六两，吴茱萸一两或半两。上为末，水丸或蒸饼丸，白汤下五十丸。(《丹溪心法》)

（2）治呕而胸满，以及干呕吐涎沫，头痛：吴茱萸一升，人参三两，生姜六两，大枣十二枚。上四味，以水五升，煮取三升，温服七合，日三服。(《金匮要略》茱萸汤）

（3）治食已吞酸，胃气虚冷者：吴茱萸（汤泡七次，焙）、干姜（炮）等分。为末，汤服一钱。(《太平圣惠方》)

（4）治肾气上哕，肾气自腹中起上筑于咽喉，逆气连属而不能吐，或至数十声，上下不得喘息：吴茱萸（醋炒）、橘皮、附子（去皮）各一两。为末，面糊丸，梧子大，每姜汤下七十丸。(《仁存堂经验方》)

（5）治醋心，每醋气上攻如酽醋：茱萸一合。水三盏，煎七分，顿服。纵浓，亦须强服。(《兵部手集方》)

## 小茴香

【别名】土茴香、野茴香、大茴香、谷茴香、谷香、香子。

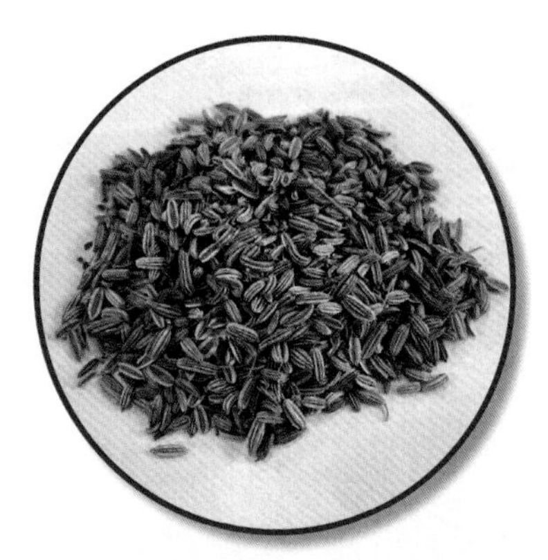

【来源】本品为伞形科植物茴香 *Foeniculum vulgare* Mill. 的干燥成熟果实。

【产地分布】主产于内蒙古、山西。

【采收加工】秋季果实初熟时采割植株，晒干，打下果实，除去杂质。

【药材性状】本品为双悬果，呈圆柱形，有的稍弯曲，长 4 ～ 8mm，直径 1.5 ～ 2.5mm。表面黄绿色或淡黄色，两端略尖，顶端残留有黄棕色突起的柱基，基部有时有细小的果梗。分果呈长椭圆形，背面有纵棱5条，接合面平坦而较宽。横切面略呈五边形，背面的四边约等长。有特异香气，味微甜、辛。

**【性味归经】**性温，味辛。归肝、肾、脾、胃经。

**【功效与作用】**散寒止痛，理气和胃。

**【临床应用】**内服：煎汤，3～6g；或入丸、散。外用：适量，研末调敷，或炒热温熨。用治寒疝腹痛，睾丸偏坠，痛经，少腹冷痛，脘腹胀痛，食少吐泻。

【配伍药方】

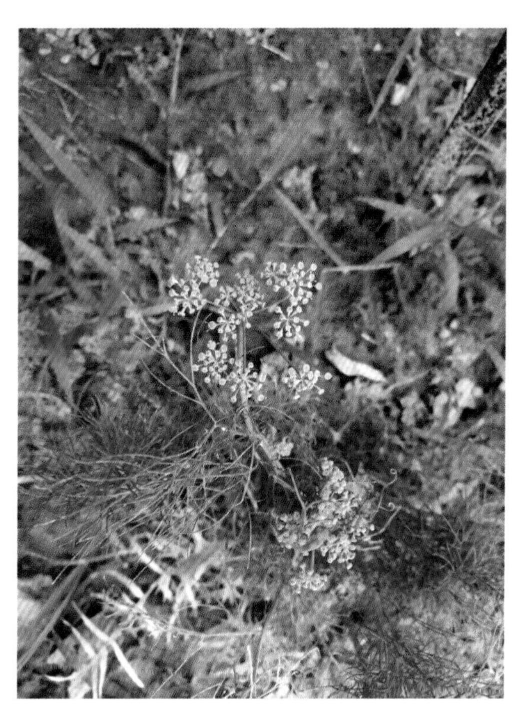

（1）治小肠气，腹痛：茴香、胡椒等分。上为末，酒糊丸，如梧子大。每服五十丸，空心温酒下。(《三因极一病证方论》)

（2）治胁下疼痛：小茴香一两（炒），枳壳五钱（麸炒）。上为末，每服三钱，盐汤调下。(《袖珍方》)

（3）治少腹疼痛：小茴香七粒（炒），干姜二分（炒），元胡一钱，没药二钱（研），当归三钱，川芎一钱，官桂一钱，赤芍二钱，蒲黄三钱（生），灵脂二钱（炒）。水煎服。(《医林改错》少腹逐瘀汤）

（4）治寒凝气滞而致的小肠疝气，小腹牵引睾丸疼痛：乌药、木香、炒茴香、青皮（去白）、炒高良姜各半两，槟榔二个，川楝子十个，巴豆七十粒。每服一钱，温酒送下。(《医学发明》)

（5）治产后心气攻痛：延胡索、小茴香、白芍药、炒干漆、枳壳各二钱，黄连、石菖蒲、香附、苏叶各一钱半，没药、乳香各一钱，甘草六分。上锉散，分作二服。(《证治准绳》)

## 丁 香

**【别名】**公丁香、丁子香、支解香、雄丁香。

**【来源】**本品为桃金娘科植物丁香 *Eugenia caryophyllata* Thunb. 的干燥花蕾。

**【产地分布】**主产于桑给巴尔、马达加斯加、斯里兰卡、印度尼西亚，我国广东、海南也产。

【采收加工】当花蕾由绿色转红时采摘，晒干。

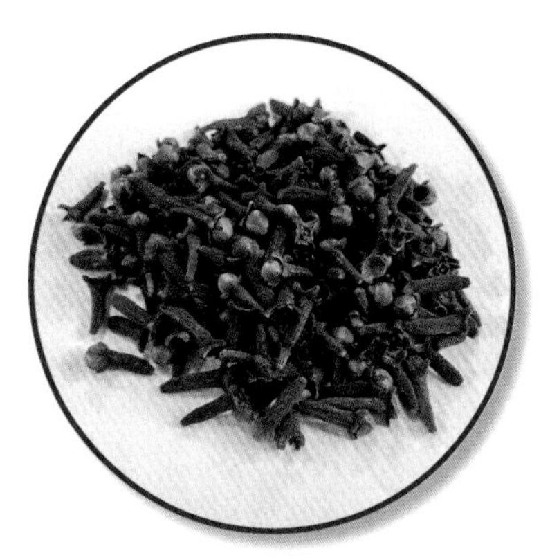

【药材性状】本品略呈研棒状，长 1 ～ 2cm。花冠圆球形，直径 0.3 ～ 0.5cm，花瓣 4，复瓦状抱合，棕褐色或褐黄色，花瓣内为雄蕊和花柱，搓碎后可见众多黄色细粒状的花药。萼筒圆柱状，略扁，有的稍弯曲，长 0.7 ～ 1.4cm，直径 0.3 ～ 0.6cm，红棕色或棕褐色，上部有 4 枚三角状的萼片，十字状分开。质坚实，富油性。气芳香浓烈，味辛辣，有麻舌感。

【性味归经】性温，味辛。归脾、胃、肺、肾经。

【功效与作用】温中降逆，补肾助阳。

【临床应用】煎汤，1 ～ 3g；或研末外敷。用治脾胃虚寒，呃逆呕吐，食少吐泻，心腹冷痛，肾虚阳痿。

【使用禁忌】不宜与郁金同用。

【配伍药方】

(1) 治伤寒咳噫不止，以及哕逆不定：丁香一两，干柿蒂一两。焙干，捣罗为散。每服一钱，煎人参汤下，无时服。(《简要济众方》)

(2) 治小儿吐逆：丁香、半夏（生用）各一两。同研为细末，姜汁和丸，如绿豆大。姜汤下三二十丸。(《是斋百一选方》)

(3) 治朝食暮吐：丁香十五个研末，甘蔗汁、姜汁和丸莲子大，噙咽之。(《摘元方》)

(4) 治霍乱，止吐：丁香十四枚。以酒五合，煮取二合，顿服之。用水煮之亦佳。(《千金翼方》)

(5) 治久心痛不止：丁香半两，桂心一两。捣细，罗为散，每于食前，以热酒调下一钱。(《太平圣惠方》)

## 高良姜

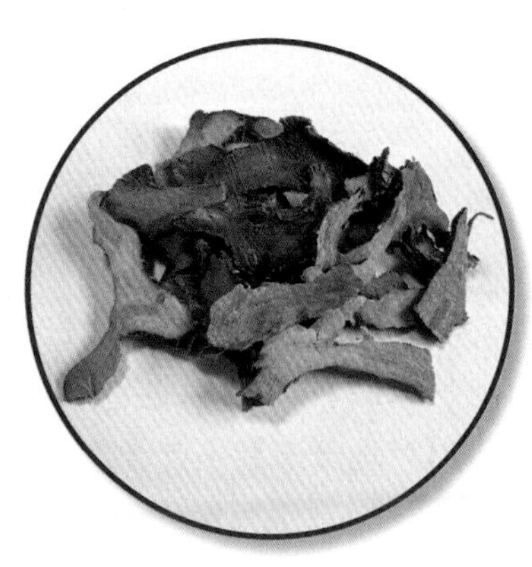

【别名】风姜、小良姜、膏凉姜、蛮姜、佛手根、小良姜、海良姜。

【来源】本品为姜科植物高良姜 *Alpinia officinarum* Hance 的干燥根茎。

【产地分布】主产于广东、海南。

【采收加工】夏末秋初采挖，除去须根和残留的鳞片，洗净，切段，晒干。

**【药材性状】**本品呈圆柱形，多弯曲，有分枝，长 5 ～ 9cm，直径 1 ～ 1.5cm。表面棕红色至暗褐色，有细密的纵皱纹和灰棕色的波状环节，节间长 0.2 ～ 1cm，一面有圆形的根痕。质坚韧，不易折断，断面灰棕色或红棕色，纤维性，中柱约占 1/3。气香，味辛辣。

**【性味归经】**性热，味辛。归脾、胃经。

**【功效与作用】**温胃止呕，散寒止痛。

**【临床应用】**煎汤，3 ～ 6g。用治脘腹冷痛，胃寒呕吐，嗳气吞酸。

【配伍药方】

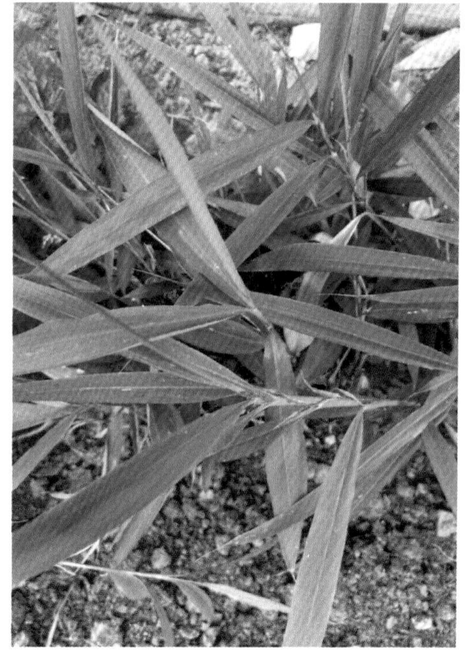

（1）治猝心腹绞痛如刺，两胁支满，烦闷不可忍：高良姜五两，厚朴二两，当归、桂心各三两。上四味，以水八升，煮取一升八合，分三服，日二。若一服痛止，便停，不须再服，若强人为二服，劣人分三服。(《备急千金要方》)

（2）养脾温胃，去冷消痰，大治心脾疼痛，宽胸下气，进美饮食，疗一切冷物所伤：良姜（去芦）、干姜（炮）等分。上为细末，面糊为丸，如梧桐子大。每服十五丸至二十丸，食后橘皮汤下。妊娠妇人忌服。(《太平惠民和剂局方》)

（3）治心脾痛：高良姜、槟榔等分，各炒。上为细末，米饮调下。(《是斋百一选方》)

（4）治诸寒疟疾：良姜、白姜各等分。二味火上煅，留性，为末。每服三钱，雄猪胆一个，水一盏，温和胆汁调下。(《续本事方》)

（5）治霍乱呕吐不止：高良姜（生锉）一味，粗捣筛。每服三钱匕，水一盏，枣一枚（去核），煎至五分，去滓，用水沉冷，顿服。(《圣济总录》)

## 花 椒

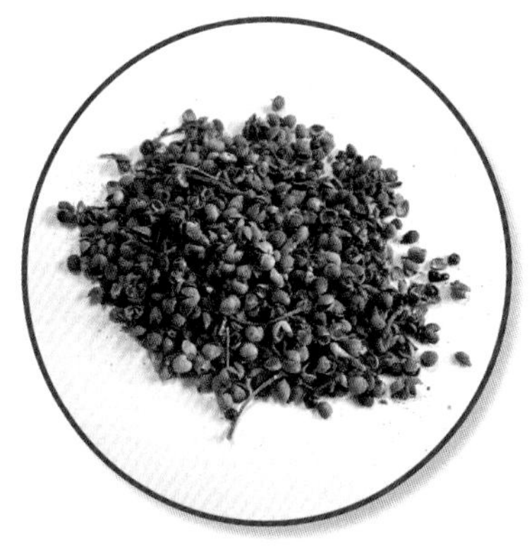

**【别名】**香椒、大花椒、椒目、大椒、秦椒、蜀椒、南椒、巴椒、蓎藙、汗椒、陆拨、汉椒、川椒。

**【来源】**本品为芸香科植物青椒 *Zanthoxylum schinifolium* Sieb. et Zucc. 或花椒 *Zanthoxylum bungeanum* Maxim. 的干燥成熟果皮。

**【产地分布】**主产于辽宁、河北、四川，传统以四川产者为佳，又名“川椒”“蜀椒”。

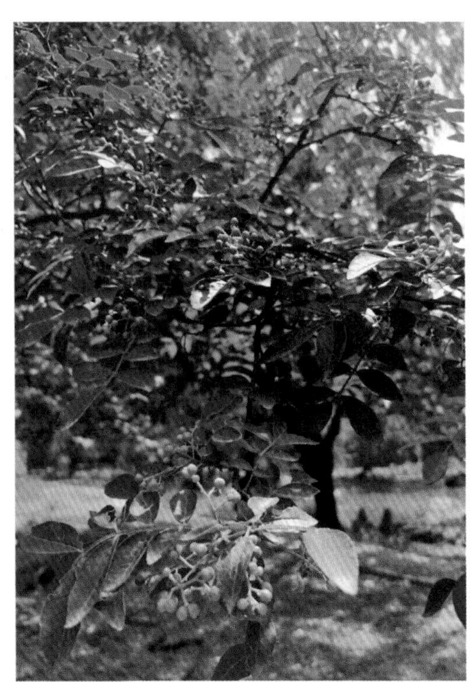

**【采收加工】**秋季采收成熟果实，晒干，除去种子和杂质。

**【药材性状】**

（1）青椒：多为2～3个上部离生的小蓇葖果，集生于小果梗上，蓇葖果球形，沿腹缝线开裂，直径3～4mm。外表面灰绿色或暗绿色，散有多数油点和细密的网状隆起皱纹；内表面类白色，光滑。内果皮常由基部与外果皮分离。残存种子呈卵形，长3～4mm，直径2～3mm，表面黑色，有光泽。气香，味微甜而辛。

（2）花椒：蓇葖果多单生，直径4～5mm。外表面紫红色或棕红色，散有多数疣状突起的油点，直径0.5～1mm，对光观察半透明；内表面淡黄色。香气浓，味麻辣而持久。

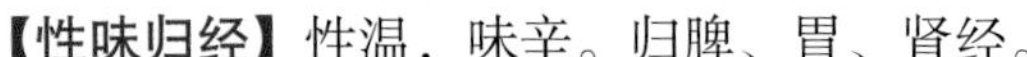

**【性味归经】**性温，味辛。归脾、胃、肾经。

**【功效与作用】**温中止痛，杀虫止痒。

**【临床应用】**内服：煎汤，3～6g。外用：适量，煎汤熏洗。内服治脘腹冷痛，呕吐泄泻，虫积腹痛；外用治湿疹，阴痒。

【配伍药方】

（1）治心胸中大寒痛，呕不能饮食，腹中寒，上冲皮起，出现有头足，上下痛而不可触近：蜀椒二合（去汗），干姜四两，人参二两。上三味，以水四升，煮取二升，去滓，纳胶饴一升，微火煮取一升半，分温再服；如一炊顷，可饮粥二升，后更服，当一日食糜，温覆之。（《金匮要略》大建中汤）

（2）治冷虫心痛：川椒四两。炒出汗，酒一碗淋之，服酒。（《寿域神方》）

（3）治呃噫不止：川椒四两。炒研，面糊丸，梧子大，每服十丸，醋汤下。（《秘传经验方》）

（4）治夏伤湿冷，泄泻不止：川椒一两（去目并闭口者，慢火炒香熟为度），肉豆蔻（面裹，煨）半两。上为细末，粳米饭和丸黍米大，每服十粒，米饮下，无时。（《小儿卫生总微论方》川椒丸）

（5）治飧泄：苍术二两，川椒一两（去目，炒）。上为细末，醋糊丸，如梧子大。每服二三十丸，食前温水下。恶痢久不愈者，弥佳。如小儿病，丸如黍米大。（《普济方》椒术丸）

（6）治齿痛：蜀椒，醋煎含之。（《食疗本草》）

## 胡 椒

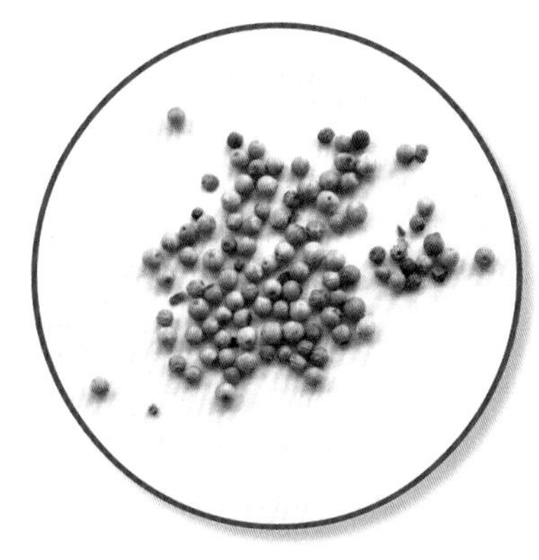

**【别名】**味履支、浮椒、玉椒。

**【来源】**本品为胡椒科植物胡椒 *Piper nigrum* L. 的干燥近成熟或成熟果实。

**【产地分布】**主产于广东、广西、云南。

**【采收加工】**秋末至次春果实呈暗绿色时采收，晒干，为“黑胡椒”；果实变红时采收，用水浸渍数日，擦去果肉，晒干，为“白胡椒”。

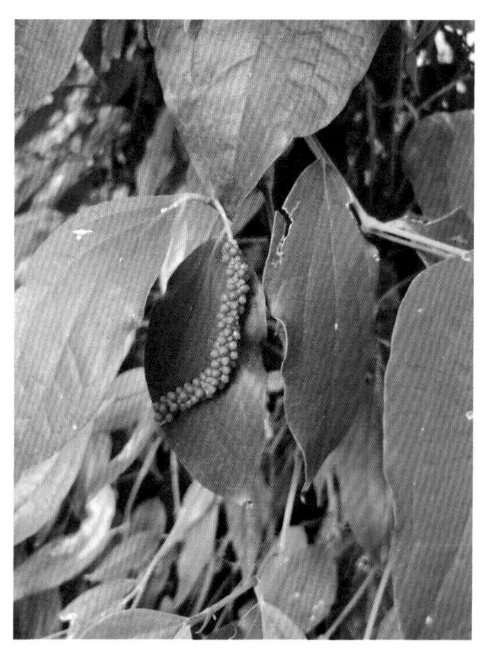

**【药材性状】**

（1）黑胡椒：呈球形，直径 3.5 ～ 5mm。表面黑褐色，具隆起网状皱纹，顶端有细小花柱残迹，基部有自果轴脱落的疤痕。质硬，外果皮可剥离，内果皮灰白色或淡黄色。断面黄白色，粉性，中有小空隙。气芳香，味辛辣。

（2）白胡椒：表面灰白色或淡黄白色，平滑，顶端与基部间有多数浅色线状条纹。

**【性味归经】**性热，味辛。归胃、大肠经。

**【功效与作用】**温中散寒，下气，消痰。

**【临床应用】**内服：每次 0.6 ～ 1.5g，研粉吞服。外用：适量。用治胃寒呕吐，腹痛泄泻，食欲不振，癫痫痰多。

【配伍药方】

（1）治五脏风冷，冷气心腹痛，吐清水：胡椒酒服之，亦宜汤服。(《食疗本草》)

（2）治心下大痛：胡椒四十九粒，乳香一钱。研匀，男用生姜，女用当归，酒下。(《寿域神方》)

（3）治霍乱吐泻：胡椒四十九粒，绿豆一百四十九粒。研匀，木瓜汤服一钱。(《仁斋直指方》)

（4）治反胃呕哕吐食，数日不定：胡椒三分（末），生姜一两（微煨切）。上件药，以水二大盏，煎取一盏，去滓，分温三服。(《太平圣惠方》)

（5）治翻胃及不怕饮食：半夏（汤洗十遍）、胡椒。上等分，为细末，姜汁为丸，如梧桐子大。每服三五十丸，姜汤下。(《是斋百一选方》)

## 荜　茇

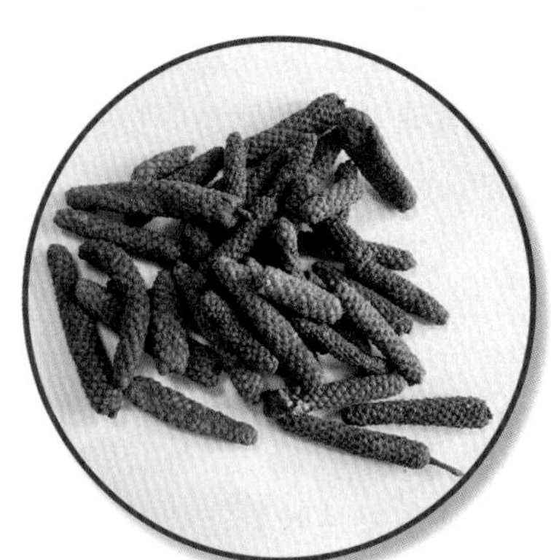

【别名】荜拨、鼠尾、荜拨梨、阿梨诃他、椹圣、蛤蒌。

【来源】本品为胡椒科植物荜茇 *Piper longum* L. 的干燥近成熟或成熟果穗。

【产地分布】国内主产于云南、广东，国外主产于印度尼西亚、菲律宾、越南。

【采收加工】果穗由绿变黑时采收，除去杂质，晒干。

【药材性状】本品呈圆柱形，稍弯曲，由多数小浆果集合而成，长 1.5 ～ 3.5cm，直径 0.3 ～ 0.5cm。表面黑褐色或棕色，有斜向排列整齐的小突起，基部有果穗梗残存或脱落。质硬而脆，易折断，断面不整齐，颗粒状。小浆果球形，直径约 0.1cm。有特异香气，味辛辣。

【性味归经】性热，味辛。归胃、大肠经。

【功效与作用】温中散寒，下气止痛。

【临床应用】内服：煎汤，1 ～ 3g。外用：适量，研末塞龋齿孔中。用治脘腹冷痛，呕吐，泄泻，寒凝气滞，胸痹心痛，头痛，牙痛。

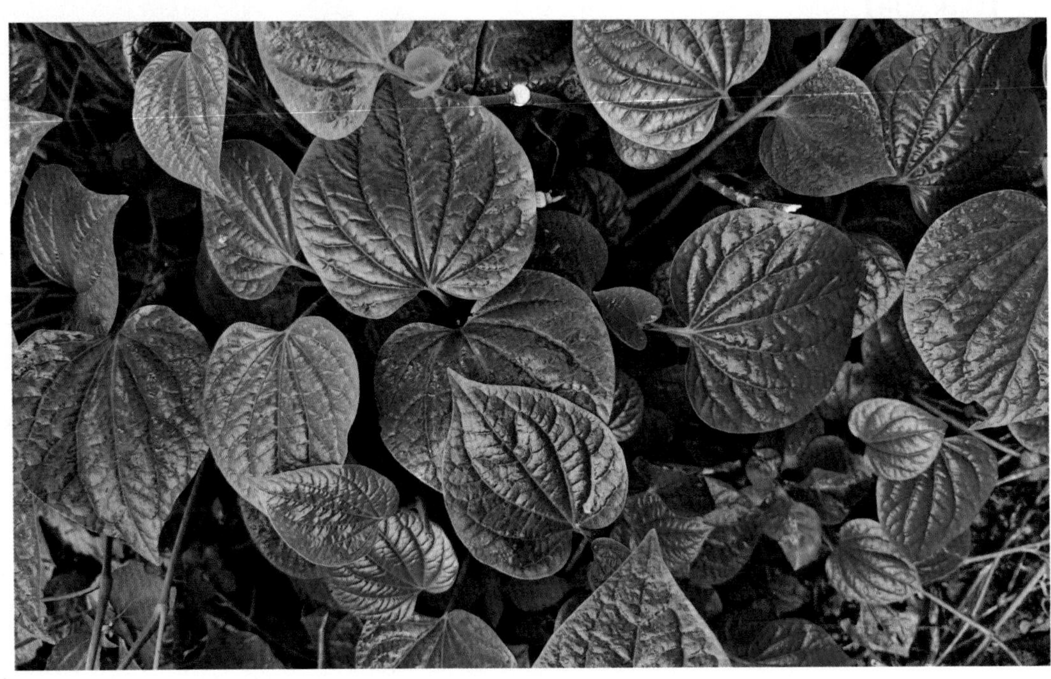

【配伍药方】

（1）治伤寒积冷，脏腑虚弱，心腹疞痛，胁肋胀满，泄泻肠鸣，自利自汗，米谷不化：荜拨四斤，高良姜、干姜（炮）各六斤，肉桂（去粗皮）四斤。上为细末，水煮面糊为丸，如梧桐子大。每服二十粒，米饮汤下，食前服之。(《太平惠民和剂局方》)

（2）治飧泄气痢，腹胀满，不下食：荜拨半两，肉豆蔻（去壳，半生半煨）一两，干姜（炮）半两，诃黎勒（半生半炮，去核）一两，白术三分，甘草（半生半炙，锉）半两，木香（半生半炒）一两。上七味，捣罗为散。每服二钱匕，空心米饮调下，日晚再服。(《圣济总录》)

（3）治气痢：牛乳半斤，荜拨三钱。同煎减半，空腹顿服。(《独异志》)

（4）治脾虚呕逆，心腹痛，面色青黄，腰胯冷疼：荜拨、木香、附子（炮裂，去皮脐）、胡椒、桂（去粗皮）、干姜（炮）、诃黎勒皮（焙）各半两，厚朴（去粗皮、生姜汁炙）一两半。上八味，捣罗为末，炼蜜和丸如梧桐子大。每服空心粥饮下十五丸，日三。(《圣济总录》)

（5）治虚劳脾胃宿冷，不思饮食，四肢怠惰，心下胀满，脐下结痛，痃癖气块等病：荜拨（炒）、诃子（煨，去子核）、干姜（炮裂）、人参各一两，桂（去粗皮）、白茯苓（去黑皮）、胡椒各半两。上七味，捣罗为末，炼蜜和丸梧桐子大。每服二十丸，米饮下，空心食前。(《圣济总录》)

## 荜澄茄

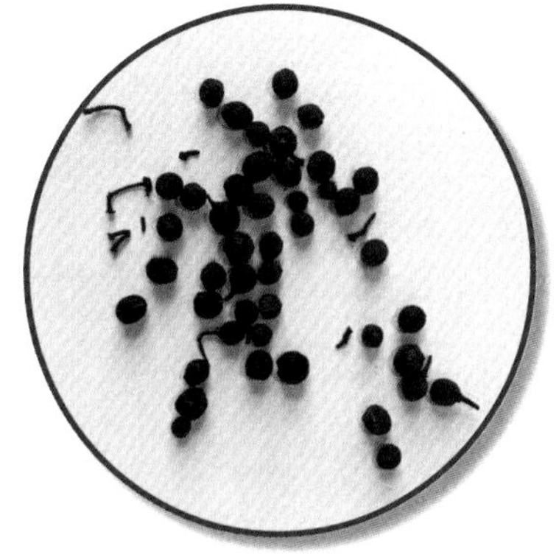

【别名】澄茄、毗陵茄子、毕澄茄、毕茄。

【来源】本品为樟科植物山鸡椒 *Litsea cubeba*（Lour.）Pers. 的干燥成熟果实。

【产地分布】主产于广西、浙江、四川、福建。

【采收加工】秋季果实成熟时采收，除去杂质，晒干。

【药材性状】本品呈类球形，直径 4 ～ 6mm。表面棕褐色至黑褐色，有网状皱纹。基部偶有宿萼和细果梗。除去外皮可见硬脆的果核，种子 1，子叶 2，黄棕色，富油性。气芳香，味稍辣而微苦。

【性味归经】性温，味辛。归脾、胃、肾、膀胱经。

【功效与作用】温中散寒，行气止痛。

【临床应用】煎汤，1 ～ 3g。用治胃寒呕逆，脘腹冷痛，寒疝腹痛，寒湿郁滞，小便混浊。

【配伍药方】

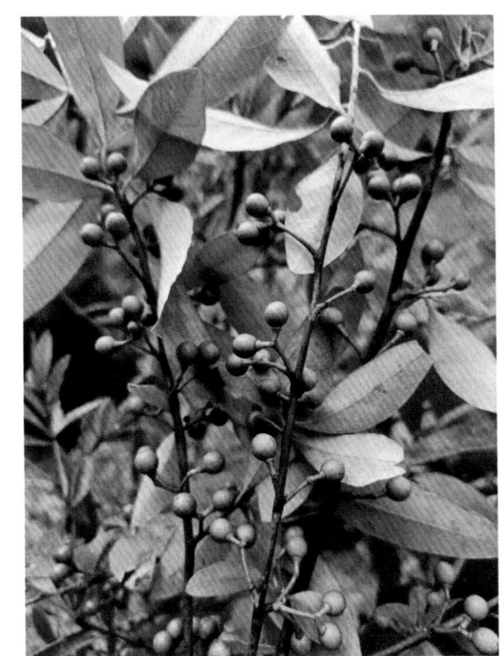

（1）治脾胃虚满，寒气上攻于心，心腹刺痛，两胁作胀，头昏，四肢困倦，吐逆，发热，泄泻，饱闷：荜澄茄、高良姜、肉桂、丁香、厚朴（姜汁炒）、桔梗（去芦）、陈皮、三棱（泡醋炒）、甘草各一两五钱，香附（制）三两。为细末，每服四钱，姜三片，水一盏，煎七分，和渣服。（《扁鹊心书》荜澄茄散）

（2）治脾胃虚弱，胸膈不快，不进饮食：荜澄茄不拘多少。为细末，姜汁打神曲末煮糊为丸，如桐子大。每饭七十丸，食后淡姜汤下。（《济生方》荜澄茄丸）

（3）治中焦痞塞，气逆上攻，心腹疠痛：荜澄茄半两，良姜二两，神曲（炒）、青皮（去白）、官桂（去皮）各一两，阿魏半两（醋、面裹煨熟）。上为末，醋、面糊为丸如桐子大。每服二十丸，生姜汤下，不计时候。（《宣明论方》荜澄茄丸）

（4）治伤寒呃噫日夜不定者：荜澄茄三分，高良姜三分。二物捣罗为散，每服二钱，水六分，煎十余沸，入少许醋搅匀，和滓如茶，热呷。（《本草图经》）

（5）治噎食不纳：荜澄茄、白豆蔻等分。为末，干舐之。（《寿域神方》）

# 第八章 理气药

## 陈 皮

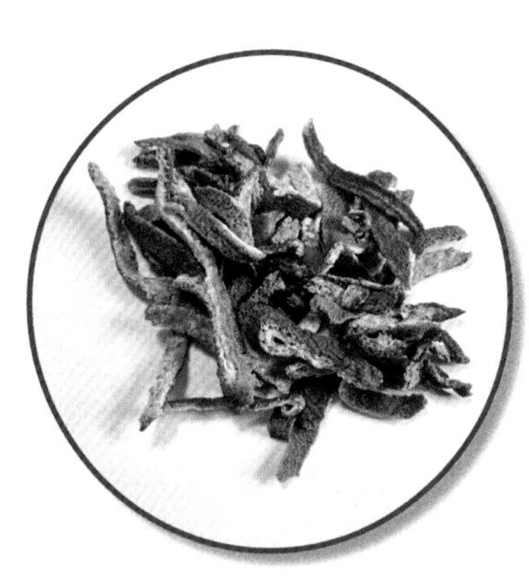

【别名】广陈皮、陈橘皮、橘子皮、橘皮、红皮、广橘皮。

【来源】本品为芸香科植物橘 *Citrus reticulata* Blanco 及其栽培变种的干燥成熟果皮。

【产地分布】主产于广东、广西、福建、四川、江西。

【采收加工】采摘成熟果实，剥取果皮，晒干或低温干燥。

【药材性状】

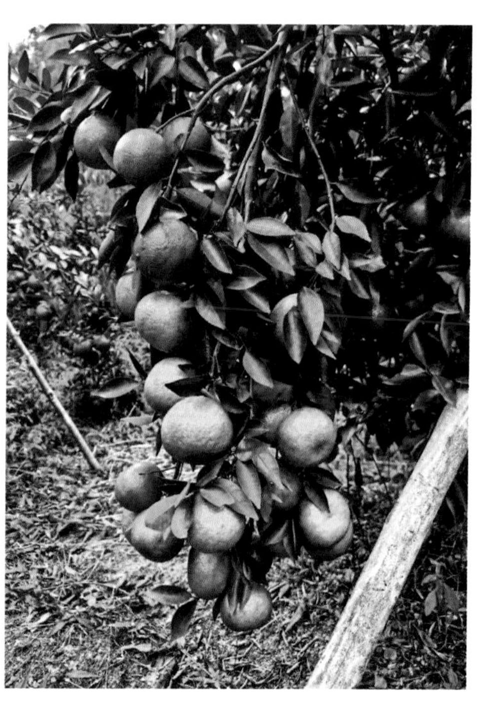

（1）陈皮：常剥成数瓣，基部相连，有的呈不规则的片状，厚 1 ～ 4mm。外表面橙红色或红棕色，有细皱纹和凹下的点状油室；内表面浅黄白色，粗糙，附黄白色或黄棕色筋络状维管束。质稍硬而脆。气香，味辛、苦。

（2）广陈皮：常 3 瓣相连，形状整齐，厚度均匀，约 1mm。外表面橙黄色至棕褐色，点状油室较大，对光照视，透明清晰。质较柔软。

【性味归经】性温，味辛、苦。归肺、脾经。

【功效与作用】理气健脾，燥湿化痰。

【临床应用】煎汤，3 ～ 10g。用治胸脘胀满，食少呕吐，咳嗽痰多。

【使用禁忌】本品辛散苦燥，温能助热，故内有实热、舌赤少津者慎用。

【配伍药方】

（1）治感冒咳嗽：陈皮20g，榕树叶30g，枇杷叶（去毛）20g。每日1剂，水煎，分2次服。(《壮族民间用药选编》)

（2）治肺积在右胁下如杯，发为痈：陈皮、苦桔梗、甜葶苈（炒）。上等分为末，煮枣肉为丸如梧桐子大。每服五十丸，米饮下。(《古今医统大全》)

（3）治胸痹，胸中气塞短气：橘皮一斤，枳实三两，生姜半斤。上三味，以水五升，煮取二升，分温再服。(《金匮要略》橘枳姜汤)

（4）治猝失声，声噎不出：橘皮五两。水三升，煮取一升，去滓，顿服。(《肘后备急方》)

（5）治谷疸：谷芽一钱，枳实一钱，厚朴一钱，山栀六分，大黄六分，柴胡六分，黄芩六分，陈皮五分，半夏五分，人参五分，炙甘草五分。上加水二盏，生姜三片，大枣一个，煎八分，不拘时候服。(《古今医统大全》)

（6）治脾胃虚弱，以及过服凉药，以致饮食少思，或吞酸嗳腐，或恶心呕吐，或米谷不化者：党参（去芦，米炒）二钱，白术（净，炒）一钱五分，茯苓一钱五分，炮姜一钱，半夏（制）一钱五分，陈皮一钱，炙草一钱。加生姜二片，大枣二个，水煎服。如有滞，加木香、砂仁。(《不知医必要》)

（7）治臌胀：巴豆霜一钱，甘遂三钱，大戟一钱五分，芫花三钱，槟榔一两，青皮一两，陈皮一两，厚朴一两，皂角一两，良姜一两，黑丑一两，白丑一两，净轻粉一钱，小茴香八钱，葶苈子二钱。上晒干，为细末。每早姜汤送下四分，壮者六分。(《内外验方秘传》)

（8）治心气不足，痰涎内阻，心胆虚怯，昼夜不睡：人参五钱，软石膏三钱，陈皮、半夏（姜汁浸，炒）、白茯苓、枳实、竹茹、麦门冬、龙眼肉、甘草各一钱半，酸枣仁（炒）一钱。上锉，水煎服。(《古今医鉴》)

## 青　皮

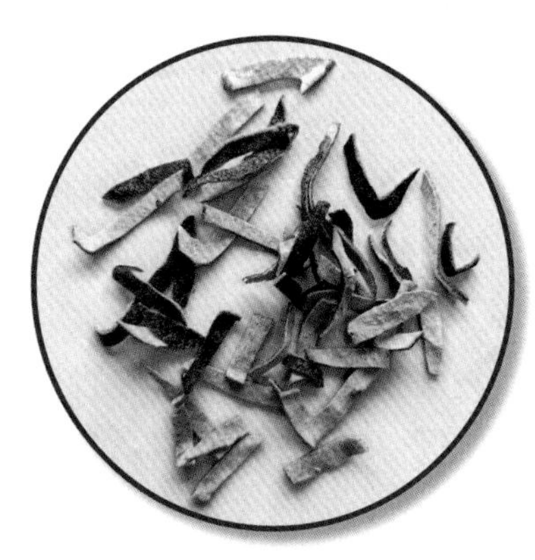

**【别名】**四花青皮、个青皮、青皮子、青橘皮、青柑皮。

**【来源】**本品为芸香科植物橘 *Citrus reticulata* Blanco及其栽培变种的干燥幼果或未成熟果实的果皮。

**【产地分布】**主产于福建、浙江。

**【采收加工】**5～6月收集自落的幼果，晒干，习称“个青皮”或“青皮子”；7～8月采收未成熟的果实，在果皮上纵剖成四瓣至基部，除尽瓤瓣，晒干，习称“四花青皮”。

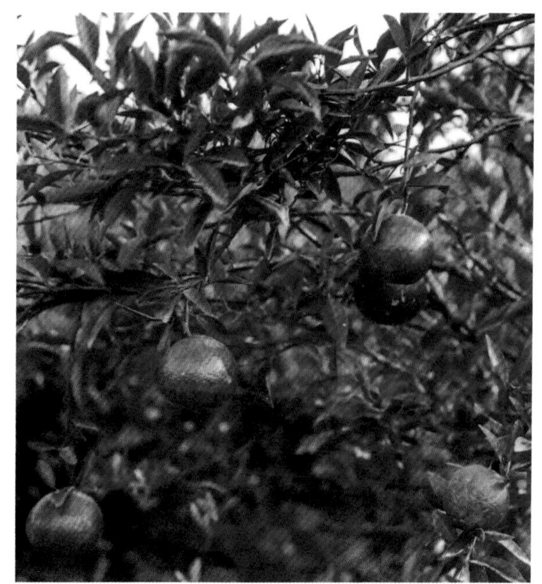

**【药材性状】**

（1）四花青皮：果皮剖成4裂片，裂片长椭圆形，长4～6cm，厚0.1～0.2cm。外表面灰绿色或黑绿色，密生多数油室；内表面类白色或黄白色，粗糙，附黄白色或黄棕色小筋络。质稍硬，易折断，断面外缘有油室1～2列。气香，味苦、辛。

（2）个青皮：呈类球形，直径0.5～2cm。表面灰绿色或黑绿色，微粗糙，有细密凹下的油室，顶端有稍突起的柱基，基部有圆形果梗痕。质硬，断面果皮黄白色或淡黄棕色，厚0.1～0.2cm，外缘有油室1～2列。瓤囊8～10瓣，淡棕色。气清香，味酸、苦、辛。

**【性味归经】**性温，味苦、辛。归肝、胆、胃经。

**【功效与作用】**疏肝破气，消积化滞。

**【临床应用】**煎汤，3～10g。用治胸胁胀痛，疝气疼痛，乳癖，乳痈，食积气滞，脘腹胀痛。

**【使用禁忌】**本品性烈耗气，气虚者慎用。

【配伍药方】

（1）治肝气不和，胁肋刺痛如击如裂者：青橘皮八两（酒炒），白芥子、苏子各四两，龙胆草、当归尾各三两。共为末，每早、晚各服三钱，韭菜煎汤调下。(《方脉正宗》)

（2）治心胃久痛不愈，得饮食米汤即痛极者：青皮五钱，玄胡索三钱（俱醋拌炒），甘草一钱，大枣三个。水煎服。(《方脉正宗》)

（3）治食痛饱闷，噫败卵气：青皮、山楂、神曲、麦芽、草果，为丸服。(《沈氏尊生书》)

（4）治疝气冲筑，小便牵强作痛：青橘皮八两（醋炒），胡芦巴二两，当归、川芎、小茴香各一两（俱酒洗，炒）。研为末，每早服三钱，白汤调下。(《方脉正宗》)

（5）治疟疾寒热：青皮一两（烧存性）。研末，发前温酒服一钱，临时再服。(《太平圣惠方》)

（6）治伤寒呃逆：四花青皮（全者），研末。每服二钱，白汤下。(《医林集要》)

## 枳 实

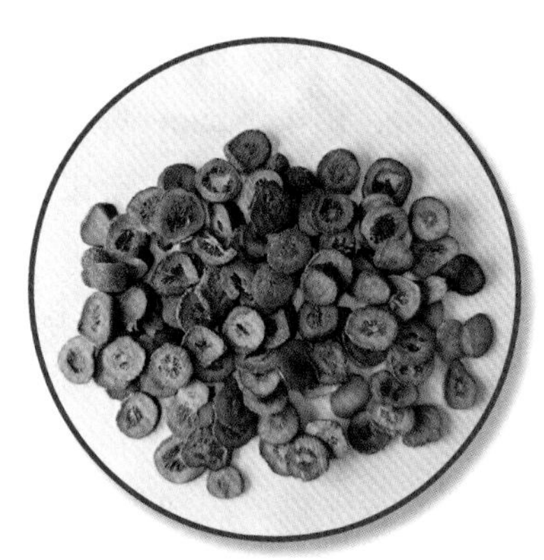

**【别名】** 鹅眼枳实、枸橘实、香圆枳实、陈枳实、酸橙枳实、绿衣枳实。

**【来源】** 本品为芸香科柑橘属植物酸橙 *Citrus aurantium* L. 及其栽培变种或甜橙 *Citrus sinensis* Osbeck 的干燥幼果。

**【产地分布】** 主产于四川、江西、湖南、湖北、江苏。

**【采收加工】** 5～6月收集自落的果实，除去杂质，自中部横切为两半，晒干或低温干燥，较小者直接晒干或低温干燥。

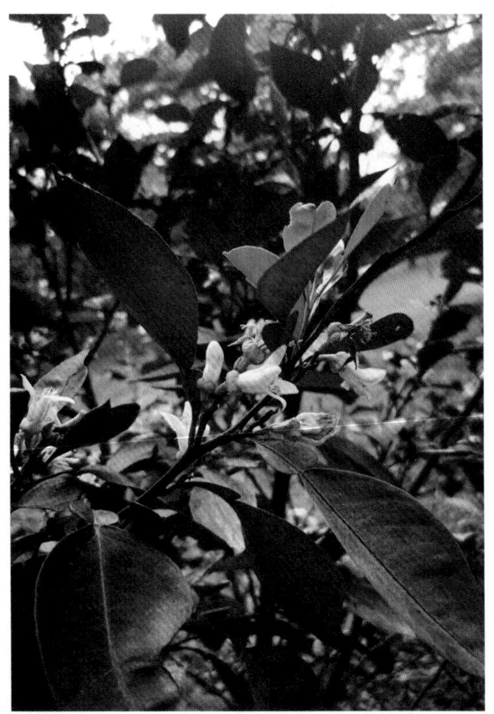

**【药材性状】** 本品呈半球形，少数为球形，直径0.5～2.5cm。外果皮黑绿色或棕褐色，具颗粒状突起和皱纹，有明显的花柱残迹或果梗痕。切面中果皮略隆起，厚0.3～1.2cm，黄白色或黄褐色，边缘有1～2列油室，瓤囊棕褐色。质坚硬。气清香，味苦、微酸。

**【性味归经】** 性微寒，味苦、辛、酸。归脾、胃经。

**【功效与作用】** 破气消积，化痰消痞。

**【临床应用】** 内服：煎汤，3～10g；或入丸、散。炒后性较平和。外用：研末调涂或炒热熨。用治积滞内停，痞满胀痛，泻痢后重，大便不通，痰滞气阻，胸痹，结胸，脏器下垂。

**【使用禁忌】** 孕妇慎用。

【配伍药方】

（1）治痞，消食，强胃：白术二两，枳实（麸炒黄色，去瓤）一两。上同为极细末，荷叶裹，烧饭为丸，如梧桐子大。每服五十丸，多用白汤下，无时。(《内外伤辨惑论》枳术丸)

（2）治胸痹心中痞气，气结在胸，胸满，胁下逆抢心：枳实四枚，厚朴四两，薤白半升，桂枝一两，栝楼实一枚（捣）。上五味，以水五升，先煮枳实、厚朴，取二升，去滓，纳诸药，煮数沸，分温三服。(《金匮要略》枳实薤白桂枝汤）

（3）治猝患胸痹痛：枳实捣（末），宜服方寸匕，日三，夜一服。(《补缺肘后方》)

（4）治伤寒后猝胸膈闭痛：枳实，麸炒为末。米饮服二钱，日二服。(《简要济众方》)

（5）治大便不通：枳实、皂荚等分。为末，饭丸，米饮下。(《世医得效方》)

（6）治伤湿热之物，不得施化而作痞满，闷乱不安：大黄一两，枳实（麸炒，去瓤）、神曲（炒）各五钱，茯苓（去皮）、黄芩（去腐）、黄连（拣净）、白术各三钱，泽泻二钱。上件为细末，汤浸蒸饼为丸，如梧桐子大。每服五十丸至七十丸，温水送下，食远，量虚实加减服之。(《内外伤辨惑论》)

## 枳 壳

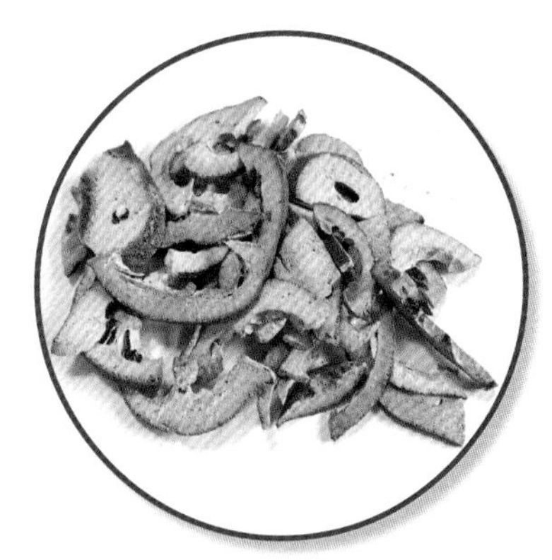

**【别名】**炒枳壳、只壳、商壳。

**【来源】**本品为芸香科植物酸橙 *Citrus aurantium* L. 及其栽培变种的干燥未成熟果实。

**【产地分布】**主产于四川、江西、湖南、湖北、江苏。

**【采收加工】**7 月果皮尚绿时采收，自中部横切为两半，晒干或低温干燥。

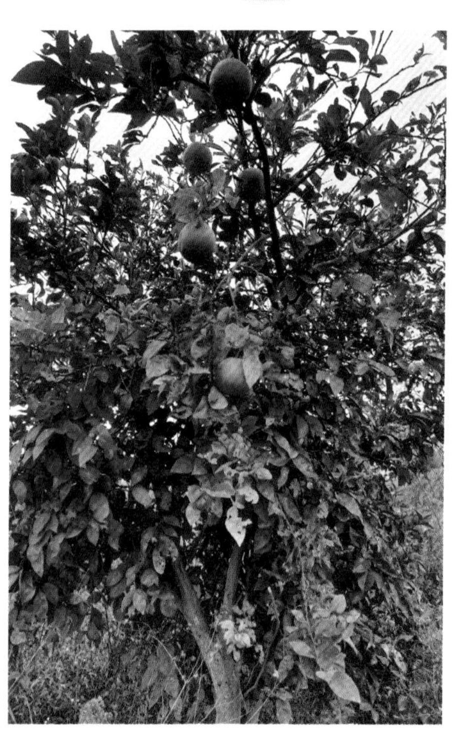

**【药材性状】**本品呈半球形，直径 3 ～ 5cm。外果皮棕褐色至褐色，有颗粒状突起，突起的顶端有凹点状油室；有明显的花柱残迹或果梗痕。切面中果皮黄白色，光滑而稍隆起，厚 0.4 ～ 1.3cm，边缘散有 1 ～ 2 列油室，瓤囊 7 ～ 12 瓣，少数至 15 瓣，汁囊干缩呈棕色至棕褐色，内藏种子。质坚硬，不易折断。气清香，味苦、微酸。

**【性味归经】**性微寒，味苦、辛、酸。归脾、胃经。

**【功效与作用】**理气宽中，行滞消胀。

**【临床应用】**煎汤，3 ～ 10g。用治胸胁气滞，胀满疼痛，食积不化，痰饮内停，脏器下垂。

**【使用禁忌】**孕妇慎用。

【配伍药方】

（1）治五积六聚，不拘男妇老幼，但是气积，并皆治之：枳壳三斤，去瓤，每个入巴豆仁一个。合定扎煮，慢火水煮一日，汤减再加热汤，勿用冷水，待时足汁尽去巴豆，切片晒干，勿炒，为末，醋煮面糊丸，梧子大。每服三四十丸，随病汤使。(《秘传经验方》)

（2）治伤寒呃噫：枳壳半两（去瓤，麸炒黄），木香一钱。上细末，每服一钱，白汤调下。未知，再与。(《普济本事方》)

（3）顺气止痢：甘草（炙）六钱，枳壳（炒）二两四钱。上为细末，每服一钱，空心沸汤点服。(《婴童百问》)

（4）治远年近日肠风下血不止：枳壳（烧成黑灰存性，为细末）五钱，羊胫炭（为细末）三钱。和令匀，用米饮一中盏，调下，空心腹，再服见效。(《博济方》)

（5）治小儿因惊气吐逆作搐，痰涎壅塞，手足掣疭，眼睛斜视：枳壳（去瓤，麸炒）、淡豆豉等分。为末，每服一字，甚者半钱，急惊，薄荷自然汁下，慢惊，荆芥汤入酒三五点下；日三服。(《普济方》)

（6）治小儿秘涩：枳壳（煨，去瓤）、甘草各一钱。以水煎服。(《全幼心鉴》)

（7）治风疹痒不止：枳壳三两，麸炒微黄，去瓤为末。每服二钱，非时，水一中盏，煎至六分，去滓服。(《证类本草》)

（8）治牙齿疼痛：枳壳，浸酒含漱。(《太平圣惠方》)

## 木　香

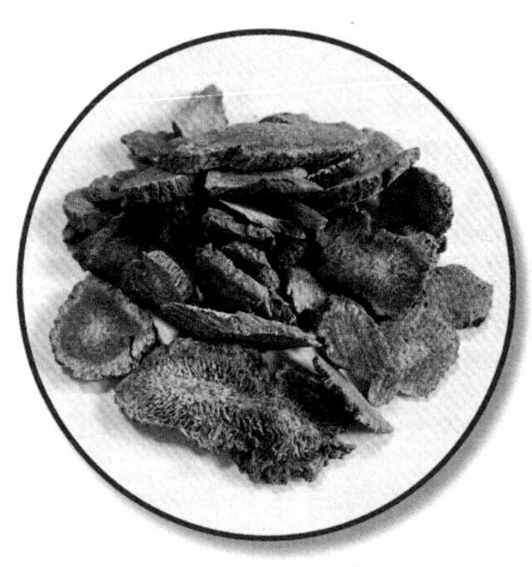

**【别名】**五木香、五香、云木香、广木香、老木香、新木香、越木香、煨木香。

**【来源】**本品为菊科植物木香（云木香）*Aucklandia lappa* Decne. 的干燥根。

**【产地分布】**原产于印度、缅甸、巴基斯坦，从广州进口者，称为“广木香”。国内云南引种者，名“云木香”。

**【采收加工】**秋、冬二季采挖，除去泥沙和须根，切段，大的再纵剖成瓣，干燥后撞去粗皮。

**【药材性状】**本品呈圆柱形或半圆柱形，长 5 ～ 10cm，直径 0.5 ～ 5cm。表面黄棕色至灰褐色，有明显的皱纹、纵沟及侧根痕。质坚，不易折断，断面灰褐色至暗褐色，周边灰黄色或浅棕黄色，形成层环棕色，有放射状纹理及散在的褐色点状油室。气香特异，味微苦。

**【性味归经】**性温，味辛、苦。归脾、胃、大肠、三焦、胆经。

**【功效与作用】**行气止痛，健脾消食。

**【临床应用】**煎汤，3～6g；或入丸、散。用治胸胁、脘腹胀痛，泻痢后重，食积不消，不思饮食。煨木香实肠止泻，用于泄泻腹痛。

**【使用禁忌】**本品辛温香燥，凡阴虚火旺者慎用。

【配伍药方】

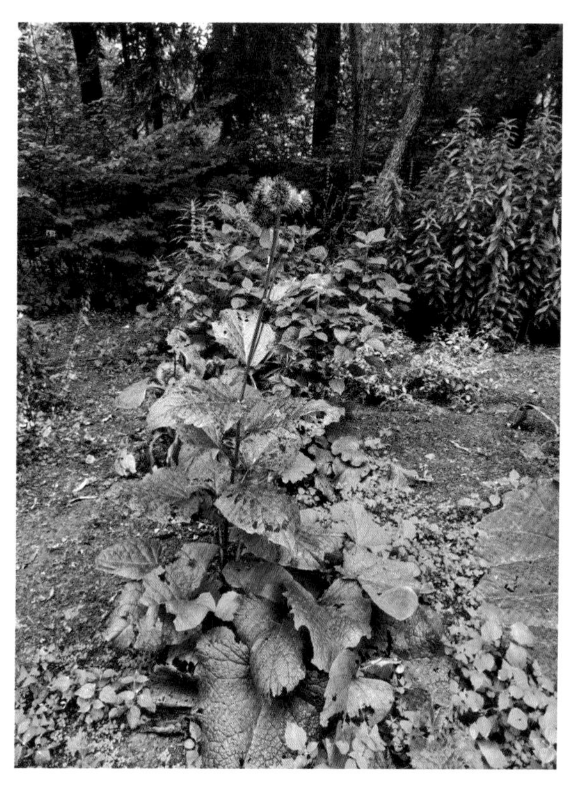

（1）治一切走注，气痛不和：广木香，温水磨浓汁，入热酒调服。(《简便单方》)

（2）治下痢脓血，里急后重，日夜无度：白芍药一两，当归五钱，大黄、黄芩、黄连、木香各一钱半，槟榔一钱。为末，每服三五钱，水一盏，煎至七分，去滓，温服。如未止，再服，不后重则止。(《素问病机气宜保命集》)

（3）治一切气，攻刺腹胁胀满，大便不利：木香三两，枳壳二两（麸炒微黄，去瓤），川大黄四两（锉碎，微炒），牵牛子四两（微炒），诃子皮三两。上药，捣罗为末，炼蜜和捣，丸如梧桐子大。每服，食前以生姜汤下三十丸。(《太平圣惠方》)

（4）治一切沉积水气，两胁刺痛，中满不能食，头目眩者，可用茶调散，次服本方：木香、槟榔、青皮、陈皮、莪术（烧）、黄连（麸炒）各一两，黄柏、大黄各三两，香附子（炒）、牵牛子各四两。上为细末，水丸如小豆大。每服三十丸，食后，生姜汤送下。(《儒门事亲》)

（5）治肠胃虚弱，冷热不调，泄泻烦渴，米谷不化，腹胀肠鸣，胸膈痞闷，胁肋胀满；或下痢脓血，里急后重，夜起频并，不思饮食；或小便不利，肢体怠惰，渐即瘦弱：黄连（去芦、须）二十两（用茱萸十两，同炒令赤，去茱萸不用），木香（不见火）四两八钱八分。上为细末，醋糊为丸，如梧桐子大，每服二十丸，浓煎米饮下，空心日三服。(《太平惠民和剂局方》)

## 香　附

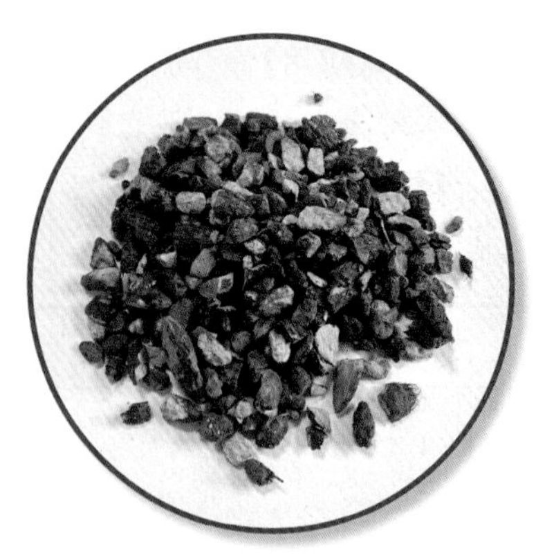

【别名】雀头香、莎草根、香附子。

【来源】本品为莎草科植物莎草 *Cyperus rotundus* L. 的干燥根茎。

【产地分布】主产于山东、浙江、福建、湖南。

【采收加工】秋季采挖，燎去毛须，置沸水中略煮或蒸透后晒干，或燎后直接晒干。

【药材性状】本品多呈纺锤形，有的略弯曲，长 2 ～ 3.5cm，直径 0.5 ～ 1cm。表面棕褐色或黑褐色，有纵皱纹，并有 6 ～ 10 个略隆起的环节，节上有未除净的棕色毛须和须根断痕；去净毛须者较光滑，环节不明显。质硬，经蒸煮者断面黄棕色或红棕色，角质样；生晒者断面色白而显粉性，内皮层环纹明显，中柱色较深，点状维管束散在。气香，味微苦。

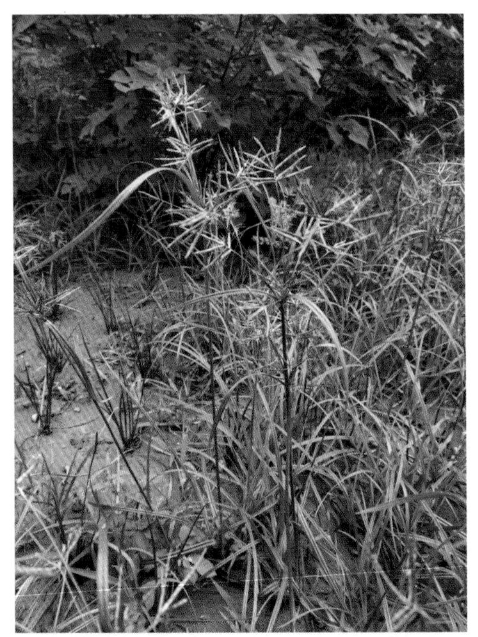

【性味归经】性平，味辛、微苦、微甘。归肝、脾、三焦经。

【功效与作用】疏肝解郁，理气宽中，调经止痛。

【临床应用】煎汤，6 ～ 10g。用治肝郁气滞，胸胁胀痛，疝气疼痛，乳房胀痛，脾胃气滞，脘腹痞闷，胀满疼痛，月经不调，经闭痛经。

【配伍药方】

（1）治一切气疾心腹胀满，胸膈噎塞，噫气吞酸，胃中痰逆呕吐及宿酒不解，不思饮食：香附子（炒，去毛）三十二两，缩砂仁八两，甘草（燃）四两。上为细末，每服一钱，用盐汤点下。(《太平惠民和剂局方》)

（2）治心腹刺痛，调中快气：乌药（去心）十两，甘草（炒）一两，香附子（去皮毛，焙干）二十两。上为细末，每服一钱，入盐少许，或不着盐，沸汤点服。(《太平惠民和剂局方》)

（3）治心气痛、腹痛、少腹痛、血气痛不可忍者：香附子二两，蕲艾叶半两。以醋汤同煮熟，去艾，炒为末，米醋糊为丸梧子大。每白汤服五十丸。(《濒湖集简方》)

（4）解诸郁：苍术、香附、抚芎、神曲、栀子各等分。为末，水丸如绿豆大。每服一百丸。（《丹溪心法》越鞠丸）

（5）治停痰宿饮，风气上攻，胸膈不利：香附（皂荚水漫）、半夏各一两，白矾末半两。姜汁面糊丸，梧子大。每服三四十丸，姜汤随时下。（《仁存堂经验方》）

（6）治偏正头痛：川芎二两，香附子（炒）四两。上为末，以茶调服，得腊茶清尤好。（《澹寮集验方》）

## 乌 药

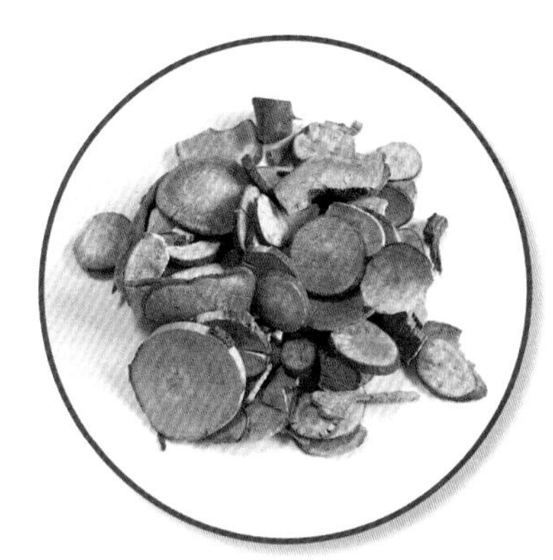

**【别名】**天台乌、台乌、矮樟、香桂樟、铜钱柴、班皮柴。

**【来源】**本品为樟科植物乌药 *Lindera aggregata*（Sims）Kosterm. 的干燥块根。

**【产地分布】**主产于浙江、安徽、湖南、湖北。

**【采收加工】**全年均可采挖，除去细根，洗净，趁鲜切片，晒干，或直接晒干。

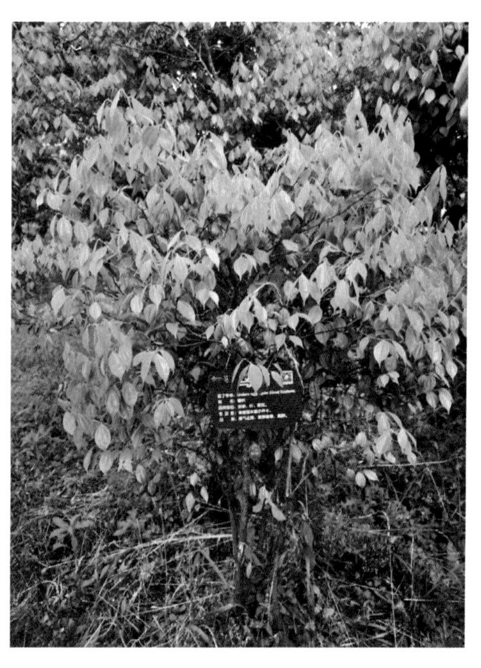

**【药材性状】**本品多呈纺锤状，略弯曲，有的中部收缩成连珠状，长 6 ～ 15cm，直径 1 ～ 3cm。表面黄棕色或黄褐色，有纵皱纹及稀疏的细根痕。质坚硬。切片厚 0.2 ～ 2mm，切面黄白色或淡黄棕色，射线放射状，可见年轮环纹，中心颜色较深。气香，味微苦、辛，有清凉感。

**【性味归经】**性温，味辛。归肺、脾、肾、膀胱经。

**【功效与作用】**行气止痛，温肾散寒。

**【临床应用】**煎汤，6 ～ 10g。用治寒凝气滞，胸腹胀痛，气逆喘急，膀胱虚冷，遗尿尿频，疝气疼痛，经寒腹痛。

【配伍药方】

（1）治风气攻疰四肢，骨节疼痛，遍身顽麻，头目旋晕；瘫痪，语言謇涩，筋脉拘挛；脚气步履艰难，脚膝软弱；妇人血风，老人冷气，上攻胸臆，两胁刺痛，心腹膨胀，吐泻肠鸣：麻黄（去根、节）、陈皮（去瓤）、乌药（去木）各二两，白僵蚕（去丝、嘴，炒）、川芎、枳壳（麸炒）、甘草（炒）、白芷、桔梗各一两，干姜（炮）半两。上为细末，每服三钱，水一盏，姜三片，枣一枚，煎至七分，温服。(《太平惠民和剂局方》)

（2）治冷气、血气、肥气、息贲气、伏梁气、奔豚气，抢心切痛，冷汗，喘息欲绝：天台乌药（小者，酒浸一夜，炒）、茴香（炒）、青橘皮（去白，炒）、良姜（炒）。等分为末，温酒、童便调下。(《卫生家宝方》)

（3）治心腹气痛：乌药，水磨浓汁一盏，入橘皮一片，苏一叶，煎服。(《濒湖集简方》)

（4）治胀满痞塞，七情忧思所致：天台乌药、香附、沉香、砂仁、橘红、半夏，为末。每服二钱，灯心汤调。(《赤水玄珠》乌药顺气散）

（5）治浑身胀痛，气血凝滞者：香附（盐、酒、便、醋四分制之），乌药。共细末，酒下四五分。(《慎斋遗书》香附散）

（6）治七情伤感，上气喘息，妨闷不食：人参、槟榔、沉香、天台乌药。上药各浓磨水，和作七分盏，煎三五沸，放温服。(《济生方》)

（7）治产后逆气，食滞胀痛：陈皮、藿香、枳壳各钱半，厚朴一钱，泽泻、乌药、香附各二钱，木香七分至一钱。煎服。(《沈氏尊生书》)

## 沉　香

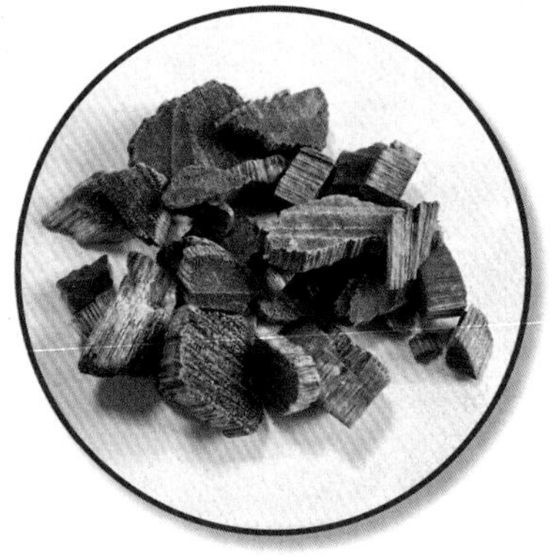

**【别名】** 沉香木、蜜香、栈香、沉水香。

**【来源】** 本品为瑞香科植物白木香 *Aquilaria sinensis*（Lour.）Gilg 含有树脂的木材。

**【产地分布】** 主产于广东、广西。

**【采收加工】** 全年均可采收，割取含树脂的木材，除去不含树脂的部分，阴干。

**【药材性状】** 本品呈不规则块、片状或盔帽状，有的为小碎块。表面凹凸不平，有刀痕，偶有孔洞，可见黑褐色树脂与黄白色木部相间的斑纹，孔洞及凹窝表面多呈朽木状。质较坚实，断面刺状。气芳香，味苦。

**【性味归经】** 性微温，味辛、苦。入脾、胃、肾经。

**【功效与作用】** 行气止痛，温中止呕，纳气平喘。

**【临床应用】** 煎汤，1 ～ 5g，后下；磨汁，或入丸、散。用治胸腹胀闷疼痛，胃寒呕吐呃逆，肾虚气逆喘急。

**【使用禁忌】** 本品辛温助热，阴虚火旺者慎用。

【配伍药方】

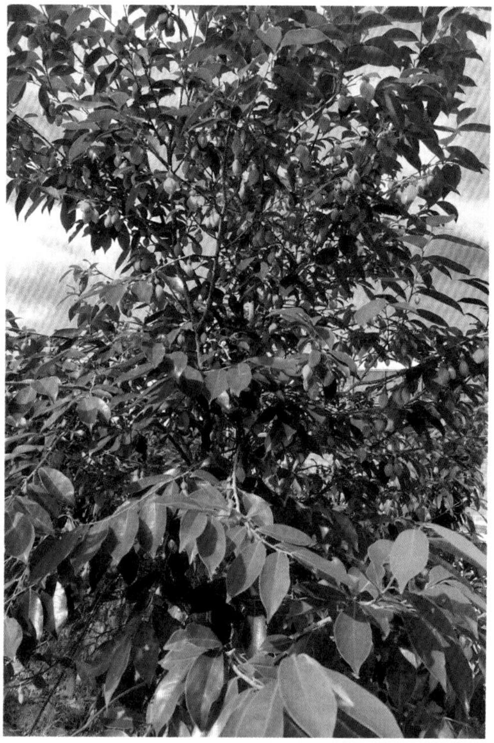

（1）治胸膈痞塞，心腹胀满，喘促短气，干哕烦满，脚气上冲：香附（炒，去毛）四百两，沉香十八两半，缩砂仁四十八两，甘草一百二十两。上为细末，每服一钱，入盐少许，沸汤点服，空心食。（《太平惠民和剂局方》沉香降气汤）

（2）治阴虚肾气不归原：沉香磨汁数分，以麦门冬、怀熟地黄各三钱，茯苓、山药、山茱萸肉各二钱，牡丹皮、泽泻、广陈皮各一钱。水煎，和沉香汁服。（《本草汇言》）

（3）治脾肾久虚，水饮停积，上乘肺经，咳嗽短气，腹胁胀，小便不利：沉香一钱，乌药三钱，茯苓、陈皮、泽泻、香附子各半两，麝香半钱。上为细末，炼蜜和丸如梧子大。每服二三十丸，熟水下。（《鸡峰普济方》）

（4）治七情伤感，上气喘息，妨闷不食：人参，槟榔，沉香，天台乌药。上各浓磨，水和作七分盏，煎三五沸，放温服。或下养正丹尤佳。（《济生方》）

（5）治胸中痰热，积年痰火，无血者：半夏曲八两（用姜汁一小杯、竹沥一大盏制），黄连二两（姜汁炒），木香一两，沉香二两。为细末，甘草汤泛为丸，空心淡姜汤下二钱。（《张氏医通》）

（6）治伤寒虚痞，气逆呕吐：沉香（锉）一两，青橘皮、陈橘皮（并汤浸去白，焙）、胡椒、跳香子（炒）、川楝子（锉，炒）、荜澄茄（炒）各半两。上七味，粗捣筛，每服二钱匕，水半盏，酒半盏，入葱白一握，煎至半盏，去滓热服。（《圣济总录》）

（7）治胃冷久呃：沉香、紫苏、白豆蔻各一钱。为末，每服五七分，柿蒂汤下。（《活人心统》）

（8）治大肠气滞，虚闭不行：沉香磨汁八分，以当归、枳壳、杏仁泥、肉苁蓉各三钱，紫菀一两，水煎，和沉香汁服。（《方脉正宗》）

（9）治胞转不通，或过忍小便所致，当治其气则愈，非利药可通也：沉香、木香各二钱。为末，白汤空腹服之，以通为度。（《医垒元戎》）

# 檀　香

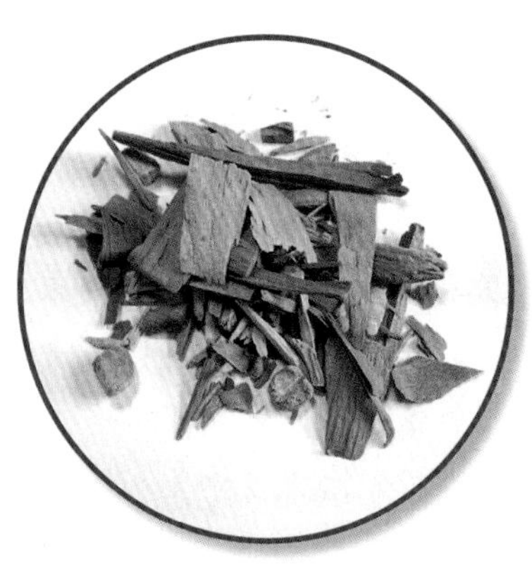

**【别名】** 旃檀、白檀、白檀木、白檀香、黄檀香、真檀、裕香。

**【来源】** 本品为檀香科植物檀香 *Santalum album* L. 树干的干燥心材。

**【产地分布】** 国外主产于印度、澳大利亚、印度尼西亚，我国海南、广东、云南等地亦产。

**【采收加工】** 以夏季采收为佳，除去边材，镑片或劈碎后入药。

**【药材性状】** 木段长短不一，圆柱形，有的略弯曲。外表面灰黄色或黄褐色，光滑细腻，有的具疤节或纵裂，横截面呈棕黄色，显油迹；棕色年轮明显或不明显，纵向劈开纹理顺直。质坚实，不易折断。气清香，燃烧时香气更浓；味淡，嚼之微有辛辣感。

**【性味归经】** 性温，味辛。归脾、胃、心、肺经。

**【功效与作用】** 行气温中，开胃止痛。

**【临床应用】** 煎汤，2～5g，宜后下。用治寒凝气滞，胸膈不舒，胸痹心痛，脘腹疼痛，呕吐食少。

【配伍药方】

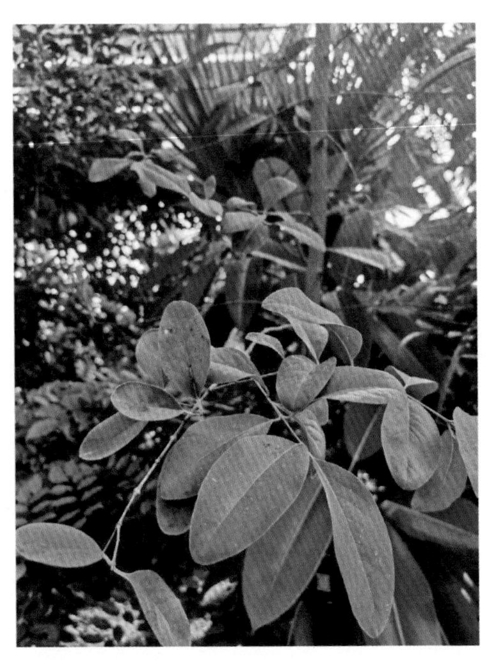

（1）治心腹冷痛：白檀香三钱（为极细末），干姜五钱。泡汤调下。（《本草汇言》）

（2）治气厥：白豆蔻、丁香、檀香、木香各二钱，藿香、甘草（炙）各八钱，砂仁四钱。上为末，每服二钱，入盐少许，沸汤点服。（《丹溪心法》）

（3）治阴寒霍乱：白檀香、藿香梗、木香、肉桂各一钱五分。为极细末，每用一钱，炒姜五钱，泡汤调下。（《本草汇言》）

（4）治噎膈饮食不下：白檀香一钱五分，茯苓、橘红各二钱。俱为极细末，人参汤调下。（《本草汇言》）

（5）治神经性胃肠病、呕吐下痢、胸闷腹痛：檀香细粉10g，沉香细粉3g，甘草细粉

5g，菖蒲根（磨粉）10g。混合，密贮瓶中勿泄气。每日 3 次，每次 1g，食前温开水送服。(《现代实用中药》)

## 川楝子

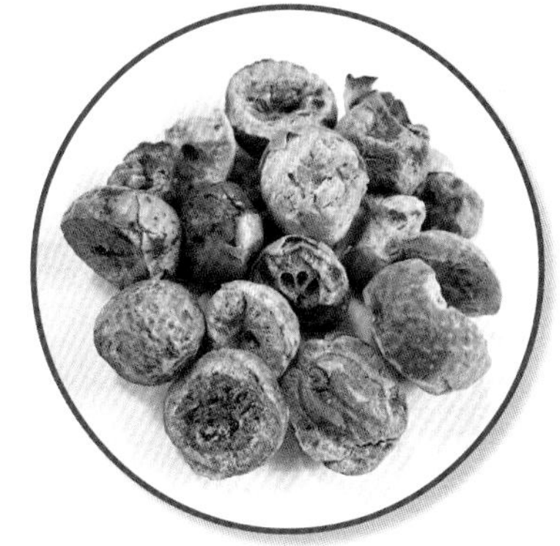

**【别名】**金铃子、苦楝子、楝子、楝树果、川楝树子、川楝实。

**【来源】**本品为楝科植物川楝 *Melia toosendan* Sieb. et Zucc. 的干燥成熟果实。

**【产地分布】**主产于四川。

**【采收加工】**冬季果实成熟时采收，除去杂质，干燥。

**【药材性状】**本品呈类球形，直径 2 ～ 3.2cm。表面金黄色至棕黄色，微有光泽，少数凹陷或皱缩，具深棕色小点。顶端有花柱残痕，基部凹陷，有果梗痕。外果皮革质，与果肉间常成空隙，果肉松软，淡黄色，遇水润湿显黏性。果核球形或卵圆形，质坚硬，两端平截，有 6 ～ 8 条纵棱，内分 6 ～ 8 室，每室含黑棕色长圆形的种子 1 粒。气特异，味酸、苦。

**【性味归经】**性寒，味苦；有小毒。归肝、小肠、膀胱经。

**【功效与作用】**疏肝泻热，行气止痛，杀虫。

**【临床应用】**内服：煎汤，5 ～ 10g。外用：适量，研末调涂。用治肝郁化火，胸胁、脘腹胀痛，疝气疼痛，虫积腹痛。

**【使用禁忌】**本品苦寒有毒，不宜过量或持续服用，脾胃虚寒者慎用。

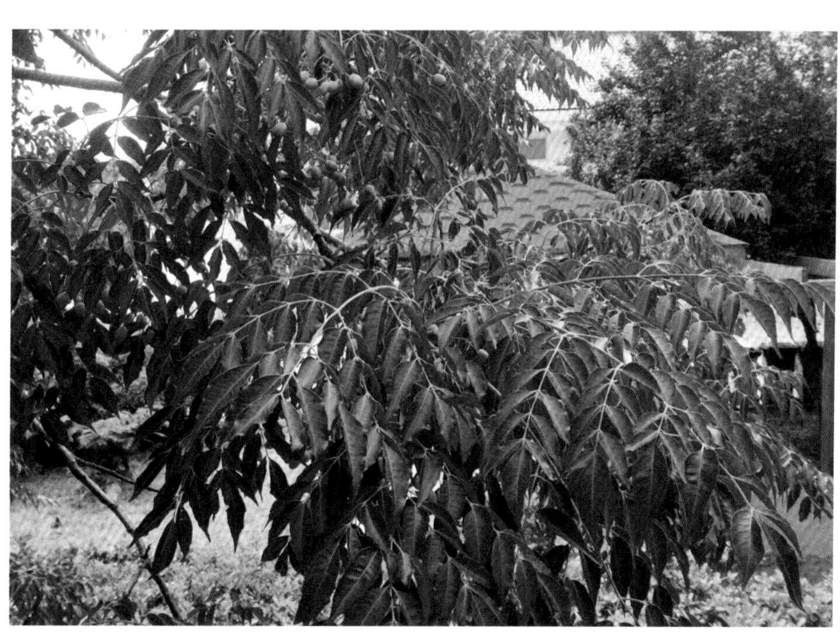

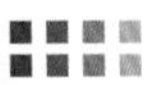


【配伍药方】

（1）治热厥心痛，或发或止，久治不愈者：川楝子、玄胡各一两。上为细末，每服三钱，酒调下。(《素问病机气宜保命集》)

（2）治肋间神经痛：川楝子9g，橘络6g。水煎服。(《浙江药用植物志》)

（3）治妊娠心气痛：川楝子、茴香（炒）各三钱，艾叶末（盐炒）钱半。上作一服，水二盅，煎至一盅，不拘时服。(《卫生宝鉴》)

（4）治冻疮：川楝子120g。水煎后乘热熏患处，再将药水泡洗。(《湖北中草药志》)

（5）治寒疝疼痛：川楝子四钱，木香三钱，茴香二钱，吴茱萸（汤泡）一钱。水煎。(《医方集解》)

## 薤　白

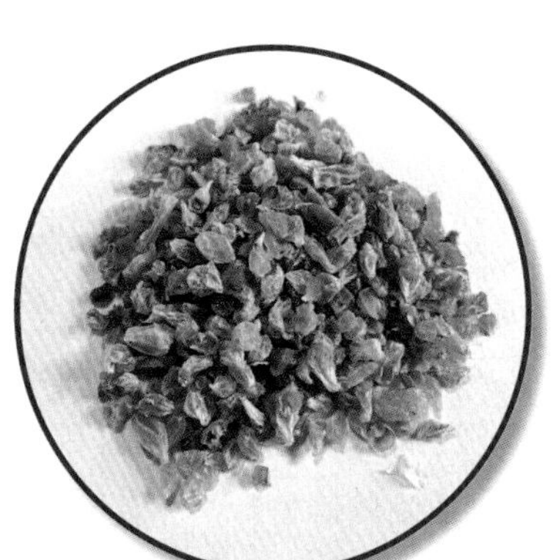

**【别名】**薤根、藠头、小独蒜、野蒜、薤白头。

**【来源】**本品为百合科植物小根蒜 *Allium macrostemon* Bge. 或薤 *Allium chinense* G. Don 的鳞茎。

**【产地分布】**主产于东北、河北、江苏、湖北。

**【采收加工】**夏、秋二季采挖，洗净，除去须根，蒸透或置沸水中烫透，晒干。

**【药材性状】**

（1）小根蒜：呈不规则卵圆形，高0.5～1.5cm，直径0.5～1.8cm。表面黄白色或淡黄棕色，皱缩，半透明，有类白色膜质鳞片包被，底部有突起的鳞茎盘。质硬，角质样。有蒜臭，味微辣。

（2）薤：呈略扁的长卵形，高1～3cm，直径0.3～1.2cm。表面淡黄棕色或棕褐色，具浅纵皱纹。质较软，断面可见鳞叶2～3层。嚼之黏牙。

**【性味归经】**性温，味辛、苦。归心、肺、胃、大肠经。

**【功效与作用】**通阳散结，行气导滞。

**【临床应用】**煎汤，5～10g；或入丸、散。用治胸痹心痛，脘腹痞满胀痛，泻痢后重。

【配伍药方】

（1）治胸痹不得卧，心痛彻背者：栝楼实（捣）一枚，薤白三两，半夏半升，白酒一斗。上四味，同煮，取四升，温服一升，日三服。(《金匮要略》栝楼薤白半夏汤)

（2）治胸痹之病，喘息咳唾，胸背痛，短气，寸口脉沉而迟，关上小紧数：栝楼实一

枚（捣），薤白半斤，白酒七升。上三味，同煮，取二升，分温再服。(《金匮要略》栝楼薤白白酒汤）

（3）治胸痹，心中痞气，留气结在胸，胸满，胁下逆抢心：枳实四枚，厚朴四两，薤白半斤，桂枝一两，栝楼实一枚（捣)。上五味，以水五升，先煮枳实、厚朴，取二升，去滓，纳诸药，煮数沸，分温三服。(《金匮要略》枳实薤白桂枝汤）

（4）治肺气喘急：用薤白研汁饮之。(《卫生易简方》)

（5）治咽喉肿痛：薤白根，醋捣，敷肿处，冷即易之。(《太平圣惠方》)

（6）治扭伤肿痛：鲜薤白和红酒糟捣烂敷患处。(《福建药物志》)

（7）治头痛，牙痛：鲜薤白、红糖各15g。捣烂敷足掌心。(《福建药物志》)

（8）治奔豚气痛：薤白捣汁饮之。(《肘后备急方》)

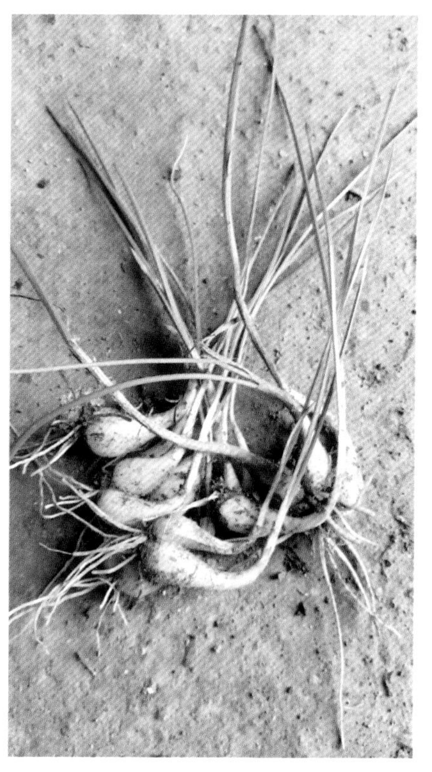

## 柿 蒂

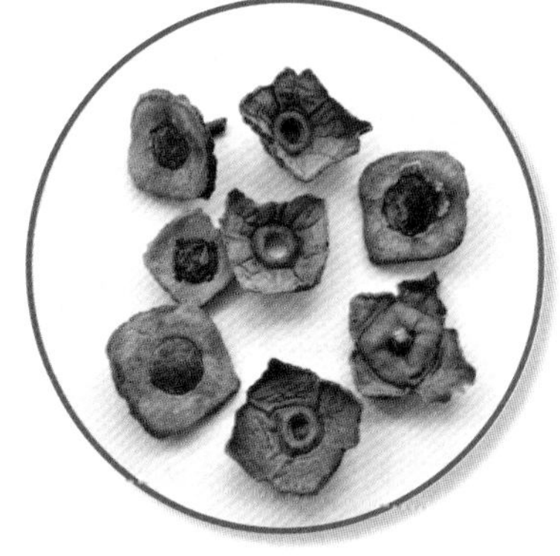

**【别名】** 柿钱、柿丁、柿子把、柿萼。

**【来源】** 本品为柿树科植物柿 *Diospyros kaki* Thunb. 的干燥宿萼。

**【产地分布】** 主产于河北、河南、山东。

**【采收加工】** 冬季收集成熟柿子的果蒂，去柄，洗净，晒干。

**【药材性状】** 本品呈扁圆形，直径 1.5 ～ 2.5cm。中央较厚，微隆起，有果实脱落后的圆形疤痕，边缘较薄，4 裂，裂片多反卷，易碎；基部有果梗或圆孔状的果梗痕。外表面黄褐色或红棕色，内表面黄棕色，密被细绒毛。质硬而脆。气微，味涩。

**【性味归经】** 性平，味苦，涩。归胃经。

**【功效与作用】** 降逆止呃。

**【临床应用】** 煎汤，5 ～ 10g；或入散剂。用治呃逆。

【配伍药方】

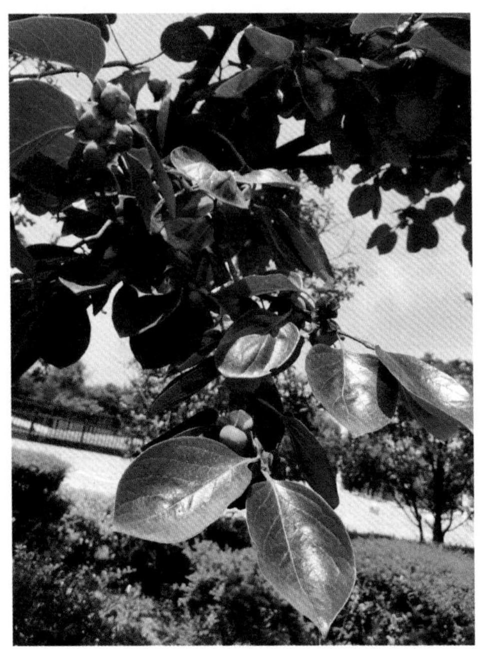

（1）治呃逆：柿钱、丁香、人参等分。为细末，水煎，食后服。（《洁古家珍》柿钱散）

（2）治呃逆不止：柿蒂（烧灰存性）为末。黄酒调服，或用姜汁、砂糖等分和匀，炖热徐服。（《村居救急方》）

（3）治伤寒呕哕不止：干柿蒂七枚，白梅三枚。上二味，粗捣筛，只作一服，用水一盏，煎至半盏，去滓温服，不拘时。（《圣济总录》）

（4）治百日咳：柿蒂四钱（阴干），乌梅核中之白仁十个（细切）。加白糖三钱，用水二杯，煎至一杯。一日数回分服，连服数日。（《江西中医药》）

（5）治血淋：干柿蒂（烧灰存性），为末。每服二钱，空心米饮调服。（《奇效良方》）

## 荔枝核

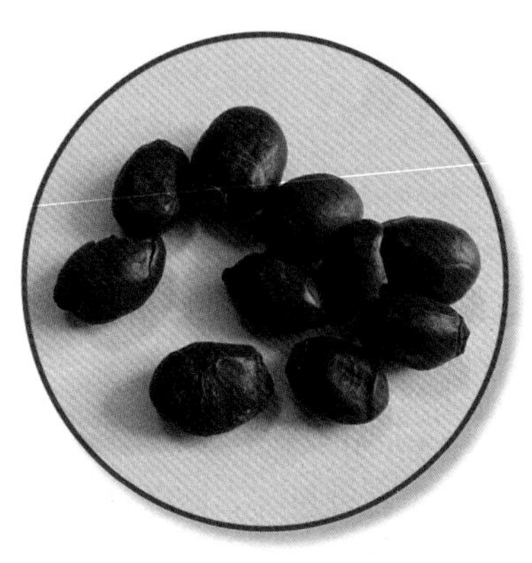

**【别名】**荔仁、枝核、大荔核、荔仁。

**【来源】**本品为无患子科植物荔枝 *Litchi chinensis* Sonn. 的干燥成熟种子。

**【产地分布】**主产于福建、广东、广西。

**【采收加工】**夏季采摘成熟果实，除去果皮及肉假种皮，洗净，晒干。

**【药材性状】**本品呈长圆形或卵圆形，略扁。表面棕红色或紫棕色，平滑，有光泽，略有凹陷及细波纹。一端有类圆形黄棕色的种脐。质硬，子叶棕黄色。气微，味微甘、苦、涩。

**【性味归经】**性温，味甘、微苦。归肝、肾经。

**【功效与作用】**行气散结，祛寒止痛。

**【临床应用】**煎汤，5 ～ 10g。用治寒疝腹痛，睾丸肿痛。

【配伍药方】

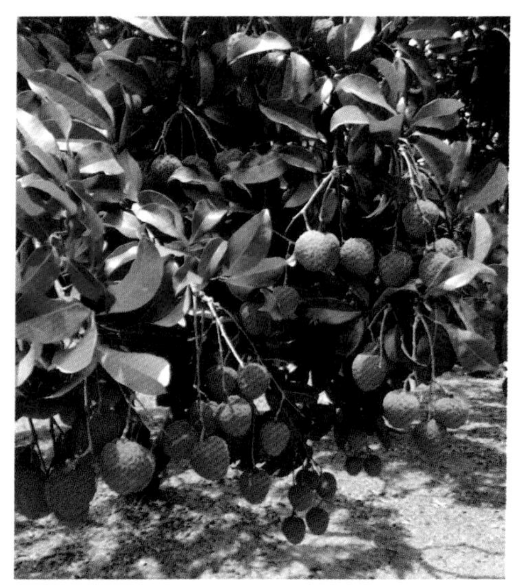

（1）治心腹胃脘久痛，屡触屡发者：荔枝核一钱，木香八分。为末，每服一钱，清汤调服。(《景岳全书》)

（2）治心痛及小肠气：荔枝核一枚。煅存性，酒调服。(《本草衍义》)

（3）治肾大如斗：舶上茴香、青皮（全者）、荔枝核等分。锉散，炒，出火毒，为末，酒下二钱，日三服。(《世医得效方》)

（4）治血气刺痛：荔枝核（烧存性）半两，香附子一两。上为末，每服二钱，盐酒送下。(《妇人大全良方》)

## 佛　手

**【别名】**佛手柑、手柑、五指柑。

**【来源】**本品为芸香科植物佛手 *Citrus medica* L. var. *sarcodactylis* Swingle 的干燥果实。

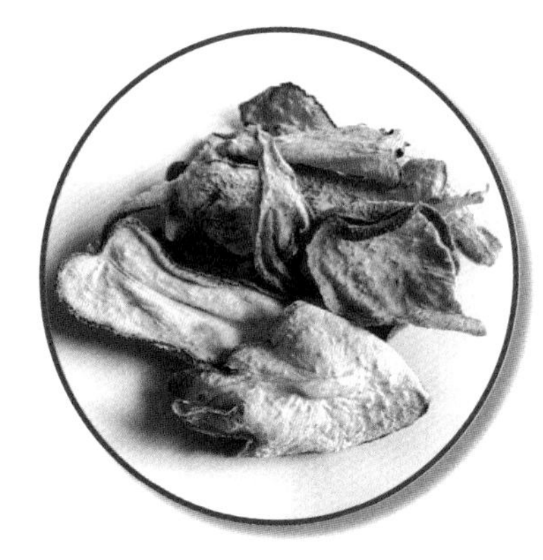

**【产地分布】**主产于四川、广东。

**【采收加工】**秋季果实尚未变黄或变黄时采收，纵切成薄片，晒干或低温干燥。

**【药材性状】**本品为类椭圆形或卵圆形的薄片，常皱缩或卷曲，长 6 ～ 10cm，宽 3 ～ 7cm，厚 0.2 ～ 0.4cm。顶端稍宽，常有 3 ～ 5 个手指状的裂瓣，基部略窄，有的可见果梗痕。外皮黄绿色或橙黄色，有皱纹和油点。果肉浅黄白色或浅黄色，散有凹凸不平的线状或点状维管束。质硬而脆，受潮后柔韧。气香，味微甜后苦。

**【性味归经】**性温，味辛、苦、酸。归肝、脾、胃、肺经。

**【功效与作用】**疏肝理气，和胃止痛，燥湿化痰。

**【临床应用】**煎汤，3 ～ 10g。用治肝胃气滞，胸胁胀痛，胃脘痞满，食少呕吐，咳嗽痰多。

【配伍药方】

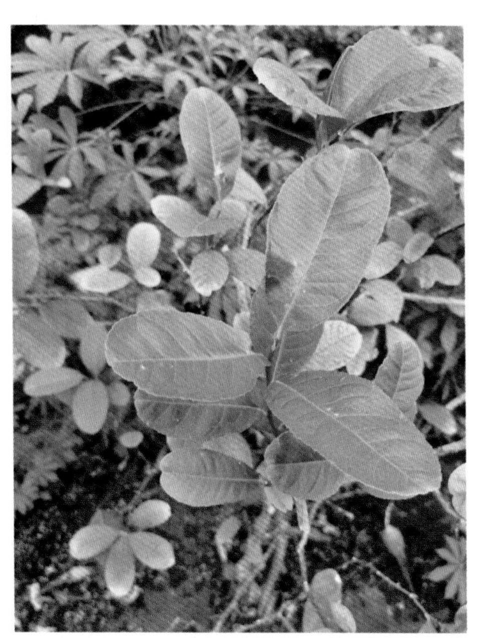

（1）治肝胃二气，疼痛呕吐，以及胸闷腹胀，势欲成臌，并治脚气作痛，经络不舒：人参一钱（另研捣丸），鲜白葫芦（去子，蒸晒九次，另研）、鲜佛手（银胡三钱，煎汤拌炒，切片蒸晒九次）、鲜香橼（去子，金铃子三钱煎汤拌炒，蒸晒九次）、桑叶、川贝、炒枣仁、建神曲、莲肉各五钱，大豆黄卷十两。为末，先将佛手、枣仁煎浓汁泛丸，再用糯米饮汤泛上，每服一钱。肝气痛，香附汤送；胃气痛，木香汤送；脚气痛，木瓜汤送；臌胀，陈麦草汤送下。(《饲鹤亭集方》佛手丸）

（2）治妇女白带：佛手五钱至一两，猪小肠一尺。水煎服。(《闽南民间草药》)

## 香　橼

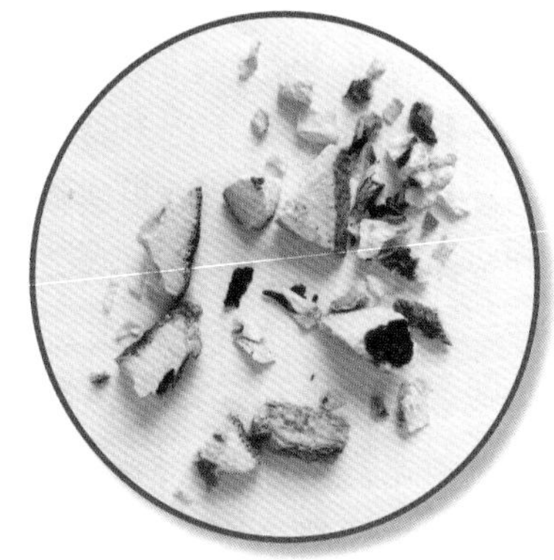

**【别名】**枸橼、钩缘干、佛手柑、香泡树、香橼柑。

**【来源】**本品为芸香科植物枸橼 *Gitrus medica* L. 或香圆 *Gitrus wilsonii* Tanaka 的干燥成熟果实。

**【产地分布】**主产于四川、云南、福建、江苏、浙江。

**【采收加工】**秋季果实成熟时采收，趁鲜切片，晒干或低温干燥。香圆亦可整个或对剖两半后，晒干或低温干燥。

**【药材性状】**

（1）枸橼：本品呈圆形或长圆形片，直径 4 ～ 10cm，厚 0.2 ～ 0.5cm。横切片外果皮黄色或黄绿色，边缘呈波状，散有凹入的油点；中果皮厚 1 ～ 3cm，黄白色或淡棕黄色，有不规则的网状突起的维管束；瓤囊 10 ～ 17 室。纵切片中心柱较粗壮。质柔韧。气清香，味微甜而苦辛。

（2）香圆：本品呈类球形，半球形或圆片，直径 4 ～ 7cm。表面黑绿色或黄棕色，密被凹陷的小油点及网状隆起的粗皱纹，顶端有花柱残痕及隆起的环圈，基部有果梗残基。质坚硬。剖面或横切薄片，边缘油点明显；中果皮厚约 0.5cm；瓤囊 9 ～ 11 室，棕色或淡红棕色，间或有黄白色种子。气香，味酸而苦。

**【性味归经】**性温，味辛、苦、酸。归肝、脾、肺经。

**【功效与作用】**疏肝理气，宽中，化痰。

**【临床应用】**煎汤，3～10g。用治肝胃气滞，胸肋胀痛，脘腹痞满，呕吐噫气，痰多咳嗽。

【配伍药方】

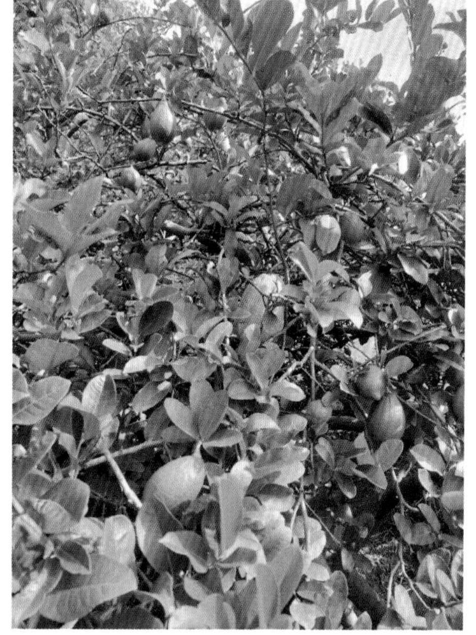

（1）治气逆不进饮食或呕哕：陈极香橼两个，真川贝（去心）三两，当归（炒黑）一两五钱，白通草（烘燥）一两，陈西瓜皮一两，甜桔梗三钱。并研细末，用白檀香劈碎煎浓汁泛为丸，如梧桐子大。每服三钱，开水送下。（《梅氏验方新编》）

（2）治臌胀：陈香橼（连瓤）一枚，大核桃肉（连皮）二枚，缩砂仁（去膜）二钱。各煅存性为散，砂糖拌调，空心顿服。（《本经逢原》）

（3）治三日疟：陈香橼一枚，去顶皮，入研细明雄黄，同纳火中煅之，取出研极细。每服七分，干咽下，不用水。（《华佗神医秘传》）

（4）治头风：香橼不拘新旧（切开）一枚。鸭蛋（煮熟，切两半）一枚，塞入香橼内。每边包在太阳穴上，得热即愈。（《串雅外编》）

（5）治嗽：香橼（去核）薄切作细片，以时酒同入砂瓶内，煮令熟烂，自昏至五更为度，用蜜拌匀。当睡中唤起，用匙挑服。（《养疴漫笔》）

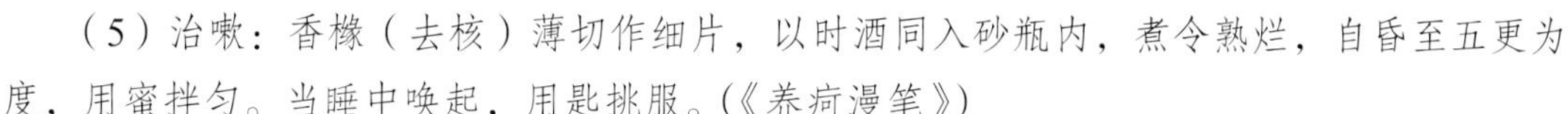

## 大腹皮

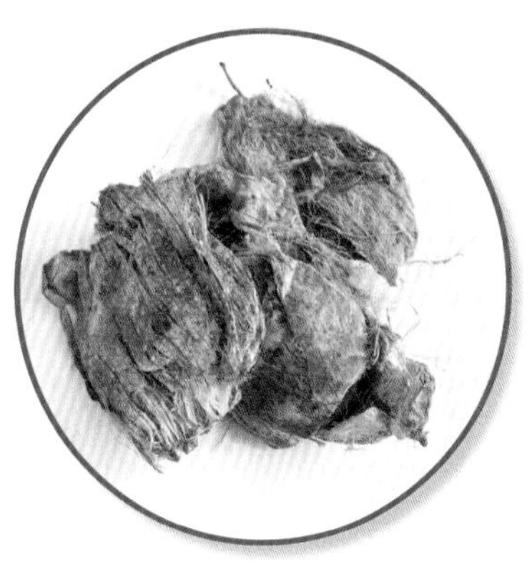

**【别名】**大腹毛、槟榔皮、槟榔壳、茯毛、槟榔衣、大腹绒。

**【来源】**本品为棕榈科植物槟榔 *Areca catechu* L. 的干燥果皮。

**【产地分布】**国外主产于印度尼西亚、印度、菲律宾，我国主产于海南、广东、云南、台湾。

**【采收加工】**冬季至次春采收未成熟的果实，煮后干燥，纵剖两半，剥取果皮，习称“大腹皮”；春末至秋

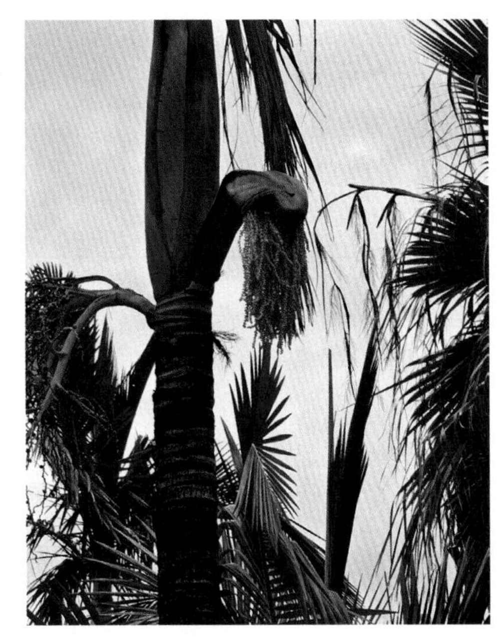

初采收成熟果实，煮后干燥，剥取果皮，打松，晒干，习称“大腹毛”。

**【药材性状】**

（1）大腹皮：略呈椭圆形或长卵形瓢状，长4～7cm，宽2～3.5cm，厚0.2～0.5cm。外果皮深棕色至近黑色，具不规则的纵皱纹及隆起的横纹，顶端有花柱残痕，基部有果梗及残存萼片。内果皮凹陷，褐色或深棕色，光滑呈硬壳状。体轻，质硬，纵向撕裂后可见中果皮纤维。气微，味微涩。

（2）大腹毛：略呈椭圆形或瓢状。外果皮多已脱落或残存。中果皮棕毛状，黄白色或淡棕色，疏松质柔。内果皮硬壳状，黄棕色或棕色，内表面光滑，有时纵向破裂。气微，味淡。

**【性味归经】**性微温，味辛。归脾、胃、大肠、小肠经。

**【功效与作用】**行气宽中，行水消肿。

**【临床应用】**煎汤，5～10g。用治湿阻气滞，脘腹胀闷，大便不爽，水肿胀满，脚气浮肿，小便不利。

【配伍药方】

（1）治男子妇人脾胃停滞，头面上肢悉肿，心腹胀满，上气促急，胸膈烦闷，痰涎上壅，饮食不下，行步气奔，状如水病：生姜皮、桑白皮、陈橘皮、大腹皮、茯苓皮各等分。上为粗末，每服三钱，水一盏半，煎至八分，去滓，不计时候，温服。忌生冷油腻硬物。(《中藏经》)

（2）治脚气，肿满腹胀，大小便秘涩：大腹皮一两（锉），槟榔一两，木香半两，木通二两（锉），郁李仁一两（汤浸去皮，微炒），桑根白皮二两（锉），牵牛二两（微炒）。上药捣筛为散。每服四钱，以水一中盏，入生姜半分，葱白二七寸，煎至六分，去滓。不计时候，温服，以利为度。(《太平圣惠方》)

（3）治心中寒发痛甚：大腹皮半两（锉），吴茱萸（汤浸一宿，焙干炒）一分，高良姜、芍药各一两。上为散，每服二分，温酒调下，不饮酒，生姜汤亦得。(《普济方》)

（4）治妊娠八九月，胎形肥硕，小便短少，小腹胀，身重恶寒，起则晕眩欲倒，胎气逼塞，膀胱之气不行：赤茯苓三钱，大腹皮、枳壳（麸炒）、甘草（炙）各一钱。上为末，每服一钱，浓煎葱白汤下。(《济阴纲目》)

（5）治漏疮恶秽：大腹皮煎汤洗。(《仁斋直指方》)

## 刀 豆

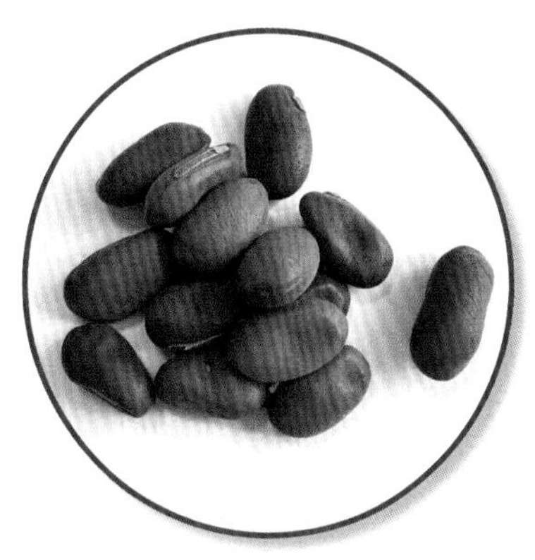

**【别名】**挟剑豆、刀豆子、大刀豆、刀鞘豆、大戈豆。

**【来源】**本品为豆科植物刀豆 *Canavalia gladiata* (Jacq.) DC. 的干燥成熟种子。

**【产地分布】**主产于江苏、湖北、安徽。

**【采收加工】**秋季采收成熟果实，剥取种子，晒干。

**【药材性状】**本品呈扁卵形或扁肾形，长 2 ～ 3.5cm，宽 1 ～ 2cm，厚 0.5 ～ 1.2cm。表面淡红色至红紫色，微皱缩，略有光泽。边缘具眉状黑色种脐，长约 2cm，上有白色细纹 3 条。质硬，难破碎。种皮革质，内表面棕绿色而光亮；子叶 2，黄白色，油润。气微，味淡，嚼之有豆腥味。

**【性味归经】**性温，味甘。归胃、肾经。

**【功效与作用】**温中，下气，止呕。

**【临床应用】**煎汤，6 ～ 9g。用治虚寒呃逆，呕吐。

【配伍药方】

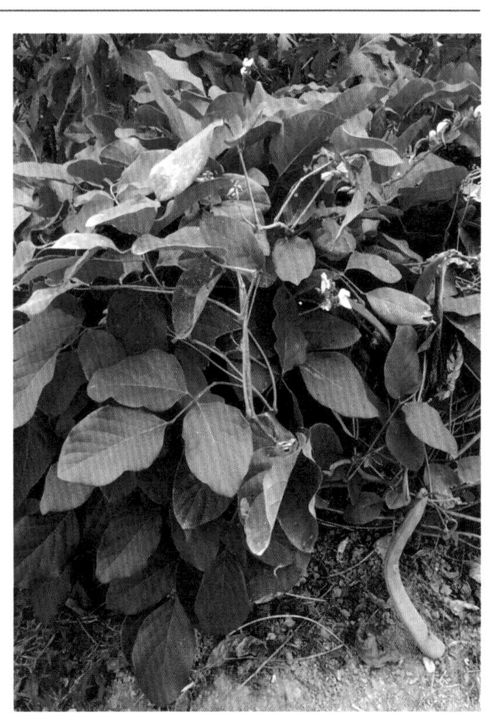

（1）治扭伤腰痛：刀豆 15g，泽兰、苦楝子各 12g。煎服。(《安徽中草药》)

（2）治百日咳：刀豆 10 粒（打碎），甘草 3g。加冰糖适量，水 1 杯半，煎至1杯，去渣，顿服。(《江西中医药》)

（3）治鼻窦炎：老刀豆焙干研末。每次 6g，早、晚各 1 次，黄酒冲服。(《安徽中草药》)

（4）治久痢：刀豆蒸熟，砂糖蘸食。(《本草用法研究》)

（5）治冷呃：刀豆子，炙存性，酒服一钱。(《兰台轨范》)

## 梅　花

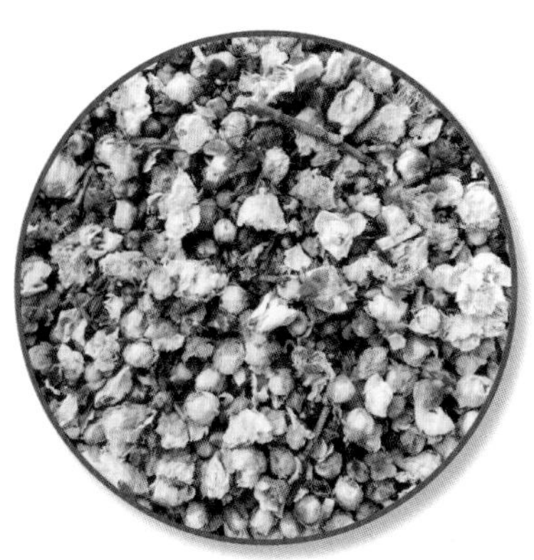

**【别名】**绿萼梅、绿梅花、白梅花、酸梅、黄仔、合汉梅。

**【来源】**本品为蔷薇科植物梅 *Prunus mume*（Sieb.）Sieb. et Zucc. 的干燥花蕾。

**【产地分布】**白梅花主产于江苏、浙江，红梅花主产于四川、湖北。入药以白梅花为主。

**【采收加工】**初春采集含苞待放的花蕾，及时低温干燥。

**【药材性状】**本品呈类球形，直径 3 ～ 6mm，有短梗。苞片数层，鳞片状，棕褐色。花萼 5，灰绿色或棕红色。花瓣 5 或多数，黄白色或淡粉红色。雄蕊多数；雌蕊 1，子房密被细柔毛。质轻。气清香，味微苦、涩。

**【性味归经】**性平，味微酸。归肝、胃、肺经。

**【功效与作用】**疏肝和中，化痰散结。

**【临床应用】**煎汤，3 ～ 5g。用治肝胃气痛，郁闷心烦，梅核气，瘰疬疮毒。

【配伍药方】

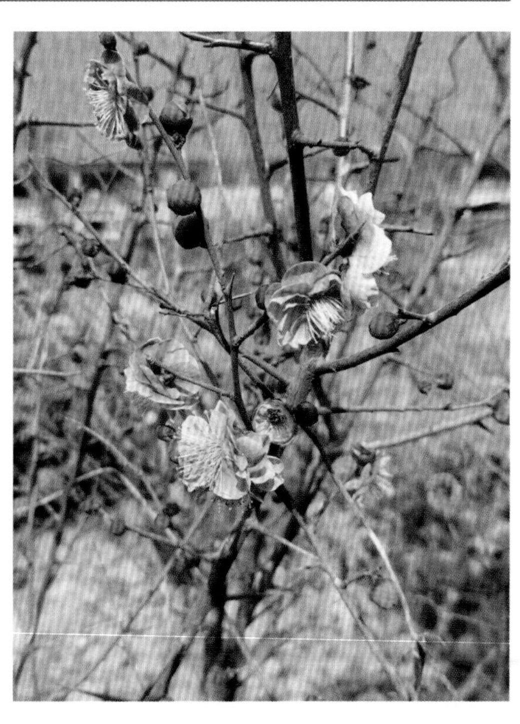

（1）治咽喉异物感、上部食管痉挛：梅花、玫瑰花各 3g。开水冲泡，代茶常饮。（《浙江药用植物志》）

（2）治妊娠呕吐：梅花 6g。开水冲泡，代茶饮。（《浙江药用植物志》）

（3）治瘰疬：鸡蛋开一孔，入绿萼梅花将开者七朵，封口，饭上蒸熟，去梅花食蛋，每日一枚，七日痊愈。（《本草纲目拾遗》）

（4）治痘疹：每年腊月清晨，摘带露绿萼梅一百朵，加上白糖，捣成小饼，令食之。（《不药良方》）

（5）治唇上生疮：白梅瓣贴之，如开裂出血者即止。（《赤水玄珠》）

## 玫瑰花

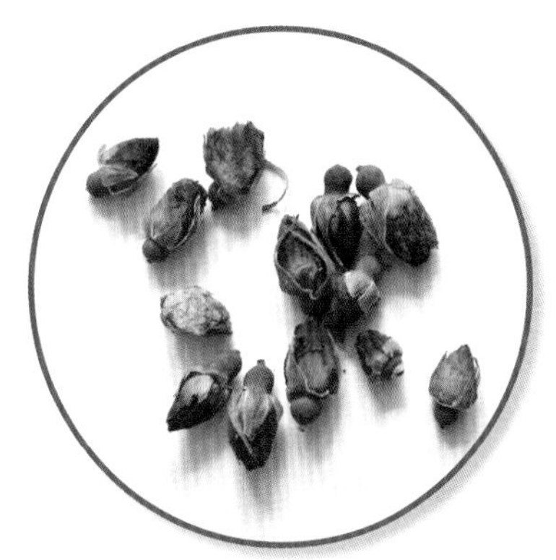

**【别名】**徘徊花、笔头花、刺玫菊、湖花、刺玫花。

**【来源】**本品为蔷薇科植物玫瑰 *Rosa rugosa* Thunb. 的干燥花蕾。

**【产地分布】**主产于江苏、浙江。

**【采收加工】**春末夏初花将开放时分批采摘，及时低温干燥。

**【药材性状】**本品略呈半球形或不规则团状，直径 0.7 ～ 1.5cm。残留花梗上被细柔毛，花托半球形，与花萼基部合生；萼片 5，披针形，黄绿色或棕绿色，被有细柔毛；花瓣多皱缩，展平后宽卵形，呈覆瓦状排列，紫红色，有的黄棕色；雄蕊多数，黄褐色；花柱多数，柱头在花托口集成头状，略突出，短于雄蕊。体轻，质脆。气芳香浓郁，味微苦涩。

**【性味归经】**性温，味甘、微苦。归肝、脾经。

**【功效与作用】**行气解郁，和血止痛。

**【临床应用】**煎汤，3 ～ 6g。用治肝胃气痛，食少呕恶，月经不调，跌仆伤痛。

【配伍药方】

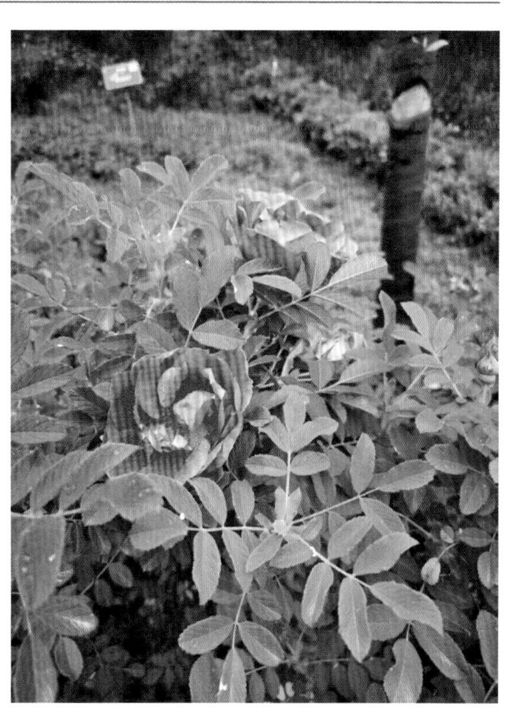

（1）治肝胃气痛：玫瑰花阴干，冲汤代茶服。（《本草纲目拾遗》）

（2）治肝郁吐血，月汛不调：玫瑰花蕊三百朵，初开者，去心蒂；新汲水砂铫内煎取浓汁，滤去渣，再煎，白冰糖一斤收膏，早、晚开水冲服。瓷瓶密收，切勿泄气。如专调经，可用红糖收膏。（《饲鹤亭集方》）

（3）治肺病咳嗽吐血：鲜玫瑰花，捣汁炖冰糖服。（《泉州本草》）

（4）治新久风痹：玫瑰花（去净蕊蒂，阴干）三钱，红花、全当归各一钱。水煎去滓，好酒和服七剂。（《百草镜》）

（5）治肝风头痛：玫瑰花四至五朵，合蚕豆花三至四钱，泡开水代茶频饮。（《泉州本草》）

（6）治噤口痢：玫瑰花，阴干煎服。(《本草纲目拾遗》)

（7）治乳痈初起，郁证宜此：玫瑰花初开者，阴干、燥者三十朵。去心蒂，陈酒煎，食后服。(《百草镜》)

## 甘　松

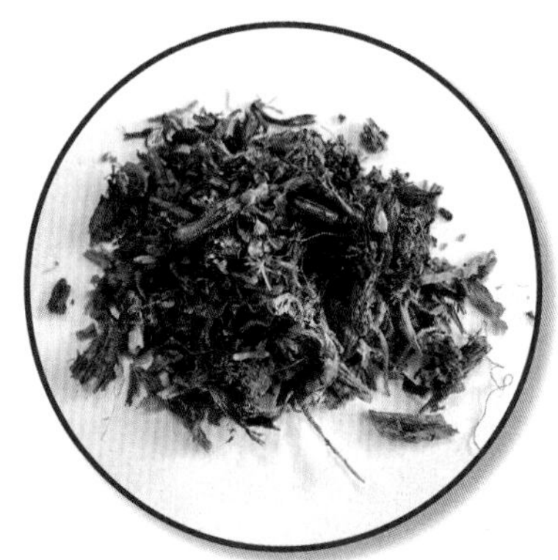

**【别名】**甘松香、香松、甘香松。

**【来源】**本品为败酱科植物甘松 *Nardostachys jatamansi* DC. 的干燥根及根茎。

**【产地分布】**主产于四川。

**【采收加工】**春、秋二季采挖，除去泥沙和杂质，晒干或阴干。

**【药材性状】**本品略呈圆锥形，多弯曲，长 5 ～ 18cm。根茎短小，上端有茎、叶残基，呈狭长的膜质片状或纤维状。外层黑棕色，内层棕色或黄色。根单一或数条交结、分枝或并列，直径 0.3 ～ 1cm。表面棕褐色，皱缩，有细根和须根。质松脆，易折断，断面粗糙，皮部深棕色，常成裂片状，木部黄白色。气特异，味苦而辛，有清凉感。

**【性味归经】**性温，味辛、甘。归脾、胃经。

**【功效与作用】**内服理气止痛，醒脾健胃。外用祛湿消肿。

**【临床应用】**内服：煎汤，3 ～ 6g。外用：适量，泡汤漱口，或煎汤洗脚，或研末敷患处。内服治脘腹胀满，食欲不振，呕吐；外用治牙痛，脚气肿毒。

【配伍药方】

（1）治各种肠胃疼痛：甘松香，木香，厚朴。煎服。(《四川中药志》)

（2）治神经性胃痛：甘松香，香附，沉香。煎服。(《四川中药志》)

（3）治痰眩：半夏曲、天南星各二两，甘松一两，陈橘皮一两半。上为细末，水煮面和为丸，如梧桐子大。每服二十丸，生姜汤下，食后。(《鸡峰普济方》)

（4）治癔病、神经衰弱、肠胃痉挛：甘松六钱，广皮一钱半。水 500mL，浸于沸水内三小时（每半小时内煮沸一次）。分十二次服，日服六次。(《中草药学》)

（5）治肾虚齿痛：甘松、硫黄等分。为细末，百沸汤泡，漱口。(《普济方》)

（6）治湿脚气，收湿拔毒：甘松，荷叶心，藁本。三味煎汤，洗之。(《普济方》)

# 第九章

# 消食药

## 山 楂

【别名】梁梅、鼠查、赤爪实、棠梂子、赤枣子、山里红果、酸枣、柿楂子、酸梅子、酸查。

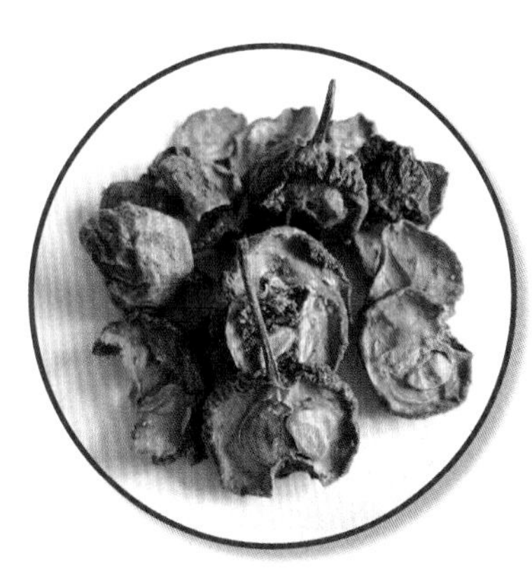

【来源】本品为蔷薇科植物山里红 *Crataegus pinnatifida* Bge. var. *major* N. E. Br. 或山楂 *Crataegus pinnatifida* Bge. 的干燥成熟果实。

【产地分布】主产于山东、河南、河北、辽宁。

【采收加工】秋季果实成熟时采收，切片，干燥。

【药材性状】本品为圆形片，皱缩不平，直径 1 ～ 2.5cm，厚 0.2 ～ 0.4cm。外皮红色，具皱纹，有灰白色小斑点。果肉深黄色至浅棕色。中部横切片具 5 粒浅黄色果核，但核多脱落而中空。有的片上可见短而细的果梗或花萼残迹。气微清香，味酸、微甜。

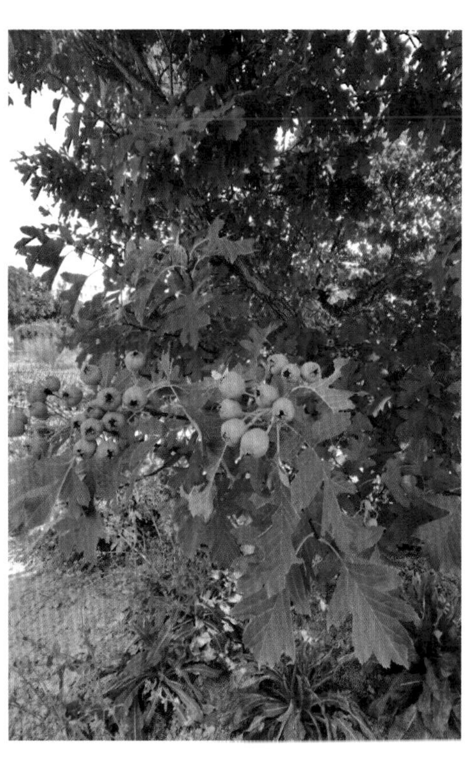

【性味归经】性微温，味酸、甘。归脾、胃、肝经。

【功效与作用】消食健胃，行气散瘀，化浊降脂。

【临床应用】内服：煎汤，9 ～ 12g；或入丸、散。外用：适量，煎水洗或捣敷。用治肉食积滞，胃脘胀满，泻痢腹痛，瘀血经闭，产后瘀阻，心腹刺痛，胸痹心痛，疝气疼痛，高脂血症。焦山楂消食导滞作用增强，用于肉食积滞，泻痢不爽。

【使用禁忌】脾胃虚弱而无积滞、胃酸分泌过多者慎用。

【配伍药方】

（1）治一切食积：山楂四两，白术四两，六神曲二两。上为末，蒸饼丸如梧子大，服七十丸，白汤下。(《丹溪心法》)

（2）治食肉不消：山楂肉四两，水煮食之，并饮其汁。(《简便单方》)

（3）治痰积：山楂三两，石碱三钱，半夏（皂角水浸透，晒干）一两。上为末，粥糊丸，服三十丸，白汤下。(《丹溪心法》)

（4）治痢疾初得：山楂一两，红白蔗糖各五钱，好毛尖茶叶钱半。将山楂煎汤，冲糖与茶叶在盖碗中，浸片时，饮之。(《医学衷中参西录》)

（5）治痢疾赤白相兼：山楂肉不拘多少，炒研为末，每服一二钱，红痢蜜，白痢红白糖拌，红白（痢）相兼，蜜、砂糖各半拌匀，白汤调，空心下。(《医钞类编》)

## 莱菔子

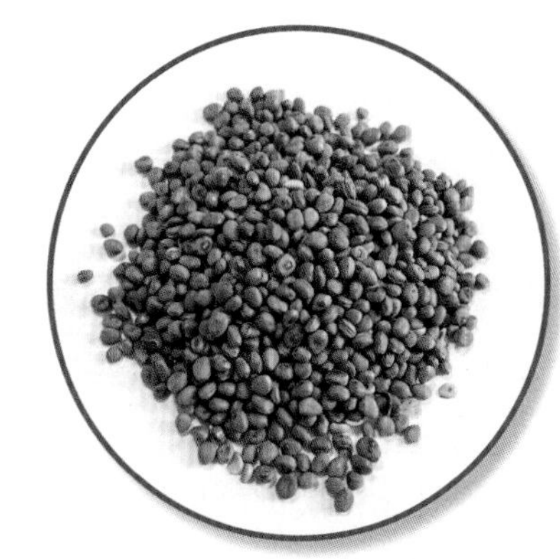

**【别名】**萝卜子、萝白子、菜头子、芦菔子。

**【来源】**本品为十字花科植物萝卜 *Raphanus sativus* L. 的干燥成熟种子。

**【产地分布】**全国各地均产。

**【采收加工】**夏季果实成熟时采割植株，晒干，搓出种子，除去杂质，再晒干。

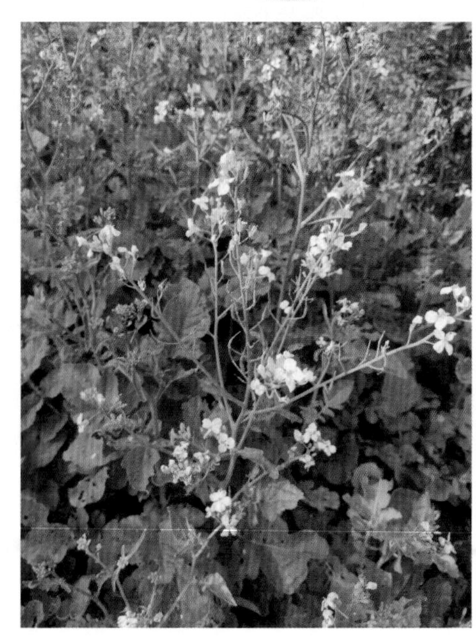

**【药材性状】**本品呈类卵圆形或椭圆形，稍扁，长 2.5 ～ 4mm，宽 2 ～ 3mm。表面黄棕色、红棕色或灰棕色。一端有深棕色圆形种脐，一侧有数条纵沟。种皮薄而脆，子叶 2，黄白色，有油性。气微，味淡、微苦辛。

**【性味归经】**性平，味辛、甘。归肺、脾、胃经。

**【功效与作用】**消食除胀，降气化痰。

**【临床应用】**煎汤，5 ～ 12g。用治饮食停滞，脘腹胀痛，大便秘结，积滞泻痢，痰壅喘咳。

**【使用禁忌】**本品辛散耗气，故气虚及无食积、痰滞者慎用。

【配伍药方】

（1）治积年上气咳嗽，多痰喘促，唾脓血：莱菔子一合，研，煎汤，食上服之。（《食医心鉴》）

（2）治齁喘痰促，遇厚味即发者：萝卜子淘净，蒸熟，晒研，姜汁浸蒸饼丸绿豆大。每服三十丸，以口津咽下，日三服。（《医学集成》）

（3）治高年咳嗽，气逆痰痞：紫苏子、白芥子、萝卜子。上三味各洗净，微炒，击碎，用生绢小袋盛之，煮作汤饮。随甘旨，代茶水啜用，不宜煎熬太过。（《韩氏医通》）

（4）治一切食积：山楂六两，神曲二两，半夏、茯苓各三两，陈皮、连翘、萝卜子各一两。上为末，炊饼丸如梧子大。每服七八十丸，食远，白汤下。（《丹溪心法》）

（5）治气胀气臌：莱菔子，研，以水滤汁，浸缩砂一两，一夜，炒干，又浸又炒，凡七次，为末。每米饮服一钱。（《朱氏集验医方》）

（6）治痢疾有积，后重不通：莱菔子五钱，白芍药三钱，大黄一钱，木香五分。水煎服。（《方脉正宗》）

（7）治风秘气秘：萝卜子（炒）一合，擂水，和皂荚末二钱服。（《寿域神方》）

（8）治风头痛及偏头痛：莱菔子半两，生姜汁半合。上相和研极细，绞取汁，入麝香少许，滴鼻中搐入。偏头痛随左右用之。（《普济方》）

（9）治小儿盘肠气痛：萝卜子炒黄，研末。乳香汤服半钱。（《仁斋直指方》）

（10）治牙疼：萝卜子二七粒，去赤皮，细研。以人乳和，左边牙痛，即于右鼻中点少许，如右边牙疼，即于左鼻中点。（《太平圣惠方》）

（11）治跌打损伤，瘀血胀痛：莱菔子二两，生研烂，热酒调敷。（《方脉正宗》）

## 鸡内金

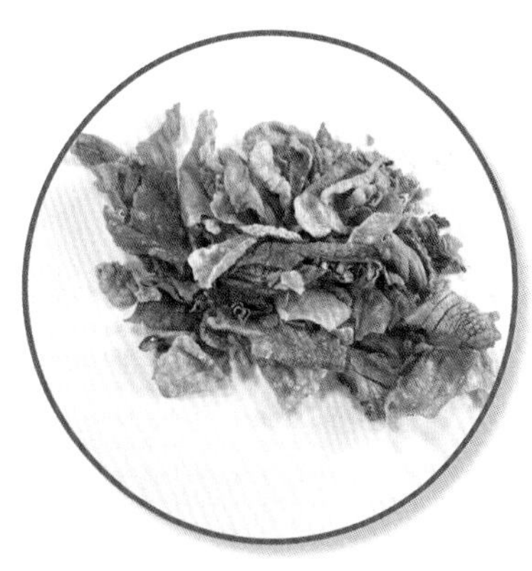

**【别名】**鸡肶胵里黄皮、鸡肶胵、鸡肫内黄皮、鸡肫皮、鸡黄皮、鸡食皮、鸡合子、鸡中金、化石胆、化骨胆。

**【来源】**本品为雉科动物家鸡 *Gallus gallus domesticus* Brisson 的干燥沙囊内壁。

**【产地分布】**全国各地均产。

**【采收加工】**杀鸡后，取出鸡肫，立即剥下内壁，洗净，干燥。

**【药材性状】**本品为不规则卷片，厚约 2mm。表面黄色、黄绿色或黄褐色，薄而半透明，具明显的条状皱纹。质脆，易碎，断面角质样，有光泽。气微腥，味微苦。

**【性味归经】**性平，味甘。归脾、胃、小肠、膀胱经。

**【功效与作用】**健胃消食，涩精止遗，通淋化石。

**【临床应用】**煎汤，3～10g；或研末服，每次1.5～3g。用治食积不消，呕吐泻痢，小儿疳积，遗尿，遗精，石淋涩痛，胆胀胁痛。

**【使用禁忌】**脾虚无积滞者慎用。

【配伍药方】

（1）治食积腹满：鸡内金研末，乳服。(《本草求原》)

（2）治反胃，食即吐出，上气：鸡肶胵烧灰，酒服。(《备急千金要方》)

（3）治脾胃湿寒，饮食减少，长作泄泻，完谷不化：白术四两，干姜二两，鸡内金二两，熟枣肉半斤。上药四味，白术、鸡内金皆用生者，每味各自轧细、焙熟，再将干姜轧细，共和枣肉，同捣如泥，作小饼，木炭火上炙干，空心时，当点心，细嚼咽之。(《医学衷中参西录》益脾饼）

（4）治噤口痢疾：鸡内金焙研，乳汁服之。(《本草纲目》)

（5）治小儿疳病：鸡肫皮廿个（勿落水，瓦焙干，研末），车前子四两（炒，研末）。二物和匀，以米糖溶化，拌入与食。忌油腻、面食、煎炒。(《寿世新编》)

（6）治消肾，小便滑数白浊，令人羸瘦：鸡肶胵一两（微炙），黄芪半两，五味子半两。上药，粗捣，以水三大盏，煎至一盏半，去滓，食前分温三服。(《太平圣惠方》)

（7）治小便淋沥，痛不可忍：鸡肫内黄皮五钱。阴干，烧存性。作一服，白汤下。(《医林集要》)

（8）治遗精：鸡内金六钱，炒焦研末，分六包，早、晚各服一包，以热黄酒半盅冲服。(《吉林中草药》)

## 六神曲

**【别名】**神曲、六曲。

**【来源】**本品为辣蓼、青蒿、杏仁等药加入面粉混合后经发酵而成的曲剂。

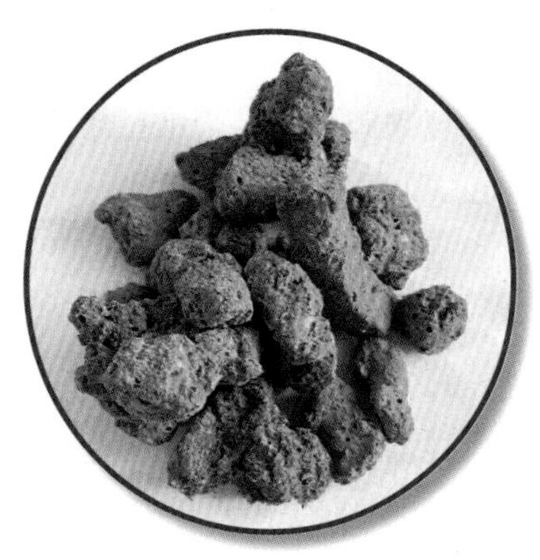

**【产地分布】**全国各地均有生产。

**【采收加工】**先取面粉与杏仁混合，用石碾轧细过罗待用。取赤小豆粉碎成粗末，加水熬煮成粥。取鲜辣蓼、鲜青蒿、鲜苍耳秧，洗净切细段，加水煮烂，连同上药晾冷，共入搅拌机内，搅拌均匀，如水不足可增加适量的温开水，反复搅拌至呈颗粒状。取出，置容器中，使之发酵（约 48 小时），发酵后揉坨，切成 1cm 左右的小块，晒干即得。

**【药材性状】**呈不规则的小块，表面黄白色，略平滑。质较坚硬，断面粗糙，微显白色菌丝。有发酵气，味酸微甘。

**【性味归经】**性温，味辛、甘。归脾、胃经。

**【功效与作用】**消食和胃。

**【临床应用】**煎汤，6 ～ 15g。用治食积停滞，脘腹胀满，食少纳呆，肠鸣腹泻。又因本品略能解表退热，故尤宜食滞兼外感表证者。

【配伍药方】

（1）治食积心痛：陈神曲一块，烧红，淬酒二大碗服之。（《摘玄方》）

（2）治时暑暴泻及饮食所伤，胸膈痞闷：神曲（炒）、苍术（米泔浸，焙干）各等分。为末糊丸，如梧桐子大，每服三十丸，米饮下。（《太平惠民和剂局方》）

（3）治大人小儿泄泻，肚腹疼痛，或大泻不止：神曲二钱（炒），麦芽二钱（炒），杏仁一钱五分（去皮尖）。引用真菜油一二茶匙，先入罐底，后放药在内，入水煨服。（《滇南本草》）

（4）治食噎：神曲（炒）一两，橘皮二两。上为细末，炼蜜和丸，如鸡头大。每服一粒，含化咽津。（《全生指迷方》）

（5）治闪挫腰痛：神曲一块，如拳头大，烧令通赤，好酒二大盏，淬酒即饮令尽，仰卧少顷即安。（《世医得效方》）

（6）妇人产后回乳：神曲炒研，酒服二钱，日二。（《本草纲目》）

## 麦 芽

**【别名】**麦蘖、大麦蘖、大麦芽、大麦毛、矿麦蘖、草大麦。

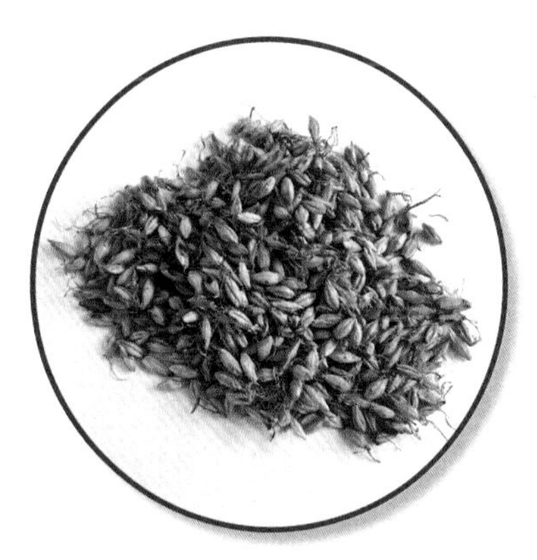

**【来源】**本品为禾本科植物大麦 *Hordeum vulgare* L. 的成熟果实经发芽干燥的炮制加工品。

**【产地分布】**全国大部分地区均产。

**【采收加工】**将麦粒用水浸泡后，保持适宜温、湿度，待幼芽长至约 5mm 时，晒干或低温干燥。

**【药材性状】**本品呈梭形，长 8 ～ 12mm，直径 3 ～ 4mm。表面淡黄色，背面为外稃包围，具 5 脉；腹面为内稃包围。除去内外稃后，腹面有 1 条纵沟；基部胚根处生出幼芽和须根，幼芽长披针状条形，长约 5mm。须根数条，纤细而弯曲。质硬，断面白色，粉性。气微，味微甘。

【性味归经】性平，味甘。归脾、胃经。

【功效与作用】行气消食，健脾开胃，回乳消胀。

【临床应用】煎汤，10～15g；回乳炒用60g。用治食积不消，脘腹胀痛，脾虚食少，乳汁郁积，乳房胀痛，妇女断乳，肝郁胁痛，肝胃气痛。生麦芽健脾和胃，疏肝行气，用治脾虚食少，乳汁郁积。炒麦芽行气消食回乳，用治食积不消，妇女断乳。焦麦芽消食化滞，用治食积不消，脘腹胀痛。

【使用禁忌】哺乳期妇女不宜使用。

【配伍药方】

(1) 快膈进食：麦芽四两，神曲二两，白术、橘皮各一两。为末，蒸饼丸梧子大。每人参汤下三五十丸。(《本草纲目》)

(2) 治产后腹中膨胀，不通转，气急，坐卧不安：麦蘖一合，末，和酒服食，良久通转。(《兵部手集方》)

(3) 治饱食便卧，得谷劳病，令人四肢烦重，默默欲卧，食毕辄甚：大麦蘖一升，椒一两(并熬)，干姜三两。捣末，每服方寸匕，日三四服。(《补缺肘后方》)

(4) 治产后发热，乳汁不通及膨，无子当消者：麦蘖二两，炒，研细末，清汤调下，作四服。(《丹溪心法》)

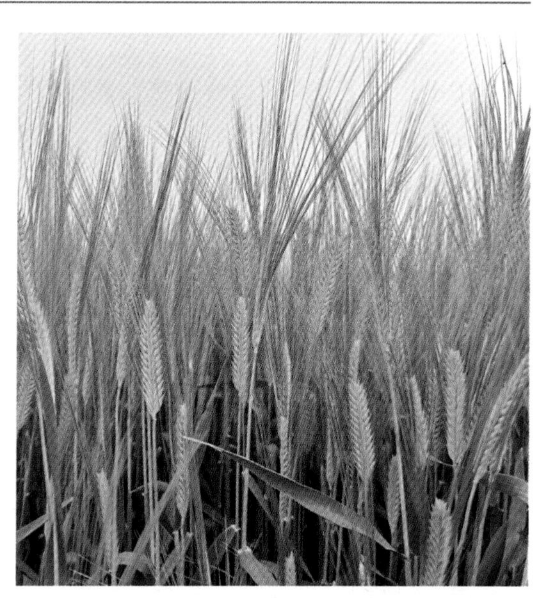

## 稻　芽

【别名】谷芽、谷蘖、蘖米、香谷芽、裸子芽、长须谷芽、稻谷芽、水稻芽。

【来源】本品为禾本科植物稻 *Oryza sativa* L. 的成熟果实经发芽干燥的炮制加工品。

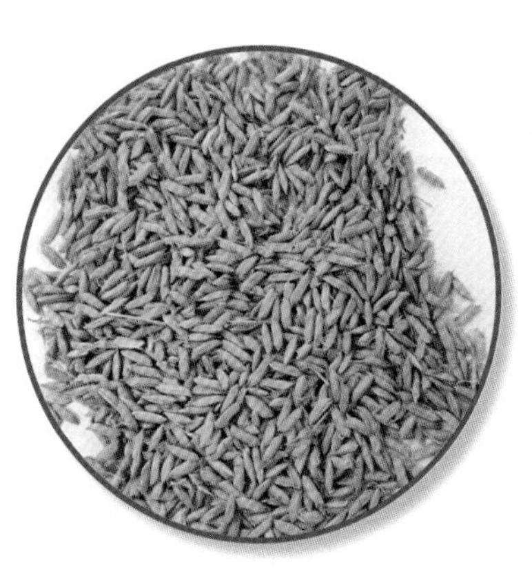

【产地分布】全国大部分地区均产。

【采收加工】将稻谷用水浸泡后，保持适宜的温、湿度，待须根长至约1cm时，干燥。

【药材性状】本品呈扁长椭圆形，两端略尖，长7～9mm，直径约3mm。外稃黄色，有白色细茸毛，具5

脉。一端有 2 枚对称的白色条形浆片，长 2 ～ 3mm，于一个浆片内侧伸出弯曲的须根 1 ～ 3 条，长 0.5 ～ 1.2cm。质硬，断面白色，粉性。气微，味淡。

**【性味归经】**性温，味甘。归脾、胃经。

**【功效与作用】**消食和中，健脾开胃。

**【临床应用】**煎汤，9 ～ 15g。用治食积不消，腹胀口臭，脾胃虚弱，不饥食少。炒稻芽偏于消食，用治不饥食少。焦稻芽善化积滞，用治积滞不消。

【配伍药方】

（1）启脾进食：谷芽四两，为末，入姜汁、盐少许，和作饼，焙干。入炙甘草、砂仁、白术（麸炒）各一两。为末，白汤点服之，或丸服。(《澹寮集验方》)

（2）治小儿消化不良、面黄肌瘦：谷芽 9g，甘草 3g，砂仁 3g，白术 6g。水煎服。(《青岛中草药手册》)

（3）治饮食停滞、胸闷胀痛：谷芽 12g，山楂 6g，陈皮 9g，红曲 6g。水煎服。(《青岛中草药手册》)

（4）治小儿腹泻：炒谷芽 9g，木香 6g，诃子肉 5g，葛根 5g，通草 2g。上药水煎，日分 2 次服。对症加味：夹热加白芍、黄芩；体虚加沙参、白术；溢奶或吐清水加丁香、柿蒂。(《中国社区医师》)

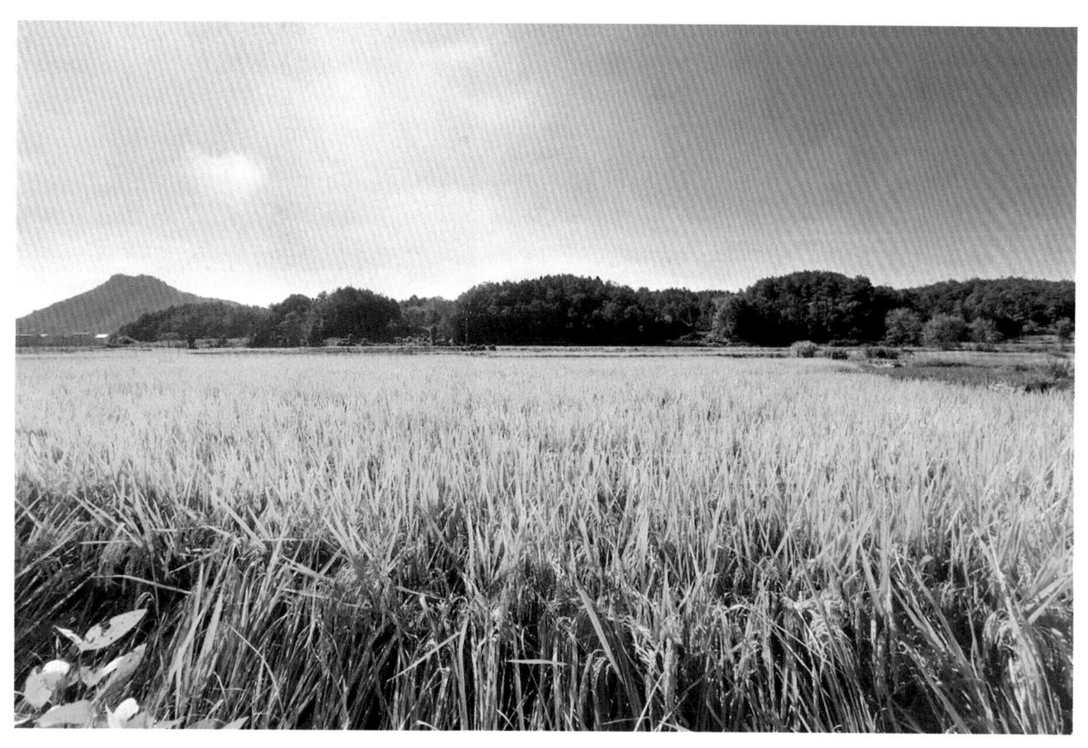

# 第十章　驱虫药

## 使君子

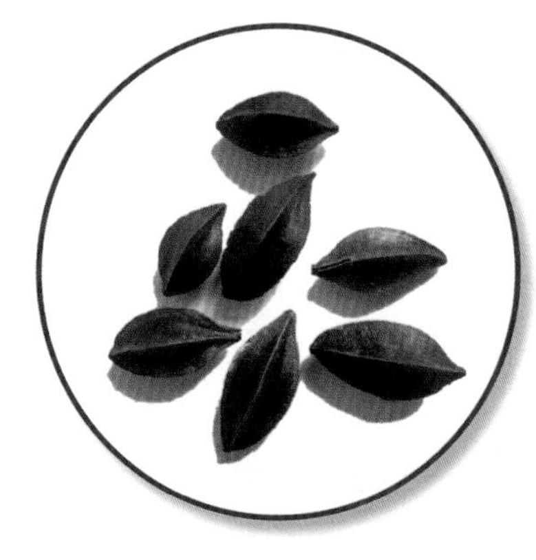

【别名】留求子、史君子、五棱子、索子果、冬均子、病柑子、君子仁、冬君子、病疳子。

【来源】本品为使君子科植物使君子 *Quisqualis indica* L. 的干燥成熟果实。

【产地分布】主产于四川。

【采收加工】秋季果皮变紫黑色时采收，除去杂质，干燥。

【药材性状】本品呈椭圆形或卵圆形，具 5 条纵棱，偶有 4 ～ 9 棱，长 2.5 ～ 4cm，直径约 2cm。表面黑褐色至紫黑色，平滑，微具光泽。顶端狭尖，基部钝圆，有明显圆形的果梗痕。质坚硬，横切面多呈五角星形，棱角处壳较厚，中间呈类圆形空腔。种子长椭圆形或纺锤形，长约 2cm，直径约 1cm；表面棕褐色或黑褐色，有多数纵皱纹；种皮薄，易剥离；子叶 2，黄白色，有油性，断面有裂隙。气微香，味微甜。

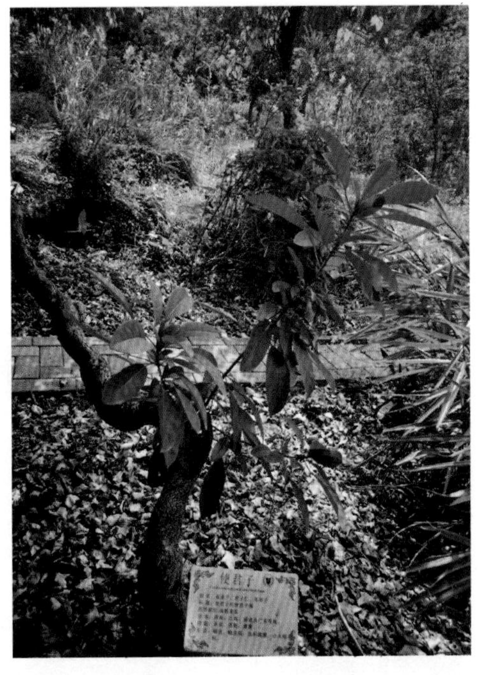


【性味归经】性温，味甘。归脾、胃经。

【功效与作用】杀虫消积。

【临床应用】使君子 9 ～ 12g，捣碎入煎剂；使君子仁 6 ～ 9g，多入丸、散或单用，作 1 ～ 2 次分服。小儿每岁 1 ～ 1.5 粒，炒香嚼服，1 日总量不超过 20 粒。用治蛔虫病，蛲虫病，虫积腹痛，小儿疳积。

【使用禁忌】大量服用可致呃逆、眩晕、呕吐、腹泻等反应。若与热茶同服，亦能引起呃逆、腹泻，故服用时忌饮浓茶。

【配伍药方】

（1）治小儿蛔虫咬痛，口吐清沫：使君子（去壳）为极细末，用米饮调，五更早空心服。(《补要袖珍小儿方论》)

（2）治小儿疳蛔：使君子十个（瓦上炒，为末），甘草（胆汁浸一夕）、白芜荑各一分，苦楝子五个（炮，去核）。上末之，每服一钱，水煎服。(《幼科准绳》)

（3）治小儿五疳，脾胃不和，心腹膨胀，时复疠痛，不进饮食，渐致羸瘦：厚朴（去皮，姜汁炙）、陈皮（去白）、川芎各一分，使君子仁（浸，去黑皮）一两。上为细末，炼蜜丸如皂子大。三岁以上一粒，三岁以下半粒，陈米饮化下。(《太平惠民和剂局方》)

（4）治小儿痞块腹大，肌瘦面黄，渐成疳疾：使君子仁三钱，木鳖子仁五钱。为末，水丸龙眼大。每以一丸，用鸡子一个破顶，入药在内，饭上蒸热，空心食。(《简便单方》)

（5）治黄病爱吃生米、茶叶、桴炭、泥土、瓦屑之类：使君子肉二两（切碎，微炒），槟榔二两，南星三两（俱用姜汁拌炒）。共为末，红曲打糊为丸，如梧桐子大。每服百余丸，乌梅、花椒汤送下。(《万病回春》)

（6）治虫牙疼痛：使君子煎汤，频漱。(《濒湖集简方》)

（7）治头瘙面疮：使君子仁，以香油少许，浸三五个，临卧时细嚼，香油送下，久而自愈。(《普济方》)

## 苦楝皮

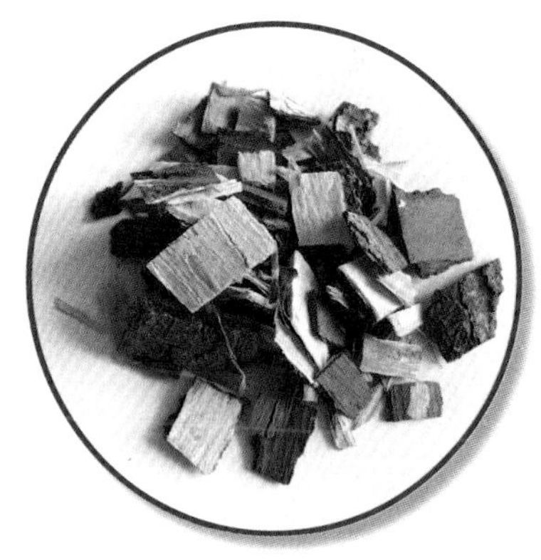

**【别名】**川楝皮、楝木皮、楝皮、楝根皮、苦楝根皮。

**【来源】**本品为楝科植物川楝 *Melia toosendan* Sieb. et Zucc. 或楝 *Melia azedarach* L. 的干燥树皮和根皮。

**【产地分布】**主产于四川、湖北、安徽、江苏、河南。

**【采收加工】**春、秋二季剥取，晒干，或除去粗皮，晒干。

**【药材性状】**本品呈不规则板片状、槽状或半卷筒状，长宽不一，厚 2 ～ 6mm。外表面灰棕色或灰褐色，粗糙，有交织的纵皱纹和点状灰棕色皮孔，除去粗皮者淡黄色；内表面类白色或淡黄色。质韧，不易折断，断面纤维性，呈层片状，易剥离。气微，味苦。

**【性味归经】**性寒，味甘；有毒。归肝、脾、胃经。

**【功效与作用】**杀虫，疗癣。

**【临床应用】**内服：煎汤，3 ～ 6g。外用：适量，研末，用猪脂调敷患处。内服治蛔虫和蛲虫病，虫积腹痛；外用治疥癣瘙痒。

**【使用禁忌】**本品有毒，不宜过量或持续久服；孕妇慎用；肝肾功能不正常者禁用。

【配伍药方】

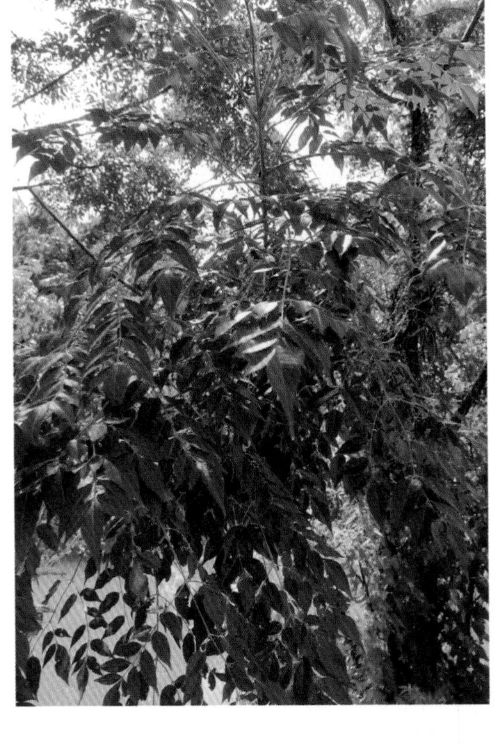

（1）治小儿蛔虫：樟木，削上苍皮，以水煎取汁饮之，量大小多少。此为有小毒。（《备急千金要方》）樟根白皮，去粗，二斤，切。水一斗，煮取三升，砂锅（熬）成膏，五更初温酒服一匙，以虫下为度。（《简便单方》）

（2）治小儿虫痛不可忍者：苦楝根白皮二两，白芜荑半两。为末，每服一钱，水一小盏，煎取半盏，放冷，待发时服，量大小加减，无时。（《小儿卫生总微论方》）

（3）杀蛲虫：楝根皮二钱，苦参二钱，蛇床子一钱，皂角五分。共为末，以蜜炼成丸，如枣大，纳入肛门或阴道内。（《药物图考》）

（4）治钩虫病：苦楝皮（去粗皮）十斤，加水五十斤，熬成十斤；另用石榴皮八两，加水五斤，熬成二斤。两种药水混合搅匀，成人每次服一两。（《湖南药物志》）

（5）治瘾疹：楝皮浓煎浴。（《斗门方》）

（6）治疥疮风虫：楝根皮、皂角（去皮子）等分。为末，猪脂调涂。（《奇效良方》）

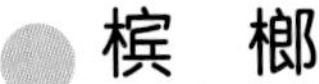

## 槟　榔

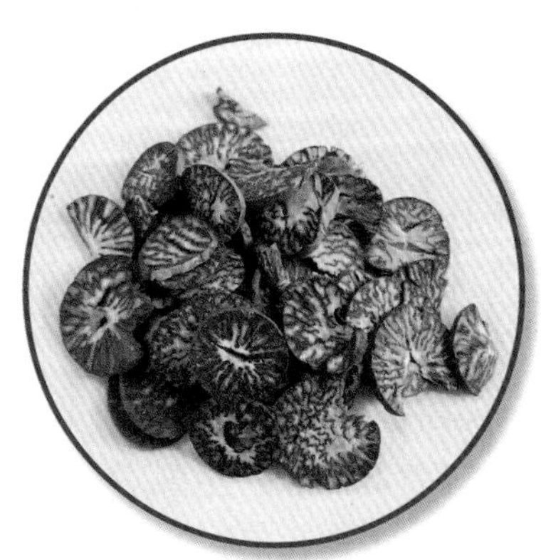

**【别名】**仁频、白槟榔、橄榄子、槟榔仁、洗瘴丹、大腹子、大腹槟榔、槟榔子、槟榔玉、榔玉。

**【来源】**本品为棕榈科植物槟榔 *Areca catechu* L. 的干燥成熟种子。

**【产地分布】**我国主产于广东、云南。国外以菲律宾、印度及印度尼西亚产量最多。

**【采收加工】**春末至秋初采收成熟果实，用水煮后，干燥，除去果皮，取出种子，干燥。

**【药材性状】**本品呈扁球形或圆锥形，高 1.5 ～ 3.5cm，底部直径 1.5 ～ 3cm。表面淡

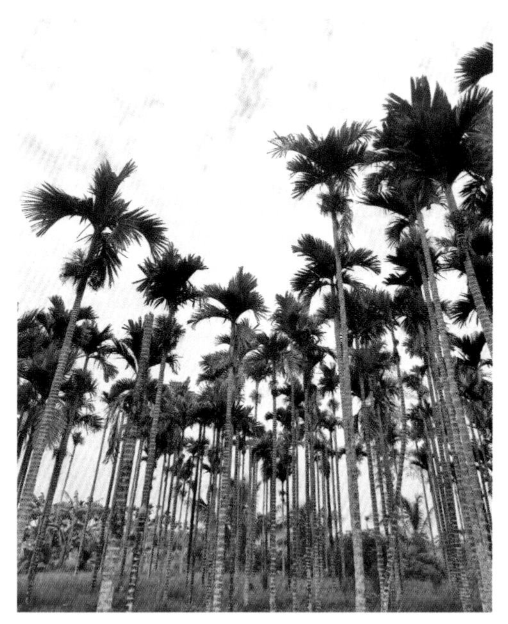

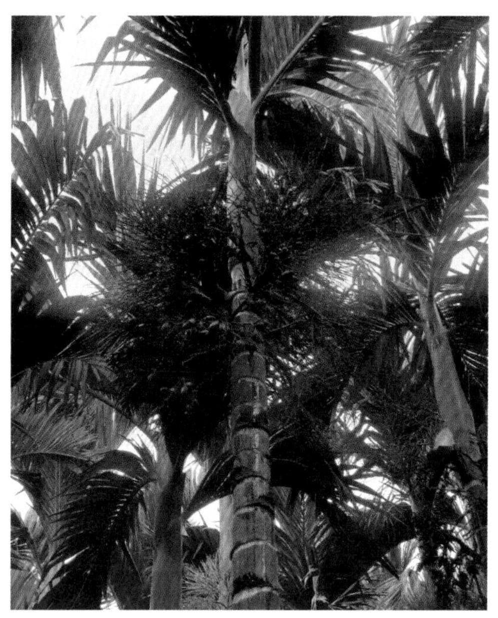

黄棕色或淡红棕色，具稍凹下的网状沟纹，底部中心有圆形凹陷的珠孔，其旁有1明显瘢痕状种脐。质坚硬，不易破碎，断面可见棕色种皮与白色胚乳相间的大理石样花纹。气微，味涩、微苦。

**【性味归经】**性温，味苦、辛。归胃、大肠经。

**【功效与作用】**杀虫，消积，行气，利水，截疟。

**【临床应用】**煎汤，3～10g；驱绦虫、姜片虫30～60g。用治绦虫病，蛔虫病，姜片虫病，虫积腹痛，积滞泻痢，里急后重，水肿脚气，疟疾。

**【使用禁忌】**脾虚便溏、气虚下陷者忌用；孕妇慎用。

【配伍药方】

（1）治寸白虫：槟榔二七枚。治下筛。引水二升半，先煮其皮，取一升半，去滓纳末，频服暖卧，虫出。出不尽，更合服，取瘥止。宿勿食，服之。(《备急千金要方》)

（2）治诸虫在脏腑久不瘥者：槟榔半两（炮）为末。每服二钱，以葱蜜煎汤调服一钱。(《太平圣惠方》)

（3）治食积满闷成痰涎呕吐者：槟榔、半夏、砂仁、萝卜子、麦芽、干姜、白术各二钱。水煎服。(《方脉正宗》)

（4）治脾胃两虚，水谷不能以时消化，腹中为胀满痛者：槟榔二两，白术三两，麦芽二两，砂仁一两。俱炒燥为末，每早服三钱，白汤调服。(《方脉正宗》)

（5）治心脾疼：高良姜、槟榔等分（各炒）。上为细末，米饮调下。(《是斋百一选方》)

# 雷 丸

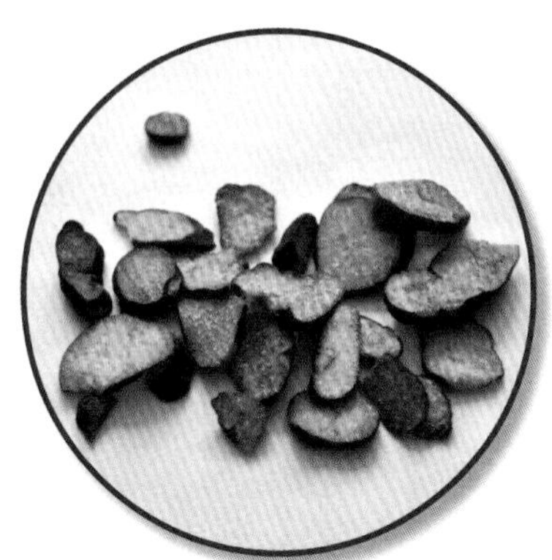

【别名】雷实、雷矢、竹苓。

【来源】本品为白蘑菇科真菌雷丸 *Ophalia lapidescens* Schroet. 的干燥菌核。

【产地分布】主产于四川、云南、贵州。

【采收加工】秋季采挖，洗净，晒干，粉碎。

【药材性状】本品为类球形或不规则团块，直径 1 ～ 3cm。表面黑褐色或棕褐色，有略隆起的不规则网状细纹。质坚实，不易破裂，断面不平坦，白色或浅灰黄色，常有黄白色大理石样纹理。气微，味微苦，嚼之有颗粒感，微带黏性，久嚼无渣。

【性味归经】性寒，味微苦。归胃、大肠经。

【功效与作用】杀虫消积。

【临床应用】15 ～ 21g，不宜入煎剂，一般研粉服，一次 5 ～ 7g，饭后用温开水调服，一日 3 次，连服 3 天。用治绦虫、钩虫、蛔虫病，虫积腹痛，小儿疳积。

【使用禁忌】因本品主要成分为一种蛋白水解酶（雷丸素），加热 60℃左右即易于破坏而失效，故不宜入煎剂，宜入丸、散服。

【配伍药方】

（1）下寸白虫：雷丸一味，水浸软去皮，切焙干为末。每有疾者，五更初先食炙肉少许，便以一钱匕药，稀粥调半钱服之。（《经验前方》）

（2）治三虫：雷丸（炮）一两，芎藭一两。上二味，捣罗为细散，每服一钱匕，空腹煎粟米饮调下，日午、近晚各一服。（《圣济总录》）

（3）消疳杀虫：雷丸、使君子（炮，去壳）、鹤虱、榧子肉、槟榔各等分。上药为细末，每服一钱，温米饮调下，乳食前。（《杨氏家藏方》）

（4）治小儿风痫，掣疭戴眼，极者日数十发：雷丸、莽草各如鸡子黄大，猪脂一斤。上先煎猪脂去滓，下药，微火上煎七沸，去滓，逐痛处摩之。小儿不知痛处，先摩腹背，乃摩余处五十遍，勿近阴及目，一岁以帛包膏摩微炙身。及治大人贼风。（《普济方》）

（5）治小儿寒热，惊啼不安：雷丸三分，牡蛎三分，黄芩三分，细辛三分，蛇床子一两。上药以水一斗，煎取七升，去滓，分为两度，看冷暖，用，先令浴儿头，勿令水入耳目，次浴背膊，后浴腰以下，浴讫避风，以粉扑之。（《太平圣惠方》）

（6）治少小有热不汗：雷丸四两，粉半斤。捣和下筛，以粉儿身。（《备急千金要方》）

（7）治风疹、瘾疹皮肤瘙痒疼痛：雷丸，人参、苦参、牛膝（润、浸，切，焙）、白附子（炮）、防风（去叉）、白花蛇（润、浸，去皮、骨，炙）、甘草（炙，锉）各二两，丹参一两半。上九味，捣罗为散，每服二钱匕，食前温酒调下。(《圣济总录》)

（8）治牡痔生鼠乳疮：雷丸、鹤虱（炒）、白矾灰各一两，皂荚针灰、舶上硫黄（研）各半两。上五味，捣研为散，醋煮面糊丸，如梧桐子大，以雄黄末为衣。每服二十丸，空心食前麝香温酒下。(《圣济总录》)

## 南瓜子

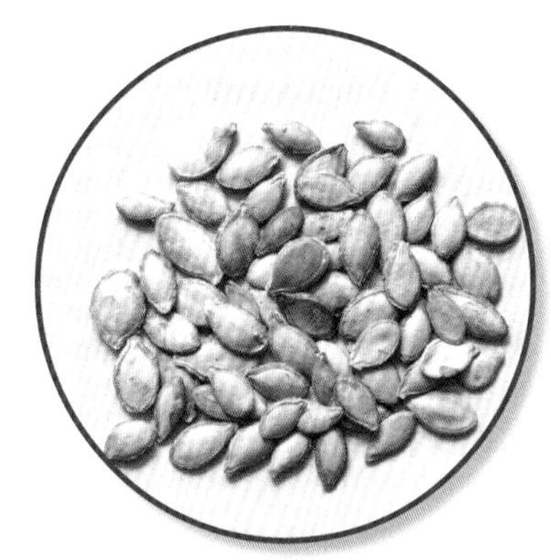

【别名】南瓜仁、白瓜子、金瓜米、北瓜子、窝瓜子、倭瓜子、麦瓜子、番南瓜子、番瓜子、老面瓜子。

【来源】本品为葫芦科植物南瓜 *Cucurbita moschata*（Duch.）poiret 的种子。

【产地分布】主产于浙江、江西、河北、山东。

【采收加工】夏、秋果实成熟时采收，取子，晒干。

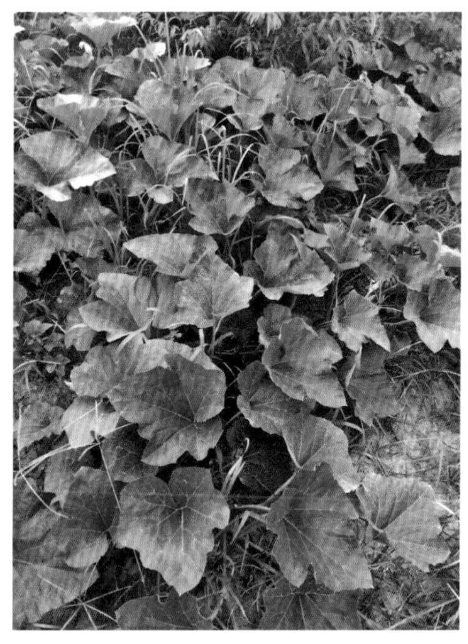

【药材性状】本品呈扁椭圆形，一端略尖，外表黄白色，边缘稍有棱，长 1.2 ～ 2cm，宽 0.7 ～ 1.2cm，表面带有毛茸，边缘较多。种皮较厚，种脐位于尖的一端；除去种皮，可见绿色菲薄的胚乳，内有 2 枚黄色肥厚的子叶。子叶内含脂肪油，胚根小。气香，味微甘。以干燥、粒饱满、外壳黄白色者为佳。

【性味归经】性平，味甘。归胃、大肠经。

【功效与作用】杀虫。

【临床应用】研粉，60 ～ 120g，冷开水调服。用治绦虫病，血吸虫病。

【配伍药方】

（1）驱除绦虫：新鲜南瓜子仁一至二两，研烂，加水制成乳剂，加冰糖或蜂蜜空腹顿服；或以种子压油取服十五至三十滴。(《中药的药理与应用》) 南瓜子、石榴根皮各一两，日服三次，连服二日。(《四川中药志》)

（2）治蛔虫：南瓜子（去壳留仁）一至二两。研碎，加开水、蜜或糖成为糊状，空心服。(《闽东本草》)

（3）治血吸虫病：南瓜子，炒黄，碾细末。每日服二两，分二次，加白糖开水冲服。

以十五日为一疗程。(《验方选集》)

（4）治百日咳：南瓜种子，瓦上炙焦，研细粉。赤砂糖汤调服少许，一日数回。(《江西中医药》)

（5）治小儿咽喉痛：南瓜子（不用水洗，晒干），用冰糖煎汤。每天服二三钱。(《国医导报》)

（6）治营养不良、面色萎黄：南瓜子、花生仁、胡桃仁同服。(《四川中药志》)

（7）治内痔：南瓜子二斤，煎水熏之。每日二次，连熏数天。(《岭南草药志》)

## 鹤草芽

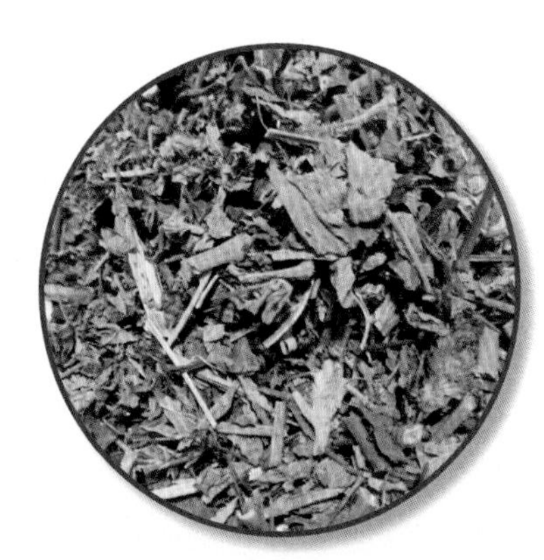

**【别名】**狼牙、狼齿、狼牙子、仙鹤草根芽。

**【来源】**本品为蔷薇科植物龙芽草（即仙鹤草）*Agrimonia pilosa* Ledeb. 的地下冬芽。

**【产地分布】**全国各地均产。

**【采收加工】**地上部分枯萎后采集（9 ～ 11 月）直至翌年春植株萌发前（3 ～ 4 月），挖出根部，取下冬芽，去掉地下根部，但可留冬芽上的须根，洗净晒干或于 55℃以下烘干。

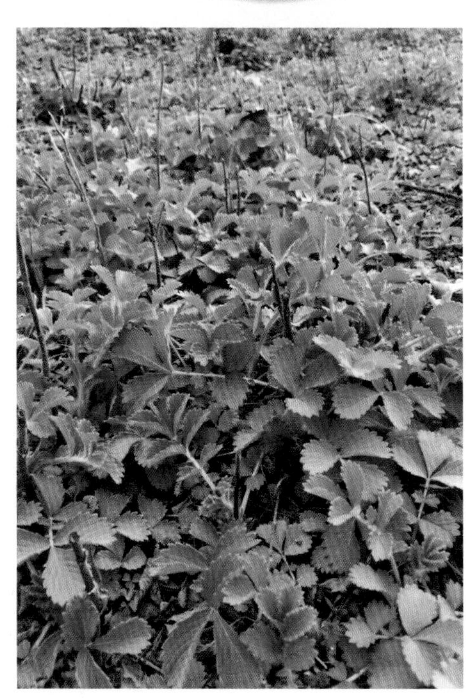

**【药材性状】**本品略呈圆锥形，常弯曲，长 2 ～ 4cm，直径 0.5 ～ 1cm。芽由数片黄棕色披针形的膜质芽鳞包被，芽鳞上有数条叶脉；剥去芽鳞，可见黄色或黄绿色的幼芽，密被白毛；质脆，易碎。短小根茎呈圆柱形，长 1 ～ 2cm；表面棕褐色，有紧密的环状节，着生棕色细小的鳞叶及须根；质硬，断面平坦，黄白色。气微，味先微甜而后涩苦。

**【性味归经】**性凉，味苦、涩。归肝、小肠、大肠经。

**【功效与作用】**杀虫。

**【临床应用】**研粉吞服，每日 30 ～ 45g，小儿 0.7 ～ 0.8g/kg，每日 1 次。早起空腹服。用治绦虫病。

**【使用禁忌】**不宜入煎剂，因有效成分（鹤草酚）几乎不溶于水。

【配伍药方】

（1）治寸白虫：狼牙五两，捣末，蜜丸如麻子大。宿不食，明旦以浆水下一合，服尽。(《外台秘要》引《范汪方》)

（2）治妇人阴中生疮，糜烂痒痛，或痛引腰腹：狼牙三两，水煎去滓，以脱脂棉蘸之，浸洗阴中，早、晚各一次。(《金匮要略方义》)

（3）治妇人阴疮，蚀如中烂：狼牙五两。以水四升，煮至一升，去滓，水醋一合，更煎一二沸，稍热，以棉蘸汤沥于疮上，及以热绵罨之，日三五度即愈。(《太平圣惠方》)

（4）鹤草芽浸膏制剂“杀绦灵”：成人 1.5g，晨空腹顿服，同时服酚酞 0.2g 导泻，儿童 40mg/kg，治疗猪肉绦虫病 10459 例，结果排出带头节者 5826 例，驱虫率为 55.71%。(《河北医药》)

（5）治小儿头部疖肿：鲜鹤草芽 250g，糯米适量煮粥，去渣，加糖顿服，每日 1 剂，连服 3 ～ 5 剂，治小儿头部疖肿。(《四川中医志》)

（6）治疗艾滋病口腔白色念珠菌感染：鹤草芽粉 10g，加水 150mL，文火煎煮 5 分钟，含漱，每日 3 次，7 日为一疗程，治疗艾滋病口腔白色念珠菌感染 12 例，总有效率为 83.3%。(《中国中医药信息杂志》)

## 榧 子

**【别名】**香榧、榧树、玉榧、野杉、柀子。

**【来源】**本品为红豆杉科植物榧 *Torreya grandis* Fort. 的干燥成熟种子。

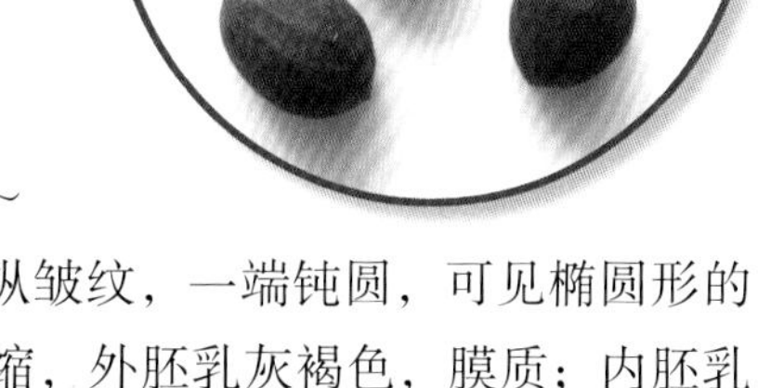

**【产地分布】**主产于浙江、福建。

**【采收加工】**秋季种子成熟时采收，除去肉质假种皮，洗净，晒干，去壳取仁。

**【性味归经】**性平，味甘。归肺、胃、大肠经。

**【药材性状】**本品呈卵圆形或长卵圆形，长 2 ～ 3.5cm，直径 1.3 ～ 2cm。表面灰黄色或淡黄棕色，有纵皱纹，一端钝圆，可见椭圆形的种脐，另端稍尖。种皮质硬，厚约 1mm。种仁表面皱缩，外胚乳灰褐色，膜质；内胚乳黄白色，肥大，富油性。气微，味微甜而涩。

**【功效与作用】**杀虫消积，润肺止咳，润燥通便。

**【临床应用】**煎汤，9 ～ 15g。用治钩虫病，蛔虫病，绦虫病，虫积腹痛，小儿疳积，肺燥咳嗽，大便秘结。

**【使用禁忌】**大便溏薄者不宜用。

【配伍药方】

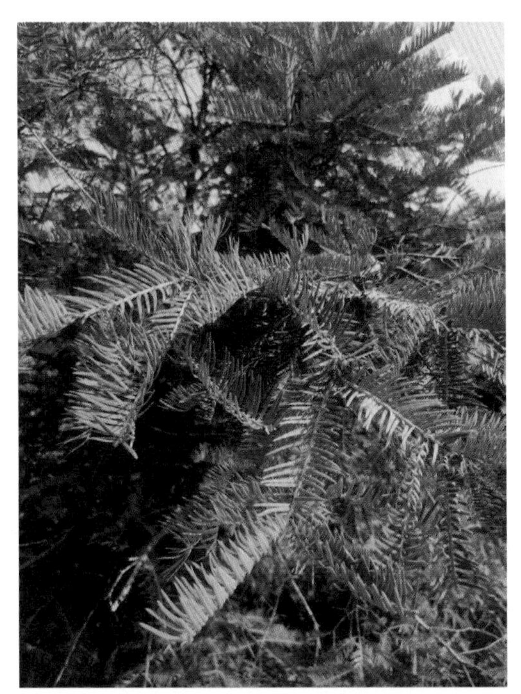

（1）治寸白虫：榧子日食七颗，满七日。(《食疗本草》)

（2）治白虫：榧子一百枚。去皮，火燃啖之，能食尽佳，不能者，但啖五十枚亦得，经宿虫消自下。(《救急方》)

（3）治十二指肠虫、蛔虫、蛲虫等：榧子（切碎）一两，使君子仁（切细）一两，大蒜瓣（切细）一两。水煎去滓，一日三回，食前空腹时服。(《现代实用中药》)

（4）治猝吐血出：先食蒸饼两三个，以榧子为末，白汤服三钱，日三服。(《圣济总录》)

# 第十一章 止血药

## 第一节　凉血止血药

### 小　蓟

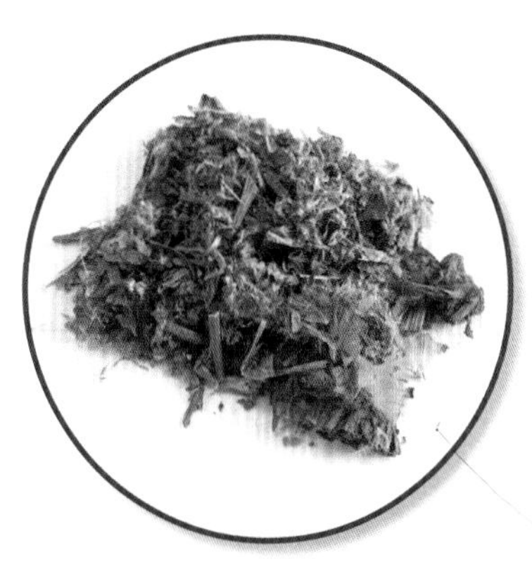

【别名】刺儿菜、刺菜、曲曲菜、青青菜、荠荠菜、刺角菜、白鸡角刺、小鸡角刺、小牛扎口、野红花。

【来源】本品为菊科植物刺儿菜 *Cirsium setosum*（Willd.）MB. 的干燥地上部分。

【产地分布】全国大部分地区均产。

【采收加工】夏、秋二季花开时采割，除去杂质，晒干。

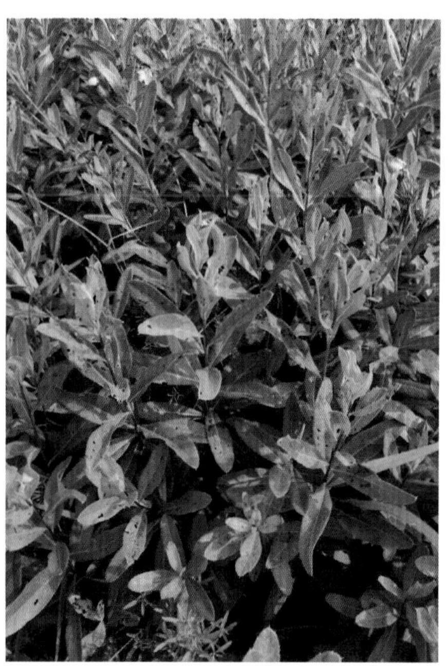

【药材性状】本品茎呈圆柱形，有的上部分枝，长 5 ～ 30cm，直径 0.2 ～ 0.5cm；表面灰绿色或带紫色，具纵棱及白色柔毛；质脆，易折断，断面中空。叶互生，无柄或有短柄；叶片皱缩或破碎，完整者展平后呈长椭圆形或长圆状披针形，长 3 ～ 12cm，宽 0.5 ～ 3cm；全缘或微齿裂至羽状深裂，齿尖具针刺；上表面绿褐色，下表面灰绿色，两面均具白色柔毛。头状花序单个或数个顶生；总苞钟状，苞片 5 ～ 8 层，黄绿色；花紫红色。气微，味微苦。

【性味归经】性凉，味甘、苦。归心、肝经。

【功效与作用】凉血止血，散瘀解毒消痈。属止血药下属分类的凉血止血药。

【临床应用】煎汤，5 ～ 12g。用治衄血，吐血，尿血，血淋，便血，崩漏，外伤出血，痈肿疮毒。

【配伍药方】

（1）治心热吐血口干：生藕汁，生牛蒡汁、生地黄汁、小蓟根汁各二合，白蜜一匙。上药相和，搅令匀，不计时候，细细呷之。（《太平圣惠方》）

（2）治舌上出血，兼治大衄：刺蓟一握，研，绞取汁，以酒半盏调服。如无生汁，只捣干者为末，冷水调下三钱匕。（《圣济总录》清心散）

（3）治呕血咯血：大蓟、小蓟、荷叶、扁柏叶（侧柏叶）、白茅根、茜草、山栀（栀子）、大黄、牡丹皮、棕榈皮各等分。烧灰存性，研极细末，用纸包，碗盖于地上一夕，出火毒，用时先将白藕汁或萝卜汁磨京墨半碗调服五钱，食后下。（《十药神书》十灰散）

（4）治下焦结热，尿血成淋：生地黄、小蓟根、通草、滑石、山栀仁（栀子）、蒲黄（炒）、淡竹叶、当归、藕节、甘草各等分。上㕮咀，每服半两，水煎，空心服。（《济生方》小蓟饮子）

（5）治崩中下血：小蓟茎、叶（洗，切）研汁一盏，入生地黄汁一盏，白术半两，煎减半，温服。（《备急千金要方》）

（6）治妊娠胎堕后出血不止：小蓟根叶（锉碎）、益母草（去根，切碎）各五两。以水三大碗，煮二味烂熟去滓至一大碗，将药于铜器中煎至一盏，分作二服，日内服尽。（《圣济总录》小蓟饮）

（7）治妇人阴痒：小蓟煎汤，日洗三次。（《广济方》）

（8）治九窍出血：用小蓟一握，捣汁，水半盏和顿服。如无青者，以干蓟末，冷水调三钱匕服。（《卫生易简方》）

（9）治猝吐血及泻鲜血：小蓟叶，捣汁，温服。（《梅师集验方》）

## 大　蓟

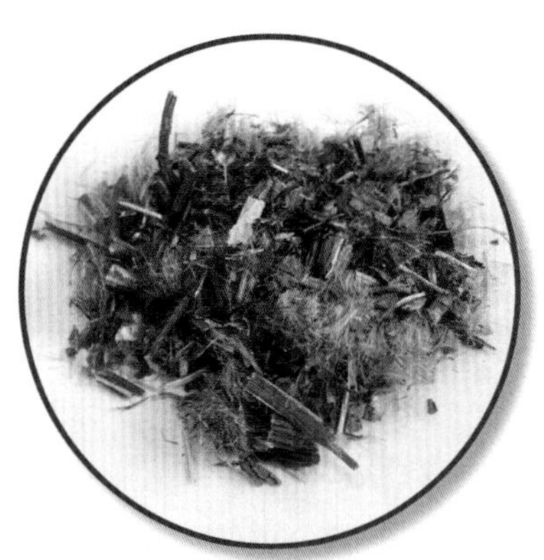

**【别名】**大刺儿菜、大刺盖、老虎脷、山萝卜、刺萝卜、牛喳口、鸡母刺、大恶鸡婆、山老鼠簕。

**【来源】**本品为菊科植物蓟 *Cirsium japonicum* Fisch. ex DC. 的干燥地上部分。

**【产地分布】**全国大部分地区均产。

**【采收加工】**夏、秋二季花开时采割地上部分，除去杂质，晒干。

**【药材性状】**本品茎呈圆柱形，基部直径可达 1.2cm；表面绿褐色或棕褐色，有数条纵棱，被丝状毛；断面灰白色，髓部疏松或中空。叶皱缩，多破碎，完整叶片展平后呈倒披针形或倒卵状椭圆形，羽状深裂，边缘具不等长的针刺；

上表面灰绿色或黄棕色，下表面色较浅，两面均具灰白色丝状毛。头状花序顶生，球形或椭圆形，总苞黄褐色，羽状冠毛灰白色。气微，味淡。

**【性味归经】**性凉，味甘、苦。归心、肝经。

**【功效与作用】**凉血止血，散瘀解毒消痈。属止血药下属分类的凉血止血药。

**【临床应用】**煎汤，9～15g。用治衄血，吐血，尿血，便血，崩漏，外伤出血，痈肿疮毒。

【配伍药方】

（1）治心热吐血，口干：刺蓟叶及根，捣，绞取汁，每服一小盏，频服。(《太平圣惠方》)

（2）治吐血衄血，崩中下血：大蓟一握。捣，绞取汁，服半升。(《本草汇言》)

（3）治肺热咯血：大蓟鲜根一两。洗净后杵碎，酌加冰糖半两，和水煎成半碗，温服，日服两次。(《福建民间草药》)

（4）治热结血淋：大蓟鲜根一至三两。洗净捣碎，酌冲开水炖一小时，饭前服，日服三次。(《福建民间草药》)

（5）治妇人红崩下血，白带不止：大蓟五钱，土艾叶三钱，白鸡冠花子二钱，木耳二钱，炒黄柏五钱（如白带，不用黄柏）。引水酒煨服。(《滇南本草》)

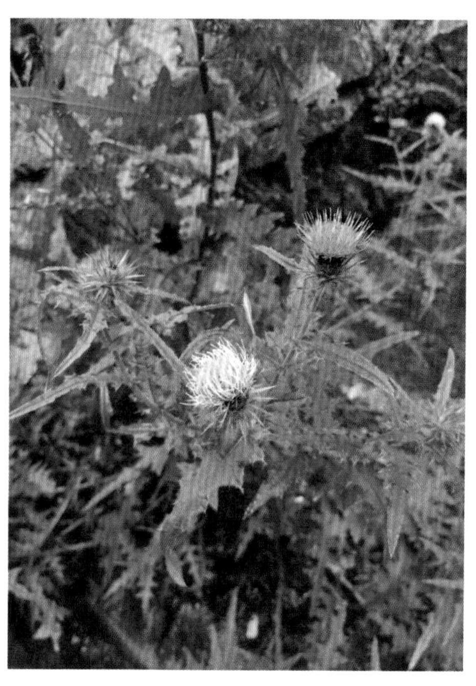

（6）治肠痈、内疽诸证：大蓟根叶、地榆、牛膝、金银花。俱生捣汁，和热酒服。如无生鲜者，以干叶煎饮亦可。(《本草汇言》)

（7）治肺痈：鲜大蓟四两。煎汤，早、晚饭后服。(《闽东本草》)

（8）治疔疖疮疡，灼热赤肿：大蓟鲜根和冬蜜捣匀贴患处，日换两次。(《福建民间草药》)

（9）治跌仆损伤，瘀血作痛：大蓟汁，和热酒饮。(《本草汇言》)

## 地　榆

**【别名】**黄瓜香、玉札、山枣子。

**【来源】**本品为蔷薇科植物地榆 *Sanguisorba officinalis* L. 或长叶地榆 *Sanuisorba officinalis* L. *var. longifolia*（Bert.）Yü et Li 的干燥根。

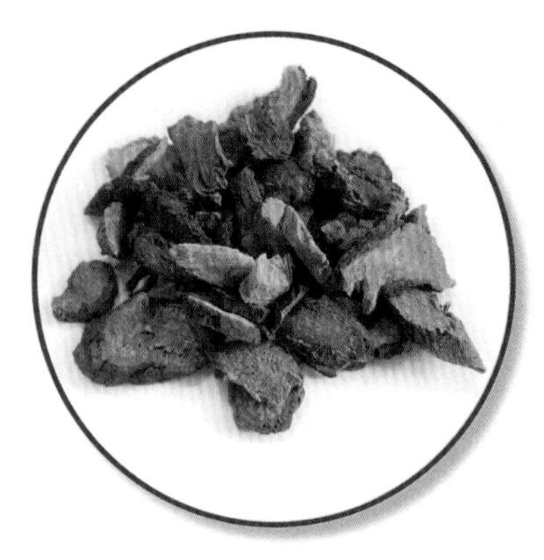

【产地分布】前者产于黑龙江、吉林、辽宁、内蒙古、山西。后者习称“绵地榆”，主产于安徽、江苏、浙江、江西。

【采收加工】春季将发芽时或秋季植株枯萎后采挖，除去须根，洗净，干燥，或趁鲜切片，干燥。

【药材性状】

（1）地榆：本品呈不规则纺锤形或圆柱形，稍弯曲，长 5 ～ 25cm，直径 0.5 ～ 2cm。表面灰褐色至暗棕色，粗糙，有纵纹。质硬，断面较平坦，粉红色或淡黄色，木部略呈放射状排列。气微，味微苦涩。

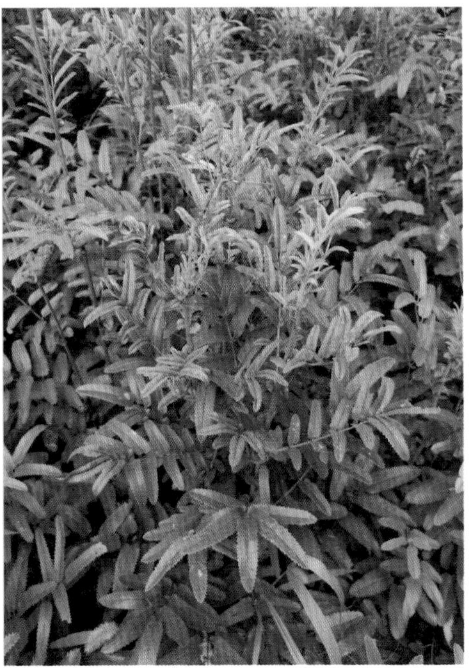

（2）绵地榆：本品呈长圆柱形，稍弯曲，着生于短粗的根茎上；表面红棕色或棕紫色，有细纵纹。质坚韧，断面黄棕色或红棕色，皮部有多数黄白色或黄棕色绵状纤维。气微，味微苦涩。

【性味归经】性微寒，味苦、酸、涩。归肝、大肠经。

【功效与作用】凉血止血，解毒敛疮。属止血药下属分类的凉血止血药。

【临床应用】内服：煎汤，9 ～ 15g。外用：适量，研末涂敷患处。用治便血，痔血，血痢，崩漏，水火烫伤，痈肿疮毒。

【使用禁忌】凡虚寒性出血或有瘀者慎用。对于大面积烧烫伤病人，不宜使用地榆制剂外涂。

【配伍药方】

（1）治结阴下血，腹痛不已：地榆四两，炙甘草三两。每末五钱，水二盏，入砂仁末一钱，煎盏半，分二服。(《沈氏尊生书》地榆甘草汤）

（2）治痢下脓血：地榆二两，甘草（炙、锉）半两。上二味，粗捣筛。每服五钱匕，以水一盏，煎取七分，去渣，温服，日二夜一。(《圣济总录》地榆汤）

（3）治妇人崩中，漏下不止：地榆（锉）、熟地黄、鹿角胶（捶碎，炒令黄燥）、漏芦各一两，川芎、当归（锉，炒）各三分，伏龙肝一两半，干姜（炮）、桂心、甘草（锉，炙赤）各半两。上锉碎，每服三钱，水一中盏，入竹茹一分，煎至七分，去滓，食前温

服。(《奇效良方》地榆散)

(4)治无名肿毒,疖肿,痈肿,深部脓肿:地榆500g,田基黄200g,研末,田七粉5～15g,调入700g凡士林中成膏,外敷患处。(《中草药新医疗法处方集》)

(5)治胃溃疡:地榆清泄郁热,凉血止血,单味煎汤,送服地榆2份,延胡索、乌贼骨各1份三味药粉。(《朱良春用药经验集》地榆汤)

## 槐 花

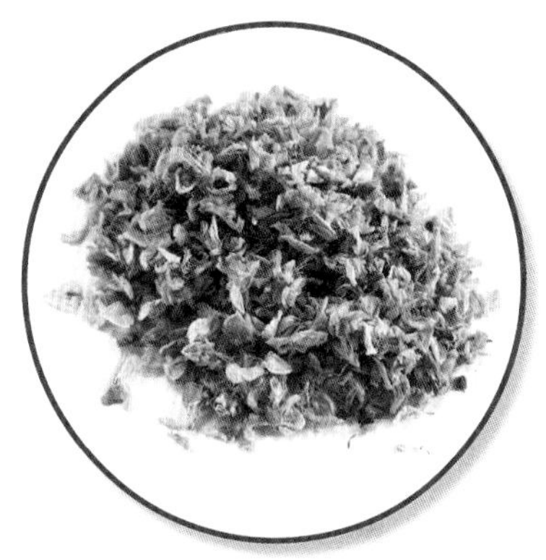

**【别名】**金药树、护房树、豆槐、槐米。

**【来源】**本品为豆科植物槐 *Sophora japonica* L. 的干燥花及花蕾。

**【产地分布】**全国大部分地区均产。

**【采收加工】**夏季花开放或花蕾形成时采收,及时干燥,除去枝、梗及杂质。前者习称"槐花",后者习称"槐米"。

**【药材性状】**

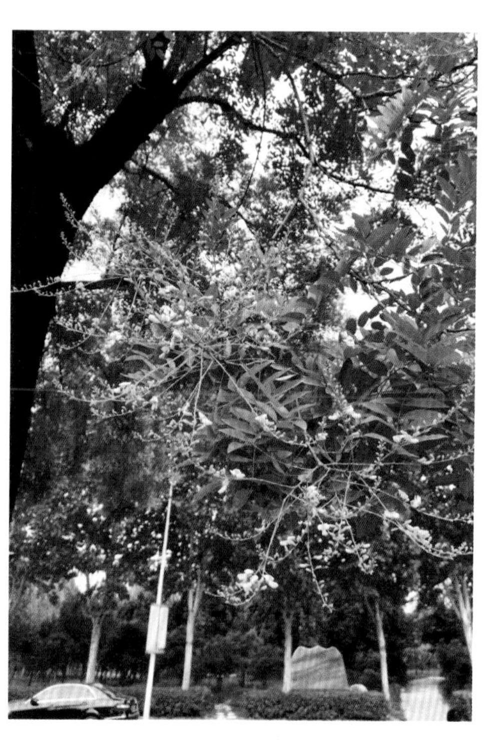

(1)槐花:皱缩而卷曲,花瓣多散落。完整者花萼钟状,黄绿色,先端5浅裂;花瓣5,黄色或黄白色,1片较大,近圆形,先端微凹,其余4片长圆形。雄蕊10,其中9个基部连合,花丝细长。雌蕊圆柱形,弯曲。体轻。气微,味微苦。

(2)槐米:呈卵形或椭圆形,长2～6mm,直径约2mm。花萼下部有数条纵纹。萼的上方为黄白色未开放的花瓣。花梗细小。体轻,手捻即碎。气微,味微苦涩。

**【性味归经】**性微寒,味苦。归肝、大肠经。

**【功效与作用】**凉血止血,清肝泻火。属止血药下属分类的凉血止血药。

**【临床应用】**煎汤,5～10g。用治便血,痔血,血痢,崩漏,吐血,衄血,肝热目赤,头痛眩晕。

**【使用禁忌】**脾胃虚寒及阴虚发热而无实火者慎用。

【配伍药方】

（1）治大肠下血：槐花、荆芥穗等分。为末，酒服一钱匕。（《杨氏经验方》）

（2）治脏毒，酒病，便血：槐花（半两炒，半两生），山栀子一两（去皮，炒）。上为末，每服二钱，新汲水调下，食前服。（《经验良方》槐花散）

（3）治暴热下血：生猪脏一条，洗净，控干，以炒槐花末填满扎定，米醋炒，锅内煮烂，擂，丸弹子大，日干。每服一丸，空心，当归煎酒化下。（《永类钤方》）

（4）治诸痔出血：槐花二两，地榆、苍术各一两五钱，甘草一两。俱微炒，研为细末，每早、晚各食前服二钱。气痔（因劳损中气而出血者），人参汤调服；酒痔（因酒积毒过多而出血者），陈皮、干葛汤调服；虫痔（因痒而内有虫动出血者），乌梅汤调服；脉痔（因劳动有伤，痔窍血出远射如线者），阿胶汤调服。（《杜氏家抄方》）

（5）治小便尿血：槐花（炒）、郁金（煨）各一两。为末，每服二钱，淡豉汤下。（《箧中秘宝方》）

（6）治血淋：槐花烧过，去火毒，杵为末。每服一钱，水酒送下。（《滇南本草》）

（7）治血崩：陈槐花一两，百草霜半两。为末，每服三四钱，温酒调下。若昏愦不省人事，则烧红秤锤淬酒下。（《良朋汇集》槐花散）

（8）治白带不止：槐花（炒）、牡蛎（煅）等分。为末，每酒服三钱，取效。（《摘元方》）

（9）治衄血不止：槐花、乌贼鱼骨等分。半生半炒，为末，吹鼻。（《世医得效方》）

（10）治吐血不止：槐花不拘多少。火烧存性，研细，入麝香少许。每服三钱匕，温糯米饮调下。（《圣济总录》槐香散）

## 侧柏叶

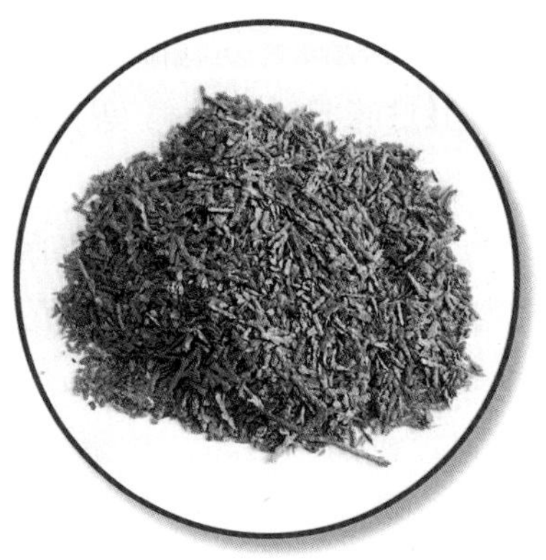

**【别名】**香柏、扁柏、柏树、柏子树。

**【来源】**本品为柏科植物侧柏 *Platycladus orientalis*（L.）Franco 的干燥枝梢和叶。

**【产地分布】**全国大部分地区均产。

**【采收加工】**多在夏、秋二季采收，阴干。

**【药材性状】**本品多分枝，小枝扁平。叶细小鳞片状，交互对生，贴伏于枝上，深绿色或黄绿色。质脆，易折断。气清香，味苦涩、微辛。

**【性味归经】**性寒，味苦、涩。归肺、肝、脾经。

**【功效与作用】**凉血止血，化痰止咳，生发乌发。属止血药下属分类的凉血止血药。

**【临床应用】**内服：煎汤，6～12g。外用：适量。用治吐血，衄血，咯血，便血，崩漏下血，肺热咳嗽，血热脱发，须发早白。

【配伍药方】

（1）治吐血不止：柏叶、干姜各三两，艾三把。上三味，以水五升，取马通汁一升，合煮，取一升，分温再服。（《金匮要略》柏叶汤）

（2）治忧恚呕血，烦满少气，胸中疼痛：柏叶捣罗为散，不计时候，以粥饮调下二钱。（《太平圣惠方》）

（3）治鼻衄出血数升，不知人事：石榴花、柏叶等分。为末，吹鼻中。（《普济方》）

（4）治小便尿血：柏叶，黄连（焙研）。酒服三钱。（《济急仙方》）

（5）治蛊痢，大腹下黑血，茶脚色，或脓血如靛色：柏叶（焙干为末），黄连。二味同煎为汁服之。（《本草图经》）

（6）治小儿洞痢：柏叶煮汁，代茶饮之。（《杨氏经验方》）

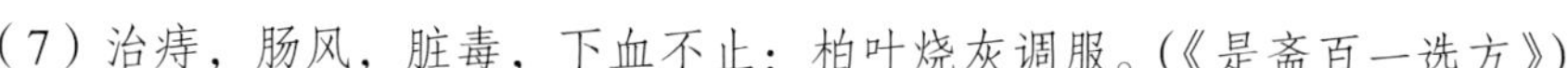

（7）治痔，肠风，脏毒，下血不止：柏叶烧灰调服。（《是斋百一选方》）

（8）治肠风，脏毒，酒痢，下血不止：嫩柏叶（九蒸九晒）二两，陈槐花一两（炒半黑色）。上为末，炼蜜丸，梧桐子大。每服四五十丸，空心温酒下。（《普济方》侧柏散）

（9）治妇人月水久不断：芍药、柏叶（炙）各一两。上二味，粗捣筛。每服三钱匕，水、酒各半盏，煎至七分，去滓温服。（《圣济总录》芍药汤）

## 白茅根

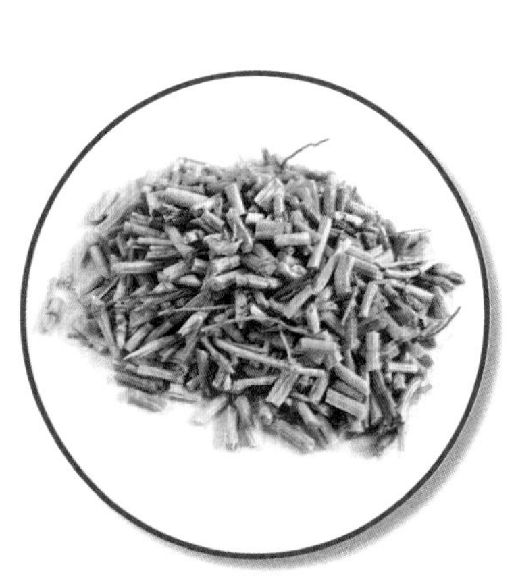

**【别名】**丝茅草、茅草、白茅草、茅草根。

**【来源】**本品为禾本科植物白茅 *Imperata cylindrica* Beauv. var. *major*（Nees）C. E. Hubb. 的干燥根茎。

**【产地分布】**全国大部分地区均产。

**【采收加工】**春、秋二季采挖，洗净，晒干，除去须根和膜质叶鞘，捆成小把。

**【药材性状】**本品呈长圆柱形，长 30～60cm，直径

0.2 ～ 0.4cm。表面黄白色或淡黄色，微有光泽，具纵皱纹，节明显，稍突起，节间长短不等，通常长 1.5 ～ 3cm。体轻，质略脆，断面皮部白色，多有裂隙，放射状排列，中柱淡黄色，易与皮部剥离。气微，味微甜。

**【性味归经】**性寒，味甘。归肺、胃、膀胱经。

**【功效与作用】**凉血止血，清热利尿。属止血药下属分类的凉血止血药。

**【临床应用】**煎汤，9 ～ 30g，鲜品加倍。用治血热吐血，衄血，尿血，热病烦渴，湿热黄疸，水肿尿少，热淋涩痛。

【配伍药方】

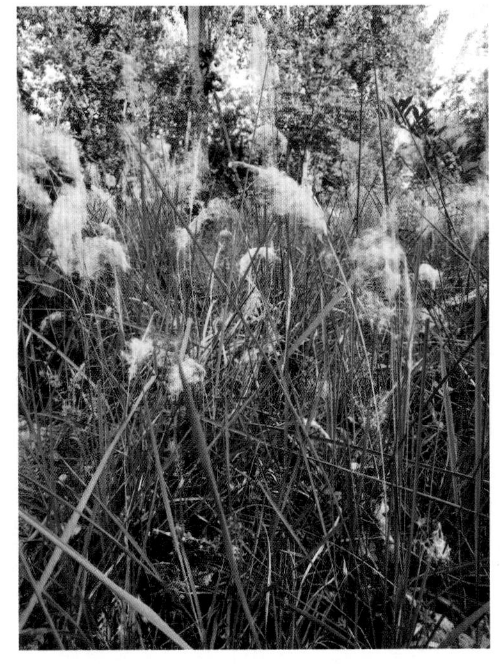

（1）治吐血不止：白茅根一握。水煎服之。(《千金翼方》)

（2）治血热鼻衄：白茅根汁一台。饮之。(《妇人大全良方》)

（3）治鼻衄不止：茅根为末，米泔水服二钱。(《太平圣惠方》)

（4）治喘：茅根一握（生用旋采），桑白皮等分。水二盏，煎至一盏，去滓温服，食后。(《太平圣惠方》如神汤）

（5）治温病有热，饮水暴冷哕者：茅根、葛根（各切）半升。以水四升，煮取二升，稍温饮之，碗止则停。(《小品方》茅根汤）

（6）治胃反，食即吐出，上气：芦根、茅根各二两。细切，以水四升，煮取二升，顿服之，得下，良。(《备急千金要方》)

（7）治小便热淋：白茅根四升。水一斗五升，煮取五升，适冷暖饮之，日三服。(《肘后备急方》)

## 苎麻根

**【别名】**家苎麻、野麻、白麻、园麻、青麻。

**【来源】**本品为荨麻科植物苎麻 *Boehmeria nivea*（L.）Gaud. 的干燥根和根茎。

**【产地分布】**我国中部、南部、西南均有产，主产于江苏、山东、山西。

**【采收加工】**冬、春季挖采，洗净，晒干，切段。

**【药材性状】**根茎呈不规则圆柱形，稍弯曲，长 4 ～ 30cm，直径 0.4 ～ 5cm，表面灰

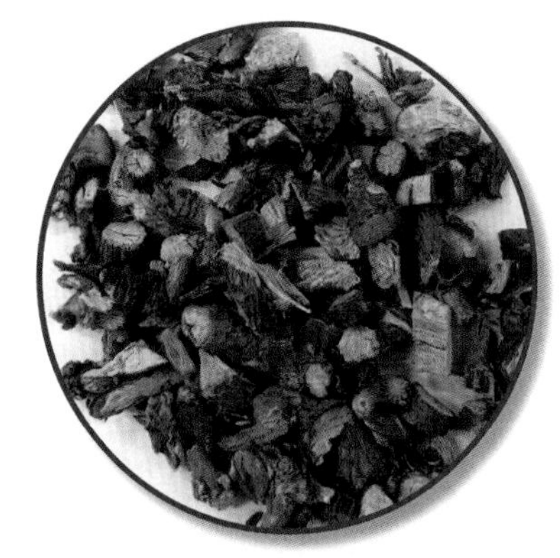

棕色，有纵纹及多数皮孔，并有多数疣状突起及残留须根，质坚硬，不易折断，折断面纤维性。皮部棕色，木部淡棕色，有的中间有数个同心环纹，中央有髓或中空，根略呈纺锤形，长约10cm，直径1～1.3cm，表面灰棕色，有纵皱纹及横长支孔，断面粉性。气微，味淡，有黏性。

**【性味归经】**性寒，味甘。归心、肝经。

**【功效与作用】**凉血止血，安胎，清热解毒。属止血药下属分类的凉血止血药。

**【临床应用】**内服：煎汤，10～30g。外用：适量，煎汤外洗，或鲜品捣敷。用治血热妄行所致的咯血、吐血、衄血、血淋、便血、崩漏、紫癜，胎动不安，胎漏下血，痈疮肿毒，虫蛇咬伤。

【配伍药方】

苎　麻
Boehmeria nivea(L.)Gaud.
科　名：荨麻科
中药名：苎麻根
入药部位：根和根茎
功能主治：凉血止血，清热安胎，利尿，解毒。用于血热妄行所致的咯血，吐血，衄血，血淋，便血，崩漏，紫癜，胎动不安，胎漏下血，小便淋沥，痈疮肿毒，虫蛇咬伤。

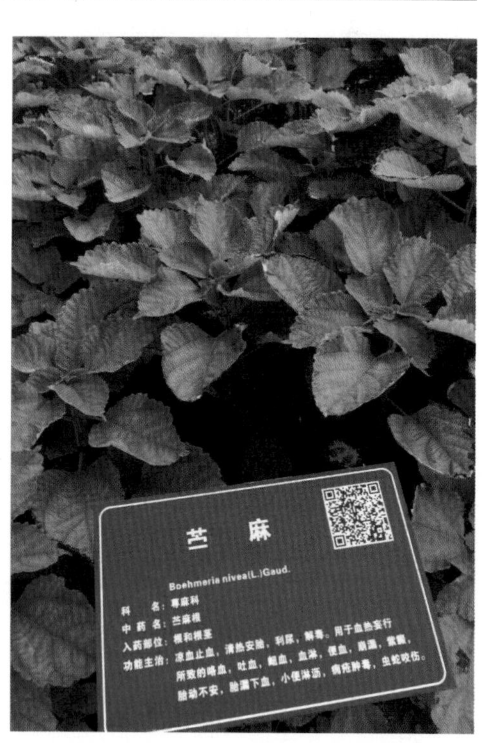

（1）治五淋：苎麻根两茎，打碎，以水一碗半，煎取半碗，频服。(《斗门方》)

（2）治血淋，脐腹及阴茎涩痛：麻根十枚，捣碎，以水二大盏，煎取一大盏，去滓，分为二服，如人行十里再服。(《太平圣惠方》)

（3）治小便不通：一苎麻根，洗，研，摊绢上，贴小腹连阴际。(《摘元方》)二麻根半两，蛤粉半两。上药，捣细罗为散，每于空心，以新汲水调下二钱。(《太平圣惠方》)

（4）治血不止：苎麻根、人参、白垩、蛤粉各一分。上四味，捣罗为散，每服一钱匕，糯米饮调下，不拘时候。(《圣济总录》苎根散)

（5）治肠风：苎麻根四钱。煎服。(《浙江民间草药》)

（6）治习惯性流产：苎麻干根一两，莲子五钱，怀山药五钱。水煎服。(《福建中草药》)

# 第二节 化瘀止血药

## 三 七

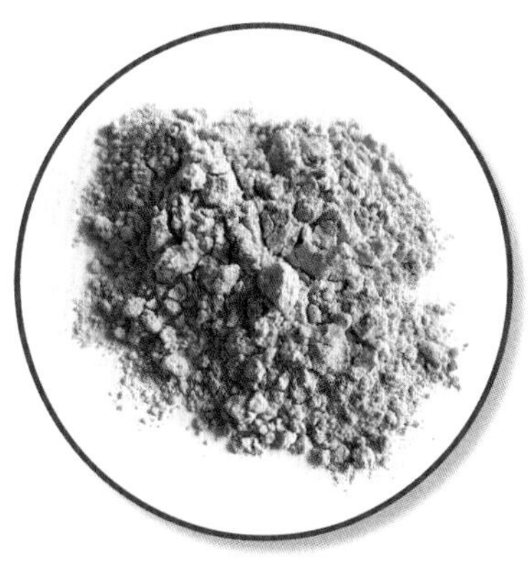

**【别名】**田七、滇七、参三七、汉三七、山漆、金不换、血参、参三七、田三七、田漆。

**【来源】**本品为五加科植物三七 *Panax notoginseng* (Burk.) F. H. Chen 的干燥根和根茎。

**【产地分布】**主产于云南、广西。

**【采收加工】**秋季花开前采挖，洗净，分开主根、支根及根茎，干燥。支根习称“筋条”，根茎习称“剪口”。

**【药材性状】**本品主根呈类圆锥形或圆柱形，长 1 ～ 6cm，直径 1 ～ 4cm。表面灰褐色或灰黄色，有断续的纵皱纹和支根痕。顶端有茎痕，周围有瘤状突起。体重，质坚实，断面灰绿色、黄绿色或灰白色，木部微呈放射状排列。气微，味苦回甜。筋条呈圆柱形或圆锥形，长 2 ～ 6cm，上端直径约 0.8cm，下端直径约 0.3cm。剪口呈不规则的皱缩块状或条状，表面有数个明显的茎痕及环纹，断面中心灰绿色或白色，边缘深绿色或灰色。

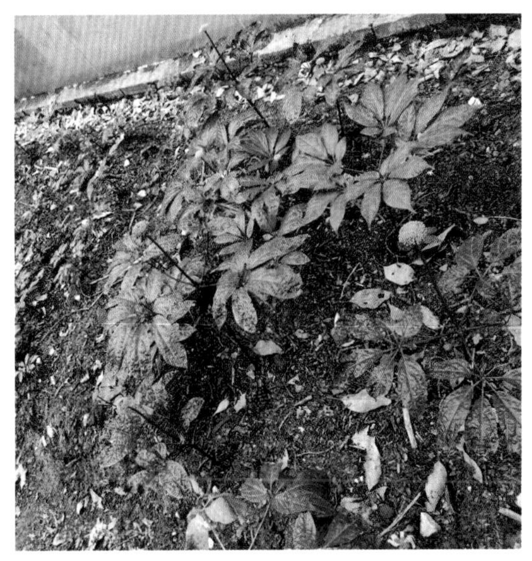

**【性味归经】**性温，味甘、微苦。归肝、胃经。

**【功效与作用】**散瘀止血，消肿定痛。属止血药下属分类的化瘀止血药。

**【临床应用】**内服：煎汤，3 ～ 9g；研粉吞服，一次 1 ～ 3g。外用：适量。用治咯血，吐血，衄血，便血，崩漏，外伤出血，胸腹刺痛，跌仆肿痛。

**【使用禁忌】**孕妇慎用。

【配伍药方】

（1）治吐血衄血：山漆一钱，自嚼，米汤送下。(《濒湖集简方》)

（2）治吐血：鸡蛋一枚，打开，和三七末一钱，藕汁一小杯，陈酒半小杯，隔汤炖熟食之。(《同寿录》)

（3）治咯血，兼治吐衄，理瘀血及二便下血：花蕊石三钱（煅存性），三七二钱，血余一钱（煅存性）。共研细末，分两次，开水送服。(《医学衷中参西录》化血丹)

（4）治赤痢血痢：三七三钱，研末，米泔水调服。(《濒湖集简方》)

（5）治大肠下血：三七研末，同淡白酒调一二钱服。加五分入四物汤亦可。

（6）治产后血多：三七研末，米汤服一钱。(《濒湖集简方》)

（7）治赤眼，十分重者：三七根磨汁涂四围。(《濒湖集简方》)

（8）治刀伤，收口：好龙骨、象皮、血竭、人参、三七、乳香、没药、降香末各等分。为末，温酒下。或掺上。(《本草纲目拾遗》七宝散)

## 茜 草

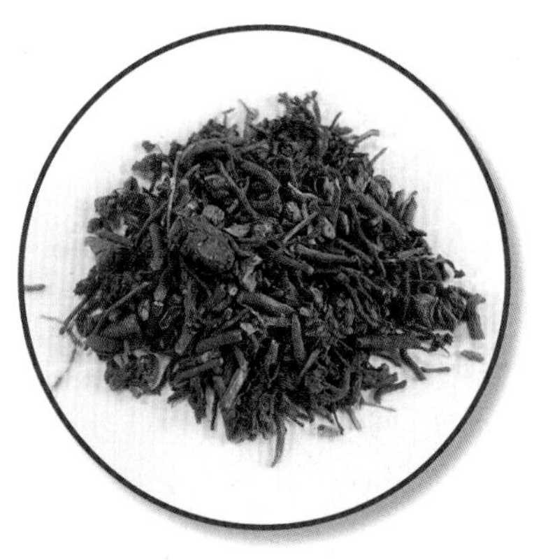

**【别名】**锯锯藤、拉拉秧、活血草、红茜草、四轮车、挂拉豆、红线草、小血藤、血见愁。

**【来源】**本品为茜草科植物茜草 *Rubia cordifolia* L. 的干燥根和根茎。

**【产地分布】**主产于陕西、河北、山东、河南、安徽。

**【采收加工】**春、秋二季采挖，除去泥沙，干燥。除去杂质，洗净，润透，切厚片或段，干燥。

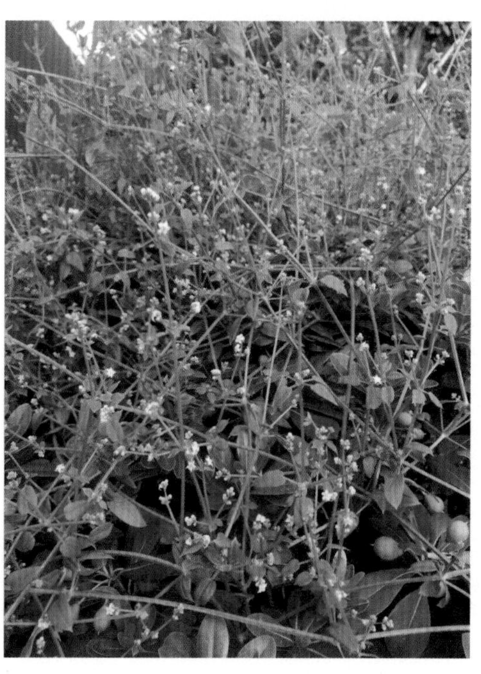

**【药材性状】**本品根茎呈结节状，丛生粗细不等的根。根呈圆柱形，略弯曲，长 10 ～ 25cm，直径 0.2 ～ 1cm；表面红棕色或暗棕色，具细纵皱纹和少数细根痕；皮部脱落处呈黄红色。质脆，易折断，断面平坦皮部狭，紫红色，木部宽广，浅黄红色，导管孔多数。气微，味微苦，久嚼刺舌。

**【性味归经】**性寒，味苦。归肝经。

**【功效与作用】**凉血，祛瘀，止血，通经。属止血药下属分类的化瘀止血药。

**【临床应用】**煎汤，6 ～ 10g。用治吐血，衄血，崩漏，外伤出血，瘀阻经闭，关节痹痛，跌仆肿痛。

**【使用禁忌】**孕妇慎用。

【配伍药方】

（1）治吐血不定：茜草一两。生捣罗为散，每服二钱，水一中盏，煎至七分，放冷食后服之。(《简要济众方》)

（2）治吐血后虚热燥渴及解毒：茜草（锉）、黑豆（去皮）、甘草（炙锉）各等分。上三味，捣罗为细末，井华水和丸如弹子大，每服一丸，温热水化下，不拘时服。(《圣济总录》茜草丸）

（3）治女子经水不通：茜草一两，黄酒煎空心服。(《经验广集》)

（4）治五十岁行经：妇人五十后，经水不止，作败血论。用茜根，又名过山姜一两，阿胶、侧柏叶、炙黄芩各五钱，生地黄一两，小儿胎发一团烧灰，分作六剂，每剂用水一盏半，煎七分，入发灰服。(《唐药经验方》)

（5）治鼻血不止：茜根、艾叶各一两，乌梅肉两钱半。研末，炼蜜丸如梧桐子大，每次乌梅汤送服五十丸。(《普济本事方》)

（6）治跌打损伤：茜草根 30 ～ 60g，水酒各半炖服。或茜草根和地鳖虫各 15g，酒水各半炖服。(《福建药物志》)

（7）治风湿痛、关节炎：鲜茜草根 120g，白酒 500g。将茜草根洗净捣烂，浸入酒内一星期，取酒炖温，空腹饮。第一次要饮到八成醉，然后睡觉，覆被取汗，每日 1 次。服药后 7 天不能下水。(《江苏验方草药选编》)

## 蒲　黄

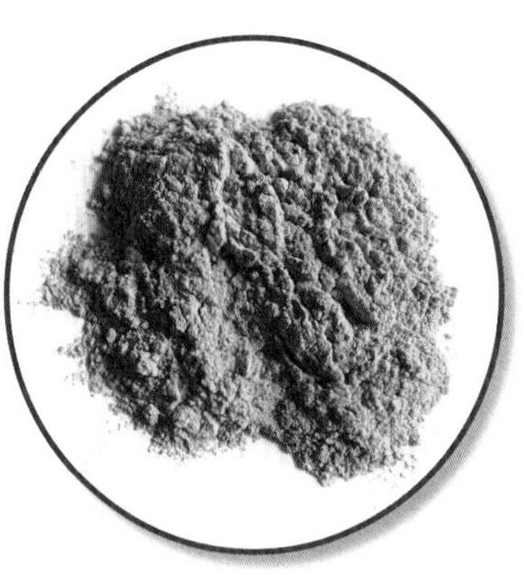

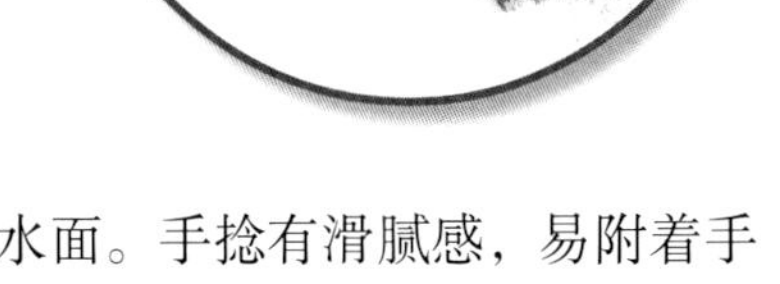

**【别名】**香蒲、蒲草、水蜡烛、蒲厘花粉、蒲花、蒲棒花粉、蒲草黄。

**【来源】**本品为香蒲科植物水烛香蒲 *Typha angustifolia* L.、东方香蒲 *Typha orientalis* Presl 或同属植物的干燥花粉。

**【产地分布】**主产于浙江、江苏、山东、安徽、湖北。

**【采收加工】**夏季采收蒲棒上部的黄色雄花序，晒干后碾轧，筛取花粉。

**【药材性状】**本品为黄色粉末。体轻，放水中则漂浮水面。手捻有滑腻感，易附着手指上。气微，味淡。

**【性味归经】**性平，味甘。归肝、心包经。

**【功效与作用】**止血，化瘀，通淋。属止血药下属分类的化瘀止血药。

**【临床应用】**煎汤，5～10g，包煎。外用适量，敷患处。用治吐血，衄血，咯血，崩漏，外伤出血，经闭痛经，胸腹刺痛，跌仆肿痛，血淋涩痛。

**【使用禁忌】**孕妇慎用。

【配伍药方】

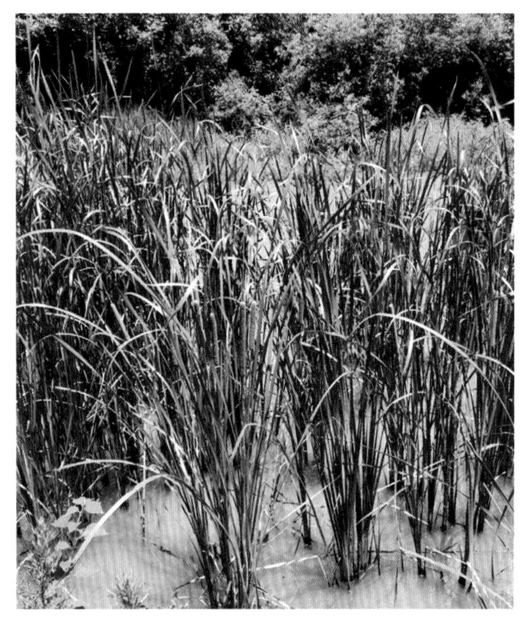

（1）治妇人月候过多，血伤漏下不止：蒲黄三两（微炒），龙骨二两半，艾叶一两。上三味，捣罗为末，炼蜜和丸，梧桐子大。每服二十丸，煎米饮下，艾汤下亦得，日再。（《圣济总录》蒲黄丸）

（2）治产后血不下：蒲黄三两。水三升，煎取一升，顿服。（《梅师集验方》）

（3）治产后恶露不快，血上抢心，烦闷满急，昏迷不醒，或狂言妄语，气喘欲绝：干荷叶（炙）、牡丹皮、延胡索、生干地黄、甘草（炙）各三分，蒲黄（生）二两。上为粗末，每服二钱，水一盏，入蜜少许，同煎至七分，去滓温服，不拘时候。（《太平惠民和剂局方》蒲黄散）

（4）治产后心腹痛欲死：蒲黄（炒香）、五灵脂（酒研，淘去砂土）各等分。为末，先用酽醋，调二钱，熬成膏，入水一盏，煎七分，食前热服。（《太平惠民和剂局方》失笑散）

（5）催生：蒲黄、地龙（洗去上，于新瓦上焙令微黄）、陈橘皮等分。各为末，如经日不产，各抄一钱匕，新汲水调服。（《证类本草》）

（6）治坠伤扑损，瘀血在内，烦闷者：蒲黄末，空心温酒服三钱。（《塞上方》）

（7）治吐血，唾血：蒲黄一两。捣为散，每服三钱，温酒或冷水调。（《简要济众方》）

（8）治肺热衄血：蒲黄、青黛各一钱。新汲水服之。或去青黛，入油发灰等分，生地黄汁调下。（《简便单方》）

（9）治鼻衄经久不止：蒲黄二三两，石榴花一两（末）。上药，和研为散，每服以新汲水调下一钱。（《太平圣惠方》）

（10）治膀胱热，小便血不止：蒲黄（微炒）二两，郁金（锉）三两。上二味，捣罗为散，每服一钱匕，粟米饮调下，空心晚食前服。（《圣济总录》蒲黄散）

# 第三节　收敛止血药

## 白　及

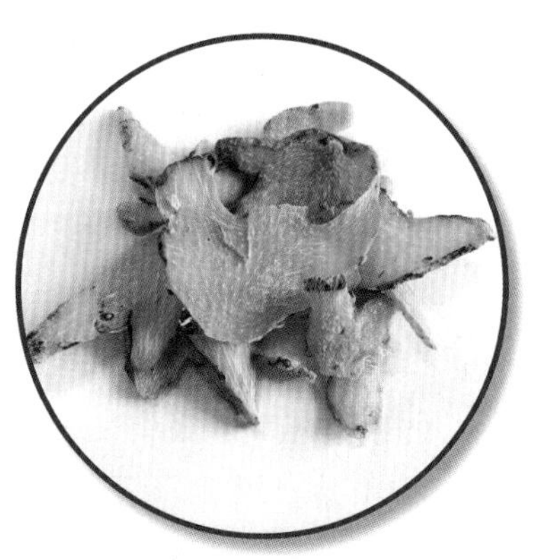

**【别名】**白根、地螺丝、白鸡儿、白鸡娃、连及草、羊角七。

**【来源】**本品为兰科植物白及 *Bletilla striata*（Thunb.）Reichb. f. 的干燥块茎。

**【产地分布】**主产于贵州、四川、湖南、湖北。

**【采收加工】**夏、秋二季采挖，除去须根，洗净，置沸水中煮或蒸至无白心，晒至半干，除去外皮，晒干。

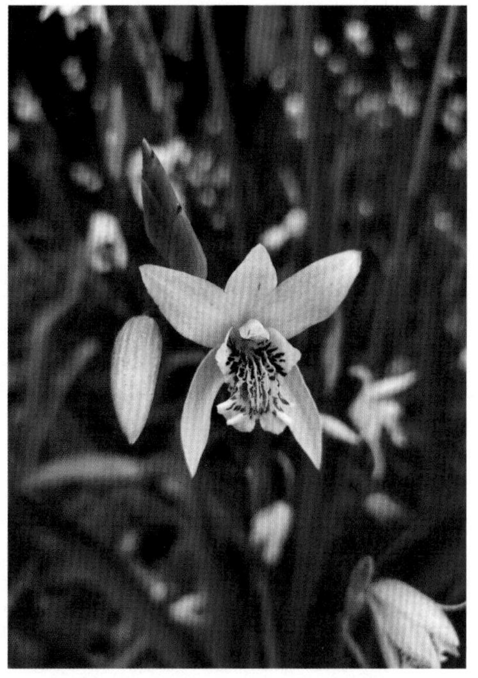

**【药材性状】**本品呈不规则扁圆形，多有2～3个爪状分枝，少数具4～5个爪状分枝，长1.5～6cm，厚0.5～3cm。表面灰白色至灰棕色或黄白色，有数圈同心环节和棕色点状须根痕，上面有突起的茎痕，下面有连接另一块茎的痕迹。质坚硬，不易折断，断面类白色，角质样。气微，味苦，嚼之有黏性。

**【性味归经】**性微寒，味苦、甘、涩。归肺、肝、胃经。

**【功效与作用】**收敛止血，消肿生肌。属止血药下属分类收敛止血药。

**【临床应用】**内服：煎汤，6～15g；研末吞服，3～6g。外用：适量。用治咯血，吐血，外伤出血，疮疡肿毒，皮肤皲裂。

**【使用禁忌】**不宜与川乌、制川乌、草乌、制草乌、附子同用。

【配伍药方】

（1）治肺痿：白及、阿胶、款冬、紫菀等分。水煎服。（《医学启蒙》白及散）

（2）治肺痿肺烂：猪肺一具，白及片一两，将猪肺挑去血筋血膜，洗净，同白及入瓦罐，加酒煮热，食肺饮汤，或稍用盐亦可。或将肺蘸白及末食更好。（《喉科心法》白及肺）

（3）治咯血：白及一两，枇杷叶（去毛，蜜炙）、藕节各五钱。上为细末，另以阿胶

五钱，锉如豆大，蛤粉炒成珠，生地黄自然汁调之，火上炖化，入前药为丸如龙眼大。每服一丸，噙化。(《证治准绳》白及枇杷丸)

(4)治肺热吐血不止：白及研细末，每服二钱，白汤下。(《本草发明》)

(5)治疔疮肿毒：白及末半钱，以水澄之，去水，摊于厚纸上贴之。(《袖珍方》)

(6)治一切疮疖痈疽：白及，芙蓉叶，大黄，黄柏，五倍子。上为末，用水调搽四周。(《保婴撮要》铁箍散)

(7)治瘰疬脓汁不干：白及、贝母、净黄连各半两，轻粉三十贴。前三味，锉焙为末，仍以轻粉乳钵内同杵匀，抄一钱至二钱，滴油调擦患处，用时先以槲皮散煮水候温，洗净拭干，方涂药。(《活幼心书》白及散)

(8)治跌打骨折：酒调白及末二钱，服。(《永类钤方》)

(9)治刀斧损伤肌肉，出血不止：白及，研细末掺之。(《本草汇言》)

## 仙鹤草

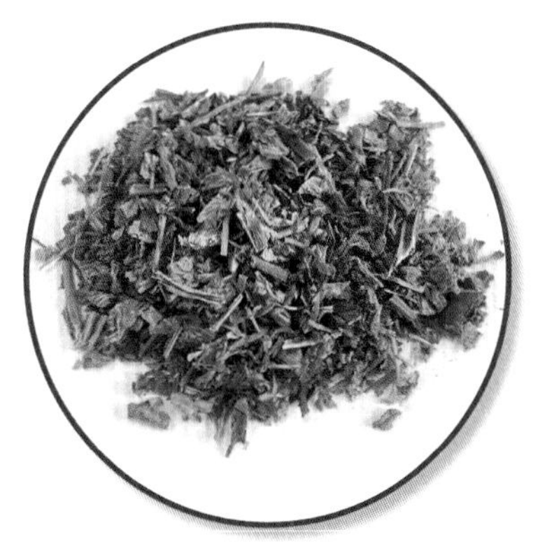

**【别名】**龙芽草、脱力草、狼牙草、金顶龙牙、黄龙尾、毛脚茵。

**【来源】**本品为蔷薇科植物龙芽草 *Agrimonia pilosa* Ledeb. 的干燥地上部分。

**【产地分布】**主产于浙江、江苏、湖北。

**【采收加工】**夏、秋二季茎叶茂盛时采割，除去杂质，干燥，切段。

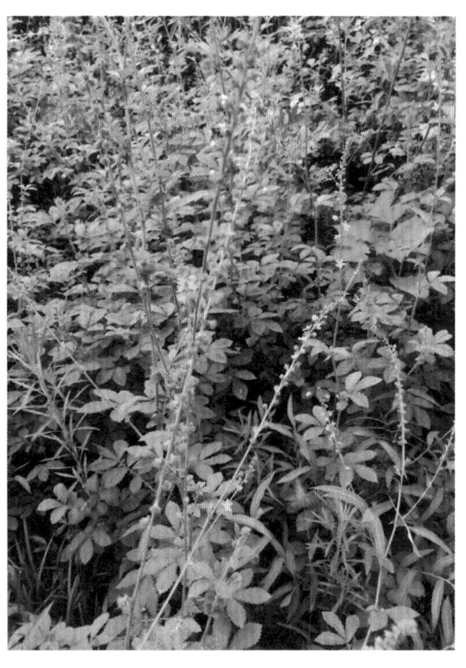

**【药材性状】**本品长 50 ～ 100cm，全体被白色柔毛。茎下部圆柱形，直径 4 ～ 6mm，红棕色，上部方柱形，四面略凹陷，绿褐色，有纵沟和棱线，有节；体轻，质硬，易折断，断面中空。单数羽状复叶互生，暗绿色，皱缩卷曲；质脆，易碎；叶片有大小 2 种，相间生于叶轴上，顶端小叶较大，完整小叶片展平后呈卵形或长椭圆形，先端尖，基部楔形，边缘有锯齿；托叶 2，抱茎，斜卵形。总状花序细长，花萼下部呈筒状，萼筒上部有钩刺，先端 5 裂，花瓣黄色。气微，味微苦。

**【性味归经】**性平，味苦、涩。归心、肝经。

**【功效与作用】**收敛止血，截疟，止痢，解毒，补虚。属止血药下属分类的收敛止血药。

**【临床应用】**内服：煎汤，6 ~ 12g。外用：适量。用治咯血，吐血，崩漏下血，疟疾，血痢，痈肿疮毒，阴痒带下，脱力劳伤。

【配伍药方】

（1）治肺痨咯血：鲜仙鹤草一两（干者，六钱），白糖一两。将仙鹤草捣烂，加冷开水搅拌，榨取液汁，再加入白糖，一次服用。(《贵州民间方药集》)

（2）治吐血：仙鹤草，鹿衔草，麦瓶草。熬水服。(《四川中药志》)

（3）治鼻血及大便下血：仙鹤草，蒲黄，茅草根，大蓟。煎服。(《四川中药志》)

（4）治赤白痢，咯血，吐血：龙芽草三钱至六钱。水煎服。(《岭南采药录》)

（5）治妇人月经或前或后，有时腰痛、发热，气胀之症：黄龙尾二钱，杭芍三钱，川芎一钱五分，香附一钱，红花二分。水煎，点酒服。如经血紫黑，加苏木、黄芩；腹痛，加延胡索、小茴香。(《滇南本草》)

（6）治赤白带或兼白浊：黄龙尾三钱，马鞭梢根一钱，黑锁梅根二钱。点水酒服。(《滇南本草》)

（7）治贫血衰弱、精力委顿（民间治脱力劳伤）：仙鹤草一两，红枣十个。水煎，一日数回分服。(《现代实用中药》)

## 紫珠叶

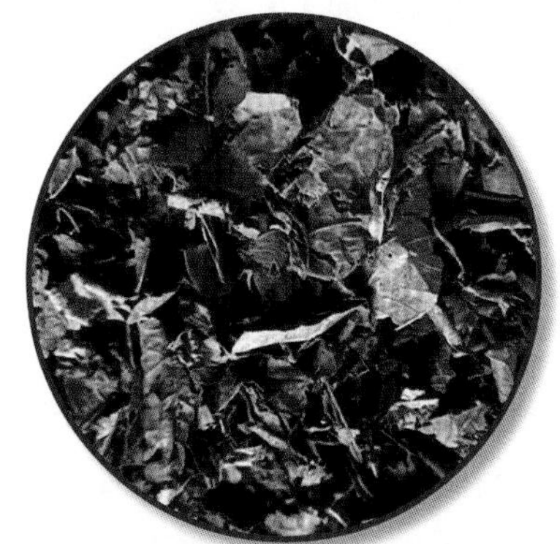

**【别名】**大风叶、白狗肠、大叶紫珠。

**【来源】**本品为马鞭草科植物杜虹花 *Callicarpa formosana* Rolfe 的干燥叶。

**【产地分布】**主产于广东、广西。

**【采收加工】**夏、秋二季枝叶茂盛时采摘，干燥，切段。

**【药材性状】**本品多皱缩、卷曲，有的破碎。完整叶片展平后呈卵状椭圆形或椭圆形，长 4 ~ 19cm，宽 2.5 ~ 9cm。先端渐尖或钝圆，基部宽楔形或钝圆，边缘有细锯齿，近基部全缘。上表面灰绿色或棕绿色，被星状毛和短粗毛；下表面淡绿色或淡棕绿色，密被黄褐色星状毛和金黄色腺点，主脉和侧脉突出，小脉伸入齿端。叶柄长 0.5 ~ 1.5cm。气微，味微苦涩。

**【性味归经】**性凉，味苦、涩。归肝、肺、胃经。

**【功效与作用】**凉血收敛止血，散瘀解毒消肿。属止血药下属分类的收敛止血药。

**【临床应用】**内服：煎汤，3 ~ 15g；研末吞服，1.5 ~ 3g。外用：适量，敷于患处。用治衄血，咯血，吐血，便血，崩漏，外伤出血，热毒疮疡，水火烫伤。

【配伍药方】

（1）治肠胃出血：干紫珠叶末三至五分，调冷开水，每四小时服一次；继用紫珠末二钱，水煎，代茶常饮。(《福建民间草药》)

（2）治咯血：干紫珠叶末五至七分，调鸡蛋清，每四小时服一次；继用干紫珠叶末二钱，水煎，代茶常饮。(《福建民间草药》)

（3）治衄血：干紫珠叶二钱，调鸡蛋清服；外用消毒棉花蘸叶末塞鼻。(《福建民间草药》)

（4）治拔牙后出血不止：用消毒棉花蘸紫珠叶末塞之。(《福建民间草药》)

（5）治创伤出血：鲜紫珠叶，用冷开水洗净，捣匀后敷创口；或用干紫珠叶研末敷渗，外用消毒纱布包扎之。(《福建民间草药》)

（6）治跌打内伤出血：鲜紫珠叶和实二两，冰糖一两。开水炖，分二次服。(《闽东本草》)

（7）治一切咽喉痛：鲜紫珠叶一两。洗净，水二碗，煎一碗服，或煎作茶常服。(《闽东民间草药》)

（8）治赤眼：鲜紫珠草头一两。洗净切细，水二碗，煎一碗服。(《闽南民间草药》)

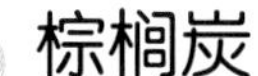

## 棕榈炭

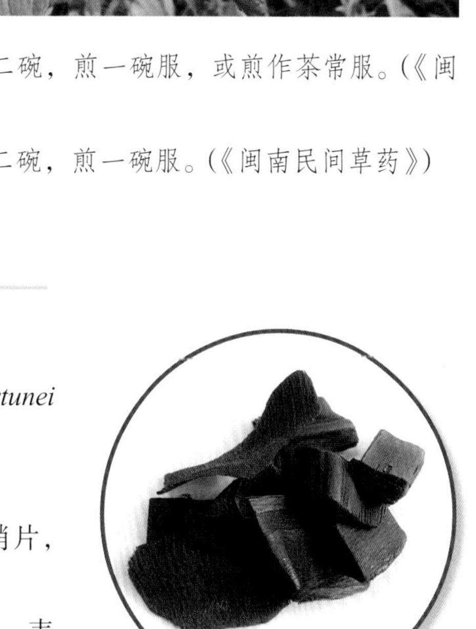

**【别名】**棕榈皮、棕榈木皮、棕皮。

**【来源】**本品为棕榈科植物棕榈 *Trachycarpus fortunei* (Hook. f.) H. Wendl. 的干燥叶柄。

**【产地分布】**主产于湖南、四川、江苏、浙江。

**【采收加工】**采棕时割取旧叶柄下延部分和鞘片，除去纤维状的棕毛，晒干。煅炭用。

**【药材性状】**本品呈不规则的块状，大小不一。表面黑褐色至黑色，有光泽，有纵直条纹；触之有黑色炭粉。内部焦黄色，纤维性。略具焦香气，味苦涩。

**【性味归经】**性平，味苦、涩。归肺、肝、大肠经。

**【功效与作用】**收敛止血。属止血药下属分类的收敛止血药。

【临床应用】煎汤，3 ～ 9g，一般炮制后用。用治吐血，衄血，尿血，便血，崩漏。

【使用禁忌】出血兼有瘀滞者不宜使用。

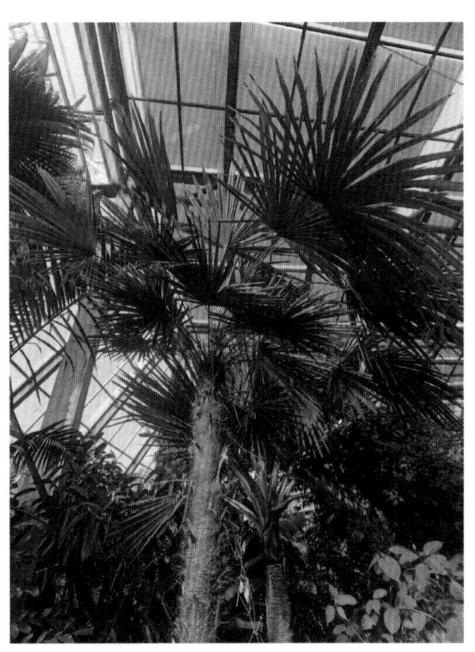

【配伍药方】

（1）治鼻衄：用治鼻衄，可以单用，如以棕榈灰，随左右吹之。(《简易方论》)

（2）治吐血，咯血：若属血热妄行证，则配小蓟、山栀。(《医方类聚》十灰散)

（3）治崩漏：可以单用，以棕榈皮烧存性，为末，空心淡酒服。(《妇人大全良方》)

（4）治血淋不止：用本品，半烧半炒为末服。(《卫生家宝方》)

（5）治便血：以棕榈灰、熟艾，并与熟鸡子、炮附子同用，水煎服。(《圣济总录》棕艾散)

## 血余炭

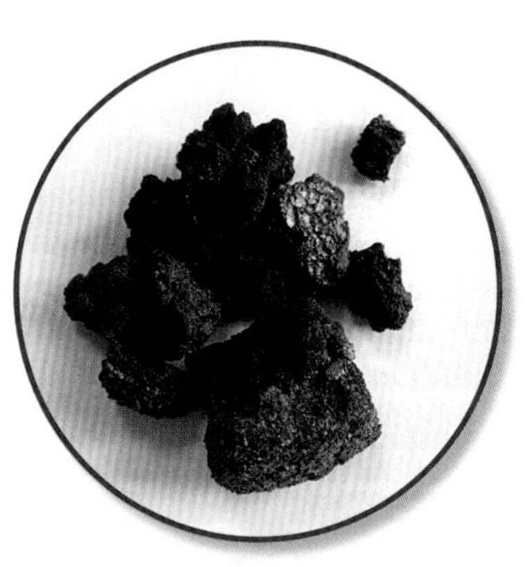

【别名】发髲、乱发、发灰子、头发、血余炭、人发灰。

【来源】本品为人发制成的炭化物。

【产地分布】全国大部分地区均产。

【采收加工】取头发，除去杂质，碱水洗去油垢，清水漂净，晒干，焖煅成炭，放凉。

【药材性状】本品呈不规则的块状，乌黑光亮，有多数细孔。体轻，质脆。用火烧之有焦发气，味苦。

【性味归经】性平，味苦。归肝、胃经。

【功效与作用】收敛止血，化瘀，利尿。属止血药下属分类的收敛止血药。

【临床应用】煎汤，5 ～ 10g。用治吐血，咯血，衄血，血淋，尿血，便血，崩漏，外伤出血，小便不利。

【配伍药方】

（1）治咳嗽有血：发灰，入麝香少许，酒下。(朱氏《集验医方》)

（2）治鼻衄，眩冒欲死：烧乱发，细研，水服方寸匕，须臾更吹鼻中。（《梅师集验方》）

（3）治诸窍出血：头发、败棕、陈莲蓬（并烧灰）等分。每服三钱，木香汤下。（《太平圣惠方》）

（4）治齿缝出血：头发，入铫内炒存性，研，掺之。（《中藏经》）

（5）治肌衄，血从毛孔而出：胎发烧灰，罨之。（《证治要诀》）

（6）治泻血脏毒：血余半两（烧灰），鸡冠花根、柏叶各一两。上为末，临卧温酒调下二钱，来晨酒一盏投之。（《普济方》血余散）

（7）治妇人血淋及尿血涩痛：乱发一两，牛耳中毛半两。上二味同烧为灰，细研。每于食前，以温水调下半钱。（《太平圣惠方》）

（8）治崩中漏下，赤白不止，气虚竭：烧乱发，酒和服方寸匕，日三。（《备急千金要方》）

# 第四节　温经止血药

## 艾　叶

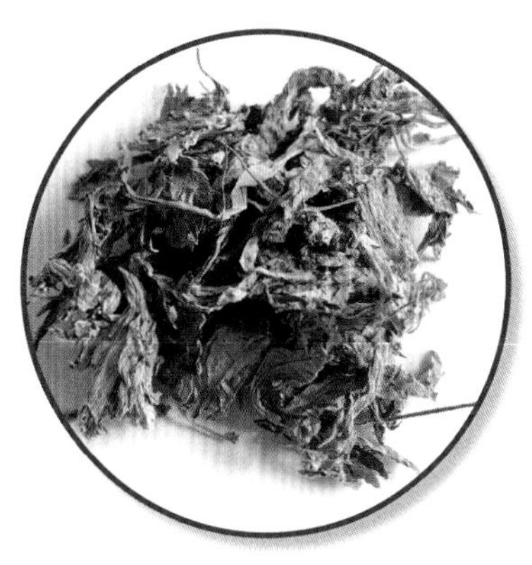

【别名】艾、冰台、艾蒿、灸草、蕲艾、黄草、家艾、甜艾、草蓬、艾蓬。

【来源】本品为菊科植物艾 *Artemisia argyi* Levl. et Vant. 的干燥叶。

【产地分布】主要产自山东、安徽、湖北、河北。传统以湖北蕲州产者为佳，称“蕲艾”。

【采收加工】夏季花未开时采摘，除去杂质，晒干。

【药材性状】本品多皱缩、破碎，有短柄。完整叶片展平后呈卵状椭圆形，羽状深裂，裂片椭圆状披针形，边缘有不规则的粗锯齿；上表面灰绿色或深黄绿色，有稀疏的柔毛和腺点；下表面密生灰白色绒毛。质柔软。气清香，味苦。

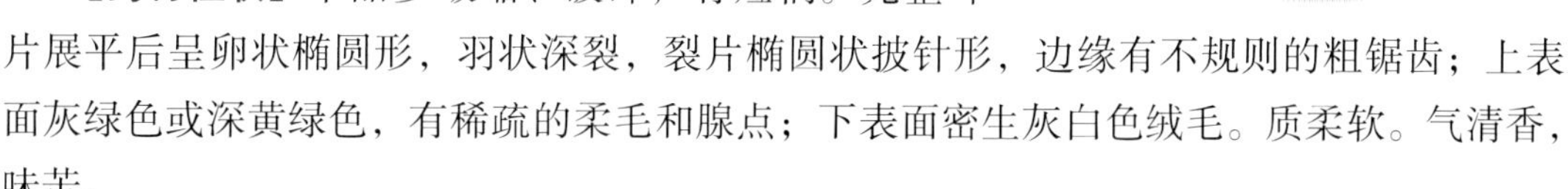

【性味归经】性温，味辛、苦；有小毒。归肝、脾、肾经。

【功效与作用】内服温经止血，散寒止痛；外用祛湿止痒。属止血药下属分类的温经止血药。

【临床应用】内服：煎汤 3～9g。外用：适量，供灸治或熏洗用。内服治吐血，衄血，崩漏，月经过多，胎漏下血，少腹冷痛，经寒不调，宫冷不孕；外用治皮肤瘙痒。醋艾炭温经止血，用于虚寒性出血。

【配伍药方】

（1）治猝心痛：白艾成熟者三升，以水三升，煮取一升，去滓，顿服之。若为客气所中者，当吐出虫物。（《补缺肘后方》）

（2）治脾胃冷痛：白艾末煎汤，服二钱。（《卫生易简方》）

（3）治肠炎，急性尿道感染，膀胱炎：艾叶二钱，辣蓼二钱，车前一两六钱。水煎服，每天一剂，早、晚各服一次。（《单方验方新医疗法选编》）

（4）治气痢腹痛，睡卧不安：艾叶（炒）、陈橘皮（汤浸去白，焙）等分。上二味，捣罗为末，酒煮烂饭和丸，如梧桐子大。每服二十丸，空心。（《圣济总录》香艾丸）

（5）治湿冷下痢脓血，腹痛，妇人下血：干艾叶四两（炒焦存性），川白姜一两（炮）。上为末，醋煮面糊丸，如梧子大。每服三十丸，温米饮下。（《世医得效方》艾姜汤）

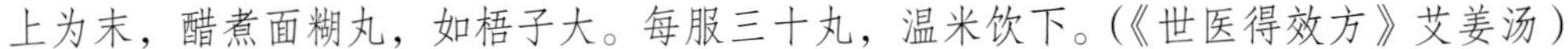

（6）治鼻血不止：艾灰吹之，亦可以艾叶煎服。（《太平圣惠方》）

（7）治粪后下血：艾叶，生姜。煎浓汁，服三合。（《备急千金要方》）

（8）治妇人崩中，连日不止：熟艾如鸡子大，阿胶（炒为末）半两，干姜一钱。水五盏，先煮艾、姜至二盏半，入胶烊化，分三服，空腹服，一日尽。（《养生必用方》）

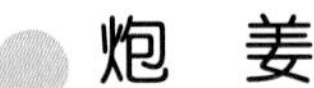

## 炮 姜

**【别名】**黑姜。

**【来源】**本品为干姜的炮制加工品。

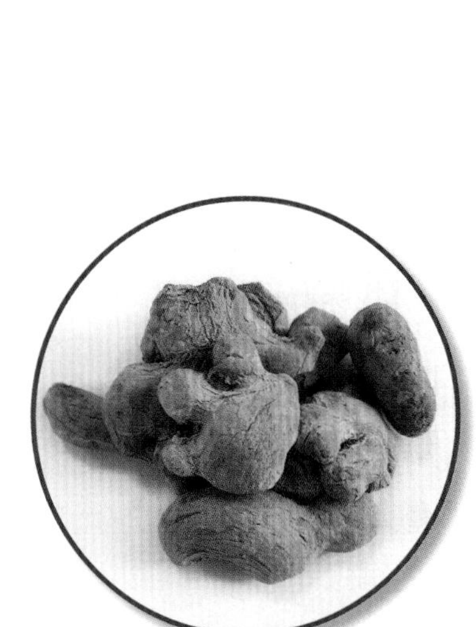

**【产地分布】**全国大部分地区均可加工炮制。

**【采收加工】**取干姜，照炒法（通则 0213）用砂烫至鼓起，表面棕褐色。

**【药材性状】**本品呈不规则膨胀的块状，具指状分枝。表面棕黑色或棕褐色。质轻泡，断面边缘处显棕黑色，中心棕黄色，细颗粒性，维管束散在。气香、特异，味微辛、辣。

**【性味归经】**性热，味辛。归脾、胃、肾经。

**【功效与作用】**温经止血，温中止痛。属止血药下属分类的温经止血药。

**【临床应用】**煎汤，3 ～ 9g。用治阳虚失血，吐衄崩漏，脾胃虚寒，腹痛吐泻。

【配伍药方】

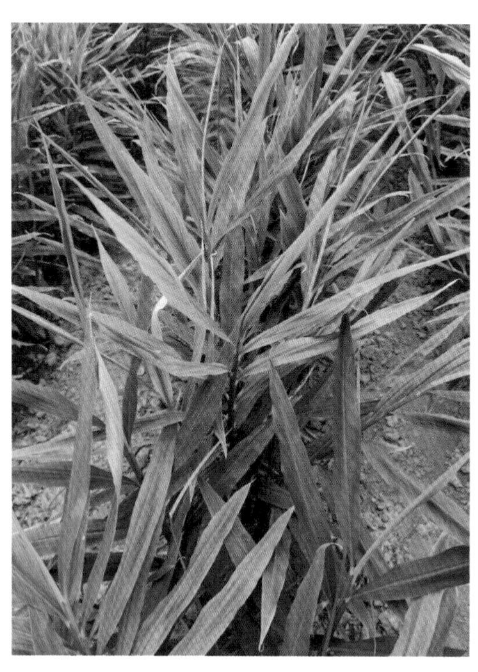

（1）治寒邪伤肺，气嗽，呼吸短气，心胸不利，不思饮食：炮姜、桂心、款冬花各半两，炮附子一两，五味子、细辛、白术、炙甘草、木香各三分。为末，每服三钱，加大枣二枚，水煎服，日三次。（《太平圣惠方》干姜散）

（2）治怠惰嗜卧，四肢不收，沉困懒倦：干姜（炮制）三分，巴豆霜五分，人参（去芦）、肉桂（去皮），以上各一钱，柴胡（去苗）、小椒（炒去汗并闭目，去子）、白术，以上各一钱五分，厚朴（去皮，锉，炒，秋冬加七钱）、酒煮苦楝、白茯苓、砂仁，以上各三钱，川乌头（炮，去皮脐）四钱五分，知母四钱（一半炒，一半酒炒。此一味，春夏所宜，秋冬去之），吴茱萸（汤洗七次）五钱，黄连（去须，秋冬减一钱五分）、皂角（水洗，煨，去皮弦）、紫菀（去苗），以上各六钱。上除巴豆霜另入外，同为极细末，炼蜜为丸，如梧桐子大。每服十丸，温水送下，虚实加减。（《脾胃论》交泰丸）

（3）治脾胀善呃逆，肢体疲重，夜卧不安：炮姜、木香各五分，白术、当归各二钱，茯苓三钱，半夏、砂仁、厚朴、陈皮各一钱，炒薏苡仁八钱，生、熟谷芽各四钱。先煎谷芽，再取汤煎余药服。（《医醇賸义》姜术二仁汤）

## 灶心土

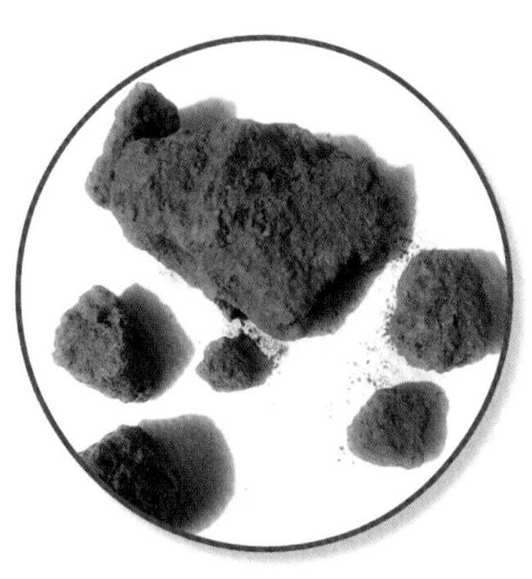

**【别名】**伏龙肝、灶中黄土、釜下土、釜月下土、灶中土、灶内黄土。

**【来源】**本品为烧木柴或杂草的土灶内底部中心的焦黄土块。

**【产地分布】**全国农村均有。

**【采收加工】**在拆修柴火灶或烧柴火的窑时，将烧结的土块取下，用刀削去焦黑部分及杂质即可。

**【药材性状】**本品具烟熏气，味淡。以块大整齐，色红褐，断面具蜂窝状小孔，质细软者为佳。

**【性味归经】**性温，味辛。归脾、胃经。

**【功效与作用】**温中止血，止呕，止泻。属止血药下属分类的温经止血药。

**【临床应用】**煎汤，15 ～ 30g，布包先煎；或 60 ～ 120g 煎汤代水。用治虚寒性出血，胃寒呕吐，脾虚久泻。

【配伍药方】

（1）治反胃：灶中土，用十余年者，为细末，米饮调下三二钱许。(《是斋百一选方》)

（2）治心痛冷热：伏龙肝末，煮水服方寸匕。若冷，以酒和服，瘥。(《救急方》)

（3）治吐血，泻血，心腹痛：多年垩壁土，地炉中土，伏龙肝。上等分，每服一块如拳大，水二碗，煎一碗，澄清服，白粥补之。(《普济方》伏龙散)

（4）治吐血，鼻血不止：伏龙肝半升。以新汲水一大升，淘取汁，和蜜顿服。(《广利方》)

（5）治下血，先便后血：甘草、干地黄、白术、附子（炮）、阿胶、黄芩各三两，灶中黄土半斤。上七味，以水八升，煮取三升，分温二服。(《金匮要略》黄土汤)

（6）治妇人血露：炒伏龙肝半两，蚕沙一两，阿胶一两。同为末，温酒调，空肚服二三钱，以知为度。(《本草衍义》)

（7）治产后血气攻心痛，恶物不下：灶中心土研末，酒服二钱，泻出恶物效。(《救急方》)

（8）治小儿丹毒：多年灶下黄土末，和屋漏水傅之，新汲水亦可，鸡子白或油亦可，干即易。(《肘后备急方》)

（9）治小儿脐疮，久不瘥：伏龙肝，细研末敷之。(《太平圣惠方》)

# 第十二章 活血化瘀药

## 第一节　活血止痛药

### 川　芎

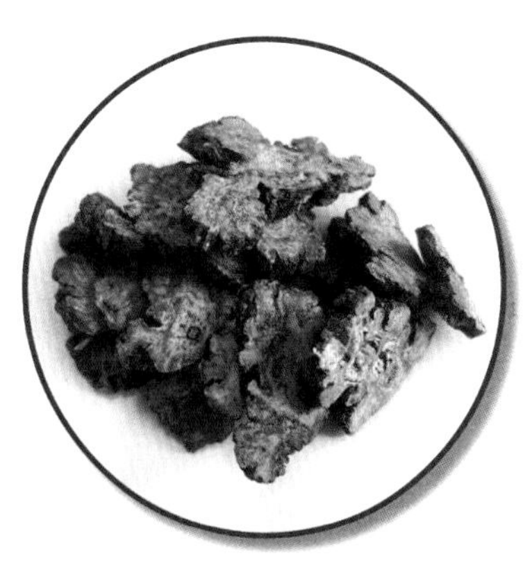

【别名】山鞠穷、芎䓖、香果、胡䓖、马衔芎䓖、西芎、贯芎。

【来源】本品为伞形科植物川芎 *Ligusticum chuanxiong* Hort. 的干燥根茎。

【产地分布】主要产于四川。

【采收加工】夏季当茎上的节盘显著突出，并略带紫色时采挖，除去泥沙，晒后烘干，再去须根。

【药材性状】本品为不规则结节状拳形团块，直径 2 ～ 7cm。表面灰褐色或褐色，粗糙皱缩，有多数平行隆起的轮节，顶端有凹陷的类圆形茎痕，下侧及轮节上有多数小瘤状根痕。质坚实，不易折断，断面黄白色或灰黄色，散有黄棕色的油室，形成层环呈波状。气浓香，味苦、辛，稍有麻舌感，微回甜。

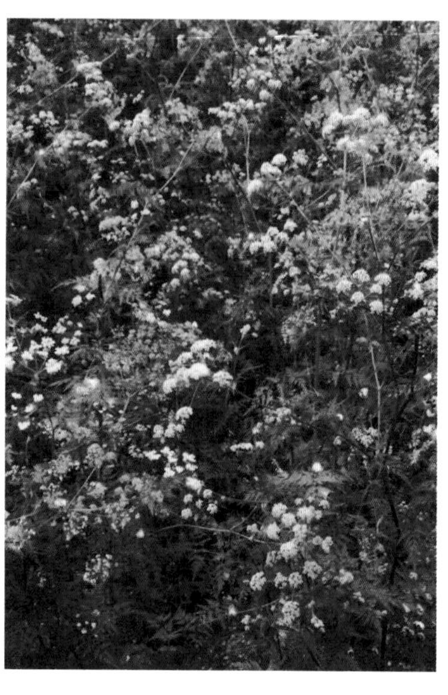

【性味归经】性温，味辛。归肝、胆、心包经。

【功效与作用】活血行气，祛风止痛。属活血化瘀药下属分类的活血止痛药。

【临床应用】煎汤，3 ～ 10g。用治胸痹心痛，胸胁刺痛，跌仆肿痛，月经不调，经闭痛经，癥瘕腹痛，头痛，风湿痹痛。

【使用禁忌】本品辛温升散，凡阴虚阳亢之头痛，阴虚火旺之舌红口干、多汗，月经过多及出血性疾病不宜使用。孕妇慎用。

【配伍药方】

（1）治诸风上攻，头目昏重，偏正头痛，鼻塞声重，伤风壮热，肢体烦疼，肌肉蠕动，膈热痰盛，妇人血风攻疰，太阳穴疼，以及感风气：薄荷叶（不见火）八两，川芎、荆芥（去梗）各四两，香附子（炒）八两（别本作细辛去芦一两），防风（去芦）一两半，白芷、羌活、甘草（爁）各二两。上药为细末，每服一钱，食后茶清调下，常服头目清。（《太平惠民和剂局方》）

（2）治新产块痛：当归八钱，川芎三钱，桃仁十四粒（去皮尖，研），黑姜五分，炙草五分。用黄酒、童便各半煎服。（《傅青主男女科》）

（3）治首风旋晕，眩急，外合阳气，风寒相搏，胃膈痰饮，偏正头疼，身拘倦：川芎一斤，天麻四两。上为末，炼蜜为丸，每两作十丸。每服一丸，细嚼，茶酒下，食后。（《宣明论方》）

（4）治小儿脑热，好闭目，太阳痛或目赤肿：川芎、薄荷、朴硝各二钱，为末，以少许吹鼻中。（《全幼心鉴》）

（5）治妊娠腹中痛（胞阻）：芎䓖二两，阿胶二两，甘草二两，艾叶三两，当归三两，芍药四两，干地黄六两。上七味，以水五升，清酒三升，合煮，取三升，去滓，纳胶，令消尽，温服一升，日三服，不瘥，更作。（《金匮要略》芎归胶艾汤）

（6）治产后血晕：当归一两，川芎五钱，荆芥穗（炒黑）二钱。水煎服。（《奇方类编》）

（7）治产后心腹痛：川芎（洗，锉）、桂心（不见火，锉）、木香（锉，焙干）、当归（去芦须，洗，锉，焙）、桃仁（去皮、尖并双仁，炒黄）各一两。上为细末，每服一钱，热酒调下，如不欲饮酒，即用水一盏，药末二钱，煎至七分，带热服。（《卫生家宝产科备要》）

## 延胡索

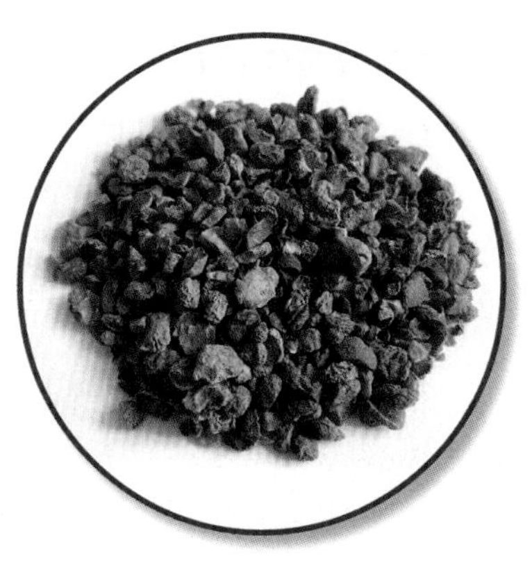

**【别名】**延胡、玄胡素、玄胡索、元胡索、元胡。

**【来源】**本品为罂粟科植物延胡索 *Corydalis yanhusuo* W. T. Wang 的干燥块茎。

**【产地分布】**主产于浙江。

**【采收加工】**夏初茎叶枯萎时采挖，除去须根，洗净，置沸水中煮或蒸至恰无白心时，取出，晒干。

**【药材性状】**本品呈不规则的扁球形，直径 0.5 ～ 1.5cm。表面黄色或黄褐色，有不规则网状皱纹。顶端

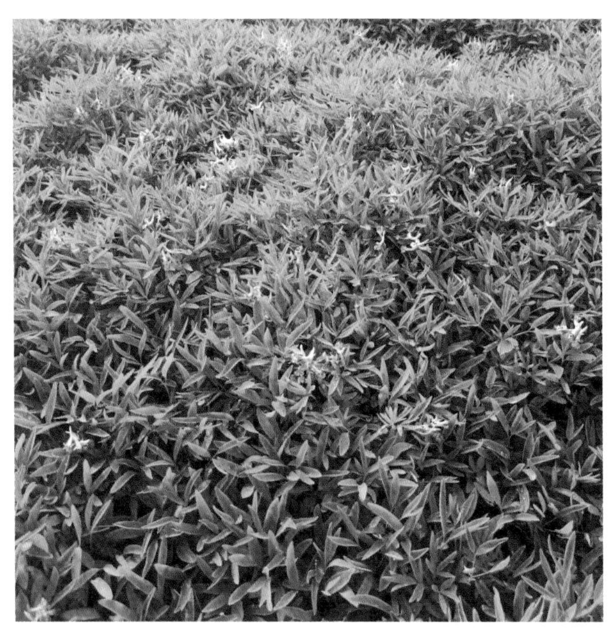

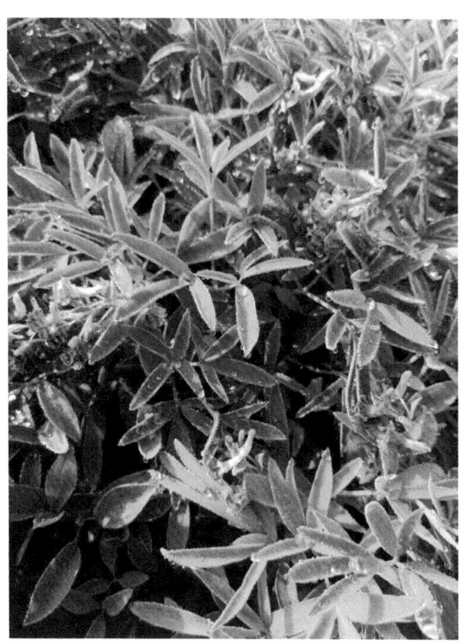

有略凹陷的茎痕，底部常有疙瘩状突起。质硬而脆，断面黄色，角质样，有蜡样光泽。气微，味苦。

**【性味归经】**性温，味辛、苦。归肝、脾、心经。

**【功效和作用】**活血，理气，止痛。属活血化瘀药下属分类的活血止痛药。

**【临床应用】**煎汤，3 ～ 10g；研末服，每次 1.5 ～ 3g。醋制可加强止痛之功。用治胸胁、脘腹疼痛，胸痹心痛，经闭痛经，产后瘀阻，跌仆肿痛。

【配伍药方】

（1）治热厥心痛，或发或止，久不愈，身热足寒者：玄胡索（去皮）、金铃子肉等分。为末，每温酒或白汤下二钱。(《太平圣惠方》)

（2）治疮无头，肿痛烦闷：延胡索二个。为细末，热酒调下。(《普济方》)

（3）治小便尿血：延胡索一两，朴硝七钱半。为末，每服四钱，水煎服。(《类证活人书》)

（4）治室女血气相搏，腹中刺痛，痛引心端，经行涩少，或经事不调，以致疼痛：玄胡索（醋煮去皮）、当归（去芦，酒浸，锉，略炒）各一两，橘红二两。上为细末，酒煮米糊为丸，如梧桐子大。每服七十丸，加至一百丸，空心艾汤下，米饮亦得。(《济生方》)

（5）治产后恶露下不尽，腹内痛：延胡索末，以温酒调下一钱。(《太平圣惠方》)

（6）治坠落车马，筋骨疼痛不止：延胡索一两。捣细罗为散，不计时候，以豆淋酒调下二钱。(《太平圣惠方》)

（7）治血痢疼痛，饮食不进：延胡（炒）为末。每用二钱，米饮调下。(《赤水玄珠》)

（8）治疝气危急：玄胡索（盐炒）、全蝎（去毒，生用）等分。为末，每服半钱，空心盐酒下。（《仁斋直指方》）

（9）治小儿盘肠气痛：延胡索、茴香等分。炒研，空心米饮，量儿大小与服。（《卫生易简方》）

（10）治偏正头痛不可忍者：玄胡索七枚，青黛二钱，牙皂二个（去皮子）。为末，水和丸如杏仁大。每以水化一丸，灌入病人鼻内，当有涎出。（《永类钤方》）

## 郁　金

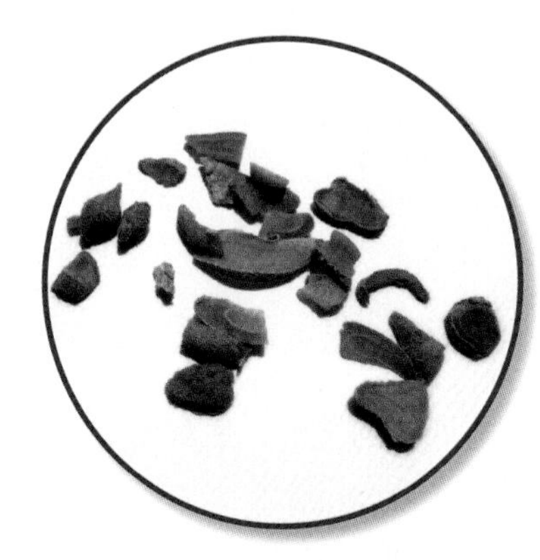

**【别名】**马蒁、黄郁、玉金、白丝郁金、五帝足。

**【来源】**本品为姜科植物温郁金 *Curcuma wenyujin* Y. H. Chen et C. Ling、姜黄 *Curcuma Longa* L.、广西莪术 *Curcuma kwangsiensis* S. G. Lee et C. F. Liang 或蓬莪术 *Curcuma phaeocaulis* Val. 的干燥块根。前两者分别习称“温郁金”和“黄丝郁金”，其余按性状不同习称“桂郁金”或“绿丝郁金”。

**【产地分布】**主产于四川、浙江、广西、云南。

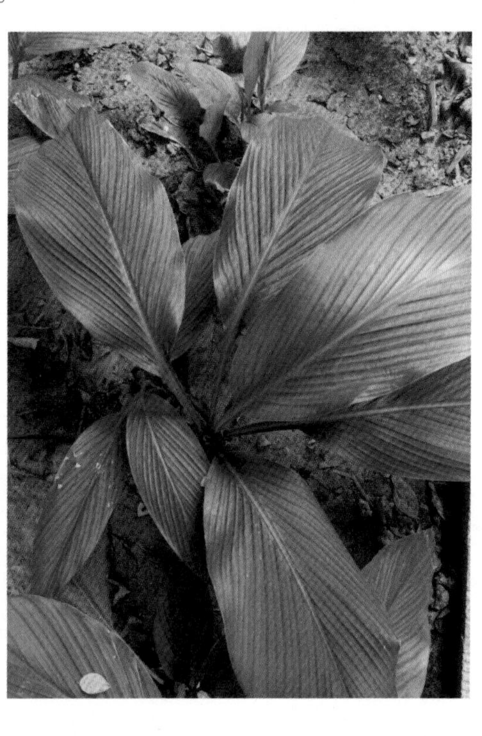

**【采收加工】**冬季茎叶枯萎后采挖，除去泥沙和细根，蒸或煮至透心，干燥。

**【药材性状】**

（1）温郁金：呈长圆形或卵圆形，稍扁，有的微弯曲，两端渐尖，长 3.5 ～ 7cm，直径 1.2 ～ 2.5cm。表面灰褐色或灰棕色，具不规则的纵皱纹，纵纹隆起处色较浅。质坚实，断面灰棕色，角质样，内皮层环明显。气微香，味微苦。

（2）黄丝郁金：呈纺锤形，有的一端细长，长 2.5 ～ 4.5cm，直径 1 ～ 1.5cm。表面棕灰色或灰黄色，具细皱纹。断面橙黄色，外周棕黄色至棕红色。气芳香，味辛辣。

（3）桂郁金：呈长圆锥形或长圆形，长 2 ～ 6.5cm，直径 1 ～ 1.8cm。表面具疏浅纵纹或较粗糙网状皱纹。气微，味微辛苦。

（4）绿丝郁金：呈长椭圆形，较粗壮，长 1.5 ～ 3.5cm，直径 1 ～ 1.2cm。气微，味淡。

**【性味归经】**性寒，味辛、苦。归肝、胆、心、肺经。

**【功效作用】**活血止痛，行气解郁，清心凉血，利胆退黄。属活血化瘀药下属分类的活血止痛药。

**【临床应用】**煎汤，3 ～ 10g。用治胸胁刺痛，胸痹心痛，经闭痛经，乳房胀痛，热病神昏，癫痫发狂，血热吐衄，黄疸尿赤。

**【使用禁忌】**不宜与丁香、母丁香同用。

【配伍药方】

（1）治一切厥心痛，小肠膀胱痛不可忍者：附子（炮）、郁金、干姜。上各等分，为细末，醋煮糊为丸，如梧桐子大，朱砂为衣。每服三十丸，男子温酒下，妇人醋汤下，食远服。(《奇效良方》)

（2）治谷疸，唇口先黄，腹胀气急：郁金一两，牛胆一枚（干者），麝香（研）半钱。上三味，捣研为细散。每服半钱匕，新汲水调下，不拘时。(《圣济总录》)

（3）治产后心痛，血气上冲欲死：郁金烧存性为末二钱，米醋一呷，调灌。(《袖珍方》)

（4）治癫狂因忧郁而得，痰涎阻塞包络心窍者：白矾三两，郁金七两。米糊为丸，梧子大。每服五十丸，水送下。(《普济本事方》)

（5）治痫疾：川芎二两，防风、郁金、猪牙皂角、明矾各一两，蜈蚣二条（黄、赤脚各一）。上为末，蒸饼丸，如桐子大。空心茶清下十五丸。(《摄生众妙方》)

（6）治血淋，心头烦，水道中涩痛，以及小肠积热，尿血出者：生地黄，郁金，蒲黄。上等分，为细末。每于食前，煎车前子叶汤调下一钱，酒调下亦得。(《普济方》)

（7）治呕血：用韭汁、姜汁、童便磨郁金，同饮之。(《丹溪心法》)

## 姜 黄

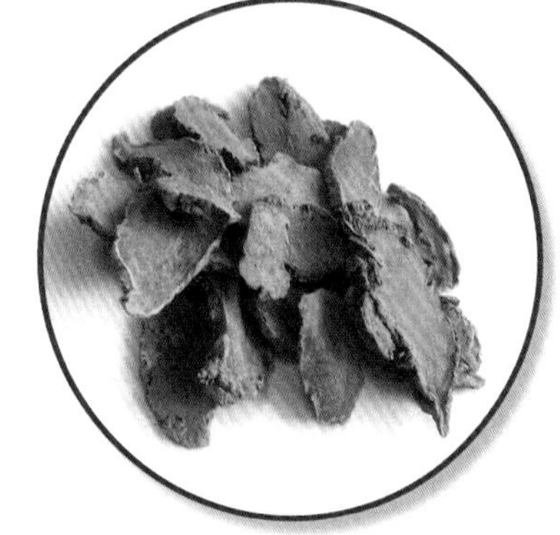

**【别名】**黄姜、毛姜黄、宝鼎香、黄丝郁金。

**【来源】**本品为姜科植物姜黄 *Curcuma Longa* L. 的干燥根茎。

**【产地分布】**主产于四川。

**【采收加工】**冬季茎叶枯萎时采挖，洗净，煮或蒸至透心，晒干，除去须根。

**【药材性状】**本品呈不规则卵圆形、圆柱形或纺锤形，常弯曲，有的具短叉状分枝，长 2 ～ 5cm，直径 1 ～ 3cm。表面深黄色，粗糙，有皱缩纹理和明显环节，并有圆形分枝痕及须根痕。质坚实，不易折断，断面棕黄色至金黄色，角质样，有蜡样光泽，内皮层环纹明显，维管束呈点状散在。气香特异，味苦、辛。

**【性味归经】**性温，味辛、苦。归脾、肝经。

**【功效与作用】**破血行气，通经止痛。属活血化瘀药下属分类的活血止痛药。

**【临床应用】**内服：煎汤，3～10g。外用：适量。用治胸胁刺痛，胸痹心痛，痛经经闭，癥瘕，风湿肩臂疼痛，跌仆肿痛。

**【使用禁忌】**孕妇慎用。

【配伍药方】

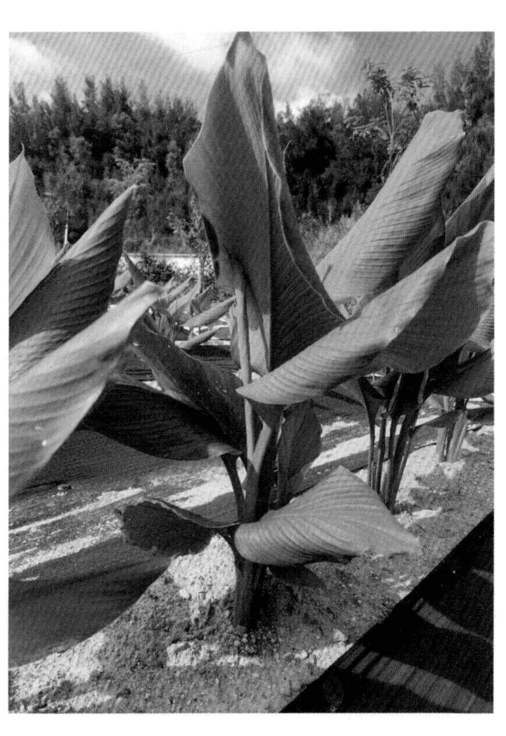

（1）治心痛不可忍：姜黄（微炒）、当归（切，焙）各一两，木香、乌药（微炒）各半两。上四味，捣细罗为散，每服二钱匕，煎茱萸醋汤调下。(《圣济总录》)

（2）治九种心痛，发作无时，以及虫痛不可忍者：姜黄三分，槟榔半两，干漆（捣碎，炒令烟出）半两，石灰（炒令黄色）一两。上药为细末，每服二钱，温酒调下，不拘时候。(《杨氏家藏方》)

（3）治九气，膈气、风气、寒气、热气、忧气、喜气、惊气、怒气、山岚瘴气，积聚坚牢如杯，心腹刺痛，不能饮食，时去时来，发则欲死：川姜黄，甘草，香附子。为末，每服一大钱，入盐少许，空心白沸汤点服。(《世医得效方》)

（4）治臂背痛，非风非痰：姜黄、甘草、羌活各一两，白术二两。每服一两，水煎。腰以下痛，加海桐皮、当归、芍药。(《赤水玄珠》)

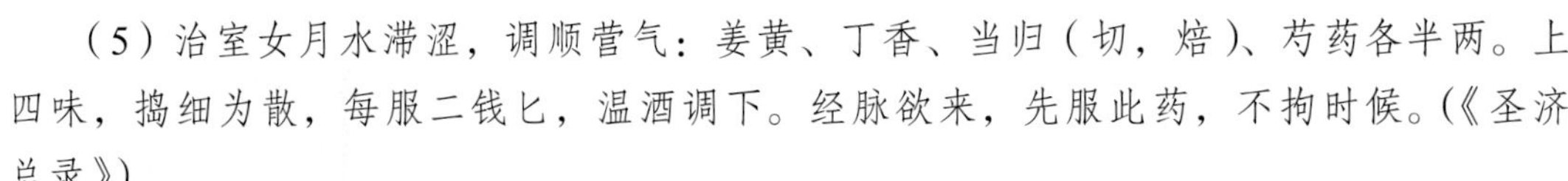

（5）治室女月水滞涩，调顺营气：姜黄、丁香、当归（切，焙）、芍药各半两。上四味，捣细为散，每服二钱匕，温酒调下。经脉欲来，先服此药，不拘时候。(《圣济总录》)

（6）治经水先期而至，血涩少，其色赤者：当归、熟地黄、赤芍、川芎、姜黄、黄芩、丹皮、延胡索、香附（制）各等分。水煎服。(《医宗金鉴》)

（7）治妊娠胎漏，下血不止，腹痛：姜黄一两，当归一两（锉，微炒），熟干地黄一两，艾叶一两（微炒），鹿角胶一两（捣碎，炒令黄燥）。上药，捣筛为散，每服四钱，以水一中盏，入生姜半分，枣三枚，煎至六分，去滓，每于食前温服。(《太平圣惠方》)

（8）治产后腹痛：姜黄二分，没药一分。上为末，以水及童子小便各一盏，入药煎至一盏半，分作三服，通口服，约人行五七里，再进一服。（《普济方》）

（9）治一切跌打：桃仁、兰叶、丹皮、姜黄、苏木、当归、陈皮、牛膝、川芎、生地黄、肉桂、乳香、没药。水、酒、童便煎服。（《伤科方书》）

（10）治牙痛不可忍：姜黄、细辛、白芷等分。上为细末，并擦二三次，盐汤漱。（《是斋百一选方》）

## 乳　香

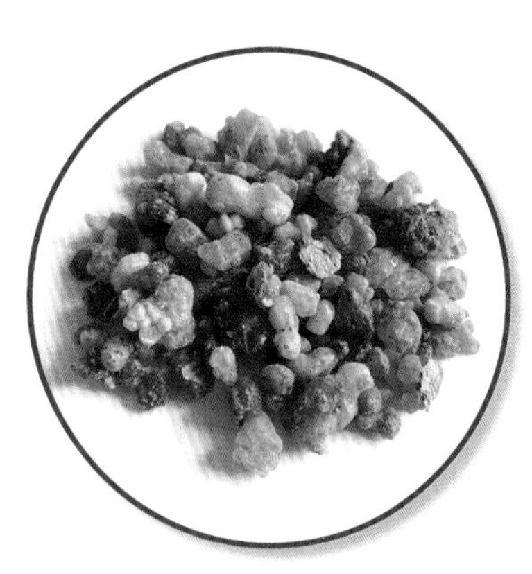

**【别名】**滴乳香、熏陆香、乳头香、塌香、天泽香、摩勒香、多伽罗香、浴香。

**【来源】**本品为橄榄科植物乳香树 *Boswellia carterii* Birdw. 及同属植物 *Boswellia bhaw-dajiana* Birdw. 树皮渗出的树脂。分为索马里乳香和埃塞俄比亚乳香，每种乳香又分为乳香珠和原乳香。

**【产地分布】**主产于埃塞俄比亚、索马里。

**【采收加工】**春夏季采收。将树干的皮部由下向上顺序切伤，使树脂渗出，数天后凝成固体，即可采收。打碎，醋炙用。

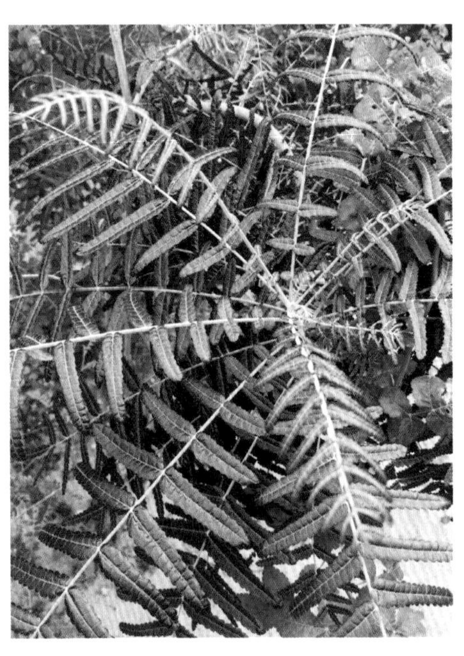

**【药材性状】**本品呈长卵形滴乳状、类圆形颗粒或黏合成大小不等的不规则的块状物。大者长达 2cm（乳香珠）或 5cm（原乳香）。表面黄白色，半透明，被有黄白色粉末，久存则颜色加深。质脆，遇热软化。破碎面有玻璃样或蜡样光泽。具特异香气，味微苦。

**【性味归经】**性温，味辛、苦。归心、肝、脾经。

**【功效与作用】**活血定痛，消肿生肌。属活血化瘀药下属分类的活血止痛药。

**【临床应用】**内服：煎汤或入丸、散，3～5g；外用：适量，研末调敷。用治胸痹心痛，胃脘疼痛，痛经经闭，产后瘀阻，癥瘕腹痛，风湿痹痛，筋脉拘挛，跌打损伤，痈肿疮疡。

**【使用禁忌】**孕妇及胃弱者慎用。

【配伍药方】

（1）治心气疼痛不可忍：乳香三两，真茶四两。为末，以腊月鹿血和丸，弹子大。每温醋化一丸服之。(《瑞竹堂经验方》)

（2）治急心痛：胡椒四十九粒，乳香一钱。为末，男用姜汤下，女用当归汤下。(《摄生众妙方》)

（3）治气血凝滞，痃癖癥瘕，心腹疼痛，腿疼臂疼，内外疮疡，一切脏腑积聚，经络湮淤：当归五钱，丹参五钱，生明乳香五钱，生明没药五钱。上药四味作汤服，若为散，一剂分作四次服，温酒送下。(《医学衷中参西录》)

（4）治赤白带下：草果一个（去皮），入乳香一小块，用面并裹，火炮焦黄留性，取出和面用之。上为细末，每服二钱，陈米饮调下，重者三钱。(《妇人大全良方》)

（5）治跌仆折伤筋骨：乳香、真没药各一钱五分，当归尾、红花、桃仁各三钱。水煎服。(《本草汇言》)

（6）治偏头痛不可忍：乳香如皂子大，高良姜如指头大。上二味，于火上烧，迎烟熏鼻，随痛左右用之。(《圣济总录》)

（7）治疮疡疼痛不可忍：乳香、没药各二钱，寒水石（煅）、滑石各四钱，冰片一分。为细末，搽患处。(《外科发挥》)

（8）治鱼肚痈及翻花起肛，久烂不堪者：乳香、没药（各去油）各一两，麝香一钱半，雄精五钱。各研极细，黄米饭二两，捣烂为丸，如莱菔子大，忌火烘，晒干。每服陈酒送下三钱，醉盖取汗。(《外科全生集》)

（9）治阴寒呃忒不止：乳香、硫黄、艾各二钱。为细末，用好酒一盅，煎数沸，乘热气，使病人鼻嗅之。外用捣生姜擦胸前。(《伤寒全生集》)

## 没 药

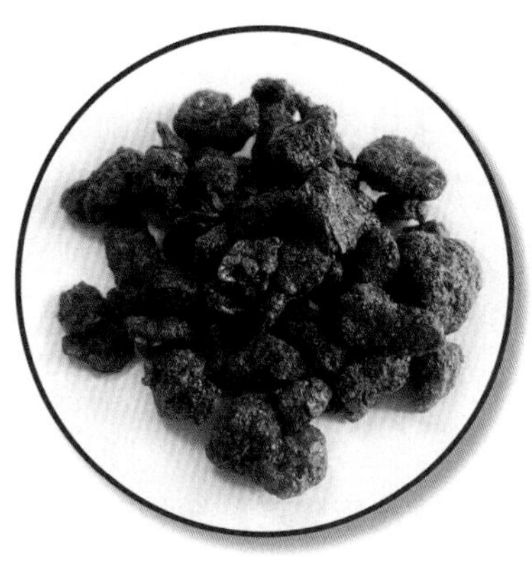

**【别名】**末药、明没药。

**【来源】**本品为橄榄科植物地丁树 *Commiphora myrrha* Engl. 或哈地丁树 *Commiphora molmol* Engl. 的干燥树脂。分为天然没药和胶质没药。

**【产地分布】**主产于索马里、埃塞俄比亚。

**【采收加工】**11 月至次年 2 月，采集由树皮裂缝处渗出于空气中变成红棕色坚块的油胶树脂，拣去杂质。打碎，醋炙用。

**【药材性状】**

（1）天然没药：呈不规则颗粒性团块，大小不等，大者直径长达 6cm 以上。表面黄棕色或红棕色，近半透明部分呈棕黑色，被有黄色粉尘。质坚脆，破碎面不整齐，无光泽。有特异香气，味苦而微辛。

（2）胶质没药：呈不规则的块状和颗粒，多黏结成大小不等的团块，大者直径长达 6cm 以上，表面棕黄色至棕褐色，不透明，质坚实或疏松。有特异香气，味苦而有黏性。

**【性味归经】**性平，味辛、苦。归心、肝、脾经。

**【功效与作用】**散瘀定痛，消肿生肌。属活血化瘀药下属分类的活血止痛药。

**【临床应用】**内服：3 ～ 5g，炮制去油，多入丸、散用。外用：适量。用治胸痹心痛，胃脘疼痛，痛经经闭，产后瘀阻，癥瘕腹痛，风湿痹痛，跌打损伤，痈肿疮疡。

**【使用禁忌】**孕妇及胃弱者慎用。

【配伍药方】

（1）治五痔：没药一两（研），黄矾、白矾、人中白（火煅）各半两，麝香一钱（研）。上五味，并研令匀。每用时先以葱汤洗拭净，以药干敷。(《圣济总录》)

（2）治肠痈腹痛，脉小数，将有脓者：瓜蒌一个，甘草四钱，没药二钱，乳香一钱五分。研末，酒调服。(《症因脉治》)

（3）治一切心肚疼痛，不可忍者：没药、乳香各三钱，穿山甲（炙）五钱，木鳖子四钱。上为末，每服半钱至一钱，酒大半盏，同煎温服，不计时候。(《宣明论方》)

（4）治妇人内伤痛楚，血晕及脐腹疞刺者：没药研细，温酒调一钱。(《本草图经》)

（5）治脓血杂痢后重，疼痛日久不瘥：没药（研）、五灵脂（去砂石研）、乳香（研）各一钱，巴豆霜（研）半钱。上同研匀，滴水为丸，如黄米大。每服七丸，食前煎生木瓜汤下，小儿服三丸，随岁加减。(《证治准绳》)

（6）消血块：滑石二钱，没药一钱，麒麟竭一钱。为末醋糊为丸。(《金匮钩玄》)

（7）治妇人月水不通：没药半两，硇砂半两，干漆半两（捣碎，炒令烟出），桂心一两，芫花半两（醋拌一宿，炒干），狗胆二枚（干者），水银三分（入少枣肉，研令星尽）。上药，捣罗为末，以枣肉和丸，如绿豆大。每于食前，以温醋汤下十丸。(《太平圣惠方》)

（8）治疔疮，无名肿毒：没药（去油）、辰砂、血竭、硼砂、乳香（去油）、雄黄、蟾酥（人乳浸化）、轻粉、冰片、麝香各等分。共研细末，用乳捣和丸，如小麦大。每用三丸，含舌下，噙化咽下，出汗自消；如无汗，以热酒催之。(《疡医大全》)

（9）治痈疽疮毒，腐去新生：乳香、没药各等分。安箬叶上，火炙去油，乳细搽上，以膏贴之。此药毒未尽则提脓外出，如毒已尽则收口。(《疡医大全》)

## 五灵脂

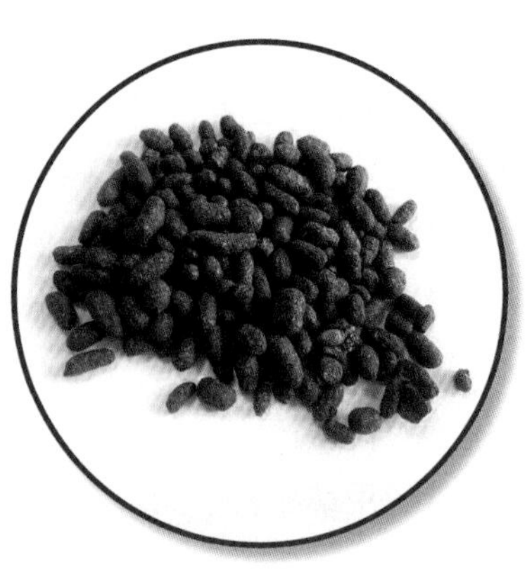

**【别名】**药本、寒号虫粪、寒雀粪、灵脂、糖灵脂、灵脂米、灵脂块。

**【来源】**本品为鼯鼠科动物复齿鼯鼠 *Trogopterus xanthipes* Milne-Edwards 的干燥粪便。

**【产地分布】**主产于河北、山西、甘肃。

**【采收加工】**全年均可采收，除去杂质，晒干。生用，或醋炙、酒炙用。

**【药材性状】**

（1）灵脂块：不规则的块状，大小不一。表面黑棕色、黄棕色、紫棕色、灰棕色或红棕色，凹凸不平，略有油润光泽。体轻，质硬易碎裂，断面不平坦，黄棕色或棕褐色，可见长椭圆形粪粒，间或有黄棕色树脂样物质。气腥臭，带有柏树叶样气，味苦、辛。

（2）灵脂米：为长椭圆形粪粒，两端钝圆，长 0.5 ～ 1.5cm，直径 0.3 ～ 0.6cm。表面黑褐色，较平滑或微粗糙，常见淡黄色纤维残痕，有的略具光泽。体轻松，捻之易碎，断面黄色、黄绿色或棕褐色，略有纤维性。具柏树叶样气味，味微苦。

**【性味归经】**性温，味苦、咸、甘。归肝经。

**【功效与作用】**活血止痛，化瘀止血。属活血化瘀药下属分类的活血止痛药。

**【临床应用】**煎汤，3 ～ 10g，包煎。内服治心腹瘀血作痛，痛经，血瘀经闭，产后瘀血腹痛；外用治跌打损伤，蛇、虫咬伤。炒炭治崩漏下血。

**【使用禁忌】**孕妇慎用。不宜与人参同用。

---

【配伍药方】

---

（1）治产后恶露不快，腰痛，少腹如刺，时作寒热，头痛不思饮食；又治久有瘀血，月水不调，黄瘦不食；亦疗心痛：五灵脂水淘净，炒末一两，以好米醋调稀，慢火熬膏，入真蒲黄，和丸龙眼大。每服一丸，以水与童子小便各半盏，煎至七分，温服，少顷再服；经闭者，酒磨服下。(《产乳集验方》)

（2）治一切心腹痛及小肠气：巴豆（去皮、膜，纸裹出尽油）、干姜（炮）、五灵脂（去沙石）各二钱。上件为细末，醋煮面糊为丸如粟米大。每服五丸，醋汤下。实者，每服十丸，不拘时候。(《杨氏家藏方》)

（3）治产后心腹痛欲死：蒲黄（炒香）、五灵脂（酒研，淘去砂土）等分。为末，先用酽醋调二钱，熬成膏，入水一盏，煎七分，食前热服。(《太平惠民和剂局方》)

（4）治丈夫脾积气痛，妇人血崩诸痛：飞过五灵脂（炒烟尽），研末。每服一钱，温酒调下。(《永类钤方》)

（5）治血积心痛：五灵脂（去土，醋炒）、延胡索（醋炒）、香附（酒炒）、没药（箬上炙干）等分。并为细末，每服三钱，热酒调下。血老者，用红花五分，桃仁十粒，煎酒调下。(《医学心悟》)

（6）治风冷气血闭，手足身体疼痛，冷麻：五灵脂二两，没药一两，乳香半两，川乌头一两半（炮去皮）。同为末，滴水丸如弹子大。每用一丸，生姜温酒磨服。(《本草衍义》)

（7）治肠风下血：飞过五灵脂，炒烟尽，研末。每服一钱，煎乌梅、柏叶汤下。(《永类钤方》)

（8）治损伤，接骨：五灵脂一两，茴香一钱。上二味为细末，另研乳香为细末，于极痛处掺上，用小黄米粥涂了，后用二味药末掺于上，再用帛子裹了，用木片子缠了。少壮人二日效，老者五六日见效矣。(《儒门事亲》接骨丹)

（9）治虫心痛欲绝：五灵脂（末）二钱匕，白矾（火飞）半钱匕。同研，每服一二钱，水一盏，煎五分，温服无时。(《阎氏小儿方论》)

（10）治肺胀：五灵脂（研）二两，柏子仁半两，胡桃（核桃仁）八枚（去壳研）。上三味，研成膏，滴水为丸，如小豆大，煎木香甘草汤下十五丸。(《圣济总录》)

## 降 香

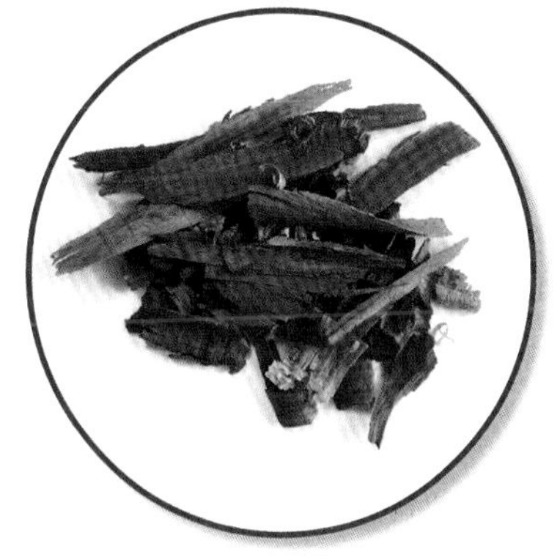

**【别名】**降真香、紫藤香、降真、紫降香、花梨母。

**【来源】**本品为豆科植物降香檀 *Dalbergia odorifera* T. Chen 树干和根的干燥心材。

**【产地分布】**主产于海南。

**【采收加工】**全年均可采收，除去边材，阴干。以质硬，有油性为佳。劈成小块，研成细粉或镑片，生用。

**【药材性状】**本品呈类圆柱形或不规则的块状。表面紫红色或红褐色，切面有致密的纹理。质硬，有油性。气微香，味微苦。

**【性味归经】**性温，味辛。归肝、脾经。

**【功效与作用】**化瘀止血，理气止痛。属活血化瘀药下属分类的活血止痛药。

**【临床应用】**内服：煎汤，9～15g，后下。外用：适量，研细末敷患处。用治吐血，衄血，外伤出血，肝郁胁痛，胸痹刺痛，跌仆伤痛，呕吐腹痛。

【配伍药方】

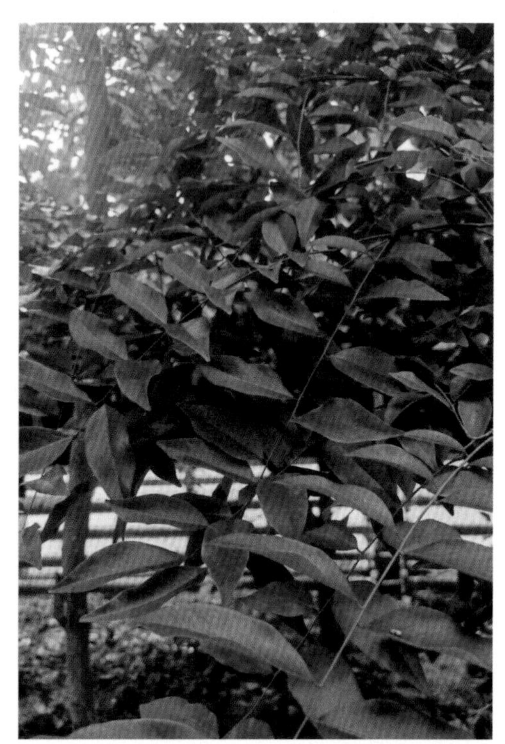

（1）治金刃或打扑伤损，血出不止：降真香末、五倍子末、铜末（是削下镜面上铜，于乳钵内研细）等分，或随意加减用之。上拌匀敷。(《是斋百一选方》)

（2）治久患恶疮，常出脓水：降真香半两，芜荑半两（微炒），白蔹半两，白芷半两，白及半两。上为细散，先煎浆水放温，淋洗疮上，拭干，以散敷之。(《太平圣惠方》)

（3）治痈疽恶毒：番降末、枫乳香等分。为丸熏之，去恶气。(《濒湖集简方》)

（4）治痔漏有窍子者：铜绿（别研）、白矾（别研）、密陀僧、降真香、楮叶各等分。上为细末，每用少许，以纸纴蘸药，捻入痔漏窍中。(《杨氏家藏方》)

（5）治内伤或怒气伤肝吐血：降真香，香中之清烈者也，故能辟一切恶气。入药以番舶来者，色较红，香气甜而不辣，用之入药殊胜，色深紫者不良。上部伤瘀血停积胸膈骨，按之痛或并胁肋痛，此吐血候也。急以此药刮末，入药煎服之良。治内伤或怒气伤肝吐血，用此以代郁金神效。(《神农本草经疏》)

（6）治金疮出血不止，散瘀止血：琥珀屑、降真香末、血竭各等分。上药研极细末，敷伤处，无瘢痕。(《张氏医通》)

（7）治嵌甲渍脓，经久不愈：诃子二枚（烧留性），降真香一钱，青黛一钱（别研），五倍子半两（炒黑色）。上为细末，次入青黛一处研匀，先用葱盐汤洗净，剪去指甲或挑起指甲，用药干贴缝内或用麻油调敷之。(《杨氏家藏方》)

## 银杏叶

**【别名】**飞蛾叶、鸭脚子。

**【来源】**本品为银杏科植物银杏 *Ginkgo biloba* L. 的干燥叶。

**【产地分布】**全国大部分地区均产。

**【采收加工】**秋季叶尚绿时采收，及时干燥。

**【药材性状】**本品多皱折或破碎，完整者呈扇形，长 3 ～ 12cm，宽 5 ～ 15cm。黄绿色或浅棕黄色，上缘呈不规则的波状弯曲，有的中间凹入，深者可达叶长的4/5。具二叉状平行叶脉，细而密，光滑无毛，易纵向撕裂。叶基楔形，叶柄长2～8cm。体轻。气微，味微苦。

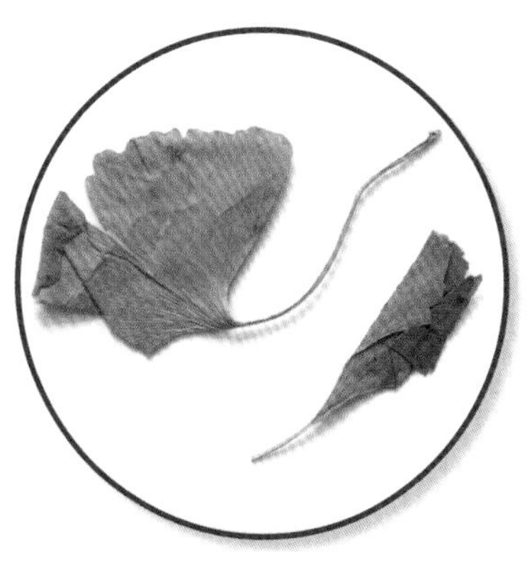

**【性味归经】**性平，味甘、苦、涩。归心、肺经。

**【功效与作用】**活血化瘀，通络止痛，敛肺平喘，化浊降脂。属活血化瘀药下属分类的活血止痛药。

**【临床应用】**煎汤，9～12g。用治瘀血阻络，胸痹心痛，中风偏瘫，肺虚咳喘，高脂血症。

**【使用禁忌】**有实邪者忌用。

【配伍药方】

（1）治冠心病心绞痛：白果叶、瓜蒌、丹参各15g，薤白12g，郁金9g，生甘草5g。煎服。(《安徽中草药》)

（2）治血清胆固醇过高：银杏叶提取主要成分黄酮，制成糖衣片，每片含黄酮1.14mg，每次4片，每日3次。(《全国中草药汇编》)

（3）治泻痢：银杏叶为末，和面作饼，煨熟食之。(《品汇精要》)

（4）治小儿肠炎：银杏叶3～9g。煎水擦洗患儿脚心、手心、心口（巨阙穴周围），严重者擦洗头顶，每日2次。(《全国中草药汇编》)

（5）治雀斑：采白果叶，捣烂，搽，甚妙。(《滇南本草》)

（6）治漆疮肿痒：银杏叶、忍冬藤，煎水洗，或单用银杏叶煎洗。(《中草药学》)

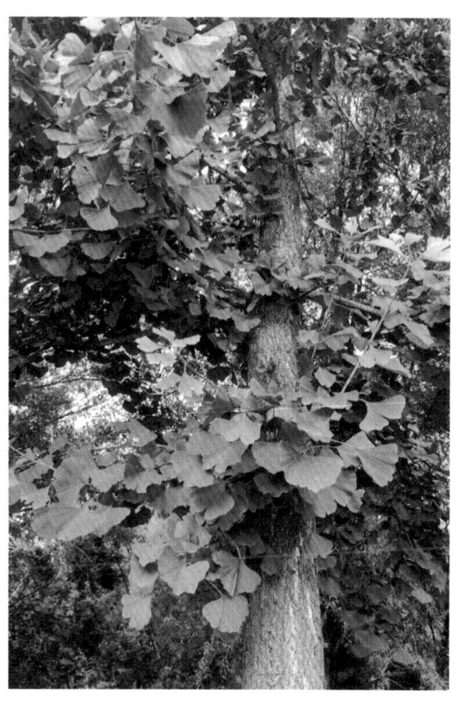

## 第二节　活血调经药

### 丹　参

**【别名】**红根、大红袍、血参根、血山根、红丹参、紫丹参。

**【来源】**本品为唇形科植物丹参 *Salvia miltiorrhiza* Bge. 的干燥根和根茎。

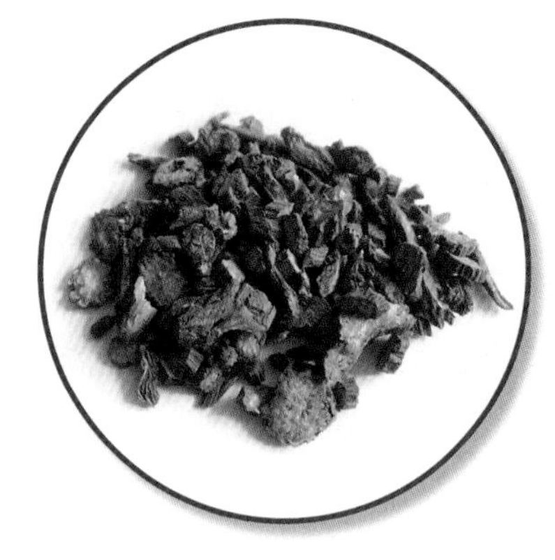

【产地分布】主产于四川、山东、河北。

【采收加工】春、秋二季采挖，除去泥沙，干燥。

【药材性状】本品根茎短粗，顶端有时残留茎基。根数条，长圆柱形，略弯曲，有的分枝并具须状细根，长 10 ～ 20cm，直径 0.3 ～ 1cm。表面棕红色或暗棕红色，粗糙，具纵皱纹。老根外皮疏松，多显紫棕色，常呈鳞片状剥落。质硬而脆，断面疏松，有裂隙或略平整而致密，皮部棕红色，木部灰黄色或紫褐色，导管束黄白色，呈放射状排列。气微，味微苦涩。

栽培品较粗壮，直径 0.5 ～ 1.5cm。表面红棕色，具纵皱纹，外皮紧贴不易剥落。质坚实，断面较平整，略呈角质样。

【性味归经】性微寒，味苦。归心、肝经。

【功效与作用】活血祛瘀，通经止痛，清心除烦，凉血消痈。属活血化瘀药下属分类的活血调经药。

【临床应用】煎汤，10 ～ 15g。活血化瘀宜酒炙用。用治胸痹心痛，脘腹胁痛，癥瘕积聚，热痹疼痛，心烦不眠，月经不调，痛经经闭，疮疡肿痛。

【使用禁忌】不宜与藜芦同用。

【配伍药方】

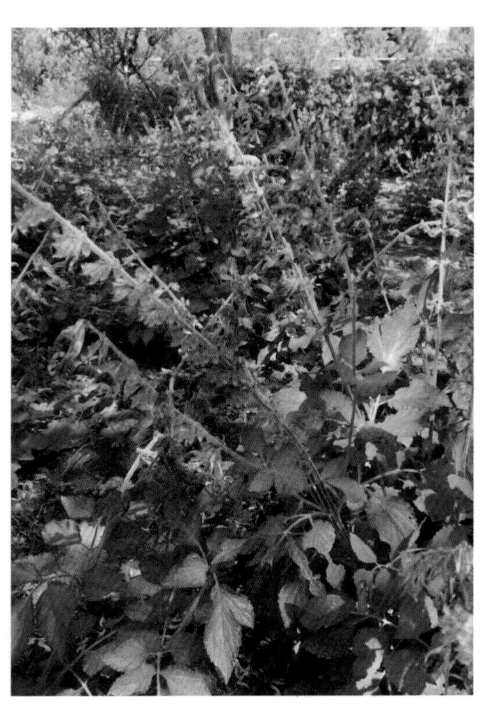

（1）治妇人经脉不调，或前或后，或多或少，产前胎不安，产后恶血不下；兼治冷热劳，腰脊痛：丹参（去芦）不以多少。为末，每服二钱，酒调下，经脉不调食前，冷热劳无时。(《妇人大全良方》)

（2）治经水不调：紫丹参一斤，切薄片，于烈日中晒脆，为细末，用好酒泛为丸。每服三钱，清晨开水送下。(《集验拔萃良方》)

（3）治阴疼痛或肿胀：丹参一两，槟榔一两，青橘皮半两（汤浸去白瓤，焙），小茴香半两。上药捣细罗为散，每于食前，以温酒调下二钱。(《太平圣惠方》)

（4）治妇人乳肿痛：丹参、白芍各二两，白芷一两。上三味，以苦酒渍一夜，猪脂六合，微火煎三上下，膏成敷之。(《刘涓子鬼遗方》)

（5）治小儿天火丹发遍身，赤如绛，痛痒甚：丹参二两，桑皮二两，甘菊花一两，莽草一两。上为粗末，每服三匙，水三碗，煎二碗，避风浴。（《幼幼新书》）

（6）治妊娠胎堕，下血不止：丹参十二两，细切，以清酒五升，煮取三升，温服一升，日三。（《备急千金要方》）

（7）治心腹诸痛，属半虚半实者：丹参一两，白檀香、砂仁各一钱半。水煎服。（《医学金针》）

（8）治腹胀雷鸣，胸背痛：桔梗（去芦头，锉，炒）一两，丹参（切）一两，白术一两，枳壳（去瓤，麸炒）一两，芍药一两，槟榔（锉）一两。上为粗末，每服三钱匕，水一盏，加生姜三片，煎至七分，去滓温服，日三次。（《圣济总录》）

（9）治小儿汗出中风，身体拘急，壮热苦啼：丹参半两，鼠粪三七枚（微炒）。上药，捣细罗为散。每服，以浆水调下半钱，量儿大小，加减服之。（《太平圣惠方》）

## 红　花

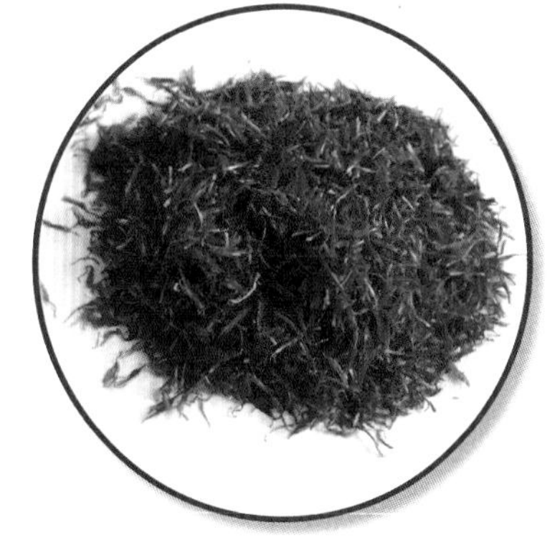

**【别名】**红蓝花、刺红花、草红花。

**【来源】**本品为菊科植物红花 *Carthamus tinctorius* L. 的干燥花。

**【产地分布】**主产于河南、新疆、四川。

**【采收加工】**夏季花由黄变红时采摘，阴干或晒干。

**【药材性状】**本品为不带子房的管状花，长 1 ～ 2cm。表面红黄色或红色。花冠筒细长，先端 5 裂，裂片呈狭条形，长 5 ～ 8mm；雄蕊 5，花药聚合成筒状，黄白色；柱头长圆柱形，顶端微分叉。质柔软。气微香，味微苦。

**【性味归经】**性温，味辛。归心、肝经。

**【功效作用】**活血通经，散瘀止痛。属活血化瘀药下属分类的活血调经药。

**【临床应用】**煎汤，3 ～ 10g。用治经闭，痛经，恶露不行，癥瘕痞块，胸痹心痛，瘀滞腹痛，胸胁刺痛，跌仆损伤，疮疡肿痛。

**【使用禁忌】**孕妇慎用，有出血倾向者不宜多用。

【配伍药方】

（1）治女子经脉不通，如血膈者：好红花（细擘）、苏枋木（捶碎）、当归等分。细切，每用一两，以水一升半，先煎花、木，然后入酒一盏，并当归再煎，空心食前温服。（《朱氏集验医方》）

（2）治酒渣鼻：当归一钱，川芎一钱，赤芍一钱，生地黄一钱，红花（俱酒洗）一

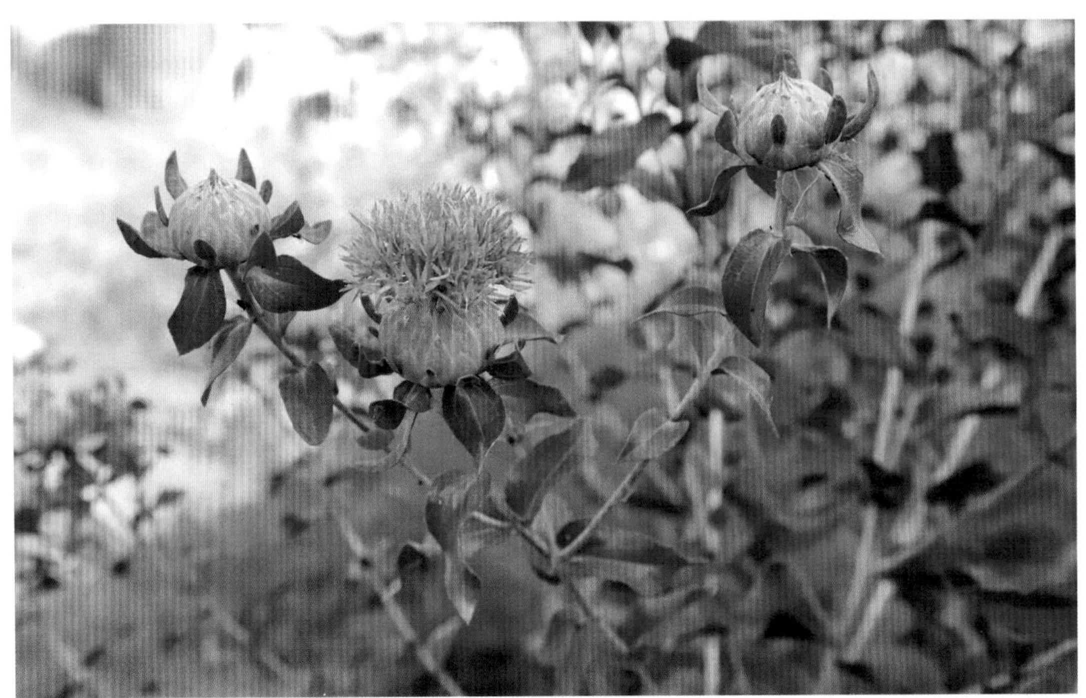

钱，黄芩（酒炒）一钱，陈皮一钱，生甘草五分，生姜三片。上用水两盅，煎八分，加酒少许，调五灵脂末二钱，食后服。气弱形肥者，加酒炒黄芪。(《外科大成》)

(3)治妇人伤寒，发热恶寒，四肢拘急，口燥舌干，经脉凝滞，不得往来，热入血室及结胸：桂心三两，芍药三两，甘草（炙）三两，红花一两。上锉，如麻豆大。每服五钱匕，以水一盏半，加生姜四片，大枣二枚，煎至七分，去滓服，良久再服。汗出而解。(《类证活人书》)

(4)治妇人六十二种风及腹中血气刺痛：红蓝花一两。以酒一大升，煎减半，顿服一半，未止再服。(《金匮要略》红蓝花酒)

(5)治肿毒初起，肿痛不可忍者：红花、穿山甲（炒）各五钱，当归尾三钱。黄酒二盅，煎一盅，调阿魏五分、麝香五厘服。(《外科大成》)

(6)治妇人血积聚癥瘕，经络阻滞：川大黄二两，红花二两，虻虫十个（去翅足）。上取大黄七钱，醋熬成膏，和药为丸，如梧桐子大。每服五至七丸，食后温酒下，日三服。(《宣明论方》)

(7)治聤耳，累年脓水不绝，臭秽：红花一分，白矾一两（烧灰）。上件药，细研为末，每用少许，纳耳中。(《太平圣惠方》)

## 桃 仁

**【别名】** 桃核仁、桃子仁、光桃仁、毛桃仁、山桃仁、单桃仁、花桃仁。

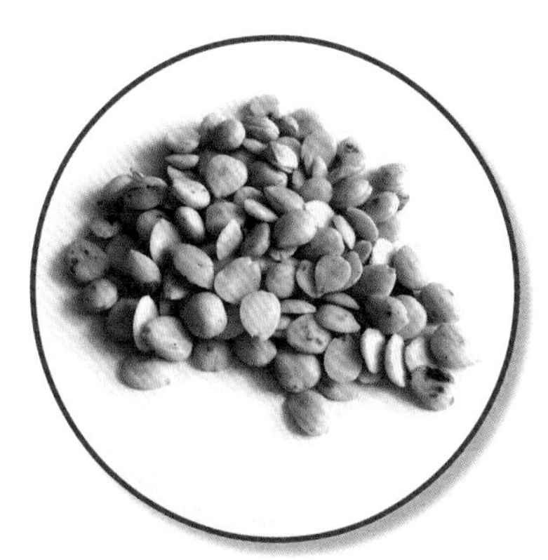

**【来源】**本品为蔷薇科植物桃 *Prunus persica*（L.）Batsch 或山桃 *Prunus davidiana*（Carr.）Franch. 的干燥成熟种子。

**【产地分布】**主产于北京、山东、陕西、河南、辽宁。

**【采收加工】**果实成熟后采收，除去果肉和核壳，取出种子，晒干。

**【药材性状】**

（1）桃仁：呈扁长卵形，长 1.2 ～ 1.8cm，宽 0.8 ～ 1.2cm，厚 0.2 ～ 0.4cm。表面黄棕色至红棕色，密布颗粒状突起。一端尖，中部膨大，另端钝圆稍偏斜，边缘较薄。尖端一侧有短线形种脐，圆端有颜色略深不甚明显的合点，自合点处散出多数纵向维管束。种皮薄，子叶2，类白色，富油性。气微，味微苦。

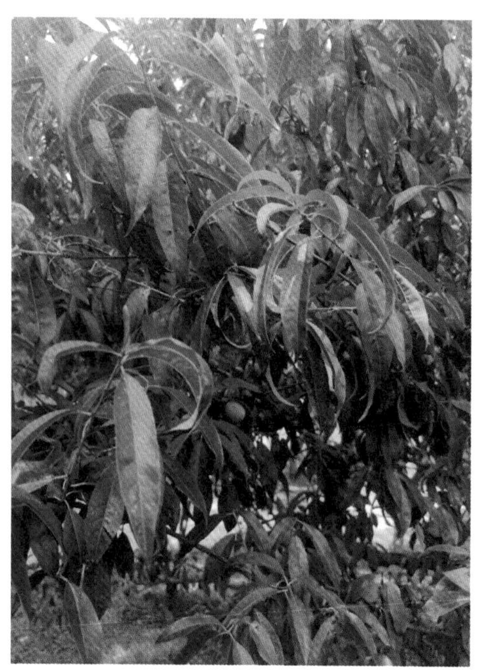

（2）山桃仁：呈类卵圆形，较小而肥厚，长约 0.9cm，宽约 0.7cm，厚约 0.5cm。

**【性味归经】**性平，味苦、甘。归心、肝、大肠、肺经。

**【功效与作用】**润肠通便，活血祛瘀，止咳平喘。属活血化瘀药下属分类的活血调经药。

**【临床应用】**煎汤，5 ～ 10g。用治经闭痛经，癥瘕痞块，肺痈肠痈，跌仆损伤，肠燥便秘，咳嗽气喘。

**【使用禁忌】**孕妇及便溏者慎用。

【配伍药方】

（1）治妇人室女，血闭不通，五心烦热：桃仁（焙）、红花、当归（洗焙）、杜牛膝等分为末。每服三钱，温酒调下，空心食前。(《杨氏家藏方》)

（2）治产后腹痛，干血着脐下，亦主经水不利：大黄三两，桃仁二十枚，䗪虫二十枚（熬，去足）。上三味，末之，炼蜜和为四丸，以酒一升，煎一丸，取八合，顿服之。新血下如豚肝。(《金匮要略》下瘀血汤)

（3）治膀胱气滞血涩，大小便秘：桃仁、葵子、滑石、槟榔各等分。为末，每以三钱，空心，葱白煎汤调下。(《赤水玄珠》)

（4）治产后恶露不净，脉弦滞涩者：桃仁三钱，当归三钱，赤芍、桂心各钱半，砂糖三钱（炒炭）。水煎，去渣温服。（《医略六书》）

（5）治血癥，漏下不止：桂枝、茯苓、牡丹（去心）、桃仁（去皮、尖，熬）、芍药各等分。上五味，末之，炼蜜和丸如兔屎大。每日食前服一丸，不知，加至三丸。（《金匮要略》桂枝茯苓丸）

（6）治太阳病不解，热结膀胱，其人如狂，少腹急结：桃仁五十个（去皮、尖），大黄四两，桂枝二两（去皮），甘草二两（炙），芒硝二两。上五味，以水七升，煮取二升半，去滓，纳芒硝，更上火微沸，下火。先食温服五合，日三服，当微利。（《伤寒论》桃核承气汤）

（7）治蓄血证：水蛭三十枚（熬），桃仁二十枚（去皮尖），虻虫三十枚（去翅足，熬），大黄三两（去皮，破六片）。上四味，以水五升，煮取三升，去滓，温服一升。不下者，更服。（《伤寒论》抵当汤）

（8）治热邪干于血分，溺血蓄血者：桃仁三钱（研如泥），丹皮、当归、赤芍各一钱，阿胶二钱，滑石五钱。水煎服。（《温疫论》桃仁汤）

（9）治上气咳嗽，胸膈痞满，气喘：桃仁三两，去皮、尖，以水一大升，研汁，和粳米二合，煮粥食。（《食医心鉴》）

（10）治老人虚秘：桃仁、柏子仁、火麻仁、松子仁等分。同研，熔白蜡和丸如桐子大，以少黄丹汤下。（《汤液本草》）

## 益母草

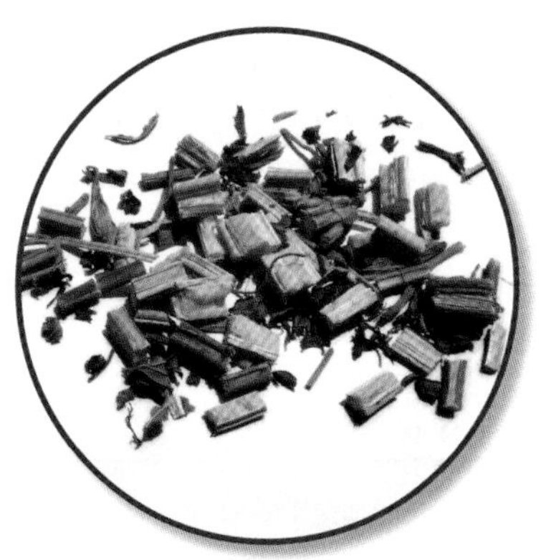

**【别名】**益母蒿、益母艾、红花艾、茺蔚、坤草、臭秽、贞蔚、苦低草、郁臭草。

**【来源】**本品为唇形科植物益母草 *Leonurus japonicus* Houtt. 的新鲜或干燥地上部分。

**【产地分布】**我国大部分地区均产。

**【采收加工】**鲜品春季幼苗期至初夏花前期采割；干品在夏季茎叶茂盛、花未开或初开时采割，晒干，或切段晒干。

**【药材性状】**

（1）鲜益母草：幼苗期无茎，基生叶圆心形，5～9浅裂，每裂片有2～3钝齿。花前期茎呈方柱形，上部多分枝，四面凹下成纵沟，长30～60cm，直径0.2～0.5cm；表面青绿色；质鲜嫩，断面中部有髓。叶交互对生，有柄；叶片青绿色，质鲜嫩，揉之有汁；下部茎生叶掌状3裂，上部叶羽状深裂或浅裂成3片，裂片全缘或具少数锯齿。气微，味微苦。

（2）干益母草：茎表面灰绿色或黄绿色；体轻，质韧，断面中部有髓。叶片灰绿色，多皱缩、破碎，易脱落。轮伞花序腋生，小花淡紫色，花萼筒状，花冠二唇形。切段者长约 2cm。

**【性味与归经】**性微寒，味苦、辛。归肝、心包、膀胱经。

**【功能与主治】**活血调经，利尿消肿，清热解毒。属活血化瘀药下属分类的活血调经药。

**【临床应用】**煎汤，9 ～ 30g；鲜品 12 ～ 40g。用治月经不调，痛经经闭，恶露不尽，水肿尿少，疮疡肿毒。

**【使用禁忌】**孕妇慎用。

【配伍药方】

（1）治产后恶露不下：益母草，捣，绞取汁，每服一小盏，入酒一合，暖过搅匀服之。（《太平圣惠方》）

（2）治产后血运，闷绝欲死：鬼箭羽一两半，当归一两（锉，微炒），益母草一两。上为细散，以童便半盏、酒半盏相和，暖过，调下二钱，不拘时候。（《太平圣惠方》）

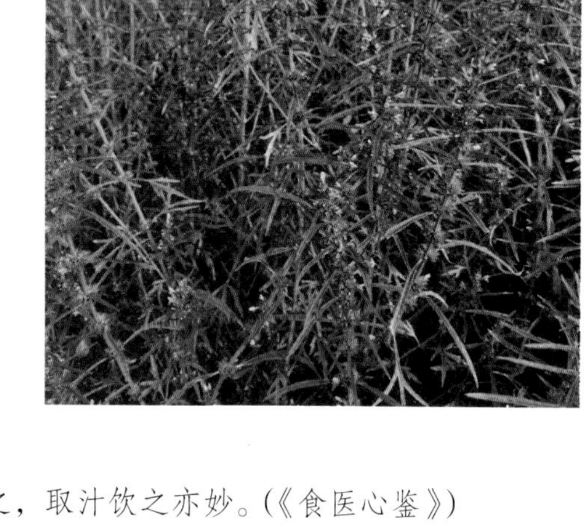

（3）治小儿未满百日，患痘疮：槐白皮一两，益母草五两。上以水五升，煎至三升，去滓，浴儿了，更取芸苔菜浓煎汁再浴。作芸苔菜与乳母吃，亦佳。（《圣济总录》）

（4）治尿血：益母草汁（服）一升。（《外台秘要》）

（5）治赤白带下，恶露下不止：益母草（开花时采），为细末。每服二钱，空心温酒下，一日三次。（《证治准绳》）

（6）治小儿疳痢，痔疾：益母草叶煮粥食之，取汁饮之亦妙。（《食医心鉴》）

（7）治疔肿至甚：益母草茎叶，烂捣敷疮上，又绞取汁五合服之，即内消。（《太平圣惠方》）

## 泽 兰

**【别名】**龙枣、虎蒲、小泽兰、地瓜儿苗、红梗草、风药、奶孩儿、捕斗蛇草、甘露子、方梗泽兰。

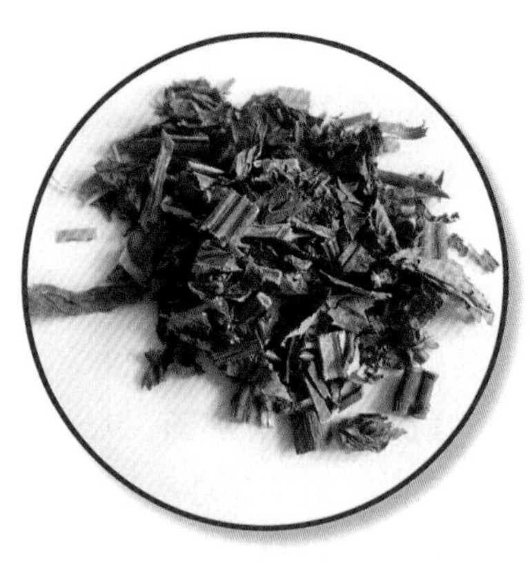

**【来源】**本品为唇形科植物毛叶地瓜儿苗 *Lycopus lucidus Turcz*. var. hirtus Regel 的干燥地上部分。

**【产地分布】**全国大部分地区均产。

**【采收加工】**夏、秋二季茎叶茂盛时采割，晒干，切段，生用。

**【药材性状】**本品茎呈方柱形，少分枝，四面均有浅纵沟，长 50 ～ 100cm，直径 0.2 ～ 0.6cm；表面黄绿色或带紫色，节处紫色明显，有白色茸毛；质脆，断面黄白色，髓部中空。叶对生，有短柄或近无柄；叶片多皱缩，展平后呈披针形或长圆形，长 5 ～ 10cm；上表面黑绿色或暗绿色，下表面灰绿色，密具腺点，两面均有短毛；先端尖，基部渐狭，边缘有锯齿。轮伞花序腋生，花冠多脱落，苞片和花萼宿存，小包片披针形，有缘毛，花萼钟形，5 齿。气微，味淡。

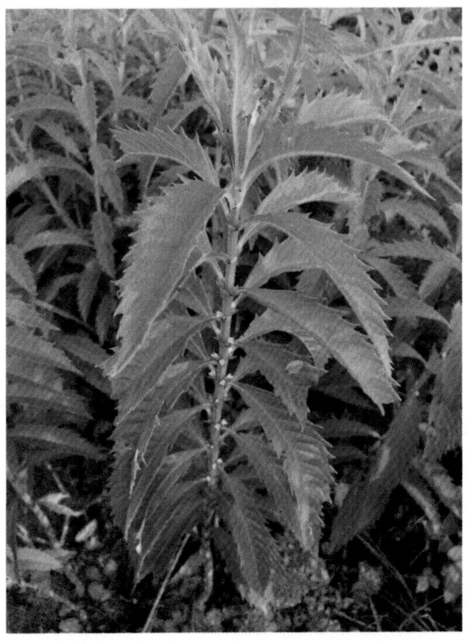

**【性味归经】**性微温，味苦、辛。归肝、脾经。

**【功效与作用】**活血调经，祛瘀消痈，利水消肿。属活血化瘀药下属分类的活血调经药。

**【临床应用】**煎汤，6 ～ 12g。用治月经不调，经闭，痛经，产后瘀血腹痛，疮痈肿毒，水肿腹水。

【配伍药方】

（1）治经候微少，渐渐不通，手足骨肉烦痛，日就羸瘦，渐生潮热，其脉微数：泽兰叶三两，当归、白芍药各一两，甘草半两。上为粗末，每服五钱匕，水二盏，煎至一盏，去滓温服，不以时。(《鸡峰普济方》)

（2）治妊娠堕胎，胞衣不出：泽兰叶（切碎）、滑石末各半两，生麻油少许。上三味，以水三盏，先煎泽兰至一盏半，去滓，入滑石末并油，更煎三沸，顿服之，未下更服。(《圣济总录》)

（3）治产后水肿，血虚浮肿：泽兰、防己等分为末。每服二钱，酸汤下。(《随身备急方》)

（4）治产后阴翻，产后阴户燥热，遂成翻花：泽兰四两，煎汤熏洗二三次，再入枯矾

煎洗之。(《濒湖集简方》)

(5)治妇人经脉不调，赤白带下，久无子者：香附子(去衣，分作四处，童便四两、酒四两、醋四两、米泔四两各浸一宿)一斤，当归(去须，酒浸)二两，白芍药(炒)二两，熟地黄(酒制)二两，生地黄二两，泽兰叶、艾叶、白术各一两五钱，黄芩一两，川芎二两。上为末，醋糊为丸，如赤豆大。每服六十丸，空心白汤或酒送下。(《摄生众妙方》)

(6)治产后腰痛：桃仁(炒，研)十粒，当归三钱，牛膝二钱，泽兰三钱，苏木一钱。水煎，热酒冲，空心服。(《医学心悟》)

(7)治产后狂病，脉洪数软涩者：泽兰三两，生地黄五两，白芍两半(炒)，当归三两，石膏三两，人参两半，甘草六钱，白薇两半，川芎八钱，柏子仁三两，茯苓两半，白术两半(炒)。上为散，砂糖灰汤煎三钱，去滓温服。(《医略六书》)

(8)治五痔痛不可忍：荆芥穗二两，贯众二两，甘草二两，蜀椒(去目)二两，泽兰二两，芍药二两。上为粗末，每用三大匙，水三碗煎沸，倾盆内，先坐熏之，覆令密，勿泄出药气，通手即淋渫。(《圣济总录》)

## 牛 膝

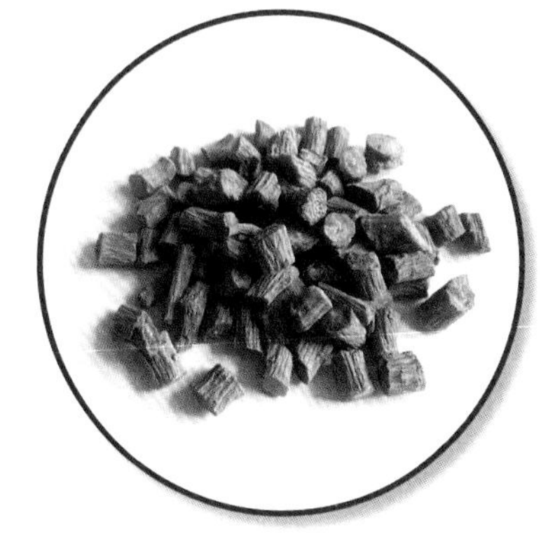

**【别名】**怀牛膝、牛髁膝、山苋菜、对节草、红牛膝、杜牛膝、土牛膝。

**【来源】**本品为苋科植物牛膝 *Achyranthes bidentata* Bl. 的干燥根。

**【产地分布】**主产于河南，习称“怀牛膝”。

**【采收加工】**冬季茎叶枯萎时采挖，除去须根和泥沙，捆成小把，晒至干皱后，将顶端切齐，晒干，切段，生用或酒炙用。

**【药材性状】**本品呈细长圆柱形，挺直或稍弯曲，长 15 ~ 70cm，直径 0.4 ~ 1cm。表面灰黄色或淡棕色，有微扭曲的细纵皱纹、排列稀疏的侧根痕和横长皮孔样的突起。质硬脆，易折断，受潮后变软，断面平坦，淡棕色，略呈角质样而油润，中心维管束木质部较大，黄白色，其外周散有多数黄白色点状维管束，断续排列成 2 ~ 4 轮。气微，味微甜而稍苦涩。

**【性味归经】**性平，味苦、甘、酸。归肝、肾经。

**【功效与作用】**逐瘀通经，补肝肾，强筋骨，利尿通淋，引血下行。属活血化瘀药下属分类的活血调经药。

**【临床应用】**煎汤，5 ~ 12g。活血通经、利尿通淋、引血(火)下行宜生用，补肝肾、强筋骨宜酒炙用。用治经闭，痛经，腰膝酸痛，筋骨无力，淋证，水肿，头痛，眩晕，牙痛，口疮，吐血，衄血。

**【使用禁忌】**孕妇慎用。

【配伍药方】

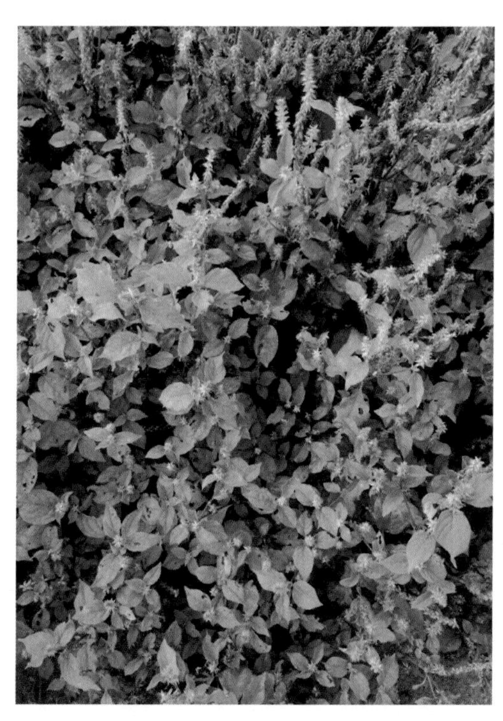

（1）治小便不利，茎中痛欲死，兼治妇人血结腹坚痛：牛膝一大把并叶，不以多少，酒煮饮之。(《肘后备急方》)

（2）治室女月经不通，脐下坚结，大如杯升，发热往来，下痢羸瘦，此为血瘕：干漆（杵细，炒令烟尽）、牛膝（酒浸一宿）各一两六钱（为末），生地黄四两八钱。取汁，慢火熬，丸如桐子大。空心，米饮或温酒下二丸，日再，勿妄加，病去止药。(《三因极一病证方论》)

（3）治肾脏风虚，腰腿脚膝痛：黄芪、白芍药、牛膝、当归各三钱，防风、磁石各二十四铢，五味子、茯苓、熟地黄、川芎、桂心各四钱。上为细末，每服三钱，水一盏，入生姜三片，大枣一枚，同煎至七分。去滓温服，不拘时候。(《鸡峰普济方》)

（4）治痨疟积久不断：长生大牛膝一虎口。切，以水六升，煮取二升，分再服，第一服取未发前一食顷服，第二服临发服。(《备急千金要方》)

（5）治妇人血风走疰，腰脚疼痛不可忍：牛膝一两（去苗），虎胫骨二两（涂酥，炙黄），赤芍药一两，琥珀一两，桂心一两，当归一两（锉，微炒），芎䓖一两，没药一两，麒麟竭一两，干漆一两（捣碎，炒令烟出），防风一两（去芦头），木香半两，地龙半两（微炒），羌活一两（去芦头），酸枣仁一两（微炒），生干地黄一两。上为细散，每服一钱，不拘时候，以温酒调下。(《太平圣惠方》)

（6）治产儿已出，胞衣不下，脐腹坚满，胀急疼痛及子死腹中不得出者：滑石八两，当归（去苗，酒浸）、木通各六两，牛膝（去苗，酒浸，焙）、瞿麦各四两，冬葵子五两。上为粗散，每服三钱，水两盏，煎至八分，去滓消热服，不拘时。(《太平惠民和剂局方》)

（7）治风湿痹，腰痛少力：牛膝一两（去苗），桂心三分，山茱萸一两。上件药，捣细罗为散。每于食前，以温酒调下二钱。(《太平圣惠方》)

（8）治口中及舌上生疮、烂：牛膝酒渍含漱之，无酒者空含亦佳。(《肘后备急方》)

（9）治湿热下流，两脚麻木，或如火烙之热：苍术六两（米泔浸三宿，细切，焙干），黄柏四两（切片，酒拌略炒），川牛膝二两（去芦）。上为细末，面糊为丸，如桐子大。每服五、七、十丸，空心姜盐汤下。忌鱼腥、荞麦、热面、煎炒等物。(《医学正传》)

## 鸡血藤

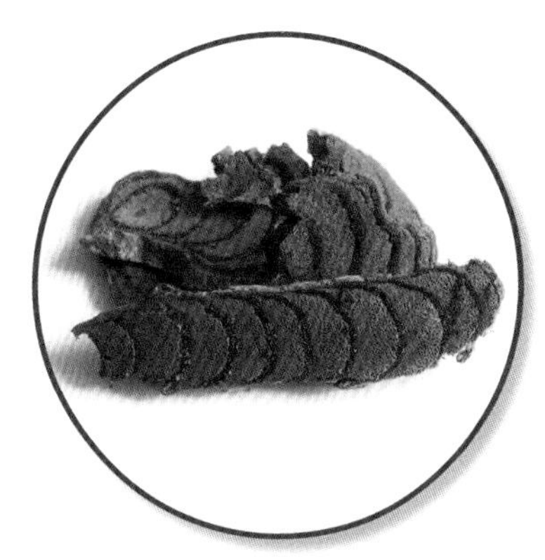

【别名】血风藤、马鹿藤、紫梗藤、猪血藤、九层风、红藤、活血藤、大血藤、血龙藤、过岗龙、五层血。

【来源】本品为豆科植物密花豆 *Spatholobus suberectus* Dunn 的干燥藤茎。

【产地分布】主产于广西。

【采收加工】秋、冬二季采收，除去枝叶，切片，晒干。

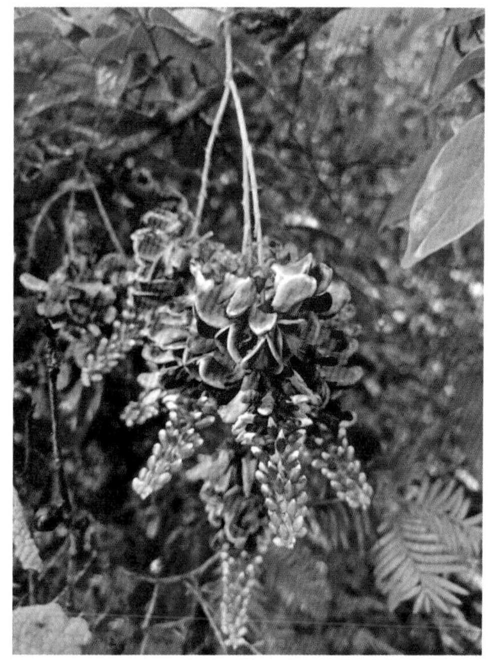

【药材性状】本品为椭圆形、长矩圆形或不规则的斜切片，厚 0.3 ～ 1cm。栓皮灰棕色，有的可见灰白色斑，栓皮脱落处显红棕色。质坚硬。切面木部红棕色或棕色，导管孔多数；韧皮部有树脂状分泌物呈红棕色至黑棕色，与木部相间排列呈数个同心性椭圆形环或偏心性半圆形环；髓部偏向一侧。气微，味涩。

【性味归经】性温，味苦、甘。归肝、肾经。

【功效与作用】活血补血，调经止痛，舒筋活络。属活血化瘀药下属分类的活血调经药。

【临床应用】煎汤，9 ～ 15g。用治月经不调，痛经，经闭，风湿痹痛，麻木瘫痪，血虚萎黄。

【配伍药方】

（1）治血虚之手足麻木、关节酸痛、月经不调：滇鸡血藤膏粉 87.5g，川牛膝 23.8g，续断 21.2g，红花 2g，黑豆 5g，熟糯米粉 175g，饴糖 120g。以上 7 味，除滇鸡血藤膏粉、熟糯米粉、饴糖外，其余各药加水煎煮 3 次，滤过，合并煎液，浓缩成浸膏，加入滇鸡血藤膏粉等 3 味，充分拌匀，制成方块，干燥即得。将膏研碎，用水、酒各半炖化服，1 次 6 ～ 10g，1 日 2 次。(《中国药典》)

（2）治白虎历节，膝胫剧痛如咬，昼轻夜重，局部发热：制苍术 15g，黄柏 12g，鸡血藤 9g，乳香、没药、千年健各 6g。水煎服。（《本草骈比》）

（3）治老人血管硬化、腰背神经痛：鸡血藤 20g，杜仲 15g，五加皮 10g，生地黄 15g。水 500mL，煎至 200mL，去渣，每日 3 次分服。（《现代实用中药》）

（4）治腰痛、白带：鸡血藤 30g，金樱根、千斤拔、杜仲藤、旱莲草各 15g，必要时加党参 15g。每日 1 剂，2 次煎服。（《全国中草药汇编》）

（5）治经闭：鸡血藤、穿破石各 30g。水煎服，每日 1 剂。（《益寿中草药选解》）

（6）治再生障碍性贫血：鸡血藤 60 ～ 120g，鸡蛋 2 ～ 4 个，红枣 10 个。加水 8 碗，煎至大半碗（鸡蛋熟后去壳放入再煎），鸡蛋与药汁同服，每日 1 剂。（《全国中草药汇编》）

（7）治白细胞减少症：鸡血藤 15g，黄芪 12g，白术、茜草根各 9g。水煎服，每日 1 剂。（《益寿中草药选解》）

## 王不留行

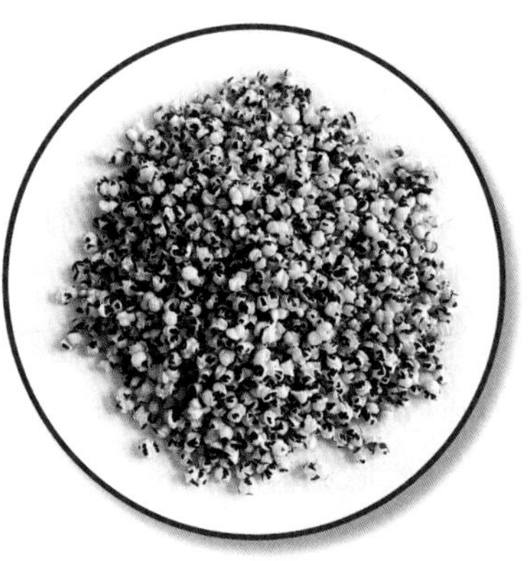

**【别名】**奶米、王不留、麦蓝子、剪金子、留行子、王牡牛。

**【来源】**本品为石竹科植物麦蓝菜 *Vaccaria segetalis*（Neck.）Garcke 的干燥成熟种子。

**【产地分布】**主产于河北、山东、辽宁。

**【采收加工】**夏季果实成熟、果皮尚未开裂时采割植株，晒干，打下种子，除去杂质，再晒干。

**【药材性状】**本品呈球形，直径约 2mm。表面黑色，少数红棕色，略有光泽，有细密颗粒状突起，一侧有 1 凹陷的纵沟。质硬。胚乳白色，胚弯曲成环，子叶 2。气微，味微涩、苦。

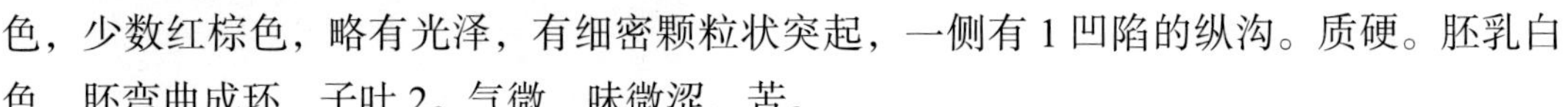

**【性味归经】**性平，味苦。归肝、胃经。

**【功效与作用】**活血通经，下乳消肿，利尿通淋。属活血化瘀药下属分类的活血调经药。

**【临床应用】**煎汤，5 ～ 10g。用治经闭，痛经，乳汁不下，乳痈肿痛，淋证涩痛。

**【使用禁忌】**孕妇慎用。

【配伍药方】

（1）治妇人因气，奶汁绝少：瞿麦穗、麦门冬（去心）、王不留行、紧龙骨、穿山甲（炮黄）各等分。上五味为末，每服一钱，热酒调下；后食猪蹄羹少许，投药，用木梳左右乳上梳三十来梳，一日三服，食前服，三次羹汤投，三次梳乳。（《卫生宝鉴》）

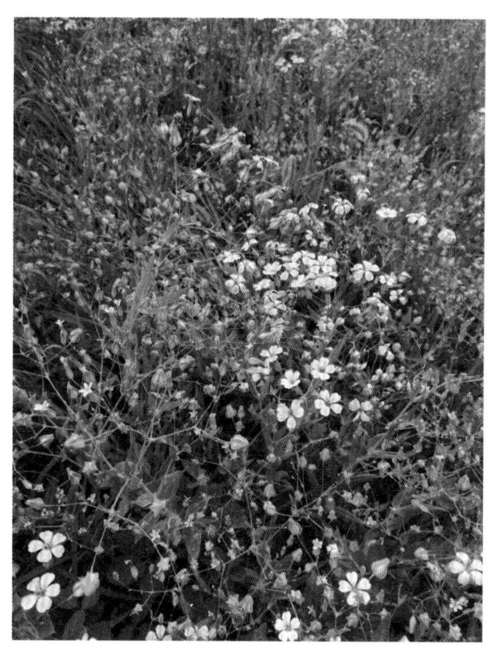

（2）治血淋不止：王不留行一两，当归身、川续断、白芍药、丹参各二钱。分作二剂，水煎服。(《东轩产科方》)

（3）治诸淋及小便常不利，阴中痛，日数十度起，此皆劳损虚热所致：石韦（去毛）、滑石、瞿麦、王不留行、葵子各二两。捣筛为散，每服方寸匕，日三服之。(《外台秘要》)

（4）治粪后下血：王不留行末，水服一钱。(《圣济总录》)

（5）治乳痈初起：王不留行一两，蒲公英、瓜蒌仁各五钱，当归梢三钱。酒煎服。(《本草汇言》)

（6）治疔肿初起：王不留行子为末，蟾酥丸黍米大。每服一丸，酒下，汗出即愈。(《濒湖集简方》)

（7）治金疮：王不留行十分（八月八日采），蒴藋细叶十分（七月七日采），桑东南根白皮十分（三月三日采），甘草十八分，川椒三分（除目及闭口，去汗），黄芩二分，干姜二分，芍药、厚朴各二分。上九味，桑根皮以上三味烧灰存性，勿令灰过，各别杵筛，合治之为散。服方寸匕，小疮即粉之，大疮但服之，产后亦可服。如风寒，桑东根勿取之。前三物皆阴干百日。(《金匮要略》王不留行散）

（8）治头风白屑：王不留行、香白芷等分为末。干掺一夜，篦去。(《太平圣惠方》)

（9）治妇人临产，胞伤风冷，腹痛频并，不能分娩：王不留行一两半，京三棱（煨，锉）一两半，牵牛子（炒）一两半，百合一两半，当归（切，焙）一两半，威灵仙一两半，雷丸一两，大黄（锉，炒）一两，天雄（炮裂，去皮脐）一两，桂（去粗皮）三分，甘草（炙）三分，大腹二两（锉）。上㕮咀，如麻豆大。每服五钱匕，水一盏半，煎至八分，去滓温服。(《圣济总录》)

## 月季花

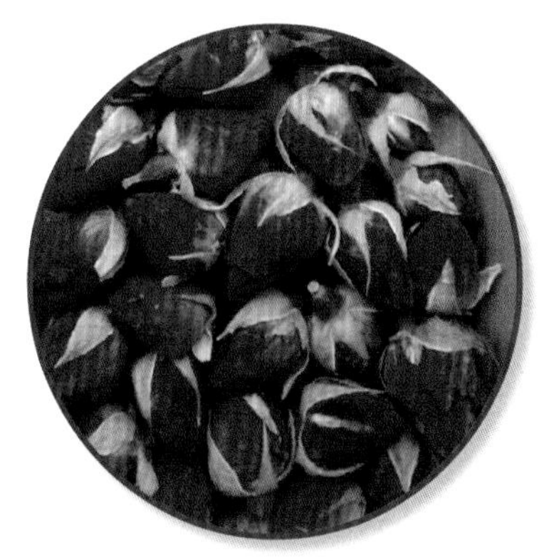

**【别名】**月月红、胜春、四季花、斗雪红、长春花、月贵花、艳雪红、绸春花、勒泡、铜棰子。

**【来源】**本品为蔷薇科植物月季 *Rosa chinensis* Jacq. 的干燥花。

**【产地分布】**全国大部分地区均产。

**【采收加工】**全年均可采收，花微开时采摘，阴干或低温干燥。

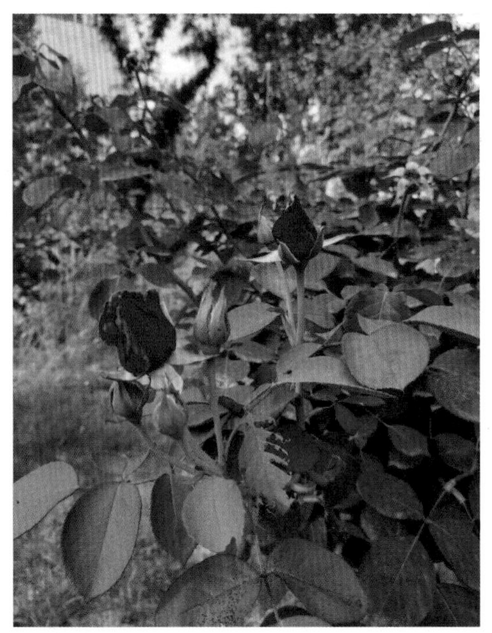

**【药材性状】**本品呈类球形，直径1.5～2.5cm。花托长圆形，萼片5，暗绿色，先端尾尖；花瓣呈覆瓦状排列，有的散落，长圆形，紫红色或淡紫红色；雄蕊多数，黄色。体轻，质脆。气清香，味淡、微苦。

**【性味归经】**性温，味甘。归肝经。

**【功效与作用】**活血调经，疏肝解郁。属活血化瘀药下属分类的活血调经药。

**【临床应用】**煎汤，3～6g。用治气滞血瘀，月经不调，痛经，闭经，胸胁胀痛。

**【使用禁忌】**用量不宜过大，多服久服可引起腹痛腹泻及便溏。孕妇慎用。

【配伍药方】

（1）治月经不调：鲜月季花每次五至七钱，开水泡服，连服数次。(《泉州本草》)

（2）治外伤肿痛：月季花、地鳖虫等量研细末，每次4.5g，煎水，服时兑酒少许。(《安徽中草药》)

（3）治产后阴挺：月季花一两，炖红酒服。(《闽东本草》)

（4）治腰痛、月经不调：小红花一两，茶香根二两，刮筋板五两，香附子二两，小血藤三两，月月红六两，对月草六两，茴香根二两，血当归三两，茜草根三两，女儿茶三两，益母草六两，三月记根三两。用干酒十斤，泡十日即成。每日三次，每日服二至三两。(《全国中药成药处方集》)

（5）治筋骨疼痛，脚膝肿痛，跌打损伤：月季花瓣干研末，每服一钱，酒冲服。(《湖南药物志》)

（6）治肺虚咳嗽咯血：月季花合冰糖炖服。(《泉州本草》)

## 第三节　活血疗伤药

### 土鳖虫

**【别名】**地鳖虫、土元、地乌龟、䗪虫。

**【来源】**本品为鳖蠊科昆虫地鳖 *Eupolyphaga sinensis* Walker或冀地鳖 *Steleophaga plancyi*（Boleny）的雌虫干燥体。

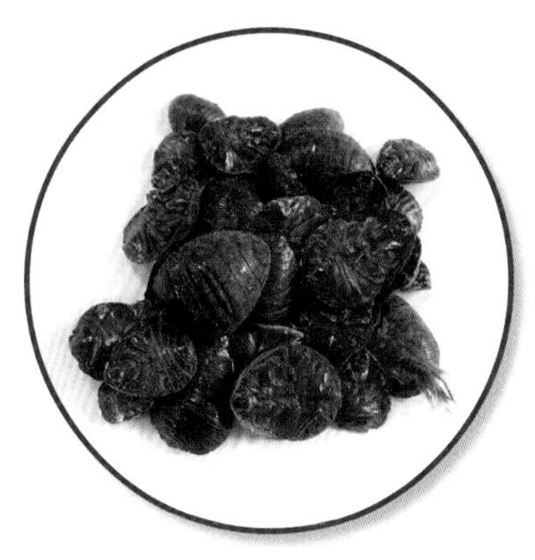

**【产地分布】**主产于江苏、浙江、湖北、河北、河南。

**【采收加工】**捕捉后，置沸水中烫死，晒干或烘干。

**【药材性状】**

（1）地鳖：呈扁平卵形，长 1.3 ～ 3cm，宽 1.2 ～ 2.4cm。前端较窄，后端较宽，背部紫褐色，具光泽，无翅。前胸背板较发达，盖住头部；腹背板 9 节，呈覆瓦状排列。腹面红棕色，头部较小，有丝状触角 1 对，常脱落，胸部有足 3 对，具细毛和刺。腹部有横环节。质松脆，易碎。气腥臭，味微咸。

（2）冀地鳖：长 2.2 ～ 3.7cm，宽 1.4 ～ 2.5cm。背部黑棕色，通常在边缘带有淡黄褐色斑块及黑色小点。

**【性味归经】**性寒，味咸；有小毒。归肝经。

**【功效与作用】**破血逐瘀，续筋接骨。属活血化瘀药下属分类的活血疗伤药。

**【临床应用】**煎汤，3 ～ 10g。用治跌打损伤，筋伤骨折，血瘀经闭，产后瘀阻腹痛，癥瘕痞块。

**【使用禁忌】**孕妇禁用。

---

【配伍药方】

---

（1）治跌打损伤、瘀血肿痛：当归 400g，三七 80g，乳香（制）80g，冰片 20g，土鳖虫 200g，自然铜（煅）120g。上 6 味，除冰片外，其余当归等 5 味粉碎成细粉；将冰片研细，与上述粉末配研，过筛，混匀，即得。用温黄酒或温开水送服，一次 1.5g，1 日 2 次。(《中国药典》)

（2）治五劳虚极羸瘦，腹满不能饮食，食伤，忧伤，饮伤，房室伤，饥伤，劳伤，经络荣卫气伤，内有干血，肌肤甲错，两目黯黑：大黄十分（蒸），黄芩一两，甘草三两，桃仁一升，杏仁一升，芍药四两，干地黄十两，干漆一两，虻虫一升，水蛭百枚，蛴螬一升，䗪虫半升。上十二味，末之，炼蜜为丸小豆大，酒饮服五丸，日三服。(《金匮要略》大黄䗪虫丸）

（3）治产妇瘀阻腹痛，以及瘀血阻滞，经水不利，腹中癥块：大黄三两，桃仁二十枚，䗪虫二十枚（熬，去足）。上三味，末之，炼蜜和为四丸，以酒一升，煎一丸，取八合，顿服之。新血下如豚肝。(《金匮要略》下瘀血汤）

（4）治腹中瘀血，停在腹中不出，满痛短气，大小便不通：荆芥半分，䗪虫三十枚，大黄三两，川芎三两，蒲黄五两，当归二两，桂心二两，甘草二两，桃仁三十枚。上药九味，㕮咀，以水一斗，煮取三升，分三服。(《备急千金要方》)

（5）治跌死、打死尚有微气及骨折瘀血攻心：当归尾（酒洗）七钱，自然铜（醋煅七次）七钱，桃仁（去皮尖）七钱，红花七钱，陈麻皮三钱，地鳖虫（烧酒浸，焙）五钱，骨碎补（酒洗，蒸）二钱，大黄（酒洗）二钱，乳香（去油）五分，没药（去油）五分，胎儿骨五分，血竭五分，朱砂五分，雄黄五分，麝香五分。上为极细末，收贮勿泄气。如遇跌死、打死，尚有微气者，用酒浆调二厘，入口即活；如骨折瘀血攻心，用药八厘，酒调灌之，其伤骨自上而愈。(《疡医大全》)

（6）治跌打损伤骨折，瘀血攻心，发热昏晕，不省人事：地龙一两，龙骨二两，麝香五分，自然铜三两，川乌一两（姜制），滑石四两（水飞，醋炒），地鳖虫二两，赤石脂（醋炒）二两，乳香一两五钱，没药一两五钱，鹿角霜二两。上为极细末，鹿角胶烊化，捣和为丸，如弹子大，朱砂为衣，陈酒送下。(《伤科补要》)

## 马钱子

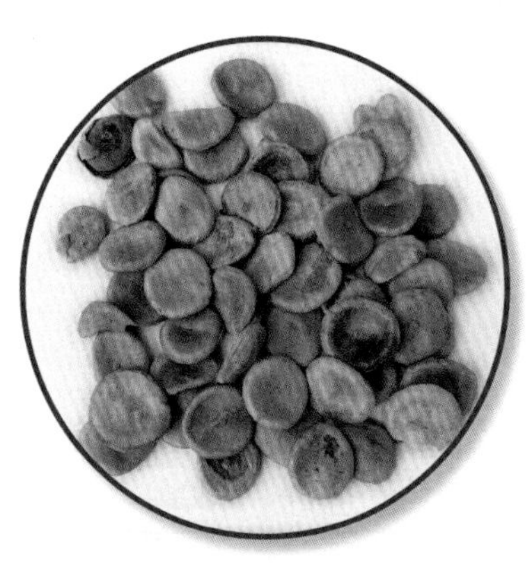

**【别名】**番木鳖、苦实把豆儿、苦实、马前、牛眼、大方八。

**【来源】**本品为马钱科植物马钱 *Strychnos nux-vomica* L. 的干燥成熟种子。

**【产地分布】**主产于印度、越南、缅甸，现我国云南、广东、海南亦产。

**【采收加工】**冬季采收成熟果实，取出种子，晒干，即为生马钱子。用砂烫至鼓起并显棕褐色或深棕色，即为制马钱子。

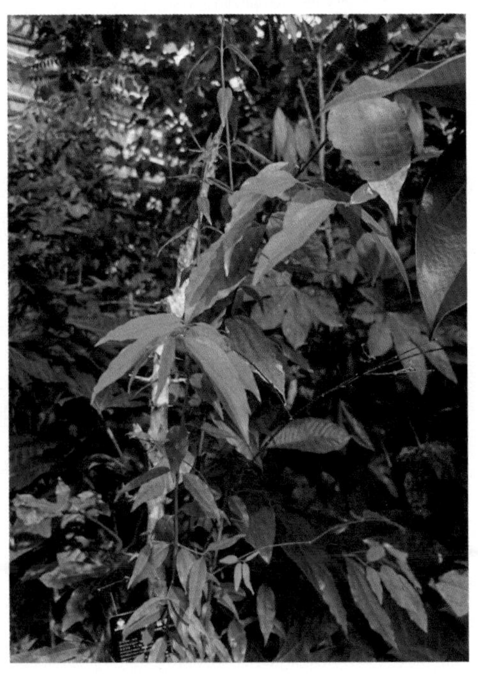

**【药材性状】**本品呈纽扣状圆板形，常一面隆起，一面稍凹下，直径 1.5 ～ 3cm，厚 0.3 ～ 0.6cm。表面密被灰棕色或灰绿色绢状茸毛，自中间向四周呈辐射状排列，有丝样光泽。边缘稍隆起，较厚，有突起的珠孔，底面中心有突起的圆点状种脐。质坚硬，平行剖面可见淡黄白色胚乳，角质状，子叶心形，叶脉 5 ～ 7 条。气微，味极苦。

**【性味归经】**性温，味苦；有大毒。归肝、脾经。

**【功效与作用】**通络止痛，散结消肿。属活血化瘀药下属分类的活血疗伤药。

**【临床应用】**0.3 ～ 0.6g，炮制后入丸、散。

用治跌打损伤，骨折肿痛，风湿顽痹，麻木瘫痪，痈疽疮毒，咽喉肿痛。

**【使用禁忌】**孕妇禁用；不宜多服、久服及生用；运动员慎用；有毒成分能经皮肤吸收，故外用不宜大面积涂敷。

【配伍药方】

（1）治喉痹作痛：番木鳖、青木香、山豆根等分，为末吹。(《医方摘要》)

（2）治肢体痿废，并治偏枯、麻木诸证：人参三两，于术二两（炒），当归一两，马钱子一两（法制），乳香、没药各一两，全蜈蚣大者五条（不用炙），穿山甲一两（蛤粉炒）。共轧细过罗，炼蜜为丸如桐子大。每服二钱，无灰酒送下，日再服。(《医学衷中参西录》)

（3）治手足不仁，骨骱麻木：甲尾片、番木鳖各精制净末二两，川附末一两。和匀。每服七分，用陈酒五更送下，醉盖取汗。服后痛处痛，麻处更麻，头昏背汗昏沉，四五刻即定，定即痊愈。如服后不觉痛麻，必要服之知觉方止。(《外科全生集》)

（4）治脚气，手足麻痹，半身不遂，小便不禁或自遗：番木鳖（去皮，磨细粉）六分，甘草（细粉）六分。炼蜜为丸四十粒，每日三次，每次一至二粒，食后温水送服，连服七日，停七日再服。(《现代实用中药》)

（5）治疠风恶疾，赤肿腐烂：番木鳖（麻油煮）一两，干漆三钱（煨令烟尽），白鹅毛一只（烧存性，至不见星为度），苦参、皂角刺各二两。为散，分作五十服，清晨，温酒或茶清送下。亦可用蜜作丸，分五十服。(《张氏医通》)

（6）治热牙痛不可忍：番木鳖半个，井花水磨一小盏，含漱，热即吐去，水完则疼止。(《握灵本草》)

（7）治痫证：马钱子八两，地龙八条（去土，焙干，为末），香油一斤。将香油入锅内熬滚，入马钱子炸之，待马钱子微有响爆之声，拿一个用刀切两半，看其内以紫红色为度，研为细末，再入前地龙末，和均，面糊为丸，绿豆大，每付吃三四分，临卧服，盐水送。若五六岁小儿，服二分，红糖水送。如不为丸，面子亦可服。如吃斋人，去地龙亦可。每晚先服黄芪赤风汤一付，临卧服丸药一付，吃一月后，不必服汤药，净吃丸药，久而自愈，愈后将丸药再吃一二年，可保除根。(《医林改错》)

## 自然铜

**【别名】**然铜、方块铜、石髓铅、黄铁矿、煅自然铜、醋自然铜。

**【来源】**本品为硫化物类矿物黄铁矿族黄铁矿，主含二硫化铁（$FeS_2$）。

**【产地分布】**主产于四川、云南、广东、湖南。

**【采收加工】**采挖后，除去杂石。

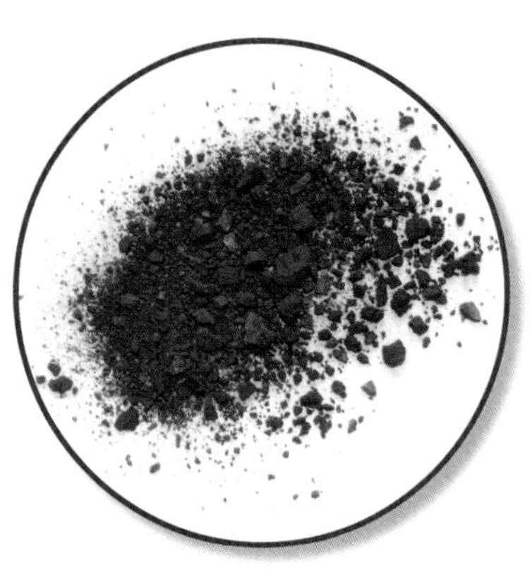

【药材性状】本品晶形多为立方体，集合体呈致密块状。表面亮淡黄色，有金属光泽；有的黄棕色或棕褐色，无金属光泽。具条纹，条痕绿黑色或棕红色。体重，质坚硬或稍脆，易砸碎，断面黄白色，有金属光泽；或断面棕褐色，可见银白色亮星。

【性味归经】性平，味辛。归肝经。

【功效与作用】散瘀止痛，续筋接骨。属活血化瘀药下属分类的活血疗伤药。

【临床应用】内服：3～9g，多入丸、散服；若入煎剂，宜先煎。外用：适量。用治跌打损伤，筋骨折伤，瘀肿疼痛。

【使用禁忌】孕妇慎用。不宜久服。

【配伍药方】

（1）治杖疮：自然铜半两（醋淬七次），乳香、没药各三钱，茴香（小茴香）四钱，当归半两。上为细末，每服五钱，温酒调下。(《证治准绳》)

（2）治跌仆骨断：自然铜（煅通红，醋淬七次，放湿土上，月余用）、乳香、没药、当归身、羌活等分。为散，每服二钱，醇酒调，日再服。骨伤用骨碎补半两，酒浸捣绞取汁冲服。(《张氏医通》)

（3）治心气刺痛：自然铜火煅醋淬九次，研末，醋调一字服。(《卫生易简方》)

（4）治头风疼痛至甚：黄柏（厚者）半两，自然铜半两，细辛（去叶、土）一分，胡椒四十九粒。上件生为细末，每遇头痛头风发时，先含水一口，后用药一字，搐鼻中，左疼左搐，右疼右搐，搐罢吐去水，口咬箸头，沥涎出为度。(《杨氏家藏方》)

（5）治倒睫卷毛：木鳖子（去壳）一钱，自然铜五分（制）。上捣烂，为条子，搐鼻。又以石燕末入片脑少许研，水调敷眼弦上。(《证治准绳》起睫膏)

（6）治项下气瘿：自然铜贮水瓮中，逐日饮食，皆用此水，其瘿自消，或火烧烟气，久久吸之亦可。(《仁斋直指方》)

（7）治一切恶疮及火烧汤烫：自然铜、密陀僧各一两（并煅，研），甘草、黄檗各二两（并为末）。上四味，一处研细，收密器中，水调涂或干敷。(《圣济总录》)

## 苏　木

【别名】苏枋、苏方、苏方木、棕木、赤木、红柴、红苏木、落文树。

【来源】本品为豆科植物苏木 *Caesalpinia sappan* L. 的干燥心材。

【产地分布】主产于广西、广东、台湾、云南、四川。

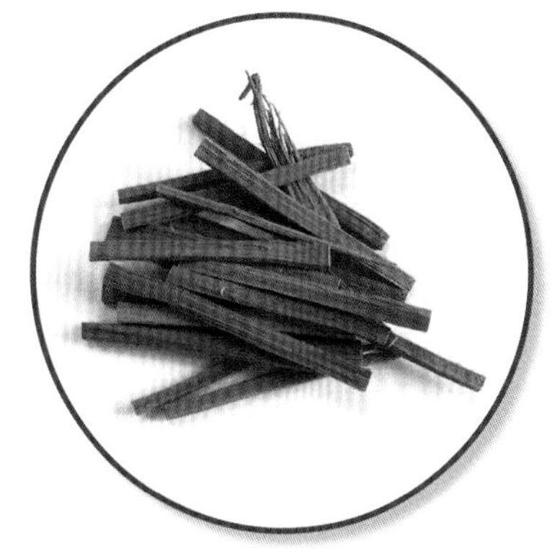

**【采收加工】**多于秋季采伐，除去白色边材，干燥。

**【药材性状】**本品呈长圆柱形或对剖半圆柱形，长10～100cm，直径3～12cm。表面黄红色至棕红色，具刀削痕，常见纵向裂缝。质坚硬。断面略具光泽，年轮明显，有的可见暗棕色、质松、带亮星的髓部。气微，味微涩。

**【性味归经】**性平，味甘、咸。归心、肝、脾经。

**【功效与作用】**活血祛瘀，消肿止痛。属活血化瘀药下属分类的活血疗伤药。

**【临床应用】**煎汤，3～9g。用治跌打损伤，骨折筋伤，瘀滞肿痛，经闭痛经，产后瘀阻，胸腹刺痛，痈疽肿痛。

**【使用禁忌】**孕妇慎用。

【配伍药方】

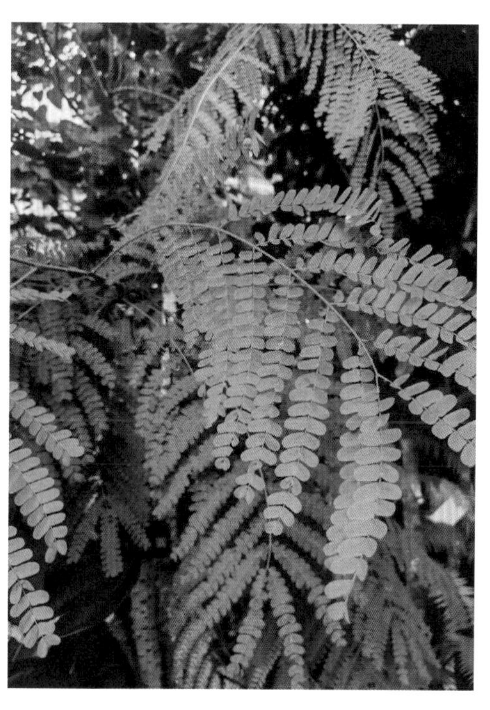

（1）治妇人月水不通，烦热疼痛：苏枋木二两（锉），硇砂半两（研），川大黄（末）一两。上药，先以水三大盏，煎苏木至一盏半，去滓，入硇砂、大黄末，同熬成膏。每日空心，以温酒调下半大匙。（《太平圣惠方》）

（2）治血风口噤，不能言语：苏方木五钱（捣细），防风、玉竹各三钱，当归、川芎、秦艽各一钱五分。水煎服。（《本草汇言》）

（3）治被打伤损，因疮中风：苏木（槌令烂，研）二两。用酒二升，煎取一升。分三服，空心、午时、夜卧各一服。（《圣济总录》）

（4）治破伤风：苏枋木不拘多少，捣罗为细散。每服三钱匕，酒调服之。（《圣济总录》）

（5）治指断，亦治其余皮肤刀矢伤：真正沉重苏木，为细末，敷断指间，外用蚕茧包缚完固。（《摄生众妙方》）

（6）治偏坠肿痛：苏木二两，好酒一壶，煮熟频饮。（《濒湖集简方》）

## 骨碎补

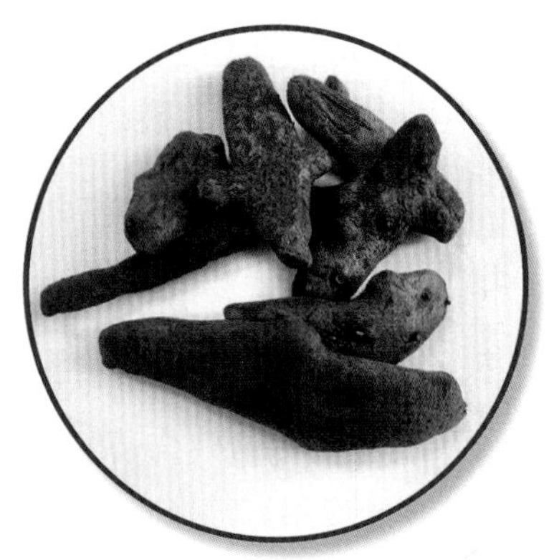

**【别名】** 猴姜、猢狲姜、石毛姜、石庵閭、过山龙、爬岩姜、碎补、树蜈蚣、黄爬山虎、肉碎补。

**【来源】** 本品为水龙骨科植物槲蕨 *Drynaria fortunei*（Kunze）J. Sm. 的干燥根茎。

**【产地分布】** 主产于湖北、江西、四川。

**【采收加工】** 全年均可采挖，除去泥沙，干燥，或再燎去茸毛（鳞片）。

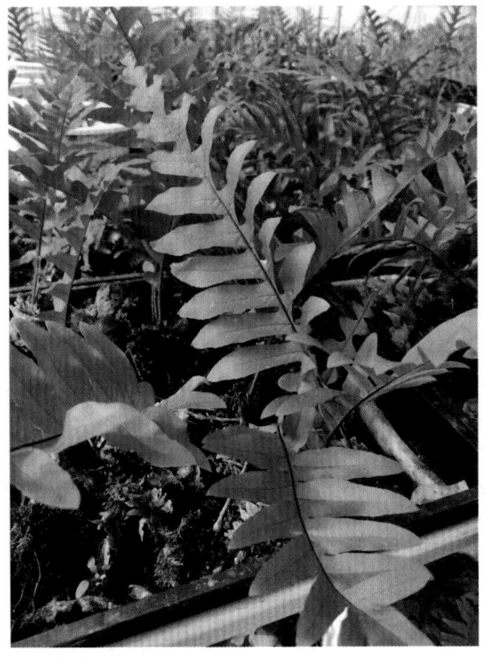

**【药材性状】** 本品呈扁平长条状，多弯曲，有分枝，长 5～15cm，宽 1～1.5cm，厚 0.2～0.5cm。表面密被深棕色至暗棕色的小鳞片，柔软如毛，经火燎者呈棕褐色或暗褐色，两侧及上表面均具突起或凹下的圆形叶痕，少数有叶柄残基和须根残留。体轻，质脆，易折断，断面红棕色，维管束呈黄色点状，排列成环。气微，味淡、微涩。

**【性味归经】** 性温，味苦。归肝、肾经。

**【功效与作用】** 内服疗伤止痛，补肾强骨；外用消风祛斑。属活血化瘀药下属分类的活血疗伤药。

**【临床应用】** 内服：煎汤，3～9g。外用：适量，研末调敷，亦可浸酒擦患处。内服治跌仆闪挫，筋骨折伤，肾虚腰痛，筋骨痿软，耳鸣耳聋，牙齿松动；外用治斑秃，白癜风。

**【使用禁忌】** 孕妇及阴虚火旺、血虚风燥者慎用。

---

【配伍药方】

---

（1）治腰脚疼痛不止：骨碎补一两，桂心一两半，牛膝三分（去苗），槟榔二两，补骨脂三两（微炒），安息香二两（入胡桃仁捣熟）。捣罗为末，炼蜜入安息香，和捣百余杵，丸如梧桐子大。每于食前，以温酒下二十丸。(《太平圣惠方》)

（2）治耳鸣，亦能止诸杂痛：骨碎补去毛细切后，用生蜜拌，蒸，从巳至亥，曝干，捣末，用炮猪肾空心吃。(《雷公炮炙论》)

（3）治肾虚耳鸣耳聋，并齿牙浮动，疼痛难忍：骨碎补四两，怀熟地黄、山茱萸、茯苓各二两，牡丹皮一两五钱（俱酒炒），泽泻八钱（盐水炒）。共为末，炼蜜丸。每服五钱，食前白汤送下。(《本草汇言》)

（4）治被打伤破，腹中有瘀血：刘寄奴、延胡索、骨碎补各一两。上三味，㕮咀，以水二升，煎取七合，复纳酒及小便各一合，热温顿服。(《备急千金要方》)

（5）治金疮，伤筋断骨，疼痛不可忍：骨碎补（去毛，麸炒微黄）、自然铜（细研）、虎胫骨（涂酥炙黄）、败龟（涂酥炙微黄）各半两，没药一两。上件药，捣细罗为散。每服一钱，以胡桃仁半个，一处嚼烂，用温酒一中盏下之，日三四服。(《太平圣惠方》)

（6）治打扑伤损：胡狲姜不以多少，生姜半之。上同捣烂，以罨损处，用片帛包，干即易之。(《是斋百一选方》)

（7）接骨续筋：骨碎补四两，浸酒一斤，分十次内服，每日二次。另：晒干研末外敷。(《泉州本草》)

（8）治病后发落不住：用骨碎补、野蔷薇枝各少许，煎汁刷之。(《本草汇言》)

## 血 竭

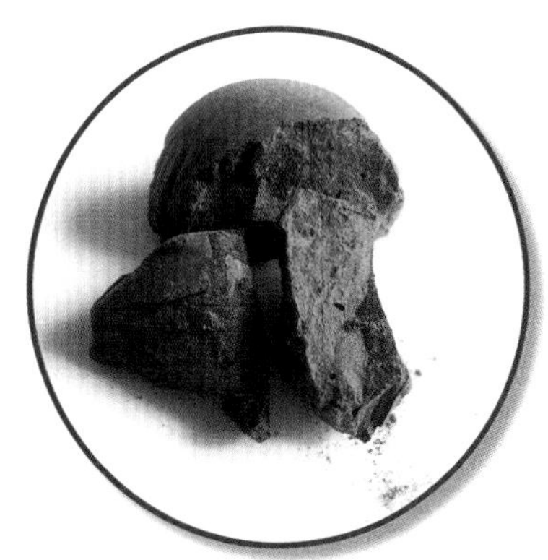

**【别名】**麒麟竭、海蜡、麒麟血、木血竭、海蜡。

**【来源】**本品为棕榈科植物麒麟竭 *Daemonorops draco* Bl. 果实渗出的树脂经加工制成。

**【产地分布】**主产于印度尼西亚、马来西亚，我国广东、台湾亦产。

**【采收加工】**秋季采集果实，置蒸笼内蒸煮，使树脂渗出，凝固而成。打成碎粒或研成细末用。

**【药材性状】**本品略呈类圆四方形或方砖形，表面暗红，有光泽，附有因摩擦而成的红粉。质硬而脆，破碎面红色，研粉为砖红色。气微，味淡。在水中不溶，在热水中软化。

**【性味归经】**性平，味甘、咸。归心、肝经。

**【功效与作用】**活血定痛，化瘀止血，生肌敛疮。属活血化瘀药下属分类的活血疗伤药。

**【临床应用】**内服：研末，1 ～ 2g，或入丸剂。外用：研末撒或入膏药用。用治跌打损伤，心腹瘀痛，外伤出血，疮疡不敛。

**【使用禁忌】**孕妇慎用。月经期不宜服用。

【配伍药方】

（1）治伤损筋骨，疼痛不可忍：麒麟血一两，没药一两，当归一两（锉，微炒），白

芷二两，赤芍药一两，桂心一两。捣细罗为散，每服，以温酒调下二钱，日三四服。(《太平圣惠方》)

（2）治下疳：血竭、儿茶、乳香（去油）、龙骨（研细末）、没药（去油）各三分。研细掺之。(《疡医大全》)

（3）治产后败血冲心，胸满气喘：真血竭，研为细末，温酒调服。(《朱氏集验医方》)

（4）治鼻衄：血竭、蒲黄等分。为末，吹之。(《医林集要》)

（5）治一切不测恶疮，年深不愈：血竭一两，铅丹半两（炒紫色）。上二味，捣研为散，先用盐畅洗疮，后贴之。(《圣济总录》)

（6）治臁疮不合：血竭末敷之，以干为度。(《济急仙方》)

（7）治痔漏疼痛不可忍：血竭，为细末，用自津唾调涂，频为妙。(《杨氏家藏方》)

（8）治白虎风，走转疼痛，两膝热肿：血竭一两，硫黄一两（细研）。捣罗为散，研令匀，以温酒调下一钱。(《太平圣惠方》)

（9）治一切金疮及肿毒溃烂，不生肌肉：血竭、净发灰、乳香、没药、轻粉、象牙末各等分，冰片少许。共为末，掺之。(《本草汇言》)

## 儿 茶

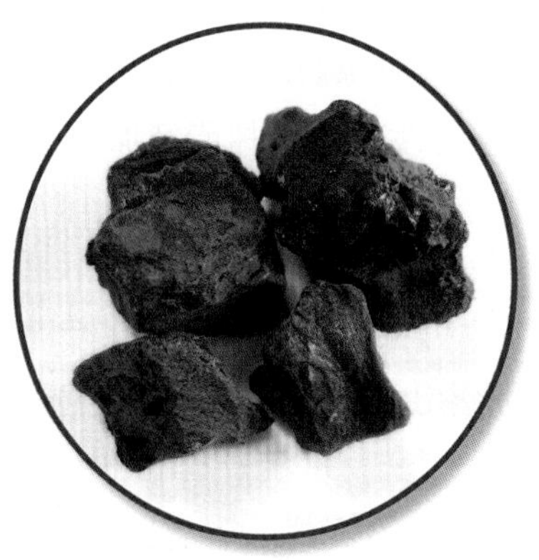

**【别名】** 儿茶膏、孩儿茶、黑儿茶。

**【来源】** 本品为豆科植物儿茶 *Acacia catechu*（L. f.）Willd. 的去皮枝、干的干燥煎膏。

**【产地分布】** 主产于云南。

**【采收加工】** 冬季采收枝、干，除去外皮，砍成大块，加水煎煮，浓缩，干燥。

**【药材性状】** 本品呈方形或不规则的块状，大小不一。表面棕褐色或黑褐色，光滑而稍有光泽。质硬，易碎，断面不整齐，具光泽，有细孔，遇潮有黏性。气微，味涩、苦，略回甜。

**【性味归经】** 性微寒，味苦、涩。归肺、心经。

**【功效与作用】** 活血止痛，止血生肌，收湿敛疮，清肺化痰。属活血化瘀药下属分类的活血疗伤药。

**【临床应用】** 内服：煎汤，1～3g，包煎；多入丸、散服。外用：适量。用治跌仆伤痛，外伤出血，吐血衄血，疮疡不敛，湿疹湿疮，肺热咳嗽。

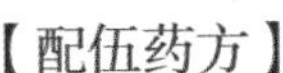

【配伍药方】

（1）治肺结核咯血：儿茶 30g，明矾 24g。共研细末，每次 0.1～0.2g，每日 3 次。

中等量咯血（大咯血者不宜采用），每次服0.2～0.3g，每4小时一次。（《全国中草药汇编》）

（2）治牙疳：胡黄连五分，胆矾五厘，儿茶五厘。上为末，敷患处。（《杂病源流犀烛》）

（3）治鼻𧿹诸疳：乳香一钱，没药一钱，孩儿茶一钱，鸡肶胵（焙黄）一钱。上为末，搽患处。（《仙拈集》）

（4）治疳疮：乌鱼骨、赤石脂、龙骨、孩儿茶各等分。上为末，干贴之。（《普济方》）

（5）治胞漏疮：炒柏一钱，轻粉三分，儿茶二钱，上片一分。上为细末，外擦。（《外科真诠》）

（6）治杨梅疮，已服药至根脚不红，疮势已退：杏仁四十九粒（去皮尖，去油，为粉），

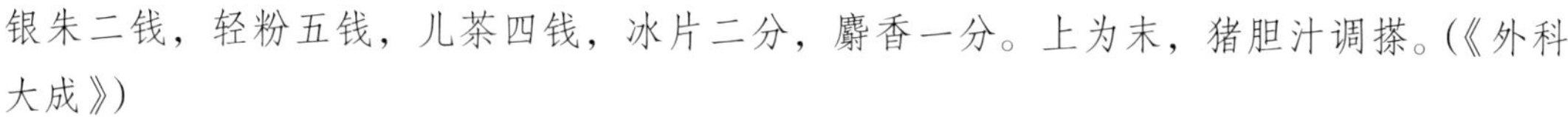

银朱二钱，轻粉五钱，儿茶四钱，冰片二分，麝香一分。上为末，猪胆汁调搽。（《外科大成》）

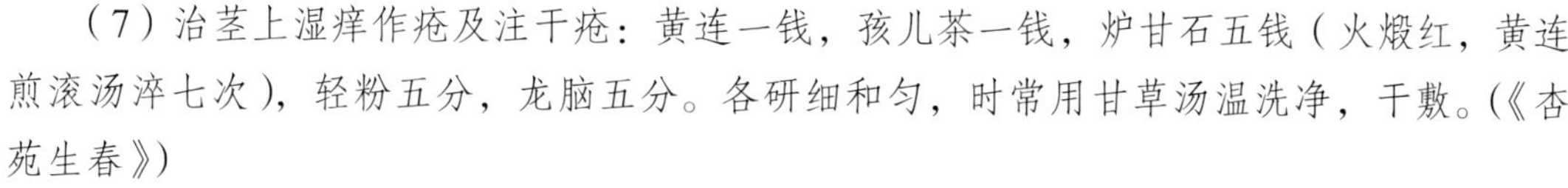

（7）治茎上湿痒作疮及注干疮：黄连一钱，孩儿茶一钱，炉甘石五钱（火煅红，黄连煎滚汤淬七次），轻粉五分，龙脑五分。各研细和匀，时常用甘草汤温洗净，干敷。（《杏苑生春》）

## 刘寄奴

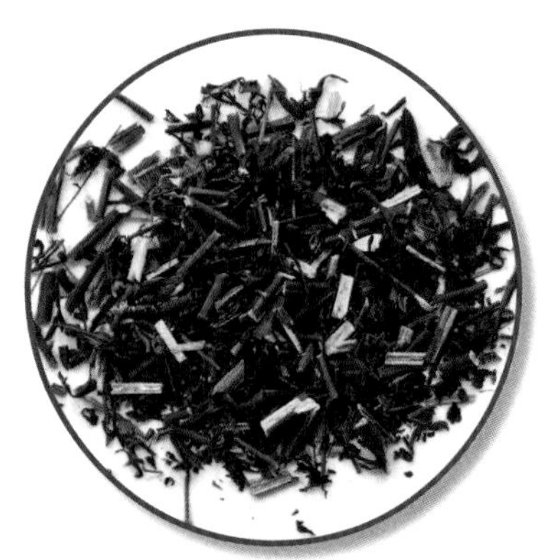

**【别名】**金寄奴、乌藤菜、九里光、白花尾、炭包包、千粒米、斑枣子、细白花草、九牛草、苦连婆。

**【来源】**本品为菊科植物奇蒿 *Artemisia anomala* S. Moore 或白苞蒿 *Artemisia actiflora* Wall. ex DC. 的干燥地上部分。

**【产地分布】**主产于江苏、浙江、江西。

**【采收加工】**8～9月开花时割取地上部分，除去泥土，晒干，切段，生用。

**【药材性状】**本品呈段状。茎圆柱形，直径0.15～0.5cm；表面棕绿色或紫棕色，具纵棱，有的可见互生叶痕；切面黄白色，有白色髓部。叶已切断，多皱缩和破碎，暗绿色至棕绿色，具稀疏毛，展平后，可见边缘有尖锯齿。头状花序密集于花枝，长约0.3cm，淡黄绿色至淡棕黄色。果实微小，细长，长约0.1cm。质稍坚。气香特异，味微苦。

**【性味归经】** 性温，味苦。归心、肝、脾经。

**【功效与作用】** 散瘀止痛，疗伤止血，破血通经，消食化积。属活血化瘀药下属分类的活血疗伤药。

**【临床应用】** 内服：煎汤，3 ～ 10g。外用：适量，研末撒或调敷，亦可鲜品捣烂外敷。用治血滞经闭，产后瘀痛，跌仆损伤，食积停滞，胸腹胀痛。

**【使用禁忌】** 孕妇慎用。

【配伍药方】

（1）治血气胀满：刘寄奴穗实为末。每服三钱，煎酒服。(《卫生易简方》)

（2）治产后恶露不尽，脐腹疞痛，壮热憎寒，咽干烦渴：刘寄奴、知母（焙）各一两，当归（切，焙）、鬼箭羽各二两，桃仁（去皮、尖、双仁，炒）一两半。上五味，粗捣筛。每服四钱匕，水一盏半，煎至八分，去渣，温服，空心食前。(《圣济总录》)

（3）治杖疮：刘寄奴末六钱，马鞭草末四钱。蜜调敷。如湿者，干掺。(《证治准绳》)

（4）治敛金疮口，止疼痛：刘寄奴一味为末，掺金疮口，裹。(《普济本事方》)

（5）治风入疮口肿痛：刘寄奴为末，掺之。(《太平圣惠方》)

（6）治汤火疮：刘寄奴为末，先以糯米浆，用鸡翎扫伤著处，后掺药末在上，并不痛，亦无痕。大凡伤著，急用盐末掺之，护肉不坏，然后药敷之。(《普济本事方》)

（7）治心脾痛：刘寄奴末六钱，延胡索末四钱。姜汁热酒调服。(《证治准绳》)

（8）治霍乱成痢：刘寄奴草煎汁饮。(《圣济总录》)

（9）治大小便血：刘寄奴为末，茶调，空心服二钱。(《濒湖集简方》)

## 第四节　破血消癥药

### 莪　术

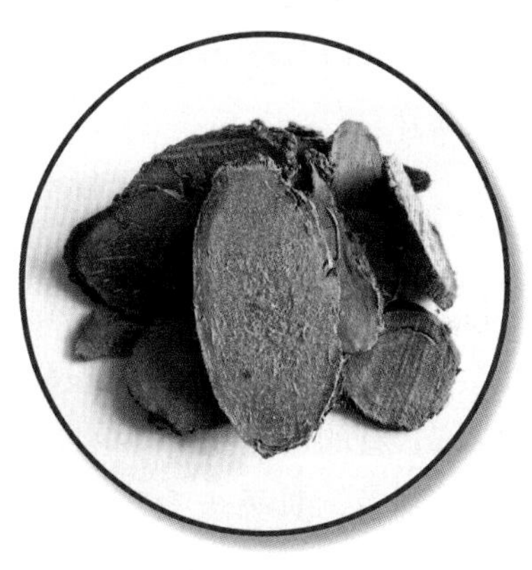

**【别名】** 蓬莪茂、蓬药、蓬莪术、广茂、蓬术、青姜、羌七、广术、黑心姜、文术。

**【来源】** 本品为姜科植物蓬莪术 *Curcuma phaeocaulis* VaL.、广西莪术 *Curcuma kwangsiensis* S. G. Lee et C. F. Liang 或温郁金 *Curcuma wenyujin* Y. H. Chenet C. Ling 的干燥根茎。后者习称“温莪术”。

**【产地分布】** 主产于四川、广西、浙江。

**【采收加工】** 冬季茎叶枯萎后采挖，洗净，蒸或煮至透心，晒干或低温干燥后除去须根和杂质。

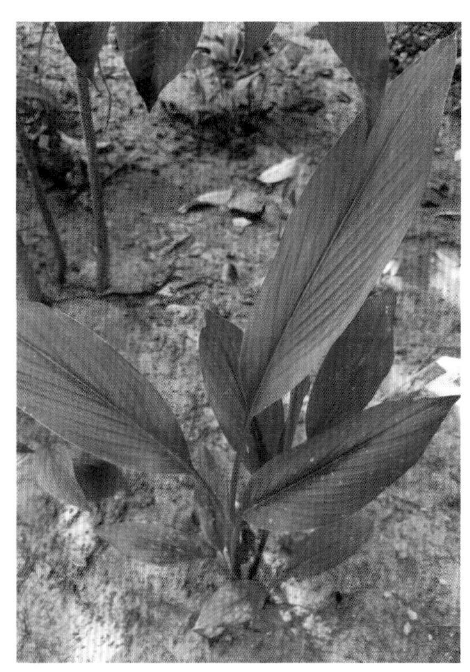

【药材性状】

（1）蓬莪术：呈卵圆形、长卵形、圆锥形或长纺锤形，顶端多钝尖，基部钝圆，长 2 ～ 8cm，直径 1.5 ～ 4cm。表面灰黄色至灰棕色，上部环节突起，有圆形微凹的须根痕或残留的须根，有的两侧各有 1 列下陷的芽痕和类圆形的侧生根茎痕，有的可见刀削痕。体重，质坚实，断面灰褐色至蓝褐色，蜡样，常附有灰棕色粉末，皮层与中柱易分离，内皮层环纹棕褐色。气微香，味微苦而辛。

（2）广西莪术：环节稍突起，断面黄棕色至棕色，常附有淡黄色粉末，内皮层环纹黄白色。

（3）温莪术：断面黄棕色至棕褐色，常附有淡黄色至黄棕色粉末。气香或微香。

【性味归经】性温，味苦、辛。归肝、脾经。

【功效与作用】行气破血，消积止痛。属活血化瘀药下属分类的破血消癥药。

【临床应用】煎汤，6 ～ 9g。醋制后可加强祛瘀止痛的作用。用治癥瘕痞块，瘀血经闭，胸痹心痛，食积胀痛。

【使用禁忌】孕妇及月经过多者禁用。

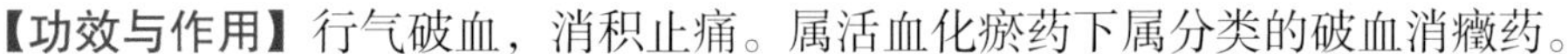

【配伍药方】

（1）治奔豚疝瘕：蓬莪术、肉桂、小茴香各等分。为末服。（《本草汇言》）

（2）治吞酸吐酸：蓬莪术一两，川黄连五钱（吴茱萸五钱同煮，去吴茱萸）。水煎服。（《丹溪心法》）

（3）治大病之后，脾气虚弱，中满腹胀，四肢虚浮，状若水气：蓬莪术（炮，切）、香附（炒）、茴香（炒）、陈橘皮（去白）、甘草（炙）各等分。为细末，每服二钱，煎灯心、木瓜汤下。（《杨氏家藏方》）

（4）治小儿疳热久蒸，肌肉消瘦，形容憔悴，神情不乐，饮食虽多，不生肌肉：蓬莪术（炮）、赤芍药、川当归、鳖甲（米醋炙焦为度，去裙襴）等分。上为细末，煮面糊为丸麻子大。一岁二十丸，熟水送下。量儿大小，加减服之。（《普济方》）

（5）治妇人血积血块，经闭：莪术、三棱各一两，熟大黄一两。丸如绿豆大，每服一二十丸，白汤下。（《慎斋遗书》）

（6）治妇人血气痛游走及腰痛：蓬术（切片）、干漆（研碎）各二两。上同炒，令漆焦香，取出漆不用，只用蓬术为末。温酒调下三钱。腰痛，胡桃酒下；游走痛，冷水调

下。(《普济方》)

（7）治伤扑疼痛：莪术、白僵蚕、苏木各一两，没药半两。为末，每服二钱，水煎温服，日三五服。(《博济方》)

（8）治妇人血气攻心不可忍并走注：蓬莪术半两（油煎，乘热切片），玄胡索一分。上为细末，每服半钱，淡醋汤调下，食前。(《鸡峰普济方》)

（9）治癖气发歇，冲心疼痛，不知人：蓬莪术（煨，锉）半两，胡椒一分，附子（炮裂，去皮脐）半两。上三味，捣罗为散。每服半钱匕，醋汤调下，不计时候。(《圣济总录》)

## 三　棱

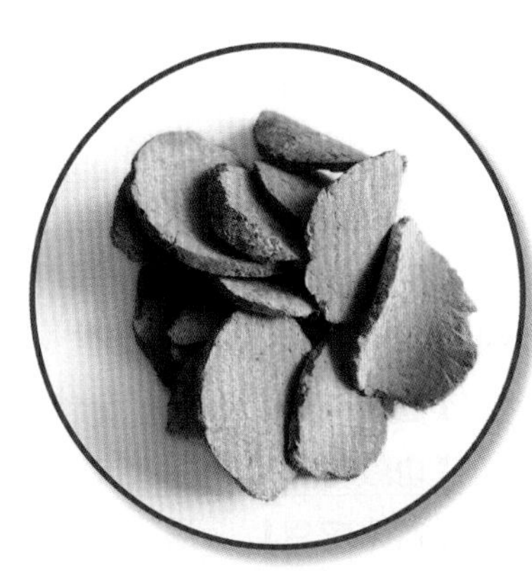

**【别名】**京三棱、黑三棱、荸根、红蒲根、光三棱。

**【来源】**本品为黑三棱科植物黑三棱 *Sparganium stoloniferum* Buch.-Ham. 的干燥块茎。

**【产地分布】**主产于江苏、河南、山东、江西。

**【采收加工】**冬季至次年春采挖，洗净，削去外皮，晒干。

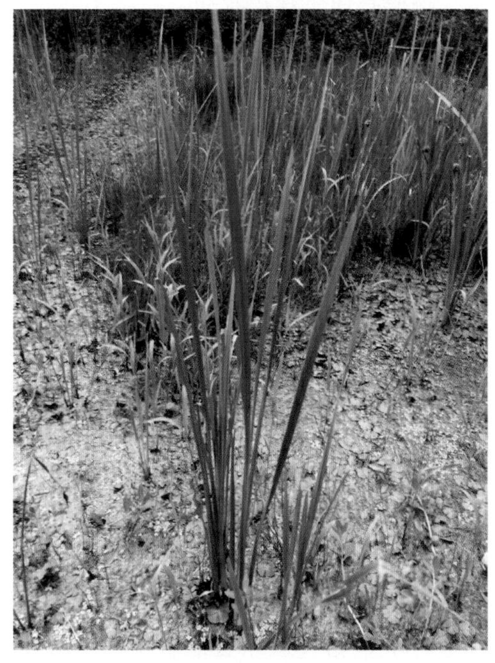

**【药材性状】**本品呈圆锥形，略扁，长 2 ～ 6cm，直径 2 ～ 4cm。表面黄白色或灰黄色，有刀削痕，须根痕小点状，略呈横向环状排列。体重，质坚实。气微，味淡，嚼之微有麻辣感。

**【性味归经】**性平，味辛、苦。归肝、脾经。

**【功效与作用】**破血行气，消积止痛。属活血化瘀药下属分类的破血消癥药。

**【临床应用】**煎汤，5 ～ 10g。醋制后可加强祛瘀止痛的作用。用治癥瘕痞块，痛经，瘀血经闭，胸痹心痛，食积胀痛。

**【使用禁忌】**孕妇及月经过多者禁用。不宜与芒硝、玄明粉同用。

【配伍药方】

（1）治癥瘕：三棱草（切）一石，以水五石，煮取一石，去渣，更煎取三斗，于铜

器中重釜煎如稠糖，出，纳密器中，旦以酒一盏，服一匕，日二服，每服常令酒气相续。(《千金翼方》)

（2）治肝脾肿大：三棱9g，红花9g，莪术6g，赤芍12g，香附12g。水煎服。(《全国中草药汇编》)

（3）治大人小儿过食杂瓜果，腹胀气急：三棱，莪术，青皮，陈皮。上等分为末，曲糊丸如梧桐子大。每服三十丸，姜汤下，不拘时。(《普济方》)

（4）治产后癥块：京三棱一两（微煨，锉），木香半两，硇砂三分（细研），芫花半两（醋拌炒干），巴豆一分（去心、皮，纸裹压去油）。上药，捣罗为末，研入前件硇砂、巴豆令匀，以米醋二升，熬令减半，下诸药，慢火熬令稠，可丸，即丸如绿豆大，每服，空心以醋汤下二丸。(《太平圣惠方》)

（5）治宿食不消，心腹胀满，吐逆吞酸：京三棱、莪术各四两，芫花一两。上三味，同入瓷瓶内，用米醋五升浸满封瓶口，用火煨微干，取出前二味杵碎，仍用余醋炒芫花微焦，并焙干为末，醋煮面糊，丸如梧桐子大。每服三丸至五丸，生姜汤下，妇人醋汤下。(《圣济总录》)

（6）治癖气在胁下痛，久不瘥：京三棱（煨，锉）半斤，枳壳（去瓤，麸炒）一两，甘草（炙，锉）三两。上三味，捣罗为散。每服三钱匕，入盐半字，沸汤点服，空心食前。(《圣济总录》)

## 水 蛭

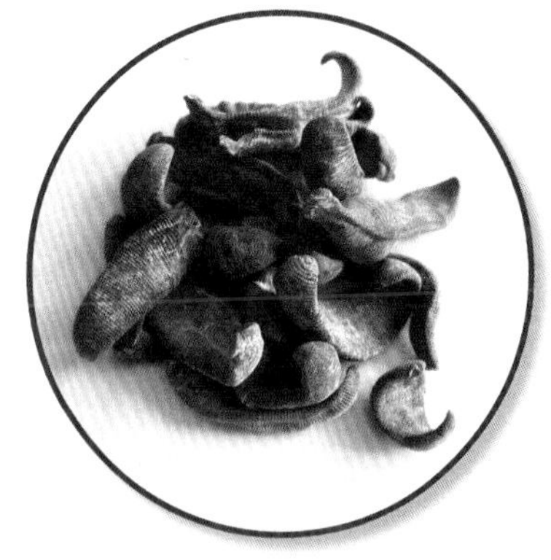

**【别名】**蛭蝚、虮、马蜞、蚂蟥、马鳖、红蛭、黄蜞、水麻贴、沙塔干、肉钻子。

**【来源】**本品为水蛭科动物蚂蟥 *Whitmania pigra* Whitman、水蛭 *Hirudo nipponica* Whitman 或柳叶蚂蟥 *Whitmania acranulata* Whitman 的干燥全体。

**【产地分布】**全国大部分地区均产。

**【采收加工】**夏、秋二季捕捉，用沸水烫死，晒干或低温干燥。

**【药材性状】**

（1）蚂蟥：呈扁平纺锤形，有多数环节，长4～10cm，宽0.5～2cm。背部黑褐色或黑棕色，稍隆起，用水浸后，可见黑色斑点排成5条纵纹；腹面平坦，棕黄色。两侧棕黄色，前端略尖，后端钝圆，两端各具1吸盘，前吸盘不显著，后吸盘较大。质脆，易折断，断面胶质状。气微腥。

（2）水蛭：扁长圆柱形，体多弯曲扭转，长2～5cm，宽0.2～0.3cm。

（3）柳叶蚂蟥：狭长而扁，长5～12cm，宽0.1～0.5cm。

**【性味归经】**性平，味咸、苦；有小毒。归肝经。

**【功效与作用】**破血通经，逐瘀消癥。属活血化瘀药下属分类的破血消癥药。

**【临床应用】**煎汤，1～3g。用治血瘀经闭，癥瘕痞块，中风偏瘫，跌仆损伤。

**【使用禁忌】**孕妇及月经过多者禁用。

【配伍药方】

（1）治妇人经水不利下，亦治男子膀胱满急有瘀血者：水蛭三十个（熬），虻虫三十个（熬，去翅足，），桃仁二十个（去皮尖），大黄三两（酒浸）。上四味，为末，以水五升，煮取三升，去滓，温服一升。(《金匮要略》抵当汤）

（2）治妇人腹内有瘀血，月水不利，或断或来，心腹满急：桃仁三两（汤浸，去皮尖、双仁，麸炒微黄），虻虫四十枚（炒微黄，去翅足），水蛭四十枚（炒微黄），川大黄三两（锉碎，微炒）。上药，捣罗为末，炼蜜和捣百余杵，丸如梧桐子大。每服，空心以热酒下十五丸。(《太平圣惠方》)

（3）治月经不行，或产后恶露，脐腹作痛：熟地黄四两，虻虫（去头、翅炒）、水蛭（糯米同炒黄，去糯米）、桃仁（去皮尖）各五十枚。上为末，蜜丸，桐子大。每服五、七丸，空心温酒下。(《妇人大全良方》)

（4）治漏下去血不止：水蛭治下筛，酒服一钱许，日二，恶血消即愈。(《备急千金要方》)

（5）治男妇走注疼痛，麻木困弱：水蛭半两（糯米内炒熟），麝香二钱半（另研）。上为细末，每服一钱，以温酒调下，不拘时，日进二服。(《证治准绳》)

（6）治金疮打损，以及从高坠下，木石所压，内损瘀血，心腹疼痛，大小便不通，气绝欲死：红蛭（用石灰慢火炒令焦黄色）半两，大黄二两，黑牵牛二两。上各为细末，每服三钱，用热酒调下，如人行四五里，再用热酒调牵牛末二钱催之，须脏腑转下恶血，成块或成片，恶血尽即愈。(《济生方》)

## 虻　虫

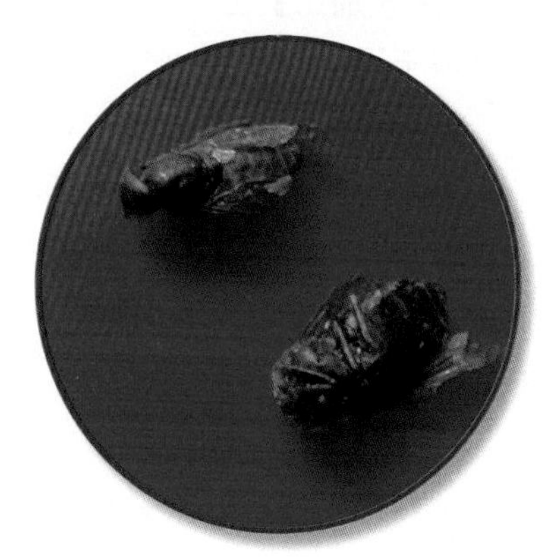

**【别名】**蜚虻、牛虻、牛蚊子、绿头猛钻、牛苍蝇、瞎蚂蜂、瞎蠓、牛蝇子、瞎眼蠓。

**【来源】**本品为虻科虻属动物华广原虻 *Tabanus signatipennis* Portsch.、黄绿原虻 *Atylotus bivittaeinus* Takahasi、指角原虻 *Tabanus yao* Macquart、或三重原虻 *Tabanus trigeminus* Coquillett 的雌虫干燥体。

**【产地分布】**全国大部分地区均产，以畜牧区为多。

**【采收加工】**夏、秋二季捕捉，沸水烫死或用线穿起，干燥。去翘、足，炒用。

**【药材性状】**

（1）华虻：干燥的虫体呈长椭圆形，长 1.3 ～ 1.7cm，宽 5 ～ 10mm。头部呈黑褐色，复眼大多已经脱落；胸部黑褐色，背面呈壳状而光亮，翅长超过尾部，胸部下面突出，灰色，有 5 条明显黑灰纵带，具足 3 对，多碎断。腹部棕黄色，有明显的白斑，有 6 个体节。质松而脆，气臭，味苦、咸。

（2）双斑黄虻：呈黄绿色，眼大型，中央有 1 条细横的黑色带；翅透明，翅脉黄色；腹部暗灰黄色，有较多的金黄色毛茸及少数黑色毛茸。

**【性味归经】**性微寒，味苦；有小毒。归肝经。

**【功效与作用】**破血逐瘀，消癥散积。属活血化瘀药下属分类的破血消癥药。

**【临床应用】**煎汤，1 ～ 1.5g；研末，0.3g。用治血瘀经闭，产后恶露不尽，干血痨，少腹蓄血，癥瘕积块，跌打伤痛，痈肿，喉痹。

**【使用禁忌】**孕妇禁用。体虚无瘀、腹泻者不宜使用。

【配伍药方】

（1）治月经不行，或产后恶露脐腹作痛：熟地黄四两，虻虫（去头、翅，炒）、水蛭（糯米同炒黄，去糯米）、桃仁（去皮、尖）各五十枚。上为末，蜜丸桐子大。每服五、七丸，空心、温酒下。(《妇人大全良方》)

（2）治太阳病，身黄，脉沉结，少腹硬满，小便自利，其人如狂者：水蛭三十枚（熬），桃仁二十枚（去皮尖），虻虫三十枚（去翅足，熬），大黄三两（去皮，破六片）。上四味，以水五升，煮取三升，去滓，温服一升。不下者，更服。(《伤寒论》抵当汤)

（3）治肿毒：虻虫、松香等分。为末，置膏药中贴患部。(《现代实用中药》)

（4）治血痣初起（其形如痣，渐大如痘，触破时长流血水），未触破，未流血者：虻虫为末，姜醋调搽。(《血证论》)

## 斑　蝥

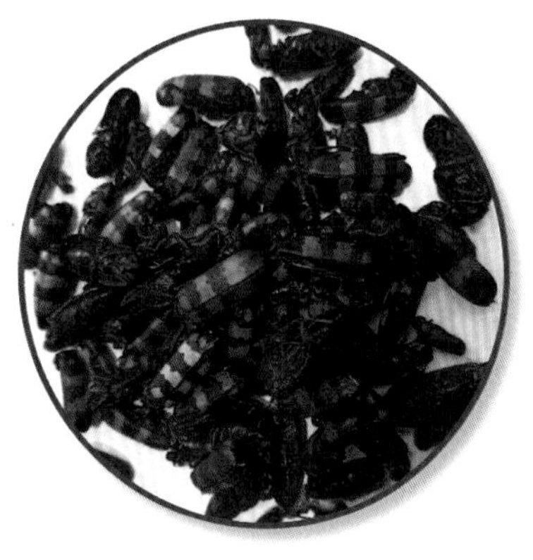

**【别名】**花斑蝥、花壳虫、斑猫、龙尾、盤蝥、斑蚝、龙蚝、晏青、龙苗、羊米虫。

**【来源】**本品为芫青科昆虫南方大斑蝥 *Mylabris phalerata* Pallas 或黄黑小斑蝥 *Mylabris cichorii* Linnaeus 的干燥体。

**【产地分布】**全国大部分地区均产。

**【采收加工】**夏、秋二季捕捉，闷死或烫死，晒干。

**【药材性状】**

（1）南方大斑蝥：呈长圆形，长 1.5 ～ 2.5cm，宽 0.5 ～ 1cm。头及口器向下垂，有较大的复眼及触角各 1 对，触角多已脱落。背部具革质鞘翅 1 对，黑色，有 3 条黄色或棕黄色的横纹；鞘翅下面有棕褐色薄膜状透明的内翅 2 片。胸腹部乌黑色，胸部有足 3 对。有特殊的臭气。

（2）黄黑小斑蝥：体型较小，长 1 ～ 1.5cm。

**【性味归经】**性热，味辛；有大毒。归肝、胃、肾经。

**【功效与作用】**破血逐瘀，散结消癥，攻毒蚀疮。属活血化瘀药下属分类的破血消癥药。

**【临床应用】**内服：0.03 ～ 0.06g，炮制后多入丸、散用。外用：适量，研末或浸酒醋，或制油膏涂敷患处，不宜大面积用。用治癥瘕，经闭，顽癣，瘰疬，赘疣，痈疽不溃，恶疮死肌。

**【使用禁忌】**本品有大毒，内服宜慎，孕妇禁用。外用对皮肤、黏膜有很强的刺激作用，能引起皮肤发红、灼热、起疱，甚至腐烂，故不宜久敷和大面积使用。

【配伍药方】

（1）治痈疽，拔脓，痈疽不破，或破而肿硬无脓：斑蝥为末，以蒜捣膏，和水一豆许贴之，少顷脓出，即去药。（《仁斋直指方》）

（2）治诸瘘：斑蝥（去足翅，糯米炒）七枚，珍珠（研）半两，桂（去粗皮）半两，水银（与众药研，令星尽）半两，葛上亭长（去足翅，糯米炒）七枚。上为散，每服半钱匕，空心、午后米饮调下。小便有所出，即愈。（《圣济总录》）

（3）治干癣积年生痂，搔之黄水出，每逢阴雨即痒：斑蝥半两，微炒为末，蜜调敷之。（《外台秘要》）

（4）治耳猝聋：斑蝥二枚（去翅、足，炒黄），巴豆一枚（去心、皮，生用）。同研令匀，绵裹塞耳中。（《太平圣惠方》）

（5）治气毒瘰疬，结肿疼痛：斑蝥半两（去头翅足，糯米拌炒黄），牵牛子一两（生用），雄雀粪三分，枳壳一两（麸炒微黄，去瓤）。上为细散，每服一钱，五更初用粥饮调下。或有吐逆，即服枳壳汤投之。日午后当取下恶物。（《太平圣惠方》）

（6）治瘰疬多年不愈：斑蝥一两，薄荷四两。上为末，以鸡子清和丸，如绿豆大。每服一丸，空心及半空心、临卧茶清送下。每日加一丸，加至五丸；每日减一丸，减至一丸；又每日加一丸，加至五丸后，每日仍服五丸。以脐下痛，小便取下恶物为效。如小便秘，吃葱、茶少许，或用乌鸡子一个，顶上开一窍，搅匀，以斑蝥一个入内，以纸封之，蒸熟，去斑蝥，吃蛋，一日一个，煎生料五积散送下。不过四至五枚，已破者生肌，未破者消散。（《医学入门》）

（7）治经候闭塞及干血气：斑蝥十个（糯米炒），桃仁四十九个（炒），大黄五钱。共为细末，酒糊为丸，如桐子大。空心酒下五丸，甚者十丸。如血枯经闭者，用四物汤送下。（《济阴纲目》）

（8）治一切瘘：斑蝥三十枚（去头、足、翅，糯米拌炒令米黄），蜥蜴三枚（炙令黄），地胆四十枚（去头、足、翅，糯米拌炒令米黄）。捣罗为末，炼蜜和丸，如黑豆大。每日空心及晚食后，以温酒二十丸。（《太平圣惠方》）

（9）治疯狗咬伤：斑蝥三七枚，去头、翅、足，先以七枚，用糯米一勺，略炒过，去斑蝥；别以七枚，如前炒，色变复去之；别以七枚如前，至青烟为度，去蝥，只以米为粉。用冷水入清油少许，空心调服，须臾再进一服，以小便利下毒物为度；如不利，再进。利后肚疼，急用冷水调青靛服之，以解其毒，否则有伤。黄连水亦可解之。但不宜服一切热物也。（《医方大成论》）

# 第十三章 化痰止咳平喘药

## 第一节 温化寒痰药

### 半 夏

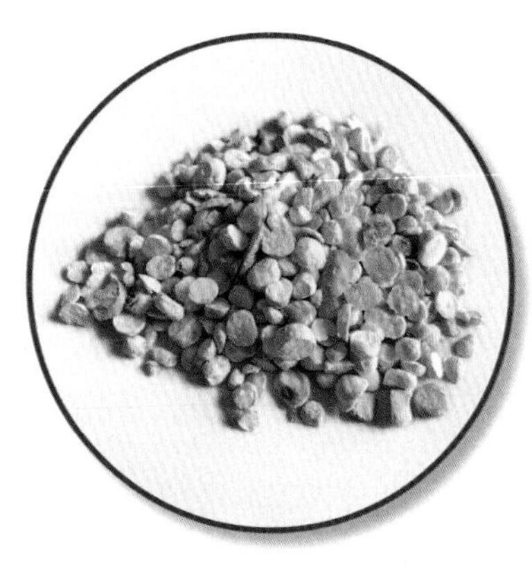

**【别名】** 三叶半夏、三叶老、三步跳、麻玉果、燕子尾。

**【来源】** 本品为天南星科植物半夏 *Pinellia ternata*（Thunb.）Breit. 的干燥块茎。

**【产地分布】** 主产于四川、湖北、河南、安徽、贵州。

**【采收加工】** 夏、秋二季采挖，洗净，除去外皮和须根，晒干。

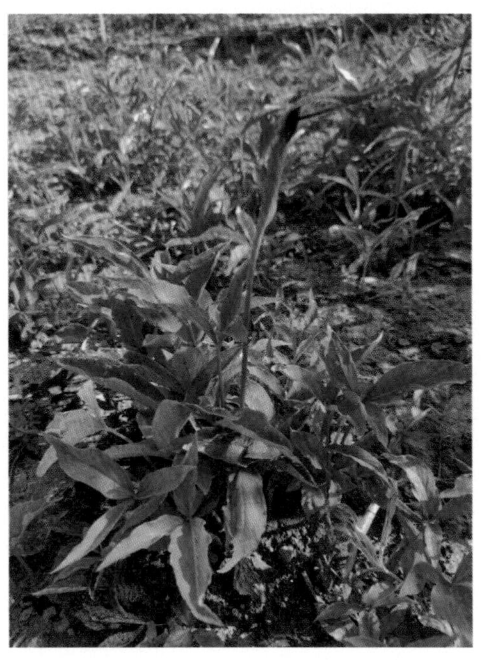

**【药材性状】** 本品呈类球形，有的稍偏斜，直径 0.7 ～ 1.6cm。表面白色或浅黄色，顶端有凹陷的茎痕，周围密布麻点状根痕；下面钝圆，较光滑。质坚实，断面洁白，富粉性。气微，味辛辣、麻舌而刺喉。

**【性味归经】** 性温，味辛；有毒。归脾、胃、肺经。

**【功效与作用】** 燥湿化痰，降逆止呕，消痞散结。属化痰止咳平喘药下属分类的温化寒痰药。

**【临床应用】** 内服：一般炮制后使用，3 ～ 9g。外用：适量，磨汁涂或研末以酒调敷患处。内服治湿痰寒痰，咳喘痰多，痰饮眩悸，风痰眩晕，痰厥头痛，呕吐反胃，胸脘痞闷，梅核气；外用治痈肿痰核。

**【使用禁忌】** 不宜与川乌、制川乌、草乌、制草乌、附子同用；生品内服宜慎。

【配伍药方】

（1）治湿痰，咳嗽脉缓，面黄，肢体沉重，嗜卧不收，腹胀而食不消化：南星、半夏（俱汤洗）各一两，白术一两半。上为细末，糊为丸，如桐子大。每服五七十丸，生姜汤下。（《素问病机气宜保命集》）

（2）治胃反呕吐：半夏二升（洗完用），人参三两，白蜜一升。上三味，以水一斗二升，和蜜扬之二百四十遍，煮药取二升半，温服一升，余分再服。（《金匮要略》大半夏汤）

（3）治小儿惊风：生半夏一钱，皂角半钱。为末，吹少许入鼻。（《仁斋直指方》嚏惊散）

（4）治外伤性出血：生半夏、乌贼骨等分，研细末，撒患处。（《单方验方新医疗法选编》）

（5）治蛇伤：鲜半夏、鸭食菜（苦麻菜）、香蒿尖各等量，混合捣碎成膏状，敷于伤处。（《全国中草药新医疗法展览会资料选编》）

## 天南星

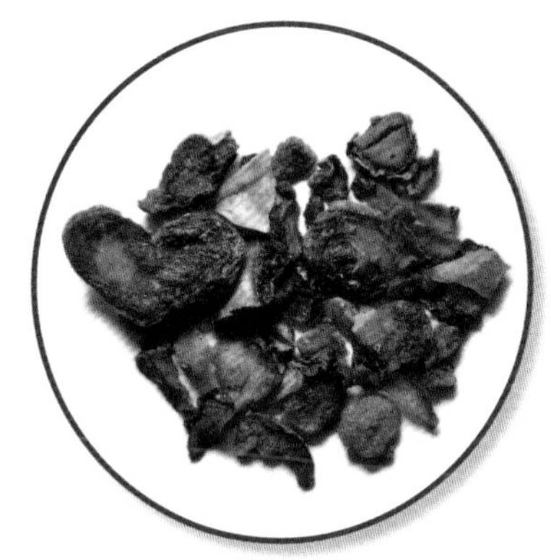

**【别名】** 南星、白南星、山苞米、蛇包谷、山棒子。

**【来源】** 本品为天南星科植物天南星 *Arisaema erubescens*（Wall.）Schott、异叶天南星 *Arisaema heterophyllum* Bl. 或东北天南星 *Arisaema amurense* Maxim. 的干燥块茎。

**【产地分布】** 天南星主产于河南、河北、四川；异叶天南星主产于江苏、浙江；东北天南星主产于辽宁、吉林。

**【采收加工】** 秋、冬二季茎叶枯萎时采挖，除去须根及外皮，干燥。

**【药材性状】** 本品呈扁球形，高 1 ～ 2cm，直径 1.5 ～ 6.5cm。表面类白色或淡棕色，较光滑，顶端有凹陷的茎痕，周围有麻点状根痕，有的块茎周边有小扁球状侧芽。质坚硬，不易破碎，断面不平坦，白色，粉性。气微辛，味麻辣。

**【性味归经】** 性温，味苦、辛；有毒。归肺、肝、脾经。

**【功效与作用】** 燥湿化痰，祛风解痉，散结消肿。属化痰止咳平喘药下属分类的温化寒痰药。

**【临床应用】**内服治顽痰咳嗽，风痰眩晕，中风痰壅，口眼歪斜，半身不遂，癫痫，惊风，破伤风；外用治痈肿，蛇虫咬伤。

**【使用禁忌】**孕妇慎用；生品内服宜慎。

【配伍药方】

(1) 治暴中风口眼歪斜：天南星为细末，生姜自然汁调摊纸上贴之，左歪贴右，右歪贴左，才正便洗去。(《杨氏家藏方》天南星膏)

(2) 治风痰头痛不可忍：天南星（大者，去皮），茴香（炒）。上等分，为细末，入盐少许在面内，用淡醋打糊为丸，如梧桐子大，每服三五十丸，食后姜汤下。(《魏氏家藏方》上清丹)

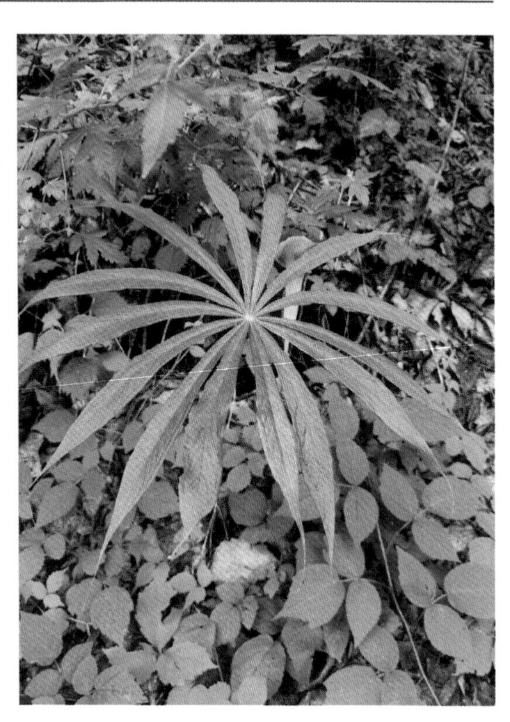

(3) 治喉闭：白僵蚕、天南星（并生用）等分。为末，以生姜自然汁调一字许，用笔管灌在喉中，仍咬干姜皂子大，引涎出。(《中藏经》)

(4) 治痰湿臂痛，右边者：天南星、苍术等分。生姜三片，水煎服之。(《摘元方》)

(5) 治身面疣子：醋调南星末涂之。(《简易方论》)

## 白附子

**【别名】**禹白附子、独角莲、独脚莲、牛奶白附、鸡心白附、疔毒豆、麻芋子、雷振子。

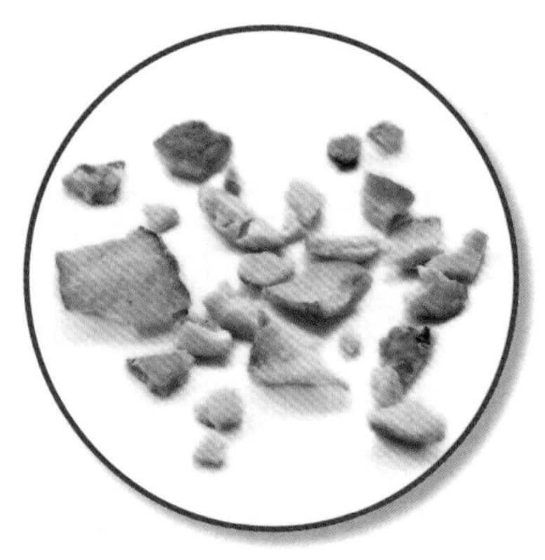

**【来源】**本品为天南星科植物独角莲 *Typhonium giganteum* Engl. 的干燥块茎。

**【产地分布】**主产于河南、甘肃、湖北。

**【采收加工】**秋季采挖，除去须根及外皮，晒干。

**【药材性状】**本品呈椭圆形或卵圆形，长 2 ～ 5cm，直径 1 ～ 3cm。表面白色至黄白色，略粗糙，有环纹及须根痕，顶端有茎痕或芽痕。质坚硬，断面白色，粉性。气微，味淡、麻辣刺舌。

**【性味归经】**性温，味辛；有毒。归胃、肝经。

**【功效与作用】**祛风痰，定惊搐，解毒散结，止痛。属化痰止咳平喘药下属分类的温化寒痰药。

**【临床应用】**内服：一般炮制后用，3 ～ 6g。外用：生品适量捣烂，熬膏或研末以酒调敷患处。用治中风痰壅，口眼歪斜，语言謇涩，惊风癫痫，破伤风，痰厥头痛，偏正头痛，瘰疬痰核，毒蛇咬伤。

**【使用禁忌】**孕妇慎用。生品内服宜慎。

【配伍药方】

(1) 治口眼歪斜：制白附子 12g，僵蚕、全蝎各 9g。共为细末，分 9 包。每次 1 包，每日 3 次，黄酒送下。(《陕甘宁青中草药选》)

(2) 治偏、正头痛，三叉神经痛：制白附子、白芷、猪牙皂角各 30g。共为细末，每次 3g，每日 2 次，开水送服。(《陕甘宁青中草药选》)

(3) 治腰腿痛、关节痛：制白附子 4.5g，鸡血藤 12g，牛膝 9g，独活 9g，五加皮 12g。水煎服。(《山东中草药手册》)

(4) 治疗肿痈疽：白附子根研末，用醋、酒调涂。(《黑龙江常用中草药手册》)

(5) 治疗瘰疬：白附子球茎捣烂外敷。(《草药手册》)

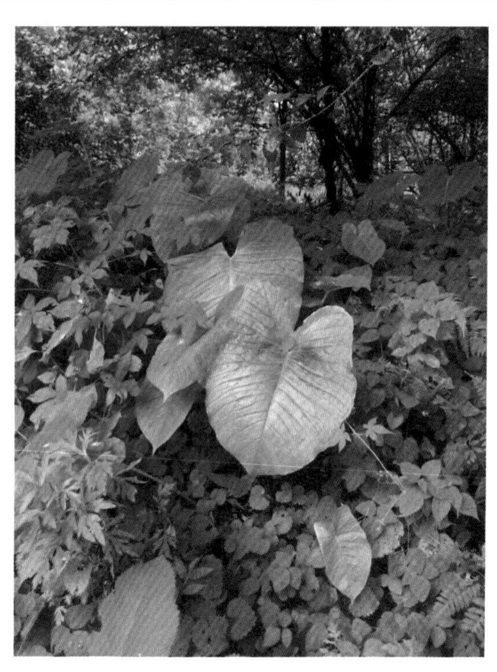

## 芥 子

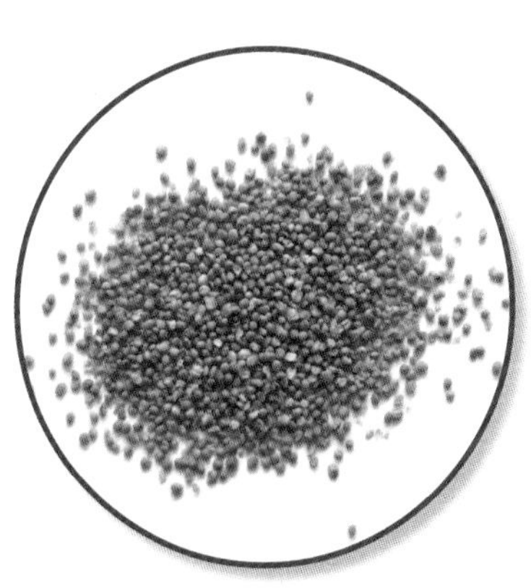

**【别名】**白芥子、黄芥子、芥菜子、青菜子。

**【来源】**本品为十字花科植物白芥 *Sinapis alba* L. 或芥 *Brassica juncea*（L.）Czern. et Coss. 的干燥成熟种子。前者习称“白芥子”，后者习称“黄芥子”。

**【产地分布】**主产于河南、安徽。

**【采收加工】**夏末秋初果实成熟时采割植株，晒干，打下种子，除去杂质。

**【药材性状】**

(1) 白芥子：呈球形，直径 1.5 ～ 2.5mm。表面灰白色至淡黄色，具细微的网纹，有明显的点状种脐。种皮薄而脆，破开后内有白色折叠的子叶，有油性。气微，味辛辣。

（2）黄芥子：较小，直径1～2mm。表面黄色至棕黄色，少数呈暗红棕色。研碎后加水浸湿，则产生辛烈的特异臭气。

**【性味归经】**性温，味辛。归肺、胃经。

**【功效与作用】**温肺豁痰利气，散结通络止痛。属化痰止咳平喘药下属分类的温化寒痰药。

**【临床应用】**内服：煎汤，3～9g。外用：适量。用治寒痰咳嗽，胸胁胀痛，痰滞经络，关节麻木、疼痛，痰湿流注，阴疽肿毒。

**【使用禁忌】**本品辛温走散，耗气伤阴，久咳肺虚及阴虚火旺者忌用，消化道溃疡、出血及皮肤过敏者忌用。用量不宜过大，以免引起腹泻。不宜久煎。

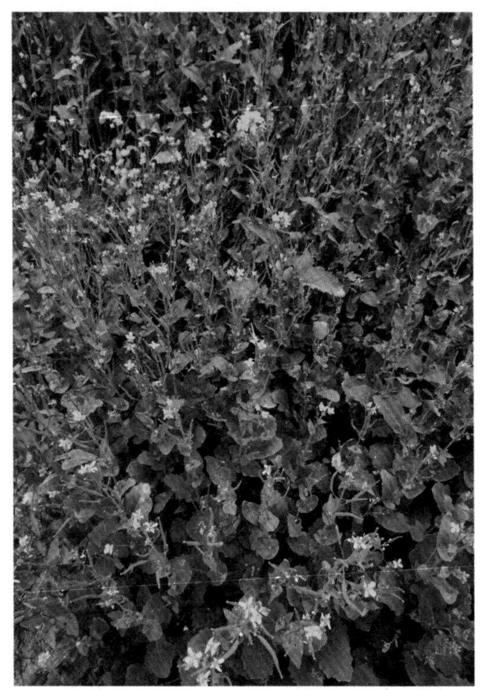

【配伍药方】

（1）治感寒无汗：水调芥子末填脐内，以热物隔衣熨之，取汗出妙。（《简便单方》）

（2）治肿及瘰疬：小芥子捣末，醋和作饼子，贴。数看，消即止，恐损肉。（《补缺肘后方》）

（3）治妇人中风，口噤，舌本缩：芥子一升。细研，以醋三升，煎取一升，涂颔颊下。（《太平圣惠方》）

（4）治关节炎：芥末一两，醋适量。将芥末先用少量开水湿润，再加醋调成糊状，摊在布上再盖一层纱布，贴敷痛处。三小时后取下，每隔三至五天贴一次。（《单方验方新医疗法选编》）

（5）治阴证伤寒，腹痛厥逆：芥菜子研末，水调贴脐上。（《生生编》）

（6）治大人小儿痈肿：芥子末，汤和敷纸上贴之。（《备急千金要方》）

## 皂　荚

**【别名】**金牙皂、小牙皂、眉皂、鸡栖子、皂角、猪牙皂角。

**【来源】**本品为豆科植物皂荚 *Gleditsia sinensis* Lam. 的干燥不育果实。

**【产地分布】**主产于四川、山东、陕西、湖北、河南。

**【采收加工】**夏秋季采收，除去杂质，干燥。

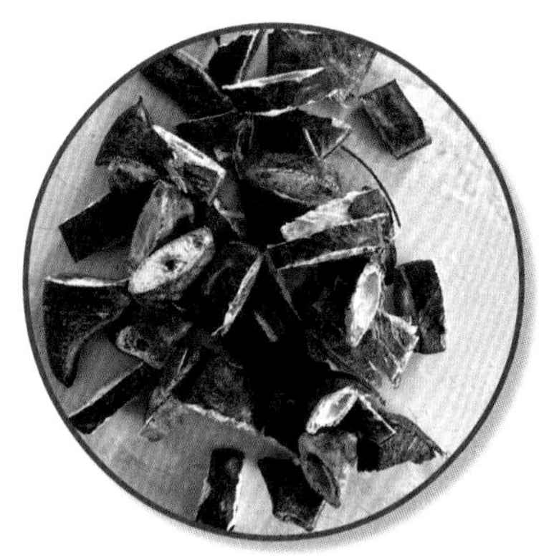

【药材性状】本品呈圆柱形，略扁而弯曲，长 5 ～ 11cm，宽 0.7 ～ 1.5cm。表面紫棕色或紫褐色，被灰白色蜡质粉霜，擦去后有光泽，并有细小的疣状突起和线状或网状的裂纹。顶端有鸟喙状花柱残基，基部具果梗残痕。质硬而脆，易折断，断面棕黄色，中间疏松，有淡绿色或淡棕黄色的丝状物，偶有发育不全的种子。气微，有刺激性，味先甜而后辣。

【性味归经】性温，味辛、咸。归肺、大肠经。

【功效与作用】祛痰开窍，散结消肿。属化痰止咳平喘药下属分类的温化寒痰药。

【临床应用】内服：1 ～ 1.5g，多入丸、散用。外用：适量，研末吹鼻取嚏，或研末调敷患处。内服治中风口噤，昏迷不醒，癫痫痰盛，关窍不通，喉痹痰阻，顽痰喘咳，咳痰不爽，大便燥结；外用治痈肿。

【使用禁忌】孕妇及咯血、吐血患者禁用。

【配伍药方】

（1）治中风口噤不开，涎潮壅上：皂角一挺（去皮），猪脂涂炙黄色，为末，每服一钱，温酒调下，气壮者二钱，以吐出风涎为度。(《简要济众方》)

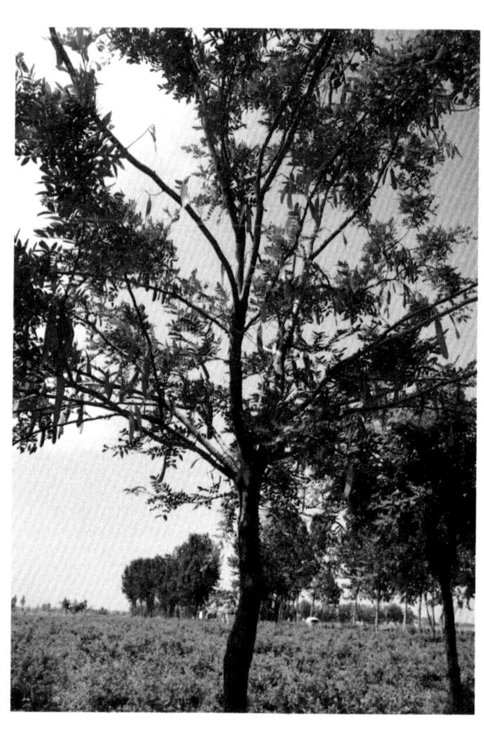

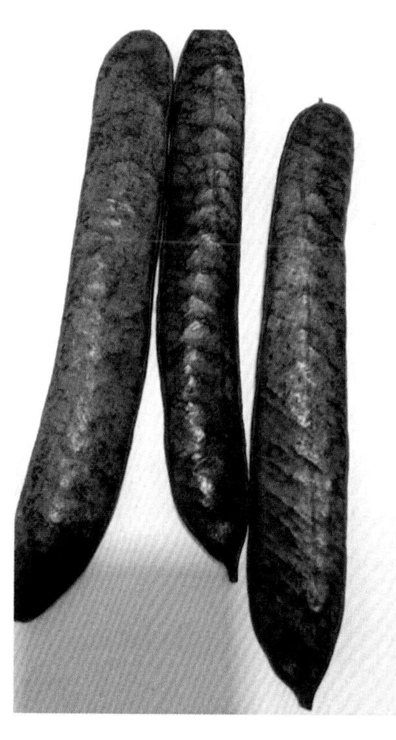

（2）治咽喉肿痛：牙皂一挺（去皮，米醋浸炙七次，勿令太焦）。为末，每吹少许入咽，吐涎即止。(《圣济总录》)

（3）治诸窍不通，因气、因痰、因风、因火，暴病闭塞者：猪牙皂荚（去皮、弦、子，炒），为细末，吹入鼻内即通。(《本草汇言》)

（4）治猝头痛：皂荚末吹鼻中，令嚏则止。(《斗门方》)

（5）治咳逆上气，时时唾浊，但坐不得眠：皂荚八两（刮去皮，用酥炙）。上一味，末之，蜜丸梧子大，以枣膏和汤服三丸，日三夜一服。(《金匮要略》皂荚丸)

## 旋覆花

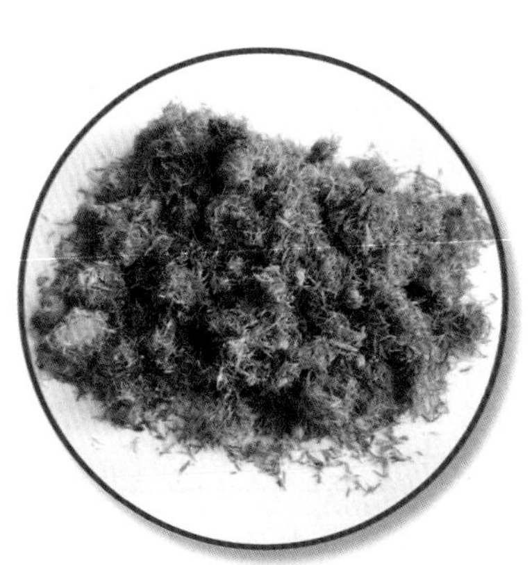

**【别名】**金沸草（全草）、六月菊、鼓子花、滴滴金、小黄花子、金钱花、驴儿菜。

**【来源】**本品为菊科植物旋覆花 *Inula japonica* Thunb. 或欧亚旋覆花 *Inula britannica* L. 的干燥头状花序。

**【产地分布】**全国大部分地区均产。

**【采收加工】**夏、秋二季花开放时采收，除去杂质，阴干或晒干。

**【药材性状】**本品呈扁球形或类球形，直径1～2cm。总苞由多数苞片组成，呈覆瓦状排列，苞片披针形或条形，灰黄色，长4～11mm；总苞基部有时残留花梗，苞片及花梗表面被白色茸毛，舌状花1列，黄色，长约1cm，多卷曲，常脱落，先端3齿裂；管状花多数，棕黄色，长约5mm，先端5齿裂；子房顶端有多数白色冠毛，长5～6mm。有的可见椭圆形小瘦果。体轻，易散碎。气微，味微苦。

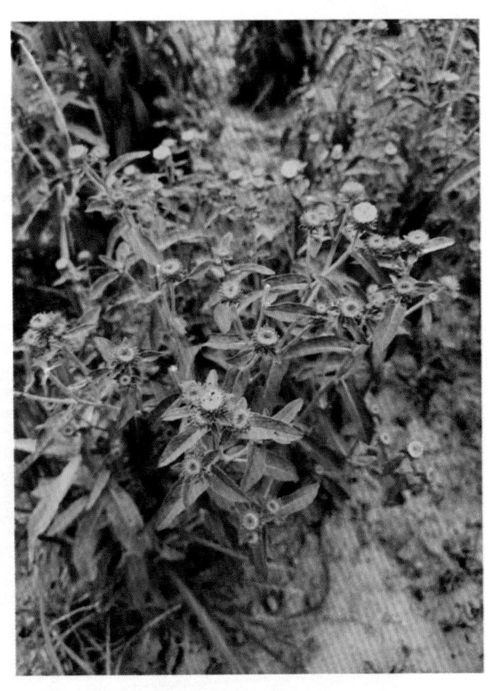

**【性味归经】**性微温，味辛、苦、咸。归肺、脾、胃、大肠经。

**【功效与作用】**降气，消痰，行水，止呕。属化痰止咳平喘药下属分类的温化寒痰药。

**【临床应用】**煎汤，3～9g，包煎。用治风寒咳嗽，痰饮蓄结，胸膈痞闷，喘咳痰多，呕吐噫气，心下痞硬。

**【使用禁忌】**阴虚劳嗽、肺燥咳嗽者慎用。

【配伍药方】

（1）治积年上气：旋覆花（去梗，焙）一两，皂艾（炙，去皮、子）一两一分，大黄（锉，炒）一两半。上三味，捣罗为末，炼蜜丸如梧桐子大。每服十丸至十五丸，温汤下，日三服。(《圣济总录》旋覆花丸)

（2）治痰饮在胸膈呕不止，心下痞者：旋覆花，半夏，茯苓，青皮。水煎服。(《产科发蒙》旋覆半夏汤)

（3）治风痰呕逆，饮食不下，头目昏闷：旋覆花、枇杷叶、川芎、细辛各一钱，前胡一钱五分。姜、枣水煎服。(《妇人大全良方》旋覆花汤)

（4）治伤寒发汗，若吐若下，解后，心下痞硬，噫气不除者：旋覆花三两，人参二两，生姜五两，代赭一两，甘草三两（炙），半夏半升（洗），大枣十二枚（擘）。上七味，以水一斗，煮取六升，去滓，再煎取三升，温服一升，日三服。(《伤寒论》旋覆代赭汤)

## 白 前

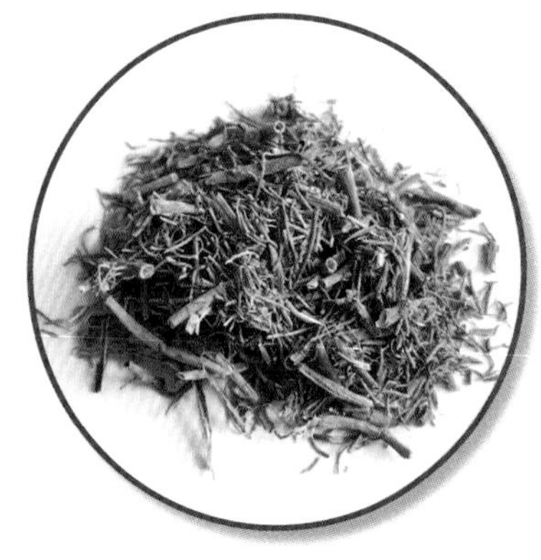

**【别名】**芫花叶白前、溪瓢羹、消结草、乌梗仔、蜜白前、炒白前、鹅管白前。

**【来源】**本品为萝藦科植物柳叶白前 *Cynanchum stauntonii*（Decne.）Schltr. ex Lévl. 或芫花叶白前 *Cynanchum glaucescens*（Decne.）Hand.–Mazz. 的干燥根茎和根。

**【产地分布】**主产于浙江、江苏、安徽、湖北。

**【采收加工】**秋季采挖，洗净，晒干。

**【药材性状】**

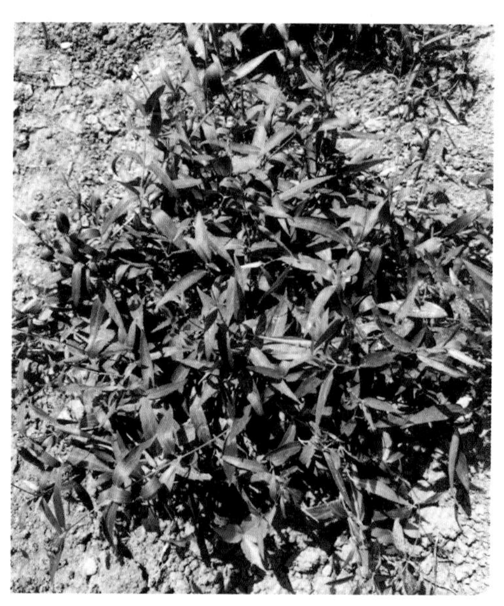

（1）柳叶白前：根茎呈细长圆柱形，有分枝，稍弯曲，长 4 ～ 15cm，直径 1.5 ～ 4mm。表面黄白色或黄棕色，节明显，节间长 1.5 ～ 4.5cm，顶端有残茎。质脆，断面中空。节处簇生纤细弯曲的根，长可达 10cm，直径不及 1mm，有多次分枝呈毛须状，常盘曲成团。气微，味微甜。

（2）芫花叶白前：根茎较短小或略呈块状；表面灰绿色或灰黄色，节间长 1 ～ 2cm。质较硬。根稍弯曲，直径约 1mm，分枝少。

**【性味归经】**性微温，味辛、苦。归肺经。

**【功效与作用】**降气，消痰，止咳。属化痰止咳平喘药下属分类的温化寒痰药。

**【临床应用】**煎汤，3～10g。用治肺气壅实，咳嗽痰多，胸满喘急。

【配伍药方】

（1）治肝炎：白前鲜根30g，白英30g，阴行草15g。水煎服。(《草药手册》)

（2）治久嗽兼唾血：白前三两，桑白皮、桔梗各二两，甘草一两（炙）。上四味，切，以水二大升，煮取半大升，空腹顿服。若重者，十数剂。忌猪肉、海藻、菘菜。(《近效方》)

（3）治胃脘痛，虚热痛：白前和重阳木根各五钱。水煎服。(《福建中草药》)

（4）治疗咯血：旋覆花9g，代赭石30g，降香4.5g，半夏9g，丹参30g，生蒲黄15g，茜草根30g。水煎服。(《辽宁中医杂志》)

（5）治疗癔症：旋覆花、党参、法半夏、炙甘草、栀子仁各10g，代赭石、大枣各30g，生姜3片，酸枣仁10g为基本方，随证加味。(《上海中医药杂志》)

# 第二节　清化热痰药

## 川贝母

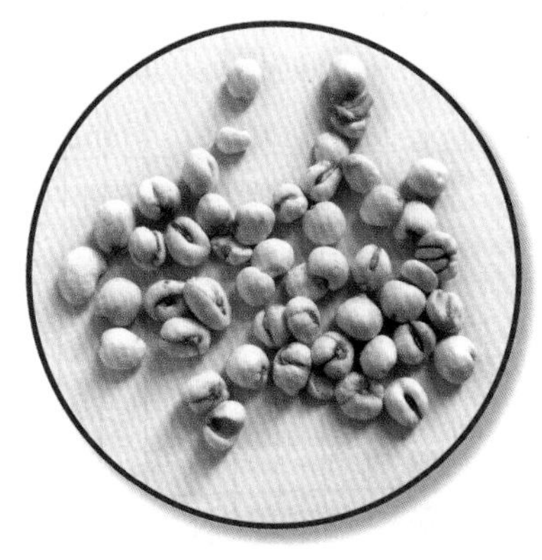

**【别名】**贝母、川贝。

**【来源】**本品为百合科植物川贝母 *Fritillaria cirrhosa* D. Don、暗紫贝母 *Fritillaria unibracteata* Hsiao et K. C. Hsia、甘肃贝母 *Fritillaria przewalskii* Maxim.、梭砂贝母 *Fritillaria delavayi* Franch.、太白贝母 *Fritillaria taipaiensis* P. Y. Li或瓦布贝母 *Fritillaria unibracteata* Hsiao et K. C. Hsia var. *wabuensis*（S. Y. Tang et S. C. Yue）Z. D. Liu，S. Wang et S. C. Chen 的干燥鳞茎。

**【产地分布】**主产于四川、青海、甘肃、云南、西藏。

**【采收加工】**夏、秋二季或积雪融化后采挖，除去须根、粗皮及泥沙，晒干或低温干燥。

**【药材性状】**

（1）松贝：呈类圆锥形或近球形，高0.3～0.8cm，直径0.3～0.9cm。表面类白色。外层鳞叶2瓣，大小悬殊，大瓣紧抱小瓣，未抱部分呈新月形，习称“怀中抱月”；顶部闭合，内有类圆柱形、顶端稍尖的心芽和小鳞叶1～2枚；先端钝圆或稍尖，底部平，微凹入，中心有1灰褐色的鳞茎盘，偶有残存须根。质硬而脆，断面白色，富粉性。气微，

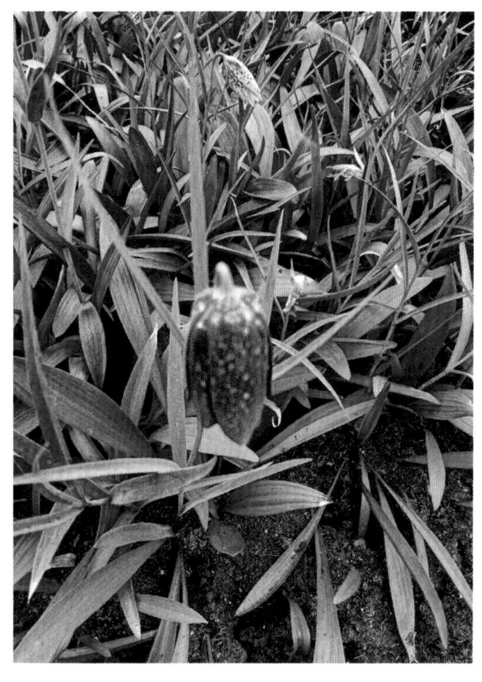

味微苦。

（2）青贝：呈类扁球形，高 0.4 ～ 1.4cm，直径 0.4 ～ 1.6cm。外层鳞叶 2 瓣，大小相近，相对抱合，顶部开裂，内有心芽和小鳞叶 2～3 枚及细圆柱形的残茎。

（3）炉贝：呈长圆锥形，高 0.7 ～ 2.5cm，直径 0.5 ～ 2.5cm。表面类白色或浅棕黄色，有的具棕色斑点。外层鳞叶 2 瓣，大小相近，顶部开裂而略尖，基部稍尖或较钝。

（4）栽培品：呈类扁球形或短圆柱形，高 0.5 ～ 2cm，直径 1 ～ 2.5cm。表面类白色或浅棕黄色，稍粗糙，有的具浅黄色斑点。外层鳞叶 2 瓣，大小相近，顶部多开裂而较平。

**【性味归经】**性微寒，味苦、甘。归肺、心经。

**【功效与作用】**清热润肺，化痰止咳，散结消痈。属化痰止咳平喘药下属分类的清化热痰药。

**【临床应用】**煎汤，3 ～ 10g；研粉冲服，一次 1 ～ 2g。用治肺热燥咳，干咳少痰，阴虚劳嗽，痰中带血，瘰疬，乳痈，肺痈。

**【使用禁忌】**不宜与川乌、制川乌、草乌、制草乌、附子同用。

【配伍药方】

（1）治下乳：牡蛎，知母，川贝母。三物为细末，同猪蹄汤调下。(《汤液本草》三母散)

（2）治百日咳：白花蛇 5g，川贝母 10g，生甘草 10g。以上三味，粉碎，过筛，混合均匀。口服，每次 1.5 ～ 3g，1 日 3 次。(《安徽中医学院学报》)

（3）治小儿咳嗽喘闷：川贝母（去心，麸炒）半两，甘草（炙）一分。上二味，捣罗为散，如二三岁儿，每一钱匕，水七分，煎至四分，去滓，入牛黄末少许，食后温分二服，更量儿大小加减。(《圣济总录》贝母散)

（4）治肺痈肺痿：川贝一两，天竺黄、硼砂各一钱，文蛤五分（醋炒）。上为末，以枇杷叶刷净蜜炙，熬膏作丸，芡实大，噙咽之。(《医级》贝母括痰丸)

（5）治肺热痰咳：竹茹、枇杷叶、杏仁各 9g，黄芩 4.5g，桑白皮 12g。煎服。(《安徽中草药》)

## 浙贝母

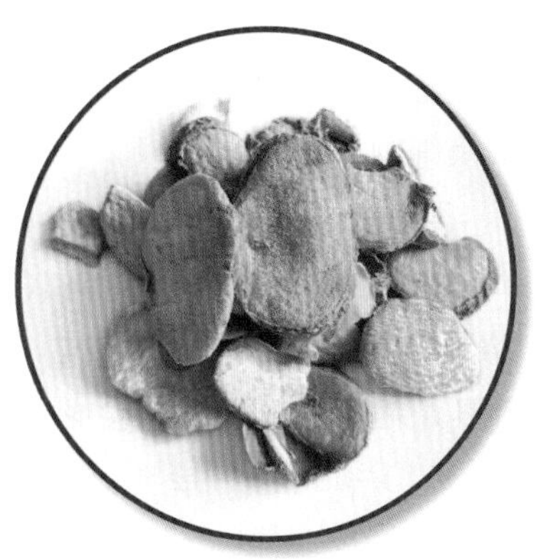

【别名】浙贝、大贝、象贝、元宝贝、珠贝。

【来源】本品为百合科植物浙贝母 *Fritillaria thunbergii* Miq. 的干燥鳞茎。

【产地分布】主产于浙江。

【采收加工】初夏植株枯萎时采挖，洗净。

【药材性状】

（1）大贝：为鳞茎外层的单瓣鳞叶，略呈新月形，高 1 ～ 2cm，直径 2 ～ 3.5cm。外表面类白色至淡黄色，内表面白色或淡棕色，被有白色粉末。质硬而脆，易折断，断面白色至黄白色，富粉性。气微，味微苦。

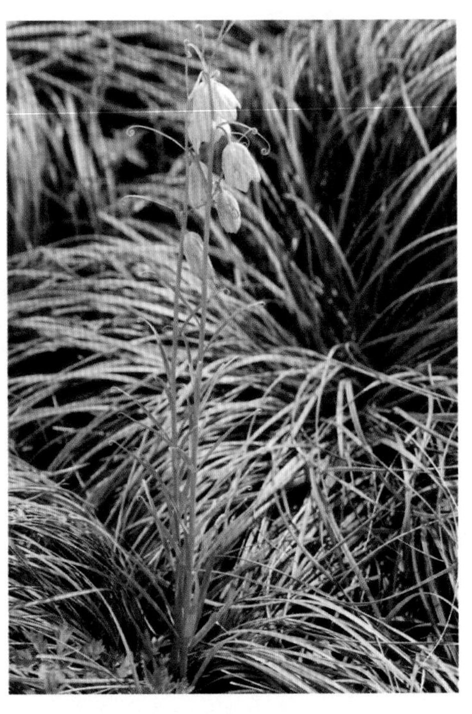

（2）珠贝：为完整的鳞茎，呈扁圆形，高 1 ～ 1.5cm，直径 1 ～ 2.5cm。表面黄棕色至黄褐色，有不规则的皱纹；或表面类白色至淡黄色，较光滑或被有白色粉末。质硬，不易折断，断面淡黄色或类白色，略带角质状或粉性；外层鳞叶 2 瓣，肥厚，略似肾形，互相抱合，内有小鳞叶 2 ～ 3 枚和干缩的残茎。

（3）浙贝片：为椭圆形或类圆形片，大小不一，长 1.5 ～ 3.5cm，宽 1 ～ 2cm，厚 0.2 ～ 0.4cm。外皮黄褐色或灰褐色，略皱缩；或淡黄色，较光滑。切面微鼓起，灰白色；或平坦，粉白色。质脆，易折断，断面粉白色，富粉性。

【性味归经】性微寒，味苦。归肺、心经。

【功效与作用】清热化痰止咳，解毒散结消痈。属化痰止咳平喘药下属分类的清化热痰药。

【临床应用】煎汤，5 ～ 10g。用治风热咳嗽，痰火咳嗽，肺痈，乳痈，瘰疬，疮毒。

【使用禁忌】不宜与川乌、制川乌、草乌、制草乌、附子同用。

【配伍药方】

（1）治感冒咳嗽：浙贝母、知母、桑叶、杏仁各 9g，紫苏 6g。水煎服。（《山东中草

药手册》)

(2)治乳痈乳疖：炒白芷、乳香、没药(各制净)、浙贝母、归身，等分为末。每服五钱，酒送。(《外科全生集》)

(3)治痈毒肿痛：浙贝母、连翘各9g，金银花18g，蒲公英24g。水煎服。(《山东中草药手册》)

(4)治溃疡性口腔炎：浙贝母4.5g，乌贼骨25.5g。将上药研细，每次6g，日服3次。(《山东医刊》象蛸散)

## 瓜蒌

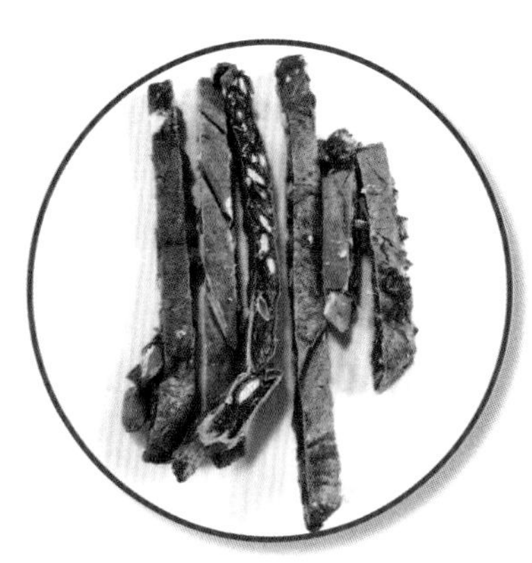

**【别名】**天撤、苦瓜、山金匏、药瓜皮。

**【来源】**本品为葫芦科植物栝楼 *Trichosanthes kirilowii* Maxim. 或双边栝楼 *Trichosanthes rosthornii* Harms 的干燥成熟果实。

**【产地分布】**主产于山东、浙江、河南。

**【采收加工】**秋季果实成熟时，连果梗剪下，置通风处阴干。

**【药材性状】**本品呈类球形或宽椭圆形，长7～15cm，直径6～10cm。表面橙红色或橙黄色，皱缩或较光滑，顶端有圆形的花柱残基，基部略尖，具残存的果梗。轻重不一。质脆，易破开，内表面黄白色，有红黄色丝络，果瓤橙黄色，黏稠，与多数种子粘结成团。具焦糖气，味微酸、甜。

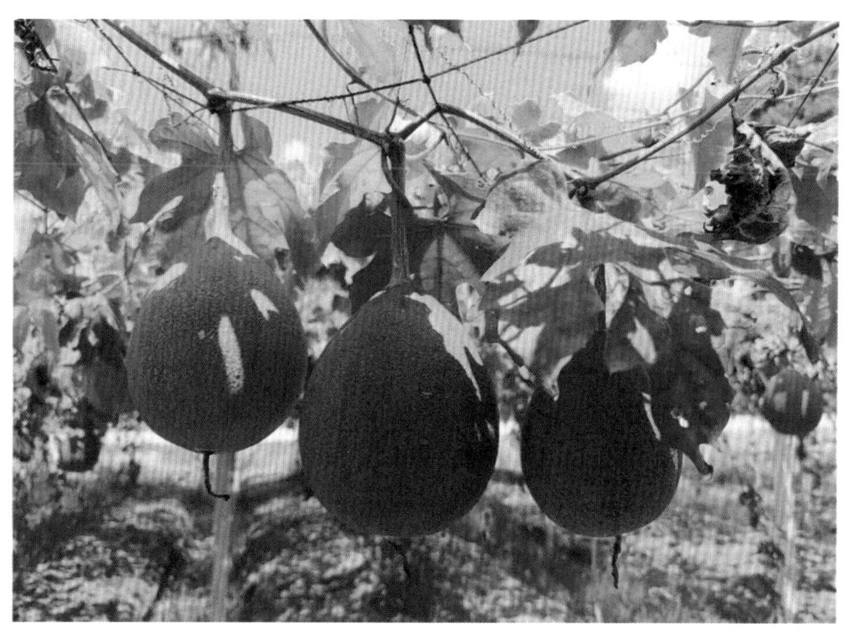

**【性味归经】**性微寒，味甘、微苦。归肺、胃、大肠经。

**【功效与作用】**清热涤痰，宽胸散结，润燥滑肠。属化痰止咳平喘药下属分类的清化热痰药。

**【临床应用】**煎汤，9 ～ 15g。用治肺热咳嗽，痰浊黄稠，胸痹心痛，结胸痞满，乳痈，肺痈，肠痈，大便秘结。

**【使用禁忌】**不宜与川乌、制川乌、草乌、制草乌、附子同用。

【配伍药方】

（1）治干咳无痰：熟瓜蒌捣烂绞汁，入蜜等分，加白矾一钱，熬膏，频含咽汁。（《本草纲目》引《简便单方》）

（2）治消渴小便多：用栝楼根薄切炙，取五两，水五升，煮四升，随意饮之。（《肘后备急方》）

（3）治乳痈：栝楼一两，乳香一钱。上为细末，每服一钱，温酒调下。（《卫济宝书》栝楼散）

（4）治胸痹不得卧，心痛彻背者：栝楼实一枚（捣），薤白三两，半夏半升，白酒一斗。上四味，同煮，取四升，温服一升，日三服。（《金匮要略》栝楼薤白半夏汤）

（5）治疗肺燥热渴，大肠秘：九月、十月间熟栝楼取瓤，以干葛粉拌，焙干，慢火炒熟，为末。食后、夜卧，以沸汤点三钱服。（《本草衍义》）

## 竹　茹

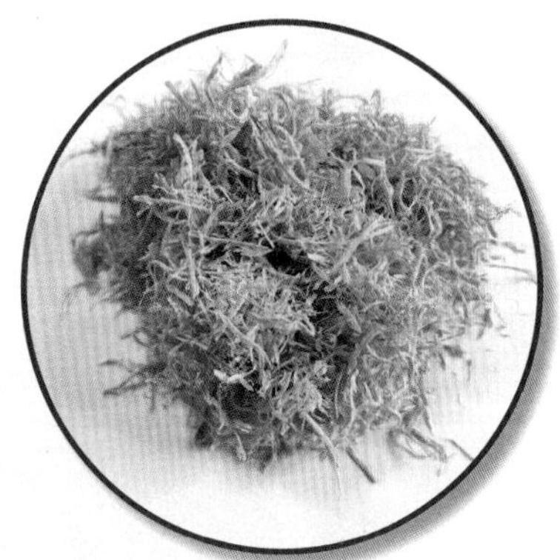

**【别名】**竹皮、青竹茹、金竹花、淡竹茹。

**【来源】**本品为禾本科植物青秆竹 *Bambusa tuldoides* Munro、大头典竹 *Sinocalamus beecheyanus*（Munro）McClure var.*Pubescens* P. F. Li 或淡竹 *Phyllostachys nigra*（Lodd.）Munro var. *henonis*（Mitf.）Stapf ex Rendle 的茎秆的干燥中间层。

**【产地分布】**主产于江苏、浙江、江西、四川。

**【采收加工】**取新鲜茎，除去外皮，将稍带绿色的中间层刮成丝条，或削成薄片，捆扎成束，阴干。

**【药材性状】**本品为卷曲成团的不规则丝条或呈长条形薄片状。宽窄厚薄不等，浅绿色、黄绿色或黄白色。纤维性，体轻松，质柔韧，有弹性。气微，味淡。

**【性味归经】**性微寒，味甘。归肺、胃、心、胆经。

**【功效与作用】**清热化痰，除烦，止呕。属化痰止咳平喘药下属分类的清化热痰药。

【临床应用】煎汤，5～10g。用治痰热咳嗽，胆火夹痰，惊悸不宁，心烦失眠，中风痰迷，舌强不语，胃热呕吐，妊娠恶阻，胎动不安。

【配伍药方】

（1）治哕逆：橘皮二斤，竹茹二升，大枣三十枚，生姜半斤，甘草五两，人参一两。上六味，以水一斗，煮取三升，温服一升，日三服。（《金匮要略》橘皮竹茹汤）

（2）治妊娠恶阻呕吐，不下食：青竹茹、橘皮各十八铢，茯苓、生姜各一两，半夏三十铢。上五味，以水六升，煮取二升半，分三服，不瘥，频作。（《备急千金要方》）

（3）治妇人乳中虚，烦乱呕逆，安中益气：生竹茹二分，石膏二分，桂枝一分，甘草七分，白薇一分。上五味，末之，枣肉和丸，弹子大。以饮服一丸，日三夜二服。有热者倍白薇，烦喘者加柏实一分。（《金匮要略》竹皮大丸）

（4）治产后虚烦，头痛短气欲绝，心中闷乱不解：生淡竹茹一升，麦门冬五合，甘草一两，小麦五合，生姜三两，大枣十四枚。上六味，以水一斗，煮竹茹、小麦，取八升，去滓，乃纳诸药，煮取一升，去滓，分二服，羸人分作三服。（《备急千金要方》淡竹茹汤）

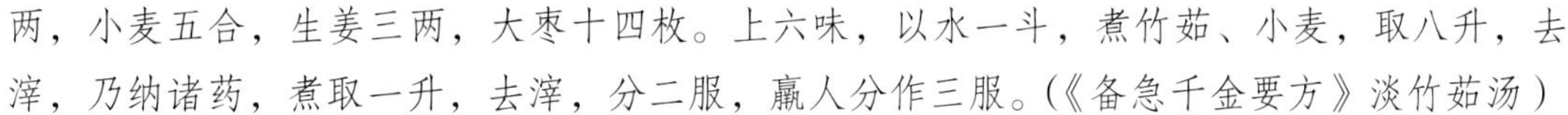

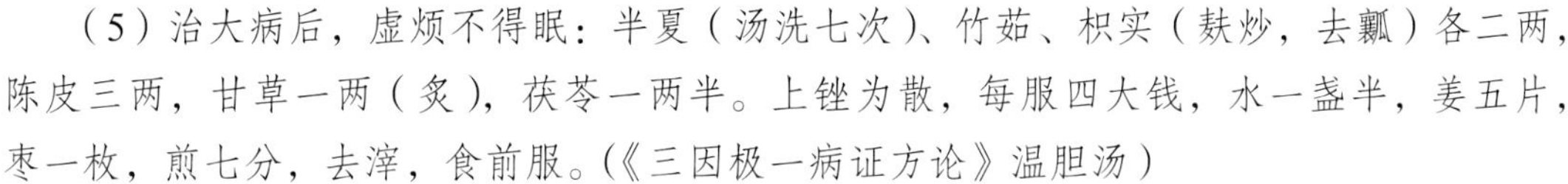

（5）治大病后，虚烦不得眠：半夏（汤洗七次）、竹茹、枳实（麸炒，去瓤）各二两，陈皮三两，甘草一两（炙），茯苓一两半。上锉为散，每服四大钱，水一盏半，姜五片，枣一枚，煎七分，去滓，食前服。（《三因极一病证方论》温胆汤）

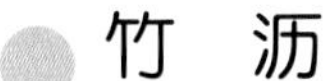

## 竹　沥

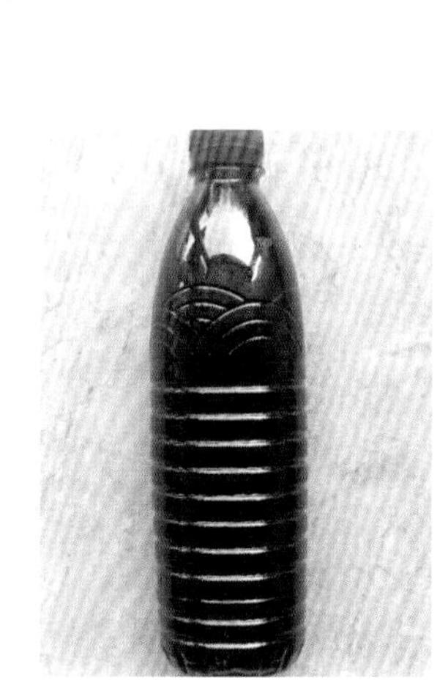

【别名】竹汁、淡竹沥、竹油。

【来源】本品来源同竹茹，系新鲜的淡竹和青秆竹等竹秆经火烤灼而流出的淡黄色澄清液汁。

【产地分布】主产于山东、河南及长江流域以南各地。

【采收加工】取鲜竹竿，截成30～50cm长段，两端去节，劈开，架起，中间用火烤之，两端即有液汁流出，以器盛之。

【药材性状】本品具竹香气，味微甜。以色泽透明者为佳。

【**性味归经**】性寒，味甘。归心、肺、肝经。

【**功效与作用**】清热豁痰，定惊利窍。属化痰止咳平喘药下属分类的清化热痰药。

【**临床应用**】30 ～ 50mL，冲服。用治中风痰迷，肺热痰壅，惊风，癫痫，热病痰多，壮热烦渴。

【**使用禁忌**】本品性寒滑利，寒痰及便溏者忌用。

【配伍药方】

（1）治中风口噤不知人：淡竹沥一升，服。（《备急千金要方》）

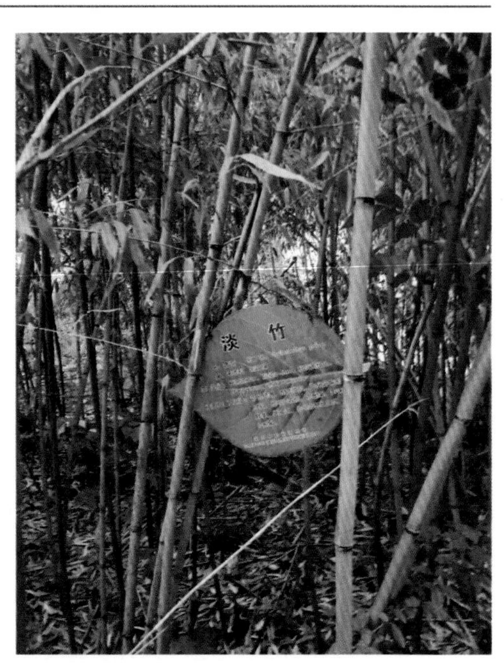


（2）治风痱四肢不收，心神恍惚，不知人，不能言：竹沥二升，生葛汁一升，生姜汁三合。上三味，相和温暖，分三服，平旦、日晡、夜各一服。（《备急千金要方》竹沥汤）

（3）治风着人面，引口偏着耳，牙车急，舌不得转：生地黄汁一升，竹沥一升，独活三两。上三味，合煎一升，顿服之，即愈。《千金翼方》

（4）治小儿口噤，体热：用竹沥二合，暖之，分三四服。（《兵部手集方》）

（5）治肺痈：竹沥 60g，分 3 次，温开水冲服。（《安徽中草药》）

（6）治小儿赤目：淡竹沥点之，或入人乳。（《古今录验方》）

## 天竺黄

【**别名**】天竹黄、竹黄。

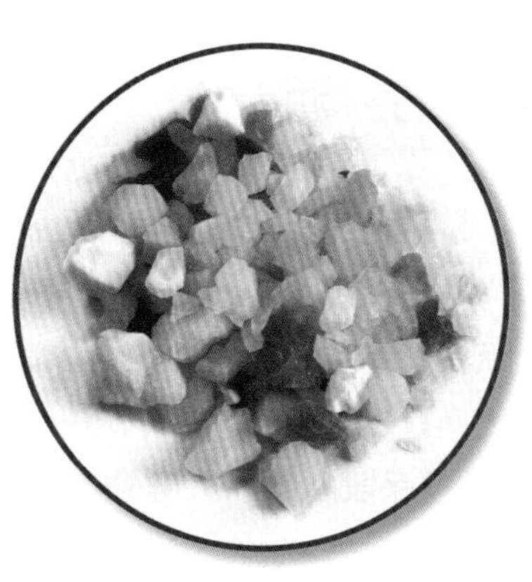

【**来源**】本品为禾本科植物青皮竹 *Bambusa textilis* McClure 或华思劳竹 *Schizostachyum chinense* Rendle 等秆内的分泌液干燥后的块状物。

【**产地分布**】主产于云南、广东、广西；进口天竺黄主产于印度尼西亚、泰国、马来西亚。

【**采收加工**】秋、冬二季采收。

【**药材性状**】本品为不规则的片块或颗粒，大小不一。表面灰蓝色、灰黄色或灰白色，有的洁白色，半透明，略带光泽。体轻，质硬而脆，易破碎，吸湿性强。气微，味淡。

**【性味归经】**性寒，味甘。归心、肝经。

**【功效与作用】**清热豁痰，凉心定惊。属化痰止咳平喘药下属分类的清化热痰药。

**【临床应用】**煎汤，3 ～ 9g。用治热病神昏，中风痰迷，小儿痰热惊痫、抽搐、夜啼。

【配伍药方】

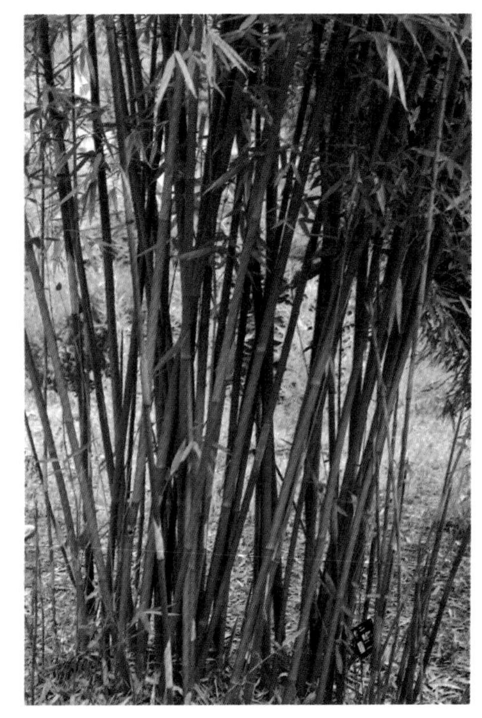

（1）治小儿天吊多涎，搐搦，发歇不定：天竺黄、朱砂（各细研）、干全蝎（微炒）、白附子（炮制）各一分。上为末，同研匀，以炼蜜和丸，如绿豆大。不计时候，以淡竹沥研下二丸。量儿大小，临时加减。(《普济方》)

（2）治小儿急惊风：青黛、轻粉各一钱，牵牛末五钱，天竺黄二钱。上为末，白面糊丸，如小豆大，二十丸，薄荷汤下。(《小儿药证直诀》利惊丸）

（3）治鼻衄不止：天竺黄、川芎各一分，防己半两。上三味，捣研为散。每服一钱匕，新汲水调下。肺损吐血用药二钱匕，生面一钱匕，水调下，并食后服。(《圣济总录》天竺黄散）

（4）治慢性支气管炎：板蓝根 20g，黄芩 10g，浙贝母 10g，橘红 10g，天竺黄 15g，玄参 12g，炒苦杏仁 10g，白前 10g，鱼腥草 15g，芦根 20g，炙紫菀 12g，甘草 10g。水煎服，轻者，日服 1 剂，2 次服；重者，每日 2 剂，日服 4 ～ 6 次。(《郭中元方》清肺化痰汤）

## 前 胡

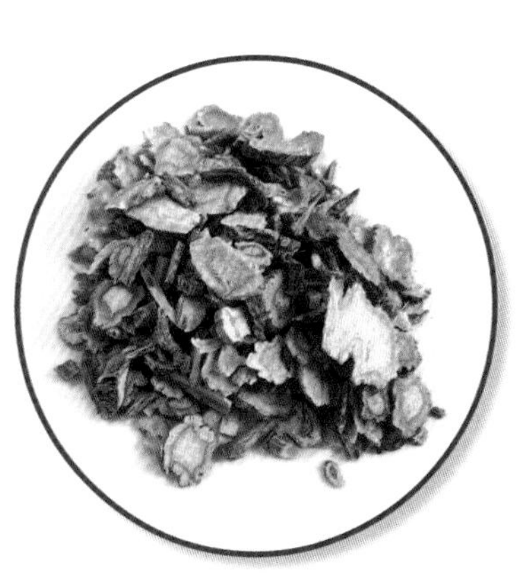

**【别名】**姨妈菜、罗鬼菜、水前胡、野芹菜、岩风、南石防风、坡地石防风、鸡脚前胡、岩川芎。

**【来源】**本品为伞形科植物白花前胡 *Peucedanum praeruptorum* Dunn 的干燥根。

**【产地分布】**主产于浙江、湖南、四川。

**【采收加工】**冬季至次春茎叶枯萎或未抽花茎时采挖，除去须根，洗净，晒干或低温干燥。

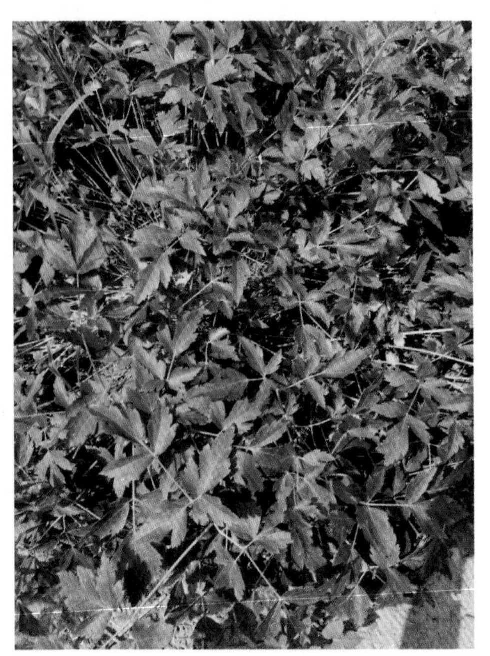

【药材性状】本品呈不规则的圆柱形、圆锥形或纺锤形，稍扭曲，下部常有分枝，长3～15cm，直径1～2cm。表面黑褐色或灰黄色，根头部多有茎痕和纤维状叶鞘残基，上端有密集的细环纹，下部有纵沟、纵皱纹及横向皮孔样突起。质较柔软，干者质硬，可折断，断面不整齐，淡黄白色，皮部散有多数棕黄色油点，形成层环纹棕色，射线放射状。气芳香，味微苦、辛。

【性味归经】性苦，味苦、辛。归肺经。

【功效与作用】降气化痰，散风清热。属化痰止咳平喘药下属分类的清化热痰药。

【临床应用】煎汤，3～10g。用治痰热咳喘，咳痰黄稠，风热咳嗽痰多。

【配伍药方】

（1）治咳嗽涕唾稠黏，心胸不利，时有烦热：前胡一两（去芦头），麦门冬一两半（去心），贝母一两（煨微黄），桑根白皮一两（锉），杏仁半两（汤浸，去皮尖，麸炒微黄），甘草一分（炙微赤，锉）。上药捣筛为散，每服四钱，以水一中盏，入生姜半分，煎至六分，去滓，不计时候，温服。（《太平圣惠方》前胡散）

（2）治肺热咳嗽，痰壅，气喘不安：前胡（去芦头）一两半，贝母（去心）、白前各一两，麦门冬（去心，焙）一两半，枳壳（去瓤，麸炒）一两，芍药（赤者）、麻黄（去根节）各一两半，大黄（蒸）一两。上八味，细切，如麻豆。每服三钱匕，以水一盏，煎取七分，去滓，食后温服，日二。（《圣济总录》前胡饮）

## 桔　梗

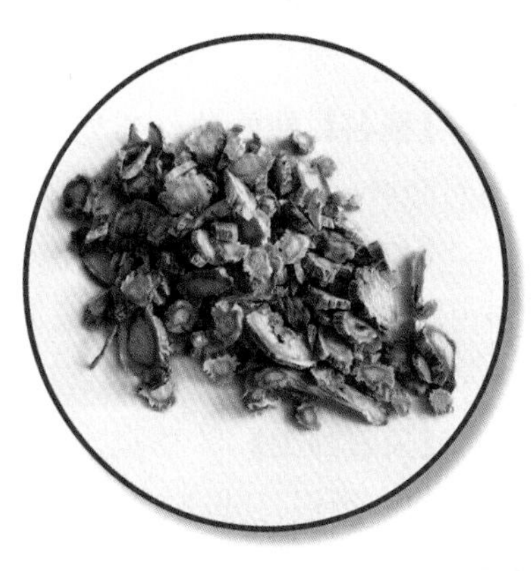

【别名】苦桔梗、白桔梗、玉桔梗、苦梗、梗草。

【来源】本品为桔梗科植物桔梗 *Platycodon grandiflorum*（Jacq.）A. DC. 的干燥根。

【产地分布】全国大部分地区均产。

【采收加工】春、秋二季采挖，洗净，除去须根，趁鲜剥去外皮或不去外皮，干燥。

【药材性状】本品呈圆柱形或略呈纺锤形，下部渐

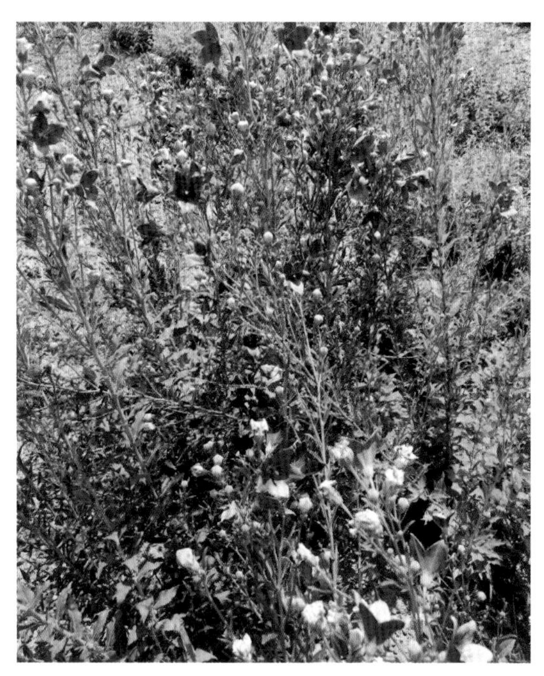

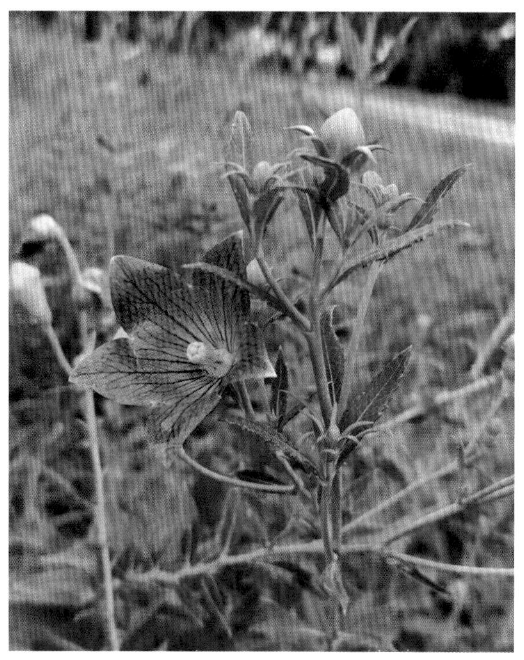

细，有的有分枝，略扭曲，长7～20cm，直径0.7～2cm。表面淡黄白色至黄色，不去外皮者表面黄棕色至灰棕色，具纵扭皱沟，并有横长的皮孔样斑痕及支根痕，上部有横纹。有的顶端有较短的根茎或不明显，其上有数个半月形茎痕。质脆，断面不平坦，形成层环棕色，皮部黄白色，有裂隙，木部淡黄色。气微，味微甜后苦。

**【性味归经】**性平，味苦、辛。归肺经。

**【功效与作用】**宣肺，利咽，祛痰，排脓。属化痰止咳平喘药下属分类的清化热痰药。

**【临床应用】**煎汤，3～10g。用治咳嗽痰多，胸闷不畅，咽痛音哑，肺痈吐脓。

【配伍药方】

（1）治肺痈，咳而胸满，振寒脉数，咽干不渴，时出浊唾腥臭，久久吐脓如米粥者：桔梗一两，甘草二两。上二味，以水三升，煮取一升，分温再服，则吐脓血也。(《金匮要略》桔梗汤)

（2）治痰嗽喘急不定：桔梗一两半。捣罗为散，用童子小便半升，煎取四合，去滓温服。(《简要济众方》)

（3）治喉痹及毒气：桔梗二两。水三升，煮取一升，顿服之。(《千金方》)

（4）治寒实结胸，无热证者：桔梗三分，巴豆一分（去心皮，熬黑，研如脂），贝母三分。上三味为散，纳巴豆，更于臼中杵之，以白饮和服，强人半钱匕，羸者减之。病在膈上必吐，在膈下必利。不利，进热粥一杯；利过不止，进冷粥一杯。(《伤寒论》白散方)

（5）治伤寒痞气，胸满欲死：桔梗、枳壳（炙，去瓤）各一两。上锉如米豆大，用水一升半，煎减半，去滓，分二服。（《苏沈良方》枳壳汤）

（6）治牙疳臭烂：桔梗、茴香等分。烧研敷之。（《卫生易简方》）

## 胖大海

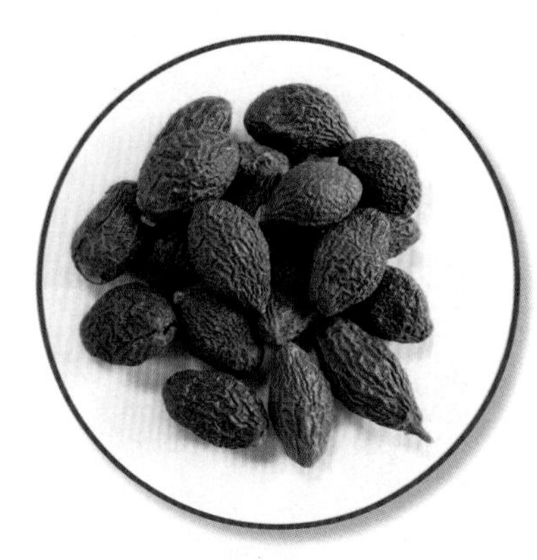

**【别名】**大海、大海子、大洞果、大发。

**【来源】**本品为梧桐科植物胖大海 *Sterculia lychnophora* Hance 的干燥成熟种子。

**【产地分布】**主产于泰国、越南、柬埔寨。

**【采收加工】**4～6月果实成熟开裂时，采收种子，晒干。

**【药材性状】**本品呈纺锤形或椭圆形，长2～3cm，直径1～1.5cm。先端钝圆，基部略尖而歪，具浅色的圆形种脐。表面棕色或暗棕色，微有光泽，具不规则的干缩皱纹。外层种皮极薄，质脆，易脱落。中层种皮较厚，黑褐色，质松易碎，遇水膨胀成海绵状。断面可见散在的树脂状小点。内层种皮可与中层种皮剥离，稍革质，内有2片肥厚胚乳，广卵形；子叶2枚，菲薄，紧贴于胚乳内侧，与胚乳等大。气微，味淡，嚼之有黏性。

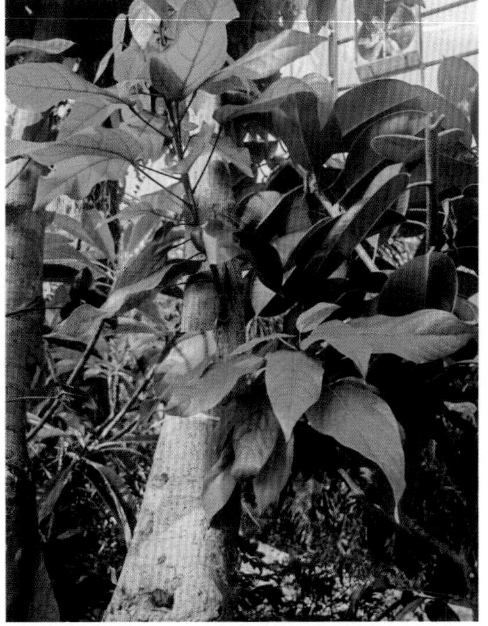

**【性味归经】**性寒，味甘。归肺、大肠经。

**【功效与作用】**清热润肺，利咽开音，润肠通便。属化痰止咳平喘药下属分类的清化热痰药。

**【临床应用】**2～3枚，沸水泡服或煎服。

【配伍药方】

（1）治干咳失音，咽喉燥痛，牙龈肿痛，因于外感者：胖大海五枚，甘草一钱。炖茶饮服，老幼者可加入冰糖少许。（《慎德堂方》）

（2）治大便出血：胖大海数枚，开水泡发，去核，加冰糖调服。因热便血，效。（《医界春秋》）

## 海 藻

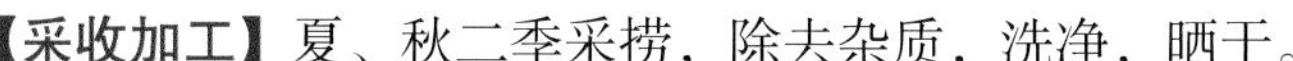

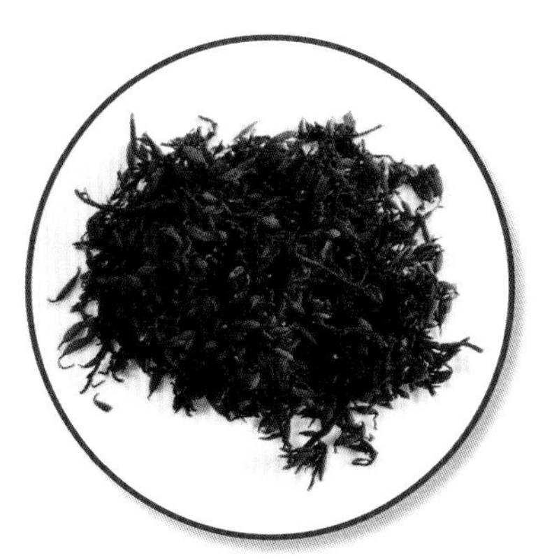

**【别名】**落首、海萝、乌菜、海带花、海藻菜。

**【来源】**本品为马尾藻科植物海蒿子 *Sargassum pallidum*（Turn）C. Ag. 或羊栖菜 *Sargassum fusiforme*（Harv.）Setch. 的干燥藻体。前者习称“大叶海藻”，后者习称“小叶海藻”。

**【产地分布】**主产于辽宁、山东、浙江、福建、广东。

**【采收加工】**夏、秋二季采捞，除去杂质，洗净，晒干。

**【药材性状】**

（1）大叶海藻：皱缩卷曲，黑褐色，有的被白霜，长 30 ～ 60cm。主干呈圆柱状，具圆锥形突起，主枝自主干两侧生出，侧枝自主枝叶腋生出，具短小的刺状突起。初生叶披针形或倒卵形，长 5 ～ 7cm，宽约 1cm，全缘或具粗锯齿；次生叶条形或披针形，叶腋间有着生条状叶的小枝。气囊黑褐色，球形或卵圆形，有的有柄，顶端钝圆，有的具细短尖。质脆，潮润时柔软；水浸后膨胀，肉质，黏滑。气腥，味微咸。

（2）小叶海藻：较小，长 15 ～ 40cm。分枝互生，无刺状突起。叶条形或细匙形，先端稍膨大，中空。气囊腋生，纺锤形或球形，囊柄较长。质较硬。

**【性味归经】**性寒，味苦、咸；有毒。归肝、胃、肾经。

**【功效与作用】**消痰软坚散结，利水消肿。属化痰止咳平喘药下属分类的清化热痰药。

**【临床应用】**煎汤，6 ～ 12g。用治瘿瘤，瘰疬，睾丸肿痛，痰饮水肿。

**【使用禁忌】**不宜与甘草同用。

---

【配伍药方】

---

（1）治颔下瘰疬如梅李：海藻一斤，酒二升。渍数日，稍稍饮之。(《肘后备急方》)

（2）治颈下卒结囊，渐大欲成瘿：海藻一斤（去咸），清酒二升。上二味，以绢袋盛海藻酒渍，春夏二日。一服二合，稍稍含咽之，日三。酒尽更以酒二升渍，饮之如前。渣曝干，末服方寸匕，日三。尽更作，三剂佳（《肘后备急方》）

（3）治蛇盘瘰疬，头项交接者：海藻菜（以荞面炒过）、白僵蚕（炒）等分。为末，以白梅泡汤，和丸，梧子大。每服六十丸，米饮下，必泄出毒气。(《世医得效方》)

（4）治石瘿，气瘿，劳瘿，土瘿，忧瘿：海藻（洗）、龙胆、海蛤、通草、昆布（洗）、矾石（枯）、松萝各三分，麦曲四分，半夏。上为末，酒服方寸匕，日三。忌鲫鱼、猪肉、五辛、生菜诸杂毒物。(《三因极一病证方论》破结散）

## 昆 布

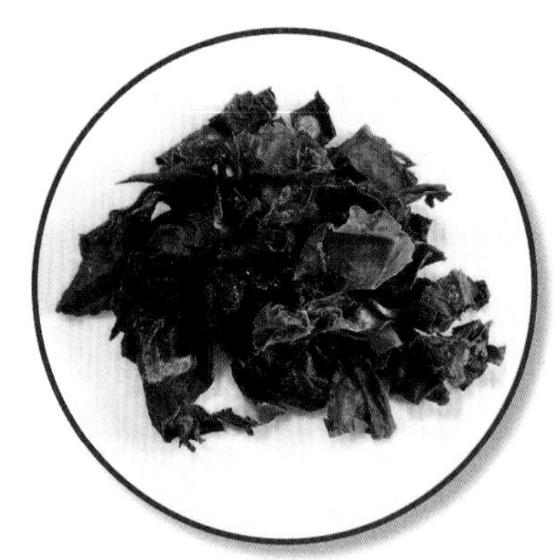

【别名】纶布、海昆布。

【来源】本品为海带科植物海带 *Laminaria japonica* Aresch. 或翅藻科植物昆布 *Ecklonia kurome* Okam. 的干燥叶状体。

【产地分布】主产于辽宁、山东、浙江、福建。

【采收加工】夏、秋二季采捞，晒干。

【药材性状】

（1）海带：卷曲折叠成团状，或缠结成把。全体呈黑褐色或绿褐色，表面附有白霜。用水浸软则膨胀成扁平长带状，长 50 ～ 150cm，宽 10 ～ 40cm，中部较厚，边缘较薄而呈波状。类革质，残存柄部扁圆柱状。气腥，味咸。

（2）昆布：卷曲皱缩成不规则团状。全体呈黑色，较薄。用水浸软则膨胀呈扁平的叶状，长宽为 16 ～ 26cm，厚约 1.6mm；两侧呈羽状深裂，裂片呈长舌状，边缘有小齿或全缘。质柔滑。

【性味归经】性寒，味咸。归肝、胃、肾经。

【功效与作用】消痰软坚散结，利水消肿。属化痰止咳平喘药下属分类的清化热痰药。

【临床应用】煎汤，6 ～ 12g。用治瘿瘤，瘰疬，睾丸肿痛，痰饮水肿。

【使用禁忌】不宜与甘草同用。

【配伍药方】

（1）治瘿气结核：昆布一两（洗去咸味）。捣罗为散。每用一钱，以绵裹于好醋中浸过，含咽津觉药味尽，即再含之。(《太平圣惠方》)

（2）治颈下猝结囊，渐大欲成瘿：昆布、海藻等分。末之，蜜丸如杏核大。含，稍稍咽汁，日四五。(《肘后备急方》)

（3）治气瘿，胸膈满塞，咽喉项颈渐粗：昆布二两（洗去咸汁），通草一两，羊靥二具（炙），海蛤一两（研），马尾海藻一两（洗去咸汁）。上五味，蜜丸如弹子，细细含咽汁。忌生菜、热面、炙肉、蒜、笋。(《广济方》昆布丸)

（4）治膈气噎塞不下食：昆布（洗净，焙，末）一两，桩杵头细糠一合，共研。用老牛涎一合，生百合汁一合，慢煎入蜜搅成膏，与末杵丸，如芡实大。每服一丸，含化咽下。(《圣济总录》昆布方)

## 黄药子

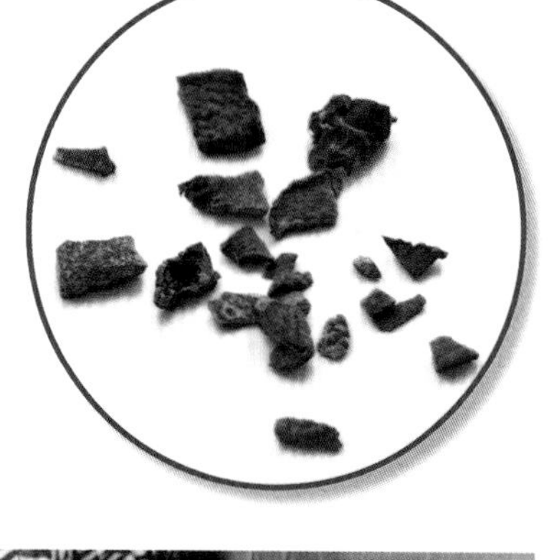

**【别名】**三黄独、零余薯、金线吊虾蟆、香芋、黄狗头。

**【来源】**本品为薯蓣科植物黄独 *Dioscorea bulbifera* L. 的干燥块茎。

**【产地分布】**主产于湖南、湖北、江苏。

**【采收加工】**秋、冬二季采挖，除去根叶及须根，洗净，切片，晒干。本品气微，味苦。以片大，外皮色棕褐，切面色黄者为佳。生用。

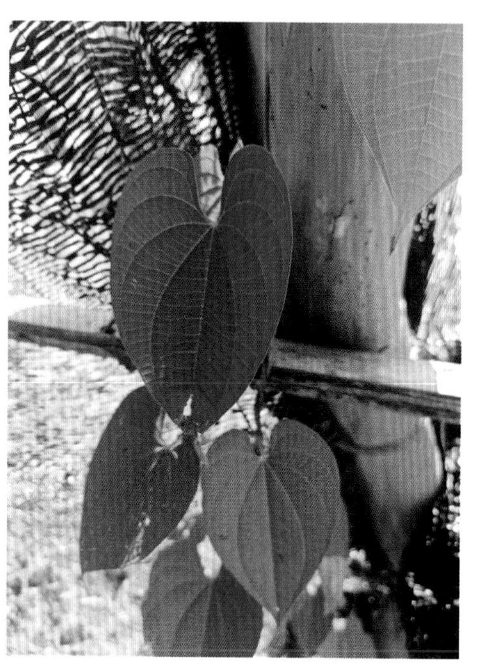

**【药材性状】**干燥的块茎为圆形或类圆形的片子，横径 2.5 ～ 6cm，长径 4 ～ 7cm，厚 0.5 ～ 1.5cm。表面棕黑色，有皱纹，密布短小的支根及黄白色圆形的支根痕，微突起，直径约 2mm，一部分栓皮脱落，脱落后显露淡黄色而光滑的中心柱。切面淡黄色至黄棕色，平滑或呈颗粒状的凹凸不平。质坚脆，易折断，断面平坦或呈颗粒状。气微，味苦。以身干、片大、外皮灰黑色、断面黄白色者为佳。

**【性味归经】**性寒，味苦；有小毒。归肺、肝、心经。

**【功效与作用】**化痰散结消瘿，清热凉血解毒。属化痰止咳平喘药下属分类的清化热痰药。

**【临床应用】**内服：煎汤，4.5 ～ 9g；研末，1 ～ 2g。外用：适量，鲜品捣敷，或研末调敷，或磨汁涂。用治瘿瘤，喉痹，痈肿疮毒，毒蛇咬伤，肿瘤，吐血，衄血，咯血，百日咳，肺热咳喘。

**【使用禁忌】**本品有毒，不宜过量、久服。多服、久服可引起吐泻腹痛等消化道反应，并对肝肾有一定损害，故脾胃虚弱及肝肾功能损害者慎用。

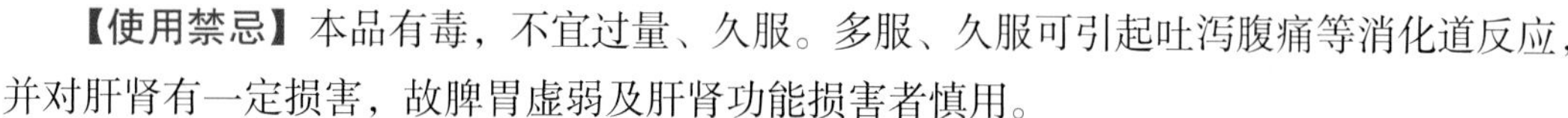

【配伍药方】

（1）治吐血不止：黄药子（万州者）一两，捣碎，用水二盏，煎至一盏，去滓，温热服。(《圣济总录》黄药汤)

（2）治吐血：真蒲黄、黄药子等分。用生麻油调，以舌舐之。（《是斋百一选方》）

（3）治鼻衄不止：黄药子一两。捣罗为散。每服二钱匕，煎阿胶汤调下。良久，以新汲水调生面一匙投之。（《圣济总录》黄药散）

（4）治疮：黄药子四两。为末，以冷水调敷疮上，干而旋敷之。（《简要济众方》）

（5）治天疱水疮：黄药子，末，搽之。（《濒湖集简方》）

## 海蛤壳

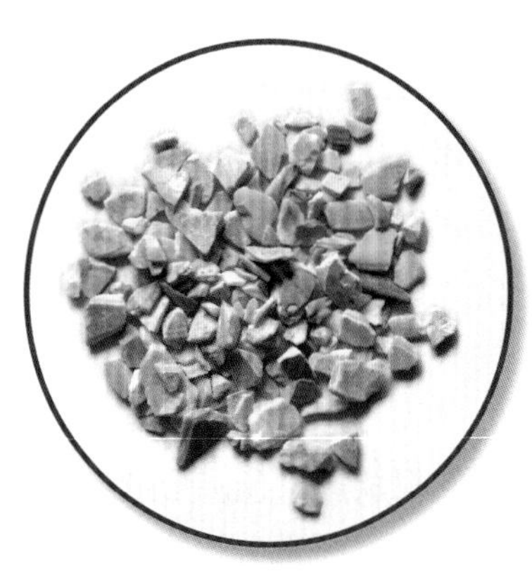

【别名】文蛤、蛤蜊皮。

【来源】本品为帘蛤科动物文蛤 *Meretrix meretrix* Linnaeus 或青蛤 *Cyclina sinensis* Gmelin 的贝壳。

【产地分布】主产于江苏、浙江、广东。

【采收加工】夏、秋二季捕捞，去肉，洗净，晒干。

【药材性状】

（1）文蛤：扇形或类圆形，背缘略呈三角形，腹缘呈圆弧形，长 3 ～ 10cm，高 2 ～ 8cm。壳顶突出，位于背面，稍靠前方。壳外面光滑，黄褐色，同心生长纹清晰，通常在背部有锯齿状或波纹状褐色花纹。壳内面白色，边缘无齿纹，前后壳缘有时略带紫色，铰合部较宽，右壳有主齿 3 个和前侧齿 2 个；左壳有主齿 3 个和前侧齿 1 个。质坚硬，断面有层纹。气微，味淡。

（2）青蛤：类圆形，壳顶突出，位于背侧近中部。壳外面淡黄色或棕红色，同心生长纹凸出壳面略呈环肋状。壳内面白色或淡红色，边缘常带紫色并有整齐的小齿纹，铰合部左右两壳均具主齿 3 个，无侧齿。

【性味归经】性寒，味苦、咸。归肺、胃、肾经。

【功效与作用】内服清热化痰，软坚散结，制酸止痛。外用收湿敛疮。属化痰止咳平喘药下属分类的清化热痰药。

【临床应用】内服：6 ～ 15g，先煎，蛤粉包煎。外用：适量，研极细粉撒布，或油调后敷患处。内服治痰火咳嗽，胸胁疼痛，痰中带血，瘰疬瘿瘤，胃痛吞酸；外用治湿疹，烫伤。

【配伍药方】

（1）治咳喘痰多：海蛤壳、半夏、桑皮、苏子、贝母各三钱，栝楼五钱。水煎服。（《山东中草药手册》）

（2）治痰饮心痛：海蛤（烧为灰，研极细，过数日，火毒散用之）、瓜蒌仁（蒂瓤同研）。上以海蛤入瓜蒌内，干湿得所为丸。每服五十丸。（《医学纲目》）

（3）治水肿，咳逆上气，坐卧不得：海蛤一两（细研），甜葶苈一两（隔纸炒令紫色），汉防己一两，杏仁一分（汤浸，去皮、尖、双仁，麸炒微黄），甘遂一两（煨令微黄），桑根白皮一两（锉）。上药，捣罗为末，以枣肉和，捣二三百杵，丸如梧桐子大。每于食前，以大麻子汤下七丸。(《太平圣惠方》)

（4）治小儿疳水，肿满气急：海蛤、泽泻、防己各一分，萝卜子三十粒。上为末。三岁一钱，酒调下，连进二服，小便利，即效。(《普济方》海蛤散）

（5）治水气头面浮肿，坐卧不安或嗽喘者：海蛤（捣研如面）一两，甘遂三分（为末，绢罗如面，用白面和作剂），郁李仁（汤浸去皮，微炒，研）一两一分。上三味，以桑根白皮一两，用水二升煮，如嗽，即加干枣三十枚，擘破，同煮取一升，去滓，取入前件药，和，如作索饼法，煮令熟，看冷暖得所，空腹服食。须臾快利，小便甚多。勿怪。(《圣济总录》海蛤索饼）

## 海浮石

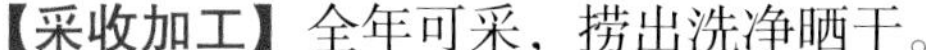

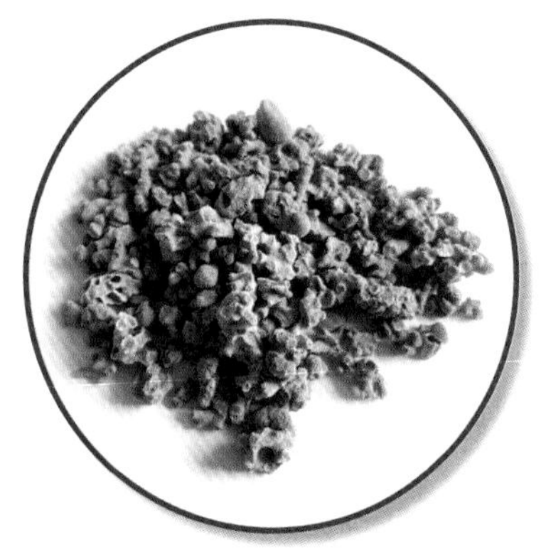

**【别名】**浮石、浮海石、浮水石、海石花。

**【来源】**本品为胞孔科动物脊突苔虫 *Costazia aculeala* Canu et Bassler 或瘤苔虫 *Costazia costazii* Audouim 的骨骼，俗称石花；或火山喷出的岩浆形成的多孔状石块，又称浮海石。

**【产地分布】**石花主产于浙江、江苏、福建等沿海地区，夏秋季捞起，清水洗去盐质及泥沙，晒干；浮海石主产于辽宁、山东、福建等沿海地区。

**【采收加工】**全年可采，捞出洗净晒干。

**【药材性状】**

（1）浮海石：为不规则的块状，大小不一，通常直径 2 ~ 7cm，有的可达 20cm。表面粗糙，有多数大小不等的细孔，灰白色或灰黄色。质硬而松脆，易砸碎，断面粗糙有小孔，有的具绢丝样光泽或无。体轻，投入水中，浮而不沉。气微弱，味淡。以体轻、灰白色、浮水者为佳。

（2）石花：为脊突苔虫或瘤苔虫的骨骼。①脊突苔虫骨骼呈珊瑚样不规则的块状，略作扁圆形或长圆形。大小不一，直径 2 ~ 5cm。灰白色或灰黄色。基部略平坦，另一面多突起，作叉状分枝，中部交织如网状。叉状小枝长 3 ~ 5mm，直径约 2mm，先端多折断，少数完整者呈钝圆形。质硬而脆，表面与断面均密具细孔。体轻，入水不沉。气微腥，味微咸。②瘤苔虫的骨骼为不规则的块状，直径 1 ~ 3cm，多为碎块。表面灰黄色或灰黑色。珊瑚状分枝短而较粗，直径约 4mm。先端钝圆，极少折断。气味同上。

**【性味归经】**性寒，味咸。归肺、肾经。

【功效与作用】清肺化痰，软坚散结，利尿通淋。属化痰止咳平喘药下属分类的清化热痰药。

【临床应用】煎汤，10 ～ 15g；打碎先煎。用治痰热喘嗽，老痰积块，瘿瘤，瘰疬，淋病，疝气，疮肿，目翳。

【使用禁忌】不宜与川乌、制川乌、草乌、制草乌、附子同用；生品内服宜慎。

【配伍药方】

（1）治猝咳嗽不止：浮石二两。捣罗为末，炼蜜和丸如梧桐子大。每服以粥饮下十丸，日三四服。（《太平圣惠方》）

（2）治小儿天哮，一切风湿燥热，咳嗽痰喘：海浮石、飞滑石、杏仁各四钱，薄荷二钱。上为极细末，每服二钱，用百部煎汤调下。（《医学从众录》海浮石滑石散）

（3）治血淋，小便涩痛：黄烂浮石为末，每服二钱，生甘草煎汤调下。（《仁斋直指方》海金散）

（4）治石淋：浮石，使满一手，下筛，以水三升，酢一升，煮取二升，澄清服一升，不过三服。（《备急千金要方》）

（5）治小肠气，茎缩囊肿：黄烂浮石为末，每服二钱，木通、灯心、赤茯苓、麦门冬煎汤调下。（《仁斋直指方》海金散）

## 礞　石

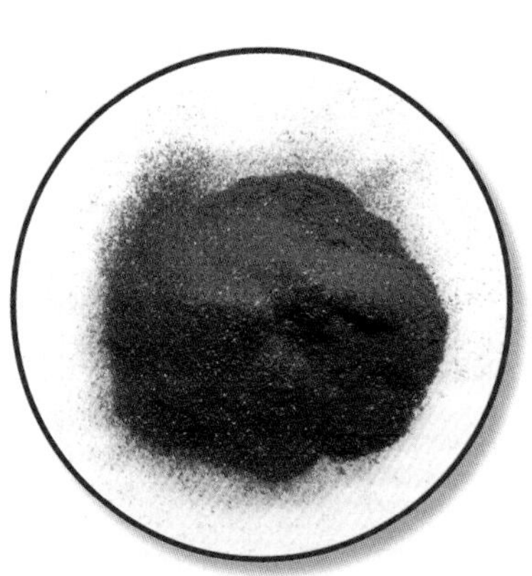

【别名】酥酥石、烂石。

【来源】本品为变质岩类黑云母片岩或绿泥石化云母碳酸盐片岩，或变质岩类蛭石片岩或水黑云母片岩。

【产地分布】青礞石，主产于江苏、湖南、湖北、四川；金礞石，主产于河南、河北。

【采收加工】采挖后，除去杂石和泥沙。

【药材性状】

（1）青礞石：为绿泥石片岩的岩石，呈不规则扁斜块状或斜棱状的小块体，大小不一。全体青灰色或灰绿色，微带珍珠样光泽。体重、质软、易碎，用指甲即可划下碎粉末。断面层片状，可见闪闪发光的星点。无臭，味淡。以色青，块整，断面有星点，无泥土夹杂者为佳。微溶于盐酸，而使酸液呈黄色，在浓硫酸中部分溶解。

（2）金礞石：为云母片岩的岩石，呈不规则的块状或碎粒状。全体呈棕黄色，带有耀眼的金黄色光泽。质脆，易碎。气微味淡。以色金黄，块整，无杂质者为佳。

【性味归经】性平，味甘、咸。归肺、心、肝经。

【功效与作用】坠痰下气，平肝镇惊。属化痰止咳平喘药下属分类的清化热痰药。

【临床应用】内服：多入丸、散，3 ～ 6g；煎汤，10 ～ 15g，布包先煎。用治顽痰胶结，咳逆喘急，癫痫发狂，烦躁胸闷，惊风抽搐。

【配伍药方】

（1）通治痰为百病：礞石、焰硝各二两（煅过，研飞，晒干，一两），大黄（酒蒸）八两，黄芩（酒洗）八两，沉香五钱。为末，水丸梧子大。常服一二十丸，欲利大便则服一二百丸，温水下。(《泰定养生主论》滚痰丸)

（2）治中痰并一切痰证：礞石二两（煅，乳淬），大黄二两（九蒸），沉香一两，半夏二两（姜、矾制），陈皮二两，黄芩二两（酒制）。为末，陈米糊为丸，绿豆大。每服三钱。(《惠直堂经验方》礞石化痰丸)

（3）治大人小儿食积成痰，胃实多眩晕者：青礞石七钱，火硝七钱（同研炒，以火硝过性为度），枳实、木香、白术各二两。共为末，红曲二两为末打糊，丸梧子大。每早服三钱，白汤下。(《方脉正宗》)

（4）治诸积癖块，攻刺心腹，下痢赤白，以及妇人崩中漏下，一切虚冷之疾，尤治饮食过多，脏腑滑泄，久积久痢：青礞石半斤，捣，罗过，用硝石二两，细研，于坩埚内，铺头盖底，按实，用圆瓦覆口，用炭二十斤煅之，取出，入赤石脂二两，同研极细，滴水为丸，如小鸡头大，候干，再入坩埚内，用少火煅红收之。每有虚冷病，服一丸至二三丸，空心温水送下，以少食压之，久病泄泻，加至五七丸或十丸亦不妨。(《杨氏家藏方》金宝神丹)

（5）治一切积，不问虚实冷热酒食，远年日久：青礞石二两（研），滑石一两（研），青黛半两，轻粉三钱。上同研匀。每服一钱，面汤调下，急以水漱口。未服药前一日，先吃淡粥，至晚服药，候次日晚未动，再服半钱，取下恶物，更以汤粥将息三二日，如是无积，药随大便下，并无所损忌，次日将息。(《普济方》礞石散)

## 胆南星

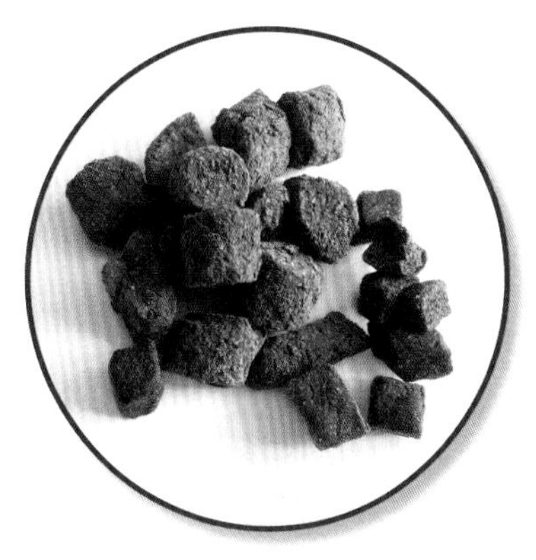

【别名】胆星、南星、制南星、虎掌。

【来源】本品为制天南星的细粉与牛、羊或猪胆汁经加工而成，或为生天南星细粉与牛、羊或猪胆汁经发酵加工而成。

【产地分布】全国各地均产。

【采收加工】将生天南星放在清水内反复漂至无麻辣感后，磨成细粉。用等量的牛或猪、羊胆汁与天南星粉末拌匀，日晒夜露至无腥味为度。

**【药材性状】**本品呈方块状或圆柱状。棕黄色、灰棕色或棕黑色。质硬。气微腥，味苦。

**【性味归经】**性凉，味苦、微辛。归肺、肝、脾经。

**【功效与作用】**清热化痰，息风定惊。属化痰止咳平喘药下属分类的清化热痰药。

**【临床应用】**3～6g。用治痰热咳嗽，咳痰黄稠，中风痰迷，癫狂惊痫。

【配伍药方】

（1）治小儿风热壅毒，关膈滞塞，凉心压惊：胆星一两，入金、银箔小者各十片，丹砂一钱半，龙脑、麝香各一字。同研极细，炼蜜和丸如鸡头实大。每服一丸，竹叶水化下。（《圣济总录》抱龙丸）

（2）治小儿痰迷不醒，口流涎沫，手足拘挛：陈胆星一两五钱，犀角、羚羊角各一两，生龙齿七钱，白芥子五钱，辰砂一钱。陈米汤丸，金箔衣。临用以一丸擦胸背并敷脐。（《理瀹骈文》胆星丸）

（3）治痰涎喘急：胆星、天竺黄各三钱，雄黄、朱砂各五分，牛黄、麝香各四分。共为末，甘草水为丸，如梧桐子大。每服二丸，淡姜汤稍冷服。（《痧证汇要》牛黄丸）

## 第三节　止咳平喘药

### 苦杏仁

**【别名】**木落子、苦核仁、杏子、木落子、杏仁、杏梅仁。

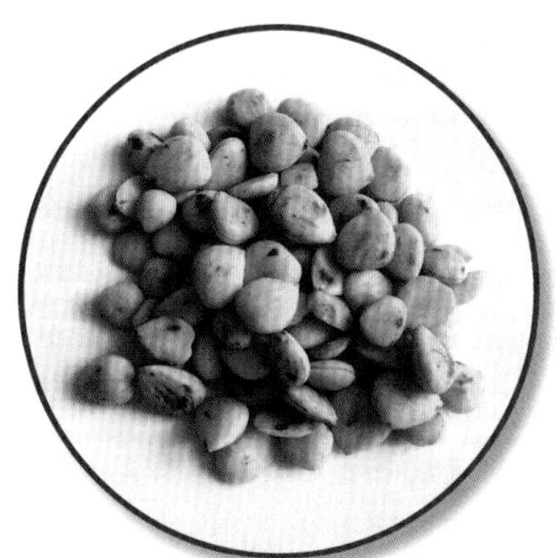

**【来源】**本品为蔷薇科植物山杏 *Prunus armeniaca* L.var.*ansu* Maxim.、西伯利亚杏 *Prunus sibirica* L.、东北杏 *Prunus mandshurica*（Maxim.）Koehne 或杏 *Prunus armeniaca* L. 的干燥成熟种子。

**【产地分布】**主产于山西、河北、内蒙古、辽宁。

**【采收加工】**夏季采收成熟果实，除去果肉和核壳，取出种子，晒干。

**【药材性状】**本品呈扁心形，长 1～1.9cm，宽 0.8～1.5cm，厚 0.5～0.8cm。表面黄棕色至深棕色，一端尖，另端钝圆，肥厚，左右不对称，尖端一侧有短线形种脐，圆端合点处向上具多数深棕色的脉纹。种皮薄，子叶 2，乳白色，富油性。气微，味苦。

**【性味归经】**性微温，味苦；有小毒。归肺、大肠经。

【功效与作用】降气止咳平喘，润肠通便。属化痰止咳平喘药下属分类的止咳平喘药。

【临床应用】煎汤，5 ~ 10g。生品入煎剂宜后下。用治咳嗽气喘，胸满痰多，肠燥便秘。

【使用禁忌】内服不宜过量，以免中毒。

【配伍药方】

（1）治肺寒猝咳嗽：细辛半两（捣为末），苦杏仁半两（汤浸，去皮尖、双仁，麸炒微黄，研如膏）。上药，于铛中熔蜡半两，次下酥一分，入细辛、苦杏仁，丸如羊枣大。不计时候，以绵裹一丸，含化咽津。(《太平圣惠方》)

（2）治咳逆上气：苦杏仁三升，熟捣如膏，蜜一升，为三分，以一分纳苦杏仁捣，令强，更纳一分捣之如膏，又纳一分捣熟止。先食已含咽之，多少自在，日三。每服不得过半方寸匕，则痢。(《备急千金要方》苦杏仁丸）

（3）治久患肺喘，咳嗽不止，睡卧不得者：苦杏仁（去皮尖，微炒）半两，胡桃肉（去皮）半两。上件入生蜜少许，同研令极细，每一两作一十丸。每服一丸，生姜汤嚼下，食后、临卧。(《杨氏家藏方》苦杏仁煎）

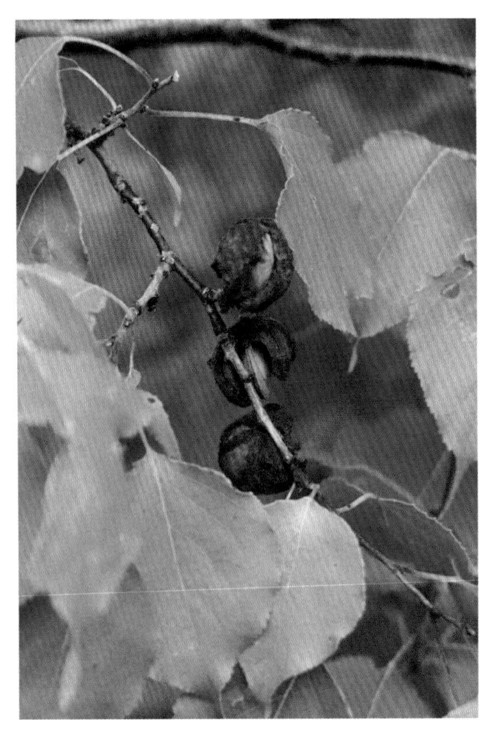
西伯利亚杏

（4）治上气喘急：桃仁、苦杏仁（并去双仁、皮尖，炒）各半两。上二味，细研，水调生面少许，和丸如梧桐子大。每服十丸，生姜、蜜汤下，微利为度。(《圣济总录》双仁丸）

（5）治气喘促浮肿，小便淋沥：苦杏仁一两，去皮尖，熬研，和米煮粥极熟，空心吃二合。(《食医心鉴》)

（6）利喉咽，去喉痹，痰唾咳嗽，喉中热结生疮：苦杏仁去皮熬令赤，和桂末，研如泥，绵裹如指大，含之。(《本草拾遗》)

## 紫苏子

【别名】苏子、黑苏子、赤苏、白苏、香苏、青苏子。

【来源】本品为唇形科植物紫苏 *Perilla frutescens*（L.）Britt. 的干燥成熟果实。

【产地分布】主产于湖北、江苏、河南、浙江、河北。

**【采收加工】**秋季果实成熟时采收，除去杂质，晒干。

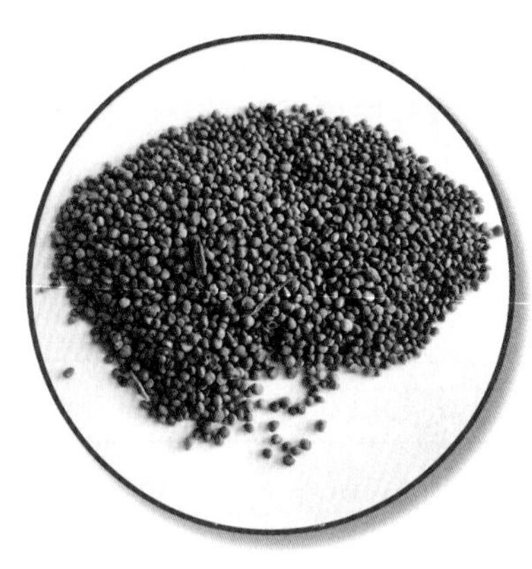

**【药材性状】**本品呈卵圆形或类球形，直径约1.5mm。表面灰棕色或灰褐色，有微隆起的暗紫色网纹，基部稍尖，有灰白色点状果梗痕。果皮薄而脆，易压碎。种子黄白色，种皮膜质，子叶2，类白色，有油性。压碎有香气，味微辛。

**【性味归经】**性温，味辛。归肺经。

**【功效与作用】**降气化痰，止咳平喘，润肠通便。属化痰止咳平喘药下属分类的止咳平喘药。

**【临床应用】**煎汤，3～10g。用治痰壅气逆，咳嗽气喘，肠燥便秘。

【配伍药方】

（1）治小儿久咳嗽，喉内痰声如扯锯，老人咳嗽吼喘：苏子一两，巴豆五钱（去皮炒），杏仁五钱（去尖炒）。年老又加白蜡三钱。共为末，大人用三钱，小儿用一钱，白滚水送下。（《滇南本草》苏子散）

（2）治气喘咳嗽，食痞兼痰：紫苏子，白芥子，萝卜子。上三味，各洗净，微炒，击碎，看何证多，则以所主者为君，余次之，每剂不过三钱，用生绢小袋盛之，煮作汤饮，随甘旨，代茶水啜用，不宜煎熬太过。若大便素实者，临服加熟蜜少许。若冬寒，加生姜三片。（《韩氏医通》三子养亲汤）

（3）顺气，滑大便：紫苏子，麻子仁。上二味，不拘多少，研烂，水滤取汁，煮粥食之。（《济生方》紫苏麻仁粥）

（4）治脚气及风寒湿痹，四肢挛急，脚踵不可践地：紫苏子二两。杵碎，水二升，研取汁，以苏子汁煮粳米二合作粥，和葱、豉、椒、姜食之。（《太平圣惠方》）

（5）治消渴变水，服此令水从小便出：紫苏子（炒）三两，萝卜子（炒）三两。为末，每服二钱，桑根白皮煎汤服，日二次。（《圣济总录》）

（6）治食蟹中毒：紫苏煮汁，饮之三升。紫苏子捣汁饮之，亦良。（《金匮要略》）

## 百 部

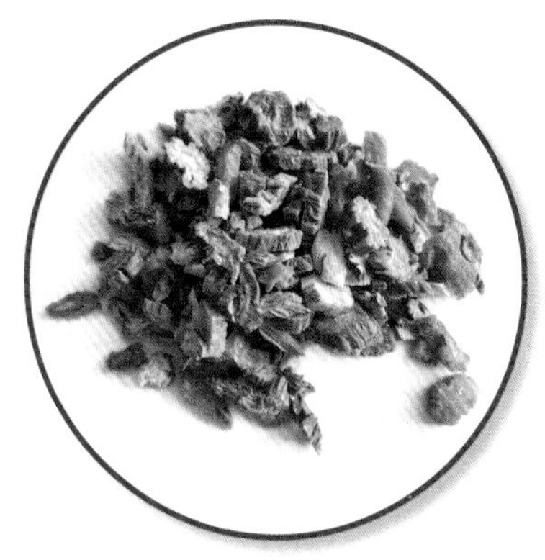

【别名】百条根、百部草、闹虱药、药虱药。

【来源】本品为百部科植物直立百部 *Stemona sessilifolia*（Miq.）Miq.、蔓生百部 *Stemona japonica*（Bl.）Miq. 或对叶百部 *Stemona tuberosa* Lour. 的干燥块根。

【产地分布】主产于安徽、山东、江苏、浙江、湖北、四川。

【采收加工】春、秋二季采挖，除去须根，洗净，置沸水中略烫或蒸至无白心，取出，晒干。

【药材性状】

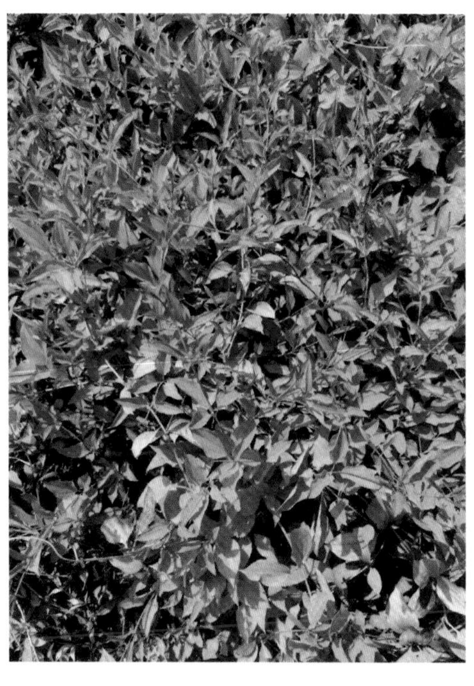

（1）直立百部：呈纺锤形，上端较细长，皱缩弯曲，长 5 ～ 12cm，直径 0.5 ～ 1cm。表面黄白色或淡棕黄色，有不规则深纵沟，间或有横皱纹。质脆，易折断，断面平坦，角质样，淡黄棕色或黄白色，皮部较宽，中柱扁缩。气微，味甘、苦。

（2）蔓生百部：两端稍狭细，表面多不规则皱褶和横皱纹。

（3）对叶百部：呈长纺锤形或长条形，长 8 ～ 24cm，直径 0.8 ～ 2cm。表面浅黄棕色至灰棕色，具浅纵皱纹或不规则纵槽。质坚实，断面黄白色至暗棕色，中柱较大，髓部类白色。

【性味归经】性微温，味甘、苦。归肺经。

【功效与作用】润肺下气止咳，杀虫灭虱。属化痰止咳平喘药下属分类的止咳平喘药。

【临床应用】内服：煎汤，3 ～ 9g。外用：适量，水煎或酒浸。内服治新久咳嗽，肺痨咳嗽，顿咳；外用治头虱，体虱，蛲虫病，阴痒。蜜百部润肺止咳，用于阴虚劳嗽。

【配伍药方】

（1）治肺寒壅嗽，微有痰：百部三两（炒），麻黄，杏仁四十个。上为末，炼蜜丸如芡实大，热水化下，加松子仁肉五十粒，糖丸之，含化大妙。(《小儿药证直诀》百部丸)

（2）治寒邪侵于皮毛，连及于肺，令人咳：桔梗一钱五分，甘草（炙）五分，白前一

钱五分，橘红一钱，百部一钱五分，紫菀一钱五分。水煎服。(《医学心悟》止嗽散)

(3)治猝得咳嗽：生姜汁，百部汁，和同合煎，服二合。(《补缺肘后方》)

(4)治暴嗽：百部藤根捣自然汁，和蜜等分，沸汤煎成膏咽之。(《续十全方》)

(5)治久嗽不已，咳吐痰涎，重亡津液，渐成肺痿，下午发热，鼻塞项强，脚胁胀满，卧则偏左其嗽少止，偏右嗽必连发，甚则喘急，病必危殆：百部、薏苡仁、百合、麦门冬各三钱，桑白皮、白茯苓、沙参、黄芪、地骨皮各一钱五分。水煎服。(《本草汇言》百部汤)

## 紫　菀

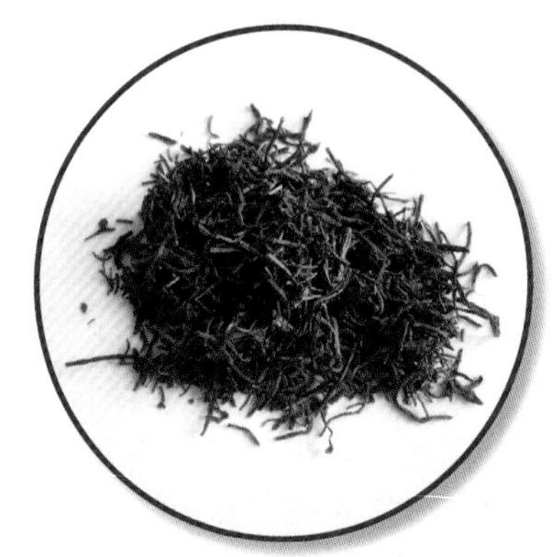

**【别名】**小辫儿、夹板菜、驴耳朵菜、软紫菀。

**【来源】**本品为菊科植物紫菀 *Aster tataricus* L. f. 的干燥根和根茎。

**【产地分布】**主产于河北、安徽。

**【采收加工】**春、秋二季采挖，除去有节的根茎（习称“母根”）和泥沙，编成辫状晒干，或直接晒干。

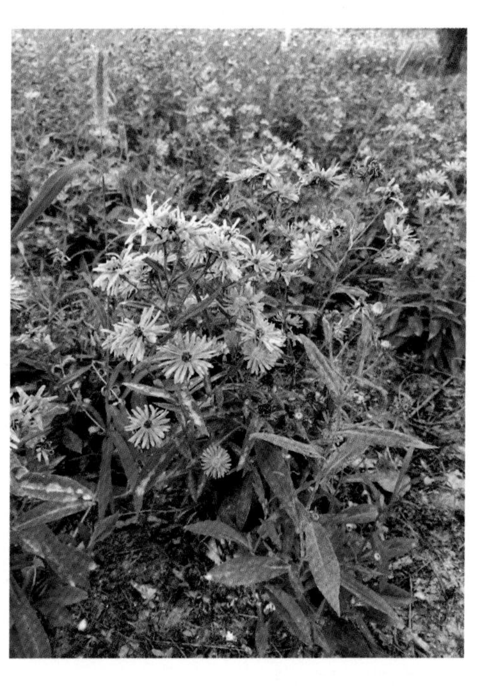

**【药材性状】**本品根茎呈不规则的块状，大小不一，顶端有茎、叶的残基；质稍硬。根茎簇生多数细根，长3～15cm，直径0.1～0.3cm，多编成辫状；表面紫红色或灰红色，有纵皱纹；质较柔韧。气微香，味甜、微苦。

**【性味归经】**性温，味辛、苦。归肺经。

**【功效与作用】**润肺下气，消痰止咳。属化痰止咳平喘药下属分类的止咳平喘药。

**【临床应用】**煎汤，5～10g。用治痰多喘咳，新久咳嗽，劳嗽咯血。

【配伍药方】

(1)治久咳不瘥：紫菀（去芦头）、款冬花各一两，百部半两。三物捣罗为散，每服三钱匕，生姜三片，乌梅一个，同煎汤调下，食后、欲卧各一服。(《本草图经》)

(2)治伤寒后肺痿劳嗽，唾脓血腥臭，连连不止，渐将羸瘦：紫菀一两，桔梗一两半（去芦头），天门冬一两（去心），贝母一两（煨令微黄），百合三分，知母三分，生干地黄一两半。上药捣筛为散，每服四钱，以水一中盏，煎至六分，去滓，温服。(《太平圣惠

方》紫菀散）

（3）治小儿咳逆上气，喉中有声，不通利：紫菀一两，杏仁（去皮尖）、细辛、款冬花各一分。上四味，捣罗为散，二三岁儿，每服半钱匕，米饮调下，日三，更量大小加减。(《圣济总录》紫菀散）

（4）治妊娠咳嗽不止，胎动不安：紫菀一两，桔梗半两，甘草、杏仁、桑白皮各二钱半，天门冬一两。上细切，每服三钱。竹茹一块，水煎，去滓，入蜜半匙，再煎二沸，温服。(《伤寒保命集》紫菀汤）

（5）治吐血，咯血，嗽血：真紫菀、茜根等分。为细末，炼蜜为丸，如樱桃子大，含化一丸，不以时。(《鸡峰普济方》紫菀丸）

## 款冬花

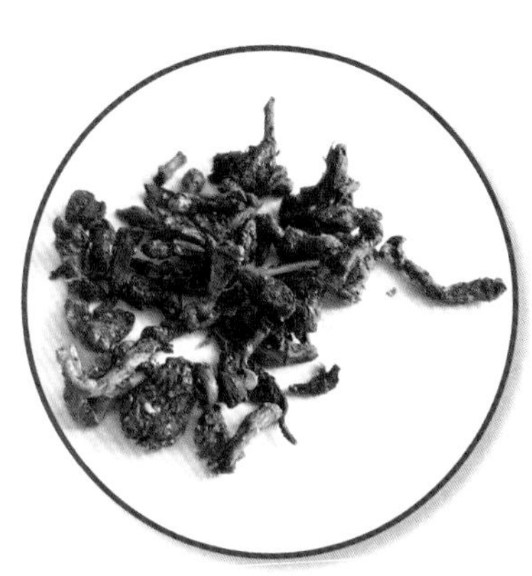

**【别名】**冬花、九九花、连三朵、款花、艾冬花。

**【来源】**本品为菊科植物款冬 *Tussilago farfara* L. 的干燥花蕾。

**【产地分布】**主产于内蒙古、陕西、甘肃、青海、山西。

**【采收加工】**12 月或地冻前当花尚未出土时采挖，除去花梗和泥沙，阴干。

**【药材性状】**本品呈长圆棒状。单生或 2 ～ 3 个基部连生，长 1 ～ 2.5cm，直径 0.5 ～ 1cm。上端较粗，下端渐细或带有短梗，外面被有多

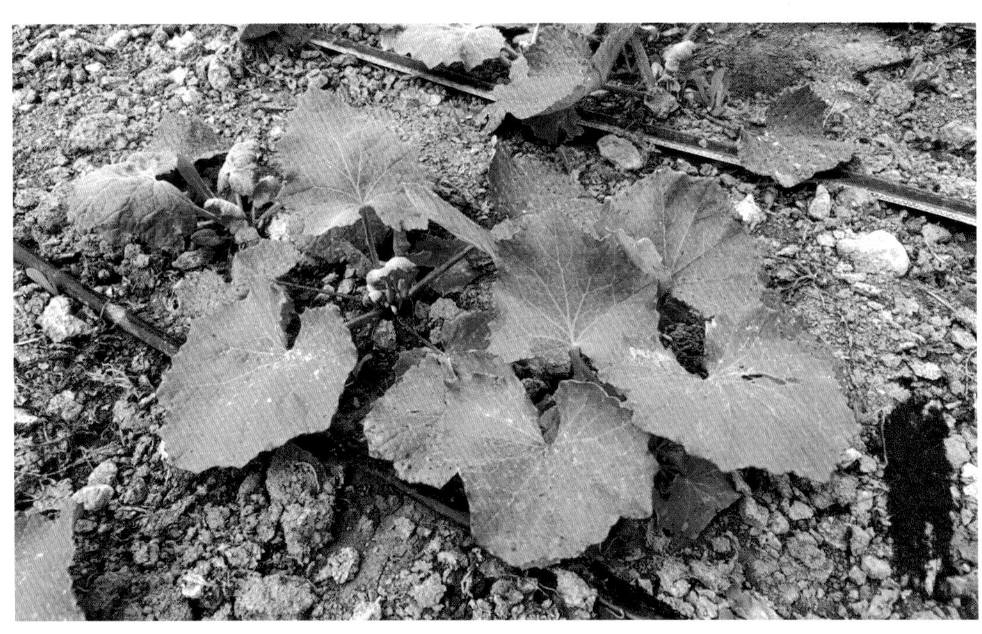

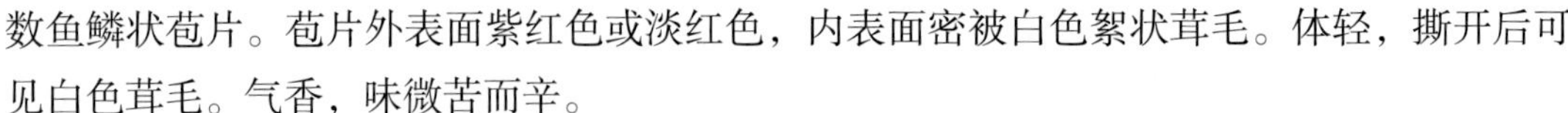

数鱼鳞状苞片。苞片外表面紫红色或淡红色，内表面密被白色絮状茸毛。体轻，撕开后可见白色茸毛。气香，味微苦而辛。

**【性味归经】**性温，味辛、微苦。归肺经。

**【功效与作用】**润肺下气，止咳化痰。属化痰止咳平喘药下属分类的止咳平喘药。

**【临床应用】**煎汤，5～10g。用治新久咳嗽，喘咳痰多，劳嗽咯血。

【配伍药方】

（1）治肺虚咳嗽：人参，白术，款冬花（去梗），甘草（炙），川姜（炮），钟乳粉。上各半两为细末，炼蜜丸，每两十丸。每服一丸，米饮下，食前。（《传信适用方》款冬花膏）

（2）治喘嗽不已，或痰中有血：款冬花，百合（蒸焙）。上等分为细末，炼蜜为丸，如龙眼大。每服一丸，食后、临卧细嚼，姜汤咽下，噙化尤佳。（《济生方》百花膏）

（3）治肺痈，嗽而胸满，振寒，脉数，咽干，大渴，时出浊唾腥臭，臭久吐脓如粳米粥状者：款冬花一两五钱（去梗），甘草一两（炙），桔梗二两，薏苡仁一两。上作十剂，水煎服。（《疮疡科经验全书》款花汤）

（4）治口中疳疮：款冬花、黄连等分。为细末。用唾津调成饼子。先以蛇床子煎汤漱口，乃以饼子傅之。（《本草纲目》引《杨诚经验方》）

（5）治痔漏：款冬花蕾研末，水调敷。（《湖南药物志》）

## 马兜铃

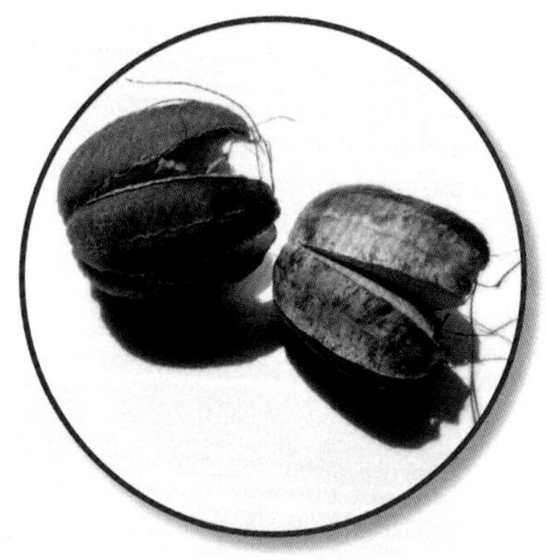

**【别名】**兜铃、马兜零、水马香果、葫芦罐、臭铃档、蛇参果。

**【来源】**本品马兜铃科植物北马兜铃 *Aristolochia contorta* Bge. 或马兜铃 *Aristolochia debilis* Sieb.et Zucc. 的干燥成熟果实。

**【产地分布】**主产于河北、山东、陕西。

**【采收加工】**秋季果实由绿变黄时采收，干燥。以色黄绿，种子充实者为佳。生用、炒用或蜜炙用。

**【药材性状】**本品呈卵圆形，长 3～7cm，直径 2～4cm。表面黄绿色、灰绿色或棕褐色，有纵棱线 12 条，由棱线分出多数横向平行的细脉纹。顶端平钝，基部有细长果梗。果皮轻而脆，易裂为 6 瓣，果梗也分裂为 6 条。果皮内表面平滑而带光泽，有较密的横向脉纹。果实分 6 室，每室种子多数，平叠整齐排列。种子扁平而薄，钝三角形或扇形，长 6～10mm，宽 8～12mm，边缘有翅，淡棕色。气特异，味微苦。

【性味归经】性微寒，味苦。归肺、大肠经。

【功效与作用】清肺降气，止咳平喘，清肠消痔。属化痰止咳平喘药下属分类的止咳平喘药。

【临床应用】内服：煎汤，3～9g。外用：适量，煎汤熏洗。肺虚久咳蜜炙用，其余生用。用治肺热喘咳，痰中带血，肠热痔血，痔疮肿痛。

【使用禁忌】本品含马兜铃酸，长期、大剂量服用可引起肾脏损害等不良反应；儿童及老年人慎用；孕妇、婴幼儿及肾功能不全者禁用。

【配伍药方】

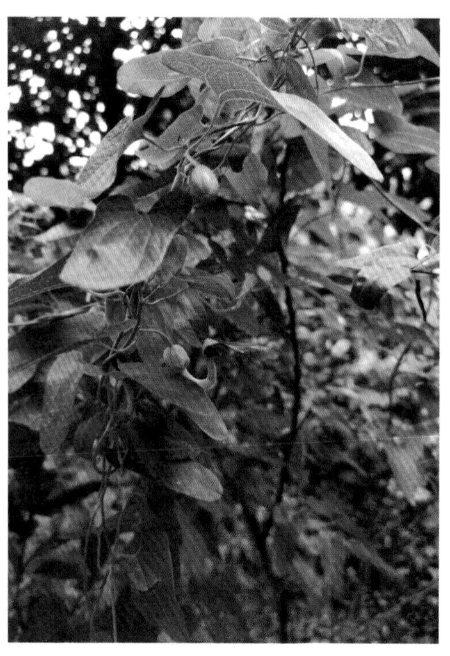

(1) 治肺气喘嗽：马兜铃二两（只用里面子，去却壳，酥半两，入碗内拌和匀，慢火炒干），甘草一两（炙）。二味为末，每服一钱，水一盏，煎六分，温呷，或以药末含咽津亦得。(《简要济众方》)

(2) 治小儿肺虚，气粗喘促：阿胶一两五钱（麸炒），黍黏子（炒香）、甘草（炙）各二钱五分，马兜铃五钱（焙），杏仁七个（去皮尖，炒），糯米一两（炒）。上为末，每服一二钱，水一盏，煎至六分，食后温服。(《小儿药证直诀》阿胶散）

(3) 治久水腹肚如大鼓者：水煮马兜铃服之。(《备急千金要方》)

(4) 治心痛：大马兜铃一个，灯上烧存性，为末，温酒服。(《摘元方》)

## 枇杷叶

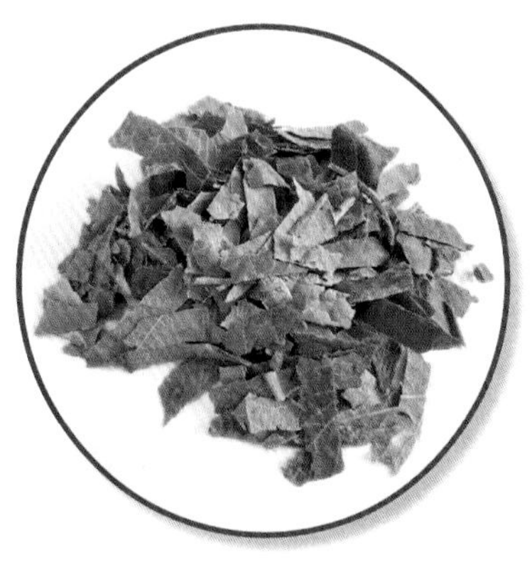

【别名】巴叶、蜜枇杷叶、炙枇杷叶、芦桔叶。

【来源】本品为蔷薇科植物枇杷 *Eriobotrya japonica* (Thunb.) Lindl. 的干燥叶。

【产地分布】主产于广东、浙江。

【采收加工】全年均可采收，晒至七八成干时，扎成小把，再晒干。

【药材性状】本品呈长圆形或倒卵形，长 12～30cm，宽 4～9cm。先端尖，基部楔形，边缘有疏锯齿，近基部全缘。上表面灰绿色、黄棕色或红棕色，较光滑；下表面密被黄色绒毛，主脉于下表面显著突起，侧脉羽状；叶柄极短，被棕黄色绒毛。革质而脆，易折断。气微，味微苦。

**【性味归经】**性微寒，味苦。归肺、胃经。

**【功效与作用】**清肺止咳，降逆止呕。属化痰止咳平喘药下属分类的止咳平喘药。

**【临床应用】**煎汤，6～10g。用治肺热咳嗽，气逆喘急，胃热呕逆，烦热口渴。

【配伍药方】

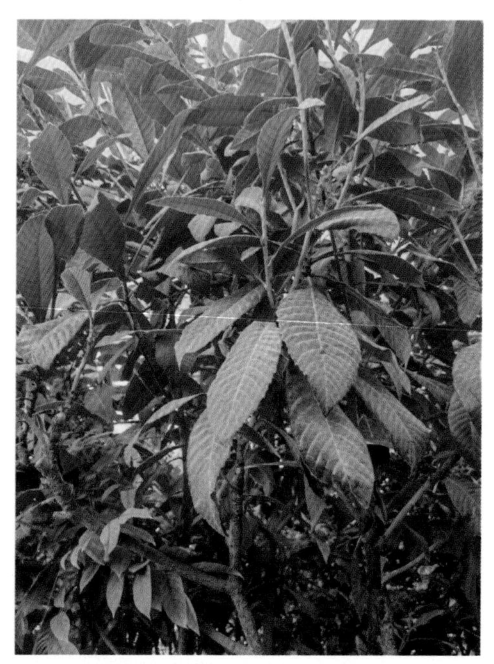

（1）治妇人患肺热久嗽，身如炙，肌瘦，将成肺痨：枇杷叶、木通、款冬花、紫菀、杏仁、桑白皮各等分，大黄减半。各如常制，治讫，同为末，蜜丸如樱桃大。食后、夜卧，各含化一丸。(《本草衍义》)

（2）治声音嘶哑：鲜枇杷叶一两，淡竹叶五钱。水煎服。(《福建中草药》)

（3）治温病有热，饮水暴冷哕：枇杷叶（拭去毛）、茅根各半升。上二味，切，以水四升，煮取二升，稍稍饮之，哕止则停。(《古今录验方》枇杷叶饮子）

（4）治哕逆不止，饮食不入：枇杷叶（拭去毛，炙）四两，陈橘皮（汤浸去白，焙）五两，甘草三两（炙，锉）。上三味，粗捣筛，每服三钱匕，水一盏，入生姜一枣大，切，同煎至七分，去滓稍热服，不拘时候。(《圣济总录》枇杷叶汤）

## 桑白皮

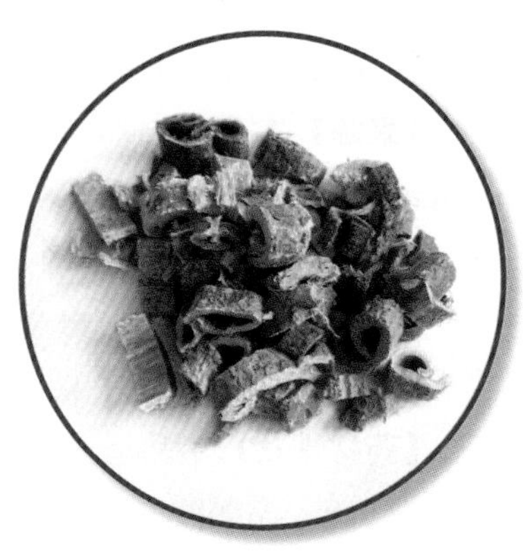

**【别名】**桑根白皮、桑皮、桑根皮、白桑皮。

**【来源】**本品为桑科植物桑 *Morus alba* L. 的干燥根皮。

**【产地分布】**全国大部分地区均产。

**【采收加工】**秋末叶落时至次春发芽前采挖根部，刮去黄棕色粗皮，纵向剖开，剥取根皮，晒干。

**【药材性状】**本品呈扭曲的卷筒状、槽状或板片状，长短宽窄不一，厚 1～4mm。外表面白色或淡黄白色，较平坦，有的残留橙黄色或棕黄色鳞片状粗皮；内表面黄白色或灰黄色，有细纵纹。体轻，质韧，纤维性强，难折断，易纵向撕裂，撕裂时有粉尘飞扬。气微，味微甘。

**【性味归经】**性寒，味甘。归肺经。

**【功效与作用】**泻肺平喘，利水消肿。属化痰止咳平喘药下属分类的止咳平喘药。

**【临床应用】**煎汤，6 ～ 12g。用治肺热喘咳，水肿胀满尿少，面目肌肤浮肿。

【配伍药方】

（1）治小儿肺盛，气急喘嗽：地骨皮、桑白皮（炒）各一两，甘草（炙）一钱。上锉散，入粳米一撮，水二小盏，煎七分，食前服。(《小儿药证直诀》泻白散）

（2）治咳嗽甚者，或有吐血殷鲜：桑白皮一斤。米泔浸三宿，净刮上黄皮，锉细，入糯米四两，焙干，一处捣为末。每服米饮调下一二钱。(《杨氏经验方》)

（3）治水饮停肺，胀满喘急：桑白皮二钱，麻黄、桂枝各一钱五分，苦杏仁十四粒（去皮），细辛、干姜各一钱五分。水煎服。(《本草汇言》)

（4）治小便不利，面目浮肿：桑白皮四钱，冬瓜子五钱，葶苈子三钱。煎汤服。(《上海常用中草药》)

（5）治猝小便多，消渴：桑根白皮，炙令黄黑，锉，以水煮之令浓，随意饮之。亦可纳少米，勿用盐。(《肘后备急方》)

（6）治糖尿病：桑白皮四钱，枸杞五钱。煎汤服。(《上海常用中草药》)

## 葶苈子

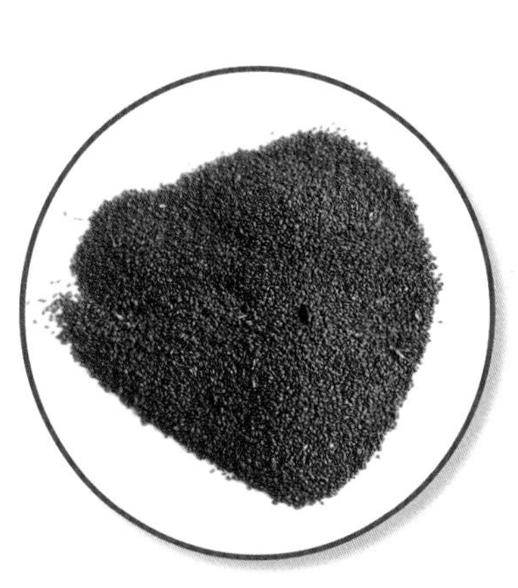

**【别名】**大适、大室、丁历。

**【来源】**本品为十字花科植物播娘蒿 *Descurainia sophia*（L.）Webb. ex Prantl. 或独行菜 *Lepidium apetalum* Willd. 的干燥成熟种子。

**【产地分布】**主产于河北、辽宁、内蒙古、江西、安徽。

**【采收加工】**夏季果实成熟时采割植株，晒干，搓出种子，除去杂质。

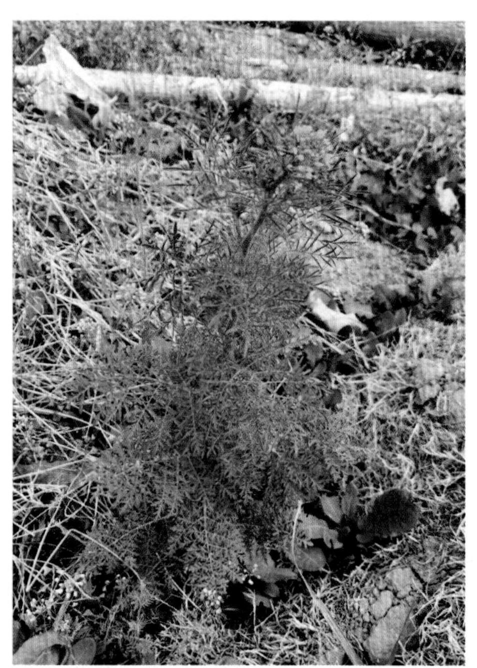

**【药材性状】**

（1）南葶苈子：呈长圆形略扁，长 0.8 ～ 1.2mm，宽约 0.5mm。表面棕色或红棕色，微有光泽，具纵沟 2 条，其中 1 条较明显。一端钝圆，另端微凹或较平截，种脐类白色，位于凹入端或平截处。气微，味微辛、苦，略带黏性。

（2）北葶苈子：呈扁卵形，长 1 ～ 1.5mm，宽 0.5 ～ 1mm。一端钝圆，另端尖而微凹，种脐位于凹入端。味微辛辣，黏性较强。

**【性味归经】**性大寒，味辛、苦。归肺、膀胱经。

**【功效与作用】**泻肺平喘，行水消肿。属化痰止咳平喘药下属分类的止咳平喘药。

**【临床应用】**煎汤，3 ～ 10g，包煎。用治痰涎壅肺，喘咳痰多，胸胁胀满，不得平卧，胸腹水肿，小便不利。

【配伍药方】

（1）治肺壅咳嗽脓血，喘嗽不得睡卧：甜葶苈二两半（隔纸炒令紫）。为末，每服二钱，水一盏，煎至六分，不拘时温服。(《世医得效方》葶苈散）

（2）治嗽：葶苈子一两（纸衬熬令黑），知母一两，贝母一两。三物同捣筛，以枣肉半两，别销砂糖一两半，同入药中为丸，大如弹丸，每服以新绵裹一丸含之，徐徐咽津，甚者不过三丸。(《箧中方》含膏丸）

（3）治上气咳嗽，长引气不得卧，或水肿，或遍体气肿，或单面肿，或足肿：葶苈子三升，微熬，捣筛为散，以清酒五升渍之，春夏三日，秋冬七日。初服如胡桃许大，日三夜一，冬日二夜二，量其气力，取微利为度。如患急困者，不得待日满，亦可以绵细绞即服。(《外台秘要方》)

（4）治咳嗽痰涎喘急：葶苈半两，半夏（生姜汁浸软，切作片子）半两，巴豆四十九粒（去皮，同上二味一处炒，候半夏黄为度)。上件除巴豆不用，只用上二味为细末，每服一钱，以生姜汁入蜜少许同调下，食后。(《杨氏家藏方》葶苈散）

（5）治肺痈，喘不得卧：葶苈（熬令黄色，捣丸如弹子大），大枣十二枚。上先以水三升，煮枣取二升，去枣，纳葶苈，煮取一升，顿服。(《金匮要略》葶苈大枣泻肺汤）

## 白 果

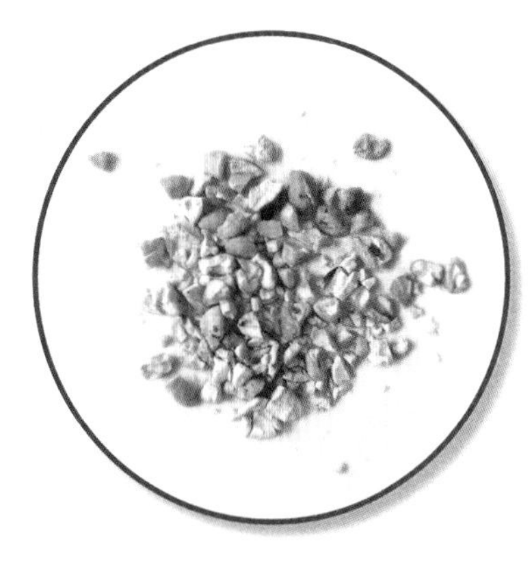

【别名】银杏、白果仁、灵眼、佛指、梅核、马铃、鸭脚子。

【来源】本品为银杏科植物银杏 *Ginkgo biloba* L. 的干燥成熟种子。

【产地分布】主产于河南、四川、广西、山东。

【采收加工】秋季种子成熟时采收，除去肉质外种皮，洗净，稍蒸或略煮后，烘干。

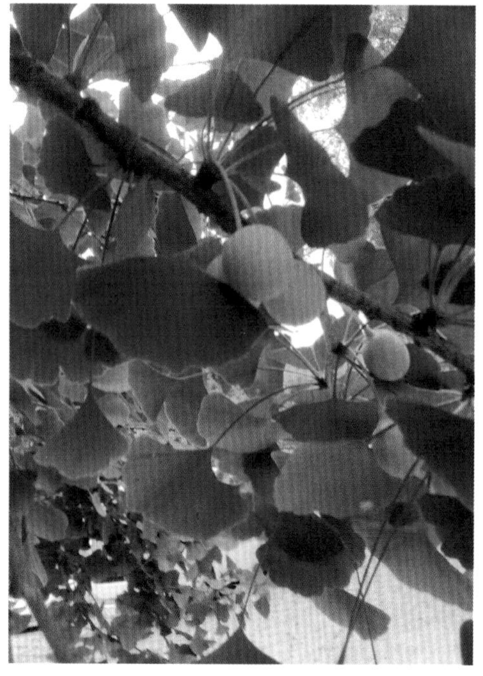

【药材性状】本品略呈椭圆形，一端稍尖，另端钝，长 1.5 ～ 2.5cm，宽 1 ～ 2cm，厚约 1cm。表面黄白色或淡棕黄色，平滑，具 2 ～ 3 条棱线。中种皮（壳）骨质，坚硬。内种皮膜质，种仁宽卵球形或椭圆形，一端淡棕色，另一端金黄色，横断面外层黄色，胶质样，内层淡黄色或淡绿色，粉性，中间有空隙。气微，味甘、微苦。

【性味归经】性平，味甘、苦、涩。归肺、肾经。

【功效与作用】敛肺定喘，止带缩尿。属化痰止咳平喘药下属分类的止咳平喘药。

【临床应用】煎汤，5 ～ 10g。用治痰多喘咳，带下白浊，遗尿尿频。

【使用禁忌】生食有毒。

【配伍药方】

（1）治喘：白果二十一枚（去壳砸碎，炒黄色），麻黄三钱，苏子二钱，甘草一钱，款冬花三钱，杏仁一钱五分（去皮尖），桑皮三钱（蜜炙），黄芩一钱五分（微炒），法制半夏三钱（如无，用甘草汤泡七次，去脐用）。上用水三盅，煎二盅，作二服，每服一盅，不拘时。（《摄生众妙方》定喘汤）

（2）治梦遗：银杏三粒。酒煮食，连食四至五日。（《湖南药物志》）

（3）治赤白带下，下元虚惫：白果、莲肉、江米各五钱。为末，用乌骨鸡一只，去肠盛药煮烂，空心食之。（《濒湖集简方》）

（4）治小儿腹泻：白果二个，鸡蛋一个。将白果去皮研末，鸡蛋打破一孔，装入白果末，烧熟食。(《全国中草药新医疗法展览会资料选编》)

（5）治诸般肠风脏毒：生银杏四十九个。去壳膜，烂研，入百药煎末，丸如弹子大。每服三丸，空心细嚼米饮下。(《证治要诀》)

## 洋金花

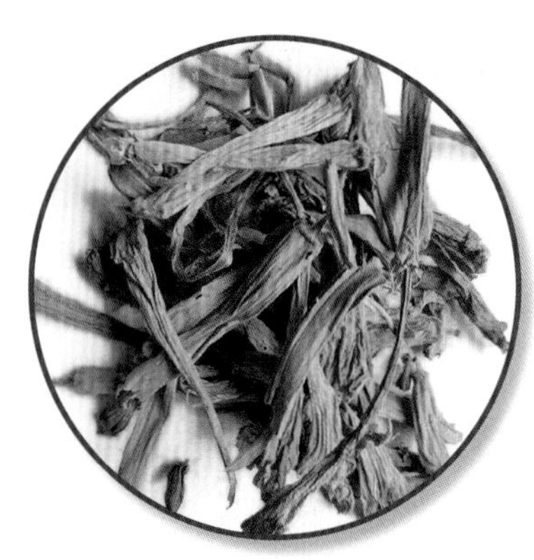

**【别名】**曼陀罗、羊惊花、山茄花、风茄花、枫茄花、醉仙桃、大麻子花、广东闹羊花、大喇叭花、金盘托荔枝、假荔枝。

**【来源】**本品为茄科植物白花曼陀罗 *Datura metel* L. 的干燥花。

**【产地分布】**全国大部分地区均产。

**【采收加工】**4～11月花初开时采收，晒干或低温干燥。

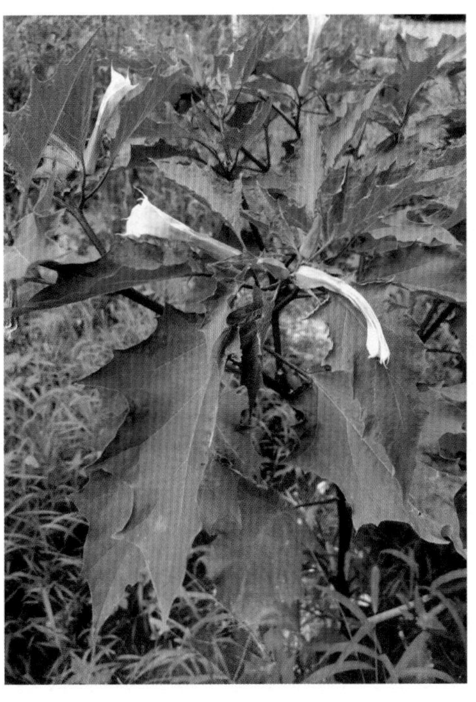

**【药材性状】**本品多皱缩成条状，完整者长9～15cm。花萼呈筒状，长为花冠的2/5，灰绿色或灰黄色，先端5裂，基部具纵脉纹5条，表面微有茸毛；花冠呈喇叭状，淡黄色或黄棕色，先端5浅裂，裂片有短尖，短尖下有明显的纵脉纹3条，两裂片之间微凹；雄蕊5，花丝贴生于花冠筒内，长为花冠的3/4；雌蕊1，柱头棒状。烘干品质柔韧，气特异；晒干品质脆，气微，味微苦。

**【性味归经】**性温，味辛；有毒。归肺、肝经。

**【功效与作用】**平喘止咳，解痉定痛。属化痰止咳平喘药下属分类的止咳平喘药。

**【临床应用】**内服：0.3～0.6g，宜入丸、散；亦可作卷烟分次燃吸（一日量不超过1.5g）。外用：适量。用治哮喘咳嗽，脘腹冷痛，风湿痹痛，小儿慢惊。

**【使用禁忌】**孕妇、外感及痰热咳喘、青光眼、高血压及心动过速者禁用。

【配伍药方】

（1）治哮喘：曼陀罗花两五，火硝一钱，川贝一两，法夏八钱，泽兰六钱，冬花五钱。上共研细末，用老姜一斤，捣烂取汁，将药末和匀，以有盖茶盅一只盛贮封固，隔水蒸一小时久，取出，以熟烟丝十两和匀，放通风处，吹至七八成干（不可过于干燥，恐其易碎）时，贮于香烟罐中备用。每日以旱烟筒或水烟袋，如寻常吸烟法吸之。（《外科十三方考》立止哮喘烟）

（2）治小儿慢惊：曼陀罗花七朵（重一字），天麻二钱半，全蝎（炒）十枚，天南星（炮），丹砂、乳香各二钱半。为末，每服半钱，薄荷汤调下。（《御药院方》）

（3）治阳厥气逆多怒而狂：朱砂（水飞）半两，曼陀罗花二钱半。上为细末，每服二钱，温酒调下，若醉便卧，勿令惊觉。（《证治准绳》祛风一醉散）

（4）治诸风痛及寒湿脚气：曼陀罗花、茄梗、大蒜梗、花椒叶，煎水洗。（《四川中药志》）

（5）治面上生疮：曼陀罗花，晒干研末，少许贴之。（《卫生易简方》）

# 第十四章 安神药

## 第一节 重镇安神药

### 朱 砂

**【别名】** 辰砂、丹砂、飞朱砂、水飞朱砂。

**【来源】** 本品为硫化物类矿物辰砂族辰砂，主含硫化汞（HgS）。

**【产地分布】** 主产于贵州、湖南、四川，传统以产于古之辰州（今湖南沅陵）者为道地药材。

**【采收加工】** 采挖后，选取纯净者，用磁铁吸净含铁的杂质，再用水淘去杂石和泥沙。照水飞法水飞，晾干或40℃以下干燥。

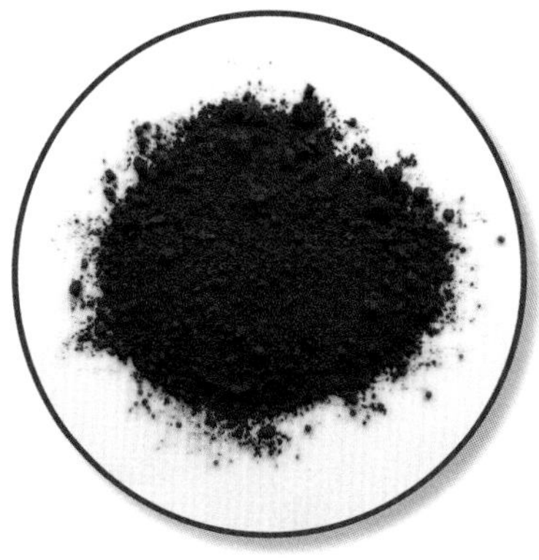

朱砂粉

**【药材性状】** 本品为粒状或块状集合体，呈颗粒状或块片状。鲜红色或暗红色，条痕红色至褐红色，具光泽。体重，质脆，片状者易破碎，粉末状者有闪烁的光泽。气微，味淡。

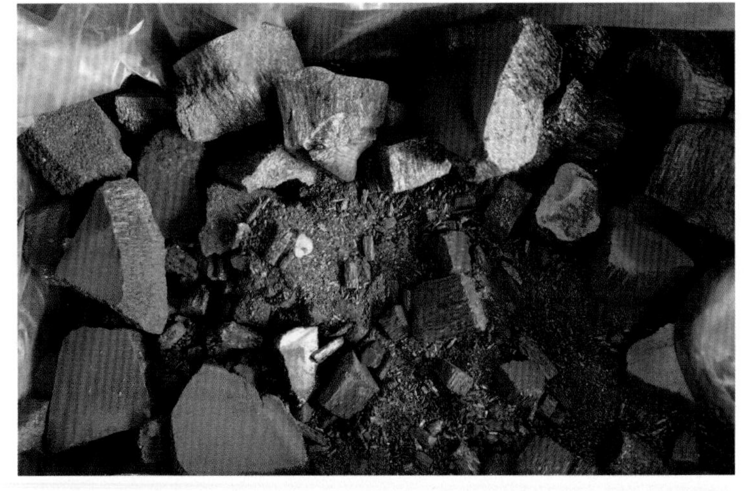

**【性味归经】**性微寒，味甘；有毒。归心经。

**【功效与作用】**清心镇惊，安神，明目，解毒。属安神药下属分类的重镇安神药。

**【临床应用】**内服：研末冲，或入丸、散，0.1～0.5g；不入煎剂。外用：适量，干掺，或调敷，或喷喉。用治心悸易惊，失眠多梦，癫痫发狂，小儿惊风，视物昏花，口疮，喉痹，疮疡肿毒。

**【使用禁忌】**本品有毒，不宜大量服用，也不宜少量久服；孕妇及肝肾功能不全者禁用；忌火煅，宜水飞入药。

【配伍药方】

（1）治风邪诸痫，狂言妄走，精神恍惚，思虑迷乱，乍歌乍哭，饮食失常，疾发扑地，口吐白沫，口噤戴眼，年岁深远者：辰砂（光明者，研）一两，酸枣仁（微炒，研）、乳香（光莹者，研）各半两。上三味，合研令匀，先令病人尽量饮酒沉醉，次取药五钱匕，酒一盏，调下，于静室中安睡，勿令惊动。(《圣济总录》丹砂丸）

（2）治喜怒无极，发狂：辰砂，白矾，郁金。为末，蜜丸，薄荷汤送下十丸。(《士材三书》辰砂丸）

（3）治一切惊忧思虑或梦思恍惚，多忘，但是一切心气不足，癫痫狂乱，悉皆治之：颗块朱砂二两，豮猪心二个，灯心三两。上将猪心切开，入朱砂、灯心在内，麻线系合，于银石器内煮一伏时出，不用猪心及灯心，只将朱砂研极细，用真茯神末二两，酒煮薄糊，和朱砂为丸，如桐子大。每服九丸至十五丸，加至二十一丸，用去心麦门冬煎汤下。癫痫至甚者，乳香、人参汤下。夜寝不寐或多乱梦，炒酸枣仁汤下。(《是斋百一选方》归神丹）

（4）治产后癫狂，败血及邪气入心：辰砂一二钱。研细飞过，用饮儿乳汁三四茶匙调湿，以紫项地龙一条，入药滚三滚，刮净，去地龙，入无灰酒一盏，分作三四次服。(《本草纲目》)

（5）治心神昏乱，惊悸怔忡，寝寐不安：朱砂、黄连各半两，当归二钱，生地黄三钱，甘草二钱。上为细末，酒泡蒸饼，丸如麻子大，朱砂为衣。每服三十丸，卧时津液下。(《医宗金鉴》朱砂安神丸）

（6）治心虚遗精：猪心一个，批片相连，以飞过朱砂末掺入，线缚，白水煮熟食之。(《唐瑶经验方》)

（7）治眼昏暗，能令彻视见远：朱砂半两（细研），青羊胆一枚。上以朱砂末入胆中，悬屋西北角，阴干，百日取出，丸如小豆大。每于食后，以粥饮下十丸。(《太平圣惠方》朱砂丸）

（8）明目：光明砂（丹砂中之最上者）一两，神曲四两，磁石二两。上三味末之，炼蜜为丸，如梧子大。饮服三丸，日三，不禁，常服益眼力。(《备急千金要方》神曲丸）

# 磁　石

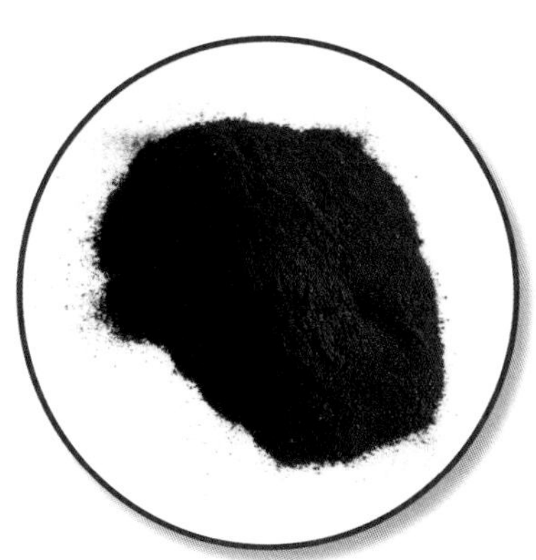

**【别名】**吸铁石、活磁石、灵磁石、磁铁石。

**【来源】**本品为氧化物类矿物尖晶石族磁铁矿，主含四氧化三铁（$Fe_3O_4$）

**【产地分布】**主产于辽宁、河北、山东、江苏。

**【采收加工】**采挖后，除去杂石和杂质，砸碎。

**【药材性状】**本品为块状集合体，呈不规则的块状，或略带方形，多具棱角。灰黑色或棕褐色，条痕黑色，具金属光泽。体重，质坚硬，断面不整齐。具磁性。有土腥气，味淡。

**【性味归经】**性寒，味咸。归肝、心、肾经。

**【功效与作用】**镇惊安神，平肝潜阳，聪耳明目，纳气平喘。属安神药下属分类的重镇安神药。

**【临床应用】**内服：煎汤，9～30g，先煎。用治惊悸失眠，头晕目眩，视物昏花，耳鸣耳聋，肾虚气喘。

**【使用禁忌】**因吞服后不易消化，多入丸、散，不可多服。脾胃虚弱者慎用。

【配伍药方】

（1）治肝风，头目眩晕，肢节摇颤，如登云雾，如坐舟中方：生地黄四钱，白芍药、桑叶、薄荷各一钱，牡丹皮、麦门冬（青黛拌）各一钱五分，石斛、菊花各二钱，天麻、柴胡（醋炒）各八分，石决明八钱，磁石五钱。水煎服。(《医醇賸义》)

（2）治目不明：神曲四两，磁石二两（研），光明砂一两（研）。上三味，末之，炼蜜为丸如梧子大，饮服三丸，日三不禁(《备急千金要方》)

（3）治肾虚耳聋耳鸣：磁石一斤（捣碎，水淘去赤汁，绵裹），猪肾一对（去脂膜，细切）。以水五升，煮磁石取二升，去磁石，投肾，调和以葱、豉、姜、椒作羹，空腹食之。(《太平圣惠方》)

（4）治肾热耳流脓血，不闻人声：磁石（煅红，淬七次）、牡蛎（盐水煮，煅粉）、白术（炒）各五两，麦冬、芍药各四两，甘草一两，生地黄汁，葱白，大枣十五枚，分三服。(《医方集解》)

（5）治阳不起：磁石五斤（研），清酒三斗，渍二七日，一服三合，日夜一。(《备急千金要方》)

（6）治肝肾虚，冷泪，散黑花：磁石一两（煅，醋炙），菖蒲、川乌（焙，去皮、

尖）、巴戟、黄芪、苁蓉、玄参各等分。为细末，炼蜜和丸，如梧桐子大。每服二十丸，盐酒汤下，空心服。（《卫生家宝方》）

## 龙 骨

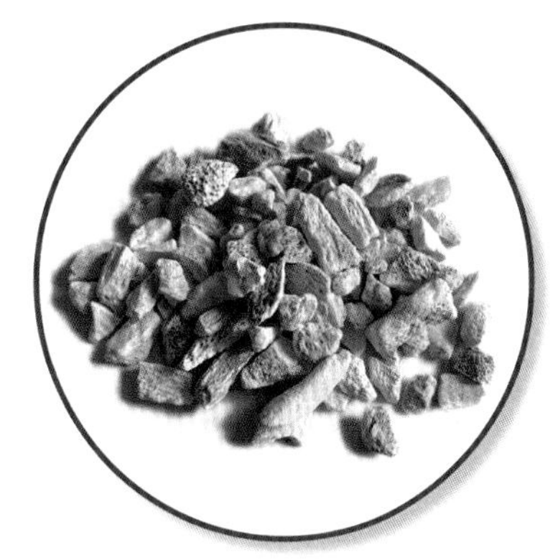

**【别名】**陆虎遗生、那伽骨、生龙骨、五花龙骨、青化龙骨、花龙骨、白龙骨。

**【来源】**本品为古代哺乳动物如三趾马类、犀类、鹿类、牛类、象类等骨骼的化石或象类门齿的化石。

**【产地分布】**主产于山西、内蒙古、陕西。

**【采收加工】**全年均可采挖，挖出后，除去泥土及杂质，贮于干燥处。

**【药材性状】**

（1）白龙骨：呈骨骼状或不规则的块状。表面白色、灰白色或黄白色至淡棕色，多较平滑，有的具纵纹裂隙或具棕色条纹与斑点。质硬，砸碎后，断面不平坦，色白或黄白，有的中空。关节处膨大，断面有蜂窝状小孔。吸湿力强，舔之吸舌。无臭，无味。以质硬、色白、吸湿力强者为佳。

（2）五花龙骨：又称五色龙骨。呈圆筒状或不规则的块状。直径 5 ～ 25cm。淡灰白色、淡黄白色或淡黄棕色，夹有蓝灰色及红棕色深浅粗细不同的花纹，偶有不具花纹者。一般表面平滑，有时外层成片剥落，不平坦，有裂隙。质较酥脆，破碎后，断面粗糙，可见宽窄不一的同心环纹。吸湿力强，舔之吸舌。无臭，无味。以体较轻、质酥脆、分层、有花纹、吸湿力强者为佳。

**【性味归经】**性平，味甘、涩。归心、肝、肾经。

**【功效与作用】**镇惊安神，平肝潜阳，收敛固涩。属安神药下属分类的重镇安神药。

**【临床应用】**内服：煎汤，10 ～ 30g，打碎先煎；或入丸、散。外用：适量，研末撒，或调敷。镇静安神、平肝潜阳宜生用，收涩、敛疮宜煅用。用治心悸怔忡，失眠健忘，惊痫癫狂，头晕目眩，自汗盗汗，遗精遗尿，崩漏带下，久泻久痢，溃疡久不收口及湿疮。

**【使用禁忌】**湿热积滞者不宜使用。

【配伍药方】

（1）治大人、小儿一切癫狂，惊搐，风痫，神志不宁：龙骨一两（火煅，研极细末），犀角、丹砂、琥珀、天竺黄各五钱（俱研极细末），钩藤、怀生地黄、茯苓各一两五钱（俱微炒燥，为极细末），苏合香三钱，牛黄二钱（俱用酒溶化）。共十味，总和一处，用胆星八钱，研细末，竹沥一碗，打糊为丸，如梧子大。大人服十丸，小儿服二三丸，俱用

生姜汤调灌。(《方脉正宗》)

（2）治伤寒脉浮，医以火迫劫之，亡阳，必惊狂，卧起不安者：桂枝三两（去皮），甘草二两（炙），生姜三两（切），大枣十二枚（擘），牡蛎五两（熬），蜀漆三两（洗去腥），龙骨四两。上七味，以水一斗二升，先煮蜀漆，减二升，纳诸药，煮取三升，去滓，温服一升。(《伤寒论》桂枝去芍药加蜀漆牡蛎龙骨救逆汤）

（3）治健忘：龙骨、虎骨、远志各等分。上三味，治下筛。食后服方寸匕，日二。(《备急千金要方》)

（4）治心虚盗汗：龙骨五钱（火煅），茯苓一两，人参六钱，莲肉三两（俱微炒）。共研为末，麦门冬（去心）四两，酒煮，捣烂成膏为丸梧子大。每早、晚各服三钱，白汤下。(《方脉正宗》)

（5）治产后虚汗不止：龙骨一两，麻黄根一两。上件药，捣细罗为散。不计时候，以粥饮调下二钱。(《太平圣惠方》)

（6）治血崩不止：龙骨（煅）、当归、香附（炒）各一两，棕毛灰五钱。上为细末，每服四钱，空心，米饮调下。忌油腻、鸡、鱼、炙煿物。(《景岳全书》)

## 琥　珀

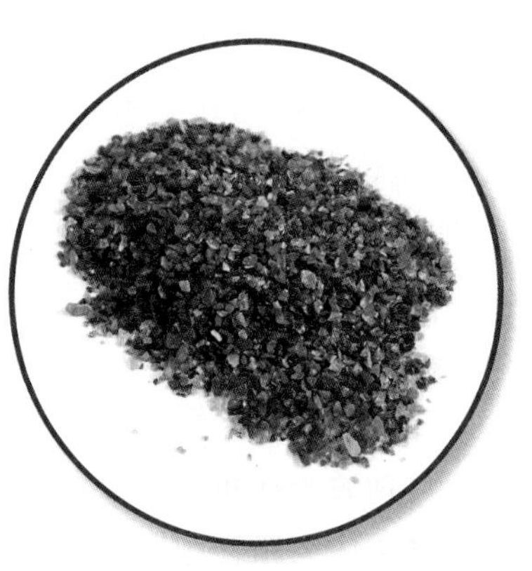

**【别名】**血珀、云珀、红琥珀、虎珀、虎魄、江珠、琥魄、兽魄、育沛、江珠、光珀。

**【来源】**本品为古松科松属植物的树脂埋藏地下经年久转化而成。

**【产地分布】**主产于广西、云南、辽宁、河南。

**【采收加工】**随时可采，从地下或煤层中挖出后，除去砂石，泥土等杂质。

**【药材性状】**不规则的粒状、块状、钟乳状及散粒状，大小不一。表面光滑或凹凸不平，血红色、淡黄色至淡棕色或深棕色，常相间排列；条痕白色。透明至半透明。具树脂样光泽。体较轻，质酥脆，捻之易碎。断面平滑，具玻璃光泽。摩擦后能吸引灯心草或薄纸片。微有松香气，味淡，嚼之易碎，无砂砾感。

**【性味归经】**性平，味甘。归心、肝、膀胱经。

**【功效与作用】**镇惊安神，活血散瘀止血，利尿通淋。属安神药下属分类的重镇安神药。

**【临床应用】**内服：研末冲服，或入丸、散，每次 1.5 ～ 3g；不入煎剂。外用：适量，研末撒，或点眼。用治失眠，惊悸，惊风，癫痫，瘀血经闭，产后腹痛，癥瘕积聚，血淋血尿，石淋。

【配伍药方】

（1）治小儿诸惊，四时感冒，风寒温疫邪热，致烦躁不宁，痰嗽气急及疮疹欲出发搐：真琥珀、天竺黄、檀香（细锉）、人参（去芦）、白茯苓（去皮）五味各一两半，粉草三两（去节），枳壳（麸炒）、枳实（麸炒）各一两，水飞朱砂五两，山药一斤（锉作小块，慢火炒令热透），胆南星一两，金箔百片（去护纸，取现药一两，同在乳钵内极细杵，仍和匀前药末用）。前十二味，除朱砂、金箔不入研，纳余十味，檀香不过火外，九味或晒或焙，同研为末，和匀，朱砂、金箔每一两重，取新汲井水一两，重入乳钵内略杵匀，随手丸如绿豆大一粒，阴干，晴霁略晒，日色燥甚则捩折，宜顿放当风处，取其自干。治法并用葱汤无时化服，或薄荷汤；痰壅嗽甚，淡姜汤下；痘疮有形见惊，温净汤下；心悸不安，灯心汤下；暑天迷闷，麦门冬熟水下。百日内婴儿每丸分三次投，二岁以上者止一丸或二丸。(《活幼心书》琥珀抱龙丸）

（2）治金疮出血不止，敷此无瘢痕：琥珀屑、降香真木、血竭等分，为极细末，敷伤处。(《张氏医通》紫金丹）

（3）治淋证：琥珀研细（不以多少），研麝香，白汤调下。(《普济方》)

（4）治小儿胎惊：琥珀、防风各一钱，朱砂半钱。为末，猪乳调一字，入口中。(《仁斋直指方》)

（5）治健忘恍惚，神虚不寐：琥珀、羚羊角、人参、白茯神、远志（制）、甘草等分。上为细末，猪心血和炼蜜丸，芡实大，金箔为衣。每服一丸，灯心汤嚼下。(《景岳全书》琥珀多寐丸）

（6）治心经蓄热，小便赤涩不通，淋沥作痛：琥珀为细末，每服半钱，浓煎萱草根调下，食前。(《杨氏家藏方》忘忧散）

（7）治小便尿血：琥珀为末，每服二钱，灯心汤下。(《仁斋直指方》)

（8）治产后血晕闷绝，儿枕痛，止血生肌，镇心明目，破癥瘕气块：琥珀一两，鳖甲一两，京三棱一两，延胡索半两，没药半两，大黄六铢。熬捣为散，空心酒服三钱匕，日再服校量，神验莫及。产后即减大黄。(《海药本草》)

## 第二节　养心安神药

### 酸枣仁

**【别名】**枣仁、酸枣子、山枣。

**【来源】**本品为鼠李科植物酸枣 *Ziziphus jujuba* Mill. var. *spinosa*（Bunge）Hu ex H. F. Chou 的干燥成熟种子。

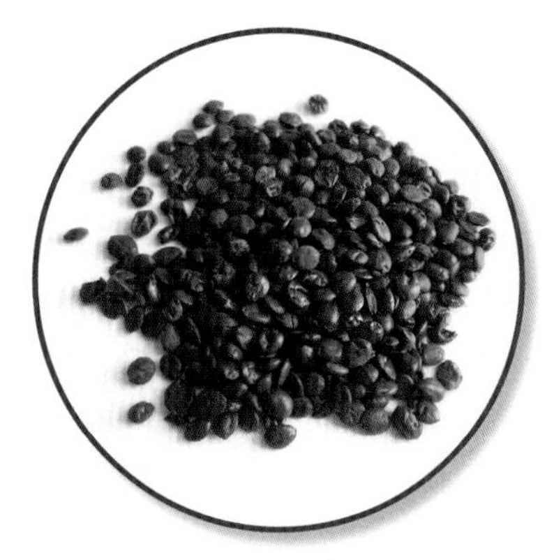

【产地分布】主要产于辽宁、河北、山西、内蒙古、陕西。

【采收加工】秋末冬初采收成熟果实，除去果肉和核壳，收集种子，晒干。

【药材性状】本品呈扁圆形或扁椭圆形，长 5 ～ 9mm，宽 5 ～ 7mm，厚约 3mm。表面紫红色或紫褐色，平滑有光泽，有的有裂纹。有的两面均呈圆隆状突起；有的一面较平坦，中间有 1 条隆起的纵线纹；另一面稍突起。一端凹陷，可见线形种脐；另端有细小突起的合点。种皮较脆，胚乳白色，子叶 2，浅黄色，富油性。气微，味淡。

【性味归经】性平，味酸、甘。归肝、胆、心经。

【功效与作用】养心补肝，宁心安神，敛汗，生津。属安神药下属分类的养心安神药。

【临床应用】煎汤，10 ～ 15g；或入丸、散。用治虚烦不眠，惊悸多梦，体虚多汗，津伤口渴。

【使用禁忌】邪时郁火者、滑精、泄精等滑泄症者禁用。

【配伍药方】

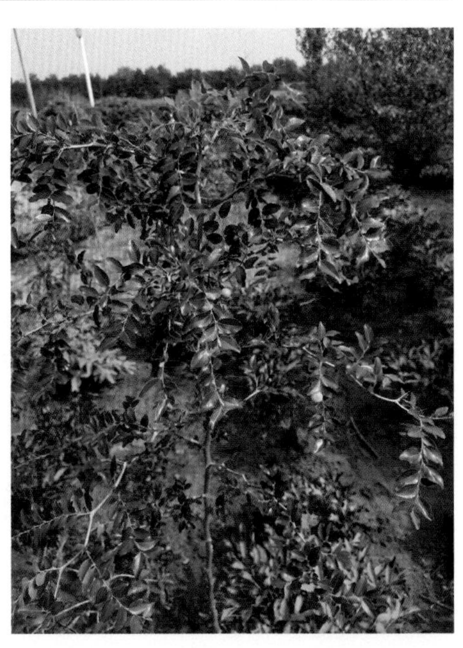

（1）治虚劳虚烦，不得眠：酸枣仁二升，甘草一两，知母二两，茯苓二两，芎䓖二两。上五味，以水八升，煮酸枣仁，得六升，纳诸药，煮取三升，分温三服。(《金匮要略》酸枣汤)

（2）治睡中汗出：人参、酸枣仁、白茯苓各等分。上为细末，每服三钱，食远米饮调下。大人小儿皆可服。(《景岳全书》参苓散)

（3）治心肺虚热，烦躁惊啼，痘疹血热血燥等证：枣仁、炙甘草、人参、生地黄、麦冬、当归身、栀子仁等分。上加灯心，水一盏，煎六分，温服。(《景岳全书》钱氏酸枣仁汤)

（4）治胆虚睡卧不安，心多惊悸：酸枣仁一两。炒熟令香，捣细罗为散，每服二钱，以竹叶汤调下，不计时候。(《太平圣惠方》)

（5）治心脏亏虚，神志不守，恐怖惊惕，常多恍惚，易于健忘，睡卧不宁，梦涉危险，一切心疾：酸枣仁（微炒，去皮）、人参各一两，辰砂（研细，水飞）半两，乳香（以乳钵坐水盆中研）一分。上四味，研和停，炼蜜丸如弹子大。每服一粒，温酒化下，

枣汤亦得，空心临卧服。(《太平惠民和剂局方》宁志膏)

## 柏子仁

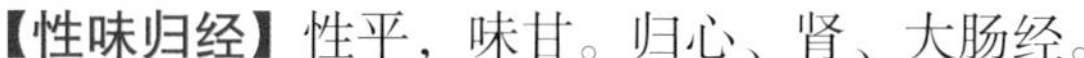

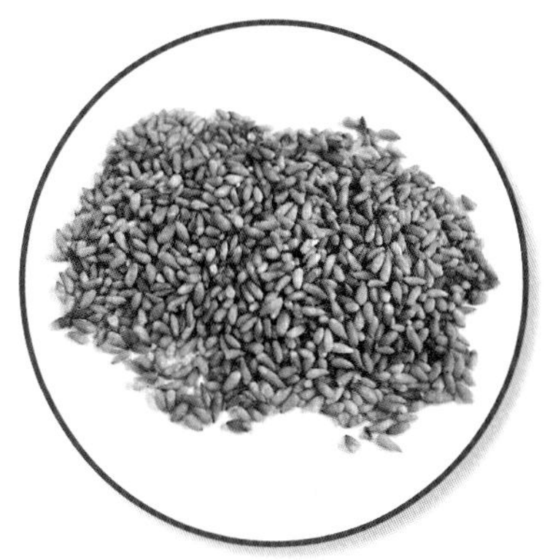

**【别名】**柏子、柏麦、柏仁、侧柏仁、柏实。

**【来源】**本品为柏科植物侧柏 *Platycladus orientalis* (L.) Franco 的干燥成熟种仁。

**【产地分布】**主产于山东、河南、河北。

**【采收加工】**在秋、冬两季将成熟的种子进行采收后晒干，并除去种皮后收集种仁作为中药使用。

**【药材性状】**本品呈长卵形或长椭圆形。表面黄白色或淡黄棕色，外包膜质内种皮，顶端略尖，有深褐色的小点，基部钝圆。质软，富油性。气微香，味淡。

**【性味归经】**性平，味甘。归心、肾、大肠经。

**【功效与作用】**养心安神，润肠通便，止汗。属安神药下属分类的养心安神药。

**【临床应用】**煎汤，3～10g；或入丸、散，亦可熬膏。用治阴血不足，失眠健忘，阴虚盗汗，惊悸，多梦，精神恍惚，肠燥便秘。

**【使用禁忌】**本品质润，便溏及痰多者慎用。

【配伍药方】

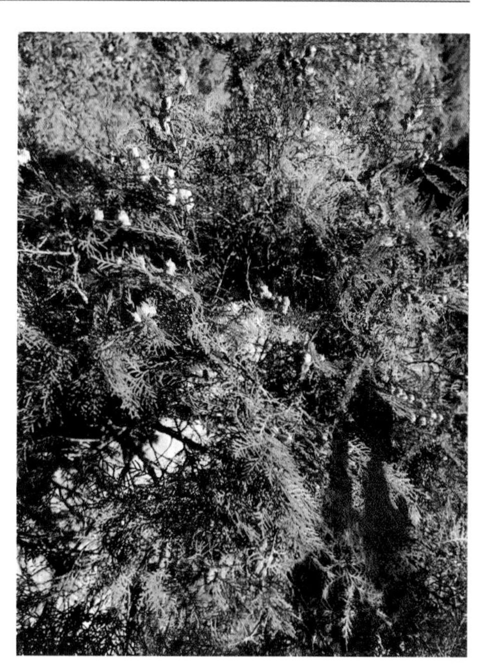

(1) 治体质素弱，或病后思虑过多，心虚惊悸不寐：归身、生地黄、熟地黄、茯神各一钱，人参钱半，麦冬钱半，枣仁、柏子仁各八分，炙甘草四分，五味子十五粒。加灯心、莲子，水煎八分，服。(《景岳全书》医统养心汤)

(2) 治怔忡惊悸，癫痫：人参、枣仁(酒浸)、茯苓、柏子仁、当归、远志(酒浸)、茯神、石菖蒲、琥珀各五钱，乳香、朱砂各三钱。上为末，炼蜜丸，桐子大。每服三五十丸，食后枣汤下。(《景岳全书》宁志丸)

(3) 治精液枯竭，大肠秘涩，传导艰难：桃仁、杏仁(炒，去皮)各一两，柏子仁半两，松子仁一钱二分半，郁李仁一钱(炒)，陈皮四两(另为末)。上将五仁别研为膏，入陈皮末研

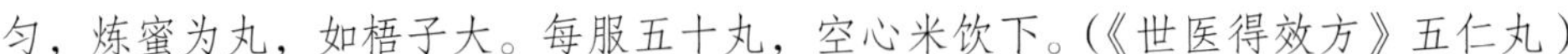

匀，炼蜜为丸，如梧子大。每服五十丸，空心米饮下。（《世医得效方》五仁丸）

（4）治血虚有火，月经耗损，渐至不通，日渐羸瘦而生潮热：柏子仁（炒，研）、牛膝（酒拌）、卷柏各半两，泽兰叶、续断各二两，熟地黄三两（酒拌蒸烂，杵膏）。上为末，入地黄膏加炼蜜丸，桐子大。每服百余丸，空心米饮下。（《景岳全书》柏子仁丸）

## 灵　芝

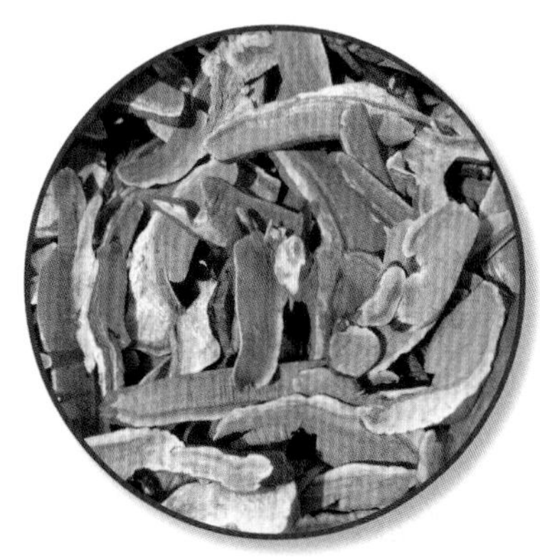

**【别名】**红芝、赤芝、丹芝、水灵芝、紫芝、血灵芝、菌灵芝。

**【来源】**本品为多孔菌科真菌赤芝 *Ganoderma lucidum*（Leyss. ex Fr.）Karst. 或紫芝 *Ganoderma sinense* Zhao, Xu et Zhang 的干燥子实体。

**【产地分布】**全国大部分地区均产。

**【采收加工】**全年采收，除去杂质，剪除附有朽木、泥沙或培养基质的下端菌柄，阴干或在 40 ～ 50℃烘干。

**【药材性状】**

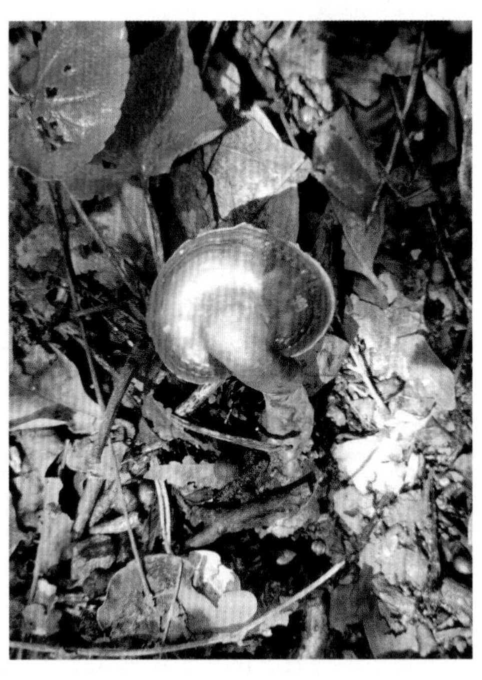

（1）赤芝：外形呈伞状，菌盖肾形、半圆形或近圆形，直径 10 ～ 18cm，厚 1 ～ 2cm。皮壳坚硬，黄褐色至红褐色，有光泽，具环状棱纹和辐射状皱纹，边缘薄而平截，常稍内卷。菌肉白色至淡棕色。菌柄圆柱形，侧生，少偏生，长 7 ～ 15cm，直径 1 ～ 3.5cm，红褐色至紫褐色，光亮。孢子细小，黄褐色。

（2）紫芝：皮壳紫黑色，有漆样光泽。菌肉锈褐色。菌柄长 17 ～ 23cm。栽培品子实体较粗壮、肥厚，直径 12 ～ 22cm，厚 1.5 ～ 4cm。皮壳外常被有大量粉尘样的黄褐色孢子。气微香，味苦涩。

**【性味归经】**性平，味甘。归心、肺、肝、肾经。

**【功效与作用】**补气安神，止咳平喘。属安神药下属分类的养心安神药。

**【临床应用】**煎汤，6 ～ 12g；或浸膏使用，或研末冲服。用治心神不宁，失眠心悸，肺虚咳喘，虚劳短气，不思饮食。

【配伍药方】

（1）治误食毒菌中毒：灵芝 120g，水煎服。(《中国药用真菌》)

（2）治慢性支气管炎痰稀薄者：灵芝 200g，皂角 15g，白酒适量。上药入酒浸泡，密封 10 ～ 15g 日即成。日服 2 次，每日 10 ～ 15mL。(《中国良药良方》)

（3）治半身不遂：灵芝、橘红、生姜各 15g。水煎，每天 1 剂，分 3 次温服。(《中国民间验方》)

（4）治神经衰弱：灵芝、白芍各 10g。水煎取汁，加白糖调服，每日 1 剂。(《中国药膳学》)

## 首乌藤

**【别名】**赤葛、九真藤、夜交藤、铁秤砣、何相公、棋藤。

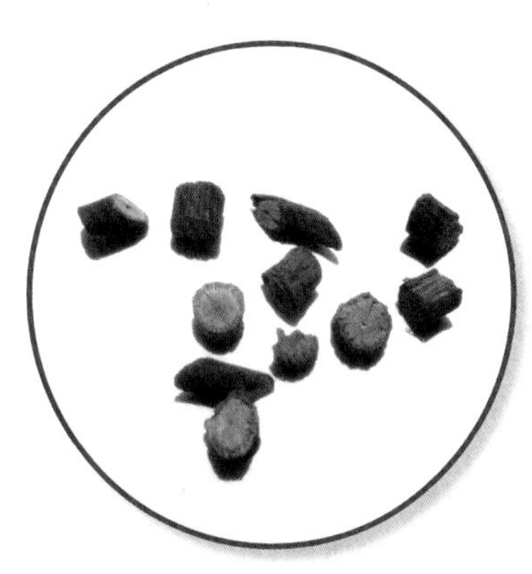

**【来源】**本品为蓼科植物何首乌 *Polygonum multiflorum* Thunb. 的干燥藤茎。

**【产地分布】**主产于河南、湖北、广东、广西、贵州。

**【采收加工】**秋、冬二季采割，除去残叶，捆把或趁鲜切段，干燥。

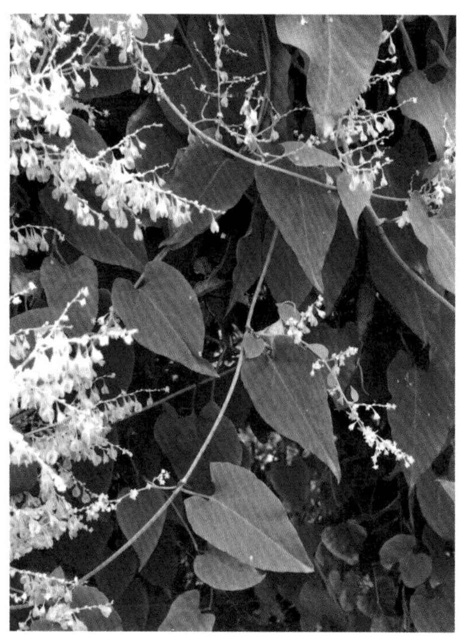

**【药材性状】**本品呈长圆柱形，稍扭曲，具分枝，长短不一，直径 4 ～ 7mm。表面紫红色或紫褐色，粗糙，具扭曲的纵皱纹，节部略膨大，有侧枝痕，外皮菲薄，可剥离。质脆，易折断，断面皮部紫红色，木部黄白色或淡棕色，导管孔明显，髓部疏松，类白色。切段者呈圆柱形的段。外表面紫红色或紫褐色，切面皮部紫红色，木部黄白色或淡棕色，导管孔明显，髓部疏松，类白色。气微，味微苦涩。

**【性味归经】**性平，味甘。归心、肝经。

**【功效与作用】**养血安神，祛风通络。属安神药下属分类的养心安神药。

**【临床应用】**内服：煎汤，9 ～ 15g；或入丸、散剂，亦可入膏剂。外用：适量，煎水洗患处。

用治失眠多梦，血虚身痛，风湿痹痛，皮肤瘙痒。

【配伍药方】

（1）治彻夜不寐，间日轻重，如发疟：夜交藤（切）四钱，珍珠母八钱，龙齿二钱，柴胡（醋炒）一钱，薄荷一钱，生地黄六钱，归身二钱，白芍（酒炒）一钱五分，丹参二钱，柏子仁二钱，夜合花二钱，沉香五分，红枣十枚。水煎服。（《医醇賸义》甲乙归脏汤）

（2）治腋疽：首乌藤、鸡屎藤叶各适量。捣烂，敷患处。（《广西民间常用草药》）

（3）治痔疮肿痛：首乌藤、假蒌叶、杉木叶各适量。煎水洗患处。（《广西民间常用草药》）

（4）治中老年肾性高血压：首乌藤30g，鸡血藤20g，钩藤15g，忍冬藤15g，益母草15g，车前草15g，夏枯草15g，豨莶草15g，墨旱莲20g。水煎服，煮取400mL，分2次服。（《中国中医药报》）

## 合欢皮

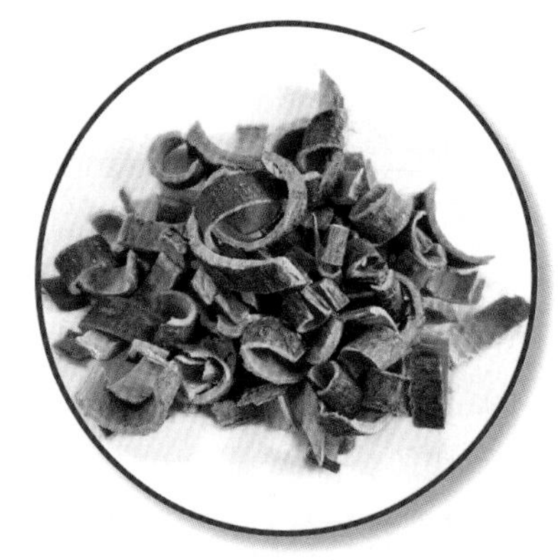

**【别名】**合昏皮、夜合皮、合欢木皮。

**【来源】**本品为豆科植物合欢 *Albizia julibrissin* Durazz. 的干燥树皮。

**【产地分布】**全国大部分地区均产。

**【采收加工】**夏秋花开放时剥下树皮，晒干。

**【药材性状】**本品呈卷曲筒状或半筒状，长40～80cm，厚0.1～0.3cm。外表面灰棕色至灰褐色，稍有纵皱纹，有的成浅裂纹，密生明显的椭圆形横向皮孔，棕色或棕红色，偶有突起的横棱或较大的圆形枝痕，常附有地衣斑；内表面淡黄棕色或黄白色，平滑，有细密纵纹。质硬而脆，易折断，断面呈纤维性片状，淡黄棕色或黄白色。气微香，味淡、微涩、稍刺舌，而后喉头有不适感。

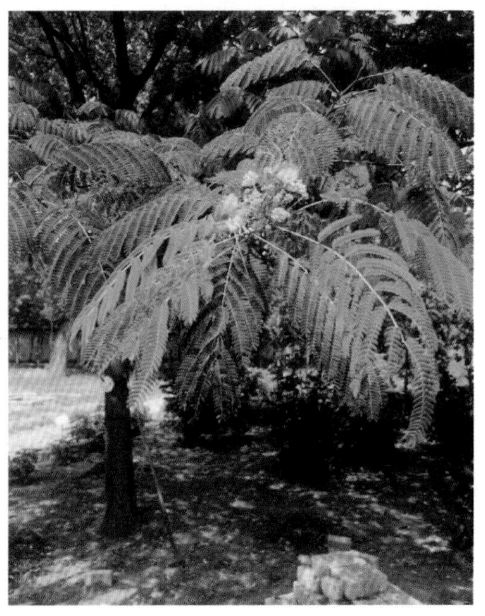

**【性味归经】**性平，味甘。归心、肝、肺经。

**【功效与作用】**解郁安神，活血消肿。属安神药下属分类的养心安神药。

**【临床应用】**内服：煎汤，6～12g；或入丸、散剂。外用：适量，研末调敷。用治心神不安，忧郁失眠，肺痈疮肿，跌打损伤。

**【使用禁忌】**孕妇慎用。

【配伍药方】

（1）治肺痈已经出险，而阴气大伤：合欢皮如手掌大一块，用水三碗，煎至一碗半，作两次服。(《经方实验录》)

（2）治肺痈久不敛口：合欢皮、白蔹，二味同煎服。(《景岳全书》)

（3）治打扑伤损筋骨：夜合树皮四两（炒干，末之），入麝香、乳香各一钱。每服三大钱，温酒调，不饥不饱时服。(《续本事方》)

（4）治更年期综合征：茯苓30g，九节菖蒲30g，郁金15g，牡丹皮15g，炒栀子10g，仙茅10g，淫羊藿15g，合欢皮30g，五味子15g，女贞子15g，莲子心10g。上药浸泡2小时，武火煮开，文火再煮30分钟，取汁；加水再煎25～30分钟，取汁；将2次汤液混匀，分早、晚2次温服。(《中国中医药报》)

（5）治失眠肝郁神伤证：合欢皮15g，景天三七15g，丹参10g，郁金10g，酸枣仁10g，夜交藤10g，龙齿15g，甘草3g。上药以清水1000mL浸泡40分钟，武火烧开，文火20分钟，滤出药汁；再加清水500mL，复煎20分钟，两煎合一，分别于午后和睡前服用。(《中国中医药报》)

## 合欢花

**【别名】**合欢米、夜合花、绒花。

**【来源】**本品为豆科植物合欢 *Albizia julibrissin* Durazz. 的干燥花序或花蕾。

**【产地分布】**东北、华东、中南及西南各地。

**【采收加工】**夏季花开放时择晴天采收或花蕾形成时采收，及时晒干。前者习称“合欢花”，后者习称“合欢米”。

**【药材性状】**

（1）合欢花：头状花序，皱缩成团。总花梗长3～4cm，有时与花序脱离，黄绿色，有纵纹，被稀疏毛茸。花全体密被毛茸，细长而弯曲，长0.7～1cm，淡黄色或黄褐色，无花梗或几无花梗。花萼筒状，先端有5小齿；花冠筒长约为萼筒的2倍，先端5裂，裂片披针形；雄蕊多数，花丝细长，黄棕色至黄褐色，下部合生，上部分离，伸出花冠筒外。

（2）合欢米：呈棒槌状，长2～6mm，膨大部分直径约2mm，淡黄色至黄褐色，全体被毛茸，花梗极短或无。花萼筒状，先端有5小齿；花冠未开放；雄蕊多数，细长并弯曲，基部连合，包于花冠内。气微香，味淡。

**【性味归经】**性平，味甘。归心、肝经。

**【功效与作用】**解郁安神。属安神药下属分类的养心安神药。

**【临床应用】**煎汤，5～10g；或入丸、散。用治心神不安，忧郁失眠。

【配伍药方】

（1）治腰脚疼痛久不瘥：夜合花四两，牛膝一两（去苗），红蓝花一两，石盐一两，杏仁半两（汤浸，去皮，麸炒微黄），桂心一两。上药，捣罗为末，炼蜜和捣百余杵，丸如梧桐子大。每日空心，以温酒下三十丸，晚食前再服。(《太平圣惠方》)

（2）治眼雾不明：合欢花、一朵云，泡酒服。(《四川中药志》)

（3）治心肾不交，失眠：合欢花，官桂，黄连，夜交藤。煎服。(《四川中药志》)

（4）治跌打搕损疼痛：夜合花末，酒调服二钱匕。(《子母秘录》)

（5）治郁结胸闷，失眠，健忘；风火眼疾，视物不清，咽痛：合欢花5g，花茶1g。用200mL开水冲泡后饮用，冲饮至味淡，可不加茶。(《传统药茶方》)

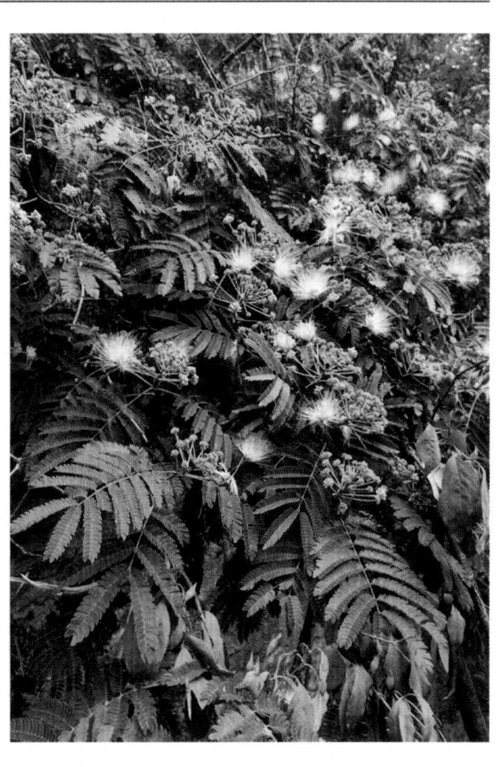

## 远 志

**【别名】**葽绕、蕀蒬、棘菀、小草、细草、线儿茶、小草根、神砂草。

**【来源】**本品为远志科植物远志 *Polygala tenuifolia* Willd. 或卵叶远志 *Polygala sibirica* L. 的干燥根。

**【产地分布】**主产于山西、陕西、河北、河南。

**【采收加工】**春、秋二季采挖，除去须根和泥沙，晒干或抽取木心晒干。

**【药材性状】**本品呈圆柱形，略弯曲，长2～30cm，

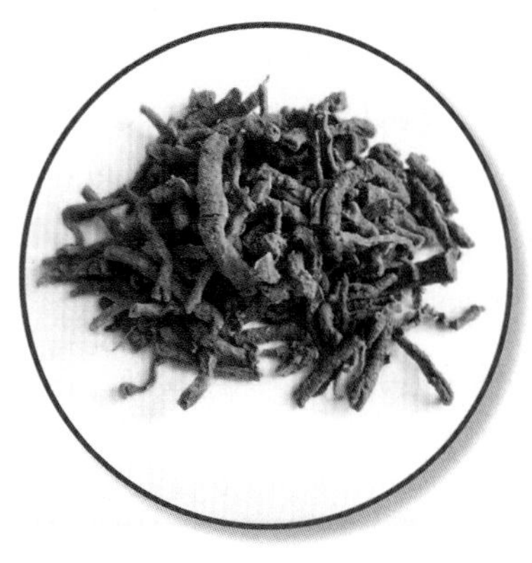

直径 0.2 ～ 1cm。表面灰黄色至灰棕色，有较密并深陷的横皱纹、纵皱纹及裂纹，老根的横皱纹较密更深陷，略呈结节状。质硬而脆，易折断，断面皮部棕黄色，木部黄白色，皮部易与木部剥离，抽取木心者中空。气微，味苦、微辛，嚼之有刺喉感。

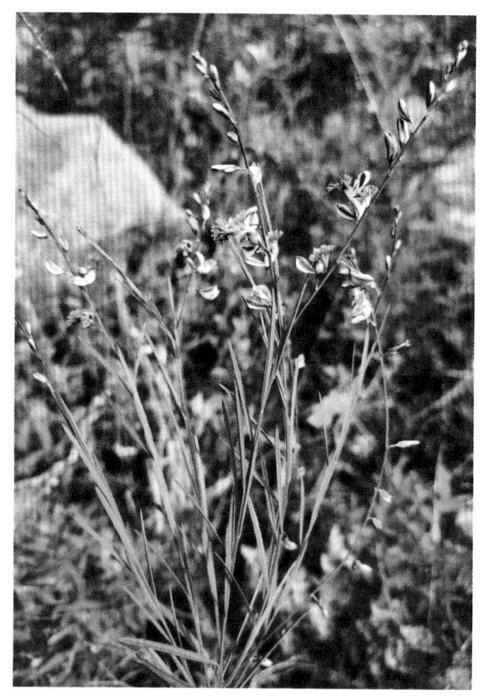

**【性味归经】**性温，味苦、辛。归心、肾、肺经。

**【功效与作用】**安神益智，交通心肾，祛痰，消肿。属安神药下属分类的养心安神药。

**【临床应用】**内服：煎汤，3 ～ 10g；或入丸、散。外用：适量，水煎洗，或研末调敷。用治心肾不交引起的失眠多梦、健忘惊悸、神志恍惚，以及咳痰不爽，疮疡肿毒，乳房肿痛。

**【使用禁忌】**胃溃疡及胃炎患者慎用。

【配伍药方】

（1）治心气不足，五脏不足，甚者忧愁悲伤不乐，忽忽喜忘，朝瘥暮剧，暮瘥朝发，发则狂眩：菖蒲、远志（去心）、茯苓各二分，人参三两。上四味，捣下筛，服方寸匕，后食，日三，蜜和丸如梧桐子，服六七丸，日五，亦得。(《古今录验》)

（2）治久心痛：远志（去心）、菖蒲（细切）各一两。上二味，粗捣筛，每服三钱匕，水一盏，煎至七分，去滓，不拘时温服。(《圣济总录》)

（3）治气郁成臌胀，诸药不效者：远志肉四两（麸拌炒）。每日取五钱，加生姜三片煎服。(《本草汇言》)

（4）治脑风头痛不可忍：远志（去心），捣罗为细散，每用半字，先含水满口，即搐药入鼻中，仍揉痛处。(《圣济总录》)

（5）治喉痹作痛：远志肉为末，吹之，涎出为度。(《仁斋直指方》)

（6）治小便赤浊：远志半斤（甘草水煮，去心），茯神（去木）、益智仁各二两。上为细末，酒煮面糊为丸，如梧子大。每服五十丸，临卧枣汤送下。(《朱氏集验医方》)

# 第十五章 平肝息风药

## 第一节 平抑肝阳药

### 石决明

**【别名】** 真珠母、鳆鱼甲、九孔螺、千里光、鲍鱼皮、金蛤蜊皮、真海决、海决明。

**【来源】** 本品为鲍科动物杂色鲍 *Haliotis diversicolor* Reeve、皱纹盘鲍 *Haliotis discus* hannai Ino、羊鲍 *Haliotis ovina* Gmelin、澳洲鲍 *Haliotis ruber*（Leach）、耳鲍 *Haliotis asinina* Linnaeus 或白鲍 *Haliotis laevigata*（Donovan）的贝壳。

**【产地分布】** 我国主产于广东、山东、福建，进口澳洲鲍主产于澳大利亚、新西兰，耳鲍主产于印度尼西亚、菲律宾、日本。

**【采收加工】** 夏、秋二季捕捞，去肉，洗净，干燥。

**【药材性状】**

（1）光底海决：又名耳片壳、海决明、海南决。为椭圆形贝壳，大小不一，一般长3～8cm，宽2.5～5.5cm。外表灰棕色，洁净，略平滑，螺肋末端8～9孔，内外相通，孔口与壳面平。壳内表面显珍珠样彩色光泽。质坚硬，不易破碎。气无，味微咸。以个大、壳厚、外表洁净、内表面有彩色光泽者为佳。主产广东、福建等地。

（2）毛底海决：又名关海决。形状与前者略似，一般长5～12cm，宽3～8cm。外表灰棕色或灰黄色，常附有苔藓类或石灰虫、苔藓虫等杂质而呈绿色或棕色，凹凸不平，极为粗糙，肋状纹理不显着。螺肋末端4～5孔开口，孔口突出于壳面。余同光底海决。主产辽宁、山东等地。

**【性味归经】** 性寒，味咸。入肝、肾经。

**【功效与作用】** 平肝潜阳，清肝明目。属平肝息风药下属分类的平抑肝阳药。

**【临床应用】** 内服：煎汤，6～20g，先煎；或入丸、散。外用点眼宜煅用、水飞。用治头痛眩晕，目赤翳障，视物昏花，青盲雀目。

**【使用禁忌】**本品咸寒，易伤脾胃，故脾胃虚寒、食少便溏者慎用。

【配伍药方】

（1）治风毒气攻入头，眼昏暗及头目不利：石决明、羌活（去芦头）、草决明、菊花各一两，甘草（炙，锉）半两。上五味，捣罗为散，每服二钱匕，水一盏，煎至六分，和滓，食后、临卧温服。(《圣济总录》)

（2）治眩晕：石决明八钱，菊花四钱，枸杞子四钱，桑叶三钱。水煎服。(《山东中草药手册》)

（3）治目生白翳：石决明六钱，玄明粉二钱，大黄一钱五分，菊花三钱，蝉蜕三钱，白蒺藜三钱。水煎服。(《山东中草药手册》)

（4）治眼生丁翳，根脚极厚，经久不瘥：石决明三分（捣碎细研，水飞过），乌贼鱼骨半两，龙脑一钱，珍珠末三分，琥珀三分。同研令细，每以铜箸取如大豆大，日三度点之。(《太平圣惠方》)

（5）治眼生外障：石决明（火煅）、薄荷叶各一两，蒺藜子（炒去刺）、荆芥穗各二两，人参半两（蜜炙）。上于地上出火毒，研为末。食后，砂糖冷水调服。(《经验良方》)

（6）治青盲雀目：石决明一两（烧过存性），苍术三两（去皮）。为末，每服三钱，以猪肝劈开，入药末在内扎定，砂罐煮熟，以气熏目，待冷食肝饮汁。(《眼科龙木论》)

（7）治怕日羞明：千里光、海金沙、甘草、菊花等分。上细切，每服八钱，水一盅半，煎至一盅，去渣，食后温服。(《眼科龙木论》)

（8）治小肠五淋：石决明去粗皮，捣研细。上件药，如有软硬物淋，即添朽木细末，热水调下二钱匕。(《胜金方》)

（9）治锁喉风：石决明火烧醋炙三次，研细末，用米醋调，鹅羽蘸擦喉内，吐痰效。(《本草汇言》)

（10）治外伤出血：石决明适量，煅制成疏松细粉，过筛。将伤口洗净，撒上药粉，紧紧压迫即可。(《全国中草药新医疗法展览会资料选编》)

## 珍珠母

**【别名】**珠牡丹、珠母、真珠母、明珠母、蚌壳。

**【来源】**本品为蚌科动物三角帆蚌 *Hyriopsis cumingii*（Lea）、褶纹冠蚌 *Cristaria plicata*（leach）或珍珠贝科动物马氏珍珠贝 *Pteria martensii*（Dunker）的贝壳。

**【产地分布】**主产于江苏、浙江、广东、广西、海南。

**【采收加工】**全年可捕捞，去肉，洗净，干燥。

**【药材性状】**

（1）三角帆蚌：略呈不等边四角形。壳面生长轮呈同心环状排列。后背缘向上突起，形成大的三角形帆状后翼。壳内面外套痕明显；前闭壳肌痕呈卵圆形，后闭壳肌痕略呈三角形。左右壳均具两枚拟主齿，左壳具两枚长条形侧齿，右壳具一枚长条形侧齿；具光泽。质坚硬。

（2）褶纹冠蚌：呈不等边三角形。后背缘向上伸展成大形的冠。壳内面外套痕略明显；前闭壳肌痕大呈楔形，后闭壳肌痕呈不规则卵圆形，在后侧齿下方有与壳面相应的纵肋和凹沟。左、右壳均具一枚短而略粗后侧齿和一枚细弱的前侧齿，均无拟主齿。

（3）马氏珍珠贝：呈斜四方形，后耳大，前耳小，背缘平直，腹缘圆，生长线极细密，成片状。闭壳肌痕大，长圆形。具一凸起的长形主齿。气微腥，味淡。

**【性味归经】**性寒，味咸。归肝、心经。

**【功效与作用】**平肝潜阳，安神定惊，明目退翳。属平肝息风药下属分类的平抑肝阳药。

**【临床应用】**内服：煎汤，10～25g，先煎。用治头痛眩晕，惊悸失眠，目赤翳障，视物昏花。

**【使用禁忌】**脾胃虚寒者及孕妇慎用。

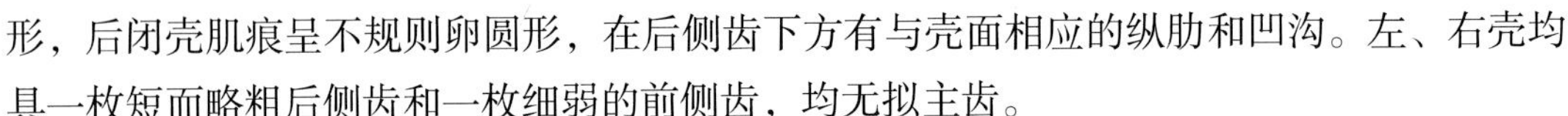

【配伍药方】

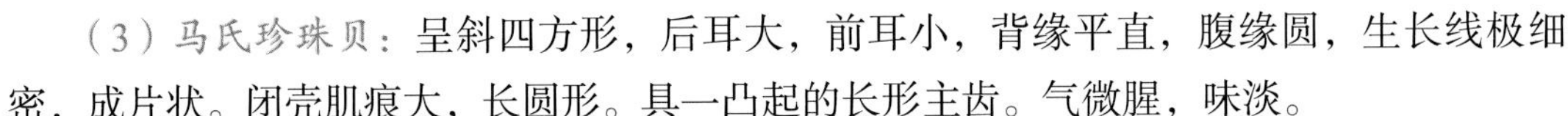

（1）治肝阳上升，头晕头痛，眼花耳鸣，面颊燥热：珍珠母五钱至一两，制女贞、旱莲草各三钱。水煎服。(《常用中草药图谱》)

（2）治心悸失眠：珍珠母五钱至一两，远志一钱，酸枣仁三钱，炙甘草一钱五分。水煎服。(《常用中草药图谱》)

（3）治内眼疾患（晶体混浊，视神经萎缩）：珍珠母二两，苍术八钱，人参一钱。水煎，日服二次。(《吉林中草药》)

（4）治化脓性伤口感染和疖疮：珍珠层粉，炉甘石，龙骨，赤石脂，轻粉。研极细末，每3g加入冰片0.6g，外敷患处。(《中药临床应用》)

## 牡　蛎

**【别名】**左壳、蚝壳、海蛎子壳、蛎蛤、牡蛤、海砺子皮。

**【来源】**本品为牡蛎科动物长牡蛎 *Ostrea gigas* Thunberg、大连湾牡蛎 *Ostrea*

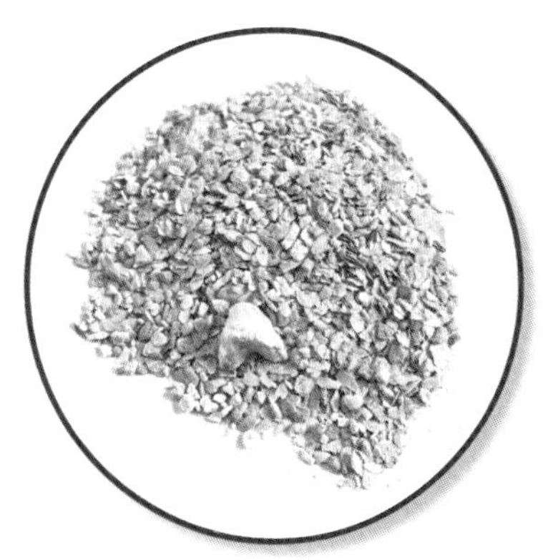

*talienwhanensis* Crosse 或近江牡蛎 *Ostrea rivularis* Gould 的贝壳。

**【产地分布】**主产于广东、福建、浙江、江苏、山东。

**【采收加工】**全年可捕捞，去肉，洗净，晒干。

**【药材性状】**

（1）长牡蛎：呈长片状，背腹缘几平行，长 10 ～ 50cm，高 4 ～ 15cm。右壳较小，鳞片坚厚，层状或层纹状排列。壳外面平坦或具数个凹陷，淡紫色、灰白色或黄褐色；内面瓷白色，壳顶二侧无小齿。左壳凹陷深，鳞片较右壳粗大，壳顶附着面小。质硬，断面层状，洁白。

（2）大连湾牡蛎：呈类三角形，背腹缘呈八字形。右壳外面淡黄色，具疏松的同心鳞片，鳞片起伏呈波浪状，内面白色。左壳同心鳞片坚厚，自壳顶部放射肋数个，明显，内面凹下呈盒状，铰合面小。

（3）近江牡蛎：多呈类圆形或三角状类圆形，右壳同心性排列的鳞片层层重叠，边缘有时带紫色。气微，味微咸。

**【性味归经】**性微寒，味咸。归肝、胆、肾经。

**【功效与作用】**重镇安神，潜阳补阴，软坚散结。属平肝息风药下属分类的平抑肝阳药。

**【临床应用】**内服：煎汤，宜先煎，9 ～ 30g；亦可入丸、散。外用：适量，研末撒或调敷。用治惊悸失眠，眩晕耳鸣，瘰疬痰核，癥瘕痞块。

---

【配伍药方】

---

（1）治眩晕：牡蛎六钱，龙骨六钱，菊花三钱，枸杞子四钱，何首乌四钱。水煎服。（《山东中草药手册》）

（2）治百合病，渴不瘥者：栝楼根、牡蛎（熬），等分。上为细末，饮服方寸匕，日三服。（《金匮要略》栝楼牡蛎散）

（3）治一切渴：大牡蛎不计多少，黄泥裹，煅通赤，放冷为末，用活鲫鱼煎汤，调下一钱匕，小儿服半钱匕。（《杨氏经验方》）

（4）治小便数多：牡蛎五两（烧灰），童便三升。煎至二升，分三服。（《乾坤生意》）

（5）治小便淋秘，服血药不效者：牡蛎、黄柏（炒），等分。为末，每服一钱，小茴香汤下取效。（傅滋《医学集成》）

（6）治崩中漏下，赤白不止，气虚竭：牡蛎、鳖甲各三两。上二味，治下筛，酒服方寸匕，日三。（《备急千金要方》）

（7）治诸虚不足及新病暴虚，津液不固，体常自汗，夜卧即甚，久而不止，羸瘠枯瘦，心忪惊惕，短气烦倦：麻黄根（洗）、黄芪、牡蛎（米泔浸，烧赤）各一两。共为粗末，每服三钱，水一盏半，小麦百余粒，同煎至八分，去滓热服，日二，不拘时候。（《太平惠民和剂局方》）

（8）治卧即盗汗，风虚头痛：牡蛎、白术、防风各三两。治下筛，酒服方寸匕，日二。（《备急千金要方》牡蛎散）

（9）治盗汗及阴汗：牡蛎研细粉，有汗处扑之。（《杨氏经验方》）

## 紫贝齿

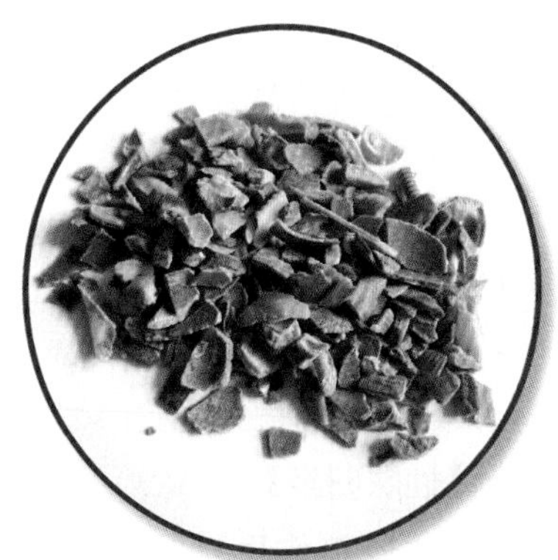

**【别名】**紫贝子、文贝、南蛇牙齿、紫贝、狗支螺。

**【来源】**本品为阿纹绶贝 *Mauritia arabica*（Linnaeus）等的贝壳。

**【产地分布】**主产于海南、福建、广东等地。

**【采收加工】**5～7月间捕捉，除去贝肉，洗净，晒干。

**【药材性状】**本品全体略呈卵圆形，腹面扁平，前端略宽，前后两端均凹入呈圆口状，壳口两唇周缘有多数细齿。壳面平滑，有美丽的光泽。紫色、棕色或褐色，有多数暗紫棕色与白色交错的斑纹或圆形小点。质坚硬，气无，味淡。

**【性味归经】**性平，味咸。归肝、心经。

**【功效与作用】**清热，平肝，安神，明目。属平肝息风药下属分类的平抑肝阳药。

**【临床应用】**内服：煎汤，10～15g；或研末，入丸、散。外用：水飞点眼。用治肝阳上亢，头目眩晕，惊悸失眠，目赤翳胀，目昏眼花。

**【使用禁忌】**脾胃虚弱者慎用。

【配伍药方】

（1）治小儿痘疹入眼：紫贝一个（生用）为末，用羊子肝（劈开）、参药末一钱，线缠，米泔煮熟，入小瓶内盛，乘热熏，候冷取出，星月下露一宿，来早空心服。（《婴童百问》）

（2）治脚弱风毒，挛痹气上：鳖甲（炙）一两，防风一两，麻黄（去节）一两，半夏（洗）一两，白术一两，茯苓一两，芍药一两，杏仁（去皮尖、双仁）一两，麦冬（去心）一两，生姜（切）一两，人参一两，石膏（碎）一两，羚羊角（屑）一两，甘草（炙）一两，犀角一分（屑），雄黄半两（研），青木香二两，吴茱萸半升，大黄一分半，麝香三分，薤白十四枚（切），乌梅七枚，贝齿七枚，大枣二十枚（擘），赤小豆二十四枚。上㕮咀，以水二斗，煮取四升，分四服，日二夜一服。(《千金翼方》)

（3）治风燥日久，伤阴耗血，内风不息所致之泛发性神经性皮炎、慢性荨麻疹，皮肤瘙痒不止，舌淡，苔净或光，脉弦细者：生地黄 15g，熟地黄 15g，当归 9g，何首乌 9g，紫贝齿 30g，磁石 15g，生龙骨 15g，生牡蛎 15g，代赭石 15g，珍珠母 30g，白芍 9g。水煎服。(《朱仁康临床经验集》)

## 赭　石

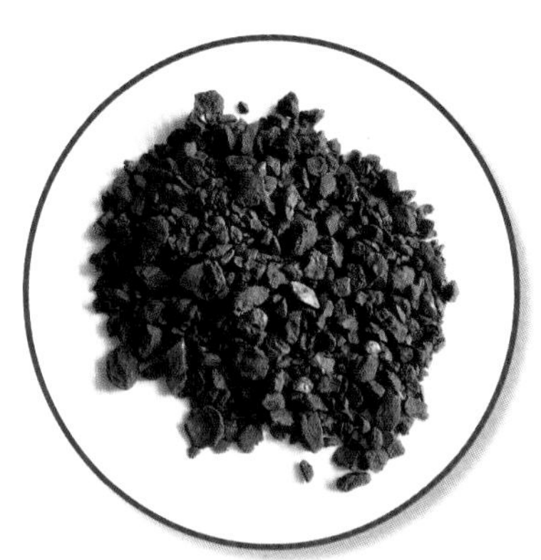

**【别名】**赤土、紫朱、代赭石、红石头。

**【来源】**本品为氧化类矿物刚玉族矿物赤铁矿，主含三氧化二铁（$Fe_2O_3$）。

**【产地分布】**分布于河北、山西等地。

**【采收加工】**全年均可采。采挖后，除去泥土、杂石。

**【药材性状】**本品为鲕状、豆状、肾状集合体。多呈不规则厚板状或块状，有棱角。棕红色至暗棕红色或铁青色。条痕樱红色或棕红色。半金属光泽。一面分布较密的“钉头”，呈乳头状，另一面与突起相对应处有同样大小的凹窝。体重，质坚硬，断面层叠状或颗粒状。以色棕红，有“钉头”，断面层叠状者为佳。无臭，无味。

**【性味归经】**性寒，味苦。归肝、心、肺、胃经。

**【功效与作用】**平肝潜阳，重镇降逆，凉血止血。属平肝息风药下属分类的平抑肝阳药。

**【临床应用】**内服：煎汤，10～30g，先煎；或研末，入丸、散。外用：适量。平肝潜阳、重镇降逆宜生用，止血宜煅用。用治肝阳上亢，眩晕耳鸣，呕吐，噫气，呃逆，气逆喘息，血热吐衄，崩漏下血。

**【使用禁忌】**脾胃虚寒，食少便溏者慎用。

【配伍药方】

（1）治肝阳上亢而致的头晕目眩，脑胀耳鸣：代赭石 30g（打碎先煎），怀牛膝 15g，龙骨 15g，牡蛎 15g，玄参 12g，天冬 6g，蒺藜 15g，钩藤 24g，白芍 12g。水煎服。(《中药临床应用》)

（2）治癫狂失心，脉滑实者：生赭石二两（轧细），大黄一两，朴硝六钱，清半夏三钱，郁金三钱。煎服。(《医学衷中参西录》)

（3）治痫风：磁石二两（能吸铁者，研极细，水飞出，切忌火煅），赭石二两，清半夏二两，朱砂一两。上药各制为细末，再加酒曲半斤，轧细过罗，可得细曲四两，炒熟二两，与生者二两，共和药为丸桐子大。铁锈水煎汤，送服二钱，日再服。(《医学衷中参西录》)

（4）治五痫：代赭石一两，明矾二两。为末，糊丸如梧桐子大。每服三十丸，水下。(《古今医统大全》)

（5）治伤寒发汗，若吐若下，解后，心下痞硬，噫气不除者：旋覆花三两，人参二两，生姜五两，代赭一两，甘草三两（炙），半夏半升（洗），大枣十二枚（擘）。上七味，以水一斗，煮取六升，去滓，再煎取三升，温服一升，日三服。(《伤寒论》旋覆代赭汤）

（6）治喘息：代赭石（煅赤）一两，牡蛎（粉）一两，皂角（去皮尖）一两，贝母半两。上为末，每服二钱，齑水入麻油一二点调下。(《普济方》引《鲍氏方》)

## 刺蒺藜

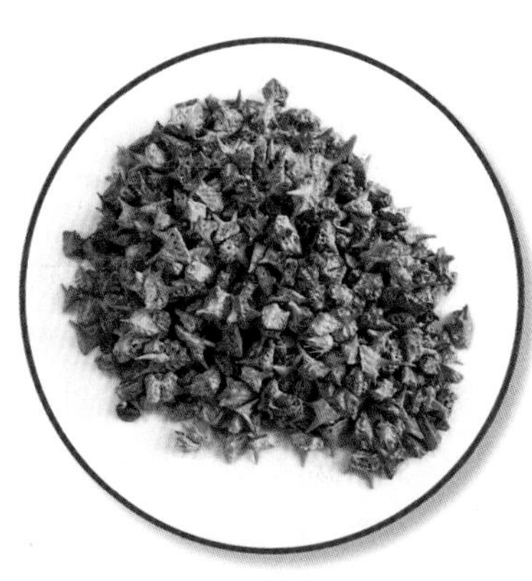

**【别名】**茨蒺藜、蒺藜子、旁通、屈人、止行、豺羽、升推、即藜。

**【来源】**本品为蒺藜科植物蒺藜 *Tribulus terrestris* L. 的干燥成熟果实。

**【产地分布】**主产于河南、河北、山东、山西。

**【采收加工】**秋季果实成熟时采割植株，晒干，打下果实，除去杂质。

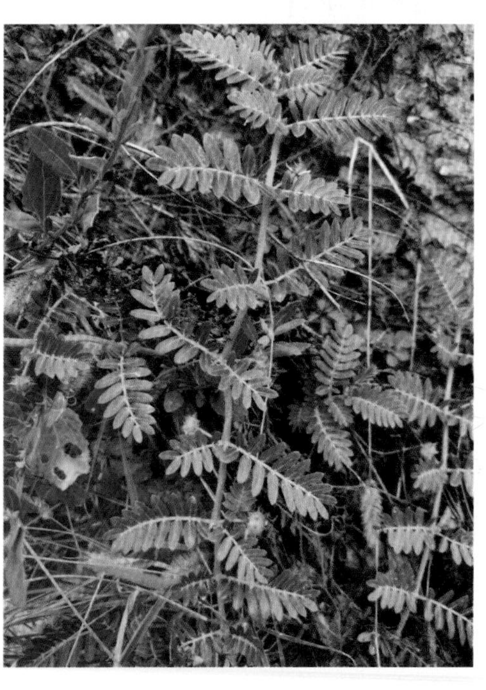

**【药材性状】**由 5 个分果瓣组成，呈放射状排列，直径 7 ~ 12mm。常裂为单一的分果瓣，分果瓣呈斧状，长 3 ~ 6mm；背部黄绿色，隆起，有纵棱和多数小刺，并有对称的长刺和短刺各 1 对，两侧面粗糙，有网纹，灰白色。质坚硬。气微，味苦、辛。

**【性味归经】**性微温，味辛、苦；有小毒。归肝经。

**【功效与作用】**平肝解郁，活血祛风，明目，止痒。属平肝息风药下属分类的平抑肝阳药。

**【临床应用】**内服：煎汤，6 ~ 10g，或入丸、散。外用：适量。用治头痛眩晕，胸胁胀痛，乳痈，目赤翳障，风疹瘙痒。

**【使用禁忌】**孕妇慎用。

【配伍药方】

（1）治身体风痒，燥涩顽痹：刺蒺藜四两（带刺炒，磨为末），胡麻仁二两（泡汤去衣，捣如泥），葳蕤三两，金银花一两（炒磨为末）。四味，炼蜜为丸。早、晚各服三钱，白汤下。(《方龙潭家秘》)

（2）治眼疾，翳障不明：刺蒺藜四两（带刺炒），葳蕤三两（炒）。共为散，每早食后服三钱，白汤调服。(《方龙潭家秘》)

（3）治小便不禁，多，日便一二斗，或如血：麦门冬八两（去心），蒺藜子二两，甘草一两（炙），干姜四两，桂心二两，干地黄八两，续断二两。上七味，㕮咀。以水一兜，煮取二升五合，分三服。(《千金翼方》)

（4）治奔豚疝瘕：刺蒺藜十两（带刺炒），小茴香三两（炒），乳香、没药各五钱（瓦上焙出汗）。俱为末，每服三钱，白汤调服。(《方龙潭家秘》)

（5）治急引腰脊痛：捣蒺藜子末，蜜和丸。酒服如胡豆大二丸，日三服。(《外台秘要》)

（6）治气肿痛：蒺藜子一升，熬令黄，为末，以麻油和之如泥，炒令焦黑，以敷故布上，如肿大小，勿开孔贴之。干易之。(《备急千金要方》)

（7）治乳胀不行，或乳岩作块肿痛：刺蒺藜二三斤，带刺炒，为末。每早、午、晚，不拘时，白汤作糊调服。(《方龙潭家秘》)

## 罗布麻叶

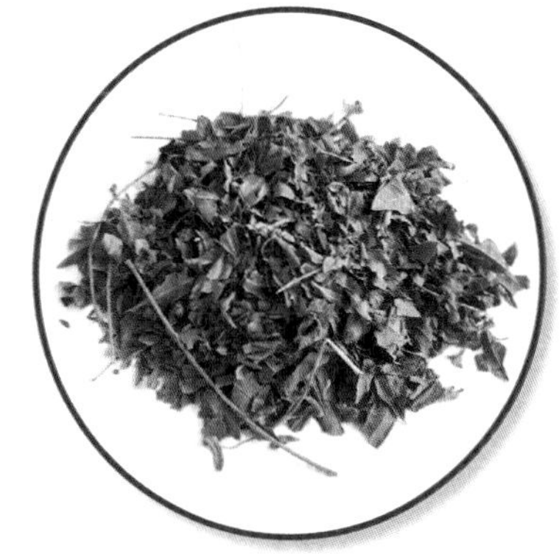

**【别名】**吉吉麻、泽漆麻、野茶、野麻、红麻、茶叶花、羊肚拉角、红花草。

**【来源】**本品为夹竹桃科植物罗布麻 *Apocynum venetum* L. 的干燥叶。

**【产地分布】**主产于内蒙古、甘肃、新疆。

**【采收加工】**夏季采收，除去杂质，干燥。

**【药材性状】**多皱缩卷曲，有的破碎，完整叶片展平后呈椭圆状披针形或卵圆状披针形，长 2 ～ 5cm，宽 0.5 ～ 2cm。淡绿色或灰绿色，先端钝，有小芒尖，基部钝圆或楔形，边缘具细齿，常反卷，两面无毛，叶脉于下表面突起；叶柄细，长约 4mm。质脆。气微，味淡。

**【性味归经】**性凉，味甘、苦。归肝经。

**【功效与作用】**平肝安神，清热利水。属平肝息风药下属分类的平抑肝阳药。

**【临床应用】**煎汤，6 ～ 12g。用治肝阳眩晕，心悸失眠，浮肿尿少。

【配伍药方】

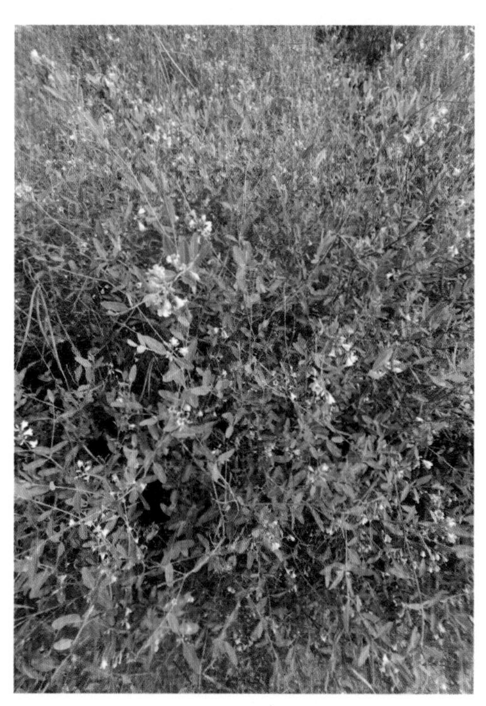

（1）防治高血压和高血压头眩头痛：罗布麻叶适量，洗净切碎，每次 3 ～ 6g。日二、四次，沸水冲泡，代茶频饮。(《中药大辞典》)

（2）治肝炎腹胀：罗布麻二钱，甜瓜蒂一钱五分，延胡索二钱，公丁香一钱，木香三钱。共研末，一次五分，一日二次，开水送服。(《新疆中草药手册》)

（3）治神经衰弱，眩晕，脑震荡后遗症，心悸，失眠，高血压，肝硬化腹水，浮肿：罗布麻一至三钱。开水冲泡当茶喝，不可煎煮。(《新疆中草药手册》)

（4）治高血压、高脂血症：罗布麻叶 6g，山楂 15g，五味子 5g，冰糖适量。水煎服 (《民间验方》)

（5）治肝火上攻之头晕目眩：钩藤、夏枯草、野菊花适量，水煎服。(《民间验方》)

# 第二节　息风止痉药

## 羚羊角

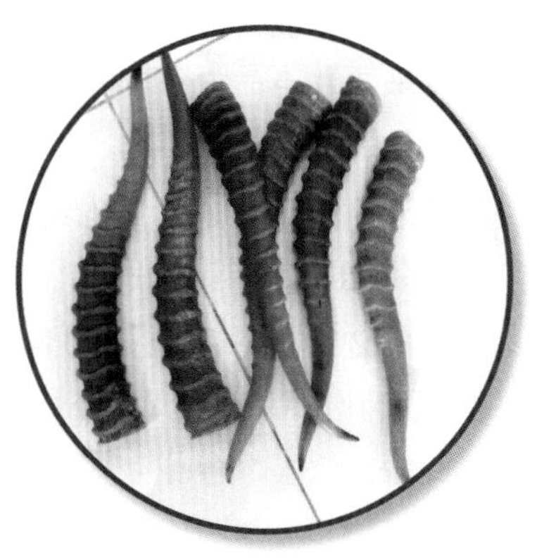

**【别名】**泠角、九尾羊角、羱羊角。

**【来源】**本品为牛科动物赛加羚羊 *Saiga tatarica* Linnaeus 的角。

**【产地分布】**主产于俄罗斯。

**【采收加工】**全年均可捕捉，猎取后锯取其角，晒干。

**【药材性状】**本品呈长圆锥形，略呈弓形弯曲，长 15 ～ 33cm；类白色或黄白色，基部稍呈青灰色。嫩枝对光透视有“血丝”或紫黑色斑纹，光润如玉，无裂纹，老枝则有细纵裂纹。除尖端部分外，有 10 ～ 16 个隆起环脊，间距约 2cm，用手握之，四指正好嵌入凹处。角的基部横截面圆形，直径 3 ～ 4cm，内有坚硬质重的角柱，习称“骨塞”，骨塞长约占全角的 1/2 或 1/3，表面有突起的纵棱与其外面角鞘内的凹沟紧密嵌合，从横断面观，其结合部呈锯齿状。除去“骨塞”后，角的下半段成空洞，全角呈半透明，对光透视，上半段中央有一条隐约可辨的细孔道直通角尖，习称“通天眼”。质坚硬。气微，味淡。

**【性味归经】**性寒，味咸。归肝、心经。

**【功效与作用】**平肝息风，清肝明目，散血解毒。属平肝息风药下属分类的息风止痉药。

**【临床应用】**煎汤，1～3g，宜另煎2小时以上；磨汁或研粉服，每次0.3～0.6g，或入丸、散。用治肝风内动，惊痫抽搐，妊娠子痫，高热痉厥，癫痫发狂，头痛眩晕，目赤翳障，温毒发斑，痈肿疮毒。

**【使用禁忌】**脾虚慢惊者不宜使用。

【配伍药方】

（1）治伤寒时气，寒热伏热，汗、吐、下后余热不退，或心惊狂动，烦乱不宁，或谵语无伦，人情颠倒，脉仍数急，迁延不愈：羚羊角磨汁半盏，以甘草、灯心各一钱，煎汤和服。(《方脉正宗》)

（2）治偏风，手足不随，四肢顽痹：羚羊角（镑）一两，独活（去芦头）二两，乌头（炮裂，去皮、脐）三分，防风（去叉）一分。锉如麻豆，每服五钱匕，以水二盏，煎取一盏，去滓，分温二服，空腹、夜卧各一。(《圣济总录》)

（3）治阳厥气逆，多怒：羚羊角、人参各三两，赤茯苓二两（去皮），远志（去心）、大黄（炒）各半两，甘草一分（炙）。上为末，每服三钱，水一盏半，煎至八分，去滓温服，不计时候。(《宣明论方》)

（4）治血虚筋脉挛急，或历节掣痛：羚羊角磨汁半盏，以金银花一两五钱，煎汤一碗，和服。(《续青囊方》)

（5）治痘疮后余毒未清，随处痈肿：羚羊角磨汁半盏，以黄芪、金银花各二两，煎汤和服。(《本草汇言》)

（6）治时气七日，心神烦热，胸膈不利，目赤，不得睡卧：羚羊角屑、黄芩、栀子仁、黄连（去须）、川升麻、枳壳（麸炒微黄，去瓤）各一两。捣罗为末，炼蜜和丸，如梧桐子大。每服不计时候，以竹叶汤下三十丸。(《太平圣惠方》)

（7）治心肺风热冲目，生胬肉：羚羊角（镑）、黄芩（去黑心）、柴胡（去苗）、升麻各三分，甘草（生锉）一两。粗捣筛，每服五钱匕，水一盏半，煎至一盏，去滓，食后服。(《圣济总录》羚羊角汤)

（8）治眼猝生白翳膜：羚羊角屑半两，泽泻半两，甘菊花一两，葳蕤半两，菟丝子半两（酒浸三日，曝干，别捣为末）。捣，粗罗为散，每服三钱，以水一中盏，煎至六分，去滓，不计时候，温服。(《太平圣惠方》)

## 牛　黄

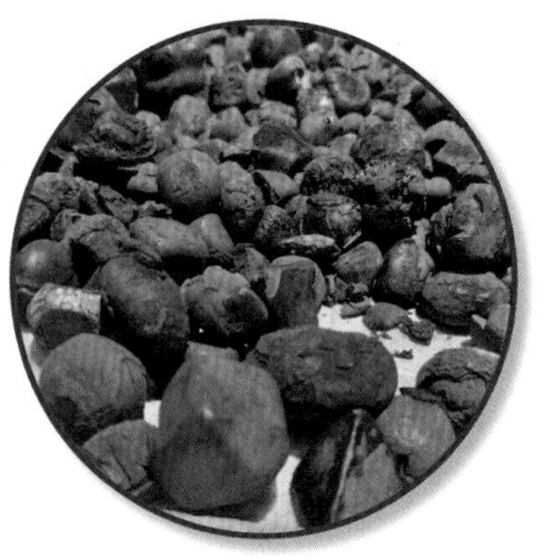

**【别名】**丑宝、犀黄。

**【来源】**本品为牛科动物牛 *Bos taurus domesticus* Gmelin 的干燥胆结石。

**【产地分布】**主产于华北、东北、西北。

**【采收加工】**宰牛时，如发现有牛黄，即滤去胆汁，将牛黄取出，除去外部薄膜，阴干。

**【药材性状】**本品多呈卵形、类球形、三角形或四方形，大小不一，直径 0.6 ～ 3（4.5）cm，少数呈管状或碎片。表面黄红色至棕黄色，有的表面挂有一层黑色光亮的薄膜，习称“乌金衣”，有的粗糙，具疣状突起，有的具龟裂纹。体轻，质酥脆，易分层剥落，断面金黄色，可见细密的同心层纹，有的夹有白心。气清香，味苦而后甘，有清凉感，嚼之易碎，不黏牙。

**【性味归经】**性凉，味甘。归心、肝经。

**【功效与作用】**清心，豁痰，开窍，凉肝，息风，解毒。属平肝息风药下属分类的息风止痉药。

**【临床应用】**内服：0.15 ～ 0.35g，多入丸、散用。外用：适量，研末敷患处。用治热病神昏，中风痰迷，惊痫抽搐，癫痫发狂，咽喉肿痛，口舌生疮，痈肿疔疮。

**【使用禁忌】**孕妇禁用。非实热证不宜用。

【配伍药方】

（1）治温病邪入心包，神昏谵语，兼治猝厥，五痫，中恶，大人小儿痉厥之因于热者：牛黄一两，郁金一两，犀角一两，黄连一两，朱砂一两，梅片二钱五分，麝香二钱五分，真珠五钱，山栀一两，雄黄一两，黄芩一两。上为极细末，炼老蜜为丸，每丸一钱，金箔为衣，蜡护。(《温病条辨》安宫牛黄丸)

（2）治热入血室，发狂不认人：牛黄二钱半，朱砂、郁金、牡丹皮各三钱，脑子、甘草各一钱。上为细末，炼蜜为丸，如皂子大，新水化下。(《素问病机气宜保命集》)

（3）治中风痰厥，不省人事，小儿急慢惊风：牛黄一分，辰砂半分，白牵牛（头末）二分。上共研为末，作一服，小二减半。痰厥，温香油下。急慢惊风，黄酒入蜜少许送下。(《鲁府禁方》)

（4）治小儿惊热，发歇不定：牛黄一分（细研），川大黄半两，蝉壳一分（微炒），子芩半两，龙齿半两（细研）。捣罗为末，炼蜜和丸，如麻子大，不计时候，煎金、银、薄荷汤下三丸，量儿大小，加减服之。(《太平圣惠方》)

（5）治乳岩（乳癌），横痃，瘰疬，痰核，流注，肺痈，小肠痈：犀黄三分，麝香一钱半，乳香、没药（各去油）各一两。各研极细末，黄米饭一两，捣烂为丸，忌火烘，晒干，陈酒送下三钱。患生上部，临卧服；下部，空心服。（《外科全生集》犀黄丸）

（6）治小儿心肺烦热，黄瘦毛焦，睡卧多惊，狂语：朱砂半两，牛黄一分。同研如面，每服，以水磨犀角，调下。（《太平圣惠方》）

（7）治小儿胎风热，撮口发噤，鹅口疮，不能饮乳：牛黄研末，淡竹沥调下，为牛黄竹沥散，量儿大小，以意加减。（《圣济总录》）

## 珍　珠

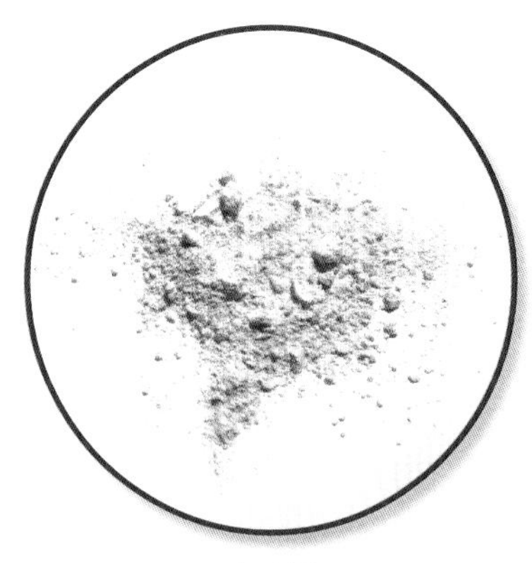

珍珠粉

**【别名】**真珠、蚌珠、药珠。

**【来源】**本品为珍珠贝科动物马氏珍珠贝 *Pteria martensii*（Dunker）、蚌科动物三角帆蚌 *Hyriopsis cumingii*（Lea）或褶纹冠蚌 *Cristaria p1icata*（Leach）等双壳类动物受刺激形成的珍珠。

**【产地分布】**主产于广西、广东、海南，传统以广西合浦产者最佳。

**【采收加工】**自动物体内取出，洗净，干燥。碾细，水飞制成最细粉用。

**【药材性状】**本品呈类球形、长圆形、卵圆形或棒形，直径 1.5 ～ 8mm。表面类白色、浅粉红色、浅黄绿色或浅蓝色，半透明，光滑或微有凹凸，具特有的彩色光泽。质坚硬，破碎面显层纹。气微，味淡。

**【性味归经】**性寒，味甘、咸。归心、肝经。

**【功效与作用】**安神定惊，明目消翳，解毒生肌，润肤祛斑。属平肝息风药下属分类的息风止痉药。

**【临床应用】**内服：0.1 ～ 0.3g，多入丸、散用。外用：适量。用治惊悸失眠，惊风癫痫，目赤翳障，疮疡不敛，皮肤色斑。

【配伍药方】

（1）治大人惊悸怔忡，癫狂恍惚，神志不宁，以及小儿气血未定，遇触即惊，或急慢惊风，痫痓搐搦：真珠一钱（研极细末），茯苓、钩藤、半夏曲各一两，甘草、人参各六钱（同炒黄，研极细末）。总和匀，炼蜜丸龙眼核大。每服一丸，生姜汤化下。（《本草汇言》）

（2）治小儿惊啼及夜啼不止：真珠末、伏龙肝、丹砂各一分，麝香一钱。同研如粉，

炼蜜和丸如绿豆大。候啼即温水下一丸；量大小，以意加减。(《圣济总录》)

(3) 治小儿中风，手足拘急：真珠末（水飞）一两，石膏末一钱。每服一钱，水七分，煎四分，温服，日三。(《太平圣惠方》)

(4) 治风痰火毒，喉痹，以及小儿痰搐惊风：珍珠三分，牛黄一分。上研极细，或吹或掺。小儿痰痉，以灯心调服二三分。(《医级》珠黄散)

(5) 治口内诸疮：珍珠三钱，硼砂、青黛各一钱，冰片五分，黄连、人中白各二钱（煅过）。上为细末，凡口内诸疮皆可掺之。(《丹台玉案》)

(6) 治风热眼中生赤脉，冲贯黑睛及有花翳：真珠一分，龙脑半分，琥珀一分，朱砂半分，硼砂二豆大。同细研如粉，每日三五度，以铜箸取少许，点在眦上。(《太平圣惠方》)

(7) 治下疳皮损肉烂，痛极难忍，以及诸疮新肉已满，不能生皮，又汤泼火烧，皮损内烂，疼痛不止者：青缸花五分，珍珠一钱（研极细），真轻粉一两。上三味，共研千转，细如飞面。凡下疳初起皮损，搽之；腐烂疼痛者，甘草汤洗净，猪脊髓调搽；如诸疮不生皮者，用此干掺。又妇人阴蚀疮，亦可搽。汤泼火烧痛甚者，用玉红膏调搽之。(《外科正宗》)

(8) 治发斑：珠子七个。研碎，用新水调匀服之。(《儒门事亲》)

## 钩藤

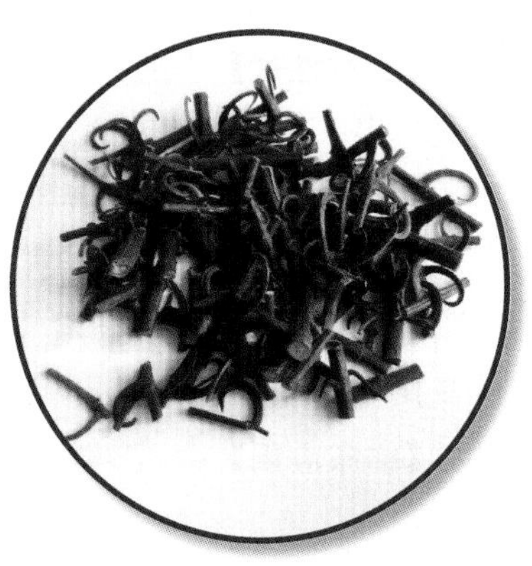

**【别名】**钓藤、吊藤、钩藤钩子、钓钩藤、莺爪风、嫩钩钩、金钩藤、挂钩藤、钩丁、倒挂金钩、钩耳、双钩藤、鹰爪风。

**【来源】**本品为茜草科植物钩藤 *Uncaria rhynchophylla*（Miq.）Miq.ex Havil.、大叶钩藤 *Uncaria macrophylla* Wall.、毛钩藤 *Uncaria hirsuta* Havil.、华钩藤 *Uncaria sinensis*（Oliv.）Havil. 或无柄果钩藤 *Uncaria sessilifructus* Roxb. 的干燥带钩茎枝。

**【产地分布】**主产于广西、广东、湖南、江西、四川。

**【采收加工】**秋、冬二季采收，去叶，切段，晒干。

**【药材性状】**本品茎枝呈圆柱形或类方柱形，长 2 ～ 3cm，直径 0.2 ～ 0.5cm。表面红棕色至紫红色者具细纵纹，光滑无毛；黄绿色至灰褐色者有的可见白色点状皮孔，被黄褐色柔毛。多数枝节上对生两个向下弯曲的钩（不育花序梗），或仅一侧有钩，另一侧为突起的疤痕；钩略扁或稍圆，先端细尖，基部较阔；钩基部的枝上可见叶柄脱落后的窝点状痕迹和环状的托叶痕。质坚韧，断面黄棕色，皮部纤维性，髓部黄白色或中空。气微，味淡。

**【性味归经】**性凉，味甘。归肝、心包经。

**【功效与作用】**息风定惊，清热平肝。属平肝息风药下属分类的息风止痉药。

**【临床应用】**煎汤，3～12g，后下；也可入丸、散。用治肝风内动，惊痫抽搐，高热惊厥，感冒夹惊，小儿惊啼，妊娠子痫，头痛眩晕。

【配伍药方】

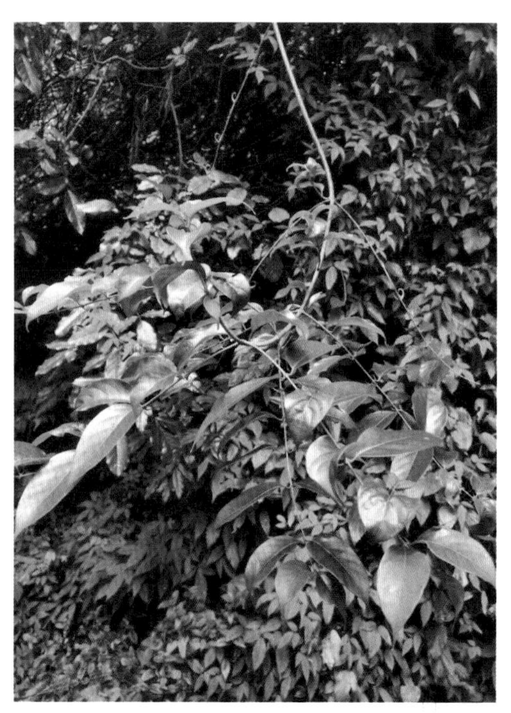

（1）治小儿惊热：钩藤一两，硝石半两，甘草一分（炙微赤，锉）。上药捣细，罗为散。每服，以温水调下半钱，日三四服。量儿大小，加减服之。(《太平圣惠方》)

（2）治小儿惊痫，仰目嚼舌，精神昏闷：钩藤半两，龙齿一两，石膏三分，栀子仁一分，子芩半分，川大黄半两（锉碎，微炒），麦门冬三分（去心，焙）。上药粗捣，罗为散。每服一钱，水一小盏，煎至五分，去滓，量儿大小加减，不计时候温服。(《太平圣惠方》)

（3）治诸痫啼叫：钩藤、蝉壳各半两，黄连（拣净）、甘草、川大黄（微炮）、天竺黄各一两。上捣罗，为末。每服半钱至一钱，水八分盏，入生姜、薄荷各少许，煎至四分，去滓，温服。(《普济方》)

（4）治小儿盘肠内钓，啼哭而手足上撒，或弯身如虾者：钩藤、枳壳、延胡各五分，甘草三分。水半盅，煎二分服。(《幼科指掌》)

（5）治高血压，头晕目眩，神经性头痛：钩藤二至五钱，水煎服。(《常用中草药手册》)

（6）治伤寒头痛壮热，鼻衄不止：钩藤、桑根白皮（锉）、马牙硝各一两，栀子仁、甘草（炙）各三分，大黄（锉，炒）、黄芩（去黑心）各一两半。上七味，粗捣筛。每服三钱匕，水一盏，竹叶三七片，煎至六分，去滓，下生地黄汁一合，搅匀，食后温服。(《圣济总录》)

（7）治胎动不安，孕妇血虚风热，发为子痫者：钩藤、人参、当归、茯神、桑寄生各一钱，桔梗一钱五分。水煎服。(《胎产心法》)

## 天　麻

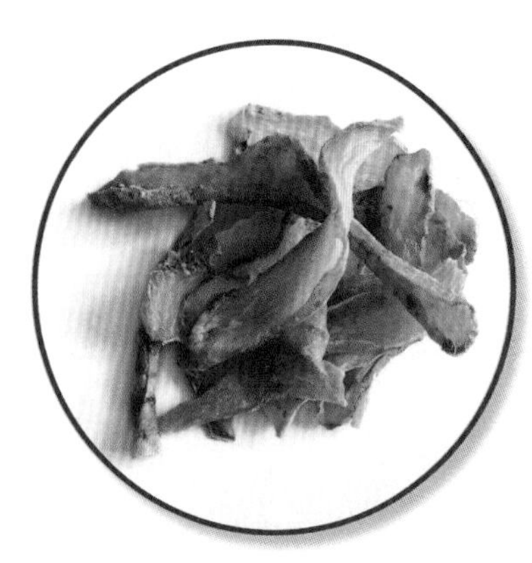

【别名】赤箭、鬼督邮、神草、定风草、水洋芋。

【来源】本品为兰科植物天麻 *Gastrodia elata* Bl. 的干燥块茎。

【产地分布】主产于湖北、四川、云南、贵州、陕西。

【采收加工】立冬后至次年清明前采挖，立即洗净，蒸透，敞开低温干燥。

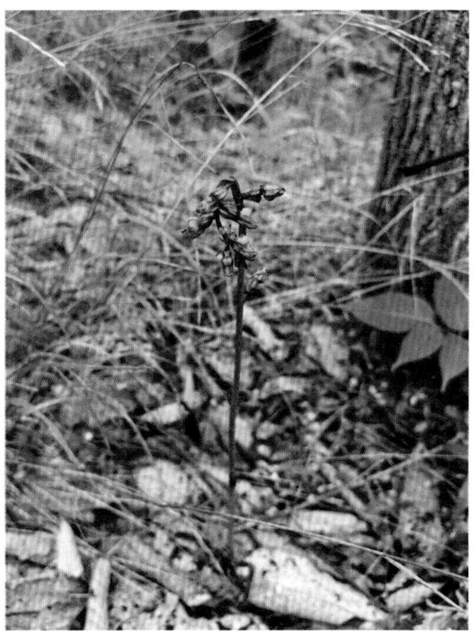

【药材性状】呈椭圆形或长条形，略扁，皱缩而稍弯曲，长 3 ～ 15cm，宽 1.5 ～ 6cm，厚 0.5 ～ 2cm。表面黄白色至黄棕色，有纵皱纹及由潜伏芽排列而成的横环纹多轮，有时可见棕褐色菌索。顶端有红棕色至深棕色鹦嘴状的芽或残留茎基；另端有圆脐形疤痕。质坚硬，不易折断，断面较平坦，黄白色至淡棕色，角质样。气微，味甘。

【性味归经】性平，味甘。归肝经。

【功效与作用】息风止痉，平抑肝阳，祛风通络。属平肝息风药下属分类的息风止痉药。

【临床应用】煎汤，3 ～ 10g；或入丸、散。用治小儿惊风，癫痫抽搐，破伤风，头痛眩晕，手足不遂，肢体麻木，风湿痹痛。

【配伍药方】

（1）治偏正头痛，首风攻注，眼目肿疼昏暗，头目旋运，起坐不能：天麻一两半，附子（炮制，去皮、脐）一两，半夏（汤洗七遍，去滑）一两，荆芥穗半两，木香半两，桂（去粗皮）一分，芎䓖半两。上七味，捣罗为末，入乳香匀和，滴水为丸如梧桐子大。每服五丸，渐加至十丸，茶清下，日三。(《圣济总录》)

（2）治风痫迷闷，涎潮抽掣：胆星、全蝎（去足，焙）、蝉蜕各二钱五分，牛黄、白附子、僵蚕（洗，焙）、防风、天麻各钱半，麝香五分，煮枣肉，和水银五分细研，入药末为丸，荆芥、姜汤下。(《医方集解》)

（3）治中风手足不遂，筋骨疼痛，行步艰难，腰膝沉重：天麻二两，地榆一两，没药三分（研），玄参、乌头（炮制，去皮、脐）各一两，麝香一分（研）。上六味，除麝香、没药细研外，同捣罗为末，与研药拌匀，炼蜜和丸如梧桐子大。每服二十丸，温酒下，空心晚食前服。(《圣济总录》)

（4）妇人风痹，手足不遂：天麻（切）、牛膝、附子、杜仲各二两。上药细锉，以生绢袋盛，用好酒一斗五升，浸经七日，每服温饮下一小盏。(《十便良方》)

（5）治风湿脚气，筋骨疼痛，皮肤不仁：天麻（生用）五两，麻黄（去根、节）十两，草乌头（炮，去皮）、藿香叶、半夏（炮黄色）、白面（炒）各五两。上六味，捣罗为细末，滴水丸如鸡头大，丹砂为衣。每服一丸，茶酒嚼下，日三服，不拘时。(《圣济总录》)

（6）治小儿风痰搐搦，急慢惊风，风痫：天麻四两（酒洗，炒），胆星三两，僵蚕二两（俱炒），天竺黄一两，明雄黄五钱。俱研细，总和匀，半夏曲二两，为末，打糊丸如弹子大。用薄荷、生姜泡浓汤，调化一丸，或二三丸。(《本草汇言》)

（7）治小儿诸惊：天麻半两，全蝎（去毒，炒）一两，天南星（炮，去皮）半两，白僵蚕（炒，去丝）二钱。共为细末，酒煮面糊为丸，如天麻子大。一岁每服十丸至十五丸。荆芥汤下，此药性温，可以常服。(《魏氏家藏方》)

## 地 龙

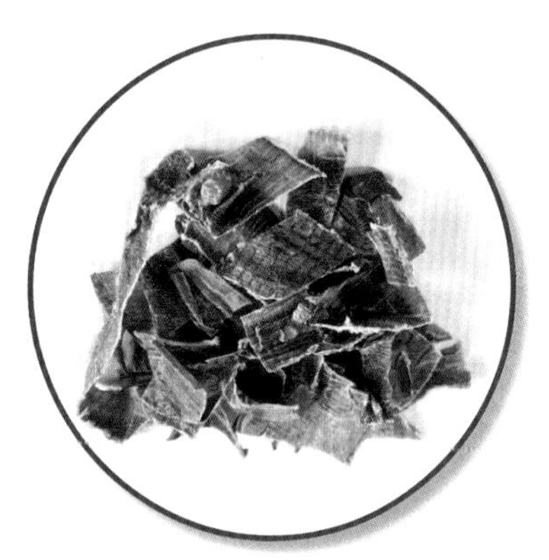

**【别名】**蚯蚓干、曲蟮、广地龙、土地龙、蜿蟮、曲曲、蚯蚓、蚓蝼、曲蟺、土龙、丘螾、地龙子、寒蚓、歌女。

**【来源】**本品为钜蚓科动物参环毛蚓 *Pheretima aspergillum*（E. Perrier）、通俗环毛蚓 *Pheretima vulgaris* Chen、威廉环毛蚓 *Pheretima guillelmi*（Michaelsen）或栉盲环毛蚓 *Pheretima pectinifera* Michaelsen 的干燥体。前一种习称“广地龙”，后三种习称“沪地龙”。

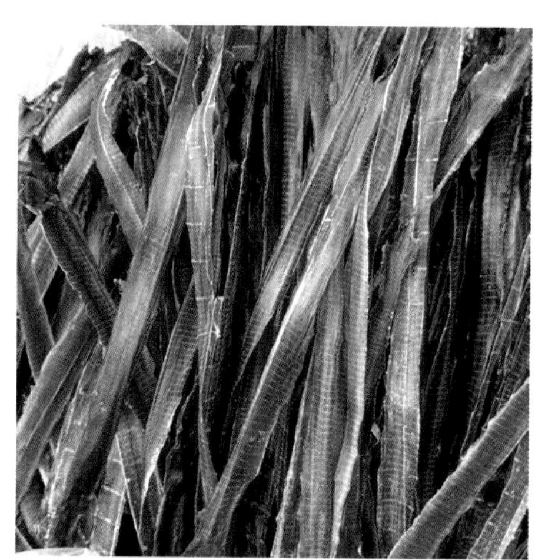

**【产地分布】**主产于广东、广西、浙江。

**【采收加工】**广地龙春季至秋季捕捉，沪地龙夏季捕捉，及时剖开腹部，除去内脏和泥沙，洗净，晒干或低温干燥。

**【药材性状】**

（1）广地龙：本品呈长条状薄片，弯曲，边缘略卷，长 15 ～ 20cm，宽 1 ～ 2cm。全体具环节，背部棕褐色至紫灰色，腹部浅黄棕色；第

14～16环节为生殖带，习称“白颈”，较光亮。体前端稍尖，尾端钝圆，刚毛圈粗糙而硬，色稍浅。雄生殖孔在第18环节腹侧刚毛圈一小孔突上，外缘有数环绕的浅皮褶，内侧刚毛圈隆起，前面两边有横排（一排或二排）小乳突，每边10～20个不等。受精囊孔2对，位于7/8至8/9环节间一椭圆形突起上，约占节周5/11。体轻，略呈革质，不易折断。

（2）沪地龙：长8～15cm，宽0.5～1.5cm。全体具环节，背部棕褐色至黄褐色，腹部浅黄棕色；第14～16环节为生殖带，较光亮。第18环节有一对雄生殖孔。通俗环毛蚓的雄交配腔能全部翻出，呈花菜状或阴茎状；威廉环毛蚓的雄交配腔孔呈纵向裂缝状；栉盲环毛蚓的雄生殖孔内侧有1或多个小乳突。受精囊孔3对，在6/7至8/9环节间。气腥，味微咸。

**【性味归经】**性寒，味咸。归肝、脾、膀胱经。

**【功效与作用】**清热定惊，通络，平喘，利尿。属平肝息风药下属分类的息风止痉药。

**【临床应用】**煎汤，5～10g；或入丸、散。用治高热神昏，惊痫抽搐，关节痹痛，肢体麻木，半身不遂，肺热喘咳，水肿尿少。

【配伍药方】

（1）治打伤：白颈蚯蚓不拘多少。去土洗净，焙干研末。每服二钱，葱、姜汤下，衣被盖暖，出汗即愈。亦治痛风。(《伤科汇纂》)

（2）治乳痈：地龙一二条，入生姜于乳钵内，研如泥，涂四旁，纸花贴之。(《普济方》)

（3）治对口毒疮，已溃出脓：蚯蚓，捣细，凉水调敷，日换三四次。(《扶寿精方》)

（4）治丹毒：中等活地龙七条，紫背浮萍一碗。研细，敷。(《仁斋直指方》)

（5）治风赤眼：地龙十条（炙干）。捣细罗为散。夜临卧时，以冷茶调下二钱。(《太平圣惠方》)

（6）治鼻衄：大蚯蚓十数条，捣烂，井水和稀，患轻澄清饮；重则并渣汁调服。(《古今医鉴》)

（7）治咽喉红肿，以防蛾患：蚯蚓七条。用滚水泡，候冷去泥，和荸荠汁饮之。(《喉科金钥》)

## 全　蝎

**【别名】**虿、虿尾虫、杜伯、主簿虫、蛜蝌、全虫、茯背虫。

**【来源】**本品为钳蝎科动物东亚钳蝎 *Buthus martensii* Karsch 的干燥体。

**【产地分布】**主产河南、山东、湖北、安徽。

**【采收加工】**春末至秋初捕捉，除去泥沙，置沸水或沸盐水中，煮至全身僵硬，捞出，置通风处，阴干。

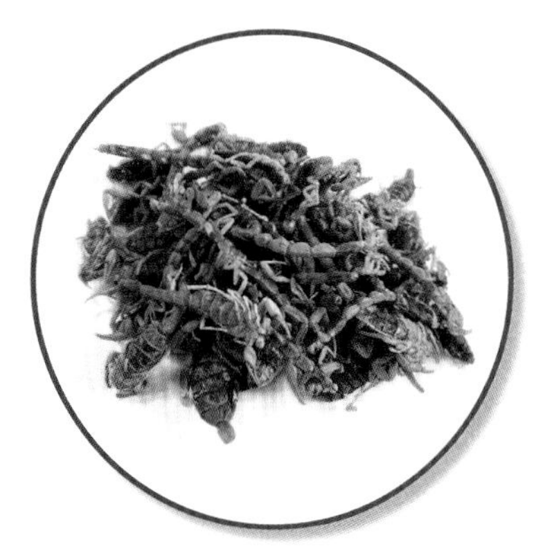

**【药材性状】**头胸部与前腹部呈扁平长椭圆形，后腹部呈尾状，皱缩弯曲，完整者体长约6cm。头胸部呈绿褐色，前面有1对短小的螯肢和1对较长大的钳状脚须，形似蟹螯，背面覆有梯形背甲，腹面有足4对，均为7节，末端各具2爪钩；前腹部由7节组成，第7节色深，背甲上有5条隆脊线。背面绿褐色，后腹部棕黄色，6节，节上均有纵沟，末节有锐钩状毒刺，毒刺下方无距。气微腥，味咸。

**【性味归经】**性平，味辛；有毒。归肝经。

**【功效与作用】**息风镇痉，通络止痛，攻毒散结。属平肝息风药下属分类的息风止痉药。

**【临床应用】**内服：煎汤，3～6g；或入丸、散。外用：适量。用治肝风内动，痉挛抽搐，小儿惊风，中风口歪，半身不遂，破伤风，风湿顽痹，偏正头痛，疮疡，瘰疬。

**【使用禁忌】**孕妇禁用；用量不宜过大。

【配伍药方】

（1）治疗中风，口眼歪斜，半身不遂：白附子、白僵蚕、全蝎（去毒）各等分（并生用）。上为细末，每服一钱，热酒调下，不拘时候。(《杨氏家藏方》)

（2）治疗大肠风毒下血：白矾三两，干蝎二两（微炒）。捣细罗为散，每于食前，以温粥调下半钱。(《太平圣惠方》)

（3）治疗破伤风：麝香（研）、干蝎各一分。为末，敷患处。(《普济方》)

（4）治疗腹股沟肿核，初起寒热如疟，有时愈而复发，每次增剧，终成象皮腿：初起即用干蝎去脚头，火焙研末，泡酒内服。每次一钱至一钱五分。(《泉州本草》)

（5）治疗小儿惊风：全蝎一个，不去头尾，薄荷四叶裹合，火上炙，令薄荷焦，同研为末，作四服，汤下。大人风涎只一服。(《杨氏经验方》)

（6）治疗小儿风痫：全蝎三十枚，取一大石榴，割头去子作瓮子，纳蝎于中，以纸筋和黄泥封裹，初炙干，渐烧令通赤，良久，去皮放冷，取其中焦黑者，细研成散。每服以乳汁调下一字。儿稍大，以防风汤调下半钱。(《太平圣惠方》)

## 蜈　蚣

**【别名】**天龙、百脚、百足虫、天虫、吴公、千足虫。

**【来源】**本品为蜈蚣科动物少棘巨蜈蚣 *Scolopendra subspinipes mutilans* L. Koch 的干燥体。

**【产地分布】**主产于江苏、浙江、湖北、湖南。

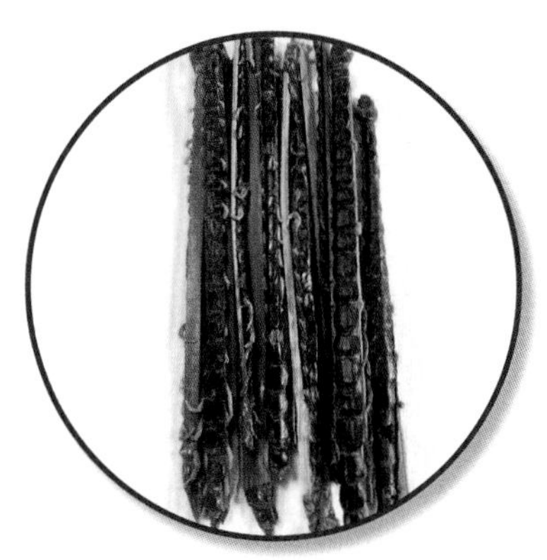

**【采收加工】** 春、夏二季捕捉，用竹片插入头尾，绷直，干燥。

**【药材性状】** 呈扁平长条形，长 9 ～ 15cm，宽 0.5 ～ 1cm。由头部和躯干部组成，全体共 22 个环节。头部暗红色或红褐色，略有光泽，有头板覆盖，头板近圆形，前端稍突出，两侧贴有颚肢一对，前端两侧有触角一对。躯干部第一背板与头板同色，其余 20 个背板为棕绿色或墨绿色，具光泽，自第四背板至第二十背板上常有两条纵沟线；腹部淡黄色或棕黄色，皱缩；自第二节起，每节两侧有步足一对；步足黄色或红褐色，偶有黄白色，呈弯钩形，最末一对步足尾状，故又称尾足，易脱落。质脆，断面有裂隙。气微腥，有特殊刺鼻的臭气，味辛、微咸。

**【性味归经】** 性温，味辛；有毒。归肝经。

**【功效与作用】** 息风镇痉，通络止痛，攻毒散结。属平肝息风药下属分类的息风止痉药。

**【临床应用】** 内服：煎汤，3 ～ 5g，或入丸、散。外用：适量。用治肝风内动，痉挛抽搐，小儿惊风，中风口歪，半身不遂，破伤风，风湿顽痹，偏正头痛，疮疡，瘰疬，蛇虫咬伤。

**【使用禁忌】** 孕妇禁用；用量不宜过大。

---

【配伍药方】

---

（1）治中风抽掣及破伤后受风抽掣者：生箭芪六钱，当归四钱，羌活二钱，独活二钱，全蝎二钱，全蜈蚣大者两条。煎汤服。(《医学衷中参西录》)

（2）治口眼歪斜，口内麻木者：蜈蚣三条（一蜜炙，一酒浸，一纸裹煨，并去失足），天南星一个（切作四片，一蜜炙，一酒浸，一纸裹煨，一生用），半夏、白芷各五钱。通为末，入麝少许。每服一钱，熟酒调下，日一服。(《世医通变要法》)

（3）治中风口眼歪斜：蜈蚣一条。焙干研末，猪胆汁调敷患处。(《吉林中草药》)

（4）治惊痫：蜈蚣、全蝎各等分。研细末，每次三至五分，日服二次。(《吉林中草药》)

（5）治小儿急惊：蜈蚣一条（全者，去足，炙为末），丹砂、轻粉等分。研匀，乳汁和丸，绿豆大，每岁一丸，乳汁下。(《太平圣惠方》)

（6）治破伤风：蜈蚣头、乌头尖、附子底、蝎梢，四味各等分。上为细末，每用一字，或半字，热酒调下。如禁了牙关，用此药斡开灌之。(《儒门事亲》)

（7）治破伤风邪在表，寒热拘急，口噤咬牙：蜈蚣二条，江鳔三钱，南星、防风各二钱五分。共研细末，每用二钱，黄酒调服，一日二服。(《医宗金鉴》)

# 僵 蚕

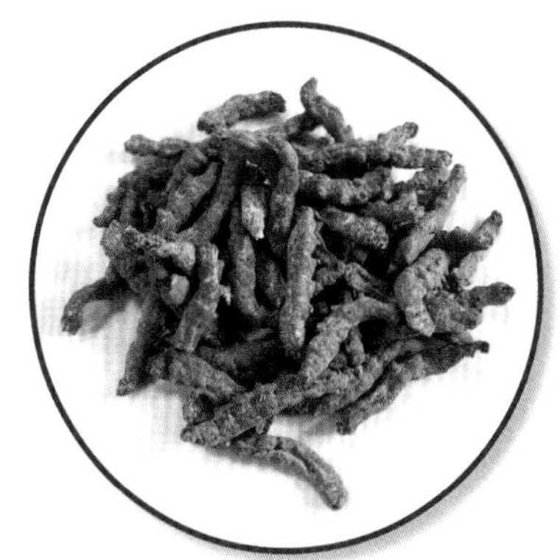

【别名】白僵蚕、天虫、僵虫、白僵虫。

【来源】本品为蚕蛾科昆虫家蚕 *Bombyx mori* Linnaeus 4～5龄的幼虫感染（或人工接种）白僵菌 *Beauveria bassiana*（Bals.）Vuillant 而致死的干燥体。

【产地分布】主产于浙江、江苏。

【采收加工】多于春、秋季生产，将感染白僵菌病死的蚕干燥。

【药材性状】略呈圆柱形，多弯曲皱缩。长2～5cm，直径0.5～0.7cm。表面灰黄色，被有白色粉霜状的气生菌丝和分生孢子。头部较圆，足8对，体节明显，尾部略呈二分歧状。质硬而脆，易折断，断面平坦，外层白色，中间有亮棕色或亮黑色的丝腺环4个。气微腥，味微咸。

【性味归经】性平，味咸、辛。归肝、肺、胃经。

【功效与作用】息风止痉，祛风止痛，化痰散结。属平肝息风药下属分类的息风止痉药。

【临床应用】煎汤，5～10g；或研末吞服，或入丸、散。用治肝风夹痰，惊痫抽搐，小儿急惊风，破伤风，中风口歪，风热头痛，目赤咽痛，风疹瘙痒，发颐痄腮。

【配伍药方】

（1）治中风口眼歪斜，半身不遂：白附子、白僵蚕、全蝎各等分（并生用）。为细末。每服一钱，热酒调下，不拘时候。（《杨氏家藏方》）

（2）治小儿惊风：白僵蚕、蝎梢等分，天雄尖、附子尖共一钱（微炮过）。为细末。每服一字或半钱，以生姜温水调，灌之。（《本草衍义》）

（3）治小儿撮口及发噤：白僵蚕二枚。为末，用蜜和，敷于小儿唇口内。（《小儿宫气方》）

（4）治头风：白僵蚕（去丝、嘴）、良姜等分。为细末，每服半钱，白梅茶清调下，临发时服。（《是斋百一选方》）

（5）治缠喉风并急喉闭喉肿痛者：白僵蚕一两（新瓦上炭火略炒微黄色），天南星一两（炮裂，刮去粗皮，锉）。为细末，每服一字，用生姜自然汁少许调药末，以熟水投之，呷下，吐出涎痰即快，不时服之。（《魏氏家藏方》）

（6）治喉闭牙关不开者：白僵蚕，微炒为末，生姜自然汁调下一钱。（《中藏经》）

（7）治瘰疬：白僵蚕，研末，水服五分匕，日三服。（《备急千金要方》）

# 第十六章 开窍药

## 麝香

**【别名】**遗香、脐香、当门子、生香、麝脐香。

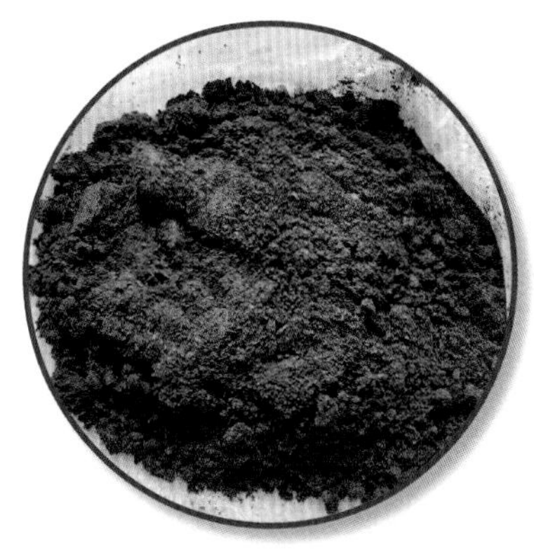

**【来源】**本品为鹿科动物林麝 *Moschus berezovskii* Flerov、马麝 *Moschus sifanicus* Przewalski 或原麝 *Moschus moschiferus* Linnaeus 成熟雄体香囊中的干燥分泌物。

**【产地分布】**主产于四川、西藏、云南。

**【采收加工】**野麝多在冬季至次春猎取，猎获后，割取香囊，阴干，习称“毛壳麝香”；剖开香囊，除去囊壳，习称“麝香仁”。家麝直接从其香囊中取出麝香仁，阴干或用干燥器密闭干燥。

**【药材性状】**

（1）毛壳麝香：本品为扁圆形或类椭圆形的囊状体，直径 3 ～ 7cm，厚 2 ～ 4cm。开口面的皮革质，棕褐色，略平，密生白色或灰棕色短毛，从两侧围绕中心排列，中间有 1 小囊孔。另一面为棕褐色略带紫色的皮膜，微皱缩，偶显肌肉纤维，略有弹性，剖开后可见中层皮膜呈棕褐色或灰褐色，半透明，内层皮膜呈棕色，内含颗粒状、粉末状的麝香仁和少量细毛及脱落的内层皮膜（习称“银皮”）。

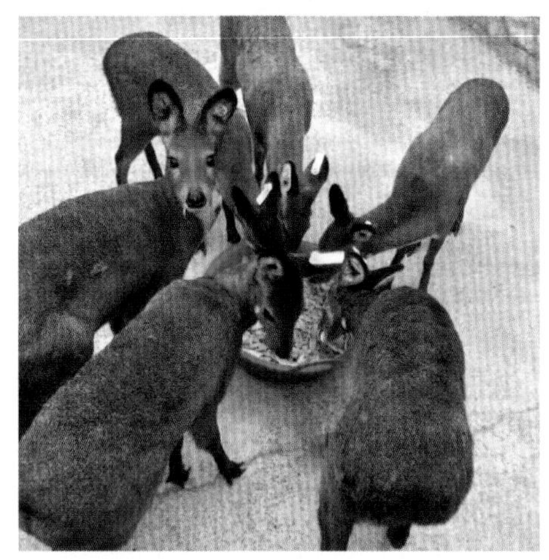

林麝

（2）麝香仁：野生者质软，油润，疏松；其中不规则圆球形或颗粒状者习称“当门子”，表面多呈紫黑色，油润光亮，微有麻纹，断面深棕色或黄棕色；粉末状者多呈棕褐色或黄棕色，并有少量脱落的内层皮膜和细毛。养殖者呈颗粒状、短条形或不规则的团块；表面不平，紫黑色或深棕色，显油性，微有光泽，并有少量毛和脱落的内层皮膜。气香浓烈而特异，味微辣、微苦带咸。

**【性味归经】**性温，味辛。归心、脾经。

**【功效与作用】**开窍醒神，活血通经，消肿止痛。

**【临床应用】**内服：0.03～0.1g，多入丸、散。外用：适量。用治热病神昏，中风痰厥，气郁暴厥，中恶昏迷，经闭，癥瘕，难产死胎，胸痹心痛，心腹暴痛，跌仆伤痛，痹痛麻木，痈肿瘰疬，咽喉肿痛。

**【使用禁忌】**孕妇禁用。

【配伍药方】

（1）治中风不醒：麝香二钱。研末，入清油二两，和匀灌之。(《济生方》)

（2）治痰迷心窍：麝香一分，月石、牙皂、明矾、雄精各一钱。上共研匀，密贮，每服五分。(《疡科遗编》)

（3）治中恶客忤垂死：空青一两（细研），麝香一分（细研），朱砂一两（细研，水飞过），雄黄半两（细研）。上药相和，研令匀，每服以醋一合、汤一合相和，调散半钱，不计时候服之，须臾即吐为效。(《太平圣惠方》)

（4）治跌打气闭：牙皂、北细辛、冰片、麝香等分。为末，吹鼻。(《医钞类编》)

（5）治厥心痛：麝香（别研，每汤成旋下），木香一两（锉），桃仁（麸炒）三十五枚，吴茱萸（水浸一宿，炒干）一两，槟榔（煨）三枚。上五味，除麝香、桃仁外，粗捣筛，入桃仁，再同和研匀。每服三钱匕，水半盏，童子小便半盏，同煎至六分，去滓，入麝香末半钱匕，搅匀温服，日二服。(《圣济总录》麝香汤）

（6）治牙痛：麝香大豆许，巴豆一粒，细辛末半两（钱）。上药同研令细，以枣瓤和丸，如粟米大。以新绵裹一丸，于痛处咬之，有涎即吐却，有蛀孔即纳一丸。(《太平圣惠方》麝香丸）

## 冰　片

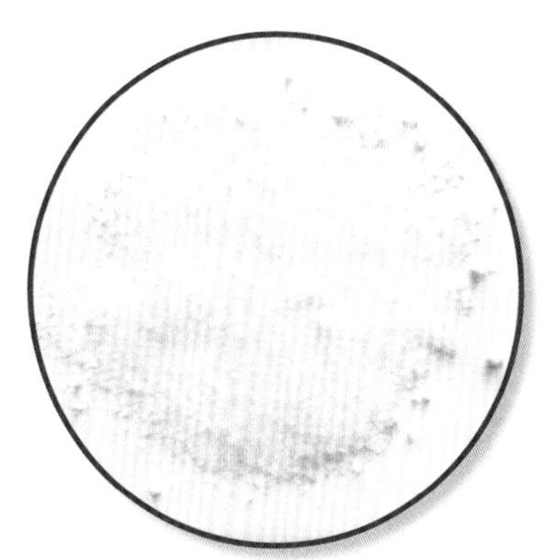

**【别名】**片脑、桔片、艾片、龙脑香、梅花冰片、羯布罗香、梅花脑、冰片脑、梅冰。

**【来源】**本品为樟科植物樟 *Cinnamomum camphora*（L.）Presl 的新鲜枝、叶经提取加工制成。

**【产地分布】**龙脑香主产于东南亚地区，我国台湾有引种；艾纳香主产于广东、广西、云南等地；天然冰片主产于江西、湖南。

**【采收加工】**天然冰片由龙脑香科植物龙脑香的树脂加工而成，或龙脑香树的树干、树枝切碎，经蒸馏冷却而得的结晶，称为“龙脑冰片”，亦称“梅片”；由菊科植物艾纳香的新鲜叶提取加工制成的结晶称为“艾片（左旋龙脑）”；

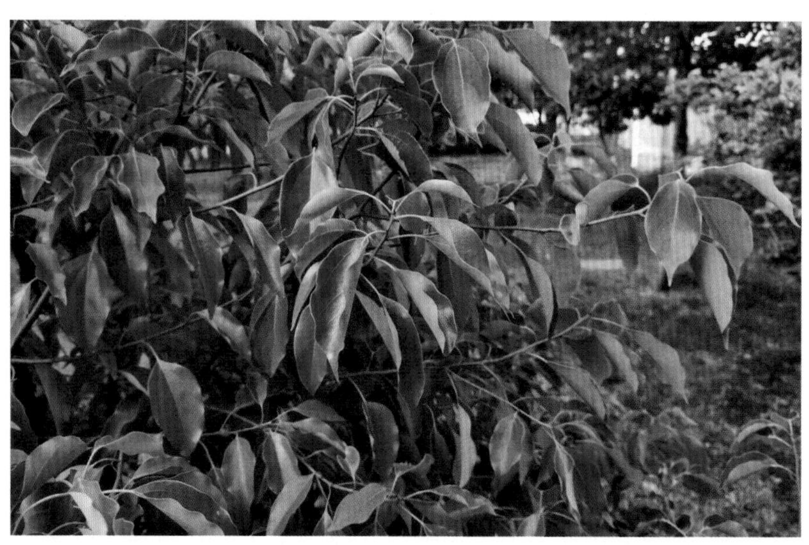

由松节油、樟脑等经化学方法合成者称“合成龙脑”；由樟科植物樟的新鲜枝、叶经提取加工制成者称为天然冰片（右旋龙脑）。

**【药材性状】**本品为白色结晶性粉末或片状结晶。气清香，味辛、凉。具挥发性，点燃时有浓烟，火焰呈黄色。

**【性味归经】**性凉，味辛、苦。归心、脾、肺经。

**【功效与作用】**开窍醒神，清热止痛。

**【临床应用】**内服：0.3～0.9g，入丸、散服。外用：适量，研粉点敷患处。用治热病神昏，惊厥，中风痰厥，气郁暴厥，中恶昏迷，胸痹心痛，目赤，口疮，咽喉肿痛，耳道流脓。

**【使用禁忌】**孕妇慎用。

【配伍药方】

（1）治急中风目瞑牙噤，不能下药：天南星（生捣为细末），龙脑（别研）。上二味，各等分，重研细，以中指点散子，揩齿三二十次在大牙左右，其口自开，始得下药。（《圣济总录》开关散）

（2）治时疾发豌豆疮及赤疮子未透，心烦狂躁，气喘，妄语：龙脑一钱。细研，旋滴猪心血和丸，如鸡头肉大。每服一丸，紫草汤下，少时心神便定，得睡，疮复发透，依常将息取安。（《经验后方》）

（3）治伏热在心，昏瞀不省，或误服热药，搐热冒昧不知人，以及疮疹倒靥黑陷：生梅花脑子（研）半字或一字。上取新杀猪心一个，取心中血同研作大丸，用新汲水少许化下，未省再服；如疮疹陷伏者，温酒化下。（《小儿药证直诀》龙脑丸）

（4）治伤寒舌出过寸者：梅花片脑半分，为末，掺之。（《夷坚志》）

（5）治头目风热上攻：龙脑末半两，南蓬砂末一两。频搐两鼻。（《御药院方》）

## 苏合香

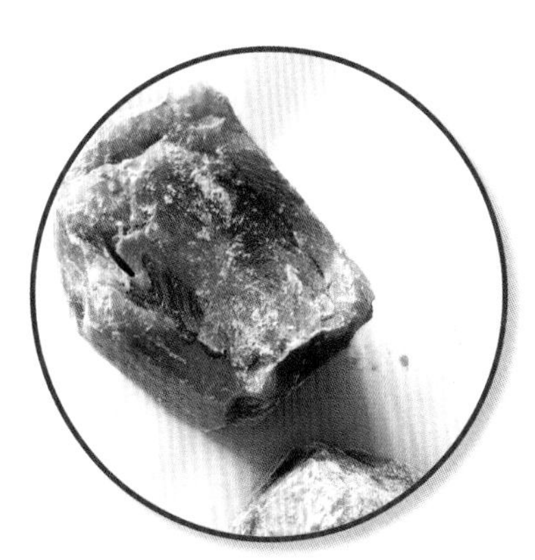

【别名】苏合油香、帝膏、苏合香胶、流动苏香油、帝油流。

【来源】本品为金缕梅科植物苏合香树 *Liquidambar orientalis* Mill. 的树干渗出的香树脂经加工精制而成。

【产地分布】主产于土耳其、埃及、叙利亚，我国广西、云南亦产。

【采收加工】初夏将树皮击伤或割破深达木部，使分泌香树脂。于秋季剥下树皮，榨取香树脂，残渣加水煮后再压榨，除去杂质，再溶解于乙醇中，滤过，蒸去乙醇，即得。

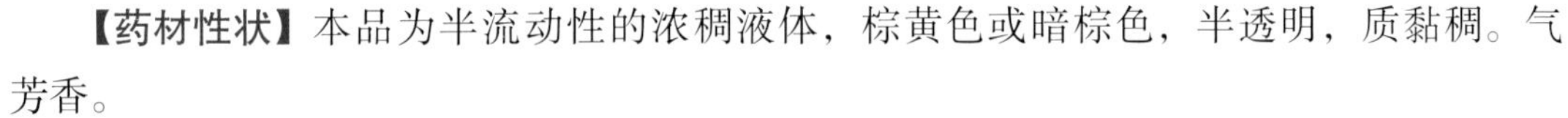

【药材性状】本品为半流动性的浓稠液体，棕黄色或暗棕色，半透明，质黏稠。气芳香。

【性味归经】性温，味辛。归心、脾经。

【功效与作用】开窍，辟秽，止痛。

【临床应用】内服，0.3 ～ 1g，宜入丸、散，不入煎剂。用治中风痰厥，猝然昏倒，胸痹心痛，胸腹冷痛，惊痫。

【配伍药方】

（1）治心腹猝痛，吐利时气：苏合香五分，藿香梗一钱，五灵脂二钱。共为末，每服五分，生姜泡汤调下。(《本草汇方》引《太平惠民和剂局方》)

（2）治猝大腹水病：真苏合香、水银、白粉等分。蜜丸，服如大豆二丸，日三，当下水。节饮，好自养。(《肘后备急方》)

（3）治五脏六腑气窍不通：苏合香一钱，石菖蒲（焙）三钱，姜制半夏（焙）二钱。共为末，以苏合香酒溶化为丸，如龙眼核大。每服一二丸，淡姜汤化下。(《本草汇方》引《太平惠民和剂局方》)

（4）治骨蒸，殗殜，肺痿，猝心痛，霍乱吐利，时气瘴疟，赤白暴利，瘀血月闭，痃癖，疔肿，惊痫，小儿吐乳：白术、青木香、乌犀屑、香附子（炒去毛）、朱砂（研水飞）、诃黎勒（煨，去皮）、白檀香、安息香（别为末，用无灰酒一升熬膏）、沉香、麝香（研）、丁香、荜拨各二两，龙脑（研）、苏合香油（入安息香膏内）各一两，熏陆香（别研）一两。上为细末，入研药匀，用安息香膏，并炼白蜜和剂。每服旋丸如梧桐子大，井华水化服四丸，老人小儿可服一丸；温酒化服亦得，并空心服之。(《太平惠民和剂局方》苏合香丸)

## 石菖蒲

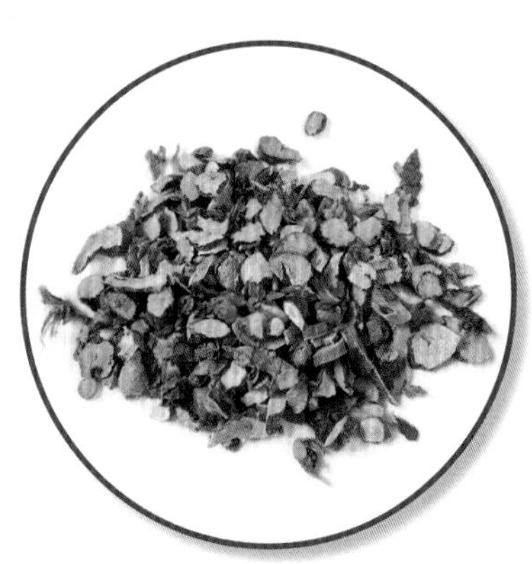

**【别名】**昌草、尧韭、九节菖蒲、水剑草、石蜈蚣、水蜈蚣、粉菖、溪菖、野韭菜。

**【来源】**本品为天南星科植物石菖蒲 *Acorus tatarinowii* Schott 的干燥根茎。

**【产地分布】**主产于四川、浙江、江苏。

**【采收加工】**秋、冬二季采挖，除去须根和泥沙，晒干。

**【药材性状】**本品呈扁圆柱形，多弯曲，常有分枝，长 3 ～ 20cm，直径 0.3 ～ 1cm。表面棕褐色或灰棕色，粗糙，有疏密不匀的环节，节间长 0.2 ～ 0.8cm，具细纵纹，一面残留须根或圆点状根痕；叶痕呈三角形，左右交互排列，有的其上有毛鳞状的叶基残余。质硬，断面纤维性，类白色或微红色，内皮层环明显，可见多数维管束小点及棕色油细胞。气芳香，味苦、微辛。

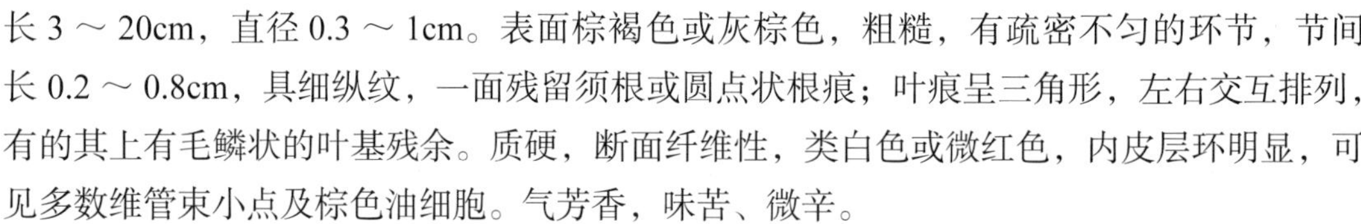

**【性味归经】**性温，味辛、苦。归心、胃经。

**【功效与作用】**开窍豁痰，醒神益智，化湿开胃。

**【临床应用】**内服：煎汤，3 ～ 10g，鲜品加倍；或入丸、散。外用：捣烂外敷。用治神昏癫痫，健忘失眠，耳鸣耳聋，脘痞不饥，噤口下痢。

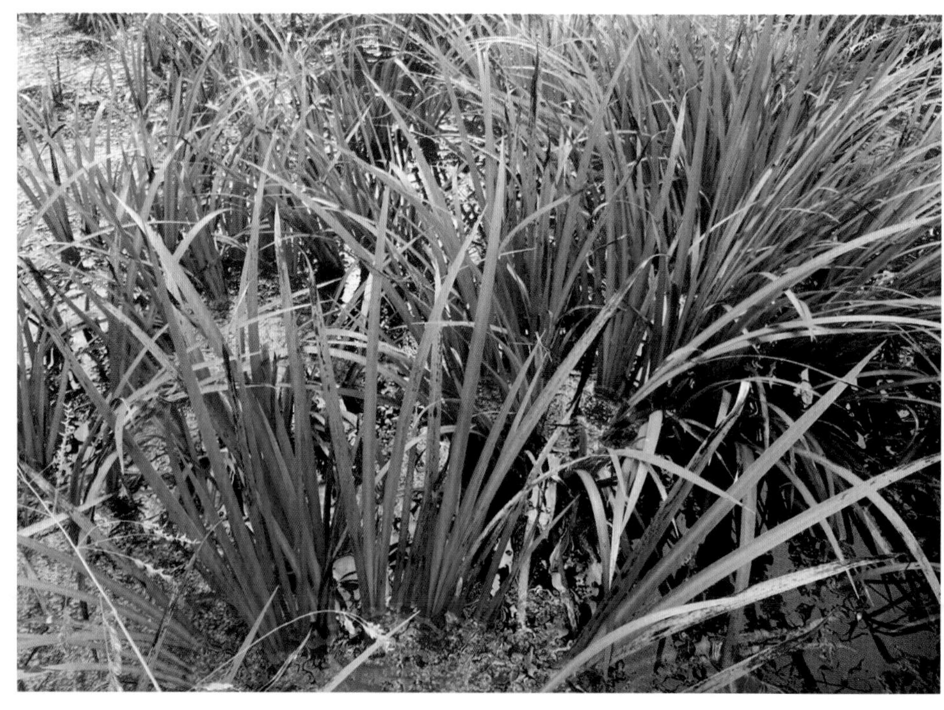

【配伍药方】

（1）治癫痫：九节菖蒲（去毛焙干），以木臼杵为细末，不可犯铁器，用黑豮猪心以竹刀劈开，砂罐煮汤送下，每日空心服二三钱。（《医学正传》）

（2）治少小热风痫，兼失心者：菖蒲（石上一寸九节者）、宣连、车前子、生地黄、苦参、地骨皮各一两。上为末，蜜和丸，如黍米大，每食后服十五丸，不拘早晚，以饭下。忌羊肉、血、饴糖、桃、梅果物。（《普济方》菖蒲丸）

（3）治痰迷心窍：石菖蒲、生姜。共捣汁灌下。（《梅氏验方新编》）

（4）治温热、湿温、冬温之邪，窜入心包，神昏谵语，或不语，舌苔焦黑，或笑或痉：连翘三钱（去心），犀角一钱，川贝母三钱（去心），鲜石菖蒲一钱。加牛黄至宝丹一颗，去蜡壳化冲。（《时病论》）

（5）治好忘：远志、人参各四分，茯苓二两，菖蒲一两。上四味，治下筛，饮服方寸匕，日三。（《备急千金要方》开心散）

（6）治风冷痹，身体俱痛：菖蒲（锉）、生地黄（去土，切）、枸杞根（去心）各四两，乌头（炮裂，去皮脐，锉）二两，生商陆根（去土，切）四两，生姜（切薄片）八两。上六味，以清酒三升，渍一宿，曝干，复纳酒中，以酒尽为度，曝干，捣筛为细散。每服，空心温酒调一钱匕，日再服。（《圣济总录》菖蒲散）

# 第十七章 补虚药

## 第一节 补气药

### 人 参

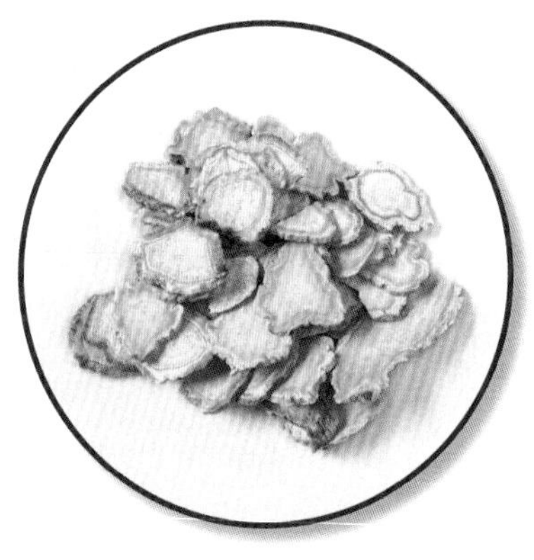

**【别名】** 棒锤、山参、园参、参叶。

**【来源】** 本品为五加科植物人参 *Panax ginseng* C. A. Mey. 的干燥根和根茎。

**【产地分布】** 主产于吉林、辽宁、黑龙江，传统以吉林抚松县产量最大、质量最好，称吉林参。野生者名“山参”；栽培的俗称“园参”；播种在山林野生状态下自然生长的称“林下山参”，习称“籽海”。

**【采收加工】** 多于秋季采挖，洗净，晒干或烘干。

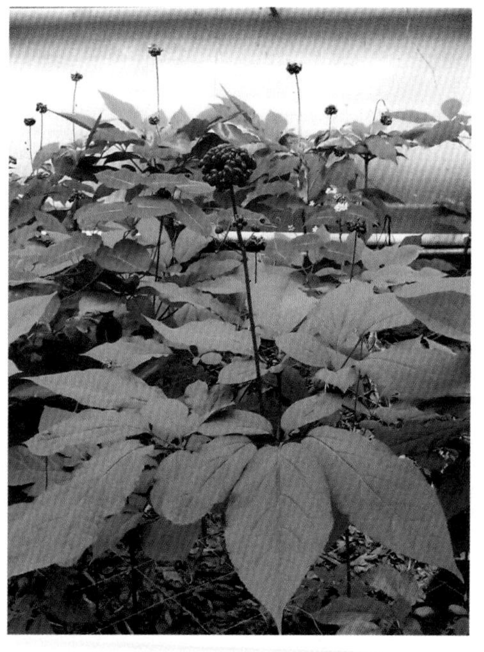

**【药材性状】** 主根呈纺锤形或圆柱形，长 3 ～ 15cm，直径 1 ～ 2cm。表面灰黄色，上部或全体有疏浅断续的粗横纹及明显的纵皱，下部有支根 2 ～ 3 条，并着生多数细长的须根，须根上常有不明显的细小疣状突出。根茎（芦头）长 1 ～ 4cm，直径 0.3 ～ 1.5cm，多拘挛而弯曲，具不定根（艼）和稀疏的凹窝状茎痕（芦碗）。质较硬，断面淡黄白色，显粉性，形成层环纹棕黄色，皮部有黄棕色的点状树脂道及放射状裂隙。香气特异，味微苦、甘。或主根多与根茎近等长或较短，呈圆柱形、菱角形或人字形，长 1 ～ 6cm。表面灰黄色，具纵皱纹，上部或中下部有环纹。支根多为 2 ～ 3 条，须根少而细长，清晰不乱，有较明显的疣状突起。根茎细长，少数粗短，中上部具稀疏或密集而深陷的茎痕。不定根较细，多下垂。

**【性味归经】**性微温，味甘、微苦。归脾、肺、心、肾经。

**【功效与作用】**大补元气，复脉固脱，补脾益肺，生津养血，安神益智。属补虚药下属分类的补气药。

**【临床应用】**3～9g，另煎兑服；也可研粉吞服，一次2g，一日2次。用治体虚欲脱，肢冷脉微，脾虚食少，肺虚喘咳，津伤口渴，内热消渴，气血亏虚，久病虚羸，惊悸失眠，阳痿宫冷。

**【使用禁忌】**不宜与藜芦、五灵脂同用。

---

【配伍药方】

---

（1）治营卫气虚，脏腑怯弱，心腹胀满，全不思食，肠鸣泄泻，呕吐逆：人参（去芦）、白术、茯苓（去皮）、甘草（炙）各等分。上为细末，每服二钱，水一盏，煎至七分，通口服，不拘时，入盐少许，白汤点亦得。常服温和脾胃，进益饮食，辟寒邪瘴雾气。（《太平惠民和剂局方》四君子汤）

（2）治阳虚气喘，自汗盗汗，气短头晕：人参五钱，熟附子一两。分为四帖，每帖以生姜十片，流水二盏，煎一盏，食远温服。（《济生方》）

（3）治吐血下血，因七情所感，酒色内伤，气血妄行，口鼻俱出，心肺脉散，血如涌泉：人参（焙）、侧柏叶（蒸，焙）、荆芥穗（烧存性）各五钱。为末，用二钱，入飞罗面二钱，以新汲水调如稀糊服，少顷再啜。（《中藏经》）

（4）治下痢噤口：人参、莲肉各三钱。以井华水二盏，煎一盏，细细呷之，或加姜汁炒黄连三钱。（《经验良方》）

（5）治胸痹心中痞气，气结在胸，胸满，胁下逆抢心：人参、甘草、干姜、白术各三两。上四味，以水八升，煮取三升，温服一升，日三服。（《金匮要略》人参汤）

## 西洋参

**【别名】**西洋人参、洋参、西参、花旗参、广东人参。

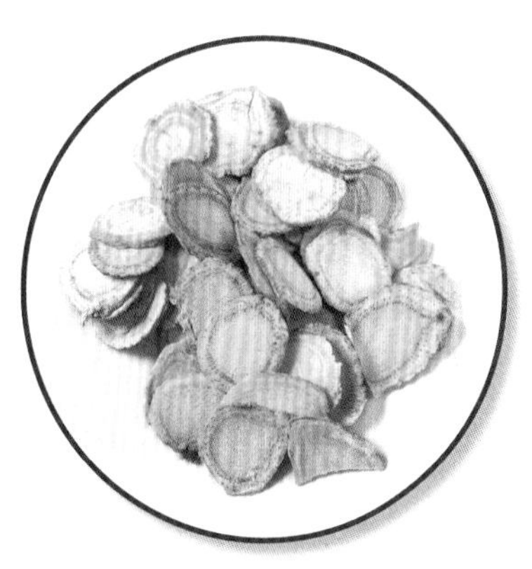

**【来源】**本品为五加科植物西洋参 *Panax quinquefolium* L. 的干燥根。

**【产地分布】**主产于美国、加拿大，我国亦有栽培。

**【采收加工】**均系栽培品，秋季采挖，洗净，晒干或低温干燥。

**【药材性状】**本品呈纺锤形、圆柱形或圆锥形，长

3～12cm，直径0.8～2cm。表面浅黄褐色或黄白色，可见横向环纹和线形皮孔状突起，并有细密浅纵皱纹和须根痕。主根中下部有一至数条侧根，多已折断。有的上端有根茎（芦头），环节明显，茎痕（芦碗）圆形或半圆形，具不定根（艼）或已折断。体重，质坚实，不易折断，断面平坦，浅黄白色，略显粉性，皮部可见黄棕色点状树脂道，形成层环纹棕黄色，木部略呈放射状纹理。气微而特异，味微苦、甘。

**【性味归经】**性凉，味甘、微苦。归心、肺、肾三经。

**【功效与作用】**补气养阴，清热生津。属补虚药下属分类的补气药。

**【临床应用】**3～6g，另煎兑服；入丸、散剂，每次0.5～1g。用治气虚阴亏，内热，咳喘，痰血，虚热烦倦，消渴，口燥咽干。

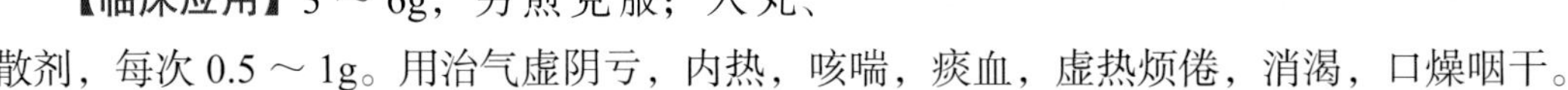

**【使用禁忌】**本品性寒凉，能伤阳助湿，故中阳衰微，胃有寒湿者不宜服用。不宜与藜芦同用。

【配伍药方】

（1）治原因不明长期低热：西洋参3g，地骨皮6g，甘草6g。同煎饮服。每剂浓煎2次，每日1剂。(《中西医结合杂志》)

（2）治过度体力劳伤，疲乏难复：仙鹤草30g，红枣7枚，浓煎；另煎西洋参3g，合兑服。(《中西医结合杂志》)

（3）治食欲不振，体倦神疲：西洋参10g，白术10g，云苓10g。水煎服。(《大众中医药》)

（4）治秋燥伏暑，津气两伤：生玉竹三钱，川贝母三钱，西洋参二钱，浙黄芩二钱，紫菀二钱，蜜炙橘红八分，桔梗八分，炙甘草八分。水煎服。(《重订通俗伤寒论》加减玉竹饮）

（5）治血虚不足养肝，致动肝风所致的病症：西洋参一钱，生鳖甲五钱，阿胶一钱，白芍一钱，炙甘草一钱，远志八分。(《温热经解》阿胶鳖甲汤）

（6）治金水两亏，阳虚火旺证：六味地黄丸加西洋参三两，麦冬三两。(《成方便读》参麦地黄丸）

## 党 参

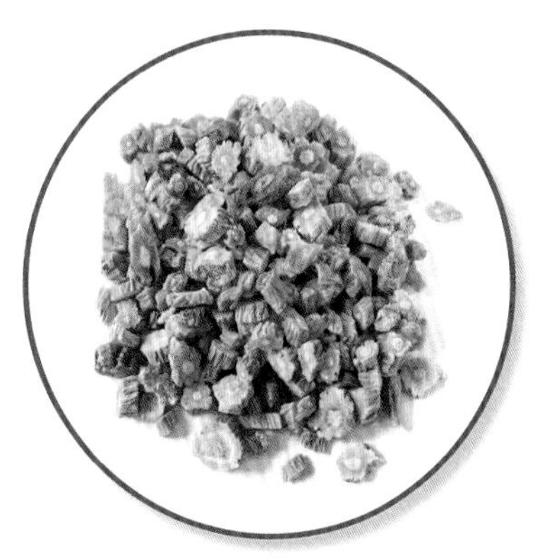

【别名】东党、台党、潞党、口党。

【来源】本品为桔梗科植物党参 *Codonopsis pilosula*（Franch.）Nannf.、素花党参 *Codonopsis pilosula* Nannf. var. *modesta*（Nannf.）L. T. Shen 或川党参 *Codonopsis tangshen* Oliv 的干燥根。

【产地分布】前二者主产于甘肃、四川，后者主产于四川、湖北、陕西。

【采收加工】秋季采挖，洗净，晒干。

【药材性状】

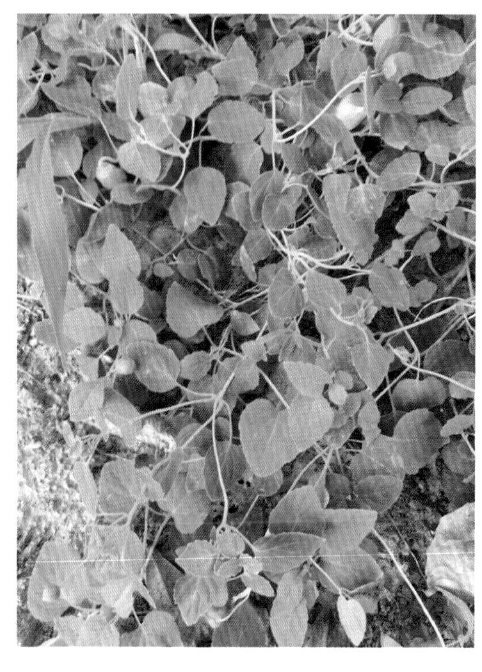

（1）党参：呈长圆柱形，稍弯曲，长 10 ～ 35cm，直径 0.4 ～ 2cm。表面灰黄色、黄棕色至灰棕色，根头部有多数疣状突起的茎痕及芽，每个茎痕的顶端呈凹下的圆点状；根头下有致密的环状横纹，向下渐稀疏，有的达全长的一半，栽培品环状横纹少或无；全体有纵皱纹和散在的横长皮孔样突起，支根断落处常有黑褐色胶状物。质稍柔软或稍硬而略带韧性，断面稍平坦，有裂隙或放射状纹理，皮部淡棕黄色至黄棕色，木部淡黄色至黄色。有特殊香气，味微甜。

（2）素花党参（西党参）：长 10 ～ 35cm，直径 0.5 ～ 2.5cm。表面黄白色至灰黄色，根头下致密的环状横纹常达全长的一半以上。断面裂隙较多，皮部灰白色至淡棕色。

（3）川党参：长 10 ～ 45cm，直径 0.5 ～ 2cm。表面灰黄色至黄棕色，有明显不规则的纵沟。质较软而结实，断面裂隙较少，皮部黄白色。

【性味归经】性平，味甘。归脾经、肺经。

【功效与作用】健脾益肺，养血生津。属补虚药下属分类的补气药。

【临床应用】内服：煎汤，9 ～ 30g。用治脾肺气虚，食少倦怠，咳嗽虚喘，气血不足，面色萎黄，心悸气短，津伤口渴，内热消渴。

【使用禁忌】不宜与藜芦同用。

【配伍药方】

（1）清肺气，补元气，开声音，助筋力：党参（软甜者，切片）一斤，沙参（切片）半斤，桂圆肉四两。水煎浓汁，滴水成珠，用瓷器盛贮。每用一酒杯，空心滚水冲服，冲入煎药亦可。(《得配本草》上党参膏）

（2）治小儿自汗症：每日用党参30g，黄芪20g，水煎成50mL，分3次服，1岁以内减半。(《江苏中医》)

（3）治服寒凉峻剂，以致损伤脾胃，口舌生疮：党参（焙)、黄芪（炙）各二钱，茯苓一钱，甘草（生）五分，白芍七分。白水煎，温服。(《喉科紫珍集》参芪安胃散）

（4）治小儿口疮：党参30g，黄柏15g。共为细末，吹撒患处。(《青海省中医验方汇编》)

（5）治脱肛：党参30g，升麻9g，甘草6g。水煎2次，早、晚各1次。(《全国中草药汇编》)

## 太子参

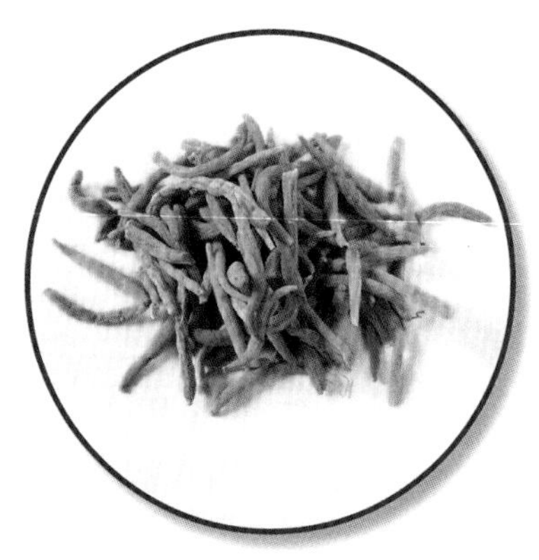

**【别名】**孩儿参、童参、双批七、四叶参、米参。

**【来源】**本品为石竹科植物孩儿参 *Pseudostellaria heterophylla*（Miq.）Pax ex Pax et Hoffm. 的干燥块根。

**【产地分布】**主产于江苏、山东。

**【采收加工】**大暑前后采挖。洗净泥土，入沸水中浸烫，3～5分钟后取出曝晒，当须根干时，即将须根擦光，然后晒至全干。也可不经浸烫，摘除须根后直接晒干。

**【药材性状】**干燥块根呈细长条形或长纺锤形，长2～6cm；直径3～6mm。表面黄白色，半透明，有细皱纹及凹下的须根痕，根头钝圆，其上常有残存的茎痕，下端渐细如鼠尾。质脆易折断，断面黄白色而亮，直接晒干的断面为色，有粉性。气微，味微甘。以肥润、黄白色无须根者为佳。

**【性味归经】**性平，味甘。归脾、肺经。

**【功效与作用】**益气健脾，生津润肺。属补虚药下属分类的补气药。

**【临床应用】**煎汤，9～30g。用治脾虚体倦，食欲不振，病后虚弱，气阴不足，自汗口渴，肺燥干咳。

**【使用禁忌】**不宜与藜芦同用。

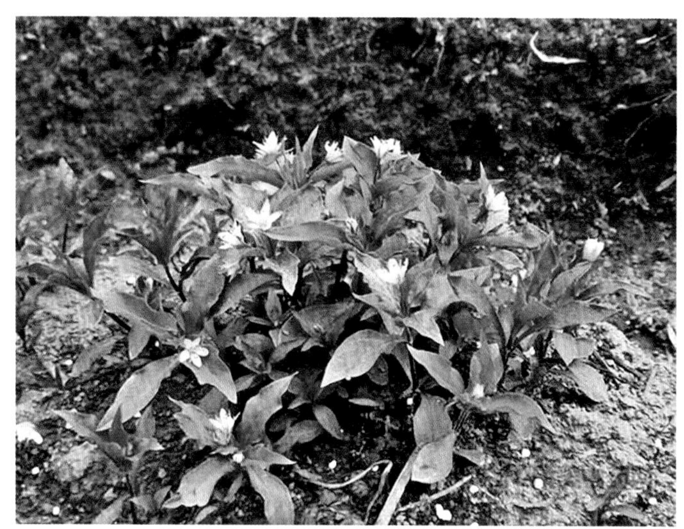

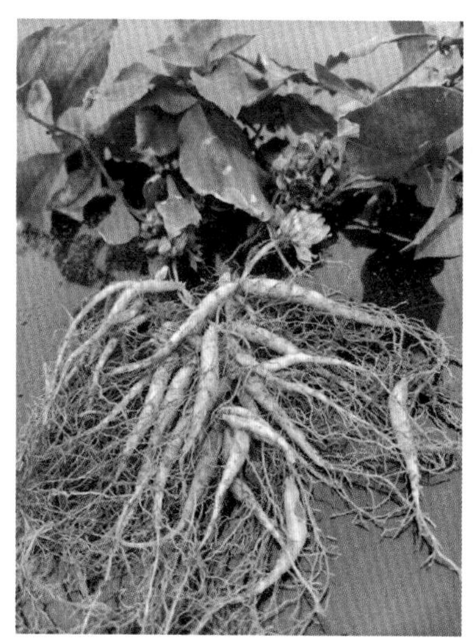

【配伍药方】

（1）治肺虚咳嗽：太子参15克，麦冬12克，甘草6克。水煎服。(《湖北中草药志》)

（2）治病后虚弱，伤津口干：太子参、生地黄、白芍、生玉竹各9克。水煎服。(《浙江药用植物志》)

（3）治病后气血亏虚：太子参15克，黄芪12克，五味子3克，嫩白扁豆4克，大枣4枚。煎水代茶饮。(《安徽中草药》)

（4）治小儿夏季热：太子参12g，竹叶4.5g，麦冬6g，西瓜翠衣一撮，鲜荷叶半张，扁豆衣、粳米各9g，甘草3g。煎水服。(《安徽中药志》)

（5）治小儿出虚汗：太子参9g，浮小麦15g，大枣10枚。水煎服。(《青岛中草药手册》)

（6）治自汗：太子参三钱，浮小麦五钱。水煎服。(《陕西中草药》)

## 黄 芪

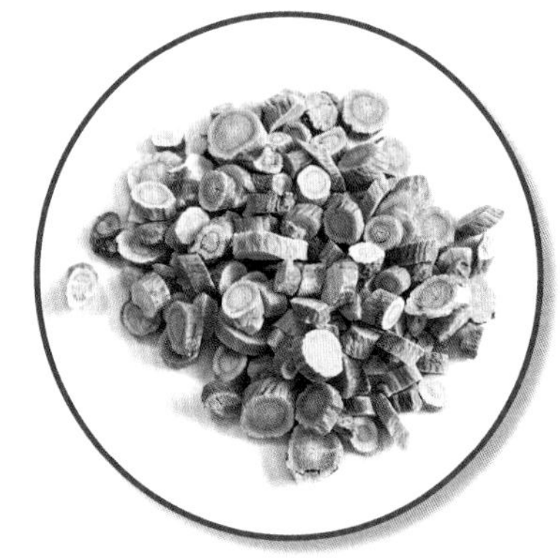

**【别名】**木耆、绵黄芪、王孙、箭芪、戴糁、戴椹、独椹、芰草、蜀脂、百本、百药绵、独根。

**【来源】**本品为豆科植物蒙古黄芪 *Astragalus membranaceus*（Fisch.）Bge. var. *mongholicus*（Bge.）Hsiao 或膜荚黄芪 *Astragalus membranaceus*（Fisch.）Bge. 的干燥根。

**【产地分布】**主产于山西、甘肃、黑龙江、内蒙古。

**【采收加工】**野生黄芪春秋两季均可采挖，除净泥土

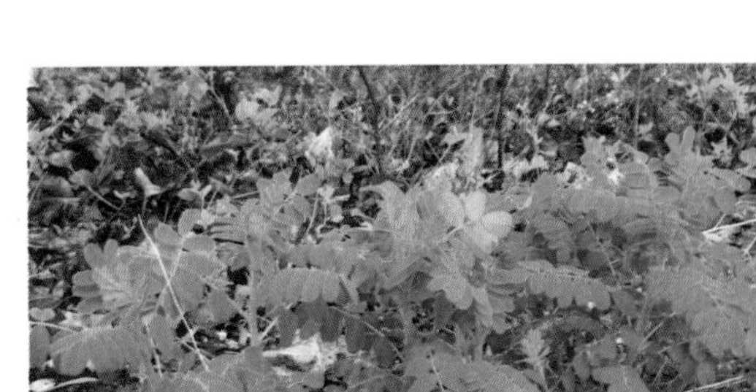

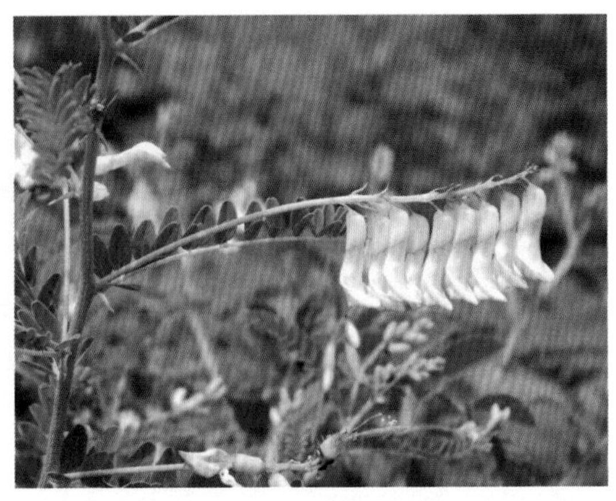

及须根，切去根头，晒至七八成干，按粗细、长短不同分级。栽培黄芪应3年以后采收。

**【药材性状】**

（1）蒙古黄芪：表面灰黄色，栓皮不易脱落。质硬而韧，断面纤维性并显粉性。皮部黄白色，木部淡黄色。气微，味微甜，有豆腥味。

（2）膜荚黄芪：表面灰黄色、黄棕色，质硬，较难折断。

**【性味归经】**性微温，味甘。归脾、肺经。

**【功效与作用】**补气升阳，固表止汗，利水消肿，生津养血，行滞通痹，托毒排脓，敛疮生肌。属补虚药下属分类的补气药。

**【临床应用】**煎汤，9～30g；或入丸、散、膏剂。用治气短心悸，乏力，虚脱，自汗，盗汗，体虚浮肿，慢性肾炎，久泻，脱肛，子宫脱垂，痈疽难溃，疮口久不愈合，小儿支气管哮喘，慢性乙型肝炎，慢性肾炎，病毒性心肌炎。补气宜炙用，止汗、利尿、托毒排脓生肌宜生用。

**【使用禁忌】**表实邪盛、湿阻气滞、肠胃积滞、阴虚阳亢、痈疽初起或溃后热毒尚盛者，均禁服。

---

【配伍药方】

---

（1）治表虚自汗：防风一两，黄芪（蜜炙）、白术各二两。每服三钱，水一盅半，加大枣一枚，煎至七分，去滓，食后热服。（《医方类聚》引《究原方》玉屏风散）

（2）治阴阳气血不足，腹中拘急，自汗或盗汗，身重或不仁，脉大而虚：黄芪一两半，桂枝、炙甘草、生姜各三两，芍药六两，大枣十二枚，饴糖（烊化）一升。水煎，分三次服。（《金匮要略》黄芪建中汤）

（3）治吐血不止：黄芪二钱半，紫背浮萍五钱。为末，每服一钱，姜蜜水下。（《圣济总录》）

（4）治肠风泻血：黄芪、黄连等分。为末，面糊丸如绿豆大。每服三十丸，米饮下。

(《传家秘宝》)

(5)治尿血、砂淋，痛不可忍：黄芪、人参等分。为末，以大萝卜一个，切一指厚大，四五片，蜜二两，淹炙令尽，不令焦，点末。食无时，以盐汤下。(《永类钤方》)

## 白 术

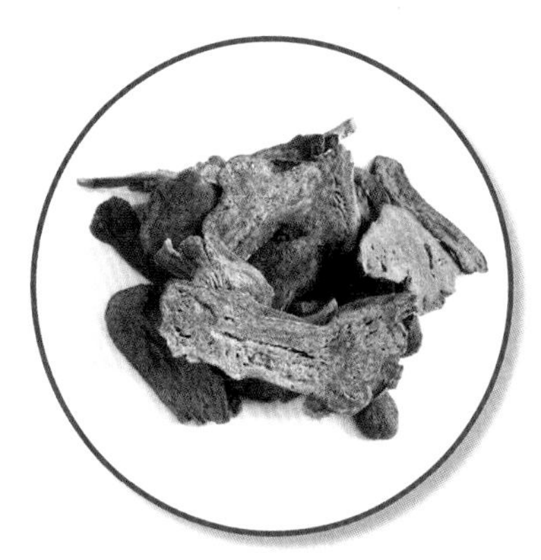

**【别名】**山蓟、杨枹蓟、术、山芥、天蓟、山姜、山连、山精、乞力伽、冬白术。

**【来源】**本品为菊科植物白术 *Atractylodes macrocephala* Koidz. 的干燥根茎。

**【产地分布】**主产于浙江、安徽，传统以浙江於潜产者最佳，称为“於术”。

**【采收加工】**冬季下部叶枯黄、上部叶变脆时采挖，除去泥沙，烘干或晒干，再除去须根。

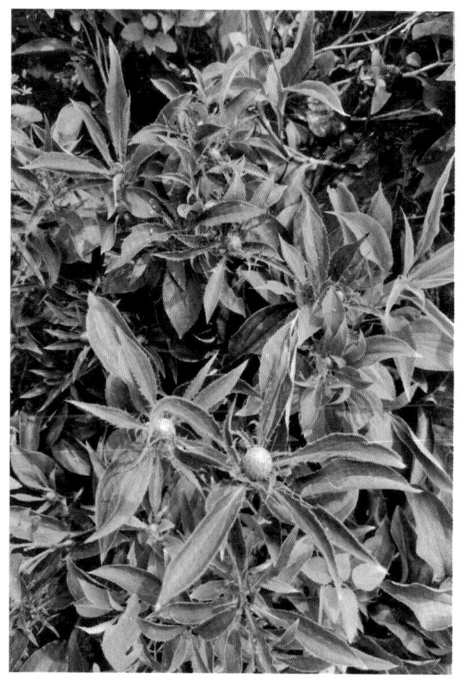

**【药材性状】**本品为不规则的肥厚团块，长 3 ~ 13cm，直径 1.5 ~ 7cm。表面灰黄色或灰棕色，有瘤状突起及断续的纵皱和沟纹，并有须根痕，顶端有残留茎基和芽痕。质坚硬不易折断，断面不平坦，黄白色至淡棕色，有棕黄色的点状油室散在；烘干者断面角质样，色较深或有裂隙。气清香，味甘、微辛，嚼之略带黏性。

**【性味归经】**性温，味甘。归脾、胃经。

**【功效与作用】**补气健脾，燥湿利水，止汗，安胎。属补虚药下属分类的补气药。

**【临床应用】**煎汤，6 ~ 12g。用治脾胃气弱，不思饮食，倦怠少气，虚胀，泄泻，痰饮，水肿，黄疸，湿痹，小便不利，头晕，自汗，胎气不安。

**【使用禁忌】**阴虚燥渴，气滞胀闷者忌服。

【配伍药方】

(1)治虚弱枯瘦，食而不化：于术(酒浸，九蒸九晒)一斤，菟丝子(酒煮吐丝，晒干)一斤。共为末，蜜丸，梧子大，每服二三钱。(《本草纲目拾遗》)

(2)治脾虚胀满：白术二两，橘皮四两。为末，酒糊丸，梧子大。每食前木香汤送下

三十丸。(《全生指迷方》宽中丸)

(3)治痞，消食强胃：枳实(麸炒黄色)一两，白术二两。上为极细末，荷叶裹烧饭为丸，如绿豆一倍大。每服五十丸，白汤下，不拘时候，量所伤多少，加减服之。(《兰室秘藏》枳术丸)

(4)服食滋补，止久泻痢：上好白术十两，切片，入瓦锅内，水淹过二寸，文武火煎至一半，倾汁入器内，以渣再煎，如此三次，乃取前后汁同熬成膏，入器中一夜，倾去上面清水，收之。每服二三匙，蜜汤调下。(《千金良方》白术膏)

(5)治脾虚泄泻：白术一两，芍药半两(冬月不用芍药，加肉豆蔻，泄者炒)。上为末，粥丸。(《丹溪心法》白术丸)

(6)治小儿久患泄泻，脾虚不进饮食，或食讫仍前泻下，米谷不化：白术一分(米泔浸一时，切，焙干)，半夏一钱半(浸洗七次)，丁香半钱(炒)。上为细末，生姜自然汁糊丸，黍米大。每半岁儿三丸，三五岁儿五七丸，淡生姜汤下，早、晚各一。(《小儿卫生总微论方》温白丸)

(7)治湿泻暑泻：白术、车前子等分。炒为末，白汤下二三钱。(《简便单方》)

(8)治肠风痔漏，脱肛泻血，面色萎黄，积年久不瘥：白术一斤(糯米泔浸三日，细研，锉，炒焦为末)，干地黄半斤(净洗，用碗盛于甑上蒸烂，细研)。上相和，如硬，滴酒少许，众手丸梧桐子大，焙干。每服十五丸，空心粥饮下，加至二十丸。(《普济方》香术丸)

(9)治心下坚，大如盘，边如旋盘，水饮所作：枳实七枚，白术二两。上二味，以水五升，煮取三升，分温三服，腹中软，即当散也。(《金匮要略》枳术汤)

(10)治伤寒八九日，风湿相搏，身体疼烦，不能自转侧，不呕不渴，脉浮虚而涩，大便坚，小便自利者：白术二两，附子一枚半(炮，去皮)，甘草一两(炙)，生姜一两半(切)，大枣六枚。上五味，以水三升，煮取一升，去滓，分温三服。一服觉身痹，半日许再服。三服都尽，其人如冒状，勿怪，即是术、附并走皮中逐水气，未得除故耳。(《金匮要略》白术附子汤)

## 山 药

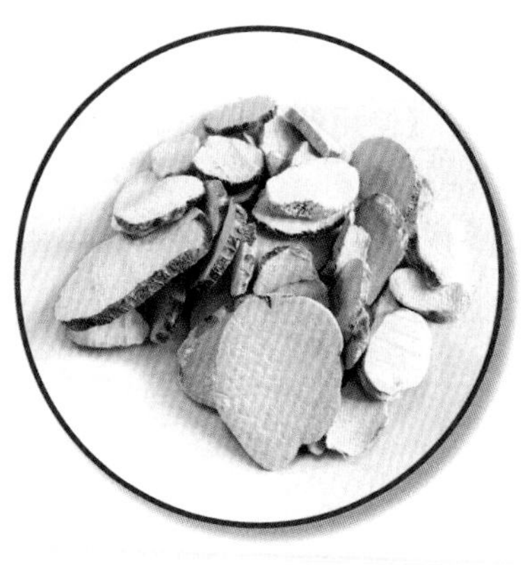

**【别名】**薯蓣、山芋、诸署、玉延、修脆、儿草、延草、王芋。

**【来源】**本品为薯蓣科植物薯蓣 *Dioscorea opposita* Thunb. 的干燥根茎。

**【产地分布】**主产于河南、河北，传统认为河南古怀庆府(今河南焦作所辖的温县、武陟、博爱、沁阳等县)所产者品质最佳，故有“怀山药”之称。

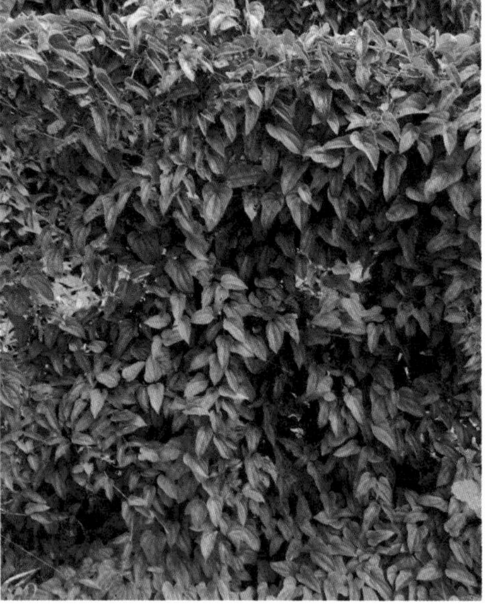

【采收加工】冬季茎叶枯萎后采挖，切去根头，洗净，除去外皮和须根，干燥，习称“毛山药”；或除去外皮，趁鲜切厚片，干燥，称为“山药片”；也有选择肥大顺直的干燥山药，置清水中，浸至无干心，闷透，切齐两端，用木板搓成圆柱状，晒干，打光，习称“光山药”。

【药材性状】

（1）毛山药：本品略呈圆柱形，弯曲而稍扁，长 15 ～ 30cm，直径 1.5 ～ 6cm。表面黄白色或淡黄色，有纵沟、纵皱纹及须根痕，偶有浅棕色外皮残留。体重，质坚实，不易折断，断面白色，粉性。气微，味淡、微酸，嚼之发黏。

（2）山药片：为不规则的厚片，皱缩不平，切面白色或黄白色，质坚脆，粉性。气微，味淡、微酸。

（3）光山药：呈圆柱形，两端平齐，长 9 ～ 18cm，直径 1.5 ～ 3cm。表面光滑，白色或黄白色。

【性味归经】性平，味甘。归脾、肺、肾经。

【功效与作用】补脾养胃，生津益肺，补肾涩精。属补虚药下属分类的补气药。

【临床应用】煎汤，15 ～ 30g。用治脾虚食少，久泻不止，肺虚喘咳，肾虚遗精，带下，尿频，虚热消渴。麸炒山药补脾健胃，用于脾虚食少，泄泻便溏，白带过多。

【使用禁忌】本品养阴能助湿，故湿盛中满或有积滞者不宜使用。

【配伍药方】

（1）治湿热虚泄：山药、苍术等分，饭丸，米饮服。(《濒湖经验方》)

（2）治噤口痢：干山药一半炒黄色，一半生用，研为细末，米饮调下。(《是斋百一选方》)

（3）治心腹虚膨，手足厥冷，或饮过苦涩凉剂，晨朝未食先呕，或闻食即吐，不思饮食，此乃脾胃虚弱：山药一味，锉如小豆大，一半炒热，一半生用，为末，米饮调下。(《普济方》)

（4）补下焦虚冷，小便频数，瘦损无力：薯蓣于沙盆内研细，入铫中，以酒一大匙，熬令香，旋添酒一盏，搅令匀，空心饮之，每旦一服。(《太平圣惠方》)

（5）治小便多，滑数不禁：白茯苓（去黑皮），干山药（去皮，白矾水内湛过，慢火焙干用之）。上二味，各等分，为细末，稀米饮调服。(《儒门事亲》)

（6）治痰气喘急：山药捣烂半碗，入甘蔗汁半碗，和匀，顿热饮之。(《简便单方》)

（7）治肿毒：山药，蓖麻子，糯米为一处，水浸研为泥，敷肿处。(《普济方》)

（8）治项后结核，或赤肿硬痛：生山药一挺（去皮），蓖麻子二个。同研贴之。(《救急易方》)

## 白扁豆

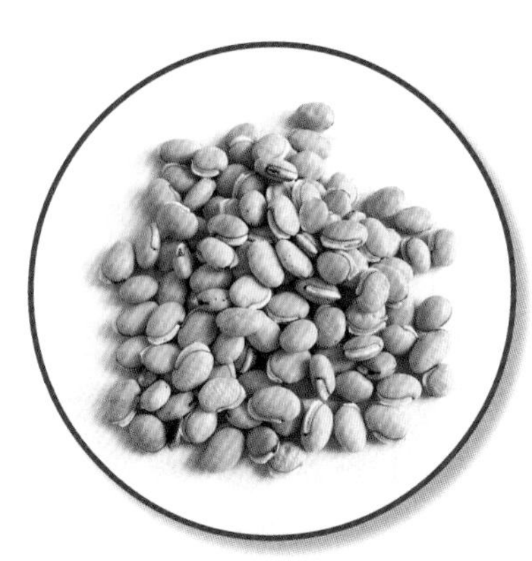

**【别名】**火镰扁豆、峨眉豆、扁豆子、茶豆。

**【来源】**本品为豆科植物扁豆 *Dolichos lablab* L. 的干燥成熟种子。

**【产地分布】**全国大部分地区均产。

**【采收加工】**秋、冬二季采收成熟果实，晒干，取出种子，再晒干。

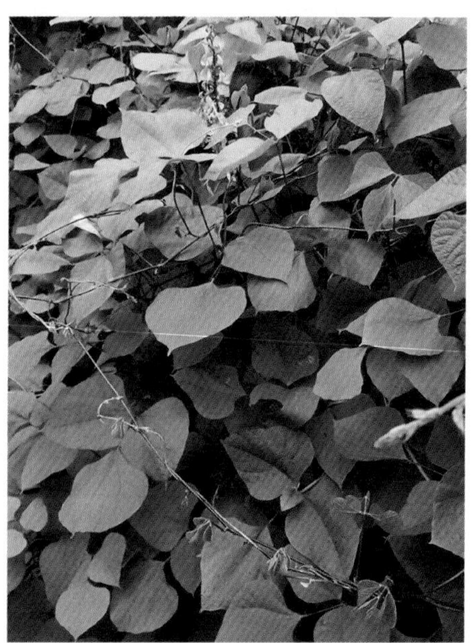

**【药材性状】**本品呈扁椭圆形或扁卵圆形，长 8 ～ 13mm，宽 6 ～ 9mm，厚约 7mm。表面淡黄白色或淡黄色，平滑，略有光泽，一侧边缘有隆起的白色眉状种阜。质坚硬。种皮薄而脆，子叶 2，肥厚，黄白色。气微，味淡，嚼之有豆腥气。

**【性味归经】**性温，味甘。归脾、胃经。

**【功效与作用】**健脾化湿、和中消暑。属补虚药下属分类的补气药。

**【临床应用】**煎汤，9 ～ 15g。健脾化湿、止泻止带宜炒用，和中消暑宜生用。用治脾胃虚弱，食欲不振，大便溏泄，白带过多；暑湿吐泻，胸闷腹胀。

**【使用禁忌】**无特殊禁忌。

【配伍药方】

（1）治脾胃虚弱，饮食不进而呕吐泄泻者：白扁豆一斤半（姜汁浸，去皮，微炒），人参（去芦）、白茯苓、白术、甘草（炒）、山药各二斤，莲子肉（去皮）、桔梗（炒令深黄色）、薏苡仁、缩砂仁各一斤。上为细末，每服二钱，枣汤调下，小儿量岁数加减服。(《太平惠民和剂局方》参苓白术散)

（2）治霍乱：扁豆一升，香薷一升。以水六升，煮取二升，分服。(《备急千金要方》)

（3）治消渴饮水：白扁豆浸去皮，为末，以天花粉汁同蜜和丸梧子大，金箔为衣。每

服二三十丸，天花粉汁下，日二服。忌炙煿酒色。次服滋肾药。(《仁存堂经验方》)

(4)治水肿：扁豆三升，炒黄，磨成粉。每早、午、晚各食前，大人用三钱，小儿用一钱，灯心汤调服。(《本草汇言》)

(5)治赤白带下：白扁豆炒为末，用米饮，每服二钱。(《永类钤方》)

(6)治中砒霜毒：白扁豆生研，水绞汁饮。(《永类钤方》)

(7)治恶疮连痂痒痛：捣扁豆封疮，痂落即瘥。(《补缺肘后方》)

## 甘 草

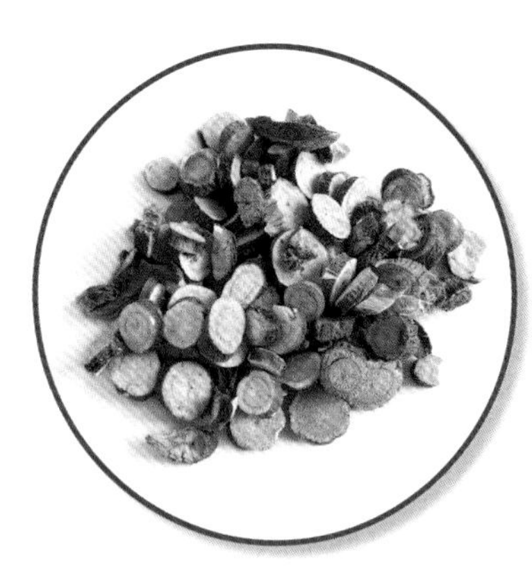

【别名】美草、蜜草、国老。

【来源】本品为豆科植物甘草 *Glycyrrhiza uralensis* Fisch.、胀果甘草 *Glycyrrhiza inflata* Bat. 或光果甘草 *Glycyrrhiza glabra* L. 的干燥根和根茎。

【产地分布】主产于内蒙古、甘肃、黑龙江。

【采收加工】春、秋二季采挖，除去须根，晒干。

【药材性状】甘草根呈圆柱形，长 25 ～ 100cm，直径 0.6 ～ 3.5cm。外皮松紧不一。表面红棕色或灰棕色，具显著的纵皱纹、沟纹、皮孔及稀疏的细根痕。质坚实，断面略显纤维性，黄白色，粉性，形成层环明显，射线放射状，有的有裂隙。根茎呈圆柱形，表面有芽痕，断面中部有髓。气微，味甜而特殊。胀果甘草根和根茎木质粗壮，有的分枝，外皮粗糙，多灰棕色或灰褐色。质坚硬，木质纤维多，粉性小。根茎不定芽多而粗大。

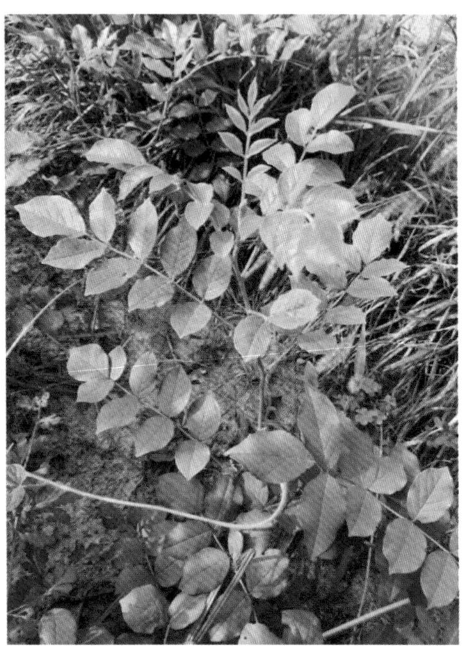

【性味归经】性平，味甘。归心、肺、脾、胃经。

【功效与作用】补脾益气，清热解毒，祛痰止咳，缓急止痛，调和诸药。属补虚药下属分类的补气药。

【临床应用】煎汤，2 ～ 10g。清热解毒宜生用，补中缓急、益气复脉宜蜜炙用。用治脾胃虚弱，倦怠乏力，心悸气短，咳嗽痰多，脘腹、四肢挛急疼痛，痈肿疮毒，缓解药物毒性、烈性。

【使用禁忌】不宜与海藻、京大戟、红大戟、甘遂、芫花同用。本品有助湿壅气之弊，湿盛胀满、水肿者不宜用。

【配伍药方】

（1）治少阴病二三日，咽痛，与甘草汤不瘥者：桔梗一两，甘草二两。上二味，以水三升，煮取一升，分温再服。(《伤寒论》桔梗汤)

（2）治热嗽：甘草二两，猪胆汁浸五宿，漉出炙香，捣罗为末，炼蜜和丸，如绿豆大，食后薄荷汤下十五丸。(《圣济总录》凉膈丸)

（3）治阴下湿痒：甘草一尺，并切，以水五升，煮取三升，渍洗之，日三五度。(《养生必用方》)

## 大　枣

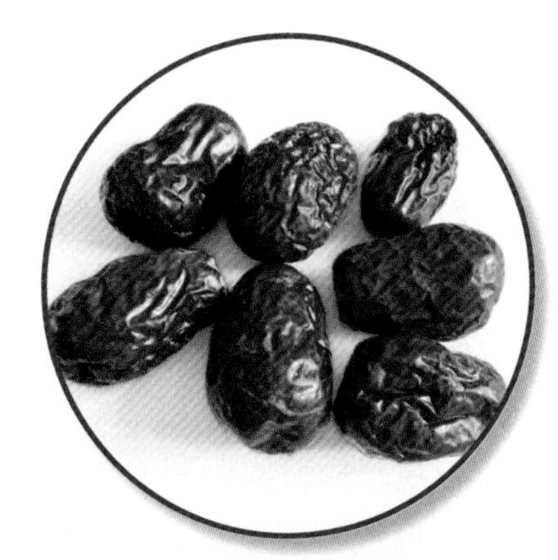

**【别名】**干枣、美枣、良枣、红枣。

**【来源】**本品为鼠李科植物枣 *Ziziphus jujuba* Mill. 的干燥成熟果实。

**【产地分布】**主产于河南、河北、山东、山西、陕西。

**【采收加工】**秋季果实成熟时采收，晒干。用时破开或去核。

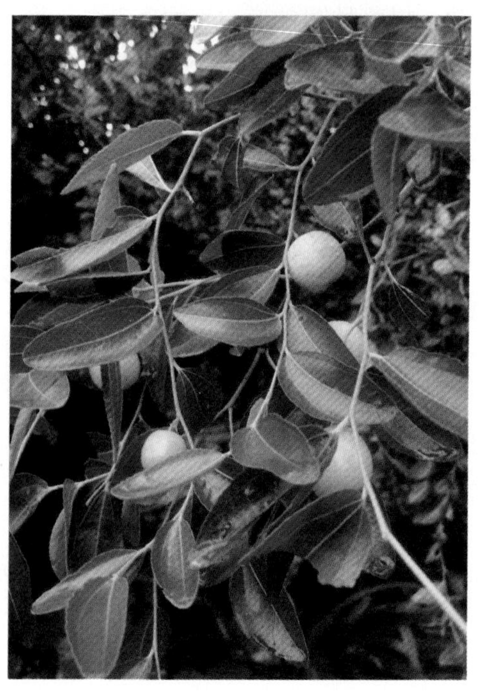

**【药材性状】**果实略呈卵圆形或椭圆形，长2～3.5cm，直径1.5～2.5cm。表面暗红色，带光泽，有不规则皱纹，果实一端有深凹窝，中具一短而细的果柄，另一端有一小突点。外果皮薄，中果皮肉质松软，如海绵状，黄棕色。果核纺锤形，坚硬，两端尖锐，表面暗红色。气微弱，味香甜。以色红、肉厚、饱满、核小、味甜者为佳。

**【性味归经】**性温，味甘。归脾、胃、心经。

**【功效与作用】**补中益气，养血安神。属补虚药下属分类的补气药。

**【临床应用】**煎汤，6～15g。用治脾虚食少，乏力便溏；妇人脏躁，失眠。

**【使用禁忌】**本品助湿生热，令人中满，故湿盛中满或有积滞、痰热者不宜服用。

【配伍药方】

（1）治脾胃湿寒，饮食减少，长作泄泻，完谷不化：白术四两，干姜二两，鸡内金二两，熟枣肉半斤。上药四味，白术、鸡内金皆用生者，每味各自轧细、焙熟，再将干姜轧细，共和枣肉，同捣如泥，作小饼，木炭火上炙干，空心时，当点心，细嚼咽之。（《医学衷中参西录》益脾饼）

（2）治猝急心痛：乌梅一个，枣二个，杏仁七个。一处捣，男用酒、女用醋送下。（《海上方》）

（3）治中风惊恐虚悸，四肢沉重：大枣七枚（去核），青粱粟米二合。上二味，以水三升半，先煮枣，取一升半，去滓，投米煮粥食之。（《圣济总录》补益大枣粥）

（4）治妇人脏躁，喜悲伤，欲哭，数欠伸：甘草三两，小麦一升，大枣十枚。上三味，以水六升，煮取三升，温分三服。（《金匮要略》甘草小麦大枣汤）

## 刺五加

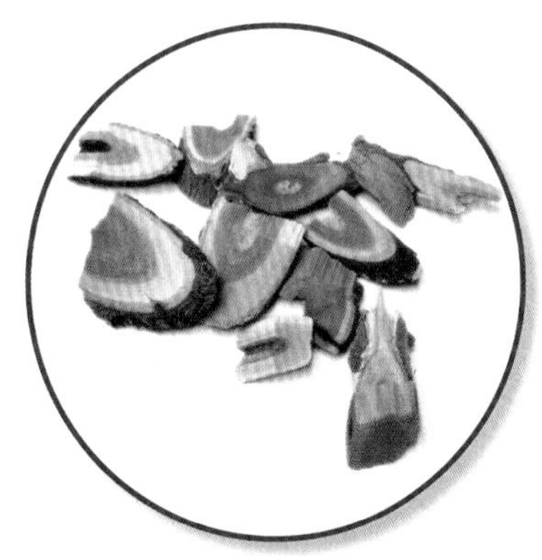

**【别名】**老虎潦、坎拐棒子、一百针。

**【来源】**本品为五加科植物刺五加 *Acanthopanax senticosus*（Rupr. et Maxim.）Harms 的干燥根和根茎或茎。

**【产地分布】**主产于黑龙江。

**【采收加工】**春、秋二季采收，洗净，干燥。

**【药材性状】**灌木，高 1 ～ 6 米；分枝多。叶有小叶 5，稀 3；叶柄常疏生细刺，小叶片纸质，椭圆状倒卵形或长圆形，先端渐尖，基部阔楔形，上面粗糙，深绿色，脉上有粗毛，下面淡绿色，脉上有短柔毛，边缘有锐利重锯齿；小叶柄有棕色短柔毛。伞形花序单个顶生，有花多数；总花梗无毛，花梗无毛或基部略有毛；花紫黄色；萼无毛；花瓣卵形；子房 5 室，花柱全部合生成柱状。果实球形或卵球形。花期 6 ～ 7 月，果期 8 ～ 10 月。

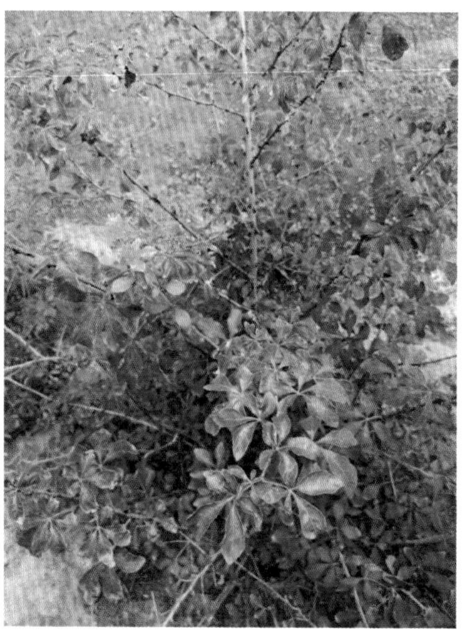

**【性味归经】**性温，味辛、微苦。归脾、肾、心经。

**【功效与作用】**益气健脾，补肾安神。属补虚药下属分类的补气药。

**【临床应用】**煎汤，9 ～ 27g。用治脾肾阳虚，体虚乏力，食欲不振，腰膝酸痛，失眠多梦。

**【使用禁忌】**阴虚火旺者慎用，感冒发热者禁服。

【配伍药方】

（1）治男子妇人脚气，骨节皮肤肿湿疼痛，进饮食，行有力，不忘事：五加皮四两（酒浸），远志（去心）四两（酒浸令透，易为剥皮）。上曝干，为末，春秋冬用浸药酒为糊，夏则用酒为糊，丸如梧桐子大。每服四五十丸，空心温酒送下。（《瑞竹堂经验方》五加皮丸）

（2）治一切风湿痿痹，壮筋骨，填精髓：五加皮，洗刮去骨，煎汁和曲米酿成饮之；或切碎袋盛，浸酒煮饮；或加当归、牛膝、地榆诸药。（《本草纲目》五加皮酒）

（3）治腰痛：五加皮，杜仲（炒）。上等分，为末，酒糊丸，如梧桐子大。每服三十丸，温酒下。（《卫生家宝方》五加皮散）

（4）治鹤膝风：五加皮八两，当归五两，牛膝四两，无灰酒一斗。煮三炷香，日二服，以醺为度。（《外科大成》五加皮酒）

（5）治四五岁不能行：真五加皮、川牛膝（酒浸二日）、木瓜（干）各等分。上为末，每服二钱，空心米汤调下，一日二服，服后再用好酒半盏与儿饮之，仍量儿大小。（《保婴撮要》五加皮散）

（6）治妇人血风劳，形容憔悴，肢节困倦，喘满虚烦，吸吸少气，发热汗多，口干舌涩，不思饮食：五加皮、牡丹皮、赤芍药、当归（去芦）各一两。上为末，每服一钱，水一盏，将青铜钱一文，蘸油入药，煎七分，温服，日三服。（《太平惠民和剂局方》油煎散）

（7）治损骨：小鸡一只，约重五六两（连毛），同五加皮一两，捣为糊，搦在伤处，一炷香时，解下后，用山栀三钱，五加皮四钱，酒一碗，煎成膏贴之，再以大瓦松煎酒服之。（《验方新编》）

## 绞股蓝

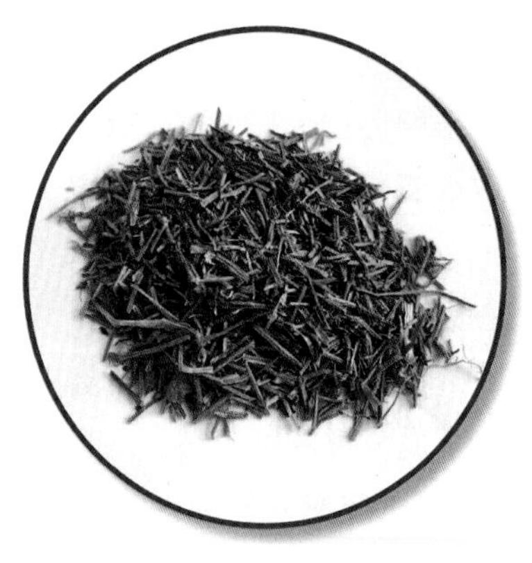

**【别名】**七叶胆、小苦药。

**【来源】**葫芦科植物绞股蓝 *Gynoacemma pentaphllum*（Thunb）Mak 的干燥地上部分。

**【产地分布】**主产于陕西、福建。

**【采收加工】**秋季采割，除去杂质，晒干，切段。

**【药材性状】**本品呈皱缩状。茎细长，类圆柱形，表面灰棕色至暗棕色，有的绿褐色，具纵沟纹。卷须先端2裂或不分裂。叶互生，具长柄，多破碎，完整多者通常由5小叶组成鸟趾状复叶，有时为3片或7片小叶片卵状长圆形或长圆状披针形，中央一枚较大，具小叶柄，背面叶脉有短毛。花黄绿色，花冠裂片披针形。味甜、微苦。

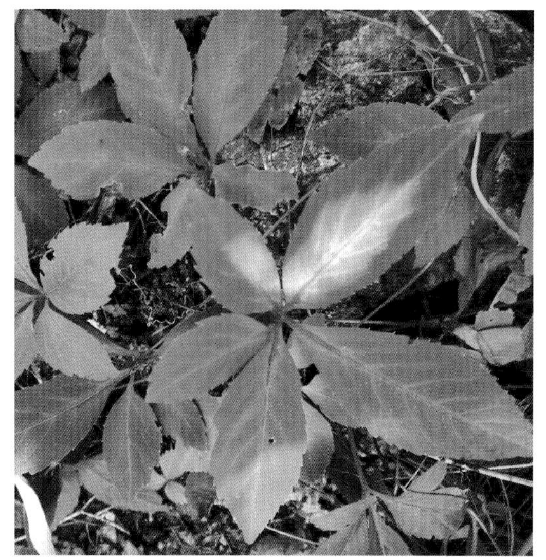

**【性味归经】**性寒，味苦、微甘。归脾、肺经。

**【功效与作用】**益气健脾，化痰止咳，清热解毒。属补虚药下属分类的补气药。

**【临床应用】**内服：煎汤，15～30g；研末，3～6g；或泡茶饮。外用：适量，捣烂涂搽。用治病后虚弱，气虚阴伤，肺热痰稠，咳嗽气喘，心悸失眠。

【配伍药方】

（1）治慢性支气管炎：绞股蓝，晒干研粉，每次3～6g，吞服，每日3次。(《浙江药用植物志》)

（2）治劳伤虚损、遗精：绞股蓝15～30g，水煎服，每日1剂。(《民间常用草药》)

## 红景天

**【别名】**蔷薇红景天、扫罗玛布尔。

**【来源】**本品为景天科植物大花红景天 *Rhodiola crenulata*（Hook. f. et Thoms.）H. Ohba 的干燥根和根茎。

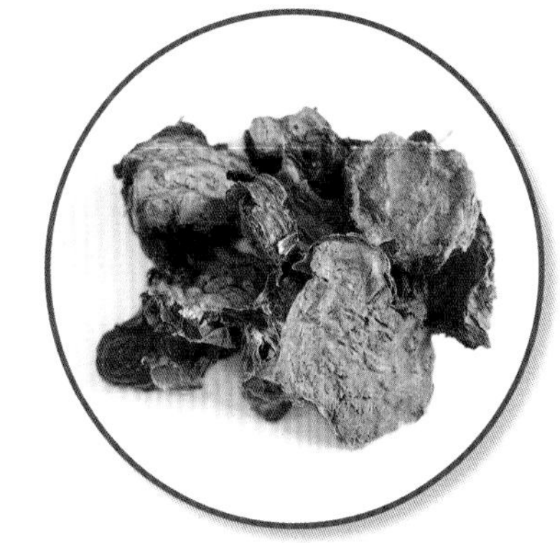

**【产地分布】**主产于云南、西藏、青海。

**【采收加工】**秋季花茎凋枯后采挖，除去粗皮，洗净，晒干。

**【药材性状】**本品根茎呈圆柱形，粗短，略弯曲，少数有分枝，长5～20cm，直径2.9～4.5cm。表面棕色或褐色，粗糙有褶，剥开外表皮有一层膜质黄色表皮且具粉红色花纹；宿存部分老花茎，花茎基部被三角形或卵形膜质鳞片；节间不规则，断面粉红色至紫红色，有一环纹，质轻，疏松。主根呈圆柱形，粗短，长约20cm，上部直径约1.5cm，侧根长10～30cm；断面橙红色或紫红色，有时具裂隙。气芳香，味微苦涩、后甜。

**【性味归经】**性平，味甘、苦。归肺、心经。

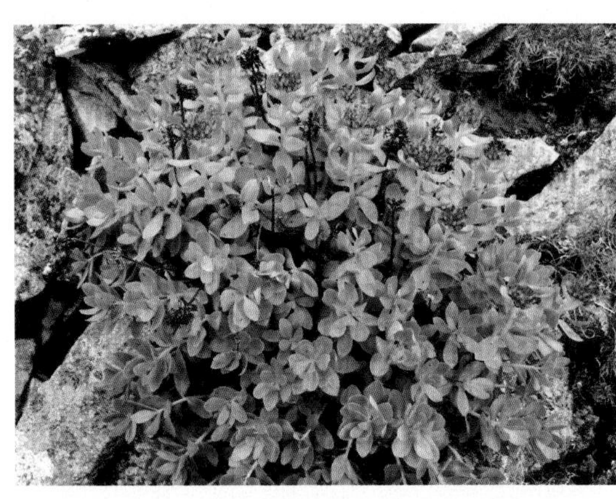

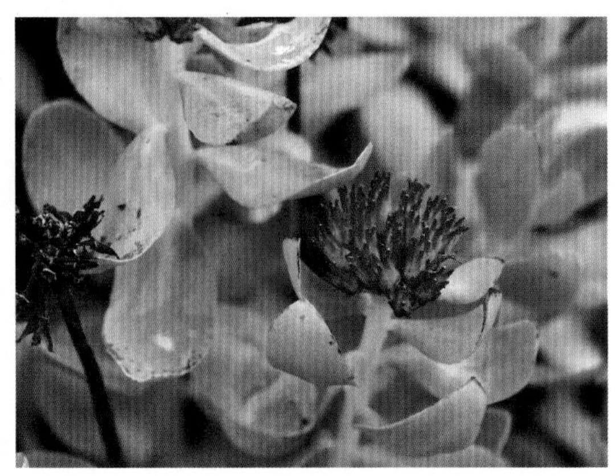

【功效与作用】益气活血，通脉平喘。属补虚药下属分类的补气药。

【临床应用】煎汤，3 ～ 6g。用治气虚血瘀，胸痹心痛，中风偏瘫，倦怠气喘。

【配伍药方】

（1）治痢疾：红景天、朱砂、蝎子七、索骨丹、石榴皮各 6g。水煎服。(《中医药大辞典》)

（2）治吐血：红景天、朱砂七、蝎子七、索骨丹、石榴皮各 6g。水煎服。(《中医药大辞典》)

## 沙　棘

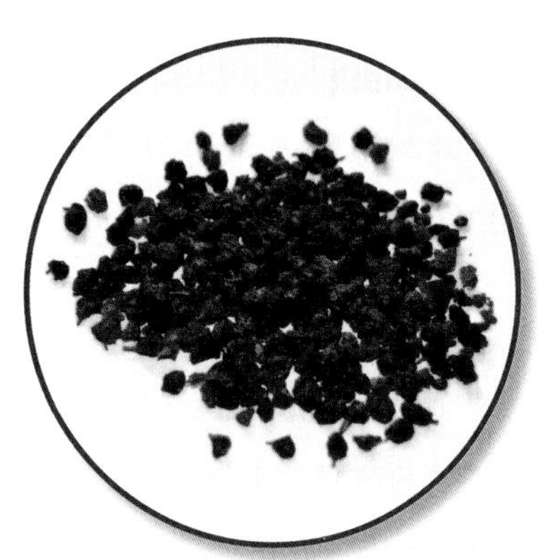

【别名】沙枣、醋柳、黄酸刺、酸刺柳、黑刺、酸刺。

【来源】本品系蒙古族、藏族习用药材。为胡颓子科植物沙棘 *Hippophae rhamnoides* L. 的干燥成熟果实。

【产地分布】主产于内蒙古、新疆。

【采收加工】秋、冬二季果实成熟或冻硬时采收，除去杂质干燥或蒸后干燥。

【药材性状】本品呈类球形或扁球形，有的数个粘连单个直径 5 ～ 8mm。表面橙黄色或棕红色，皱缩，顶端有残存花柱，基部具短小果梗或果梗痕。果肉油润，质柔软。种子斜卵形，长约 4mm，宽约 2mm；表面褐色，有光泽，中间有一纵沟；种皮较硬种仁乳白色，有油性。气微，味酸、涩。

【性味归经】性平温，味酸、涩。归脾、胃、肺、心经。

【功效与作用】健脾消食，止咳祛痰，活血散瘀。属补虚药下属分类的补气药。

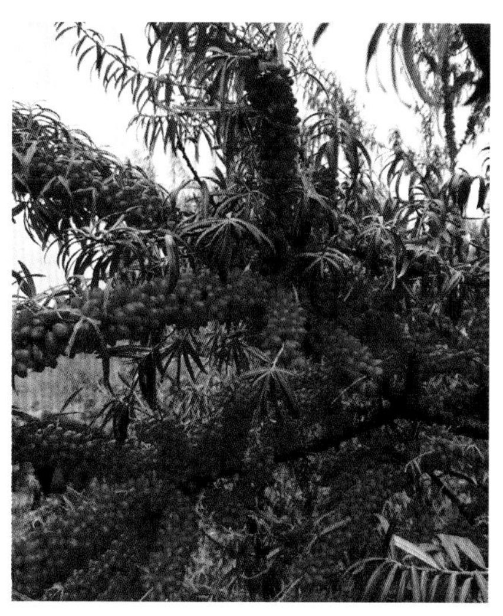

【临床应用】煎汤，3～10g。用治脾虚食少，食积腹痛，咳嗽痰多，胸痹心痛，瘀血经闭，跌仆瘀肿。

【配伍药方】

（1）治脾气虚弱或脾胃气阴两伤，食少纳差，消化不良，脘腹胀痛，体倦乏力：与芫荽子、藏木香、余甘子等同用。(《四部医典》)

（2）止咳祛痰：配伍余甘子、白葡萄、甘草等。(《青海省用药标准》五味沙棘散）

# 第二节 补阳药

## 鹿 茸

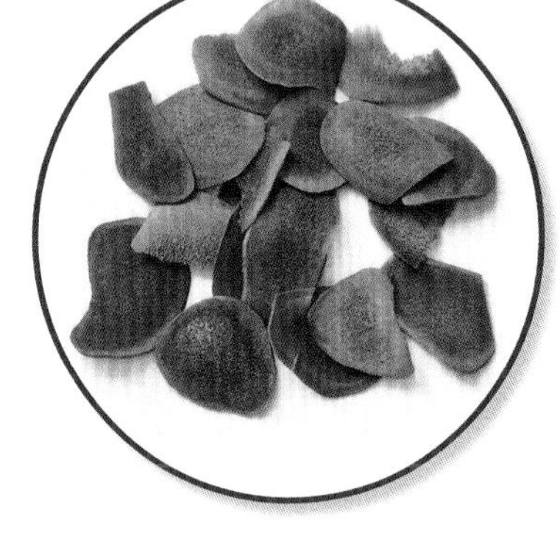

【别名】斑龙珠、毛角、九女春。

【来源】本品为鹿科动物梅花鹿 *Cervus nippon* Temminck 或马鹿 *Cervus elaphus* Linnaeus 的雄鹿未骨化密生茸毛的幼角。前者习称“花鹿茸”，后者习称“马鹿茸”。

【产地分布】主产于吉林、辽宁、黑龙江。

【采收加工】夏、秋二季锯取鹿茸，经加工后，阴干或烘干。

【药材性状】

（1）花鹿茸：呈圆柱状分枝，具一个分枝者习称“二杠”，主枝习称“大挺”，长17～20cm，锯口直径4～5cm，离锯口约1cm处分出侧枝，习称“门庄”，长9～15cm，直径较大挺略细。外皮红棕色或棕色，多光润，表面密生红黄色或棕黄色细茸毛，上端较密，下端较疏，分岔间具1条灰黑色筋脉，皮茸紧贴。锯口黄白色，外围无骨质，中部密布细孔。具二个分枝者，习称“三岔”，大挺长23～33cm，直径较二杠细，略呈弓形，微扁，枝端略尖，下部多有纵棱筋及突起疙瘩；皮红黄色，茸毛较稀而粗。体轻。气微腥，味微咸。二茬茸与头茬茸相似，但挺长而不圆或下粗上细，下部有纵棱筋。皮灰黄色，茸毛较粗糙，锯口外围多已骨化。体较重。无腥气。

（2）马鹿茸：较花鹿茸粗大，分枝较多，侧枝一个者习称“单门”，二个者习称“莲花”，三个者习称“三岔”，四个者习称“四岔”或更多。按产地分为“东马鹿茸”和“西

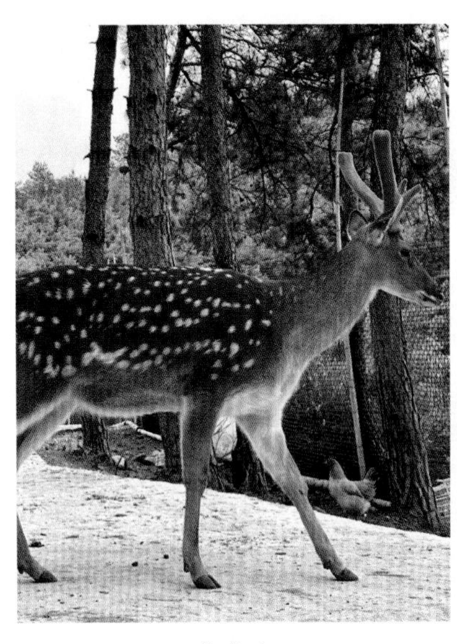

梅花鹿

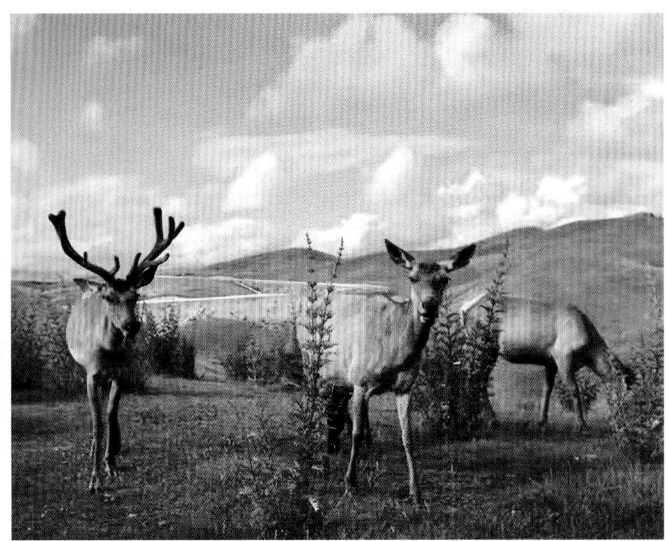

马鹿

马鹿茸”。东马鹿茸“单门”大挺长25～27cm，直径约3cm。外皮灰黑色，茸毛灰褐色或灰黄色，锯口面外皮较厚灰黑色，中部密布细孔，质嫩；“莲花”大挺长可达33cm，下部有棱筋，锯口面蜂窝状小孔稍大；“三岔”皮色深，质较老，“四岔”茸毛粗而稀，大挺下部具棱筋及疙瘩，分枝顶端多无毛，习称“捻头”。西马鹿茸大挺多不圆，顶端圆扁不一，长30～100cm。表面有棱，多抽缩干瘪，分枝较长且弯曲，茸毛粗长，灰色或黑灰色。锯口色较深，常见骨质。气腥臭，味咸。

**【性味归经】**性温，味甘、咸。归肾、肝经。

**【功效与作用】**壮肾阳，益精血，强筋骨，调冲任，托疮毒。属补虚药下属分类的补阳药。

**【临床应用】**1～2g，研末冲服。用治肾阳不足，精血亏虚，阳痿滑精，宫冷不孕，羸瘦，神疲，畏寒，眩晕，耳鸣，耳聋，腰脊冷痛，筋骨痿软，崩漏带下，阴疽不敛。

**【使用禁忌】**服用本品宜从小量开始，缓缓增加，不可骤用大量，以免阳升风动，头晕目赤，或伤阴动血。凡热证、阴虚阳亢者均当忌服。

【配伍药方】

（1）治虚弱阳事不举，面色不明，小便频数，饮食不思：好鹿茸五钱（多用一两。去皮，切片），干山药一两（为末）。上以生薄绢裹，用酒浸七日后，饮酒，日三盏为度。酒尽，将鹿茸焙干，留为补药用之。(《普济方》鹿茸酒）

（2）治湿久不治，伏足少阴，舌白身痛：鹿茸五钱，附子三钱，草果一钱，菟丝子三钱，茯苓五钱。水五杯，煮取二杯，日再服，渣再煮一杯服。(《温病条辨》鹿附汤）

（3）治小肠虚冷，小便数多：鹿茸（酥炙令微黄）二两，龙骨（烧过）一两，桑螵蛸（微炒）三分，椒红（微炒）一两，附子（炮）一两半，山茱萸一两。上药，捣罗为末，炼蜜和捣一二百杵，丸如梧桐子大。每服，空心及晚食前，以盐汤下二十丸。（《太平圣惠方》鹿茸丸）

（4）治眩晕之甚，抬头则屋转，眼前黑花，观见常如有物飞动或见物有二：鹿茸，每服半两。用无灰酒三盏，煎至一盏，去滓，入麝香少许服。（《证治要诀》）

（5）治室女冲任虚寒，带下纯白：鹿茸（醋蒸，焙）二两，白蔹、金毛狗脊（燎去毛）各一两。上为细末，用艾煎醋汁，打糯米糊丸，如梧桐子大。每服五十丸，空心温酒下。（《普济方》白蔹丸）

（6）治胸痹心中痞气，气结在胸，胸满，胁下逆抢心：人参、甘草、干姜、白术各三两。上四味，以水八升，煮取三升，温服一升，日三服。（《金匮要略》人参汤）

## 紫河车

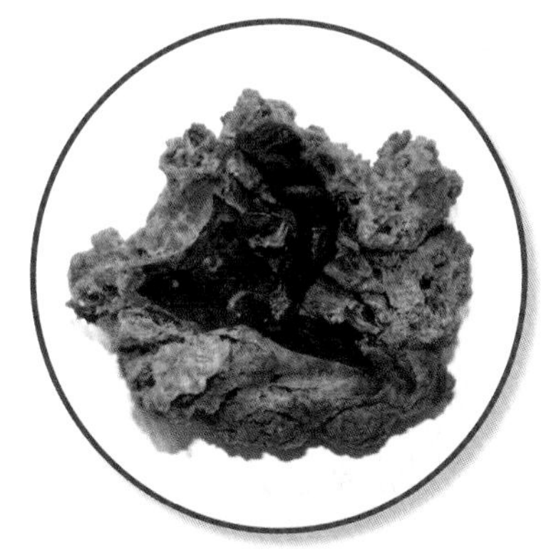

【别名】胞衣、人胞、混沌皮、仙人衣、混沌衣、混元丹、佛袈裟、胎衣。

【来源】本品为健康人的干燥胎盘。

【采收加工】将新鲜胎盘除去羊膜及脐带，反复冲洗至去净血液，蒸或置沸水中略煮后，干燥。

【药材性状】干燥的胎盘为不规则的类圆形或椭圆形碟状，直径 9 ～ 16cm，厚薄不一。紫红色或棕红色，有的为黄色，一面凹凸不平，有多数沟纹，为绒毛叶；一面为羊膜包被，较光滑，在中央或一侧附有脐带的残余，四周散布细血管。每具重 1 ～ 2 两。质硬脆，有腥气。以整齐、黄色或紫红色、洁净者为佳。

【性味归经】性温，味甘、咸。归肺、肝、肾经。

【功效与作用】温肾补精，益气养血。属补虚药下属分类的补阳药。

【临床应用】2 ～ 3g，研末吞服。用治不孕少乳，阳痿遗精，腰酸耳鸣，消瘦乏力，面色萎黄，骨蒸劳热，肺肾虚喘等。

【使用禁忌】阴虚火旺者不宜单独应用。

【配伍药方】

（1）治劳瘵虚损，骨蒸：紫河车一具（洗净，杵烂），白茯苓半两，人参一两，干山药二两。上为末，面糊和入河车，加三味，丸梧子大。每服三五十丸，空心米饮下。嗽

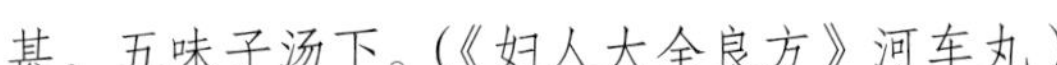

甚，五味子汤下。(《妇人大全良方》河车丸)

(2)治五劳七伤，吐血虚瘦：初生胞衣，长流水洗去恶血，待清汁出乃止，以酒煮烂，捣如泥，入白茯神末，和丸梧子大，每米饮下百丸，忌铁器。(《朱氏集验医方》)

(3)治久癫失志，气虚血弱：紫河车治净，煮烂食之。(《刘氏经验方》)

(4)治乳汁不足：紫河车一个，去膜洗净，慢火炒焦，研末，每日晚饭后服五分至一钱。(《吉林中草药》)

## 淫羊藿

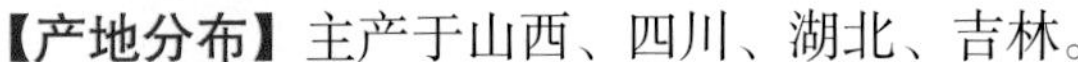

**【别名】**刚前、仙灵脾、放杖草、弃杖草、千两金、干鸡筋、黄连祖、三枝九叶草、牛角花、铜丝草、铁打杵、三叉骨、肺经草、铁菱角。

**【来源】**本品为小檗科植物淫羊藿 *Epimedium brevicornu* Maxim.、箭叶淫羊藿 *Epimedium sagittatum* (Sieb. et Zucc.) Maxim.、柔毛淫羊藿 *Epimedium pubescens* Maxim. 或朝鲜淫羊藿 *Epimedium koreanum* Nakai 的干燥叶。

**【产地分布】**主产于山西、四川、湖北、吉林。

**【采收加工】**夏、秋季茎叶茂盛时采收，晒干或阴干。

**【药材性状】**淫羊藿二回三出复叶；小叶片卵圆形，长 3 ～ 8cm，宽 2 ～ 6cm；先端微尖，顶生小叶基部心形，两侧小叶较小，偏心形，外侧较大，呈耳状，边缘具黄色刺毛状细锯齿；上表面黄绿色，下表面灰绿色，主脉 7 ～ 9 条，基部有稀疏细长毛，细脉两面突起，网脉明显；小叶柄长 1 ～ 5cm。叶片近革质。气微，味微苦。箭叶淫羊藿：一回三出复叶，小叶片长卵形至卵状披针形，长 4 ～ 12cm，宽 2.5 ～ 5cm；先端渐尖，两侧小叶基部明显偏斜，外侧多呈箭形。下表面疏被粗短伏毛或近无毛。叶片革质。柔毛淫羊藿：一回三出复叶；叶下表面及叶柄密被绒毛状柔毛；朝鲜淫羊藿：二回三出复叶，小叶较大，长 4 ～ 10cm，宽 3.5 ～ 7cm，先端长尖。叶片较薄。

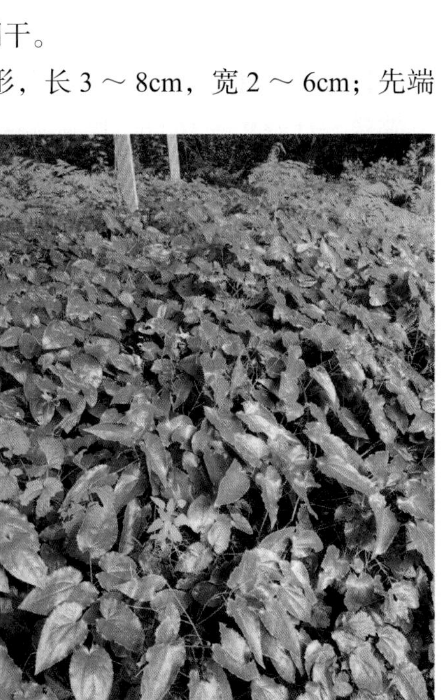

**【性味归经】**性温，味辛、甘。归肝、肾经。

**【功效与作用】**补肾阳，强筋骨，祛风湿。

属补虚药下属分类的补阳药。

**【临床应用】**煎汤，6 ～ 10g。用治肾阳虚衰，阳痿遗精，筋骨痿软，风湿痹痛，麻木拘挛。

**【使用禁忌】**阴虚火旺者不宜使用。

---

【配伍药方】

---

（1）治偏风，手足不遂，皮肤不仁：仙灵脾一斤，细锉，以生绢袋盛，于不津器中，用无灰酒二斗浸之，以厚纸重重密封，不得通气，春夏三日，秋冬五日。每日随性暖饮之，常令醺醺，不得大醉。(《太平圣惠方》)

（2）治风走注疼痛，来往不定：仙灵脾一两，威灵仙一两，芎䓖一两，桂心一两，苍耳子一两。上药，捣细罗为散。每服，不计时候，以温酒调下一钱。(《太平圣惠方》仙灵脾散)

（3）治目昏生翳：仙灵脾、生王瓜（即小栝楼红色者）等分。为末，每服一钱，茶下，日二服。(《圣济总录》)

（4）治牙疼：仙灵脾，不拘多少，为粗末，煎汤漱牙齿。(《奇效良方》固牙散)

## 巴戟天

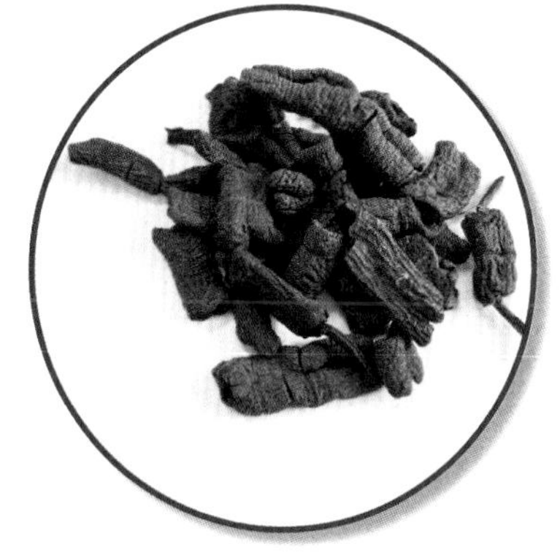

**【别名】**巴戟、鸡肠风、兔子肠、巴吉天。

**【来源】**本品为茜草科植物巴戟天 *Morinda officinalis* How 的干燥根。

**【产地分布】**主产于广东、广西。

**【采收加工】**全年均可采挖，洗净，除去须根，晒至六七成干，轻轻捶扁，晒干。

**【药材性状】**呈扁圆柱形，略弯曲，长短不等，直径 0.5 ～ 2cm。表面灰黄色或暗灰色，具纵纹和横裂纹，有的皮部横向断离露出木部；质韧，断面皮部厚，紫色或淡紫色，易与木部剥离；木部坚硬，黄棕色或黄白色，直径 1 ～ 5mm。气微，味甘而微涩。

**【性味归经】**性微温，味甘、辛。归肾、肝经。

**【功效与作用】**补肾阳，强筋骨，祛风湿。属补虚药下属分类的补阳药。

**【临床应用】**煎汤，6 ～ 15g；或入丸、散，亦可浸酒或熬膏。用治阳痿遗精，宫冷不孕，月经不调，少腹冷痛，风湿痹痛，筋骨痿软。

**【使用禁忌】**阴虚火旺及有湿热之证者忌服本品。

【配伍药方】

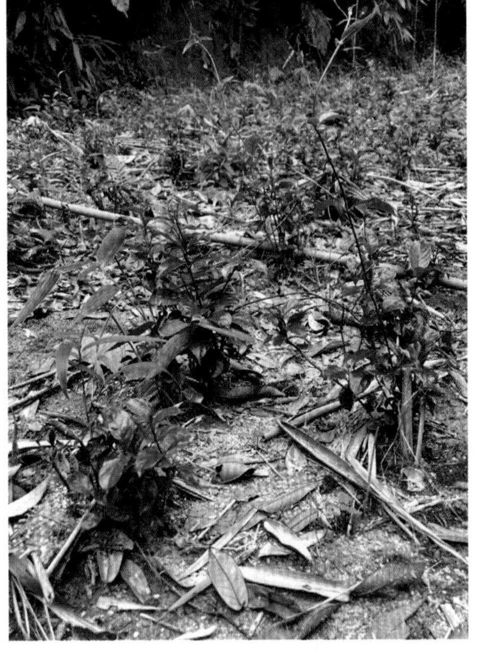

（1）治虚羸阳道不举，五劳七伤百病，能食，下气：巴戟天、土牛膝各三斤。以酒五斗浸之，去滓温服，常令酒气相及，勿至醉吐。（《备急千金要方》）

（2）治阳痿：巴戟天6g，补骨脂6g。水煎服。（《甘肃中医验方集锦》）

（3）治小便不禁：益智仁、巴戟天（去心。二味以青盐、酒煮）、桑螵蛸、菟丝子（酒蒸）各等分。为细末，酒煮糊为丸，如梧桐大。每服二十丸，食前用盐酒或盐汤送下。（《奇效良方》）

（4）治偏坠：巴戟天（去心）、川楝（炒）、茴香（炒）等分。为末，每服两钱，温酒调下。（《卫生易简方》）

（5）治阳衰气弱，精髓空虚，形神憔悴，腰膝痿痹，或女人血海干虚，经脉断续，子嗣难成：巴戟天八两，当归、枸杞子各四两，广陈皮、川黄柏各一两。俱用酒拌炒，共为末，炼蜜丸，梧桐子大，每早、晚各服三钱。白汤下，男妇皆可用。（《本草汇言》）

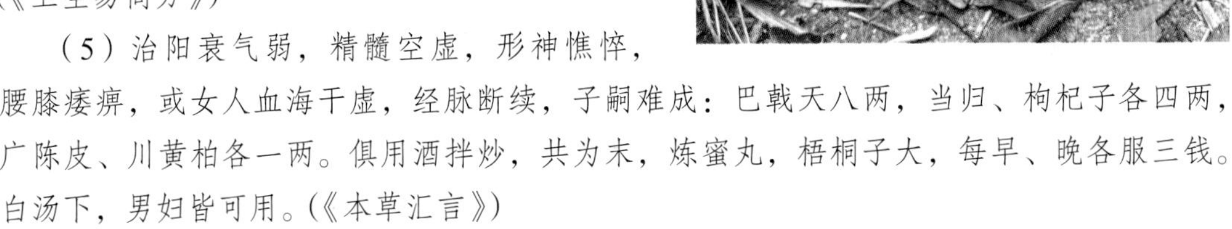

## 仙　茅

**【别名】**地棕、独茅、山党参。

**【来源】**本品为石蒜科植物仙茅 *Curculigo orchioides* Gaertn. 的干燥根茎。

**【产地分布】**主产于四川、云南、广西、贵州。

**【采收加工】**秋、冬二季采挖，除去根头和须根，洗净，干燥。

**【药材性状】**本品呈圆柱形，略弯曲，长3～10cm，直径0.4～1.2cm。表面棕色至褐色，粗糙，有细孔状的须根痕和横皱纹。质硬而脆，易折断，断面不平坦，灰白色至棕褐色，近中心处色较深。本品气微香，味微苦、辛。

**【性味归经】**性热，味辛；有毒。归肾、肝、脾经。

**【功效与作用】**补肾阳，强筋骨，祛寒湿。属补虚药下属分类的补阳药。

**【临床应用】**煎汤，3～10g。用治阳痿精冷，筋骨痿软，腰膝冷痛，阳虚冷泻。

**【使用禁忌】**本品燥热有毒，不宜过量、久服，阴虚火旺者忌服。

【配伍药方】

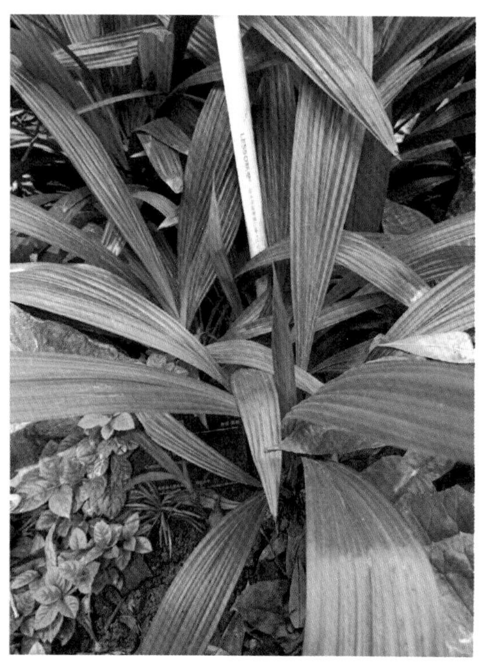

（1）治硬皮病：仙茅、淫羊藿、桂枝、红花、芍药各9g，川芎12g，生地黄3g，熟地黄3g，炙甘草3g。煎服，每日一剂。(《全国中草药汇编》)

（2）治痈疽火毒，漫肿无头，色青黑者：仙茅不拘多少，连根须煎，点水酒服；或以新鲜者捣烂敷之。(《滇南本草》)

（3）治风冷牙痛：仙茅9～15g，鸡蛋2个，共煮服。(《草药手册》)

（4）壮筋骨，益精神，明目：仙茅二斤（糯米泔浸五日，去赤水，夏日浸三日，铜刀刮锉，阴干，取一斤），苍术二斤（米泔浸五日，刮皮、焙干，取一斤），枸杞子一斤，车前子十二两，白茯苓（去皮）、茴香（炒）、柏子仁（去壳）各八两，生、熟地黄（焙）各四两。为末，酒煮糊丸，如梧子大。每服五十丸，食前温酒下，日二服。(《圣济总录》)

## 杜 仲

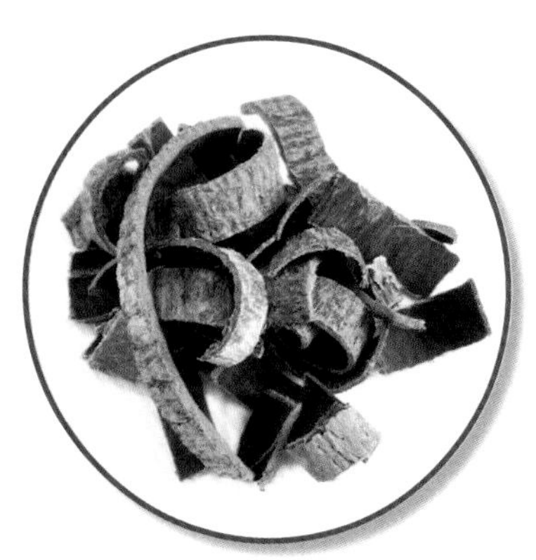

**【别名】**思仙、思仲、木棉、丝楝树皮、丝棉皮、棉树皮、胶树等。

**【来源】**本品为杜仲科植物杜仲 *Eucommia ulmoides* Oliv. 的干燥树皮。

**【产地分布】**主产于陕西、四川、云南、贵州、湖北。

**【采收加工】**4～6月剥取，刮去粗皮，堆置“发汗”至内皮呈紫褐色，晒干。

**【药材性状】**本品呈板片状或两边稍向内卷，大小不一，厚3～7mm。外表面淡棕色或灰褐色，有明显的皱纹或纵裂槽纹，有的树皮较薄，未去粗皮，可见明显的皮孔。内表面暗紫色，光滑。质脆，易折断，断面有细密、银白色、富弹性的橡胶丝相连。气微，味稍苦。

**【性味归经】**性温，味甘。归肝、肾经。

**【功效与作用】**补肝肾，强筋骨，安胎。属补虚药下属分类的补阳药。

**【临床应用】**煎汤，6～10g。用治肝肾不足，腰膝酸痛，筋骨无力，头晕目眩，妊娠漏血，胎动不安。

**【使用禁忌】**阴虚火旺者慎用。

【配伍药方】

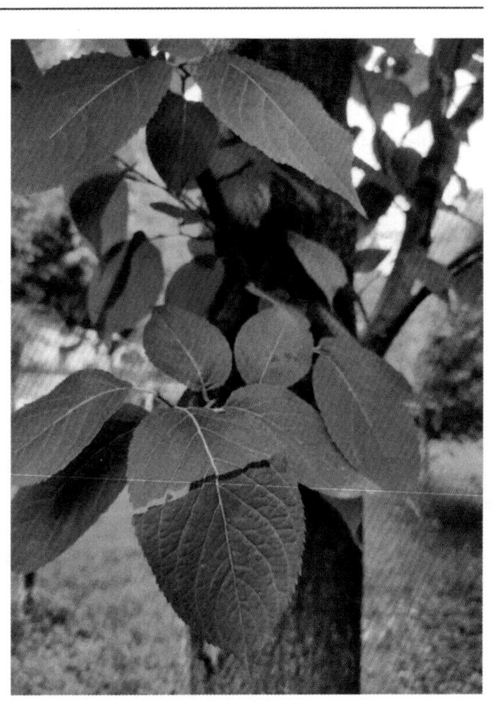

（1）治腰痛：杜仲一斤，五味子半升。二物切，分十四剂，每夜取一剂，以水一升，浸至五更，煎三分减一，滤取汁，以羊肾三四枚，切下之，再煮三五沸，如作羹法，空腹顿服。用盐、醋和之亦得。（《箧中方》）

（2）治腰痛：川木香一钱，八角茴香三钱，杜仲（炒去丝）三钱。水一盅，酒半盅，煎服，渣再煎。（《活人心统》思仙散）

（3）治猝腰痛不可忍：杜仲二两（去粗皮，炙微黄，锉），丹参二两，芎一两半，桂心一两，细辛三分。上药捣粗罗为散，每服四钱，以水一中盏，煎至五分，去滓，次入酒二分，更煎三两沸，每于食前温服。（《太平圣惠方》杜仲散）

（4）治小便余沥，阴下湿痒：川杜仲四两，小茴香二两（俱盐、酒浸炒），车前子一两五钱，山茱萸肉三两（俱炒）。共为末，炼蜜丸，梧桐子大。每早服五钱，白汤下。（《本草汇言》）

（5）治妇人胞胎不安：杜仲不计多少，去粗皮细锉，瓦上焙干，捣罗为末，煮枣肉糊丸，如弹子大。每服一丸，嚼烂，糯米汤下。（《圣济总录》杜仲丸）

（6）治频惯堕胎或三四月即堕者：于两月前，以杜仲八两（糯米煎汤，浸透，炒去丝），续断二两（酒浸，焙干，为末），山药五六两为末，作糊丸，梧子大。每服五十丸，空心米饮下。（《简便单方》）

（7）治高血压：杜仲、夏枯草各五钱，红牛膝三钱，水芹菜三两，鱼鳅串一两。煨水服，一日三次。（《贵州草药》）杜仲、黄芩、夏枯草各五钱。水煎服。（《陕西中草药》）

## 续 断

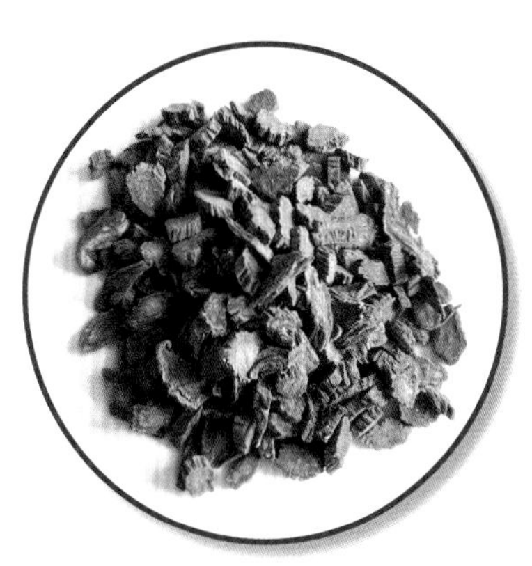

【别名】川续断、和尚头、山萝卜。

【来源】本品为川续断科植物川续断 *Dipsacus asper* Wall. ex Henry 的干燥根。

【产地分布】主产于湖北、四川、湖南、贵州。

【采收加工】秋季采挖，除去根和须根，用微火烘至半干，堆置“发汗”至内部变绿色时，再烘干。

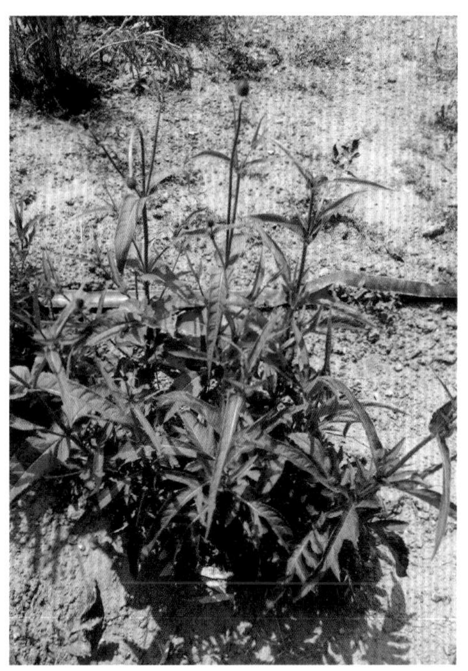

【药材性状】本品呈圆柱形，略扁，有的微弯曲，长 5 ～ 15cm，直径 0.5 ～ 2cm。表面灰褐色或黄褐色，有稍扭曲或明显扭曲的纵皱及沟纹，可见横列的皮孔样斑痕和少数须根痕。质软，久置后变硬，易折断，断面不平坦，皮部墨绿色或棕色，外缘褐色或淡褐色，木部黄褐色，导管束呈放射状排列。气微香，味苦、微甜而后涩。

【性味归经】性温，味苦、辛。归肝、肾经。

【功效与作用】补肝肾，强筋骨，续折伤，止崩漏。属补虚药下属分类的补阳药。

【临床应用】煎汤，9 ～ 15g。止崩漏宜炒用。用治肝肾不足，腰膝酸软，风湿痹痛，跌仆损伤，筋伤骨折，崩漏，胎漏。酒续断多用于风湿痹痛，跌仆损伤，筋伤骨折。盐续断多用于腰膝酸软。

【配伍药方】

（1）治腰痛并脚酸腿软：续断二两，破故纸、牛膝、木瓜、萆薢、杜仲各一两。上为细末，炼蜜为丸桐子大。空心无灰酒下五六十丸。(《扶寿精方》续断丸)

（2）治老人风冷，转筋骨痛：续断、牛膝（去芦，酒浸）。上为细末，温酒调下二钱，食前服。(《魏氏家藏方》续断散)

（3）治妊娠胎动，两三月堕：川续断（酒浸）、杜仲（姜汁炒，去丝）各二两。为末，枣肉煮烊，杵和丸梧子大。每服三十丸，米饮下。(《本草纲目》)

（4）治滑胎：菟丝子四两（炒，炖），桑寄生二两，川续断二两，真阿胶二两。上药，

将前三味轧细，水化阿胶和为丸，一分重（干足一分）。每服二十丸，开水送下，日再服。（《医学衷中参西录》寿胎丸）

（5）治产后血运，心腹硬，乍寒乍热：续断三两。粗捣筛，每服二钱匕，以水一盏，煎至七分，去滓温服。（《圣济总录》续断汤）

（6）治乳汁不行：川续断五钱，当归、川芎各一钱五分，麻黄、穿山甲（火煅）各二钱，天花粉三钱。水二大碗，煎八分，食后服。（《本草汇言》）

（7）治乳痈，初起可消，久患可愈：川续断八两（酒浸，炒），蒲公英四两（日干，炒）。俱为末，每早、晚，各服三钱，白汤调下。（《本草汇言》）

（8）治水肿：续断根，炖猪腰子食。（《湖南药物志》）

## 肉苁蓉

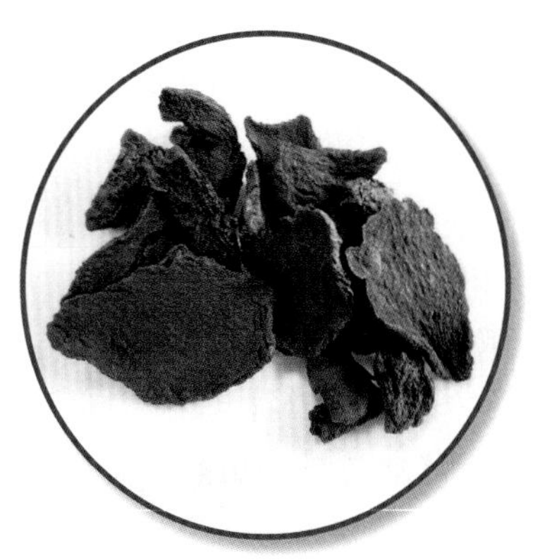

**【别名】**肉松蓉、纵蓉、地精、金笋、大芸。

**【来源】**本品为列当科植物肉苁蓉 *Cistanche deserticola* Y. C. Ma 或管花肉苁蓉 *Cistanche tubulosa*（Schenk）Wight 的干燥带鳞叶的肉质茎。

**【产地分布】**主产于内蒙古、新疆、甘肃。

**【采收加工】**春季苗刚出土时或秋季冻土之前采挖，除去茎尖，切段，晒干。

**【药材性状】**

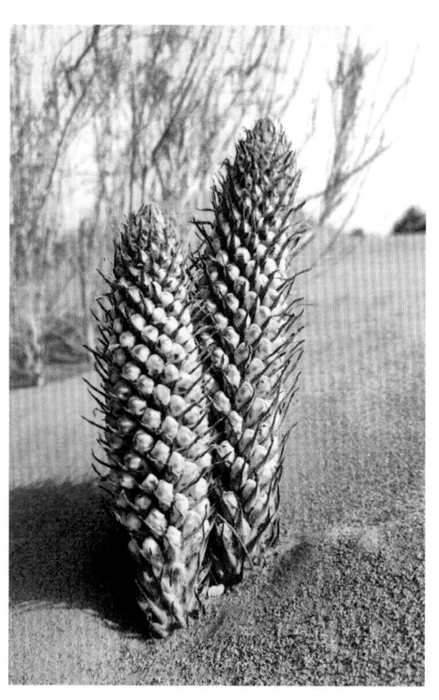

（1）肉苁蓉：呈扁圆柱形，稍弯曲，长 3 ～ 15cm，直径 2 ～ 8m。表面棕褐色或灰棕色，密被覆瓦状排列的肉质鳞叶，通常鳞叶先端已断。体重，质硬，微有柔性，不易折断，断面棕褐色，有淡棕色点状维管束，排列成波状环纹。气微，味甜、微苦。

（2）管花肉苁蓉：呈类纺锤形、扁纺锤形或扁柱形，稍弯曲，长 5 ～ 25cm，直径 2.5 ～ 9m。表面棕褐色至黑褐色。断面颗粒状，灰棕色至灰褐色，散生点状维管束。

**【性味归经】**性温，味甘、咸。归肾、大肠经。

**【功效与作用】**补肾阳，益精血，润肠通便。属补虚药下属分类的补阳药。

**【临床应用】**煎汤，6 ～ 10g。用治肾阳不足，精血亏虚，阳痿，腰膝酸软，筋骨无力，肠燥便秘。

**【使用禁忌】**本品能助阳、滑肠，故阴虚火旺、热结便秘、大便溏泄者不宜服用。

【配伍药方】

（1）治男子五劳七伤，阴痿不起，积有十年，痒湿，小便淋沥，溺时赤时黄：肉苁蓉、菟丝子、蛇床子、五味子、远志、续断、杜仲各四分。上七物，捣筛，蜜和为丸如梧子。平旦服五丸，日再。（《医心方》肉苁蓉丸）

（2）治下部虚损，腹内疼痛，不喜饮食，平补：肉苁蓉二斤，酒浸三日，细切，焙干，捣罗为末，分一半，醇酒煮作膏，和一半入臼中，捣丸如梧桐子大。每服二十丸，加至三十丸，温酒或米饮下，空心食前。（《圣济总录》肉苁蓉丸）

（3）治虚损，暖下元，益精髓，利腰膝：肉苁蓉（酒浸一宿，刮去皱皮，炙干）、蛇床子、远志（去心）、五味子、防风（去芦头）、附子（炮裂，去皮、脐）、菟丝子（酒浸三日，曝干，别捣为末）、巴戟、杜仲（去粗皮，炙微黄，锉）各一两。上药，捣罗为末，炼蜜和丸如梧桐子大。每日空心，以温酒下二十丸，盐汤下亦得，渐加至四十丸为度。（《太平圣惠方》肉苁蓉丸）

（4）治肾虚白浊：肉苁蓉、鹿茸、山药、白茯苓等分。为末，米糊丸梧子大。枣汤，每下三十丸。（《圣济总录》）

（5）治发汗、利小便亡津液，大腑秘结，老人、虚人皆可服：肉苁蓉（酒浸，焙）二两，沉香（别研）一两。上为细末，用麻子仁汁打糊为丸，如梧桐子大。每服七十丸，空心用米饮送下。（《济生方》润肠丸）

（6）治高年血液枯槁，大便燥结，胸中作闷：大肉苁蓉三两，白酒浸，洗去鳞甲，切片，白汤三碗，煎一碗，顿服。（《医学广笔记》）

## 锁 阳

**【别名】**地毛球、锈铁棒、锁严子。

**【来源】**本品为锁阳科植物锁阳 *Cynomorium songaricum* Rupr. 的干燥肉质茎。

**【产地分布】**主产于内蒙古、甘肃、新疆。

**【采收加工】**春季采挖，除去花序，切段，晒干。

**【药材性状】**本品呈扁圆柱形，微弯曲，长 5 ～ 15cm，直径 1.5 ～ 5cm。表面棕色或棕褐色，粗糙，具明显纵沟和不规则凹陷，有的残存三角形的黑棕色鳞片。体重，质硬，难折断，断面浅棕色或棕褐色，有黄色三角状维管束。气微，味甘而涩。

**【性味归经】**性温，味甘。归肝、肾、大肠经。

**【功效与作用】**补肾阳，益精血，润肠通便。属补虚药下属分类的补阳药。

**【临床应用】**煎汤，5～10g。用治肾阳不足，精血亏虚，腰膝痿软，阳痿滑精，肠燥便秘。

**【使用禁忌】**本品能助阳、滑肠，故阴虚火旺、大便溏泄、热结便秘者不宜服用。

【配伍药方】

（1）治痿：黄柏半斤（酒炒），龟板四两（酒炙），知母二两（酒炒），熟地黄、陈皮、白芍各二两，锁阳一两半，虎骨一两（炙），干姜半两。上为末，酒糊丸，或粥丸。(《丹溪心法》虎潜丸）

（2）治阳弱精虚，阴衰血竭，大肠燥涸，便秘不运：锁阳三斤。清水五斗，煎浓汁二次，总和，以砂锅内熬膏，炼蜜八两收成，入瓷瓶内收贮。每早、午、晚各食前服十余茶匙，热酒化服。(《本草切要》)

（3）治肾虚遗精，阳痿：锁阳、龙骨、苁蓉、桑螵蛸、茯苓各等分。共研末，炼蜜为丸，每服三钱，早、晚各一次。(《宁夏中草药手册》)

（4）治阳痿，早泄：锁阳五钱，党参、山药各四钱，覆盆子三钱。水煎服。(《陕甘宁青中草药选》)

（5）治老年气弱阴虚，大便燥结：锁阳、桑椹子各五钱。水煎取浓汁，加白蜂蜜一两，分两次服。(《宁夏中草药手册》)

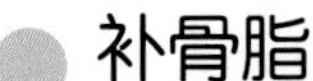

## 补骨脂

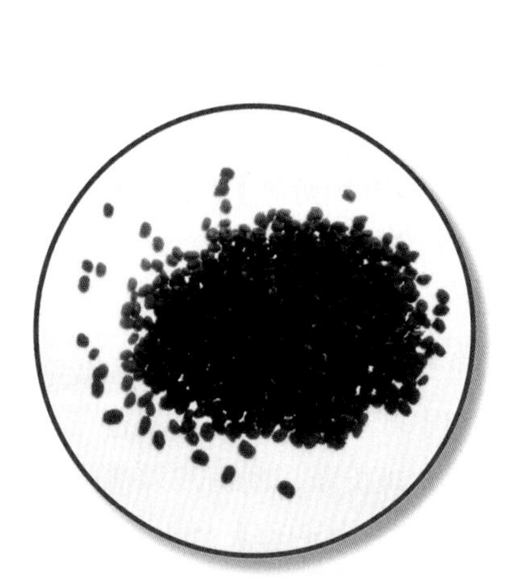

**【别名】**破故纸、和兰苋、胡韭子。

**【来源】**本品为豆科植物补骨脂 *Psoralea corylifolia* L. 的干燥成熟果实。

**【产地分布】**主产于河南、四川、安徽、陕西。

**【采收加工】**秋季果实成熟时采收果序，晒干，搓出果实，除去杂质。

**【药材性状】**本品呈肾形，略扁，长 3～5mm，宽

2～4mm，厚约1.5mm。表面黑色、黑褐色或灰褐色，具细微网状皱纹。顶端圆钝，有一小突起，凹侧有果梗痕。质硬。果皮薄，与种子不易分离；种子1枚，子叶2，黄白色，有油性。气香，味辛、微苦。

**【性味归经】**性温，味辛、苦。归肾、脾经。

**【功效与作用】**内服温肾助阳，纳气平喘，温脾止泻。外用消风祛斑。属补虚药下属分类的补阳药。

**【临床应用】**内服：煎汤，6～10g。外用：20%～30%酊剂涂患处。内服治肾阳不足，阳痿遗精，遗尿尿频，腰膝冷痛，肾虚作喘，五更泄泻。外用治白癜风，斑秃。

**【使用禁忌】**本品性质温燥，能伤阴助火，故阴虚火旺、大便秘结者忌服。

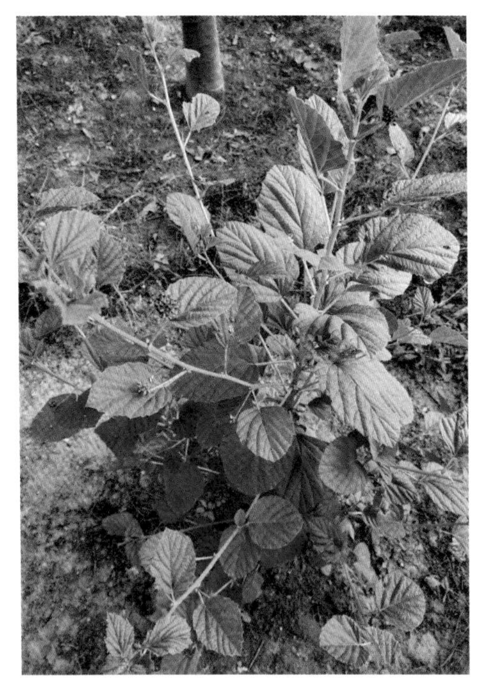

【配伍药方】

（1）治脾肾虚弱，全不进食：补骨脂四两（炒香），肉豆蔻二两（生）。上为细末，用大肥枣四十九个，生姜四两，切片同煮，枣烂去姜，取枣，剥去皮核，用肉，研为膏，入药和杵，丸如梧桐子大。每服三十丸，盐汤下。（《普济本事方》二神丸）

（2）治赤白痢及水泻：补骨脂一两（炒香熟），罂粟壳四两（去瓤、顶蒂，新瓦上煿燥）。上二味，为细末，炼蜜为丸，如弹子大。每服一丸，水一盏化开，姜二片，枣一个，煎取七分，如小儿分作四服。（《是斋百一选方》）

（3）治小儿遗尿：补骨脂一两（炒）。为末，每服一钱，热汤调下。（《补要袖珍小儿方论》破故纸散）

（4）治下元虚败，脚手沉重，夜多盗汗：补骨脂四两（炒香），菟丝子四两（酒蒸），胡桃肉一两（去皮），乳香、没药、沉香（各研）三钱半。炼蜜丸如梧子大。每服二三十丸，空心盐汤、温酒任下，自夏至起，冬至止，日一服。（《太平惠民和剂局方》补骨脂丸）

## 益智仁

**【别名】**益智子、摘艼子。

**【来源】**本品为姜科植物益智 *Alpinia oxyphylla* Miq. 的干燥成熟果实。

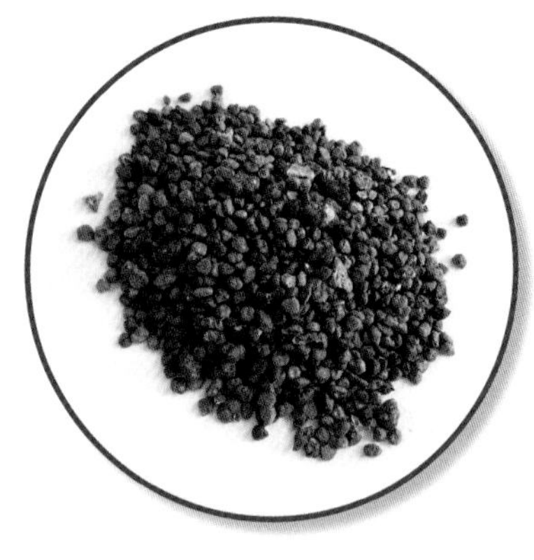

**【产地分布】**主产于海南、广东。

**【采收加工】**夏、秋间果实由绿变红时采收，晒干或低温干燥。

**【药材性状】**干燥果实呈纺锤形或椭圆形，长1.5～2cm，直径1～12cm。外皮红棕色至灰棕色，有纵向断续状的隆起线13～18条。皮薄而稍韧，与种子紧贴。种子集结成团，分3瓣，中有薄膜相隔，每瓣有种子6～11粒。种子呈不规则扁圆形，略有钝棱，直径约3mm，厚约1.5mm，表面灰褐色或灰黄色；种脐位于腹面的中央，微凹陷，自种脐至背面的合点处，有一条沟状种脊；破开后里面为白色，粉性，臭特殊，味辛微苦。

**【性味归经】**性温，味辛。归脾、肾经。

**【功效与作用】**暖肾固精缩尿，温脾止泻摄唾。属补虚药下属分类的补阳药。

**【临床应用】**煎汤，3～10g。用治肾虚遗尿，小便频数，遗精白浊；脾寒泄泻，腹中冷痛，口多唾涎。

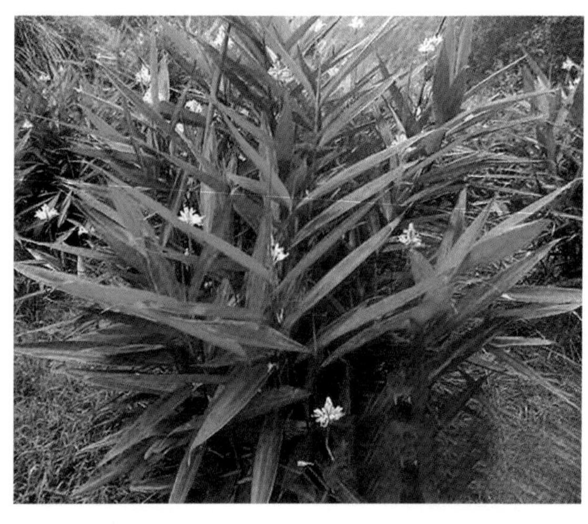

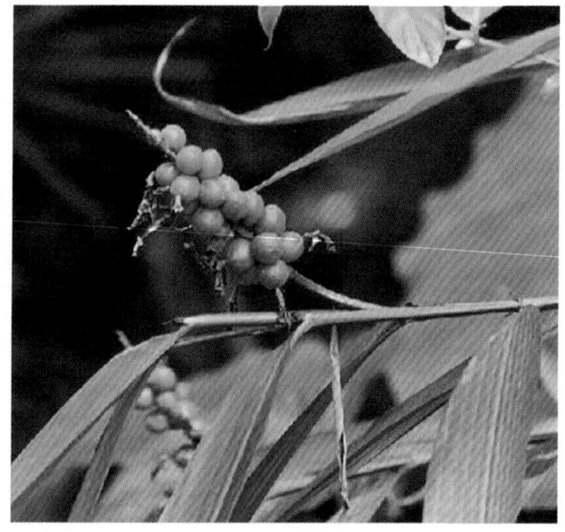

【配伍药方】

（1）治伤寒阴盛，心腹痞满，呕吐泄利，手足厥冷，以及一切冷气奔冲，心胁脐腹胀满绞痛：川乌（炮，去皮、脐）四两，益智（去皮）二两，干姜（炮）半两，青皮（去白）三两。上件为散，每服三钱，水二盏，入盐一捻，生姜五片，枣二个，擘破，同煎至八分，去滓，温服，食前。(《太平惠民和剂局方》益智散）

（2）治腹胀忽泻，日夜不止，诸药不效，此气脱也：益智子仁二两。浓煎饮之。(《世医得效方》)

（3）治梦泄：益智仁二两（用盐二两炒，去盐），乌药二两。上为末，用山药一两为糊，和丸如梧桐子大。每服五十丸，空心临卧盐汤下，以朱砂为衣。(《世医得效方》三仙丸)

（4）治脬气虚寒，小便频数，或遗尿不止，小儿尤效：乌药、益智仁等分。上为末，酒煮山药末为糊，丸桐子大。每服七十丸，盐酒或米饮下。(《妇人大全良方》缩泉丸，即《魏氏家藏方》固真丹)

（5）治小儿遗尿，亦治白浊：益智仁、白茯苓各等分。上为末，每服一钱，空心米汤调下。(《补要袖珍小儿方论》益智仁散)

## 菟丝子

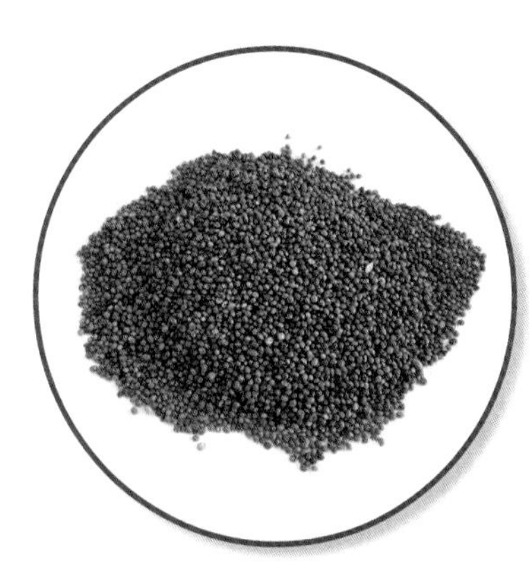

**【别名】**豆寄生、无根草、黄丝、黄丝藤、无娘藤、金黄丝子。

**【来源】**本品为旋花科植物南方菟丝子 *Cuscuta australis* R. Br. 或菟丝子 *Cuscuta chinensis* Lam. 的干燥成熟种子。

**【产地分布】**我国大部分地区均产。

**【采收加工】**秋季果实成熟时采收植株，晒干，打下种子，除去杂质。

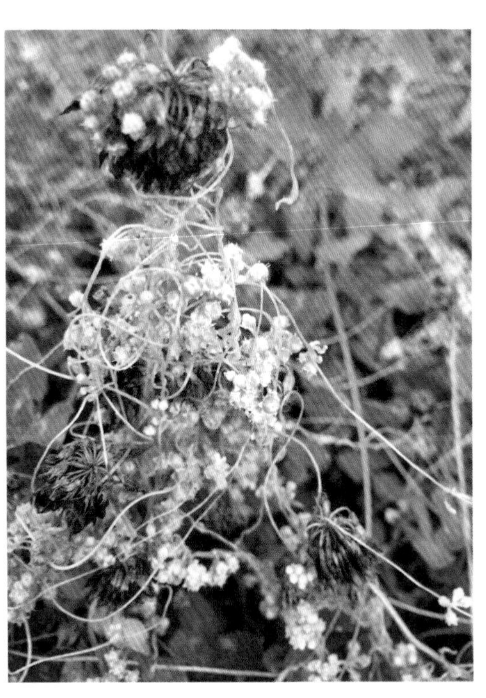

**【药材性状】**本品呈类球形，直径 1 ～ 1.5mm。表面灰棕色或黄棕色，具细密突起的小点，一端有微凹的线形种脐。质坚实，不易以指甲压碎。气微，味淡。

**【性味归经】**性平，味辛、甘。归肝、肾、脾经。

**【功效与作用】**内服补益肝肾，固精缩尿，安胎，明目，止泻；外用消风祛斑。属补虚药下属分类的补阳药。

**【临床应用】**内服：煎汤，6 ～ 12g。外用：适量。内服治肝肾不足，腰膝酸软，阳痿遗精，遗尿尿频，肾虚胎漏，胎动不安，目昏耳鸣，脾肾虚泻。外用治白癜风。

**【使用禁忌】**本品虽为平补之品，但偏于补阳，故阴虚火旺、大便燥结、小便短赤者不宜服用。

【配伍药方】

（1）补肾气，壮阳道，助精神，轻腰脚：菟丝子一斤（淘净，酒煮，捣成饼，焙干），附子（制）四两。共为末，酒糊丸，梧子大，酒下五十丸。（《扁鹊心书》菟丝子丸）

（2）治腰痛：菟丝子（酒浸）、杜仲（去皮，炒断丝）等分。为细末，以山药糊丸如梧子大。每服五十丸，盐酒或盐汤下。（《是斋百一选方》）

（3）治腰膝风冷，益颜色，明目：菟丝子一斗。酒浸良久，沥出曝干，又浸，令酒干为度，捣细罗为末。每服二钱，以温酒调下，日三。服后吃三五匙水饭压之，至三七日，更加至三钱服之。（《普济方》）

（4）治劳伤肝气，目暗：菟丝子二两。酒浸三日，曝干，捣罗为末，鸡子白和丸梧桐子大。每服，空心以温酒下三十丸。（《太平圣惠方》）

## 沙苑子

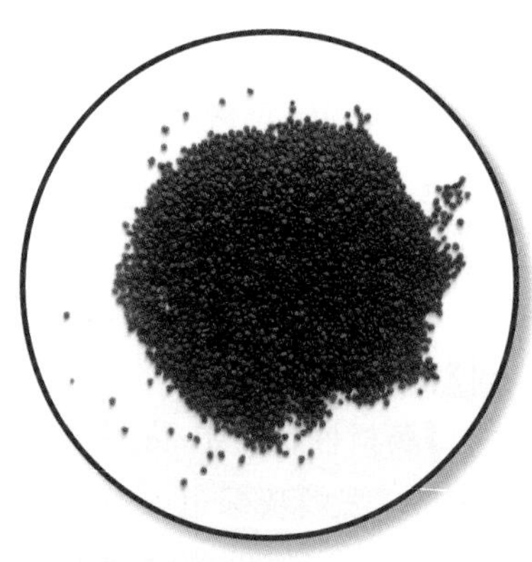

**【别名】**潼蒺藜、蔓黄芪、夏黄草、沙苑蒺藜。

**【来源】**本品为豆科植物扁茎黄芪 *Astragalus complanatus* R. Br. 的干燥成熟种子。

**【产地分布】**主产于陕西、河北。

**【采收加工】**秋末冬初果实成熟尚未开裂时采割植株，晒干，打下种子，除去杂质，晒干。

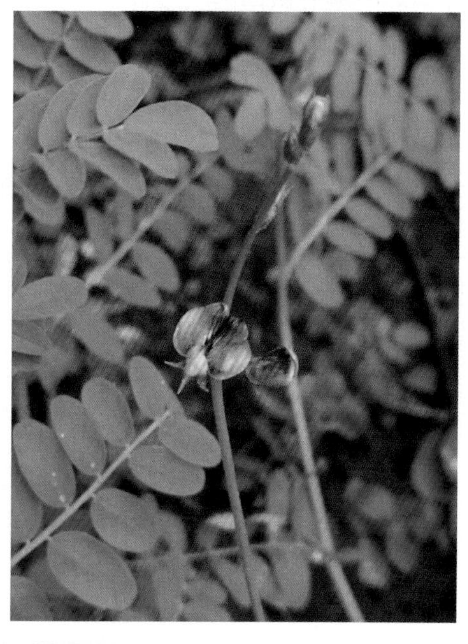

**【药材性状】**本品略呈肾形而稍扁，长 2 ～ 2.5mm，宽 1.5 ～ 2mm，厚约 1mm。表面光滑，褐绿色或灰褐色，边缘一侧微凹处具圆形种脐。质坚硬，不易破碎。子叶 2，淡黄色，胚根弯曲，长约 1mm。无臭，味淡，嚼之有豆腥味。

**【性味归经】**性平温，味甘。归肝、肾经。

**【功效与作用】**补肾助阳，固精缩尿，养肝明目。属补虚药下属分类的补阳药。

**【临床应用】**煎汤，9 ～ 15g。用治肾虚腰痛，遗精早泄，遗尿尿频，白浊带下，眩晕，目暗昏花。

**【使用禁忌】**本品为温补固涩之品，阴虚火旺、小便不利者不宜服用。

【配伍药方】

（1）治精滑不禁：沙苑蒺藜（炒）、芡实（蒸）、莲须各二两，龙骨（酥炙）、牡蛎（盐水煮一日一夜，煅粉）各一两。共为末，莲子粉糊为丸，盐汤下。（《医方集解》金锁固精丸）

（2）治肾虚腰痛：沙苑子一两。水煎，日服二次。（《吉林中草药》）

（3）治脾胃虚，饮食不消，湿热成臌胀者：沙苑蒺藜二两（酒拌炒），苍术八两（米泔水浸一日，晒干，炒）。共研为末，每服三钱，米汤调服。（《本草汇言》）

（4）治目昏不明：沙苑子三钱，茺蔚子二钱，青葙子三钱。共研细末，每次一钱，日服二次。（《吉林中草药》）

## 蛤蚧

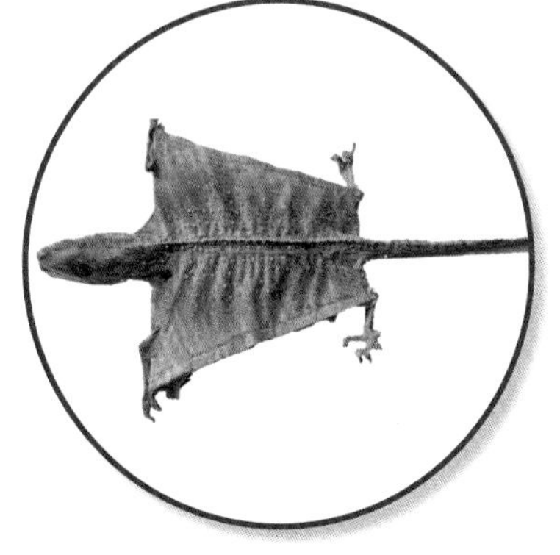

**【别名】**对蛤蚧、仙蟾。

**【来源】**本品为壁虎科动物蛤蚧 *Gekko gecko* Linnaeus 的干燥体。

**【产地分布】**主产于广西、广东，进口蛤蚧主产于越南。

**【采收加工】**全年均可捕捉，除去内脏，拭净，用竹片撑开，使全体扁平顺直，低温干燥。

**【药材性状】**本品呈扁片状，头颈部及躯干部长 9～18cm，头颈部约占 1/3，腹背部宽 6～11cm，尾长 6～12cm。头略呈扁三角状，两眼多凹陷成窟窿，口内有细齿，生于颚的边缘，无异型大齿。吻部半圆形，吻鳞不切鼻孔，与鼻鳞相连，上鼻鳞左右各 1 片，上唇鳞 12～14 对，下唇鳞（包括颏鳞）21 片。腹背部呈椭圆形，腹薄。背部呈灰黑色或银灰色，有黄白色或灰绿色斑点散在或密集成不显著的斑纹，脊椎骨及两侧肋骨突起。四足均具 5 趾；趾间仅具蹼迹，足趾底有吸盘。尾细而坚实，微现骨节，与背部颜色相同，有 6～7 个明显的银灰色环带。全身密被圆形或多角形微有光泽的细鳞。气腥，味微咸。

**【性味归经】**性平，味咸。归肺、肾经。

**【功效与作用】**补肺益肾，纳气定喘，助阳益精。属补虚药下属分类的补阳药。

**【临床应用】**煎汤，3～6g；多入丸、散或酒剂。用治虚喘气促，劳嗽咯血，阳痿遗精。

**【使用禁忌】**咳喘实证不宜使用。

【配伍药方】

（1）治虚劳咳嗽及肺壅上气：蛤蚧一对（头尾全者，涂酥炙令黄），贝母一两（煨微黄），紫菀一两（去苗、土），杏仁一两（汤浸，去皮、尖、双仁，麸炒微黄），鳖甲二两（涂醋炙令黄，去裙襕），皂荚仁一两（炒令焦黄），桑根白皮一两（锉）。上药，捣罗为末，炼蜜和捣三二百杵，丸如梧桐子大。每服以枣汤下二十丸，日三四服。忌苋菜。（《太平圣惠方》蛤蚧丸）

（2）治肺嗽，面浮，四肢浮：蛤蚧一对（雌雄头尾全者，净洗，酒和蜜涂炙熟），人参一株（紫团参）。上二味，捣罗为末，熔蜡四两，滤去滓，和药末，作六饼子。每服，空心，用糯米作薄粥一盏，投药一饼，趁热，细细呷之。（《圣济总录》独圣饼）

## 核桃仁

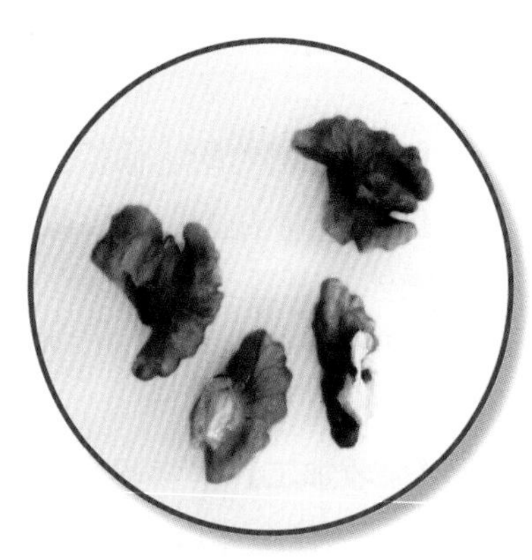

【别名】胡桃仁、胡桃肉、核桃。

【来源】本品为胡桃科植物胡桃 *Juglans regia* L. 的干燥成熟种子。

【产地分布】主产于陕西、山西、河北、东北、内蒙古。

【采收加工】秋季果实成熟时采收，除去肉质果皮，晒干，再除去核壳及木质隔膜。

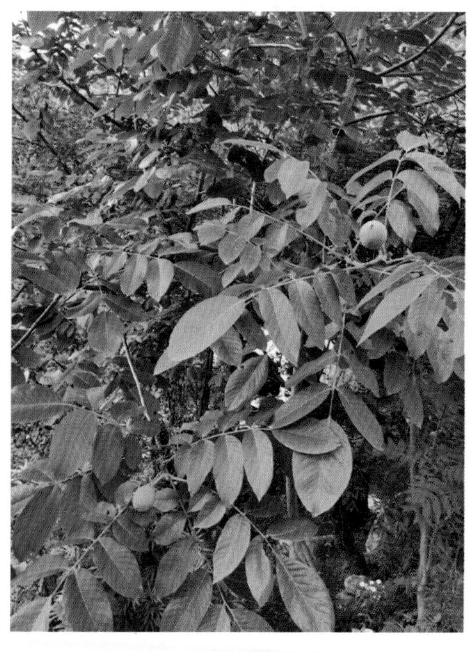

【药材性状】本品多破碎，为不规则的块状，有皱曲的沟槽，大小不一；完整者类球形，直径 2 ～ 3cm。种皮淡黄色或黄褐色，膜状，维管束脉纹深棕色。子叶类白色。质脆，富油性。无臭，味甘；种皮味涩、微苦。

【性味归经】性温，味甘。归肾、肺、大肠经。

【功效与作用】补肾，温肺，润肠。属补虚药下属分类的补阳药。

【临床应用】煎汤，6 ～ 9g。传统认为本品定喘嗽宜连皮用，润肠燥宜去皮用。用治腰膝酸软，阳痿遗精，虚寒喘嗽，大便秘结。

【使用禁忌】阴虚火旺、痰热咳嗽及便溏者不宜服用。

【配伍药方】

（1）治中耳炎：用核桃仁榨油，加适量冰片滴耳。（《新中医》）

（2）治湿伤于内外，阳气衰绝，虚寒喘嗽，腰脚疼痛：胡桃肉二十两（捣烂），补骨脂十两（酒蒸）。研末，蜜调如饴服。（《续传信方》）

（3）治久嗽不止：核桃仁五十个（煮热，去皮），人参五两，杏仁三百五十个（麸炒，汤浸，去皮）。研匀，入炼蜜，丸梧子大。每空心细嚼一丸，人参汤下，临卧再服。（《本草纲目》）

（4）治产后气喘：胡桃仁（不必去皮）、人参各等分。上细切，每服五钱，水二盏，煎七分，频频呷服。（《普济方》）

（5）治肾气虚弱，腰痛如折，或腰间似有物重坠，起坐艰辛者：胡桃二十个（去皮膜），破故纸（酒浸，炒）八两，蒜四两（熬膏），杜仲（去皮，姜汁浸，炒）十六两。上为细末，蒜膏为丸。每服三十丸，空心温酒下，妇人淡醋汤下。常服壮筋骨，活血脉，乌髭须，益颜色。（《太平惠民和剂局方》青娥丸）

（6）治消肾，唇口干焦，精溢自出，或小便赤黄，五色混浊，大便燥实，小便大利而不甚渴：白茯苓，胡桃肉（汤去薄皮，别研），附子大者一枚（去皮脐，切作片，生姜汁一盏，蛤粉一分，同煮干，焙）。上等分，为末，蜜丸如梧子大，米饮下三五十丸；或为散，以米饮调下，食前服。（《三因极一病证方论》胡桃丸）

（7）治遗精：核桃仁三个，五味子七粒，蜂蜜适量。于睡前嚼服。（《贵州草药》）

（8）治小便频数：胡桃煨熟，卧时嚼之，温酒下。（《本草纲目》）

（9）治赤痢不止：枳壳、胡桃各七枚，皂荚（不蛀者）一挺。上三味，就新瓦上以草灰烧令烟尽，取研极细，分为八服。每临卧及二更、五更时各一服，荆芥茶调下。（《圣济总录》枳壳散）

（10）治脏躁：胡桃仁一两。捣碎，和糖开水冲服，每日三次。（《卫生杂志》）

（11）治火烧疮：取胡桃瓤烧令黑，杵如脂，敷疮上。（《梅师集验方》）

（12）治瘰疬疮：胡桃瓤烧令黑，烟断，和松脂研敷。（《开宝本草》）

（13）治鼠瘘痰核：连皮胡桃肉，同贝母、全蝎枚数相等，蜜丸服。（《本经逢原》）

## 冬虫夏草

**【别名】**虫草、冬虫草、夏草冬虫。

**【来源】**本品为麦角菌科真菌冬虫夏草菌 *Cordyceps sinensis*（Berk.）Sacc. 寄生在蝙蝠蛾科昆虫幼虫上的子座和幼虫尸体的干燥复合体。

**【产地分布】**主产于四川、西藏、青海。

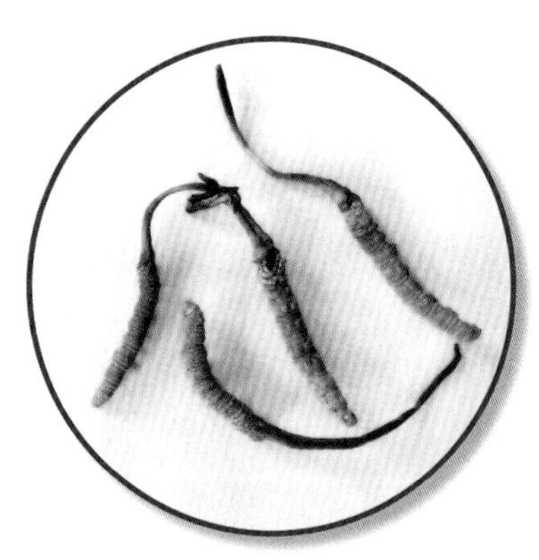

【采收加工】夏初子座出土、孢子未发散时挖取，晒至六七成干，除去似纤维状的附着物及杂质，晒干或低温干燥。

【药材性状】本品由虫体与从虫头部长出的真菌子座相连而成。虫体似蚕，长 3～5cm，直径 0.3～0.8cm；表面深黄色至黄棕色，有环纹 20～30 个，近头部的环纹较细；头部红棕色；足 8 对，中部 4 对较明显；质脆，易折断，断面略平坦，淡黄白色。子座细长圆柱形，长 4～7cm，直径约 0.3cm；表面深棕色至棕褐色，有细纵皱纹，上部稍膨大；质柔韧，断面类白色。气微腥，味微苦。

【性味归经】性平，味甘。归肺、肾经。

【功效与作用】补肾益肺，止血化痰。属补虚药下属分类的补阳药。

【临床应用】煎汤或炖服，3～9g。用治肾虚精亏，阳痿遗精，腰膝酸痛，久咳虚喘，劳嗽咯血。

【使用禁忌】有表邪者不宜用。

【配伍药方】

（1）治病后虚损：夏草冬虫三五枚，老雄鸭一只，去肚杂，将鸭头劈开，纳药于中，仍以线扎好，酱油、酒如常，蒸烂食之。(《本草纲目拾遗》)

（2）治虚喘：冬虫夏草五钱至一两，配老雄鸭蒸服。(《云南中草药》)

（3）治贫血、阳痿、遗精：冬虫夏草五钱至一两，炖肉或炖鸡服。(《云南中草药》)

## 第三节　补血药

### 当　归

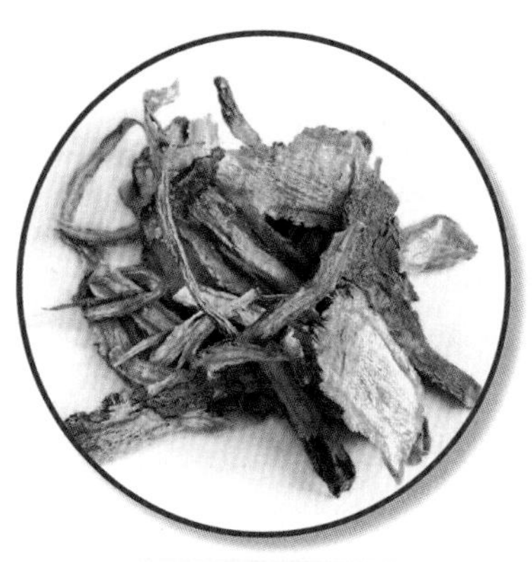

【别名】干归、马尾当归、秦哪、马尾归、云归、西当归、岷当归。

【来源】本品为伞形科植物当归 *Angelica sinensis* (Oliv) Diels 的干燥根。

【产地分布】主产于甘肃。

【采收加工】秋末采挖，除去须根及泥沙，待水分稍蒸发后，捆成小把，上棚，用烟火缓缓熏干。切薄片。

【药材性状】本品略呈圆柱形，下部有支根 3～5 条

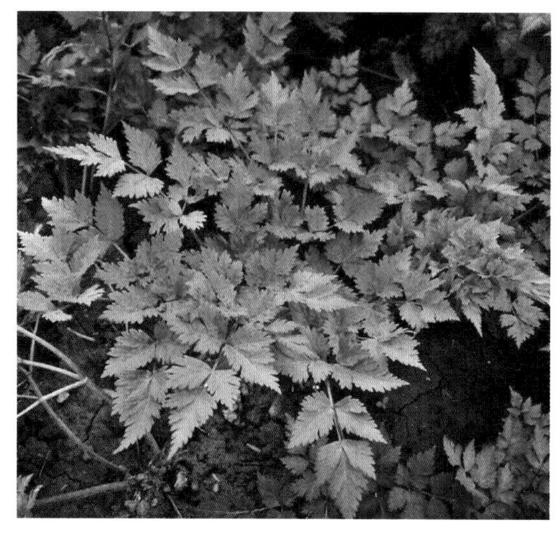

或更多，长 15 ～ 25cm。表面浅棕色至棕褐色，具纵皱纹和横长皮孔样突起。根头（归头）直径 1.5 ～ 4cm，具环纹，上端圆钝，或具数个明显突出的根茎痕，有紫色或黄绿色的茎和叶鞘的残基，主根（归身）表面凹凸不平；支根（归尾）直径 0.3 ～ 1cm，上粗下细，多扭曲，有少数须根痕。质柔韧，断面黄白色或淡黄棕色，皮部厚，有裂隙和多数棕色点状分泌腔，木部色较淡，形成层环黄棕色。有浓郁的香气，味甘、辛、微苦。柴性大、干枯无油或断面呈绿褐色者不可供药用。

**【性味归经】**性温，味甘、辛。归肝、心、脾经。

**【功效与作用】**补血活血，调经止痛，润肠通便。属补虚药下属分类的补血药。

**【临床应用】**煎汤，6 ～ 12g。用治血虚萎黄，眩晕心悸，月经不调，经闭痛经，虚寒腹痛，风湿痹痛，跌仆损伤，痈疽疮疡，肠燥便秘。酒当归活血通经，用于经闭痛经、风湿痹痛、跌仆损伤。

**【使用禁忌】**湿盛中满、大便溏泄者忌服。

【配伍药方】

（1）调益荣卫，滋养气血，治冲任虚损，月水不调，脐腹疞痛，崩中漏下，血瘕块硬，发歇疼痛，妊娠宿冷，将理失宜，胎动不安，血下不止，以及产后乘虚，风寒内搏，恶露不下，结生瘕聚，少腹坚痛，时作寒热：当归（去芦，酒浸，炒）、川芎、白芍药、熟干地黄（酒洒蒸）各等分。共为粗末，每服三钱，水一盏半，煎至八分，去渣热服，空心食前。(《太平惠民和剂局方》四物汤)

（2）治室女月水不通：当归（切，焙）一两，干漆（炒烟出）、芎䓖各半两。上三味，捣罗为末，炼蜜和丸如梧桐子大。每服二十丸，温酒下。(《圣济总录》当归丸)

（3）治月经逆行，从口鼻出：先以京墨磨汁服止之，次用当归尾、红花各三钱，水一盅半，煎八分，温服。(《简便单方》)

（4）治血崩：当归一两，龙骨二两（炒赤），香附子三钱（炒），棕毛灰五钱。上为末，米饮调三四钱，空心服。(《儒门事亲》当归散)

（5）治血瘕痛胀，脉滞涩者：当归三两，桂心两半，白芍两半（酒炒），蒲黄二两（炒），血竭三两，延胡两半。为散，酒煎三钱，去渣温服。(《医略六书》当归蒲延散)

（6）治妇人带下五色，腹痛，羸瘦，食少：当归一两（锉，微炒），鳖甲一两（涂醋炙微黄，去裙襕），川大黄一两（锉碎，微炒），白术三分，胡椒半两，诃黎勒皮三分，槟榔三分，枳壳三分（麸炒微黄，去瓤），荜茇半两。上件药，捣罗为末，炼蜜和捣三二百杵，丸如梧桐子大，每于食前以温酒下三十丸。(《太平圣惠方》当归丸)

（7）治妇人怀娠，腹中㽲痛：当归三两，芍药一斤，茯苓四两，白术四两，泽泻半斤，芎䓖半斤（一作三两）。上六味，杵为散，取方寸匕，酒和，日三服。(《金匮要略》当归芍药散)

（8）治妊娠小便难，饮食如故：当归、贝母、苦参各四两。三味末之，炼蜜丸如小豆大，饮服三丸，加至十丸。(《金匮要略》当归苦参丸)

（9）治妊娠胎动不安，腰腹疼痛：当归半两（锉），葱白一分（细切）。上二味，先以水三盅，煎至二盏，入好酒一盏，更煎数沸，去滓，分作三服。(《圣济总录》安胎饮)

（10）治产后败血不散，结聚成块（俗呼儿枕），疼痛发歇不可忍：当归一两（锉，微炒），鬼箭羽一两，红蓝花一两。上药捣筛为散，每服三钱，以酒一中盏，煎至六分，去滓，不计时候温服。(《太平圣惠方》当归散)

## 熟地黄

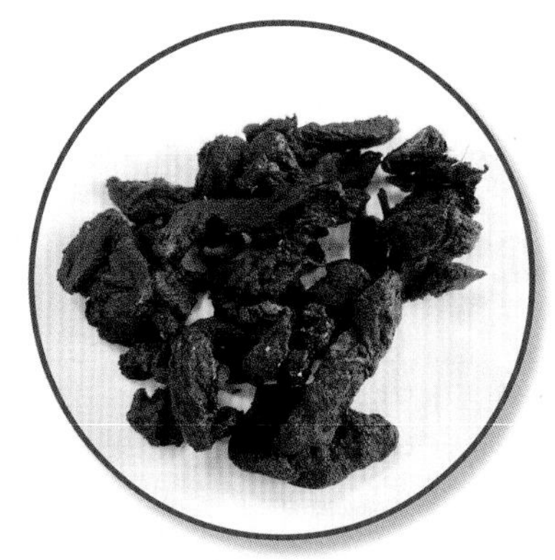

【别名】熟地。

【来源】本品为玄参科植物地黄 *Rehmannia glutinosa* Libosch. 的干燥块根，经炮制加工品制成。

【产地分布】主产河南、浙江等地。

【采收加工】取生地黄，照酒炖法炖至酒吸尽，取出，晾晒至外皮黏液稍干时，切厚片或块，干燥，即得；或照酒蒸法蒸至黑润，取出，晒至约八成干，切厚片或块，干燥，即得。

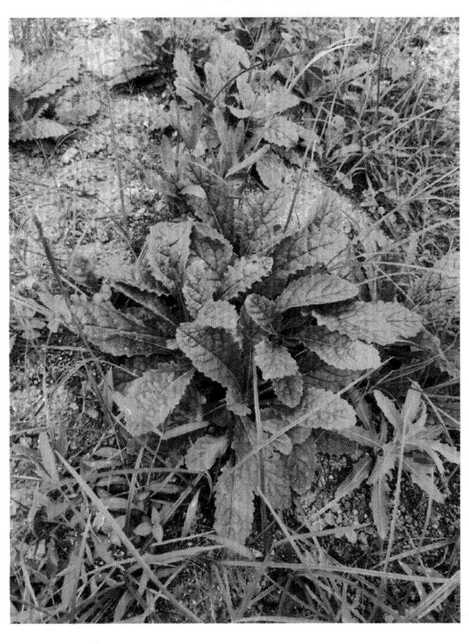

【药材性状】本品为不规则的块片、碎块，大小、厚薄不一。表面乌黑色，有光泽，黏性质柔软而带韧性，不易折断，断面乌黑色，有光泽。气微，味甜。大。

【性味归经】性微温，味甘。归肝、肾经。

【功效与作用】补血滋阴，益精填髓。属补虚药下属分类的补血药。

【临床应用】煎汤，9～15g。用治血虚萎黄，心悸怔忡，月经不调，崩漏下血，肝肾阴虚，腰膝酸软，骨蒸潮热，盗汗遗精，内热消渴，眩晕，耳鸣，须发早白。

【使用禁忌】本品性质黏腻，有碍消化，凡

气滞痰多，湿盛中满、食少便溏者忌服。若重用久服，宜与陈皮、砂仁等同用，以免滋腻碍胃。

【配伍药方】

（1）治男妇精血不足，营卫不充等患：大怀熟地（取味极甘者，烘晒干以去水气）八两，沉香一钱（或白檀三钱亦可），枸杞（用极肥者，亦烘晒，以去润气）四两。每药一斤，可用高烧酒十斤浸之，不必煮，但浸十日之外，即可用。凡服此者，不得过饮，服完又加酒六七斤，再浸半月，仍可用。（《景岳全书》地黄醴）

（2）治诸虚不足，腹胁疼痛，失血少气，不欲饮食，噏噏发热及妇人经病，月事不调：熟干地黄（切，焙）、当归（去苗，切，焙）各等分。为细末后，炼蜜和丸梧桐子大，每服二三十粒，食前白汤下。（《鸡峰普济方》万病丸）

（3）治喑痱，肾虚弱厥逆，语声不出，足废不用：熟干地黄、巴戟（去心）、山茱萸、石斛、肉苁蓉（酒浸，焙）、附子（炮）、五味子、官桂、白茯苓、麦门冬（去心）、菖蒲、远志（去心）等分。上为末，每服三钱，水一盏半，生姜五片，枣一枚，薄荷同煎至八分，不计时候。（《宣明论方》地黄饮子）

（4）治骨蒸体热劳倦：热地黄、当归、地骨皮、枳壳（麸炒）、柴胡、秦艽、知母、鳖甲（炙）等分。末，水一盏，乌梅半个，煎七分，和梅热服。（《幼幼新书》地黄散）

（5）调益荣卫，滋养气血，治冲任虚损，月水不调，脐腹疠痛，崩中漏下，血瘕块硬，发歇疼痛，妊娠宿冷，将理失宜，胎动不安，血下不止，以及产后乘虚，风寒内搏，恶露不下，结生瘕聚，少腹坚痛，时作寐热：当归（去芦，酒浸，炒）、川芎、白芍药、熟干地黄（酒洒蒸）各等分。上为粗末，每服三钱，水一盏半，煎至八分，去渣热服，空心食前。（《太平惠民和剂局方》四物汤）

（6）治小便数而多：龙骨一两，桑螵蛸一两，熟干地黄一两，栝蒌根一两，黄连一两（去须）。上药，捣细罗为散，每于食前，以粥饮调下二钱。（《太平圣惠方》）

（7）治小儿肾怯失音，囟开不合，神不足，目中白睛多，面色㿠白等：熟地黄八钱，山萸肉、干山药各四钱，泽泻、牡丹皮、白茯苓（去皮）各三钱。上为末，炼蜜丸，如梧子大，空心，温水化下三丸。（《小儿药证直诀》地黄丸）

（8）治气短似喘，呼吸促急，提不能升，咽不能降，气道噎塞，势极垂危者：熟地黄七八钱，甚者一二两，炙甘草二三钱，当归二三钱。水二盅，煎八分，温服。（《景岳全书》贞元饮）

（9）治水亏火盛，六脉浮洪滑大，少阴不足，阳明有余，烦热干渴，头痛牙疼失血等证：生石膏三五钱，熟地三五钱或一两，麦冬二钱，知母、牛膝各钱半。水一盅半，煎七分，温服或冷服。若大便溏泄者，乃非所宜。（《景岳全书》玉女煎）

（10）治肝木乘胃，胃脘当心而痛，以及胁痛吞酸，吐酸，疝瘕，一切肝病：北沙参、麦冬、地黄、当归、枸杞、川楝。（《柳州医话》一贯煎）

## 白　芍

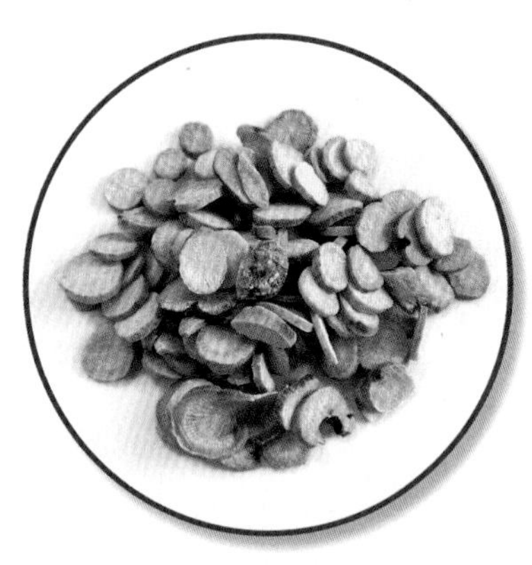

【别名】白芍药、金芍药。

【来源】本品为毛茛科植物芍药 *Paeonia lactiflora* Pall. 的干燥根。

【产地分布】主产于浙江、安徽。

【采收加工】夏、秋二季采挖，洗净，除去头尾和细根，置沸水中煮后除去外皮或去皮后再煮，晒干。切薄片。

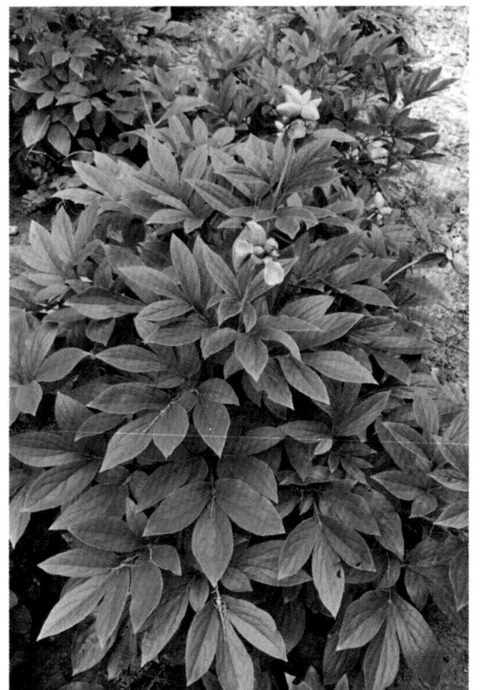

【药材性状】本品呈圆柱形，平直或稍弯曲，两端平截，长 5～18cm，直径 1～2.5cm。表面类白色或淡红棕色，光洁或有纵皱纹及细根痕，偶有残存的棕褐色外皮。质坚实，不易折断，断面较平坦，类白色或微带棕红色，形成层环明显，射线放射状。气微，味微苦、酸。

【性味归经】性微寒，味苦、酸。归肝、脾经。

【功效与作用】养血调经，敛阴止汗，柔肝止痛，平抑肝阳。属补虚药下属分类的补血药。

【临床应用】煎汤，6～15g。平抑肝阳、敛阴止汗多生用，养血调经、柔肝止痛多炒用或酒炒用。用治血虚萎黄，月经不调，自汗，盗汗，胁痛，腹痛，四肢挛痛，头痛眩晕。

【使用禁忌】不宜与藜芦同用。阳衰虚寒之证不宜使用。

【配伍药方】

（1）治妇人胁痛：香附子四两（黄子醋二碗，盐一两，煮干为度），肉桂、延胡索（炒）、白芍药。为细末，每服二钱，沸汤调，无时服。（《朱氏集验医方》芍药汤）

（2）治下痢便脓血，里急后重，下血调气：芍药一两，当归半两，黄连半两，槟榔、木香二钱，甘草二钱（炒），大黄三钱，黄芩半两，官桂二钱半。上细切，每服半两，水二盏，煎至一盏，食后温服。（《素问病机气宜保命集》芍药汤）

（3）治妇人怀妊腹中㽲痛：当归三两，芍药一斤，茯苓四两，白术四两，泽泻半斤，芎䓖半斤（一作三两）。上六味，杵为散，取方寸匕，酒和，日三服。（《金匮要略》当归芍药散）

（4）治产后血气攻心腹痛：芍药二两，桂（去粗皮）、甘草（炙）各一两。上三味，粗捣筛，每服三钱匕，水一盏，煎七分，去滓，温服，不拘时候。（《圣济总录》芍药汤）

（5）治痛经：白芍二两，干姜八钱。共为细末，分成八包，月经来时，每日服一包，黄酒为引，连服三个星期。（《全国中草药新医疗法展览会资料选编》）

（6）治金创血不止，痛：白芍药一两，熬令黄，杵令细为散。酒或米饮下二钱，并得。初三服，渐加。（《广利方》）

（7）治脚气肿痛：白芍药六两，甘草一两。为末，白汤点服。（《岁时广记》）

（8）治风毒骨髓疼痛：芍药二分，虎骨一两（炙）。为末，夹绢袋盛，酒三升，渍五日。每服三合，日三服。（《经验后方》）

## 阿 胶

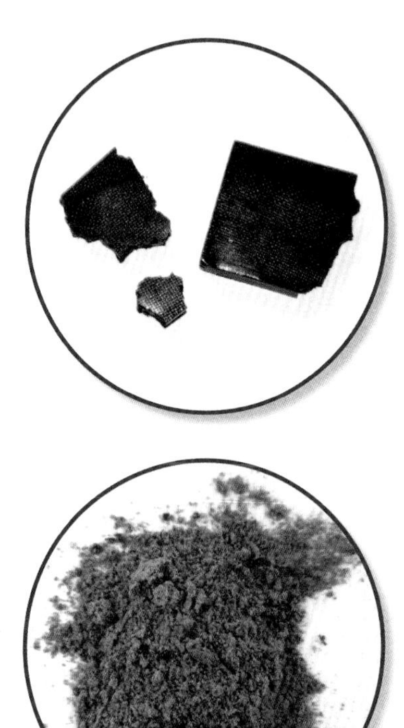

**【别名】**傅致胶、盆覆胶、驴皮胶。

**【来源】**本品为马科动物驴 *Equus Asinus* L. 的皮经煎煮、浓缩制成的固体胶。

**【产地分布】**主产于山东。

**【采收加工】**驴皮全年均可采收。一般在 10 月至翌年 5 月为阿胶生产季节。先将驴皮放到容器中用水浸泡软化，除去驴毛，剁成小块，再用水浸泡使之白净，放入沸水中，皮卷缩时捞出，再放入熬胶锅内进行熬炼。熬好后倾入容器内，待胶凝固后取出，切成小块，晾干。

**【药材性状】**本品呈长方形块、方形块或丁状。棕色至黑褐色，有光泽。质硬而脆，断面光亮，碎片对光照视呈棕色半透明状。气微，味微甘。

**【性味归经】**性平，味甘。归肺、肝、肾经。

**【功效与作用】**补血滋阴，润燥，止血。属补虚药下属分类的补血药。

**【临床应用】**煎汤，3 ～ 9g，烊化兑服。润肺宜蛤粉炒，止血宜蒲黄炒。用治血虚萎黄，眩晕心悸，肌痿无力，心烦不眠，虚风内动，肺燥咳嗽，劳嗽咯血，吐血尿血，便血崩漏，妊娠胎漏。

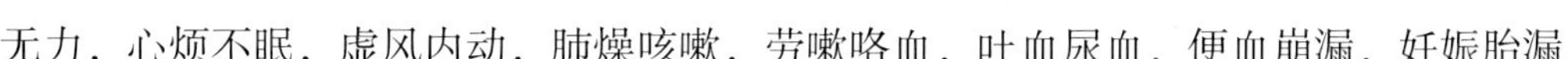

**【使用禁忌】**本品性质黏腻，有碍消化，故脾胃虚弱者慎用。

【配伍药方】

（1）治小儿肺虚，气粗喘促：阿胶一两五钱（麸炒），黍黏子（炒香）、甘草（炙）各二钱五分，马兜铃五钱（焙），杏仁七个（去皮尖，炒），糯米一两（炒）。上为末，每服一二钱，水一盏，煎至六分，食后温服。(《小儿药证直诀》阿胶散）

（2）治久咳嗽：阿胶（炙燥）一两，人参二两。上二味，捣罗为散，每服三钱匕，豉汤一盏，入葱白少许，同煎三沸，放温，遇嗽时呷三五呷。依前温暖，备嗽时再呷之。(《圣济总录》阿胶饮）

（3）治大衄，口耳皆出血不止：阿胶半两（捣碎，炒令黄燥），蒲黄一两。上药，捣细罗为散，每服二钱，以水一中盏，入生地黄汁二合，煎至六分，不计时候，温服。(《太平圣惠方》)

（4）治便血如小豆汁：阿胶（炙令燥）、赤芍药、当归（切，焙）各一两，甘草（炙，锉）半两。上四味，粗捣筛，每服五钱匕，水一盏半，入竹叶二七片，同煎至八分，去滓，食前温服。(《圣济总录》阿胶芍药汤）

（5）治妇人漏下不止：阿胶、鹿茸各三两，乌贼骨、当归各二两，蒲黄一两。上五味，治下筛，空心酒服方寸匕，日三，夜再服。(《备急千金要方》)

（6）治妊娠腹中痛（胞阻）：芎䓖二两，阿胶二两，甘草二两，艾叶三两，当归三两，芍药四两，干地黄六两。上七味，以水五升，清酒三升，合煮，取三升，去滓，纳胶，令消尽，温服一升，日三服，不瘥，更作。(《金匮要略》胶艾汤）

（7）治损动母胎，去血腹痛：阿胶二两（炙），艾叶二两。上二味，以水五升，煮取二升半，分三服。(《小品方》胶艾汤）

（8）治妊娠腹痛，下痢不止：黄连、石榴皮、当归各三两，阿胶二两（炙），艾一两半。上，水六升，煎至二升，分为三服。忌生冷肥腻。(《经效产宝》)

（9）治产后虚羸，大便秘涩：阿胶（碎炒）、枳壳（浸，去瓤，麸炒）各二两，滑石（研飞为衣）半两。上为末，炼蜜丸如梧桐子大。每服二十丸，温水下，半日来未通再服。(《太平惠民和剂局方》阿胶枳壳丸）

## 何首乌

**【别名】**首乌、赤首乌、铁秤砣、红内消。

**【来源】**本品为蓼科植物何首乌 *Polygonum multiflorum* Thunb. 的干燥块根。

**【产地分布】**主产于河南、湖北、广东、广西、贵州。

**【采收加工】**秋、冬二季叶枯萎时采挖，削去两端，洗净，个大的切成块，干燥，切厚片或块，称生何首乌。取生何首乌片或块，照炖法用黑豆汁拌匀，置非铁质的适宜容器

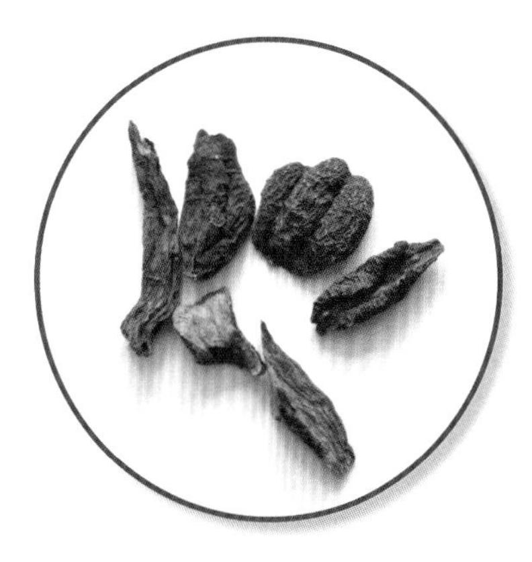

内，炖至汁液吸尽；或照蒸法清蒸或用黑豆汁拌匀后蒸，蒸至内外均呈棕褐色，晒至半干，切片，干燥，称制何首乌。

**【药材性状】**本品呈团块状或不规则纺锤形，长6～15cm，直径4～12cm。表面红棕色或红褐色，皱缩不平，有浅沟，并有横长皮孔及细根痕。体重，质坚实，不易折断，断面浅黄棕色或浅红棕色，显粉性，皮部有4～11个类圆形异型维管束环列，形成云锦状花纹，中央木部较大，有的呈木心。气微，味微苦而甘涩。

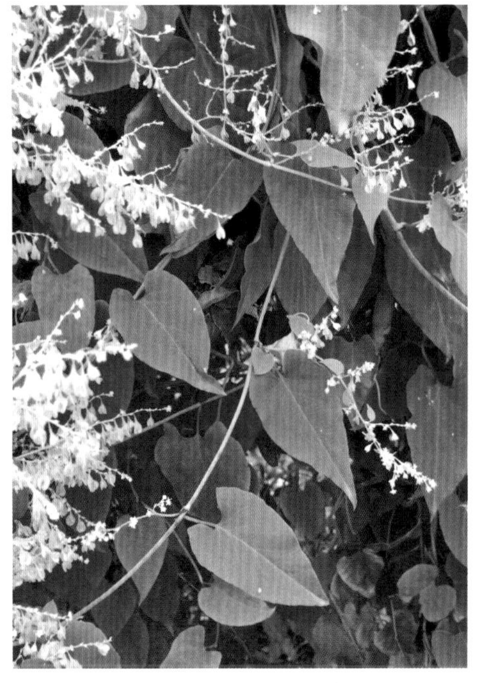

**【性味归经】**性微温，味甘、苦、涩。归肝、心、肾经。

**【功效与作用】**生何首乌：解毒，消痈，截疟，润肠通便。制何首乌：补肝肾，益精血，乌须发，强筋骨，化浊降脂。属补虚药下属分类的补血药。

**【临床应用】**煎汤，生何首乌3～6g，制何首乌6～12g。生何首乌用治疮痈，瘰疬，风疹瘙痒，久疟体虚，肠燥便秘。制何首乌用治血虚萎黄，眩晕耳鸣，须发早白，腰膝酸软，肢体麻木，崩漏带下，高脂血症。

**【使用禁忌】**本品制用偏于补益，且兼收敛之性，湿痰壅盛者忌用；生用滑肠通便，大便溏泄者忌用。何首乌可能有引起肝损伤的风险，故不宜长期、大量服用。

【配伍药方】

（1）乌须发，壮筋骨，固精气：赤、白何首乌各一斤（米泔水浸三四日，瓷片刮去皮，用淘净黑豆二升，以砂锅木甑铺豆及首乌，重重铺盖，蒸至豆熟取出，去豆，曝干，换豆再蒸，如此九次，曝干为末），赤、白茯苓各一斤（去皮，研末，以水淘去筋膜及浮者，取沉者捻块，以人乳十碗浸匀，晒干，研末），牛膝八两（去苗，酒浸一日，同何首乌第七次蒸之，至第九次止，晒干），当归八两（酒浸，晒），枸杞子八两（酒浸，晒），菟丝子八两（酒浸，生芽，研烂，晒），补骨脂四两（以黑芝麻炒香，并忌铁器，石臼捣为末）。炼蜜和丸弹子大一百五十丸，每日三丸，侵晨温酒下，午时姜汤下，卧时盐汤下。其余并丸梧子大，每日空心酒服一百丸，久服极验。（《积善堂经验方》七宝美髯丹）

（2）治骨软风，腰膝疼，行履不得，遍身瘙痒：首乌大而有花纹者，同牛膝（锉）各一斤，以好酒一升，浸七宿，曝干，于木臼内捣末，蜜丸。每日空心食前酒下三五十丸。（《杨氏经验方》）

（3）治久疟阴虚，热多寒少，以此补而截之：何首乌，为末，鳖血为丸，黄豆大，辰砂为衣，临发，五更白汤送下二丸。（《赤水玄珠》何首乌丸）

（4）治气血俱虚，久疟不止：何首乌（自三钱以至一两，随轻重用之），当归二三钱，人参三五钱（或一两，随宜），陈皮二三钱（气虚者不必用），生姜（煨）三片（多寒者用三五钱）。水二盅，煎八分，于发前二三时温服之。（《景岳全书》何人饮）

（5）治遍身疮肿痒痛：防风、苦参、何首乌、薄荷各等分。上为粗末，每用药半两，水、酒各一半，共用一斗六升，煎十沸，热洗，于避风处睡一觉。（《外科精要》何首乌散）

（6）治颈项生瘰疬，咽喉不利：何首乌二两，昆布二两（洗去咸味），雀儿粪一两（微炒），麝香一分（细研），皂荚十挺（去黑皮，涂酥，炙令黄，去子）。上药，捣罗为末，入前研药一处，同研令匀，用精白羊肉一斤，细切，更研相和，捣五七百杵，丸如梧桐子大。每于食后，以荆芥汤下十五丸。（《太平圣惠方》何首乌丸）

（7）治疥癣满身：何首乌、艾各等分。锉为末，上相度疮多少用药，并水煎令浓，盆内盛洗，甚解痛生肌。（《博济方》）

（8）治大肠风毒，泻血不止：何首乌二两。捣细罗为散，每于食前，以温粥饮调下一钱。（《太平圣惠方》）

（9）治自汗不止：何首乌末，水调，封脐中。（《濒湖集简方》）

## 龙眼肉

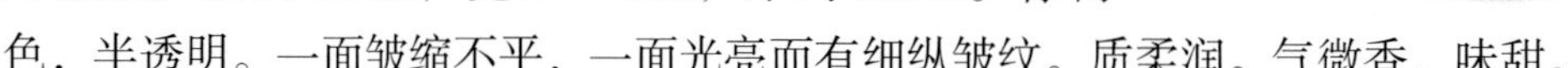

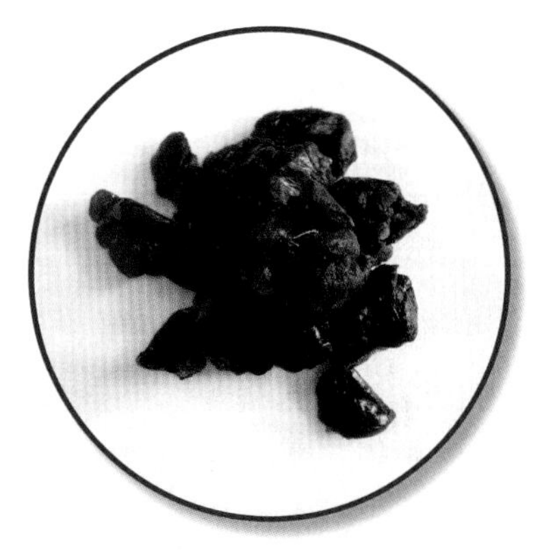

【别名】龙眼、桂圆、圆眼。

【来源】本品为无患子科龙眼属植物龙眼 *Dimocarpus longan* Lour. 的假种皮。

【产地分布】主产于广东、广西、福建。

【采收加工】夏、秋二季采收成熟果实，干燥，除去壳、核，晒至干爽不黏。

【药材性状】本品为纵向破裂的不规则薄片，常数片粘结。长约 1.5cm，宽 2 ～ 4cm，厚约 0.1cm。棕褐色，半透明。一面皱缩不平，一面光亮而有细纵皱纹。质柔润。气微香，味甜。

【性味归经】性温，味甘。归心、脾经。

【功效与作用】补益心脾，养血安神。属补虚药下属分类的补血药。

【临床应用】煎汤，9 ～ 15g。用治气血不足，心悸怔忡，健忘失眠，血虚萎黄。

【使用禁忌】湿盛中满及有停饮、痰、火者忌服。

【配伍药方】

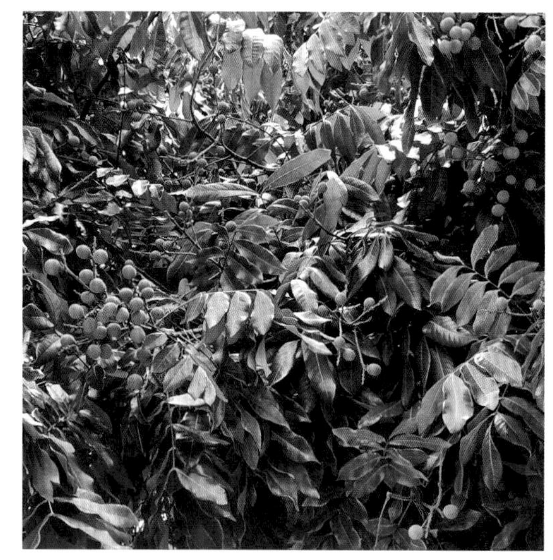

（1）治思虑过度，劳伤心脾，健忘怔忡：白术、茯苓（去木）、黄芪（去芦）、龙眼肉、酸枣仁（炒，去壳）各一两，人参、木香（不见火）各半两，甘草（炙）二钱半。上细切，每服四钱，水一盏半，生姜五片，枣一枚，煎至七分，去滓温服，不拘时候。(《济生方》归脾汤)

（2）大补气血：以剥好龙眼肉，盛竹筒式瓷碗内，每肉一两，入白糖一钱，素体多火者，再加入西洋参片一钱，碗口罩以丝绵一层，日日于饭锅上蒸之，蒸至多次。凡衰羸老弱，别无痰火便滑之病者，每以开水瀹服一匙，大补气血，力胜参芪，产妇临盆，服之尤妙。(《随息居饮食谱》玉灵膏，一名代参膏)

（3）温补脾胃，助精神：龙眼肉不拘多少，上好烧酒内浸百日，常饮数杯。(《万氏家抄方》龙眼酒)

（4）治脾虚泄泻：龙眼干十四粒，生姜三片。煎汤服。(《泉州本草》)

（5）治妇人产后浮肿：龙眼干，生姜，大枣。煎汤服。(《泉州本草》)

# 第四节　补阴药

## 北沙参

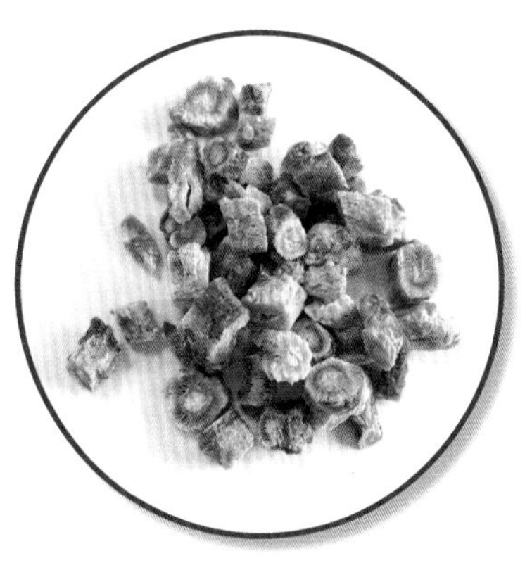

【别名】莱阳沙参、海沙参、辽沙参、条沙参。

【来源】本品为伞形科植物珊瑚菜 *Glehnia littoralis* Fr Schmidt ex Miq. 的干燥根。

【产地分布】主产于山东、河北、辽宁。

【采收加工】春、秋二季采挖，除去须根，洗净，稍晾，置沸水中烫后，除去外皮，干燥。或洗净直接干燥。

【药材性状】本品呈细长圆柱形，偶有分枝，长

15～45cm，直径0.4～1.2cm。表面淡黄白色，略粗糙，偶有残存外皮，不去外皮的表面黄棕色。全体有细纵皱纹和纵沟，并有棕黄色点状细根痕，顶端常留有黄棕色根茎残基，上端稍细，中部略粗，下部渐细。质脆，易折断，断面皮部浅黄白色，木部黄色。气特异，味微甘。

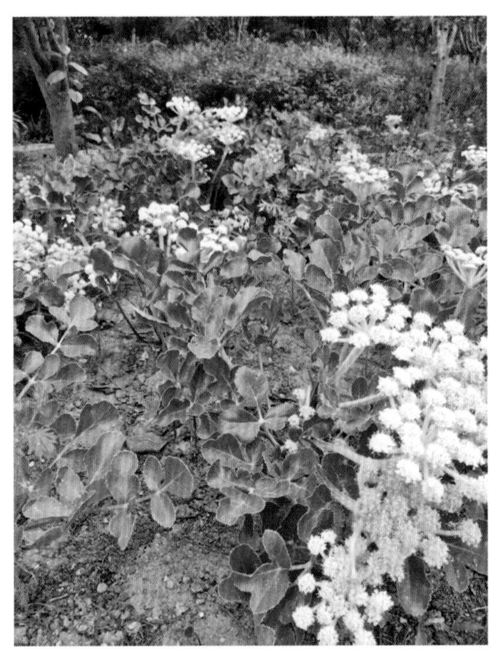

**【性味归经】**性微寒，味甘、微苦。归肺、胃经。

**【功效与作用】**养阴清肺，益胃生津。属补虚药下属分类的补阴药。

**【临床应用】**煎汤，5～12g。用治肺热燥咳，劳嗽痰血，胃阴不足，热病津伤，咽干口渴。

**【使用禁忌】**不宜与藜芦同用。

【配伍药方】

（1）治阴虚火炎，咳嗽无痰，骨蒸劳热，肌皮枯燥，口苦烦渴：真北沙参、麦门冬、知母、川贝母、怀熟地黄、鳖甲、地骨皮各四两。或作丸，或作膏，每早服三钱，白汤下。(《卫生易简方》)

（2）治一切阴虚火炎，似虚似实，逆气不降，消气不升，烦渴咳嗽，胀满不食：真北沙参五钱。水煎服。(《林仲先医案》)

## 南沙参

**【别名】**沙参、白沙参、文希、羊婆奶、泡参、面杆杖、桔参、泡沙参、稳牙参、保牙参、土人参。

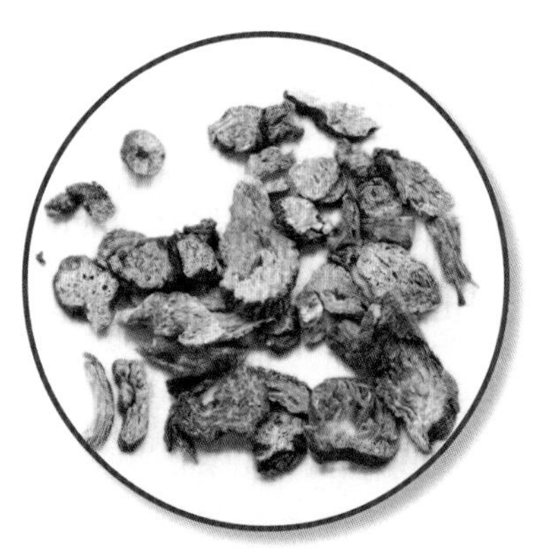

**【来源】**本品为桔梗科植物轮叶沙参 *Adenophora tetraphylla*（Thunb.）Fisch. 或沙参 *Adenophora stricta* Miq. 的干燥根。

**【产地分布】**主产于安徽、浙江、江苏、贵州。

**【采收加工】**春、秋二季采挖，除去须根，洗后趁鲜刮去粗皮，洗净，干燥。

**【药材性状】**本品呈圆锥形或圆柱形，略弯曲，长7～27cm，直径0.8～3cm。表面黄白色或淡棕黄色，凹陷处常有残留粗皮，上部多有深陷横纹，呈断续的环状，下部有纵纹及纵沟。顶端具1或2个根茎。体轻，质松泡，易折断，断面不平坦，黄白色，多裂隙。无臭，味微甘。

**【性味归经】**性微寒，味甘。归肺、胃经。

**【功效与作用】**养阴清肺，益胃生津，化痰，益气。属补虚药下属分类的补阴药。

**【临床应用】**煎汤，9～15g。用治肺热燥咳，阴虚劳嗽，干咳痰黏，胃阴不足，食少呕吐，气阴不足，烦热口干。

**【使用禁忌】**不宜与藜芦同用。

【配伍药方】

（1）治燥伤肺卫阴分，或热或咳者：沙参三钱，玉竹二钱，生甘草一钱，冬桑叶一钱五分，麦冬三钱，生扁豆一钱五分，花粉一钱五分。水五杯，煮取二杯，日再服。久热久咳者，加地骨皮三钱。(《温病条辨》沙参麦冬汤)

（2）治肺热咳嗽：沙参半两，水煎服之。(《卫生易简方》)

（3）治失血后脉微、手足厥冷之症：杏叶沙参，浓煎频频而少少饮服。(《成都中草药》)

（4）治赤白带下，皆因七情内伤，或下元虚冷：米饮调沙参末服。(《证治要诀》)

（5）治产后无乳：杏叶沙参根四钱。煮猪肉食。(《湖南药物志》)

（6）治虚火牙痛：杏叶沙参根五钱至二两。煮鸡蛋服。(《湖南药物志》)

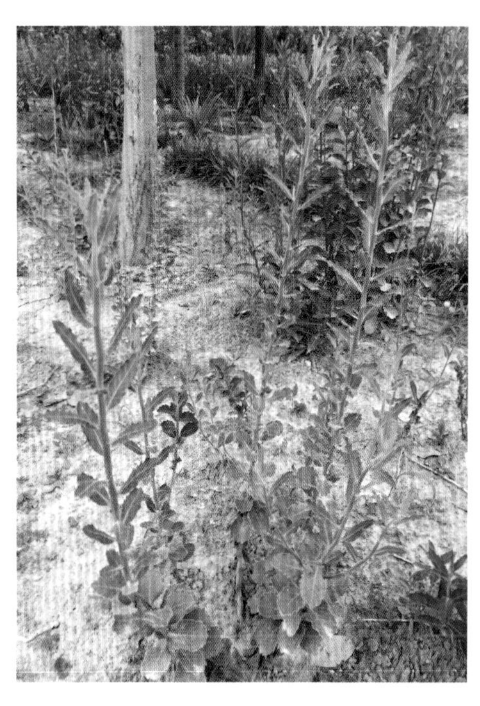

## 百 合

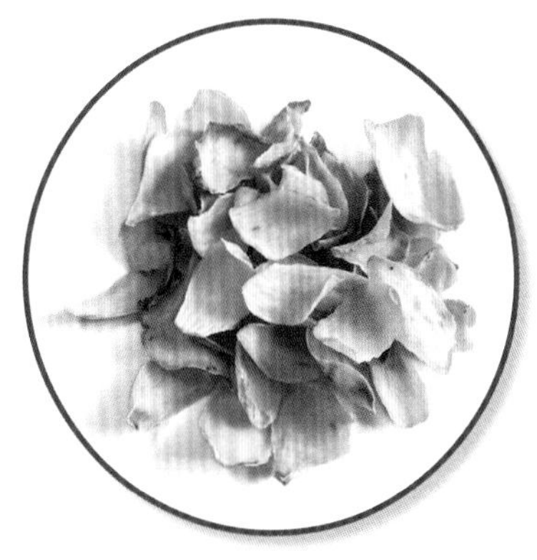

**【别名】**野百合、喇叭筒、山百合、药百合、家百合。

**【来源】**本品为百合科植物卷丹 *Lilium lancifolium* Thunb.、百合 *Lilium brownii* F. E. Brown var. *viridulum* Baker 或细叶百合 *Lilium pumilum* DC. 的干燥肉质鳞叶。

**【产地分布】**主产于湖南、湖北、江苏、浙江、安徽。

**【采收加工】**秋季采挖，洗净，剥取鳞叶，置沸水

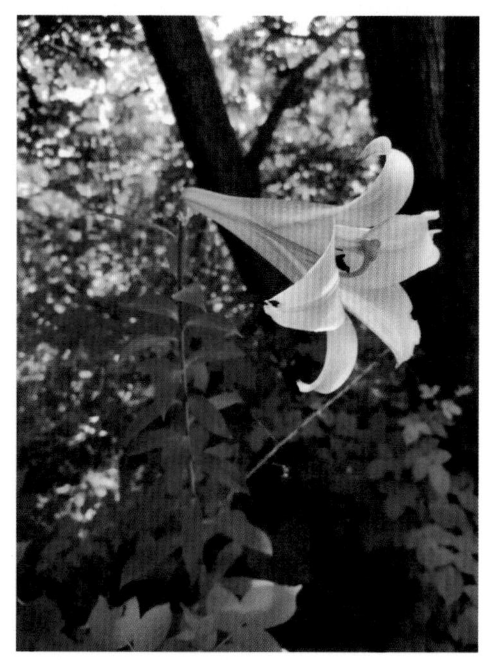

中略烫，干燥。

【药材性状】本品呈长椭圆形，长 2～5cm，宽 1～2cm，中部厚 1.3～4mm。表面类白色、淡棕黄色或微带紫色，有数条纵直平行的白色维管束。顶端稍尖，基部较宽，边缘薄，微波状，略向内弯曲。质硬而脆，断面较平坦，角质样。无臭，味微苦。

【性味归经】性寒，味甘。归心、肺经。

【功效与作用】养阴润肺，清心安神。属补虚药下属分类的补阴药。

【临床应用】煎汤，6～12g。清心安神宜生用，润肺止咳宜蜜炙。用治阴虚久咳，痰中带血，虚烦惊悸，失眠多梦，精神恍惚。

【使用禁忌】风寒痰嗽，中寒便滑者忌服。

【配伍药方】

（1）治咳嗽不已，或痰中有血：款冬花、百合（焙，蒸）等分。上为细末，炼蜜为丸，如龙眼大。每服一丸，食后、临卧细嚼，姜汤咽下，噙化尤佳。（《济生方》百花膏）

（2）治百合病，发汗后者：百合七枚（擘），知母三两（切）。上先以水洗百合，渍一宿，当白沫出，去其水，更以泉水二升，煎取一升，去滓；别以泉水二升煎知母，取一升，去滓，后合和，煎取一升五合，分温再服。（《金匮要略》百合知母汤）

（3）治肺病吐血：新百合捣汁，和水饮之，亦可煮食。（《卫生易简方》）

（4）治背心前胸肺慕间热，咳嗽咽痛，咯血，恶寒，手大拇指循白肉际间上肩背至胸前如火烙：熟地黄、生地黄、归身各三钱，白芍、甘草各一钱，桔梗、元参各八分，贝母、麦冬、百合各钱半。如咳嗽，初一二服加五味子二十粒。（《慎斋遗书》百合固金汤）

（5）治肺脏壅热烦闷：新百合四两，蜜半盏，合蒸令软，时时含一枣大，咽津。（《太平圣惠方》）

## 麦　冬

【别名】麦门冬、沿阶草。

【来源】本品为百合科植物麦冬（沿阶草）*Ophiopogon japonicus*（Thunb.）Ker-Gawl. 的干燥块根。

【产地分布】主产于浙江、四川。

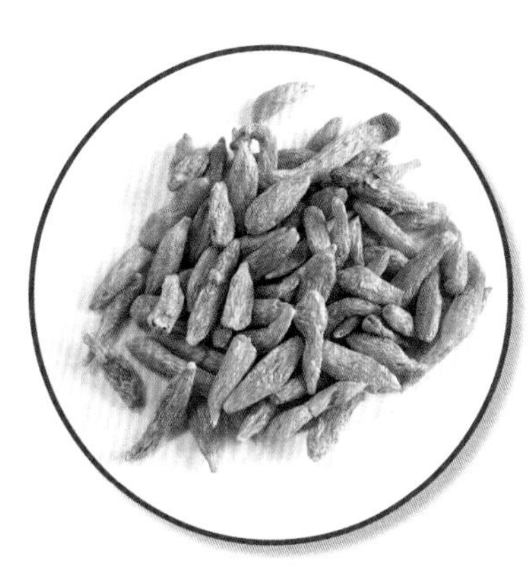

**【采收加工】**夏季采挖，洗净，反复曝晒、堆置，至七八成干，除去须根，干燥。

**【药材性状】**本品呈纺锤形，两端略尖，长1.5～3cm，直径0.3～0.6cm。表面黄白色或淡黄色，有细纵纹。质柔韧，断面黄白色，半透明，中柱细小。气微香，味甘、微苦。

**【性味归经】**性微寒，味甘、微苦。归心、肺、胃经。

**【功效与作用】**养阴生津，润肺清心。属补虚药下属分类的补阴药。

**【临床应用】**煎汤，6～12g。用治肺燥干咳，阴虚痨嗽，喉痹咽痛，津伤口渴，内热消渴，心烦失眠，肠燥便秘。

**【使用禁忌】**脾胃虚寒、食少便溏，以及外感风寒、痰湿咳嗽者忌服。

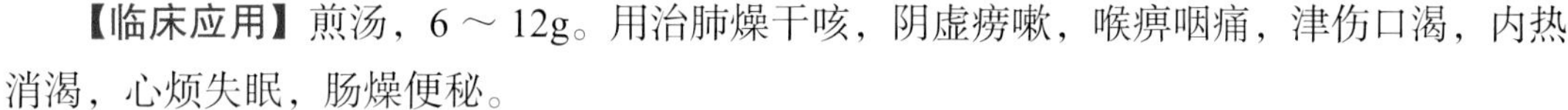

【配伍药方】

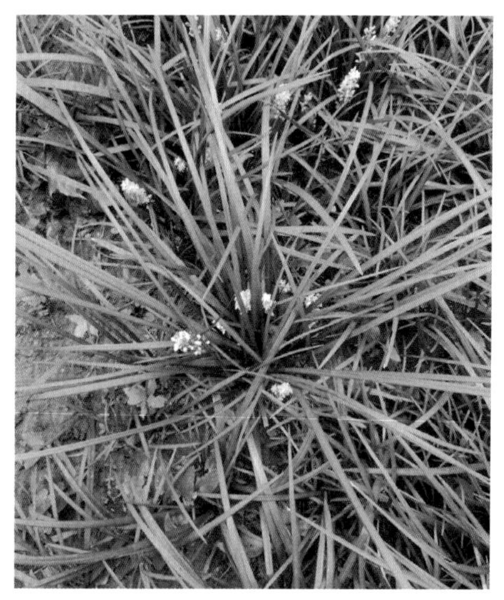

（1）治肺燥咳嗽：麦冬15g，桑白皮15g。水煎服。(《新编常用中草药手册》)

（2）治肺热咳嗽：麦冬12g，北沙参12g，黄芩9g，桔梗9g，杏仁9g，甘草6g。水煎服。(《山东中草药手册》)

（3）治胃酸缺少：麦冬、石斛、牡荆各6g，糯稻根9g。水煎服。(《福建药物志》)

（4）治中耳炎：鲜麦冬块根捣烂取汁，滴耳。(《广西本草选编》)

（5）治小便闭淋：鲜麦冬90g（干品30g）。水煎成半杯，饮前服，2～3次。(《福建民间草药》)

## 天　冬

**【别名】**大当门根、天门冬。

**【来源】**本品为百合科植物天冬 *Asparagus cochinchinensis*（Lour）Merr. 的干燥块根。

**【产地分布】**主产于贵州、四川、云南、广西。

**【采收加工】**秋、冬二季采挖，洗净，除去茎基和须根，置沸水中煮或蒸至透心，趁热除去外皮，洗净，干燥。

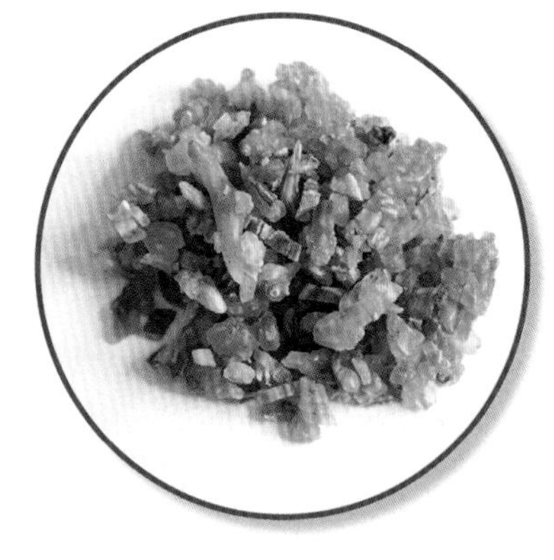

**【药材性状】**本品呈长纺锤形，略弯曲，长5～18cm，直径0.5～2cm。表面黄白色至淡黄棕色，半透明，光滑或具深浅不等的纵皱纹，偶有残存的灰棕色外皮。质硬或柔润，有黏性，断面角质样，中柱黄白色。气微，味甜、微苦。

**【性味归经】**性寒，味甘、苦。归肺、肾经。

**【功效与作用】**养阴润燥，清肺生津。属补虚药下属分类的补阴药。

**【临床应用】**煎汤，6～12g。用治肺燥干咳，顿咳痰黏，腰膝酸痛，骨蒸潮热，内热消渴，热病津伤，咽干口渴，肠燥便秘。

**【使用禁忌】**脾胃虚寒、食少便溏，以及外感风寒、痰湿咳嗽者忌服。

【配伍药方】

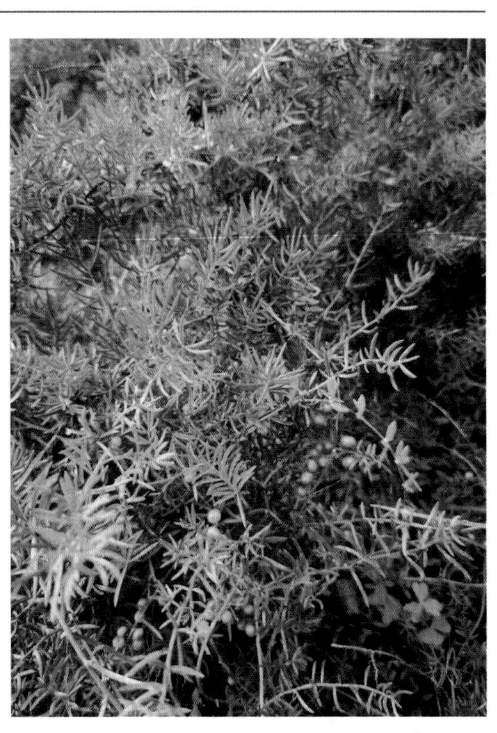

（1）治肺胃燥热，痰涩咳嗽：天门冬（去心）、麦门冬（去心）等分。上两味熬膏，炼白蜜收，不时含热咽之。（《张氏医通》二冬膏）

（2）治肺痿咳嗽，吐涎沫，心中温温，咽燥而不渴者：生天冬捣取汁一升，酒一斗，饴一升，紫菀四合，入铜器于汤上煎至可丸。服如杏子大一丸，日可三服。（《肘后备急方》）

（3）治血虚肺燥，皮肤拆裂，以及肺痿咳脓血：天门冬新掘者不拘多少，净洗，去心、皮，细捣，绞取汁，用砂锅慢火熬成膏。每用一二匙，空心温酒调服。（《医学正传》天门冬膏）

（4）治肺痨：多儿母、百部、地骨皮各15g，麦冬9g，折耳根30g。煨水或炖肉吃。（《贵州草药》）

（5）治吐血，咯血：天门冬（水泡，去心）一两，甘草（炙）、杏仁（去皮、尖，炒熟）、贝母（去心，炒）、白茯苓（去皮）、阿胶（碎之，蛤粉炒成珠子）各半两。上为细末，炼蜜丸如弹子大。含化一丸咽津，日夜可十丸。（《普济本事方》天门冬丸）

## 石 斛

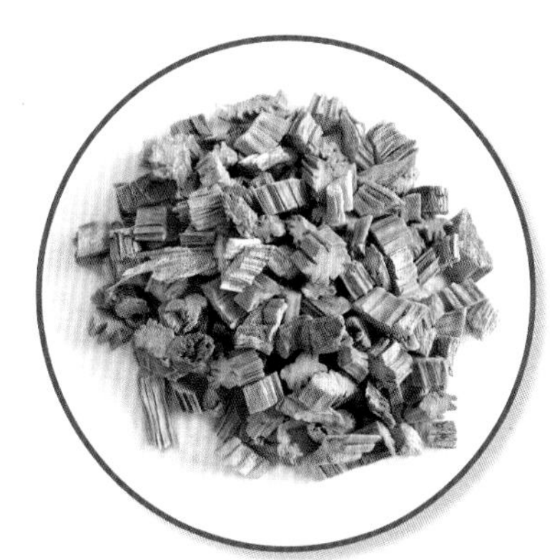

**【别名】**林兰、禁生、杜兰、石蓫、悬竹、千年竹。

**【来源】**本品为兰科植物金钗石斛 *Dendrobium nobile* Lindl.、霍山石斛 *Dendrobiumhuoshanense* C. Z. Tang et S. J. Cheng、鼓槌石斛 *Dendrobium chrysotoxum* Lindl. 或流苏石斛 *Dendrobium fimbriatum* Hook. 的栽培品及其同属植物近似种的新鲜或干燥茎。

**【产地分布】**主产于广西、贵州、云南、湖北。

**【采收加工】**全年均可采收，鲜用者除去根和泥沙；干用者采收后，除去杂质，用开水略烫或烘软，再边搓边烘晒，至叶鞘搓净，干燥。

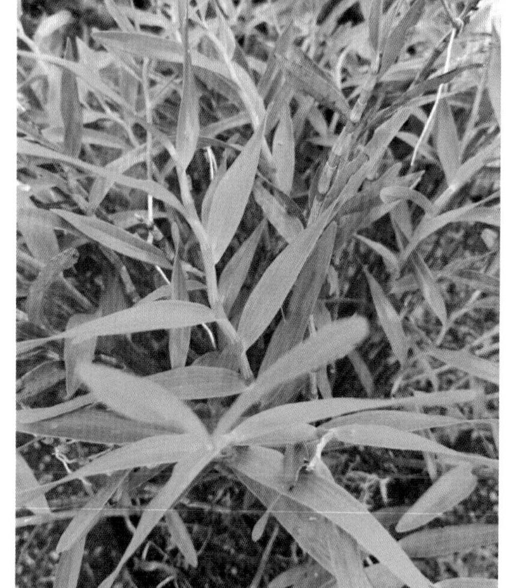

**【药材性状】**

（1）鲜石斛：呈圆柱形或扁圆柱形，长约 30cm，直径 0.4 ～ 1.2cm。表面黄绿色，光滑或有纵纹，节明显，色较深，节上有膜质叶鞘。肉质多汁，易折断。气微，味微苦而回甜，嚼之有黏性。

（2）金钗石斛：呈扁圆柱形，长 20 ～ 40cm，直径 0.4 ～ 0.6cm，节间长 2.5 ～ 3cm。表面金黄色或黄中带绿色，有深纵沟。质硬而脆，断面较平坦而疏松。气微，味苦。

（3）霍山石斛：干条呈直条状或不规则弯曲形，长 2 ～ 8cm，直径 1 ～ 4mm。表面淡黄绿色至黄绿色，偶有黄褐色斑块，有细纵纹，节明显，节上有的可见残留的灰白色膜质叶鞘；一端可见茎基部残留的短须根或须根痕，另一端为茎尖，较细。质硬而脆，易折断，断面平坦，灰黄色至灰绿色，略角质状。气微，味淡，嚼之有黏性。鲜品稍肥大。肉质，易折断，断面淡黄绿色至深绿色。气微，味淡，嚼之有黏性且少有渣。枫斗呈螺旋形或弹簧状，通常为 2 ～ 5 个旋纹，茎拉直后性状同干条。

（4）鼓槌石斛：呈粗纺锤形，中部直径 1 ～ 3cm，具 3 ～ 7 节。表面光滑，金黄色，有明显凸起的棱。质轻而松脆，断面海绵状。气微，味淡，嚼之有黏性。

（5）流苏石斛：呈长圆柱形，长 20 ～ 150cm，直径 0.4 ～ 1.2cm，节明显，节间长 2 ～ 6cm。表面黄色至暗黄色，有深纵槽。质疏松，断面平坦或呈纤维性。味淡或微苦，嚼之有黏性。

**【性味归经】**性微寒，味甘。归胃、肾经。

**【功效与作用】**益胃生津，滋阴清热。属补虚药下属分类的补阴药。

**【临床应用】**煎汤，6～12g，鲜品15～30g。用治热病津伤，口干烦渴，胃阴不足，食少干呕，病后虚热不退，阴虚火旺，骨蒸劳热，目暗不明，筋骨痿软。

**【使用禁忌】**本品能敛邪，故温热病不宜早用；又能助湿，若湿温热尚未化燥伤津者忌服。

【配伍药方】

（1）治温热有汗，风热化火，热病伤津，温疟舌苔变黑：鲜石斛三钱，连翘（去心）三钱，天花粉二钱，鲜生地黄四钱，麦冬（去心）四钱，参叶八分。水煎服。（《时病论》清热保津法）

（2）治中消：鲜石斛五钱，熟石膏四钱，天花粉三钱，南沙参四钱，麦冬二钱，玉竹四钱，山药三钱，茯苓三钱，广皮一钱，半夏一钱五分，甘蔗三两。煎汤代水。（《医醇賸义》祛烦养胃汤）

（3）治眼目昼视精明，暮夜昏暗，视不见物，名曰雀目：石斛、仙灵脾各一两，苍术（米泔浸，切，焙）半两。上三味，捣罗为散，每服三钱匕，空心米饮调服，日再。（《圣济总录》石斛散）

（4）治神水宽大渐散，昏如雾露中行，渐睹空中有黑花，渐睹物成二体，久则光不收，以及内障神水淡绿色、淡白色者：天门冬（焙）、人参、茯苓各二两，五味（炒）半两，菟丝子（酒浸）七钱，干菊花七钱，麦门冬一两，熟地黄一两，杏仁七钱半，干山药、枸杞各七钱，牛膝七钱半，生地黄一两，蒺藜、石斛、苁蓉、川芎、炙草、枳壳（麸炒）、青葙子、防风、黄连各五钱，草决明八钱，乌犀角半两，羚羊角半两。为细末，炼蜜丸，桐子大。每服三五十丸，温酒、盐汤任下。（《原机启微》石斛夜光丸）

## 玉　竹

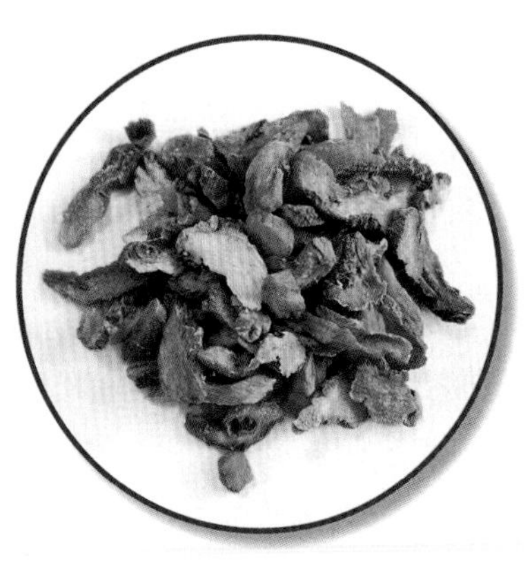

**【别名】**萎蕤、玉参、尾参、铃当菜、小笔管菜、甜草根、靠山竹。

**【来源】**本品为百合科植物玉竹 *Polygonatum odoratum*（Mill.）Druce的干燥根茎。

**【产地分布】**主产于湖南、湖北、江苏、浙江。

**【采收加工】**秋季采挖，除去须根，洗净，晒至柔软后，反复揉搓、晾晒至无硬心，晒干；或蒸透后，揉至半透明，晒干。

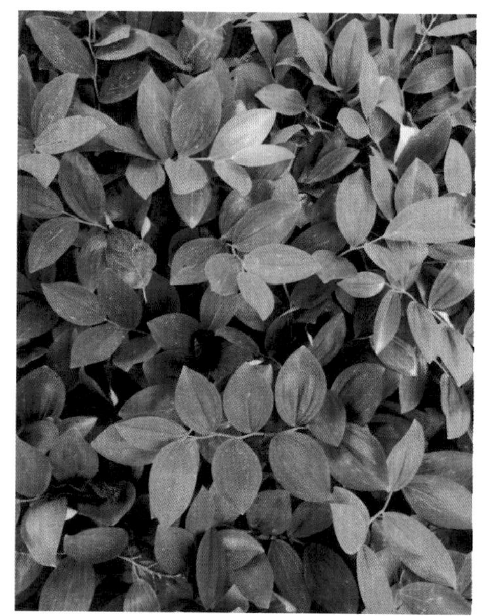

**【药材性状】**本品呈长圆柱形，略扁，少有分枝，长 4 ～ 18cm，直径 0.3 ～ 1.6cm。表面黄白色或淡黄棕色，半透明，具纵皱纹及微隆起的环节，有白色圆点状的须根痕和圆盘状茎痕。质硬而脆或稍软，易折断，断面角质样或显颗粒性。气微，味甘，嚼之发黏。

**【性味归经】**性微寒，味甘。归肺、胃经。

**【功效与作用】**养阴润燥，生津止渴。属补虚药下属分类的补阴药。

**【临床应用】**煎汤，6 ～ 12g。用治肺胃阴伤，燥热咳嗽，咽干口渴，内热消渴。

**【使用禁忌】**胃有痰湿气滞者忌服。

【配伍药方】

（1）治发热口干，小便涩：萎蕤五两。煮汁饮之。(《外台秘要》)

（2）治秋燥伤胃阴：玉竹三钱，麦冬三钱，沙参二钱，生甘草一钱。水五杯，煮取二杯，分二次服。(《温病条辨》玉竹麦门冬汤）

（3）治阳明温病，下后汗出，当复其阴：沙参三钱，麦冬五钱，冰糖一钱，细生地五钱，玉竹一钱五分（炒香）。水五杯，煮取二杯，分二次服，渣，再煮一杯服。(《温病条辨》益胃汤）

（4）治阴虚体感冒风温，以及冬温咳嗽，咽干痰结：生萎蕤二至三钱，生葱白二至三枚，桔梗一钱至钱半，东白薇五分至一钱，淡豆豉三至四钱，苏薄荷一钱至钱半，炙草五分，红枣两枚。煎服。(《通俗伤寒论》加减萎蕤汤）

（5）治小便淋涩痛：芭蕉根四两（切），萎蕤一两（锉）。上药，以水二大盏，煎至一盏三分，去滓，入滑石末三钱，搅令匀。食前分为三服，服之。(《太平圣惠方》)

## 黄 精

**【别名】**老虎姜。

**【来源】**本品为百合科植物滇黄精 *Polygonatum kingianum* Coll. et Hemsl.、黄精 *Polygonatum sibiricum* Red. 或多花黄精 *Polygonatum cyrtonema* Hua 的干燥根茎。

**【产地分布】**主产于贵州、湖南、湖北、四川、安徽。

**【采收加工】**春、秋二季采挖，除去须根，洗净，置沸水中略烫或蒸至透心，干燥。

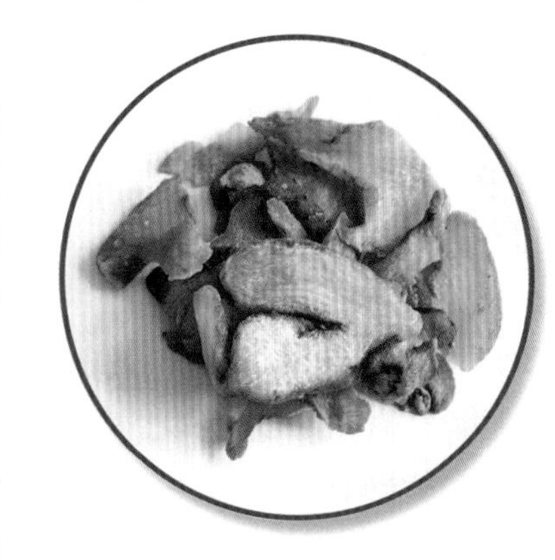

**【药材性状】**

（1）大黄精：呈肥厚肉质的结节块状，结节长可达10cm以上，宽3～6cm，厚2～3cm。表面淡黄色至黄棕色，具环节，有皱纹及须根痕，结节上侧茎痕呈圆盘状，圆周凹入，中部突出。质硬而韧，不易折断，断面角质，淡黄色至黄棕色。气微，味甜，嚼之有黏性。

（2）鸡头黄精：呈结节状弯柱形，长3～10cm，直径0.5～1.5cm。结节长2～4cm，略呈圆锥形，常有分枝；表面黄白色或灰黄色，半透明，有纵皱纹，茎痕圆形，直径5～8mm。

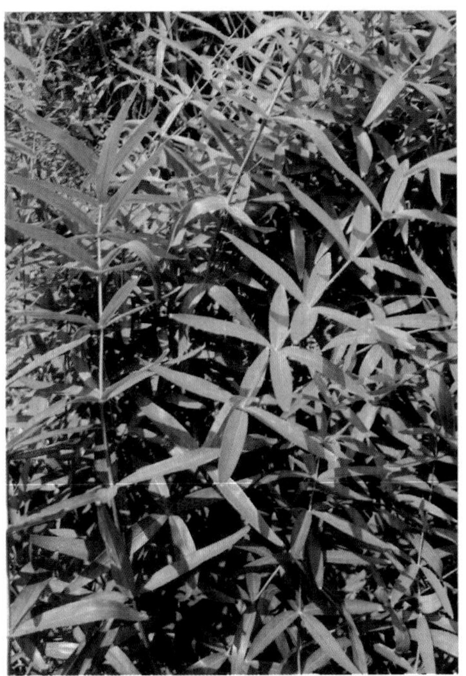

（3）姜形黄精：呈长条结节块状，长短不等，常数个块状结节相连。表面灰黄色或黄褐色，粗糙，结节上侧有突出的圆盘状茎痕，直径0.8～1.5cm。

味苦者不可药用。

**【性味归经】**性平，味甘。归脾、肺、肾经。

**【功效与作用】**补气养阴，健脾，润肺，益肾。属补虚药下属分类的补阴药。

**【临床应用】**煎汤，9～15g。用治脾胃气虚，体倦乏力，胃阴不足，口干食少，肺虚燥咳，劳嗽咯血，精血不足，腰膝酸软，须发早白，内热消渴。

**【使用禁忌】**本品性质黏腻，易助湿壅气，故脾虚湿阻、痰湿壅滞、气滞腹满者不宜使用。

**【配伍药方】**

（1）壮筋骨，益精髓，变白发：黄精、苍术各四斤，枸杞根、柏叶各五斤，天门冬三斤。煮汁一石，同曲十斤，糯米一石，如常酿酒饮。(《本草纲目》)

（2）补精气：枸杞子（冬采者佳）、黄精等分。为细末，二味相和，捣成块，捏作饼子，干，复捣为末，炼蜜为丸，如梧桐子大。每服五十丸，空心温水送下。(《奇效良方》枸杞丸）

（3）治脾胃虚弱、体倦无力：黄精、党参、怀山药各一两，蒸鸡食。(《湖南农村常用中草药手册》)

（4）治肺痨咯血、赤白带：鲜黄精根头二两，冰糖一两，开水炖服。(《闽东本草》)

（5）治肺结核、病后体虚：黄精五钱至一两，水煎服或炖猪肉食。（《湖南农村常用中草药手册》）

## 枸杞子

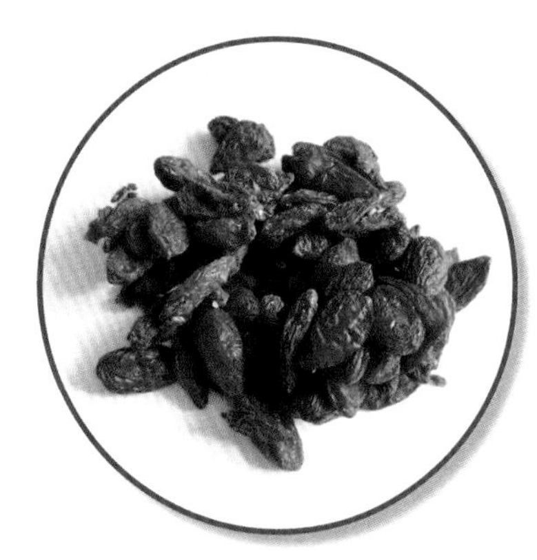

【别名】苟起子、枸杞红实、甜菜子、西枸杞、狗奶子、红青椒、枸蹄子、枸杞果、地骨子、枸茄茄、红耳坠、血枸子、枸地芽子、枸杞豆、血杞子、津枸杞。

【来源】本品为茄科植物宁夏枸杞 *Lycium barbarum* L. 的干燥成熟果实。

【产地分布】主产于宁夏。

【采收加工】夏、秋二季果实呈红色时采收，热风烘干，除去果梗，或晾至皮皱后，晒干，除去果梗。

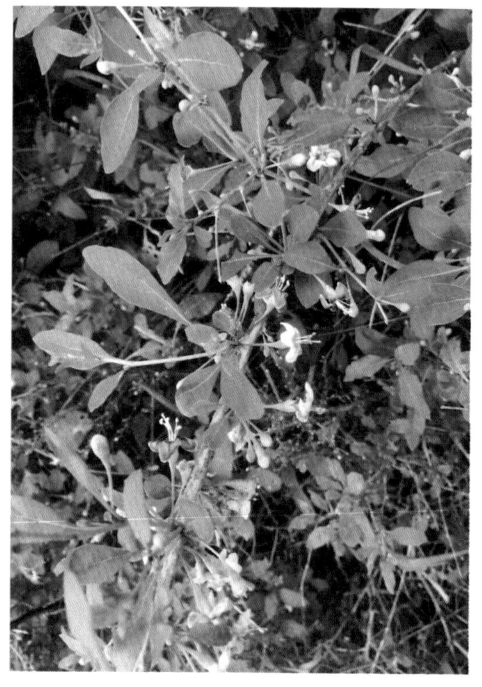

【药材性状】本品呈类纺锤形或椭圆形，长 6 ～ 20mm，直径 3 ～ 10mm。表面红色或暗红色，顶端有小凸起状的花柱痕，基部有白色的果梗痕。果皮柔韧，皱缩；果肉肉质，柔润。种子 20 ～ 50 粒，类肾形，扁而翘，长 1.5 ～ 1.9mm，宽 1 ～ 1.7mm，表面浅黄色或棕黄色。气微，味甜。

【性味归经】性平，味甘。归肝、肾经。

【功效与作用】滋补肝肾，益精明目。属补虚药下属分类的补阴药。

【临床应用】煎汤，6 ～ 12g。用治虚劳精亏，腰膝酸痛，眩晕耳鸣，阳痿遗精，内热消渴，血虚萎黄，目昏不明。

【使用禁忌】外邪实热，脾虚有湿及泄泻者忌服。

【配伍药方】

（1）治肝肾不足，眼目昏暗，瞻视不明，茫茫漠漠，常见黑花、多有冷泪：枸杞子三两，巴戟（去心）一两，甘菊（拣）四两，苁蓉（酒浸，去皮，炒，切，焙）二两。上为细末，炼蜜丸，如梧桐子大。每服三十丸至五十丸，温酒或盐汤下，空心食前服。（《太平惠民和剂局方》菊睛丸）

（2）治劳伤虚损：枸杞子三升，干地黄（切）一升，天门冬一升。上三物，细捣，曝令干，以绢罗之，蜜和作丸，大如弹丸，日二。(《古今录验方》枸杞丸）

（3）治肾经虚损，眼目昏花，或云翳遮睛：甘州枸杞子一斤，好酒润透，分作四分，四两用蜀椒一两炒，四两用小茴香一两炒，四两用芝麻一两炒，四两用川楝肉炒，拣出枸杞，加熟地黄、白术、白茯苓各一两，为末，炼蜜丸，日服。(《瑞竹堂经验方》四神丸）

（4）补虚，长肌肉，益颜色，肥健人：枸杞子二升，清酒二升，搦碎，更添酒浸七日，漉去滓，任情饮之。(《延年方》枸杞子酒）

（5）治虚劳，下焦虚伤，微渴，小便数：枸杞子一两，黄芪一两半（锉），人参一两（去芦头），桂心三分，当归一两，白芍药一两。捣筛为散，每服三钱，以水一中盏，入生姜半分，枣三枚，饧半分，煎至六分，去滓，食前温服。(《太平圣惠方》枸杞子散）

## 墨旱莲

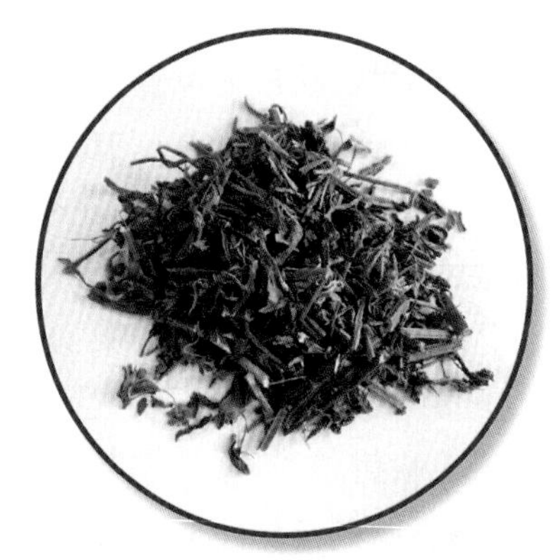

**【别名】**旱莲草、水旱莲、莲子草、白花蟛蜞草、墨斗草、野向日葵、墨菜、黑墨草、墨汁草、墨水草、乌心草。

**【来源】**本品为菊科植物鳢肠 *Eclipta prostrata* L. 的干燥地上部分。

**【产地分布】**主产于江苏、浙江、江西、湖北、广东。

**【采收加工】**花开时采割，晒干。

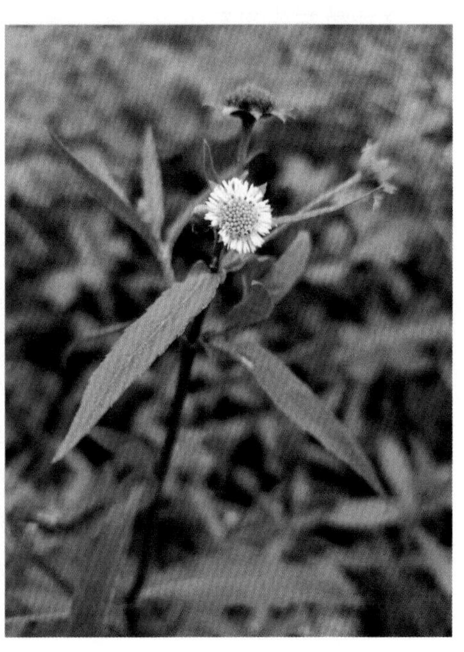

**【药材性状】**本品全体被白色茸毛。茎呈圆柱形，有纵棱，直径 2 ～ 5mm；表面绿褐色或墨绿色。叶对生，近无柄，叶片皱缩卷曲或破碎，完整者展平后呈长披针形，全缘或具浅齿，墨绿色。头状花序直径 2 ～ 6mm。瘦果椭圆形而扁，长 2 ～ 3mm，棕色或浅褐色。气微，味微咸。

**【性味归经】**性寒，味甘、酸。归肾、肝经。

**【功效与作用】**滋补肝肾，凉血止血。属补虚药下属分类的补阴药。

**【临床应用】**内服：煎汤，6 ～ 12g。外用：适量。用治肝肾阴虚，牙齿松动，须发早白，眩晕耳鸣，腰膝酸软，阴虚血热吐血、衄血、尿血，血痢，崩漏下血，外伤出血。

**【使用禁忌】**脾肾虚寒者忌服。

【配伍药方】

（1）治吐血成盆：旱莲草和童便、徽墨舂汁，藕节汤开服。(《生草药性备要》)

（2）治吐血：鲜旱莲草四两。捣烂冲童便服；或加生柏叶共同用尤效。(《岭南采药录》)

（3）治咳嗽咯血：鲜旱莲草二两。捣绞汁，开水冲服。(《江西民间草药验方》)

（4）治鼻衄：鲜旱莲草一握。洗净后捣烂绞汁，每次取五酒杯炖热，饭后温服，日服两次。(《福建民间草药》)

（5）治小便溺血：车前草叶，金陵草叶。上二味，捣取自然汁一盏，空腹饮之。(《医学正传》)

（6）治热痢：旱莲草一两。水煎服。(《湖南药物志》)

（7）治刀伤出血：鲜旱莲草捣烂，敷伤处；干者研末，撒伤处。(《湖南药物志》)

## 女贞子

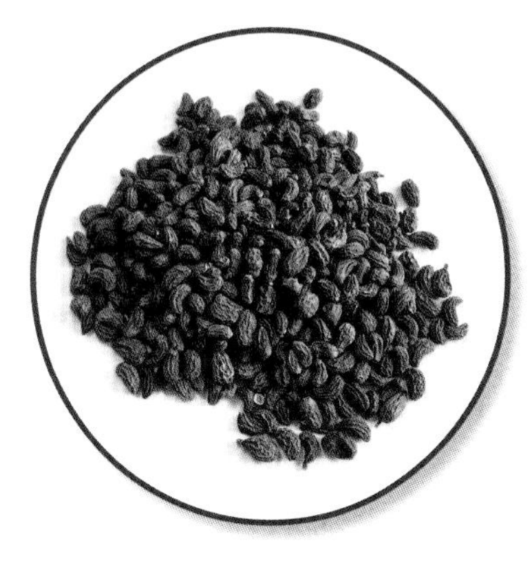

**【别名】**女贞实、冬青子、爆格蚤、白蜡树子、鼠梓子。

**【来源】**本品为木犀科植物女贞 *Liqustrum lucidum* Ait. 的干燥成熟果实。

**【产地分布】**主产于浙江、江苏、湖北、湖南、江西。

**【采收加工】**冬季果实成熟时采收，除去枝叶，稍蒸或置沸水中略烫后，干燥；或直接干燥。

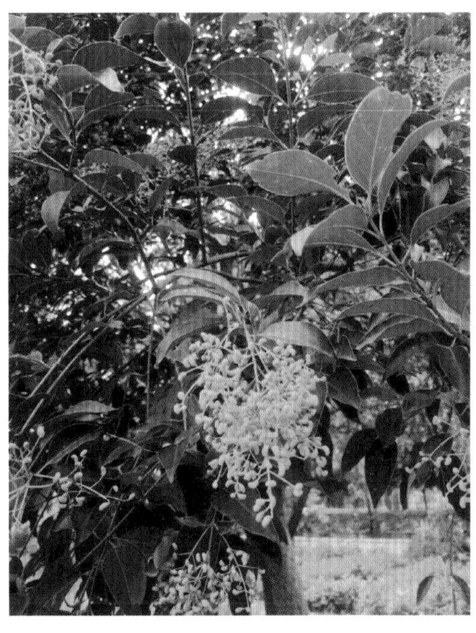

**【药材性状】**本品呈卵形、椭圆形或肾形，长 6 ～ 8.5mm，直径 3.5 ～ 5.5mm。表面黑紫色或灰黑色，皱缩不平，基部有果梗痕或具宿萼及短梗。体轻。外果皮薄，中果皮较松软，易剥离，内果皮木质，黄棕色，具纵棱，破开后种子通常为 1 粒，肾形，紫黑色，油性。气微，味甘、微苦涩。

**【性味归经】**性凉，味甘、苦。归肝、肾经。

**【功效与作用】**滋补肝肾，明目乌发。属补虚药下属分类的补阴药。

**【临床应用】**煎汤，6 ～ 12g。酒制后补肝肾作用增强。用治肝肾阴虚，眩晕耳鸣，腰膝酸软，须发早白，目暗不明，内热消渴，骨蒸潮热。

**【使用禁忌】**脾胃虚寒泄泻及阳虚者忌服。

【配伍药方】

（1）补腰膝，壮筋骨，强阴肾，乌髭发：冬青子（即女贞实。冬至日采。不拘多少，阴干，蜜酒拌蒸，过一夜，粗袋擦去皮，晒干为末，瓦瓶收贮。或先熬旱莲膏旋配用），旱莲草（夏至日采，不拘多少，捣汁熬膏，和前药为丸）。临卧酒服。(《医方集解》二至丸）

（2）治神经衰弱：女贞子、鳢肠、桑椹子各五钱至一两。水煎服。或女贞子二斤，浸米酒二斤，每天酌量服。(《浙江民间常用草药》)

（3）治风热赤眼：冬青子不以多少，捣汁熬膏，净瓶收固，埋地中七日，每用点眼。(《济急仙方》)

（4）治视神经炎：女贞子、草决明、青葙子各一两。水煎服。(《浙江民间常用草药》)

（5）治瘰疬、结核潮热：女贞子三钱，地骨皮二钱，青蒿一钱五分，夏枯草二钱五分。水煎，一日三回分服。(《现代实用中药》)

## 桑　椹

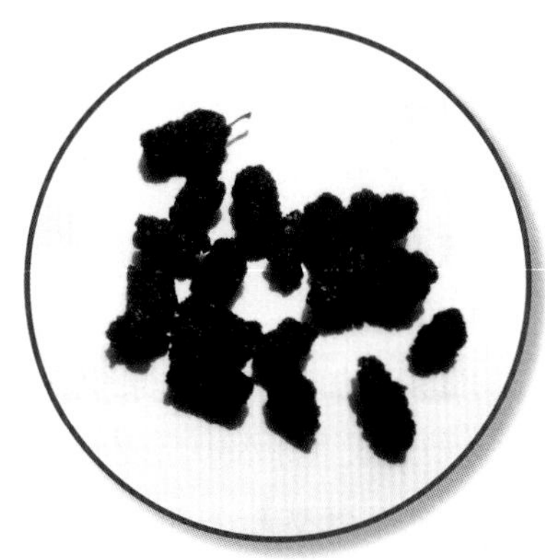

**【别名】**乌椹、黑椹、桑枣、桑葚子、桑果、桑粒、桑藨。

**【来源】**本品为桑科植物桑 *Morus alba* L. 的干燥果穗。

**【产地分布】**主产于江苏、浙江、湖南、四川。

**【采收加工】**4～6 月果实变红时采收，晒干，或略蒸后晒干。

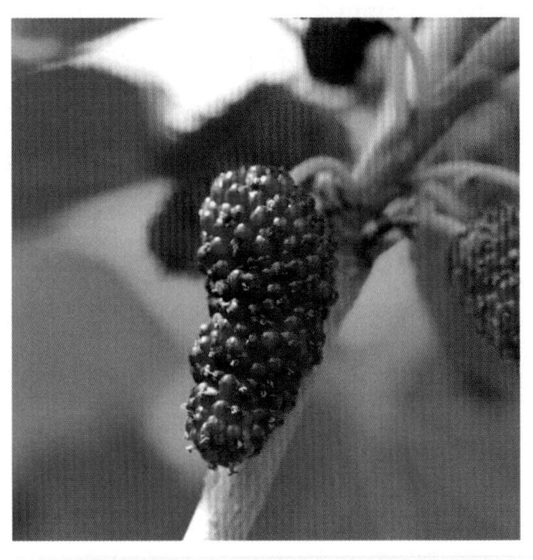

**【药材性状】**本品为聚花果，由多数小瘦果集合而成，呈长圆形，长 1～2cm，直径 0.5～0.8cm。黄棕色、棕红色至暗紫色，有短果序梗。小瘦果卵圆形，稍扁，长约 2mm，宽约 1mm，外具肉质花被片 4 枚。气微，味微酸而甜。

**【性味归经】**性寒，味甘、酸。归心、肝、肾经。

**【功效与作用】**滋阴补血，生津润燥。属补虚药下属分类的补阴药。

**【临床应用】**煎汤，9～15g。用治肝肾阴虚，眩晕耳鸣，心悸失眠，须发早白，津伤口渴，内热消渴，肠燥便秘。

**【使用禁忌】**脾胃虚寒作泄者勿服。

【配伍药方】

（1）治心肾衰弱不寐，或习惯性便秘：鲜桑椹一至二两，水适量煎服。（《闽南民间草药》）

（2）治阴证腹痛：桑椹，绢包风干过，伏天为末。每服三钱，热酒下，取汗。（《濒湖集简方》）

## 龟 甲

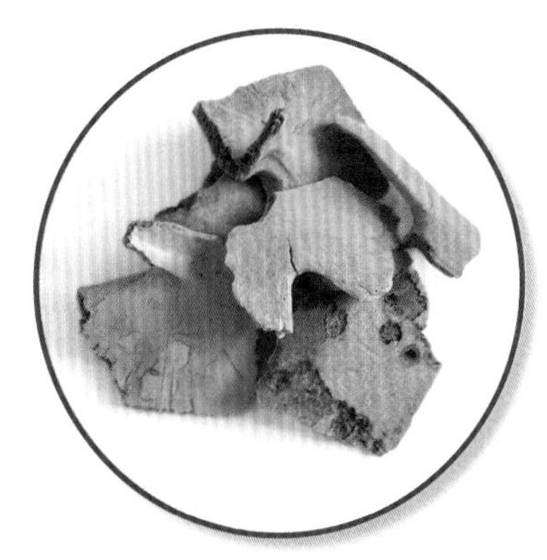

**【别名】**龟板、乌龟壳、乌龟板、下甲、血板、烫板。

**【来源】**本品为龟科动物乌龟 *Chinemys reevesii*（Gray）的背甲及腹甲。

**【产地分布】**主产于湖北、湖南、江苏、浙江、安徽。

**【采收加工】**全年均可捕捉，以秋、冬二季为多，捕捉后杀死，或用沸水烫死，剥取背甲和腹甲，除去残肉，晒干。

**【药材性状】**本品背甲及腹甲由甲桥相连，背甲稍长于腹甲，与腹甲常分离。背甲呈长椭圆形拱状，长 7.5 ～ 22cm，宽 6 ～ 18cm；外表面棕褐色或黑褐色，脊棱 3 条；颈盾 1 块，前窄后宽，椎盾 5 块，第 1 椎盾长大于宽或近相等，第 2 ～ 4 椎盾宽大于长；肋盾两侧对称，各 4 块；缘盾每侧 11 块，臀盾 2 块。腹甲呈板片状，近长方椭圆形，长 6.4 ～ 21cm，宽 5.5 ～ 17cm；外表面淡黄棕色至棕黑色，盾片 12 块，每块常具紫褐色放射状纹理，腹盾、胸盾和股盾中缝均长，喉盾、肛盾次之，脑盾中缝最短；内表面黄白色至灰白色，有的略带血迹或残肉，除净后可见骨板 9 块，呈锯齿状嵌接；前端钝圆或平截，后端具三角形缺刻，两侧残存呈翼状向斜上方弯曲的甲桥。质坚硬。气微腥，味微咸。

**【性味归经】**性微寒，味咸、甘。归肝、肾、心经。

**【功效与作用】**滋阴潜阳，益肾强骨，养血补心，固经止崩。属补虚药下属分类的补阴药。

**【临床应用】**煎汤，9 ～ 24g，先煎。用治阴虚潮热，骨蒸盗汗，头晕目眩，虚风内动，筋骨痿软，心虚健忘，崩漏经多。

**【使用禁忌】**脾胃虚寒者忌服，孕妇慎用。

【配伍药方】

（1）降阴火，补肾水：龟板（酥炙）六两，黄柏（炒褐色）、知母（酒浸，炒）各四两，熟地黄（酒蒸）六两。上为末，猪脊髓蜜丸。服七十丸，空心盐白汤下。（《丹溪心法》大补丸）

（2）治痿厥，筋骨软，气血俱虚甚者：黄柏（炒）、龟板（酒炙）各一两半，干姜二钱，牛膝一两，陈皮半两。上为末，姜汁和丸，或酒糊丸。每服七十丸，白汤下。（《丹溪心法》补肾丸）

（3）治瘦弱少气，梦遗泄精，目视不明，精极之证：鹿角十斤，龟板五斤，枸杞二斤，人参一斤。先将鹿角、龟板锯截刮净，水浸，桑火熬炼成胶；再将人参、枸杞熬膏和入。每晨酒服三钱。（《医方集解》龟鹿二仙膏）

（4）治崩中漏下，赤白不止，气虚竭：龟甲、牡蛎各三两。上二味，治下筛，酒服方寸匕，日三。（《备急千金要方》）

（5）治赤白带下，或时腹痛：龟板三两，黄柏一两，干姜（炒）一钱，栀子二钱半。上为末，酒糊丸，白汤下。（《医学入门》龟柏姜栀丸）

（6）治无名肿毒，对口疔疮，发背流注，无论初起、将溃、已溃：血龟板一大个，白蜡一两。将龟板安置炉上烘热，将白蜡渐渐掺上，掺完板自炙枯，即移下退火气，研为细末。每服三钱，日服三次，黄酒调下，以醉为度。服后必卧，得大汗一身。（《梅氏验方新编》龟蜡丹）

（7）治臁疮朽臭：生龟一枚取壳，醋炙黄，更煅存性，出火气，入轻粉、麝香，葱汤洗净，搽敷之。（《急救方》）

（8）治五痔，结硬焮痛不止：龟甲二两（涂醋炙令黄），蛇蜕皮一两（烧灰），露蜂房半两（微炒），麝香一分（研入），猪后悬蹄甲一两（炙令微黄）。上药，捣细罗为散，每于食前，以温粥饮调下一钱。（《太平圣惠方》龟甲散）

## 鳖　甲

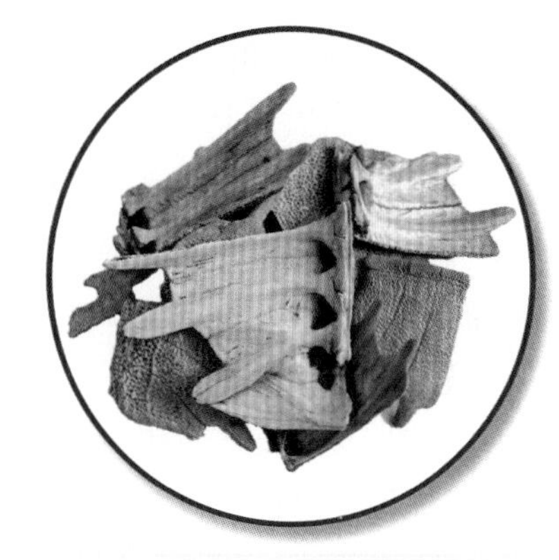

**【别名】**团鱼盖、脚鱼壳、上甲、甲鱼。

**【来源】**本品为鳖科动物鳖 *Trionyx sinensis* Wiegmann 的背甲。

**【产地分布】**主产于湖北、湖南、安徽、江苏、浙江。

**【采收加工】**全年均可捕捉，以秋、冬二季为多，捕捉后杀死，置沸水中烫至背甲上的硬皮能剥落时，取出，剥取背甲，除去残肉，晒干。

**【药材性状】**本品呈椭圆形或卵圆形，背面隆起，长 10 ～ 15cm，宽 9 ～ 14cm。外表面黑褐色或墨绿色，略有光泽，具细网状皱纹和灰黄色或灰白色斑点，中间有一条纵棱两侧各有左右对称的横凹纹 8 条，外皮脱落后，可见锯齿状嵌接缝。内表面类白色，中部有突起的脊椎骨，颈骨向内卷曲，两侧各有肋骨 8 条，伸出边缘。质坚硬。气微腥，味淡。

**【性味归经】**性微寒，味咸。归肝、肾经。

**【功效与作用】**滋阴潜阳，退热除蒸，软坚散结。属补虚药下属分类的补阴药。

**【临床应用】**煎汤，9 ～ 24g，先煎。用治阴虚发热，骨蒸劳热，阴虚阳亢，头晕目眩，虚风内动，手足瘛疭，经闭，癥瘕，久疟疟母。

**【使用禁忌】**脾胃虚寒者忌服，孕妇慎用。

【配伍药方】

（1）治吐血不止：鳖甲一两（锉作片子），蛤粉一两（鳖甲相和，于铫内炒香、黄色），熟干地黄一两半（曝干）。上三味，捣为细散。每服二钱匕，食后腊茶清调下，服药讫，可睡少时。(《圣济总录》鳖甲散)

（2）治骨蒸夜热劳瘦，骨节烦热，或咳嗽有血者：鳖甲一斤（滚水洗，去油垢净），北沙参四两，怀熟地黄、麦门冬各六两，白茯苓三两，陈广皮一两。水五十碗，煎十碗，渣再煎，滤出清汁，微火熬成膏，炼蜜四两收。每早、晚各服数匙，白汤调下。(《本草汇言》)

（3）治热邪深入下焦，脉沉数，舌干齿黑，手指但觉蠕动，急防痉厥：炙甘草六钱，干地黄六钱，生白芍六钱，麦冬五钱（不去心），阿胶三钱，麻仁三钱，生牡蛎五钱，生鳖甲八钱。水八杯，煮取八分三杯，分三次服。(《温病条辨》二甲复脉汤)

（4）治老疟久不断者：先炙鳖甲，捣末，方寸匕，至时令三服尽。(《补缺肘后方》)

（5）治温疟：知母，鳖甲（炙）、常山各二两，地骨皮三两，竹叶一升（切），石膏四两。上以水七升，煮二升五合，分温三服。忌蒜、热面、猪、鱼。(《补缺肘后方》)

（6）治疟母：鳖甲十二分（炙），乌扇三分（烧），黄芩三分，柴胡六分，鼠妇三分（熬），干姜三分，大黄三分，芍药五分，桂枝三分，葶苈一分（熬），石韦三分（去毛），厚朴三分，牡丹五分（去心），瞿麦二分，紫葳三分，半夏一分，人参一分，䗪虫五分（熬），阿胶三分（炙），蜂窠四分（炙），赤硝十二分，蜣螂六分（熬），桃仁二分。上二十三味，为末，取灶下灰一斗，清酒一斛五斗，浸灰，候酒尽一半，着鳖甲于中，煮令泛烂如胶漆，绞取汁，纳诸药，煎为丸，如梧子大，空心服七丸，日三服。(《金匮要略》鳖甲煎丸)

（7）治癥癖：鳖甲、诃黎勒皮、干姜末等分。为丸，空心下三十丸，再服。(《药性论》)

（8）治心腹癥瘕血积：鳖甲一两（汤泡洗净，米醋浸一宿，火上炙干，再淬再炙，以

甲酥为度，研极细），琥珀三钱（研极细），大黄五钱（酒拌炒）。上共研细作散，每早服二钱，白汤调下。(《甄氏家乘方》)

（9）治妇人月水不利，腹胁妨闷，背膊烦疼：鳖甲二两（涂醋炙令黄，去裙襕），川大黄一两（锉，微炒），琥珀一两半。上药，捣罗为末，炼蜜和丸，如梧桐子大。以温酒下二十丸。(《太平圣惠方》鳖甲丸）

（10）治妇人漏下五色，羸瘦，骨节间痛：鳖甲烧令黄，为末，酒调服方寸匕，日三。(《肘后备急方》)

# 第十八章 收涩药

## 第一节　固表止汗药

### 麻黄根

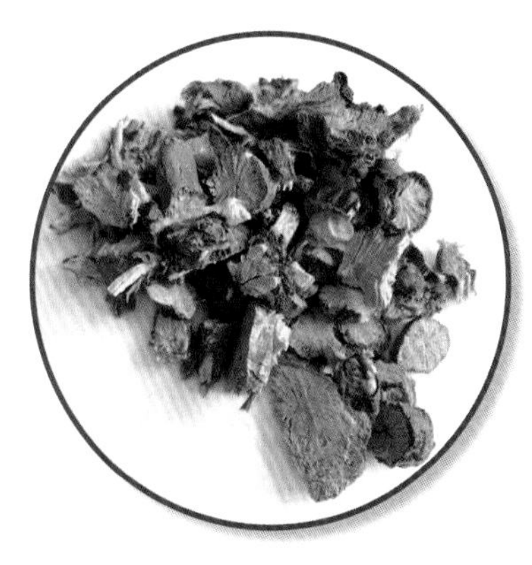

**【别名】**色道麻、结力根、苦椿菜。

**【来源】**本品为麻黄科植物草麻黄 *Ephedra sinica* Stapf 或中麻黄 *Ephedra intermedia* Schrenk et C. A. Mey. 的干燥根和根茎。

**【产地分布】**主产于山西、河北、甘肃、内蒙古、新疆。

**【采收加工】**立秋后采挖，去尽须根及茎苗，晒干。

**【药材性状】**本品呈圆柱形，略弯曲，长 8 ～ 25cm，直径 0.5 ～ 1.5cm。表面红棕色或灰棕色，有纵皱纹和支根痕。外皮粗糙，易成片状剥落。根茎具节，节间长 0.7 ～ 2cm，表面有横长突起的皮孔。体轻，质硬而脆，断面皮部黄白色，木部淡黄色或黄色，射线放射状，中心有髓。气微，味微苦。

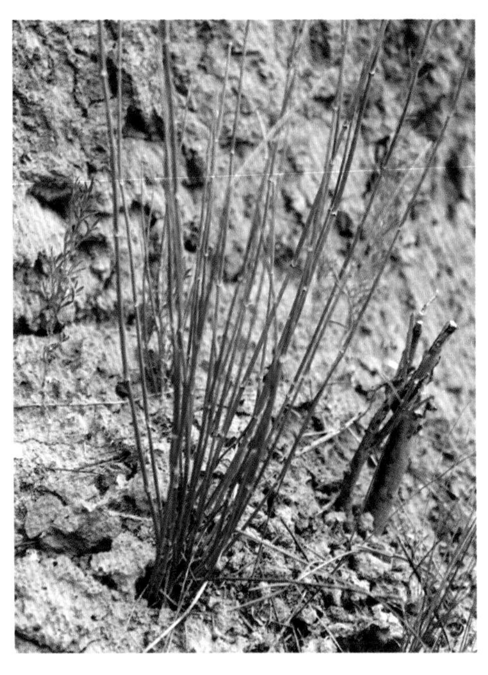

**【性味归经】**性平，味甘、微涩。归肺经。

**【功效与作用】**固表止汗。属收涩药下属分类的固表止汗药。

**【临床应用】**内服：煎汤，3 ～ 10g；或入丸、散。外用：研粉扑。用治自汗，盗汗。

**【使用禁忌】**有表邪者忌用。

【配伍药方】

（1）外用止汗：麻黄根、牡蛎、雷丸各三两，干姜、甘草各一两，米粉（二升）。上六味，治下筛，随汗处粉之。(《备急千金要方》)

（2）内服止汗：麻黄根（洗）、牡蛎（米泔浸，刷去土，火烧通赤）各一两，黄芪（去苗，土）。上三味，为粗散。每服三钱，水一盏半，小麦百余粒，同煎至八分，去渣，热服，日二服，不拘时候。(《太平惠民和剂局方》牡蛎散）

（3）治盗汗或夏月多汗：同牡蛎粉、米粉，或用旧蕉扇杵末，等分，以生绢袋盛贮，用扑盗汗或夏月多汗，用之俱佳。(《景岳全书》)

（4）治气虚发热，腠理不密之汗出不止：麻黄根一钱，牡蛎一钱，黄芪二钱，桂枝半钱，白术、甘草各半钱，浮小麦一钱。水煎，去滓，温服，一日二次。(《医学启蒙》)

## 浮小麦

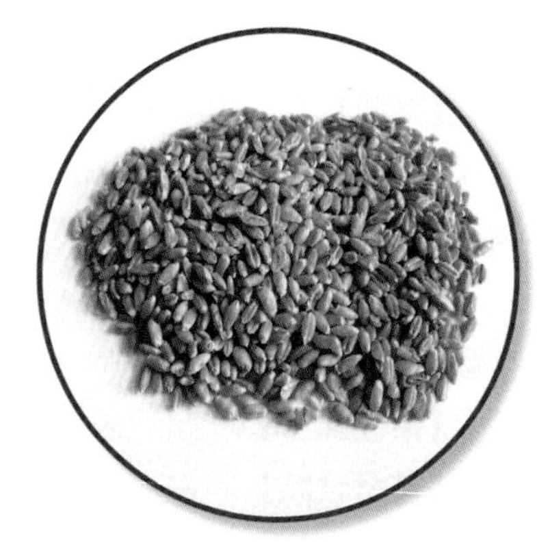

**【别名】**麸麦、浮麦、空空麦、麦子软粒。

**【来源】**本品为禾本科植物小麦 *Triticum aestivum* L. 的干燥轻浮瘪瘦的颖果。

**【产地分布】**全国各地均产。

**【采收加工】**收获时，扬起其轻浮干瘪者，或以水淘之，浮起者为佳，晒干。生用，或炒用。

**【药材性状】**干瘪颖果呈长圆形，两端略尖。长约7mm，直径约2.6mm。表面黄白色，皱缩。有时尚带有未脱净的外稃与内稃。腹面有一深陷的纵沟，顶端钝形，带有浅黄棕色柔毛，另一端成斜尖形，有脐。质硬而脆，易断，断面白色，粉性差。无臭，味淡。以粒均匀、轻浮、无杂质为佳。本品气微，味淡。

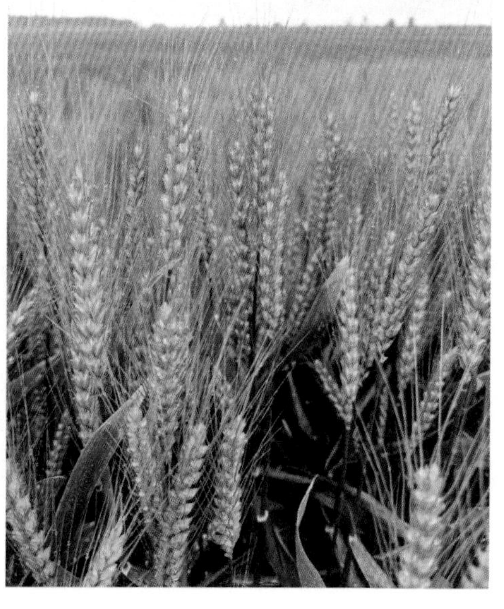

**【性味归经】**性凉，味甘。归心经。

**【功效与作用】**固表止汗，益气，除热。属收涩药下属分类的固表止汗药。

**【临床应用】**煎汤，6～12g。用治自汗，盗汗，阴虚发热，骨蒸劳热。

**【使用禁忌】**表邪汗出者忌用。

【配伍药方】

（1）治盗汗及虚汗不止：浮小麦不以多少，文武火炒令焦，为细末，每服二钱，米饮汤调下，频服为佳。一法：取陈小麦，用干枣煎服。(《卫生宝鉴》)

（2）治产后虚汗：小麦麸、牡蛎等分。为末，以猪肉汁调服二钱，日二服。(《妇人方》)

（3）治阴虚内热之汗出：生地黄 6g，玄参 15g，沙参、石斛、麦冬、山栀、连翘、竹叶、龙骨各 9g，牡蛎、浮小麦各 30g，五倍子 9g。水煎服。(《临证医案医方》)

（4）治盗汗不止：蜜炙黄芪、黑豆、浮麦各等分。水煎，日二服。(《古方汇精》敛气归源饮)

# 第二节 敛肺涩肠药

## 五味子

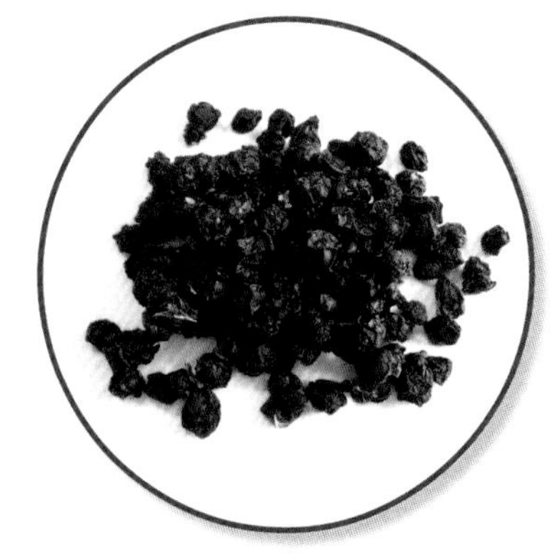

**【别名】**北五味子、南五味子、辽五味子、玄及、会及、五梅子、山花椒。

**【来源】**本品为木兰科植物五味子 *Schisandra chinesis* (Turcz.) Baill. 或华中五味子 *Schisandra sphena-nthera* Rehd. et Wils. 的成熟果实。前者习称“北五味子”，后者习称“南五味子”。

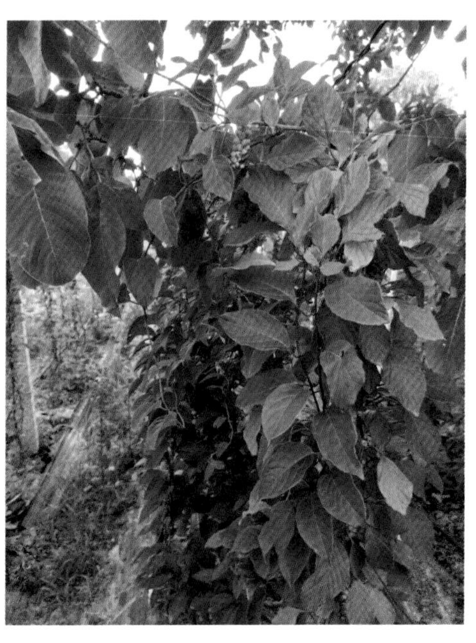

**【产地分布】**北五味子主产于辽宁、吉林，南五味子主产于西南及长江流域以南各省。

**【采收加工】**秋季果实成熟时采摘，晒干或蒸后晒干，除去果梗和杂质。

**【药材性状】**本品呈不规则的球形或扁球形，直径 5 ～ 8mm。表面红色、紫红色或暗红色，皱缩，显油润；有的表面呈黑红色或出现“白霜”。果肉柔软，种子 1 ～ 2，肾形，表面棕黄色，有光泽，种皮薄而脆。果肉气微，味酸；种子破碎后，有香气，味辛、微苦。

**【性味归经】**性温，味酸、甘。归肺、心、肾经。

**【功效与作用】**收敛固涩，益气生津，补肾宁心。属收涩药下属分类的敛肺涩肠药。

**【临床应用】**煎汤，2～6g。用治久嗽虚喘，梦遗滑精，遗尿尿频，久泻不止，自汗盗汗，津伤口渴，内热消渴，心悸失眠。

**【使用禁忌】**凡表邪未解，内有实热，咳嗽初起，麻疹初期，均不宜用。

【配伍药方】

（1）治肺虚久咳：大罂粟壳（去瓤擘破，用白饧少许入水，将壳浴过令净，炒黄色）四两，五味子（新鲜者，去梗，须北方者为妙）二两。上为细末，白饧为丸，如弹子大。每服一丸，水一盏，捺破，煎六分，澄清，临睡温服，不拘时候。(《卫生家宝方》五味子丸）

（2）治痰嗽并喘：五味子、白矾等分。为末，每服三钱，以生猪肺炙熟，蘸末细嚼，白汤下。(《普济方》)

（3）治梦遗虚脱：北五味子一斤，洗净，水浸一宿，以手按去核，再用温水将核洗取余味，通用布滤过，置砂锅内，入冬蜜二斤，慢火熬之，除砂锅斤两外，煮至二斤四两成膏为度。待数日后，略去火性，每服一二匙，空心白滚汤调服。(《医学入门》五味子膏）

（4）治脾肾虚寒，久泻不止：五味子二两（拣），吴茱萸半两（细粒绿色者）。上二味，同炒香熟为度，细末。每服二钱，陈米饮下。(《普济本事方》五味子散）

## 乌　梅

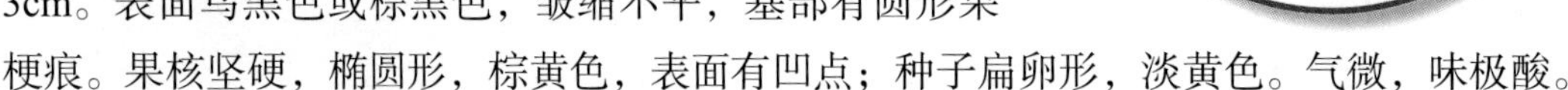

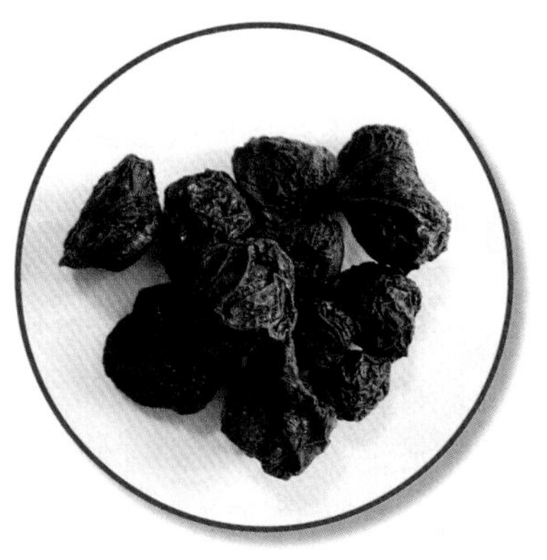

**【别名】**酸梅、黄仔、合汉梅、干枝梅。

**【来源】**本品为蔷薇科植物梅 *Prunus mume*（Sieb.）Sieb. et Zucc. 的干燥近成熟果实。

**【产地分布】**主产于四川、浙江、福建。

**【采收加工】**夏季果实近成熟时采收，低温烘干后闷至色变黑。

**【药材性状】**本品呈类球形或扁球形，直径 1.5～3cm。表面乌黑色或棕黑色，皱缩不平，基部有圆形果梗痕。果核坚硬，椭圆形，棕黄色，表面有凹点；种子扁卵形，淡黄色。气微，味极酸。

**【性味归经】**性平，味酸、涩。归肝、脾、肺、大肠经。

**【功效与作用】**敛肺，涩肠，生津，安蛔。属收涩药下属分类的敛肺涩肠药。

**【临床应用】**煎汤，6～12g。用治肺虚久咳，久泻久痢，虚热消渴，蛔厥呕吐腹痛。

**【使用禁忌】**外有表邪或内有实热积滞者均不宜服。

【配伍药方】

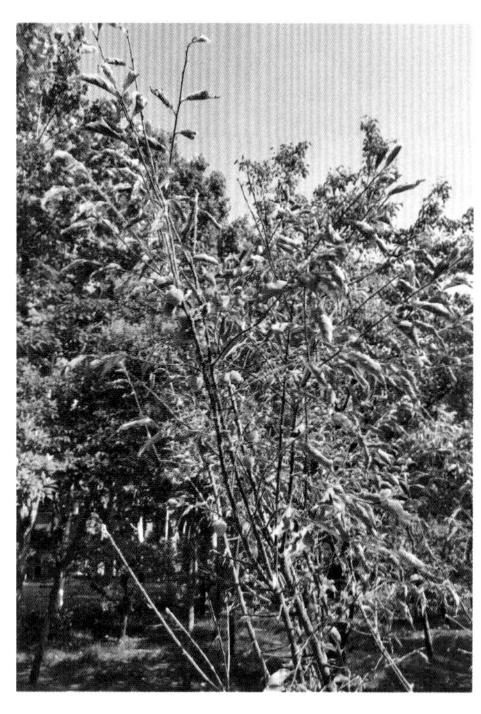

（1）治久咳不已：乌梅肉（微炒）、御米壳（去筋膜，蜜炒）。等分为末，每服二钱，睡时蜜汤调下。（《本草纲目》）

（2）治咳嗽：阿胶二片，生姜十片，大乌梅二个，甘草一钱，紫苏十叶，杏仁（去皮尖）七个。上锉散，水一碗，煎至六分，去滓，临卧服。（《世医得效方》）

（3）治伤寒蛔厥及久痢：乌梅三百枚，细辛六两，干姜十两，黄连十六两，当归四两，附子六两（炮，去皮），蜀椒四两（出汗），桂枝（去皮）六两，人参六两，黄柏六两。上十味，异捣筛，合治之，以苦酒渍乌梅一宿，去核，蒸之五斗米下，饭熟捣成泥，和药令相得，纳臼中，与蜜杵二千下，丸如梧桐子大。先食饮服十丸，日三服，稍加至二十丸。禁生冷、滑物、臭食等。（《伤寒论》乌梅丸）

（4）治久泻久痢：常与罂粟壳、诃子等同用。（《证治准绳》）

（5）治咽喉肿痛：乌梅30g，双花60g，雄黄12g。为末，蜜丸，每丸3g。每次含化1丸，徐徐咽下，每日3次。（《全国中草药新医疗法展览会资料选编》）

（6）治小儿头疮，积年不瘥：乌梅肉，烧灰细研，以生油调涂之。（《太平圣惠方》）

## 五倍子

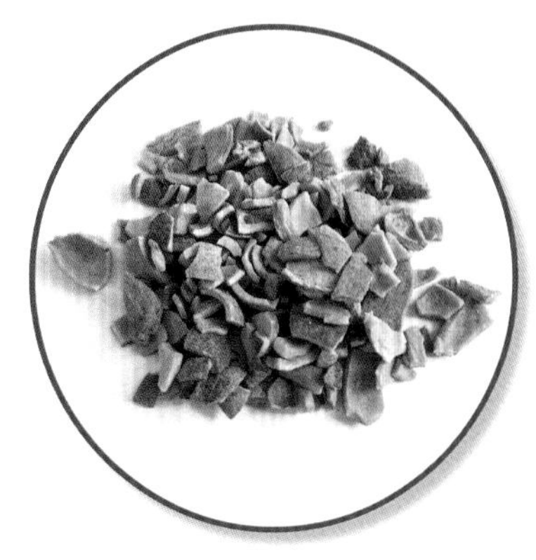

**【别名】**文蛤、百虫仓、木附子、旱倍子、乌盐泡、漆倍子、红叶桃。

**【来源】**本品为漆树科植物盐肤木 *Rhus chinensis* Mill.、青麸杨 *Rhus potaninii* Maxim. 或红麸杨 *Rhus punjabensis* Stew. var. *sinica*（Diels）Rehd. et Wils. 叶上的虫瘿，主要由五倍子蚜 *Melaphis chinensis*（Bell）Baker 寄生而形成。

**【产地分布】**主产于四川、贵州、陕西、河南、湖北。

**【采收加工】**秋季采摘，置沸水中略煮或蒸至表面呈灰色，杀死蚜虫，取出，干燥。

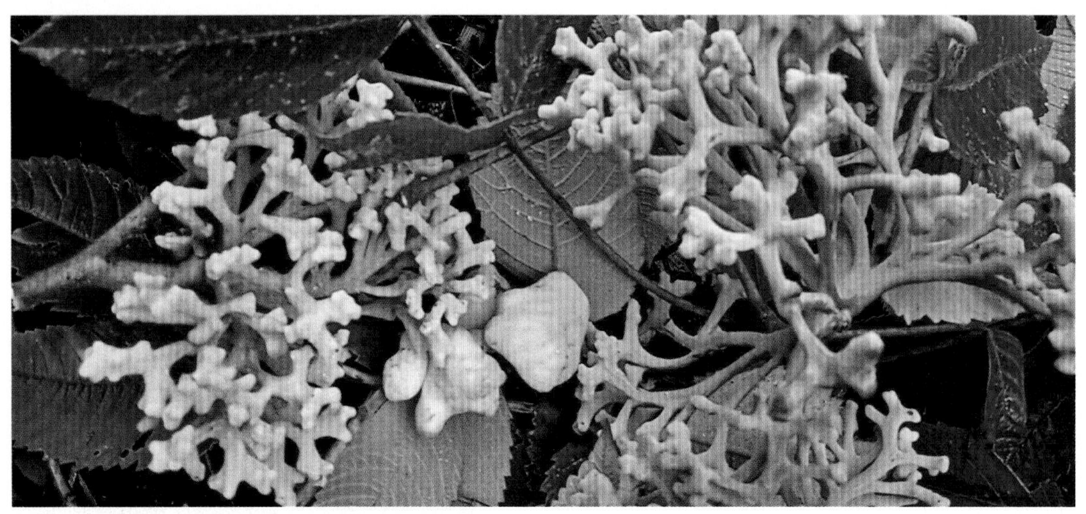

按外形不同，分为“肚倍”和“角倍”。

**【药材性状】**肚倍呈长圆形或纺锤形囊状，长 2.5 ～ 9cm，直径 1.5 ～ 4cm。表面灰褐色或灰棕色，微有柔毛。质硬而脆，易破碎，断面角质样，有光泽，壁厚 0.2 ～ 0.3cm，内壁平滑，有黑褐色死蚜虫及灰色粉状排泄物。气特异，味涩。角倍呈菱形，具不规则的钝角状分枝，柔毛较明显，壁较薄。

**【性味归经】**性寒，味酸、涩。归肺、大肠、肾经。

**【功效与作用】**敛肺降火，涩肠止泻，敛汗，止血，收湿敛疮。属收涩药下属分类的敛肺涩肠药。

**【临床应用】**内服：煎汤,3 ～ 6g。外用：适量，研末外敷或煎汤熏洗。用治肺虚久咳，肺热痰嗽，久泻久痢，自汗盗汗，消渴，便血痔血，外伤出血，痈肿疮毒，皮肤湿烂。

**【使用禁忌】**湿热泻痢者忌用。

---

【配伍药方】

---

（1）治咳嗽劫药：五味子五钱，甘草二钱半，五倍子、风化硝各四钱。上为末，蜜丸，噙化，又云干噙。(《丹溪心法》)

（2）治泻痢不止：五倍子一两。半生半烧，为末，糊丸梧子大。每服三十丸，红痢烧酒下，白痢水酒下，水泄米汤下。(《本草纲目》)

（3）治寐中盗汗：五倍子末、荞麦面等分。水和作饼，煨熟。夜卧待饥时，干吃二三个，勿饮茶水。(《本草纲目》)

（4）治虚劳遗浊：五倍子一斤，白茯苓四两，龙骨二两。为末，水糊丸，梧子大。每服七十丸，食前用盐汤送下，日三服。(《太平惠民和剂局方》玉锁丹)

（5）治便血，不拘大人小儿：五倍子末，艾汤服一钱。(《全幼心鉴》)

（6）治一切肿毒：五倍子、大黄、黄柏各一两。锉，共捣罗为散，新汲水调如糊，日三五度，涂敷患处。(《圣济总录》五倍子散)

（7）治头疮热疮、风湿诸毒：五倍子、白芷等分。研末掺之，脓水即干。如干者，以清油调涂。(《卫生易简方》)

## 罂粟壳

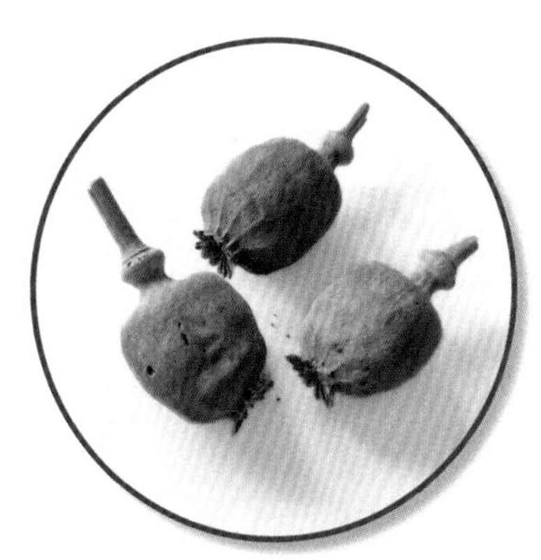

**【别名】**粟壳、米壳、御米壳、烟斗斗、鸦片烟果果。

**【来源】**本品为罂粟科植物罂粟 *Papaver somniferum* L. 的干燥成熟果壳。

**【产地分布】**主产于甘肃。

**【采收加工】**秋季将成熟果实或已割取浆汁后的成熟果实摘下，破开，除去种子和枝梗，干燥。

**【药材性状】**本品呈椭圆形或瓶状卵形，多已破碎成片状，直径 1.5 ～ 5cm，长 3 ～ 7cm。外表面黄白色、浅棕色至淡紫色，平滑，略有光泽，无割痕或有纵向或横向的割痕；顶端有 6 ～ 14 条放射状排列呈圆盘状的残留柱头；基部有短柄。内表面淡黄色，微有光泽；有纵向排列的假隔膜，棕黄色，上面密布略突起的棕褐色小点。体轻，质脆。气微清香，味微苦。

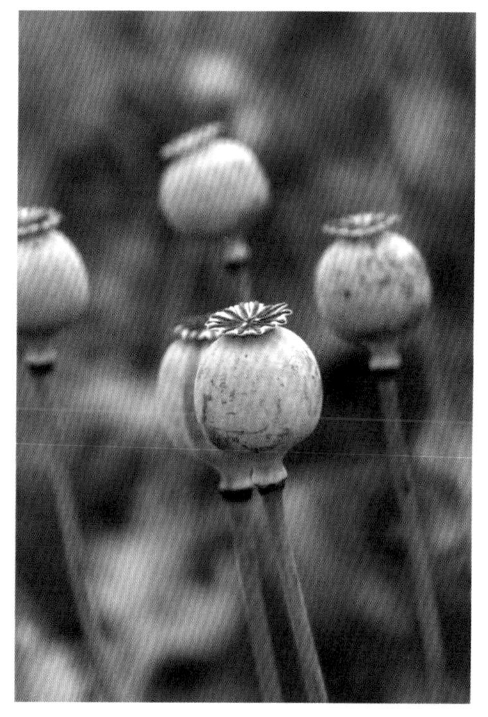

**【性味归经】**性平，味酸、涩；有毒。归肺、大肠、肾经。

**【功效与作用】**敛肺，涩肠，止痛。属收涩药下属分类的敛肺涩肠药。

**【临床应用】**煎汤,3 ～ 6g。止咳宜蜜炙用，止泻、止痛宜醋炒用。用治久咳，久泻，脱肛，脘腹疼痛。

**【使用禁忌】**本品易成瘾，不宜常服；孕妇及儿童禁用；运动员慎用；咳嗽或泻痢初起，邪实者忌用。

【配伍药方】

（1）治肺虚久咳：五倍子 6g，五味子 6g，罂粟壳 6g。水煎服。(《四川中药志》)

（2）治劳喘嗽不已，自汗者：御米壳不拘多少，炒为末，每服二钱，入乌梅同煎，水一盏，温服。食后有汗，加小麦三十粒，同煎温服。(《宣明论方》小百劳散）

（3）治一切痢，不问赤白，或一日之间一二百行：罂粟壳（去上下蒂顶鬲，锉成片子，蜜炒令赤色，净称）、厚朴各三斤（去粗皮净称，用生姜汁淹一宿，炙令姜汁尽为度）。上为细末，每服二三钱，米饮调下。忌生冷、油腻、鱼鲊毒物三日。(《是斋百一选方》百中散）

## 诃　子

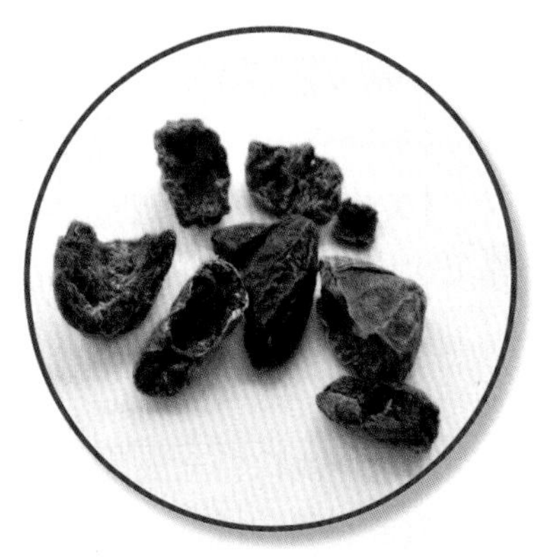

**【别名】**诃黎勒、诃黎、随风子。

**【来源】**本品为使君子科植物诃子 *Terminalia chebula* Retz. 或绒毛诃子 *Terminalia chebula* Retz. var. *tomentella* Kurt. 的干燥成熟果实。

**【产地分布】**主产于云南。

**【采收加工】**秋、冬二季果实成熟时采收，除去杂质，晒干。

**【药材性状】**本品为长圆形或卵圆形，长 2 ～ 4cm，直径 2～2.5cm。表面黄棕色或暗棕色，略具光泽，有 5 ～ 6 条纵棱线和不规则的皱纹，基部有圆形果梗痕。质坚实。果肉厚 0.2 ～ 0.4cm，黄棕色或黄褐色。果核长 1.5 ～ 2.5cm，直径 1 ～ 1.5cm，浅黄色，粗糙，坚硬。种子狭长纺锤形，长约 1cm，直径 0.2 ～ 0.4cm，种皮黄棕色，子叶 2，白色，相互重叠卷旋。气微，味酸涩后甜。

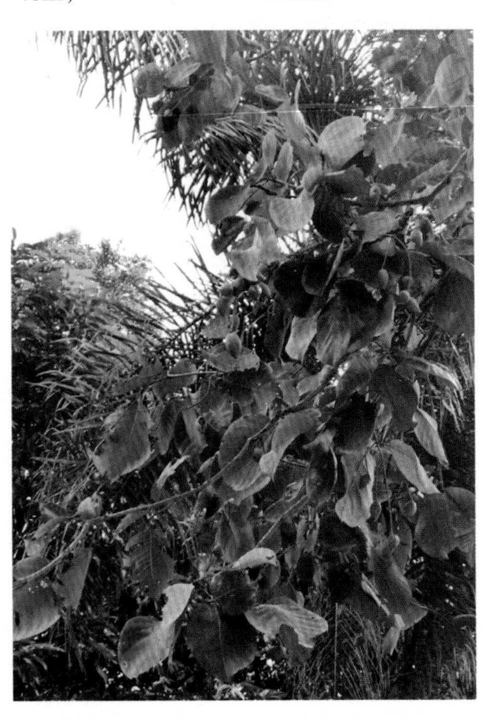

**【性味归经】**性平，味苦、酸、涩。归肺、大肠经。

**【功效与作用】**涩肠止泻，敛肺止咳，降火利咽。属收涩药下属分类的敛肺涩肠药。

**【临床应用】**煎汤，3 ～ 6g。涩肠止泻宜煨用，敛肺清热、利咽开音宜生用。用治久泻久痢，便血脱肛，肺虚喘咳，久嗽不止，咽痛音哑。

**【使用禁忌】**凡外有表邪，内有湿热积滞者忌用。

【配伍药方】

(1)治老人久泻不止:诃黎勒三分(煨,用皮),白矾一两(烧灰)。上药,捣细罗为散,每服不计时候,以粥饮调下二钱。(《太平圣惠方》诃黎勒散)

(2)治脱肛日久,服药未验,复下赤白脓痢,作里急后重,白多赤少,不任其苦:御米壳(去蒂萼,蜜炒)、橘皮各五分,干姜(炮)六分,诃子(煨,去核)七分。上为细末,都作一服,水二盏,煎至一盏,和渣空心热服。(《兰室秘藏》诃子皮散)

(3)治久咳,语声不出:诃子(去核)一两,杏仁(泡,去皮、尖)一两,通草二钱五分。上细切,每服四钱,水一盏,煨生姜切五片,煎至八分,去滓,食后温服。(《济生方》诃子饮)

(4)治失音,不能言语:诃子四个(半炮半生),桔梗一两(半炙半生),甘草二两(半炙半生)。上为细末,每服二钱,用童子小便一盏,同水一盏,煎至五七沸,温服。(《宣明论方》诃子汤)

(5)治结膜炎:诃子、栀子、楝子各等量。共研细末,每次二钱,水煎服,每日服三次。(《全国中草药新医疗法展览会资料选编》)

## 石榴皮

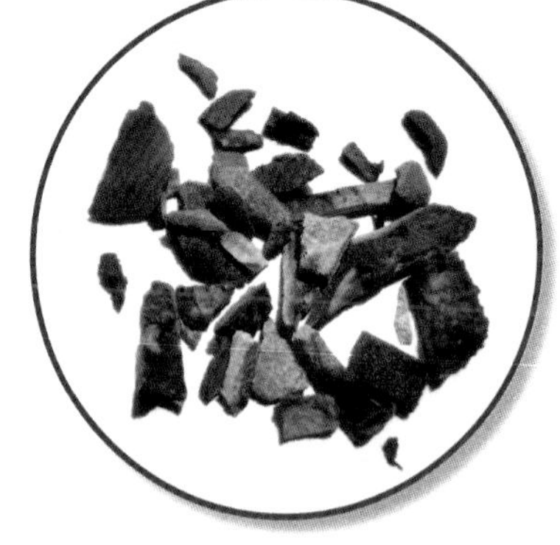

**【别名】**石榴壳、酸石榴皮、酸榴皮、西榴皮、安石榴酸实壳。

**【来源】**本品为石榴科植物石榴 *Punica granatum* L. 的干燥果皮。

**【产地分布】**主产于陕西、四川、湖南。

**【采收加工】**秋季果实成熟后收集果皮,晒干。

**【药材性状】**本品呈不规则的片状或瓢状,大小不一,厚 1.5 ~ 3mm。外表面红棕色、棕黄色或暗棕色,略有光泽,粗糙,有多数疣状突起,有的有突起的筒状宿萼及粗短果梗或果梗痕。内表面黄色或红棕色,有隆起呈网状的果蒂残痕。质硬而脆,断面黄色,略显颗粒状。气微,味苦涩。

**【性味归经】**性温,味酸、涩。归大肠经。

**【功效与作用】**涩肠止泻,止血,驱虫。属收涩药下属分类的敛肺涩肠药。

**【临床应用】**内服:煎汤,3 ~ 9g。止血多炒炭用。用治久泻,久痢,便血,脱肛,崩漏,带下,虫积腹痛。

**【使用禁忌】**泻痢初起者忌服。

【配伍药方】

(1) 治久痢不瘥：陈石榴焙干，为细末，米汤调下三四钱。(《普济方》神授散)

(2) 治粪前有血，令人面黄：酢石榴皮，炙研末，每服二钱，用茄子枝煎汤服。(《备急千金要方》)

(3) 治脱肛：石榴皮、陈壁土，加白矾少许，浓煎熏洗，再加五倍子炒研敷托上之。(《医钞类编》)

(4) 治妊娠暴下不止，腹痛：安石榴皮二两，当归三两，阿胶二两(炙)，熟艾如鸡子大二枚。上四物，以水九升，煮取二升，分三服。(《产经方》石榴皮汤)

(5) 驱绦虫、蛔虫：石榴皮、槟榔各等分。研细末，每次服二钱(小儿酌减)，每日二次，连服二天。(《山东中草药手册》)

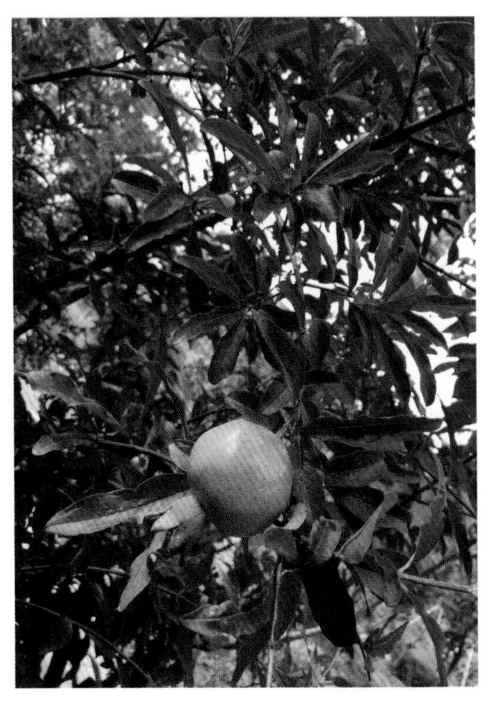

## 肉豆蔻

**【别名】**肉果、玉果、顶头肉、迦拘勒、豆蔻、肉果、扎地、麻失。

**【来源】**本品为肉豆蔻科植物肉豆蔻 *Myristica fragrans* Houtt. 的干燥种仁。

**【产地分布】**主产于马来西亚、印度尼西亚、斯里兰卡，我国广东、广西、云南亦有栽培。

**【采收加工】**冬、春二季果实成熟时采收，除去皮壳后，干燥。

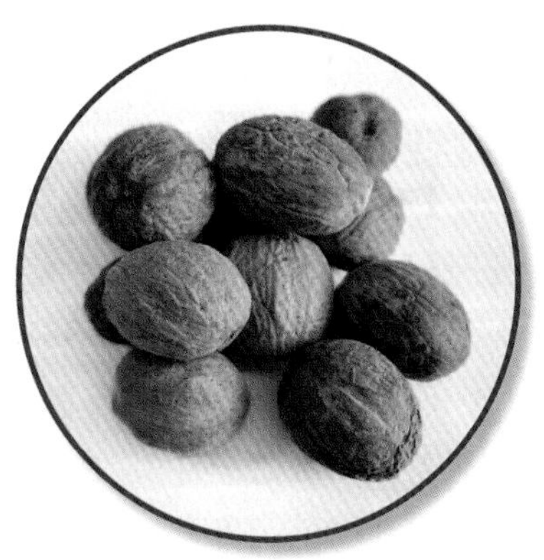

**【药材性状】**本品呈卵圆形或椭圆形，长 2 ～ 3cm，直径 1.5 ～ 2.5cm。表面灰棕色或灰黄色，有时外被白粉(石灰粉末)。全体有浅色纵行沟纹和不规则网状沟纹。种脐位于宽端，呈浅色圆形突起，合点呈暗凹陷。种脊呈纵沟状，连接两端。质坚，断面显棕黄色相杂的大理石花纹，宽端可见干燥皱缩的胚，富油性。气香浓烈，味辛。

**【性味归经】**性温，味辛。归脾、胃、大肠经。

**【功效与作用】**温中行气，涩肠止泻。属收涩药下属分类的敛肺涩肠药。

**【临床应用】**煎汤，3～10g。内服须煨制去油用。用治脾胃虚寒，久泻不止，脘腹胀痛，食少呕吐。

**【使用禁忌】**湿热泻痢者忌用。

【配伍药方】

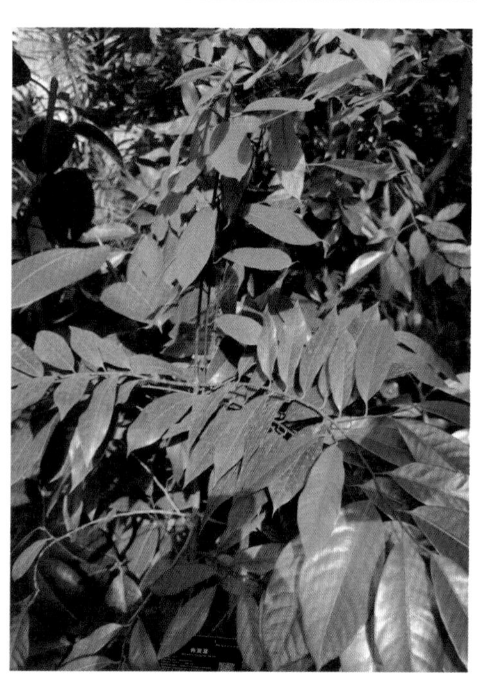

（1）治水湿胀如鼓，不食者，病可下：肉豆蔻、槟榔、轻粉各一分，黑牵牛一两半（取头末）。上为末，面糊为丸，如绿豆大。每服十丸至二十丸，煎连翘汤下，食后，日三服。（《宣明论方》肉豆蔻丸）

（2）治脾虚泄泻，肠鸣不食：肉豆蔻一枚，剜小窍子，入乳香三小块在内，以面裹煨，面熟为度，去面，碾为细末。每服一钱，米饮送下，小儿半钱。（《杨氏家藏方》肉豆蔻散）

（3）治脾肾虚弱，大便不实，饮食不思：肉豆蔻、补骨脂、五味子、吴茱萸各为末，生姜四两，红枣五十枚。用水一碗，煮姜、枣，去姜，水干，取枣肉丸桐子大。每服五七十丸，空心食前服。（《内科摘要》四神丸）

（4）治脏腑泄泻不调：乳香一两，肉豆蔻一两。面裹煨熟，为末，以陈米粉糊丸如桐子大，每服五七十丸，空心米饮汤下。（《卫生易简方》）

（5）治水泻无度，肠鸣腹痛：肉豆蔻（去壳，为末）一两，生姜汁二合，白面二两。上三味，将姜汁和面作饼子，裹肉豆蔻末煨令黄熟，研为细散。每服二钱匕，空心米饮调下，日午再服。（《圣济总录》肉豆蔻散）

（6）治霍乱呕吐不止：肉豆蔻一两（去壳），人参一两（去芦头），厚朴一两（去粗皮，涂生姜汁，炙令香熟）。上药捣，粗罗为散。每服三钱，以水一大盏，入生姜半分，粟米二撮，煎至五分，去滓，不计时候温服。（《太平圣惠方》）

## 赤石脂

**【别名】**赤符、红高岭、赤石土、吃油脂、红土。

**【来源】**本品为硅酸盐类矿物多水高岭石族多水高岭石，主含四水硅酸铝［$Al_4(Si_4O_{10})(OH)_8 \cdot 4H_2O$］。

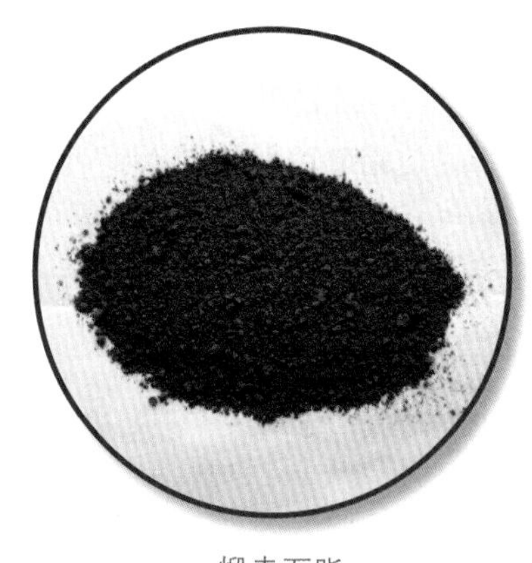
煅赤石脂

【产地分布】主产于山西、河南、江苏、陕西。

【采收加工】采挖后，除去杂石。

【药材性状】本品为块状集合体，呈不规则的块状。粉红色、红色至紫红色，或有红白相间的花纹。质软，易碎，断面有的具蜡样光泽。吸水性强。具黏土气，味淡，嚼之无沙粒感。

【性味归经】性温，味甘、酸、涩。归大肠、胃经。

【功效与作用】涩肠，止血，生肌敛疮。

【临床应用】内服：煎汤，9～12g，先煎。外用：适量，研末敷患处。内服治久泻久痢，大便出血，崩漏带下；外用治疮疡久溃不敛，湿疮脓水浸淫。

【使用禁忌】湿热积滞泻痢者忌服。不宜与肉桂同用。孕妇慎用。

【配伍药方】

（1）治少阴病下利脓血者：赤石脂一斤（一半全用，一半筛末），干姜一两，粳米一升。上三味，以水七升，煮米令热，去滓，温服七合，纳赤石脂末方寸匕，日三服，若一服愈，余勿服。(《伤寒论》桃花汤)

（2）治伤寒服汤药，下利不止，心下痞硬，服泻心汤已，复以他药下之，利不止，医以理中与之，利益甚，此利在下焦：赤石脂一斤（碎），太乙禹余粮一斤（碎）。上二味，以水六升，煮取二升，去滓，分温三服。(《伤寒论》赤石脂禹余粮汤)

（3）治血痔下血至多：赤石脂、白矾（烧令汁尽）、龙骨各一两半，杏仁（汤浸，去皮、尖、双仁，炒，研）一百枚。上四味，捣罗为末，炼蜜丸如梧桐子大。空心枣汤下二十丸，日再，以瘥为度。(《圣济总录》赤石脂丸)

（4）治妇人久赤白带下：赤石脂一两，白芍一两，干姜一两（炮裂，锉）。上药，捣细罗为散。每于食前，以粥饮调下二钱。(《太平圣惠方》)

（5）治心痛彻背，背痛彻心：赤石脂一两，蜀椒一两，乌头一分（炮），附子半两，干姜一两。上五味，末之，蜜丸如悟子大。先食服一丸，日三服，不知，稍加服。(《金匮要略》赤石脂丸)

（6）治外伤出血：赤石脂八份，五倍子六份，松香六份。共研细末，撒于伤口，加压包扎。(《全国中草药新医疗法展览会资料选编》)

## 禹余粮

【别名】太一余粮、石脑、禹哀、太一禹余粮、余粮石、白余粮、禹粮土。

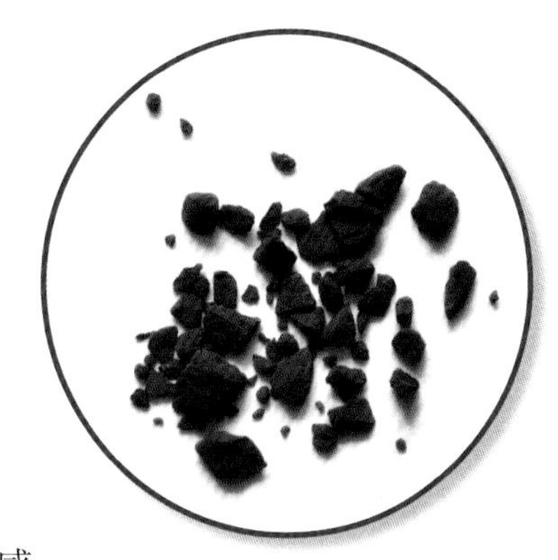

**【来源】**本品为氢氧化物类矿物褐铁矿，主含碱式氧化铁［FeO（OH）］。

**【产地分布】**主产于河南、江苏。

**【采收加工】**采挖后，除去杂石。

**【药材性状】**本品为块状集合体，呈不规则的斜方块状，长5～10cm，厚1～3cm。表面红棕色、灰棕色或浅棕色，多凹凸不平或附有黄色粉末。断面多显深棕色与淡棕色或浅黄色相间的层纹，各层硬度不同，质松部分指甲可划动。体重，质硬。气微，味淡，嚼之无砂粒感。

**【性味归经】**性微寒，味甘、涩。归胃、大肠经。

**【功效与作用】**涩肠止泻，收敛止血。属收涩药下属分类的敛肺涩肠药。

**【临床应用】**内服：煎汤，9～15g，先煎；或入丸、散。用治久泻久痢，大便出血，崩漏带下。

**【使用禁忌】**湿热积滞泻痢者忌服；孕妇慎用。

【配伍药方】

（1）治冷劳，大肠转泄不止：禹余粮四两（火烧令赤，于米醋内淬，如此七遍后，捣研如面），乌头一两（冷水浸一宿，去皮、脐，焙干，捣罗为末）。上药相和，用醋煮面和为丸如绿豆大。每服食前，以温水下五丸。(《太平圣惠方》神效太乙丹）

（2）治伤寒服汤药，下利不止，心下痞硬，服泻心汤已，复以他药下之，利不止，医以理中与之，利益甚，此利在下焦：赤石脂一斤（碎），太乙禹余粮一斤（碎）。上二味，以水六升，煮取二升，去滓，分温三服。(《伤寒论》赤石脂禹余粮汤）

（3）治女人漏下，或瘥或剧，常漏不止，身体羸瘦，饮食减少，或赤或白或黄，使人无子者：牡蛎、伏龙肝、赤石脂、白龙骨、桂心、乌贼骨、禹余粮各等分。上七味，治下筛。空心酒服方寸匕，日二。(《备急千金要方》)

（4）治妇人带下：白下，禹余粮一两，干姜等分；赤下，禹余粮一两，干姜半两。上禹余粮用醋淬，捣研细为末。空心温酒调下二钱匕。(《胜金方》)

（5）治大风疠疾，眉发秃落，遍身顽痹：禹余粮二斤，白矾一斤，青盐一斤。为末，罐子固济，炭火一秤煅之，从辰至戌，候冷，研粉，埋土中，三日取出，每一两入九蒸九曝炒熟胡麻末三两。每服二钱，荆芥茶下，日二服。(《太平圣惠方》)

（6）灭瘢痕：禹余粮、半夏等分。末之，以鸡子黄和。先以新布拭瘢令赤，以涂之勿见风，日二。(《备急千金要方》)

# 第三节　固精缩尿止带药

## 山茱萸

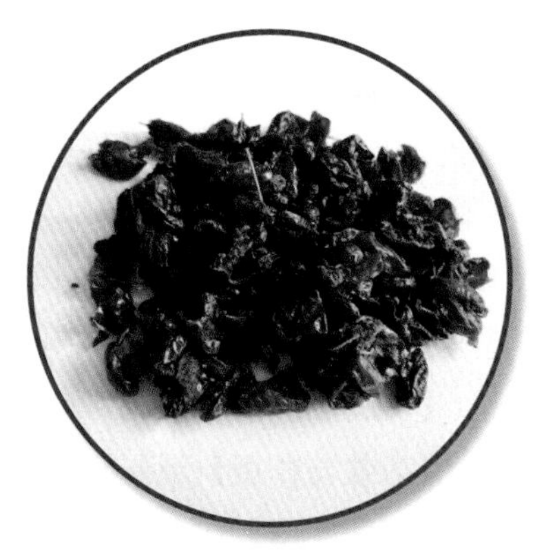

**【别名】** 蜀枣、鼠矢、鸡足、山萸肉、实枣儿、肉枣、枣皮、萸肉、药枣。

**【来源】** 本品为山茱萸科植物山茱萸 *Cornus officinalis* Sieb. et Zucc. 的干燥成熟果肉。

**【产地分布】** 主产于河南、浙江。

**【采收加工】** 秋末冬初果皮变红时采收果实，用文火烘或置沸水中略烫后，及时除去果核，干燥。

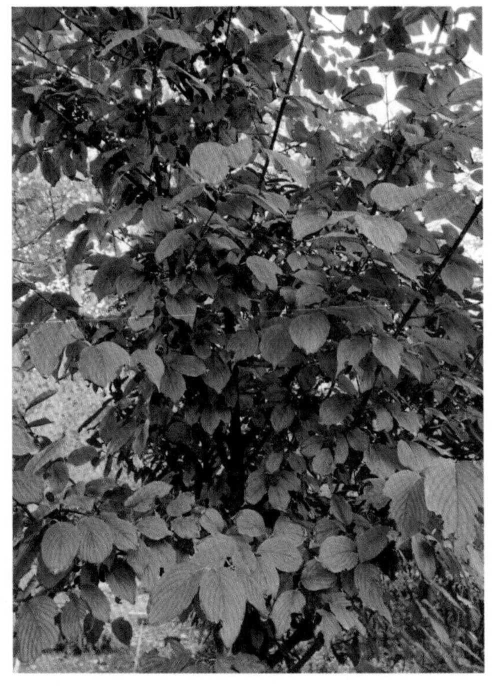

**【药材性状】** 本品呈不规则的片状或囊状，长 1 ～ 1.5cm，宽 0.5 ～ 1cm。表面紫红色至紫黑色，皱缩，有光泽。顶端有的有圆形宿萼痕，基部有果梗痕。质柔软。气微，味酸、涩、微苦。

**【性味归经】** 性微温，味酸、涩。归肝、肾经。

**【功效与作用】** 补益肝肾，收涩固脱。属收涩药下属分类的固精缩尿止带药。

**【临床应用】** 煎汤，6 ～ 12g，急救固脱可用至 20 ～ 30g。用治眩晕耳鸣，腰膝酸痛，阳痿遗精，遗尿尿频，崩漏带下，大汗虚脱，内热消渴。

**【使用禁忌】** 素有湿热而致小便淋涩者不宜服用。

【配伍药方】

（1）治五种腰痛，下焦风冷，腰脚无力：牛膝一两（去苗），山茱萸一两，桂心三分。上药，捣细罗为散，每于食前，以温酒调下二钱。(《太平圣惠方》)

（2）益元阳，补元气，固元精，壮元神：山茱萸（酒浸）取肉一斤，破故纸（酒浸一日，焙干）半斤，当归四两，麝香一钱。上为细末，炼蜜丸，梧桐子大。每服八十一丸，临卧酒盐汤下。(《扶寿精方》草还丹)

（3）治脚气上入少腹不仁：干地黄八两，山茱萸、薯蓣各四两，泽泻、茯苓、牡丹皮各三两，桂枝、附子（炮）各一两。上八味，末之，炼蜜和丸梧子大，酒下十五丸，日再服。（《金匮要略》崔氏八味丸）

（4）治肾怯失音，囟开不合，神不足，目中白睛多，面色晄白：熟地黄八钱，山萸肉、干山药各四钱，泽泻、牡丹皮、白茯苓（去皮）各三钱。上为末，炼蜜丸，如梧子大，空心服，温水化下三丸。（《小儿药证直诀》地黄丸）

（5）治寒温外感诸症，大病瘥后不能自复，寒热往来，虚汗淋漓；或但热不寒，汗出而热解，须臾又热又汗，目睛上窜；势危欲脱，或喘逆，或怔忡，或气虚不足以息：萸肉二两（去净核），生龙骨一两（捣细），生牡蛎一两（捣细），生杭芍六钱，野台参四钱，甘草三钱（蜜炙）。水煎服。（《医学衷中参西录》来复汤）

## 覆盆子

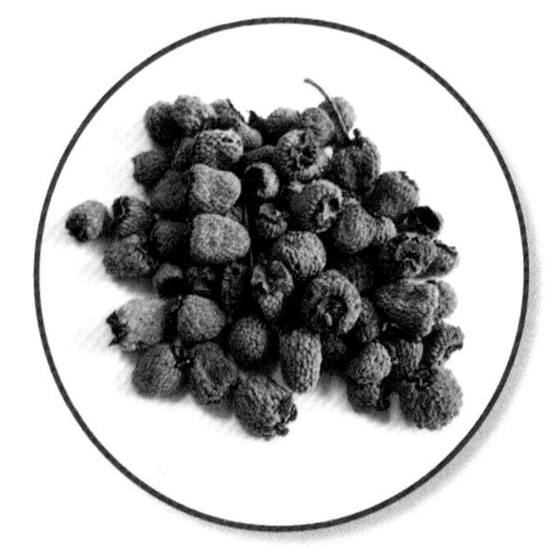

**【别名】**覆盆、乌藨子、山泡、小托盘、竻藨子。

**【来源】**本品为蔷薇科植物华东覆盆子 *Rubus chingii* Hu 的干燥果实。

**【产地分布】**主产于浙江、福建、湖北。

**【采收加工】**夏初果实由绿变绿黄时采收，除去梗、叶，置沸水中略烫或略蒸，取出，干燥。

**【药材性状】**本品为聚合果，由多数小核果聚合而成，呈圆锥形或扁圆锥形，高 0.6 ～ 1.3cm，直径 0.5 ～ 1.2cm。表面黄绿色或淡棕色，顶端钝圆，基部中心凹入。宿萼棕褐色，下有果梗痕。小果易剥落，每个小果呈半月形，背面密被灰白色茸毛，两侧有明显的网纹，腹部有突起的棱线。体轻，质硬。气微，味微酸涩。

**【性味归经】**性温，味甘、酸。归肝、肾、膀胱经。

**【功效与作用】**益肾固精缩尿，养肝明目。属收涩药下属分类的固精缩尿止带药。

**【临床应用】**煎汤，6 ～ 12g。用治遗精滑精，遗尿尿频，阳痿早泄，目暗昏花。

**【使用禁忌】**阴虚火旺，膀胱蕴热而小便短涩者忌用。

【配伍药方】

（1）治阳事不起：覆盆子，酒浸，焙研为末，每旦酒服三钱。（《濒湖集简方》）

（2）填精补髓，疏利肾气，不问下焦虚实寒热，服之自能平秘：枸杞子八两，菟丝子八两（酒蒸，捣饼），五味子二两（研碎），覆盆子四两（酒洗，去目），车前子二两（扬净）。上药，俱择精新者，焙晒干，共为细末，炼蜜丸，梧桐子大。每服，空心九十丸，

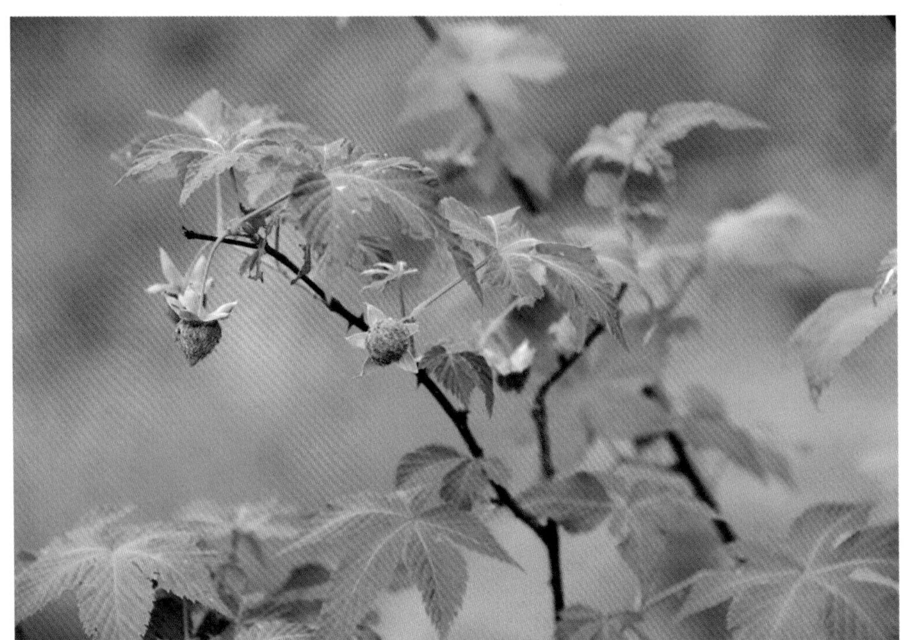

上床时五十丸，百沸汤或盐汤送下，冬月用温酒送下。(《摄生众妙方》五子衍宗丸)

(3)治肺虚寒：覆盆子，取汁作煎为果，仍少加蜜，或熬为稀饧，点服。(《本草衍义》)

(4)治五劳七伤，羸瘦：覆盆子十二分，苁蓉、巴戟天、白龙骨、五味子、鹿茸、茯苓、天雄、续断、薯蓣、白石英各十分，干地黄八分，菟丝子十二分，蛇床子五分，远志、干姜各六分。上为末，炼蜜为丸，如梧桐子大，每服十五丸，酒送下，一日二次，细细加至三十丸。忌生冷、陈臭。(《备急千金要方》覆盆子丸)

(5)治膀胱虚冷，小便频数不禁：覆盆子(酒浸，炒)四两，木通一两二钱，甘草五钱。共为末，每早服三钱，白汤调送。(《本草汇言》引《寇氏本草》)

(6)治血虚生风，肝肾俱虚，目昏不明：覆盆子三两(酒洗，炒)，桑椹子、枸杞子(俱晒干，炒)，当归、白芍药、葳蕤(玉竹)、牡丹皮、怀生地黄、川芎各二两(俱酒洗，炒)。共为末。每早、晚各食后服三钱，白汤调送。(《本草汇言》引《寇氏本草》)

## 桑螵蛸

**【别名】**团螵蛸、长螵蛸、黑螵蛸、螳螂子、刀螂子、螳螂蛋、流尿狗赖尿郎、猴儿包。

**【来源】**本品为螳螂科昆虫大刀螂 *Tenodera sinensis* Saussure、小刀螂 *Statilia maculata*(Thunberg)或巨斧螳螂 *Hierodula patellifera*(Serville)的干燥卵鞘。以上三种分别习称“团螵蛸”“长螵蛸”及“黑螵蛸”。

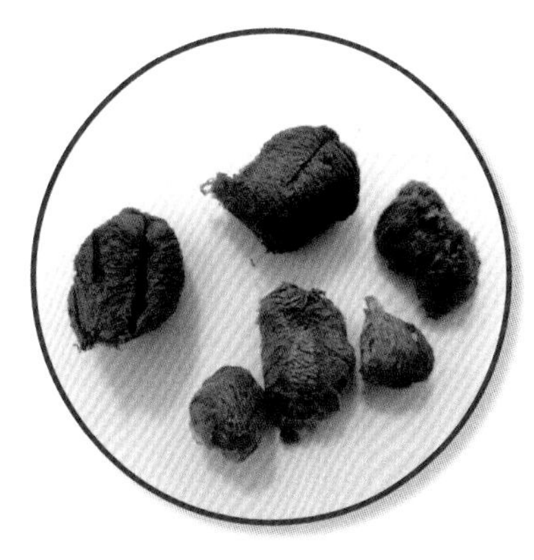

【产地分布】全国大部分地区均产。

【采收加工】深秋至次春采收，除去杂质，蒸至虫卵死后，干燥。

【药材性状】

（1）团螵蛸：略呈圆柱形或半圆形，由多层膜状薄片叠成，长 2.5 ～ 4cm，宽 2 ～ 3cm。表面浅黄褐色，上面带状隆起不明显，底面平坦或有凹沟。体轻，质松而韧，横断面可见外层为海绵状，内层为许多放射状排列的小室，室内各有一细小椭圆形卵，深棕色，有光泽。气微腥，味淡或微咸。

（2）长螵蛸：略呈长条形，一端较细，长 2.5 ～ 5cm，宽 1 ～ 1.5cm。表面灰黄色，上面带状隆起明显，带的两侧各有一条暗棕色浅沟及斜向纹理。质硬而脆。

（3）黑螵蛸：略呈平行四边形，长 2 ～ 4cm，宽 1.5 ～ 2cm。表面灰褐色，上面带状隆起明显，两侧有斜向纹理，近尾端微向上翘。质硬而韧。

【性味归经】性平，味甘、咸。归肝、肾经。

【功效与作用】固精缩尿，补肾助阳。属收涩药下属分类的固精缩尿止带药。

【临床应用】煎汤，5 ～ 10g。用治遗精滑精，遗尿尿频，小便白浊。

【使用禁忌】阴虚火旺，膀胱蕴热而小便短涩者忌用。

【配伍药方】

（1）治遗精白浊，盗汗虚劳：桑螵蛸（炙）、白龙骨等分。为细末，每服二钱，空心用盐汤送下。(《本草纲目》)

（2）治下焦虚冷，精滑不固，遗沥不断：桑螵蛸（七枚，切细炒），附子（炮，去皮脐）、五味子、龙骨，三味各半两。上件为细末，醋糊为丸如梧桐子大。每服三十丸，温酒、盐汤任下，空心。(《杨氏家藏方》)

（3）安神魂，定心志，治健忘，小便数，补心气：桑螵蛸、远志、菖蒲、龙骨、人参、茯神、当归、龟甲（醋炙）各一两。为末，夜卧，人参汤调下二钱。(《本草衍义》桑螵蛸散)

（4）治妊娠小便数不禁：桑螵蛸十二枚。捣为散，分作两服，米饮下。(《产书方》)

（5）治产后遗尿或尿数：桑螵蛸（炙）半两，龙骨一两。为末，每米饮服二钱。(《徐氏胎产方》)

（6）治男妇疝瘕作痛：桑螵蛸一两，小茴香一两二钱。共为末，每服二钱，花椒汤调服。(《本草汇言》)

## 海螵蛸

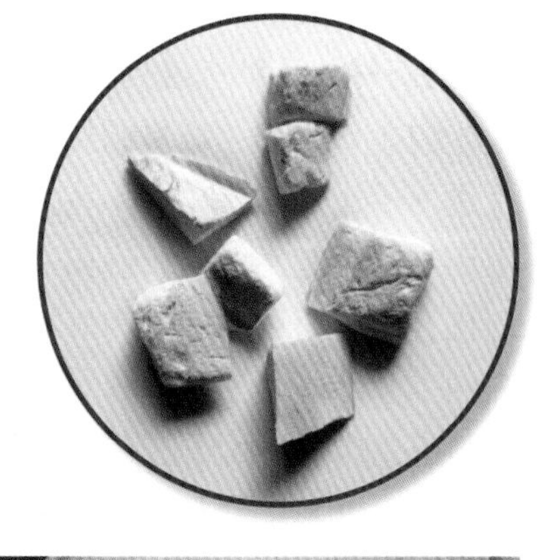

**【别名】**乌鲗骨、乌贼鱼骨、乌贼骨、金乌贼骨、墨鱼骨、墨鱼盖。

**【来源】**本品为乌贼科动物无针乌贼 *Sepiella maindroni* de Rochebrune 或金乌贼 *Sepia esculenta* Hoyle 的干燥内壳。

**【产地分布】**主产于浙江、江苏、广东、福建。

**【采收加工】**收集乌贼鱼的骨状内壳，洗净，干燥。

**【药材性状】**

（1）无针乌贼：呈扁长椭圆形，中间厚，边缘薄，长 9 ～ 14cm，宽 2.5 ～ 3.5cm，厚约 1.3cm。背面有磁白色脊状隆起，两侧略显微红色，有不甚明显的细小疣点；腹面白色，自尾端到中部有细密波状横层纹；角质缘半透明，尾部较宽平，无骨针。体轻，质松，易折断，断面粉质，显疏松层纹。气微腥，味微咸。

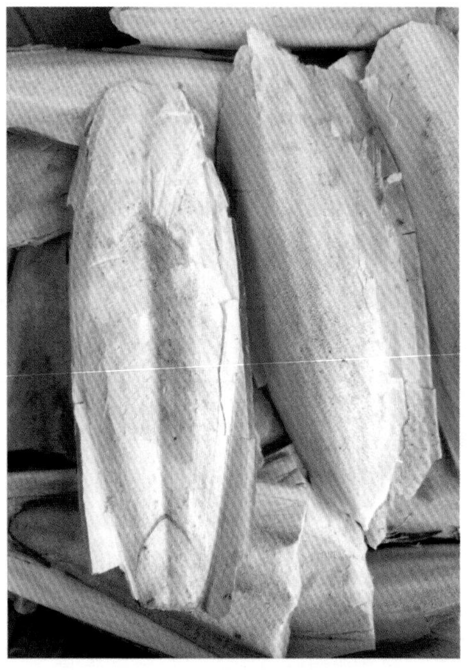

（2）金乌贼：长 13 ～ 23cm，宽约 6.5cm。背面疣点明显，略呈层状排列；腹面的细密波状横层纹占全体大部分，中间有纵向浅槽；尾部角质缘渐宽，向腹面翘起，末端有 1 骨针，多已断落。

**【性味归经】**性温，味咸、涩。归脾、肾经。

**【功效与作用】**收敛止血，涩精止带，制酸止痛，收湿敛疮。属收涩药下属分类的固精缩尿止带药。

**【临床应用】**内服：煎汤，5 ～ 10g。外用：适量，研末敷患处。内服治胃痛吞酸，吐血衄血，崩漏便血，遗精滑精，赤白带下，溃疡病；外用治损伤出血，疮多脓汁。

【配伍药方】

（1）治胃痛、吐酸：海螵蛸五钱，贝母、甘草各二钱，瓦楞子三钱。共研细末，每次服二钱。（《山东中草药手册》）

（2）治吐血及鼻衄不止：乌贼骨，捣细罗为散，不计时候，以清粥饮调下二钱。（《太平圣惠方》）

（3）治胃出血：海螵蛸五钱，白及六钱。共研细末，每次服一钱五分，日服三次。(《山东中草药手册》)

（4）治妇人漏下不止：乌贼骨、当归各二两，鹿茸、阿胶各三两，蒲黄一两。上五味，治下筛。空心酒服方寸匕，日三，夜再服。(《备急千金要方》)

（5）治诸疳疮：海螵蛸三分，白及三分，轻粉一分。为末，先用浆水洗，拭干贴。(《小儿药证直诀》白粉散）

## 金樱子

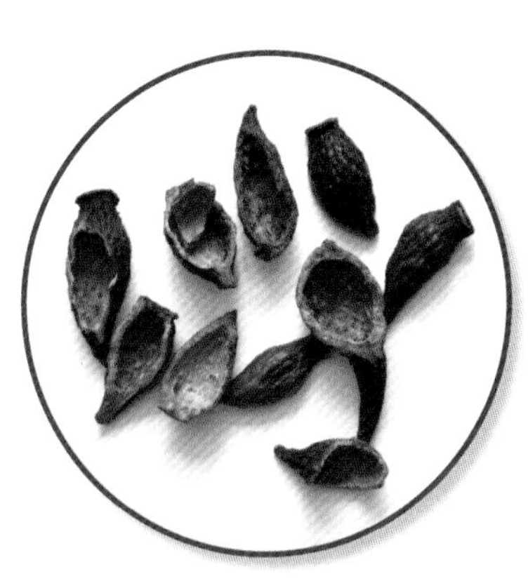

**【别名】**糖罐子、刺头、倒挂金钩、黄茶瓶、刺榆子、刺梨子、金罂子、山石榴、山鸡头子。

**【来源】**本品为蔷薇科植物金樱子 *Rosa laevigata* Michx. 的干燥成熟果实。

**【产地分布】**主产于四川、湖南、广东、江西。

**【采收加工】**10 ～ 11 月果实成熟变红时采收，干燥，除去毛刺。

**【药材性状】**本品为花托发育而成的假果，呈倒卵形，长 2 ～ 3.5cm，直径 1 ～ 2cm。表面红黄色或红棕色，有突起的棕色小点，系毛刺脱落后的残基。顶端有盘状花萼残基，中央有黄色柱基，下部渐尖。质硬。切开后，花托壁厚 1 ～ 2mm，内有多数坚硬的小瘦果，内壁及瘦果均有淡黄色绒毛。气微，味甘、微涩。

**【性味归经】**性平，味酸、甘、涩。归肾、膀胱、大肠经。

**【功效与作用】**固精缩尿，固崩止带，涩肠止泻。属收涩药下属分类的固精缩尿止带药。

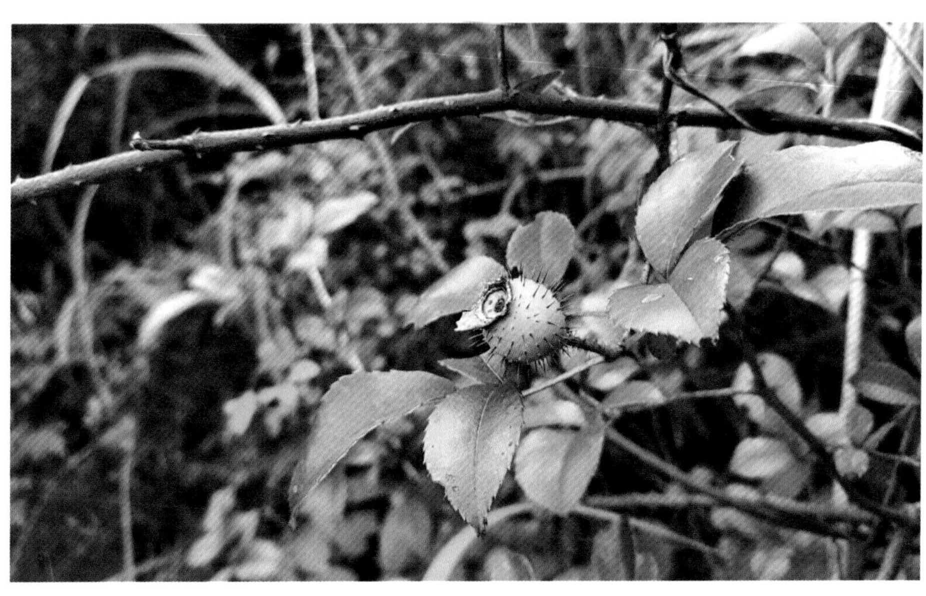

**【临床应用】**煎汤，6～12g。用治遗精滑精，遗尿尿频，崩漏带下，久泻久痢。

**【使用禁忌】**本品功专收涩，故邪气实者不宜使用。

【配伍药方】

（1）治梦遗，精不固：金樱子十斤，剖开去子毛，于木臼内杵碎。水二升，煎成膏子服。（《明医指掌》金樱子膏）

（2）治小便频数，多尿，小便不禁：金樱子（去净外刺和内瓤）和猪小肚一个。水煮服。（《泉州本草》）

（3）治男子下消、滑精，女子白带：金樱子去毛、核一两。水煎服，或和猪膀胱，或和冰糖炖服。（《闽东本草》）

（4）治白浊：金樱子（去子，洗净，捣碎，入瓶中蒸令热，用汤淋之，取汁慢火成膏）、芡实肉（研为粉）各等分。上以前膏同酒糊和芡粉为丸，如梧桐子大。每服三十丸，酒吞，食前服。一方用妇人乳汁丸为妙，一方盐汤下。（《仁存堂经验方》水陆二仙丹）

（5）治脾泄下利，止小便利，涩精气：金樱子，经霜后以竹夹子摘取，擘为两爿，去其子，以水淘洗过，烂捣，入大锅以水煎，不得绝火，煎约水耗半，取出澄滤过，仍重煎似稀饧。每服取一匙，用暖酒一盏，调服。（《寿亲养老新书》金樱子煎）

（6）治久虚泄泻下痢：金樱子（去外刺和内瓤）一两，党参三钱。水煎服。（《泉州本草》）

## 莲　子

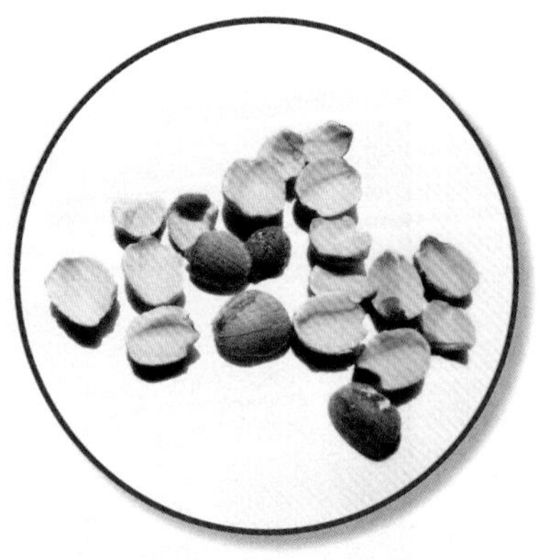

**【别名】**莲肉、莲米、藕实、水芝丹、莲实、泽芝、莲蓬子。

**【来源】**本品为睡莲科植物莲 *Nelumbo nucifera* Gaertn. 的干燥成熟种子。

**【产地分布】**主产于湖南、福建、江苏、浙江。

**【采收加工】**秋季果实成熟时采割莲房，取出果实，除去果皮，干燥，或除去莲子心后干燥。

**【药材性状】**本品略呈椭圆形或类球形，长1.2～1.8cm，直径0.8～1.4cm。表面红棕色，有细纵纹和较宽的脉纹。一端中心呈乳头状突起，棕褐色，多有裂口，其周边略下陷。质硬，种皮薄，不易剥离。子叶2，黄白色，肥厚，中有空隙，具绿色莲子心；或底部具有一小孔，不具莲子心。气微，味甘、微涩；莲子心味苦。

**【性味归经】**性平，味甘、涩。归脾、肾、心经。

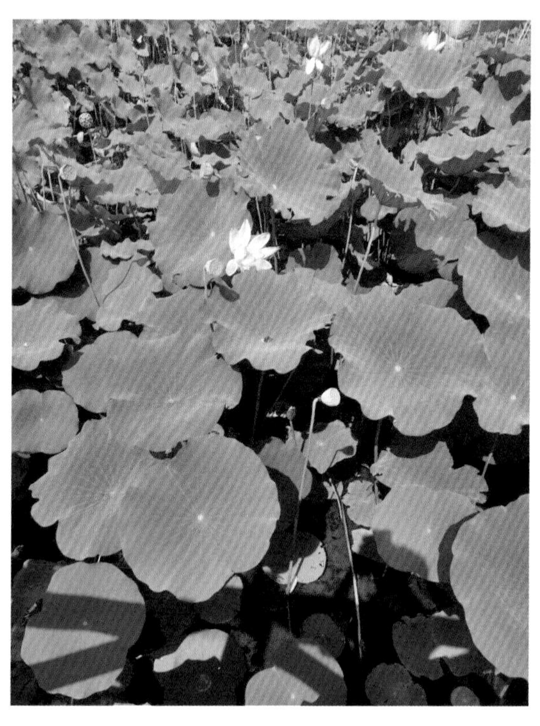
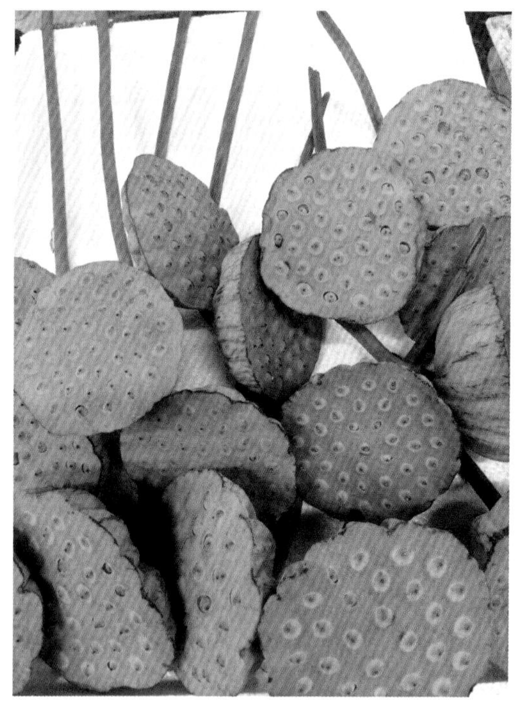

**【功效与作用】** 补脾止泻，止带，益肾涩精，养心安神。属收涩药下属分类的固精缩尿止带药。

**【临床应用】** 煎汤，6～15g。用治脾虚泄泻，带下，遗精，心悸失眠。

【配伍药方】

（1）治久痢不止：老莲子二两（去心）。为末，每服一钱，陈米汤调下。(《世医得效方》)

（2）治下痢饮食不入，俗名噤口痢：鲜莲肉一两，黄连五钱，人参五钱。水煎浓，细细与呷。(《本草经疏》)

（3）治心火上炎，湿热下盛，小便涩赤，淋浊崩带，遗精：黄芩、麦门冬（去心）、地骨皮、车前子、甘草（炙）各半两，石莲肉（去心）、白茯苓、黄芪（蜜炙）、人参各七钱半。上锉散，每三钱，麦门冬十粒，水一盏半，煎取八分，空心食前服。(《太平惠民和剂局方》清心莲子饮）

（4）治小便白浊，梦遗泄精：莲肉、益智仁、龙骨（五色者）各等分。上为细末，每服二钱，空心用清米饮调下。(《奇效良方》莲肉散）

（5）治产后胃寒咳逆，呕吐不食，或腹作胀：石莲肉两半，白茯苓一两，丁香五钱。上为末，每服二钱，不拘时，用姜汤或米饮调下，日三服。(《妇人大全良方》石莲散）

## 芡 实

**【别名】**鸡头米、鸡头、鸡咀莲、刺莲蓬实、卵菱、鸡癕、刺莲藕、刀芡实。

**【来源】**本品为睡莲科植物芡 *Euryale ferox* Salisb. 的干燥成熟种仁。

**【产地分布】**主产于江苏、山东、湖南、湖北、四川。

**【采收加工】**秋末冬初采收成熟果实，除去果皮，取出种子，洗净，再除去硬壳（外种皮），晒干。

**【药材性状】**本品呈类球形，多为破粒，完整者直径 5 ～ 8mm。表面有棕红色或红褐色内种皮，一端黄白色，约占全体的 1/3，有凹点状的种脐痕，除去内种皮显白色。质较硬，断面白色，粉性。气微，味淡。

**【性味归经】**性平，味甘、涩。归脾、肾经。

**【功效与作用】**益肾固精，补脾止泻，除湿止带。属收涩药下属分类的固精缩尿止带药。

**【临床应用】**煎汤，9 ～ 15g。用治遗精滑精，遗尿尿频，脾虚久泻，白浊，带下。

【配伍药方】

（1）治梦遗漏精：鸡头肉末、莲花蕊末、龙骨（别研）、乌梅肉（焙干取末）各一两。上件煮山药糊为丸，如鸡头大。每服一粒，温酒、盐汤任下，空心。（《杨氏家藏方》玉锁丹）

（2）治精滑不禁：沙苑蒺藜（炒）、芡实（蒸）、莲须各二两，龙骨（酥炙）、牡蛎（盐水煮一日一夜，煅粉）各一两。共为末，莲子粉糊为丸，盐汤下。（《医方集解》金锁固精丸）

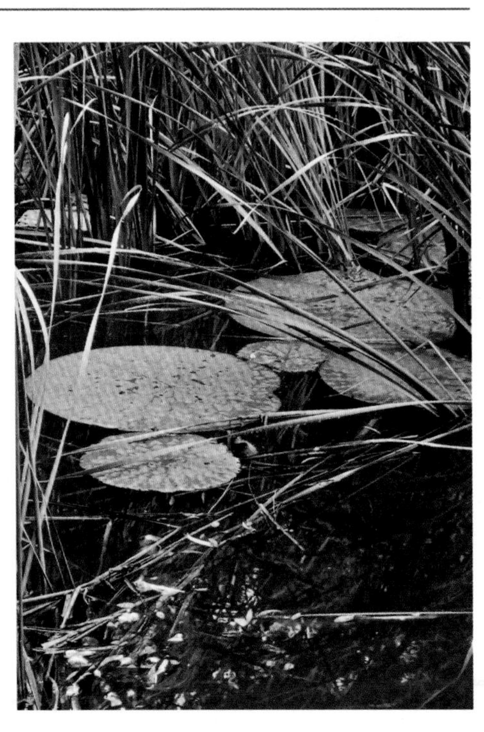

（3）治浊病：芡实粉、白茯苓粉。黄蜡化，蜜和丸，梧桐子大。每服百丸，盐汤下。（《摘玄方》分清丸）

（4）治老幼脾肾虚热及久痢：芡实、山药、茯苓、白术、莲肉、薏苡仁、白扁豆各四两，人参一两。俱炒燥为末，白汤调服。（《方脉正宗》）

（5）治湿热带下黄稠：山药一两（炒），芡实一两（炒），炒黄柏二钱（盐水炒），车前子一钱（酒炒），白果十枚（碎）。水煎。（《傅青主女科》易黄汤）

## 椿皮

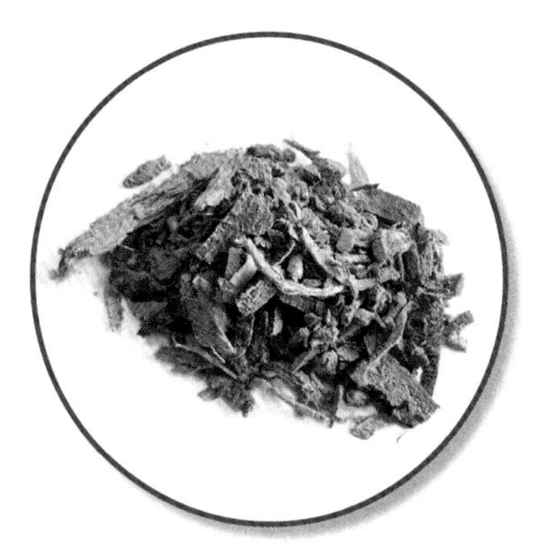

【别名】臭椿、椿根皮、樗白皮、苦椿皮、樗根皮。

【来源】本品为苦木科植物臭椿 *Ailanthus altissima*（Mill.）Swingle 的干燥根皮或干皮。

【产地分布】主产于浙江、江苏、湖北、河北。

【采收加工】全年均可剥取，晒干，或刮去粗皮晒干。

【药材性状】根皮呈不整齐的片状或卷片状，大小不一，厚 0.3 ～ 1cm。外表面灰黄色或黄褐色，粗糙，有多数纵向皮孔样突起和不规则纵、横裂纹，除去粗皮者显黄白色；内表面淡黄色，较平坦，密布梭形小孔或小点。质硬而脆，断面外层颗粒性，内层纤维性。气微，味苦。干皮呈不规则板片状，大小不一，厚 0.5 ～ 2cm。外表面灰黑色，极粗糙，有深裂。

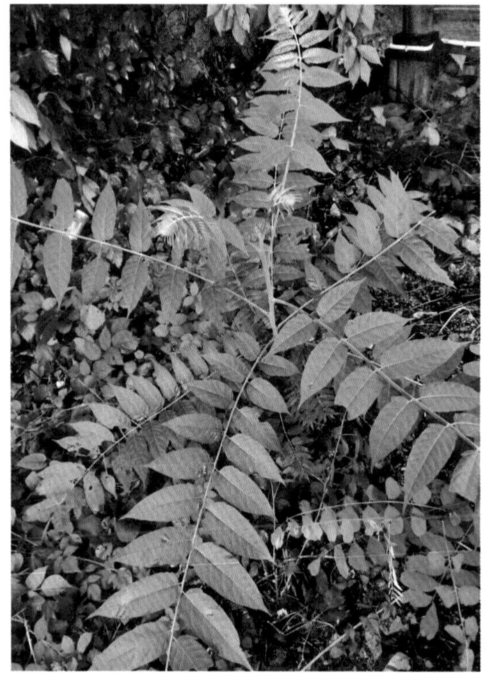

【性味归经】性寒，味苦、涩。归大肠、胃、肝经。

【功效与作用】清热燥湿，收涩止带，止泻，止血。属收涩药下属分类的固精缩尿止带药。

【临床应用】内服：煎汤，6 ～ 9g。外用：适量。用治赤白带下，湿热泻痢，久泻久痢，便血，崩漏。

【使用禁忌】脾胃虚寒者慎用。

【配伍药方】

（1）治赤白带下，膀胱炎及尿路感染：川柏、椿皮、知母、白术、生甘草、泽泻、生黄芪片，煎水服。（《中草药学》）

（2）治痔疾，大肠风冷，下部疼痛，血不止：臭椿树根（锉）、地榆（锉）、黄芪（锉）、伏龙肝（细研入）各一两，当归（锉，微炒）三分。上为细散，每于食前以粥饮调下二钱。（《太平圣惠方》椿根散）

（3）治遗精：良姜三钱（烧灰存性），黄柏、芍药各二钱（烧灰存性），樗树根皮一两五钱。上为末，面糊丸如梧桐子大。每服三十丸，空心茶汤下。(《摄生众妙方》樗树根丸）

（4）治产后肠脱不能收拾者：椿皮（取皮，焙干）一握，水五升，连根葱五茎，汉椒一撮，同煎至三升，去渣，倾盆内，乘热熏洗，冷则再热，一服可作五次用，洗后睡少时。忌盐、酢、酱、面、发风毒物及用心、劳力等事。(《妇人大全良方》)

# 第十九章 涌吐药

## 常 山

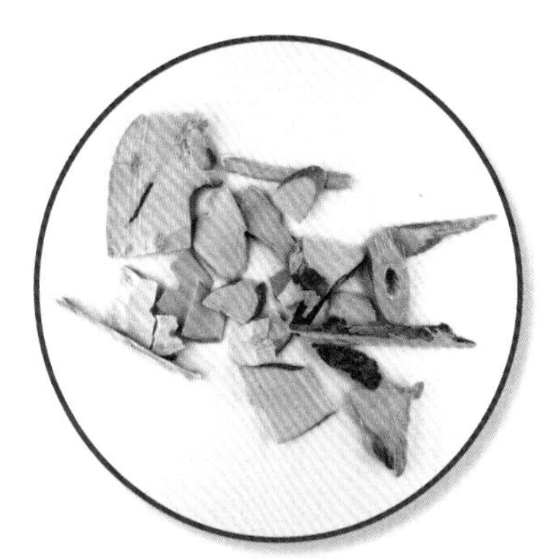

【别名】黄常山、鸡骨常山、鸡骨风、风骨木、白常山、大金刀、互草、恒山。

【来源】本品为虎耳草科植物常山 *Dichroa febrifuga* Lour. 的干燥根。

【产地分布】主产于四川、贵州。

【采收加工】秋季采挖，除去须根，洗净，晒干。

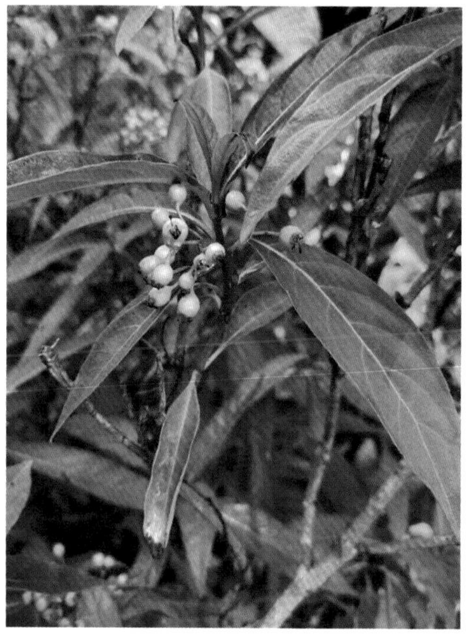

【药材性状】本品呈圆柱形，常弯曲扭转，或有分枝，长 9 ～ 15cm，直径 0.5 ～ 2cm。表面棕黄色，具细纵纹，外皮易剥落，剥落处露出淡黄色木部。质坚硬，不易折断，折断时有粉尘飞扬；横切面黄白色，射线类白色，呈放射状。气微，味苦。

【性味归经】性寒，味苦、辛；有毒。归肺、肝、心经。

【功效与作用】涌吐痰涎，截疟。

【临床应用】煎汤，5 ～ 9g。涌吐可生用，截疟宜酒制用。治疗疟疾宜在寒热发作前半天或 2 小时服用。用治痰饮停聚，胸膈痞塞，疟疾。

【使用禁忌】有催吐副作用，用量不宜过大；孕妇慎用。

【配伍药方】

（1）治山岚瘴疟，寒热往来，或二日三日一发：常山（锉）、厚朴（去粗皮，生姜汁炙熟）各一两，草豆蔻（去皮）、肉豆蔻（去壳）各两枚，乌梅（和核）七枚，槟榔

（锉）、甘草（炙）各半两。上七味，粗捣筛，每服二钱匕，水一盏，煎至六分，去滓，候冷，未发前服，如热吃即吐。（《圣济总录》常山饮）

（2）治阳经实疟：常山（酒炒）、草果（煨）、槟榔、厚朴、青皮、陈皮、甘草等分。水酒各半煎，露之，发日早晨温服。（《卫生易简方》截疟七宝饮）

（3）治胸中多痰，头疼不欲食及饮酒：常山四两，甘草半两。水七升，煮取三升，内半升蜜，服一升，不吐更服。无蜜亦可。（《补缺肘后方》）

## 瓜　蒂

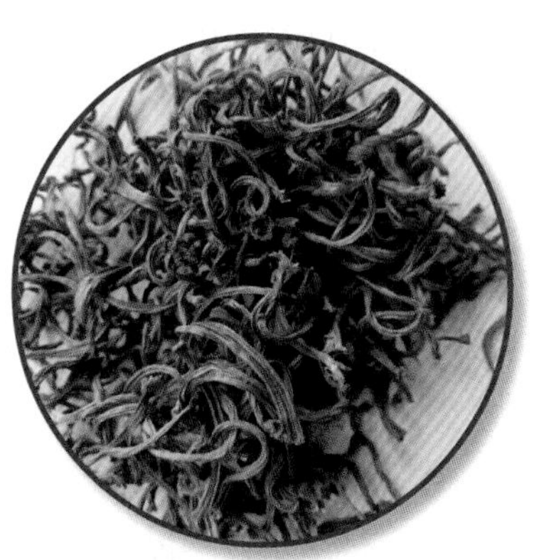

**【别名】**苦丁香、甜瓜蒂、香瓜蒂、瓜丁、甜瓜把。

**【来源】**本品为葫芦科植物甜瓜 *Cucumis melo* L. 的干燥果蒂。

**【产地分布】**全国各地均产。

**【采收加工】**夏、秋季果熟时采收，取下果蒂，阴干。

**【药材性状】**本品呈细圆柱形，常扭曲，长 3 ～ 6cm，直径 0.2 ～ 0.4cm，连接瓜的一端略膨大，直径约 8mm，有纵沟纹，外表面灰黄色，有稀疏短毛茸。带果皮的果柄较短，长 0.3 ～ 2.6cm，略弯曲或扭曲，有纵沟纹，果皮部分近圆盘形，直径约 2cm，外表面暗黄色至棕黄色，皱缩，边缘薄而内卷，内表面黄白色至棕色。果柄质较而韧，不易折断，断面纤维性，中空。气微，味苦。

**【性味归经】**性寒，味苦；有毒。归胃、胆经。

**【功效与作用】**涌吐痰食，祛湿退黄。

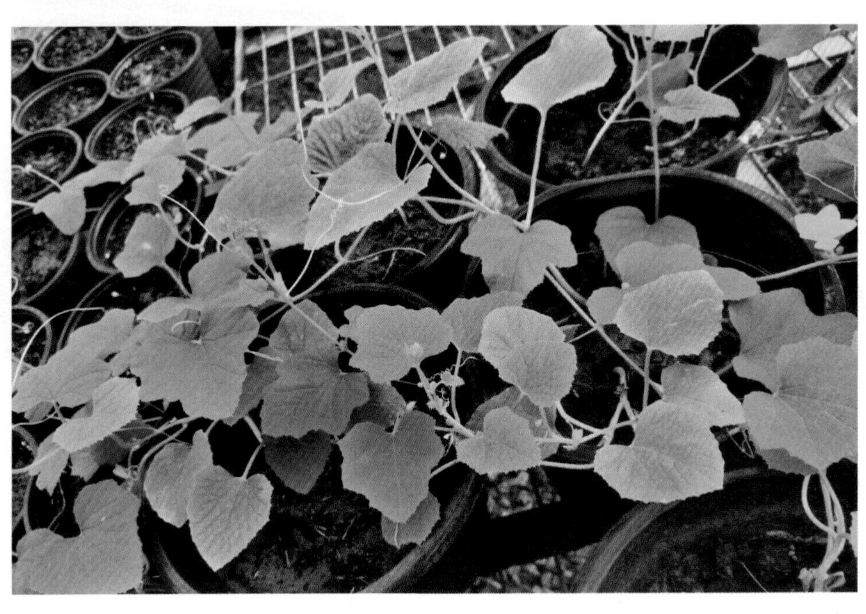

**【临床应用】**内服：煎汤，2.5～5g；入丸、散，每次0.3～1g。外用：适量，研末吹鼻，待鼻中流出黄水即可停药。内服治食积不化，食物中毒，癫痫痰盛；外用治急、慢性肝炎，肝硬化。

**【使用禁忌】**孕妇、体虚、心脏病、吐血、咯血、胃弱及上部无实邪者忌用。

【配伍药方】

（1）治风涎暴作，气塞倒卧：甜瓜蒂（曝极干），不限多少，为细末。量疾，每用一二钱匕，腻粉一钱匕，以水半合同调匀，灌之。服之良久，涎自出。或涎未出，含砂糖一块，下咽，涎即出。(《本草衍义》)

（2）治诸风膈痰，诸痫涎涌：瓜蒂炒黄为末，量人以酸虀水一盏调下，取吐。(《活法机要》)

（3）治风痫，缠喉风，咳嗽，遍身风疹，急中涎潮：瓜蒂不限多少，细碾为末，壮年一字，十五以下及老怯半字，早晨井花水下，一食顷，含砂糖一块，良久涎如水出；年深，涎尽有一块如涎，布水上如鉴矣。涎尽，食粥一两日。如吐多困甚，咽麝香汤一盏即止矣。麝细研温水调下。(《经验后方》)

（4）治太阳中暍，身热疼重而脉微弱，此以夏月伤冷水，水行皮中所致；又治诸黄：瓜蒂二七个。锉，以水一升，煮取五合，去渣顿服。(《金匮要略》一物瓜蒂汤)

（5）治黄疸目黄不除：瓜丁细末如一大豆许，纳鼻中，令病人深吸取入，鼻中黄水出。(《千金翼方》瓜丁散)

（6）治病如桂枝证，头不痛，项不强，寸脉微浮，胸中痞硬，气上冲咽喉，不得息者，此为胸中有寒也，当吐之：瓜蒂一分（熬黄），赤小豆一分。上二味，各别捣筛，为散已，合治之，取一钱匕，以香豉一合，用热汤七合，煮作稀糜，去滓，取汁和散，温顿服之。不吐者，少少加，得快吐乃止。(《伤寒论》瓜蒂散)

## 胆　矾

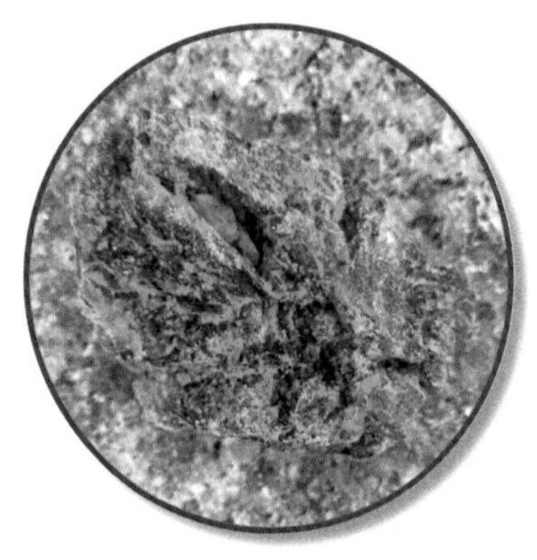

**【别名】**石胆、毕石、君石、黑石、基石、鸭嘴胆矾、翠胆矾、蓝矾。

**【来源】**本品为三斜晶系胆矾的矿石，主含含水硫酸铜（$CuSO_4 \cdot 5H_2O$）。

**【产地分布】**主产于云南、山西。

**【采收加工】**全年均可采收。

**【药材性状】**为不规则的块状结晶体，大小不一，深蓝色或淡蓝色，半透明。露置于干燥空气中，缓缓风化。加热烧之，即失去结晶水变成白色，遇水则又变蓝。质脆，易碎，能溶于水。无臭，味涩。

**【性味归经】**性寒，味酸、辛；有毒。归肝、胆经。

**【功效与作用】**涌吐痰涎，解毒收湿，祛腐蚀疮。

**【临床应用】**内服：温水化服，0.3 ～ 0.6g。外用：适量，煅后研末撒或调敷，或以水溶化后外洗。

**【使用禁忌】**孕妇、体虚者忌服。

【配伍药方】

（1）治缠喉风，急喉痹：鸭嘴胆矾二钱半，白僵蚕（炒，去丝嘴）半两。上为细末，每服少许，以竹管吹入喉中。(《济生方》二圣散）

（2）治口疮，喉闭，乳蛾：胆矾一钱，熊胆一钱，广木香三分。通为细末，以木鳖子一个，去壳，磨井水，以鹅翎蘸药敷之。(《摄生众妙方》)

（3）治牙疳：胡黄连五分，胆矾、儿茶各五厘。为末敷。(《沈氏尊生书》胆矾散）

（4）治口舌生疮：胆矾一分，干蟾一分（炙)。共研为末，每取小豆大，掺在疮上，良久，用新汲水五升漱口，水尽为度。(《太平圣惠方》)

（5）治风眼赤烂：胆矾三钱。烧研，泡汤日洗。(《明目经验方》)

# 第二十章 攻毒杀虫止痒药

## 雄 黄

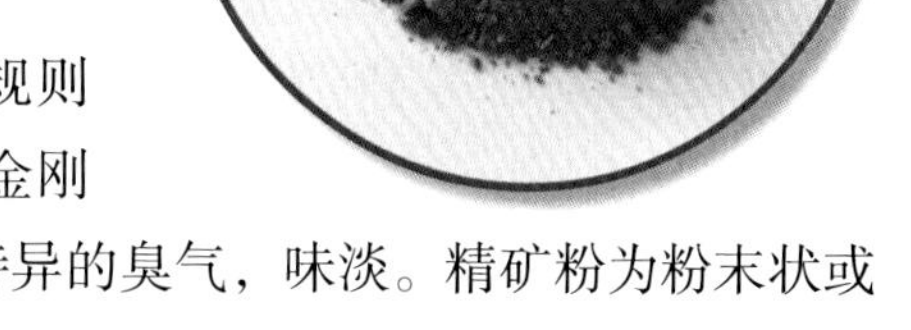

【别名】明雄黄、黄金石、石黄、天阳石、黄石、鸡冠石。

【来源】本品为硫化物类矿物雄黄族雄黄，主含二硫化二砷（$As_2S_2$）。

【产地分布】主产于湖南、湖北、贵州。

【采收加工】采挖后，除去杂质。

【药材性状】本品为块状或粒状集合体，呈不规则的块状。深红色或橙红色，条痕淡橘红色，晶面有金刚石样光泽。质脆，易碎，断面具树脂样光泽。微有特异的臭气，味淡。精矿粉为粉末状或粉末集合体，质松脆，手捏即成粉，橙黄色，无光泽。

【性味归经】性温，味辛；有毒。归肝、大肠经。

【功效与作用】解毒杀虫，燥湿祛痰，截疟。

【临床应用】内服：0.05～0.1g，入丸、散用。外用：适量，熏涂患处。

【使用禁忌】内服宜慎；不可久用；孕妇禁用。

【配伍药方】

（1）治癣：雄黄粉，大酢和。先以新布拭之，令癣伤，敷之。(《千金翼方》)

（2）治蛇缠疮，为蛇、蜂虿、蜈蚣、毒虫、癫犬所伤：雄黄为末，醋调徐，仍用酒服。(《世医得效方》)

（3）治赤鼻：雄黄五钱（用透明成块，无石，红色者为佳），硫黄五钱，陈小粉（真正者）。共研细末，合一处，用乳汁调敷。(《摄生众妙方》)

（4）治破伤风：雄黄一钱，防风二钱，草乌一钱。上为细末，每服一字，温酒调下。里和至愈可服，里不和不可服。(《素问病机气宜保命集》发表雄黄散)

（5）治腹胁痞块：雄黄一两，白矾一两。为末，面糊调膏摊贴。(《本草纲目》引《集玄方》)

## 硫　黄

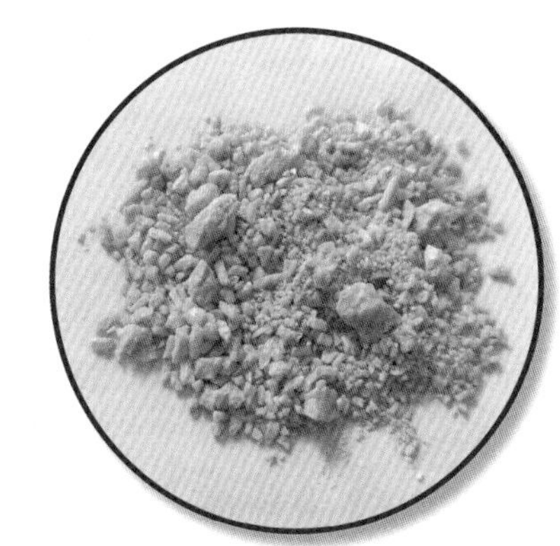

**【别名】**黄牙、天生黄、石流黄、昆仑黄、黄硇砂。

**【来源】**本品为自然元素类矿物硫族自然硫。

**【产地分布】**主产于山西、河南、山东。

**【采收加工】**采挖后，加热熔化，除去杂质；或用含硫矿物经加工制得。

**【药材性状】**本品呈不规则的块状。黄色或略呈绿黄色。表面不平坦，呈脂肪光泽，常有多数小孔。用手握紧置于耳旁，可闻轻微的爆裂声。体轻，质松，易碎，断面常呈针状结晶形。有特异的臭气，味淡。

**【性味归经】**性温，味酸；有毒。归肾、大肠经。

**【功效与作用】**外用解毒疗疮，杀虫止痒；内服补火助阳通便。

**【临床应用】**外用：适量，研末油调涂敷患处。内服：1.5～3g，炮制后入丸、散服。外用治疥癣，秃疮，阴疽恶疮；内服治阳痿足冷，虚喘冷哮，虚寒便秘。

**【使用禁忌】**孕妇慎用；不宜与芒硝、玄明粉同用；阴虚火旺者忌服。

【配伍药方】

（1）治阴毒面色青，四肢逆冷，心躁腹痛：硫黄末，新汲水调下二钱，良久，或寒一起，或热一起，更看紧慢，再服，汗出瘥。(《普济本事方》还阳散）

（2）治一切干湿癣：石硫黄半钱，风化石灰半两，铅丹二钱，腻粉一钱。同研如粉，用生油调，先以布揩破癣，涂之。未涂药间，煎葱白、甘草汤淋洗，如换时亦依此。(《圣济总录》如圣散）

（3）治疬疡风病，白色成片：以布拭醋，磨硫黄、附子涂之，或硫黄、白矾擦之。(《集验方》)

（4）治烫伤、烧伤，能止痛，抗感染，保护创面，促进愈合：硫黄，烧酒。将硫黄粉碎放入瓷器内（不可用金属容器），兑入烧酒，以没过硫黄为度。把酒点着烧成炭灰色。因酒含有水分，如烧后还余水分，可用慢火将硫黄烤干，然后研面，用时撒于患部。如有水疱，将水疱挑破再上药粉。(《全国中草药新医疗法展览会资料选编》)

## 白　矾

**【别名】**明矾、矾石、石涅、羽泽、涅石、理石、白君、雪矾、云母矾。

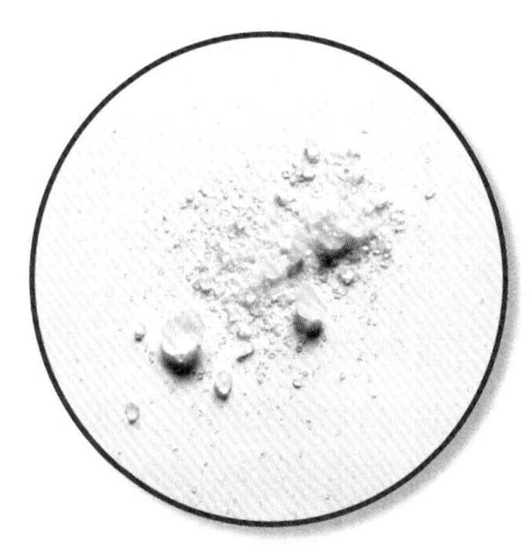

**【来源】** 本品为硫酸盐类矿物明矾石族明矾石经加工提炼制成，主含含水硫酸铝钾［$KAl(SO_4)_2 \cdot 12H_2O$］。

**【产地分布】** 主产于甘肃、山西、湖北、安徽、浙江。

**【采收加工】** 全年均可采挖，将采得的明矾石用水溶解，滤过，滤液加热浓缩，放冷后所得结晶即为白矾。

**【药材性状】** 本品呈不规则的块状或粒状。无色或淡黄白色，透明或半透明。表面略平滑或凹凸不平，具细密纵棱，有玻璃样光泽。质硬而脆。气微，味酸、微甘而极涩。

**【性味归经】** 性寒，味酸、涩。归肺、脾、肝、大肠经。

**【功效与作用】** 内服止血止泻，祛除风痰；外用解毒杀虫，燥湿止痒。

**【临床应用】** 内服：0.6～1.5g，入丸、散剂。外用：适量，研末敷或化水洗患处。内服治久泻不止，便血，崩漏，癫痫发狂。外用治湿疹，疥癣，脱肛，痔疮，聤耳流脓。枯矾收湿敛疮，止血化腐，用于湿疹湿疮、脱肛、痔疮、聤耳流脓、阴痒带下、鼻衄齿衄。

【配伍药方】

（1）治疥：白矾（烧灰）一两，硫黄一两（细研），胡粉一两，黄连一两，雌黄一两（细研），蛇床子三分。上药，捣细罗为散，都研令匀，以猪膏和如稀面糊，每以盐浆水洗，拭干涂之。(《太平圣惠方》白矾散）

（2）治癫狂因忧郁而得，痰涎阻塞包络心窍者：白矾三两，川郁金七两。二药共为末，糊丸梧桐子大。每服五六十丸，温汤下。(《普济本事方》白金丸）

（3）治妇人经水闭不利，脏坚癖不止，中有干血，下白物：矾石三分（烧），杏仁一分。上二味，末之，炼蜜和丸枣核大，纳脏中，剧者再纳之。(《金匮要略》矾石丸）

（4）治休息痢久不止，日渐黄瘦：白矾四两（烧令汁尽），硫黄二两，硝石一两。上药同研，于铫子内，火上熔成汁，候冷，研令极细，用软饭和丸如小豆大。每于食前，以粥饮下十丸。(《太平圣惠方》白矾丸）

（5）治鼻痔臭不可近，痛不可摇：白矾（煅枯）二钱，硇砂五分。共为细末，每用少许点上。(《医学心悟》白矾散）

## 蛇床子

**【别名】** 野茴香、野胡萝卜子、蛇米、蛇珠、蛇粟、蛇床仁、蛇床实、气果、额头花子。

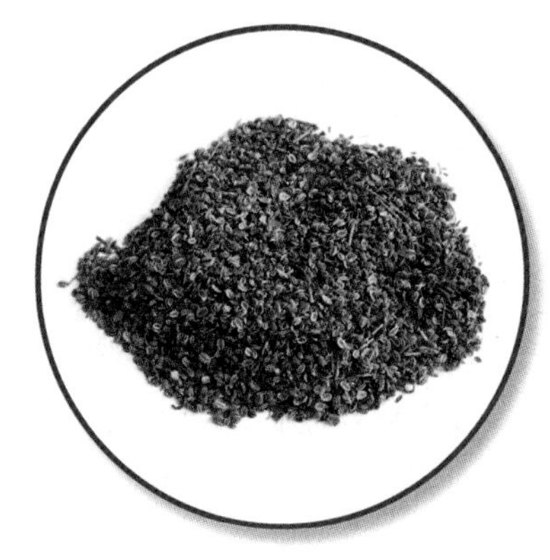

【来源】本品为伞形科植物蛇床 *Cnidium monnieri* (L.) Cuss. 的干燥成熟果实。

【产地分布】全国大部分地区均产。

【采收加工】夏、秋二季果实成熟时采收，除去杂质，晒干。

【药材性状】本品为双悬果，呈椭圆形，长2～4mm，直径约2mm。表面灰黄色或灰褐色，顶端有2枚向外弯曲的柱基，基部偶有细梗。分果的背面有薄而突起的纵棱5条，接合面平坦，有2条棕色略突起的纵棱线。果皮松脆，揉搓易脱落。种子细小，灰棕色，显油性。气香，味辛凉，有麻舌感。

【性味归经】性温，味辛、苦；有小毒。归肾经。

【功效与作用】燥湿祛风，杀虫止痒，温肾壮阳。

【临床应用】内服：煎汤，3～10g。外用：适量，多煎汤熏洗，或研末调敷。用治阴痒带下，湿疹瘙痒，湿痹腰痛，肾虚阳痿，宫冷不孕。

【使用禁忌】阴虚火旺或下焦有湿热者不宜内服。

【配伍药方】

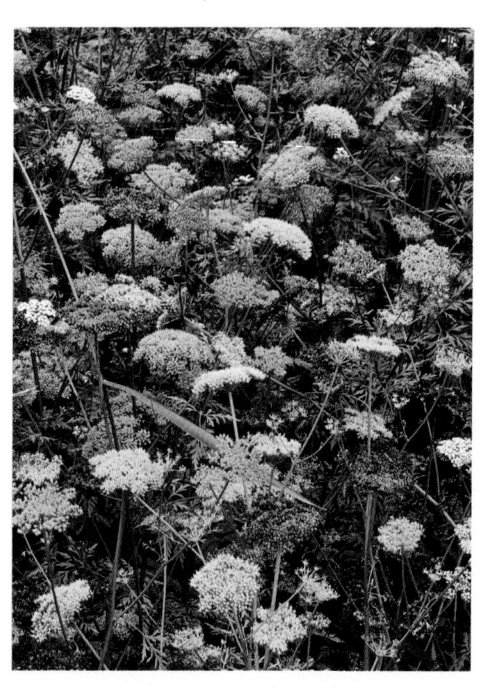

（1）治妇人阴痒：蛇床子一两，白矾二钱。煎汤频洗。(《濒湖集简方》)

（2）治白带因寒湿者：蛇床子八两，山茱萸肉六两，南五味子四两，车前子三两，香附二两（俱用醋拌炒），枯白矾五钱，血鹿胶（火炙，酒淬）五钱。共为细末，山药打糊丸梧子大。每早空心服五钱，白汤送下。(《方脉正宗》)

（3）治阳不起：菟丝子、蛇床子、五味子各等分。上三味，末之，蜜丸如梧子。饮服三十丸，日三。(《备急千金要方》)

（4）治妇人阴寒，温阴中坐药：蛇床子仁，一味末之，以白粉少许，和合相得，如枣大，绵裹纳之，自然温。(《金匮要略》蛇床子散)

（5）治小儿恶疮：腻粉三分，黄连一分（去须），蛇床子三分。上药捣细罗为散，每使时，先以温盐汤洗疮令净，拭干，以生油涂之。(《太平圣惠方》)

## 土荆皮

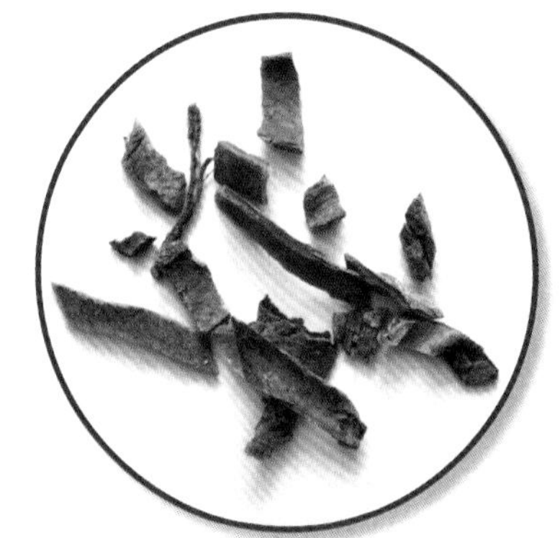

**【别名】**土槿皮、荆树皮、金钱松皮、罗汉松皮。

**【来源】**本品为松科植物金钱松 *Pseudolarix amabilis*（Nelson）Rehd. 的干燥根皮或近根树皮。

**【产地分布】**主产于浙江、安徽、江苏。

**【采收加工】**夏季剥取，晒干。

**【药材性状】**

（1）根皮：呈不规则的长条状，扭曲而稍卷，大小不一，厚 2 ～ 5mm。外表面灰黄色，粗糙，有皱纹和灰白色横向皮孔样突起，粗皮常呈鳞片状剥落，剥落处红棕色；内表面黄棕色至红棕色，平坦，有细致的纵向纹理。质韧，折断面呈裂片状，可层层剥离。气微，味苦而涩。

（2）树皮：呈板片状，厚约至 8mm，粗皮较厚。外表面龟裂状，内表面较粗糙。

**【性味归经】**性温，味辛；有毒。归肺、脾经。

**【功效与作用】**杀虫，疗癣，止痒。

**【临床应用】**外用：适量，醋或酒浸涂擦，或研末调涂患处。用治疥癣瘙痒。

**【使用禁忌】**只供外用，不可内服。

【配伍药方】

（1）治体癣、手足癣、头癣等多种癣病：以外用治癣为主，可单用浸酒涂擦或研末加醋调敷。现多制成 10% ～ 50% 土槿皮酊，或配合水杨酸、苯甲酸等制成复方土槿皮酊外用，如鹅掌风药水。(《中国药物大全》)

（2）治局限性神经性皮炎：土荆皮一两，蛇床子一两，百部根一两，五倍子八钱，密陀僧六钱，轻粉二钱。共研细末，备用。先以皂角煎水洗患处，再以元醋调药粉呈糊状，涂敷患部，上盖一层油纸，以保持药物潮润，每日换一次，直至痊愈。对于病程短、病情不太严重或散漫的患者，可用纱布包药糊，日擦数次，可取得同样的效果。(《中华皮肤科杂志》)

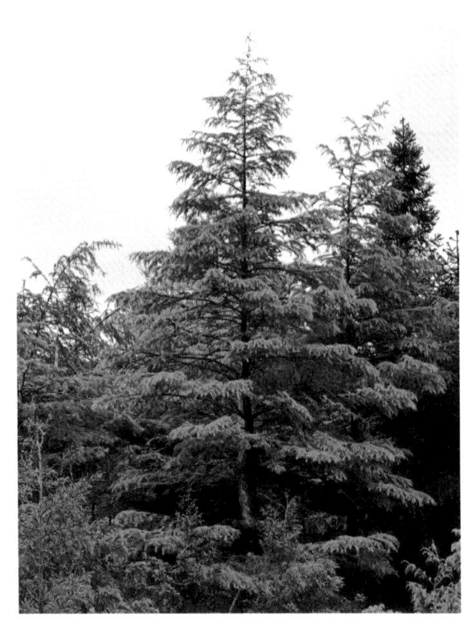

金钱松

（3）治一切风湿癣、癞、痒风：土荆皮、吴萸、洋庄、西丁、人信、斑蝥、番八仁、明矾、川椒、细辛、海桐皮、槟榔、胆矾、煅皂矾、皮硝、巴豆仁、蛇床子、烟胶、雄黄、桃丹各三钱。上为细末，烧酒浸搽。(《青囊立效秘方》土荆皮散)

## 蟾　酥

【别名】蛤蟆酥、蛤蟆浆、癞蛤蟆酥、蟾蜍眉脂。

【来源】本品为蟾蜍科动物中华大蟾蜍 *Bufo bufo gargarizans* Cantor 或黑眶蟾蜍 *Bufo melanostictus* Schneider 的干燥分泌物。

【产地分布】主产于山东、河北、江苏、浙江。

【采收加工】多于夏、秋二季捕捉蟾蜍，洗净，挤取耳后腺和皮肤腺的白色浆液，加工，干燥。

【药材性状】本品呈扁圆形团块状或片状，棕褐色或红棕色。团块状者质坚，不易折断，断面棕褐色，角质状，微有光泽；片状者质脆，易碎，断面红棕色，半透明。气微腥，味初甜而后有持久的麻辣感，粉末嗅之作嚏。

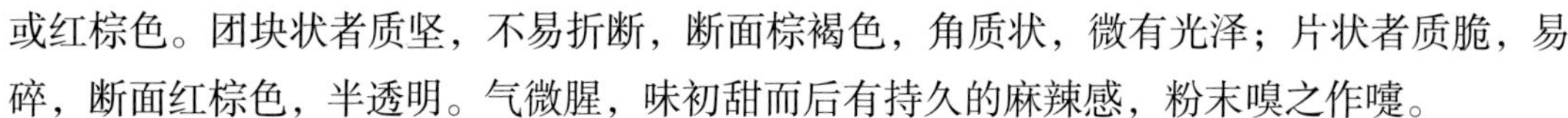

【性味归经】性温，味辛；有毒。归心经。

【功效与作用】解毒，止痛，开窍醒神。

【临床应用】内服：0.015 ～ 0.03g，多入丸、散用。外用：适量。用治痈疽疔疮，咽喉肿痛，中暑神昏，痧胀腹痛吐泻。

【使用禁忌】孕妇慎用。

【配伍药方】

(1) 治疔黄及一切恶疮：蟾酥、轻粉各一钱，川乌、莲花蕊、朱砂各二钱半，乳香、没药各二钱，麝香半钱。上为细末，糊丸豌豆大。每服一丸，病重者二丸，生葱三五茎捣烂，包药在内，热酒和葱送下，取汗。(《玉机微义》蟾酥丸)

(2) 治发背痈疽，无名肿毒，恶毒疔疮：蟾酥二钱，血竭二钱，蜗牛廿个(瓦上焙干，肉壳俱用)，铜绿二分半(与上三味同研)，枯白矾一钱，轻粉二钱(二味同研)，朱砂三钱(研细，留一钱为衣)。上为细末，用人乳汁为丸，如绿豆大，朱砂为衣。捣葱二根令烂，裹药三丸在内吞下，热酒送之。(《古今医鉴》化生丸)

(3) 治疮疡焮肿木硬：蟾酥、麝香各一钱。各同研极细，以人乳汁调如泥，入瓷盒内盛，干，不妨，每用少许于肿处，更以膏药敷之，毒气自出，不能为疮，虽有疮亦轻。(《素问病机气宜保命集》针头散)

(4) 治一切恶疮：蟾酥、干胭脂、轻粉、朱砂、穿山甲各二钱，百草霜不问多少。上为细末，丸如黄米大。每服五七丸，加至八九丸，用葱一根，刀剖开，将药包裹在里，用生丝线缚，文武火烧葱熟，将葱带药，口内嚼碎温服，用衣服盖之，汗出为效。(《普济方》蟾酥托里丸)

(5)治瘰疬：蟾酥如大豆许，白丁香十五枚，寒水石些少（煅），巴豆五粒，寒食面些少。上各另研，和作一处，再研，炼蜜为丸，如绿豆大。每用一丸或二三丸，纳入针窍中。如脓未尽，再用数丸，以脓尽为度。(《医学正传》蟾酥膏)

(6)治风蛀诸牙疼痛：蟾酥少许，巴豆（去油，研如泥），杏仁（烧焦）。上共研如泥，以绵裹如粟米大。若蛀牙塞入蛀处，风牙塞牙缝中，吐涎尽。(《景岳全书》蟾酥膏)

## 大 蒜

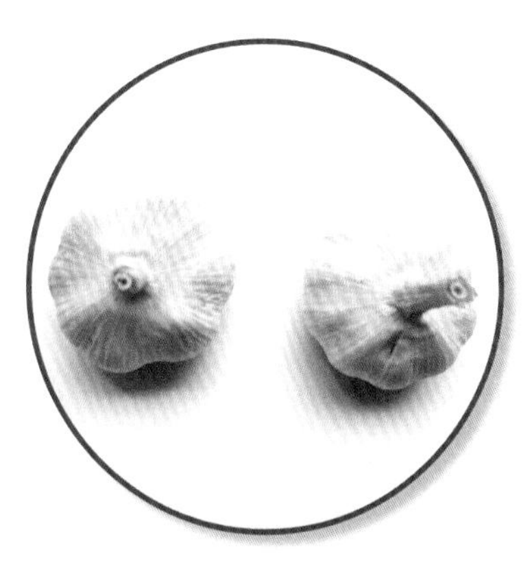

**【别名】**蒜、蒜头、胡蒜、葫、独蒜。

**【来源】**本品为百合科植物大蒜 *Allium sativum* L. 的鳞茎。

**【产地分布】**全国各地均有产。

**【采收加工】**夏季叶枯时采挖，除去须根和泥沙，通风晾晒至外皮干燥。

**【药材性状】**本品呈类球形，直径 3 ～ 6cm。表面被白色、淡紫色或紫红色的膜质鳞皮。顶端略尖，中间有残留花葶，基部有多数须根痕。剥去外皮，可见独头或 6 ～ 16 个瓣状小鳞茎，着生于残留花茎基周围。鳞茎瓣略呈卵圆形，外皮膜质，先端略尖，一面弓状隆起，剥去皮膜，白色，肉质。气特异，味辛辣，具刺激性。

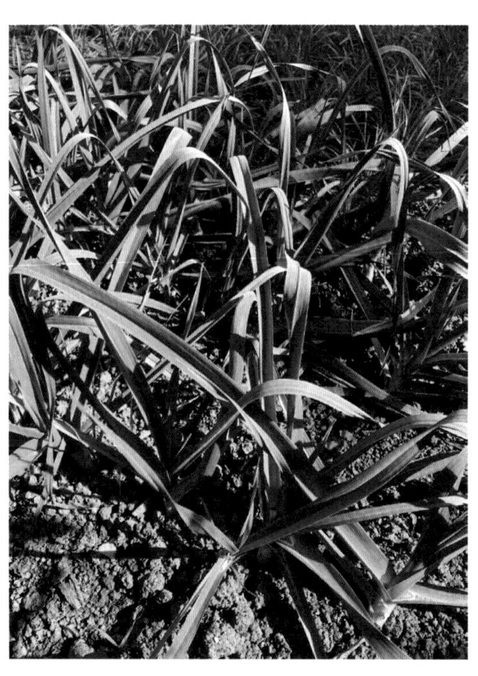

**【性味归经】**性温，味辛。归脾、胃、肺经。

**【功效与作用】**解毒消肿，杀虫，止痢。

**【临床应用】**内服：煎汤，9 ～ 15g。外用：适量，捣烂外敷，或切片外擦，或隔蒜灸。用治痈肿疮疡，疥癣，肺痨，顿咳，泄泻，痢疾。

**【使用禁忌】**外用可引起皮肤发红、灼热甚至起疱，故不可敷之过久。阴虚火旺及有目、舌、喉、口齿诸疾者不宜服用。孕妇忌灌肠用。

【配伍药方】

（1）治背疽漫肿无头者（用湿纸贴肿处，但一点先干处，乃是疮头）：大蒜十颗，淡豉半合，乳香钱许。研烂，置疮上，铺艾灸之，痛者灸令不痛，不痛者灸之令痛。(《外科精要》)

（2）治神经性皮炎：蒜头适量，捣烂，以纱布包裹，外敷患处。另用艾条隔蒜灸患处到疼痛为止，隔日一次。(《单方验方调查资料选编》)

（3）治肺结核：新鲜大蒜，每次一至二头，捣碎后以深呼吸吸其挥发气，每日二次，每次一至三小时。(《全国中草药新医疗法展览会资料选编》)

（4）治夜啼腹痛，面青，冷证也：大蒜一枚（煨、研，日干），乳香五分。捣，丸芥子大。每服七丸，乳汁下。(《世医得效方》)

（5）治寒疟，手足鼓颤，心寒面青：独蒜一枚，黄丹半两。上药相和，同捣一千杵，丸如黑豆大。未发时以茶下二丸。(《普济方》蒜丸）

（6）治小儿脐风：独头蒜，切片，安脐上，以艾灸之，口中有蒜气即止。(《简易方论》)

# 第二十一章 拔毒化腐生肌药

## 红　粉

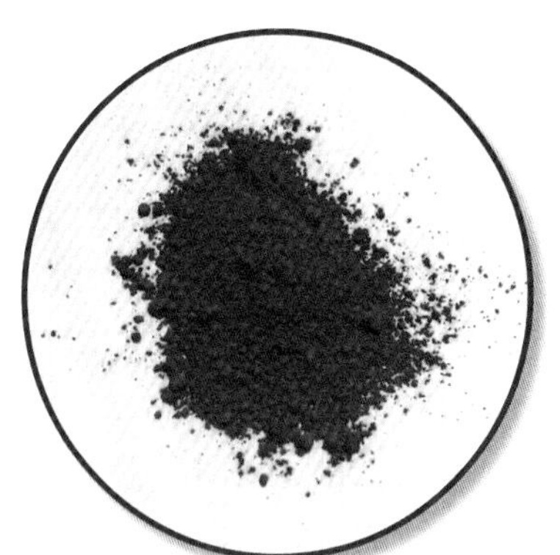

【别名】灵药、三白丹、三仙散、小升丹、三仙丹、升丹、红升、小红升、升药。

【来源】本品为红氧化汞（$HgO$）。

【产地分布】主产于河北、湖北、湖南、江苏。

【采收加工】以水银、火硝、白矾为原料，加工而成红色的升华物。

【药材性状】本品为橙红色片状或粉状结晶，片状的一面光滑略具光泽，另一面较粗糙。粉末橙色。质硬，性脆；遇光颜色逐渐变深。气微。

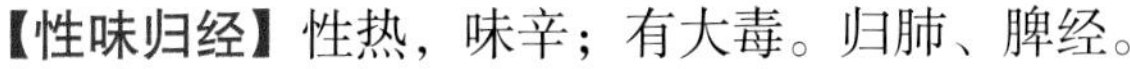

【性味归经】性热，味辛；有大毒。归肺、脾经。

【功效与作用】拔毒，除脓，去腐，生肌。

【临床应用】外用：适量，研极细粉单用，或与其他药味配成散剂，或制成药捻。用治痈疽疔疮，梅毒下疳，一切恶疮，肉暗紫黑，腐肉不去，窦道瘘管，脓水淋漓，久不收口。

【使用禁忌】本品有毒，只可外用，不可内服；外用亦不宜久用；孕妇禁用。

【配伍药方】

本品常与煅石膏研末外用，根据病情而调整两药的用量比例。红粉与煅石膏的用量比为1∶9者，称九一丹，拔毒力较轻而生肌力较强；比例2∶8者，称八二丹；比例3∶7者，称七三丹；比例1∶1者，称五五丹；比例9∶1者，称九转丹。

（1）主治鼠疮，慢性顽固性溃疡及属于阴疮久不收口者：人参五钱，鹿茸五钱，雄黄五分，乳香一两，琥珀二钱五分，京红粉一钱。薄撒于疮面上，或制药捻用。（《赵炳南临床经验集》回阳生肌散）

（2）主治疮疡痈疽溃后，脓腐未尽，或已渐生新肉的疮口：石膏（煅）900g，红粉

（水飞）100g。以上二味，分别研成极细粉，配研，过绢筛（不得用金属筛），混匀，即得。外用。取该品适量均匀地撒在患处，对深部疮口及瘘管，可用含该品的纸捻插入，疮口表面均用油膏或敷料盖贴。每日换药 1 次，或遵医嘱。凡肌薄无肉处不能化脓，或仅有稠水者忌用。[《中华人民共和国药典（1985 年版）》九一散]

（3）外用红汞药：净红粉 1000g，冰片 300g，麝香 15g，银珠 20g。取上药混合研细，过筛，即得。用于疮疡溃后，坚硬紫黑。外用，洗净疮口，视患处大小，酌药量，薄撒贴膏。（《全国中药成药处方集》）

## 轻　粉

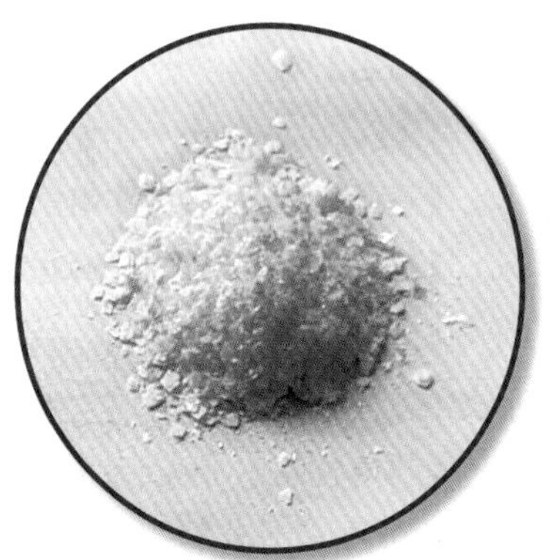

**【别名】** 汞粉、峭粉、水银粉、腻粉、银粉、扫盆。

**【来源】** 本品为水银、白矾、食盐等经升华法炼制而成的氯化亚汞（$Hg_2Cl_2$）。

**【产地分布】** 主产于湖南、湖北、云南。

**【采收加工】** 研细末用。

**【药材性状】** 本品为白色有光泽的鳞片状或雪花状结晶，或结晶性粉末；遇光颜色缓缓变暗。气微。

**【性味归经】** 性寒，味辛；有毒。归大肠、小肠经。

**【功效与作用】** 内服祛痰消积，逐水通便；外用杀虫，攻毒，敛疮。

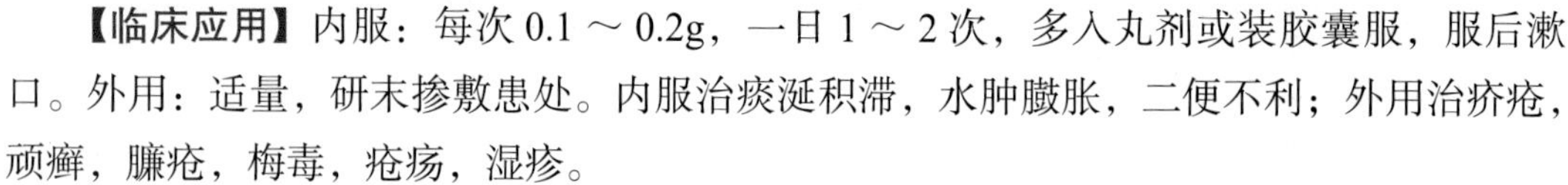

**【临床应用】** 内服：每次 0.1 ～ 0.2g，一日 1 ～ 2 次，多入丸剂或装胶囊服，服后漱口。外用：适量，研末掺敷患处。内服治痰涎积滞，水肿臌胀，二便不利；外用治疥疮，顽癣，臁疮，梅毒，疮疡，湿疹。

**【使用禁忌】** 本品有毒，不可过量；内服慎用；孕妇禁服。

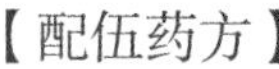

【配伍药方】

（1）治诸疥疮：轻粉五钱匕，吴茱萸一两，赤小豆四十九粒，白蒺藜一两，白芜荑仁半两，石硫黄少许。上六味，捣研为散，令匀。每用生油调药半钱匕，于手心内摩热后，遍揩周身有疥处，便睡。（《圣济总录》神捷散）

（2）治杨梅：血丹、轻粉各等分。猪胆汁调搓。（《疡医大全》）

（3）治臁疮不合：轻粉五分，黄蜡一两。以粉掺纸上，以蜡铺之。敷在疮上，黄水出。（《永类钤方》）

（4）治小儿涎喘：无雄鸡子一个，轻粉一分。用鸡子清入轻粉一分，拌匀，银器盛，置汤瓶上蒸熟，三岁儿食尽，当吐痰或泄而愈。壮实者乃可用。（《串雅内编》轻粉顶）

（5）治大小便关格不通，腹胀喘急：腻粉一钱，生麻油一合。相合，空腹服之。（《太

平圣惠方》)

(6)治水气肿满:汞粉一钱(乌鸡子去黄盛粉,蒸饼包,蒸熟取出),苦葶苈(炒)一钱。同蒸饼,杵丸绿豆大。每车前汤下三五丸,日三服。(《医垒元戎》)

## 砒 石

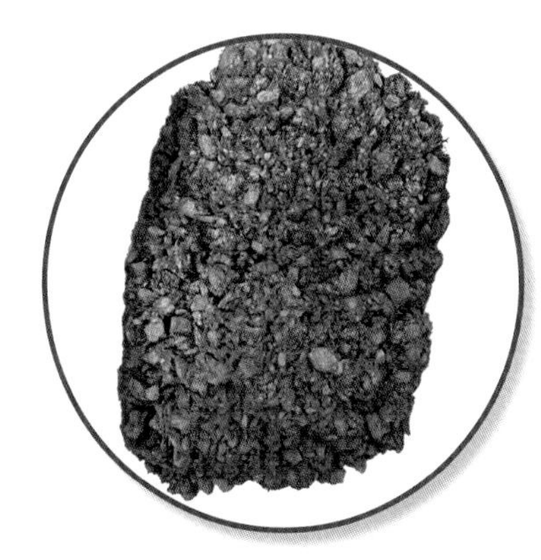

**【别名】**砒黄、信砒、人言、信石。

**【来源】**本品为矿物砷华矿石,或由毒砂、雄黄等含砷矿物为原料的加工制成品(经升华而得的精制品,名砒霜)。

**【产地分布】**主产于江西、湖南、广东、贵州。

**【采收加工】**采挖后,除去杂石。

**【药材性状】**砒石有红、白之分,药用以红砒为主。红砒呈不规则的块状,淡红色、淡黄色或红、黄相间。略透明或不透明,具玻璃样光泽或绢丝样光泽或无光泽。质脆,易砸碎,断面凹凸不平或呈层状。气无,烧之,有蒜样臭气。极毒,不能口尝。

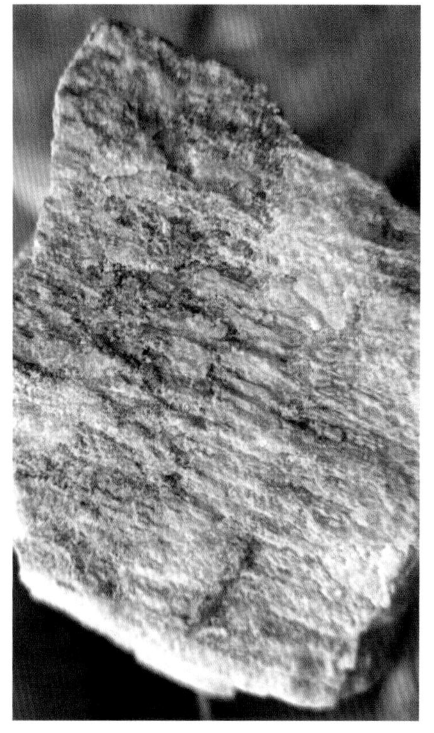

**【性味归经】**性大热,味辛。归肺、脾、肝经。

**【功效与作用】**内服劫痰平喘,攻毒抑癌;外用攻毒杀虫,蚀疮去腐。

**【临床应用】**内服:入丸、散,每次0.002~0.004g。外用:适量,研末撒敷,宜作复方散剂或入膏药、药捻用。主治寒痰哮喘,疟疾,痔疮,瘰疬,走马牙疳,顽癣,溃疡腐肉不脱。

**【使用禁忌】**本品有剧毒,内服宜慎;外用亦应注意,以防局部吸收中毒。不可作酒剂服。体虚者及孕妇忌服。

【配伍药方】

(1)治瘰疬:信州砒黄细研,滴浓墨汁丸如梧桐子大,于铫子内炒令干后,用竹筒子盛。要用于所患处灸破或针,将药半丸敲碎贴之,以自然蚀落为度。觉药尽时更贴少许。(《灵苑方》)

(2)治鼠疬:信石(入绿豆同研)、斑蝥(去足、羽,为末)。上面糊为丸,黄丹为

衣。用时打破，以醋浸一宿，其疮先以艾灸，次用此末。(《朱氏集验医方》)

（3）治走马牙疳：信砒、铜绿各一分。研为细末，摊纸上，涂疳蚀处。(《普济方》青金散）

（4）治多年肺气喘急，齁嗽晨夕不得眠：信砒一钱半（研飞如粉），豆豉一两半（好者，水略润少时，以纸裹干，研成膏）。上用膏子和砒同杵极匀，丸如麻子大。每服十五丸，小儿量大小与之，并用腊茶清极冷吞下，临卧，以知为度。(《普济本事方》紫金丹）

（5）治疟疾：人言一两（为末），飞面四两（与人言、水和软饼，锅内焙干，为末用），白扁豆（末）二两，细茶（末）二两。上同和匀，每服小半钱，巳前半日用温茶调下，再用茶荡净。忌食酒、面、鱼等物。(《丹溪心法附余》不二散）

（6）治皮肤癌：白砒二钱，小麦粉一两。将小麦粉制成不粘手程度的浆糊状，加白砒，捻成线状细药条。用时将病变部位常规消毒，局麻后，用1号注射器针头在肿块周围0.5cm处刺入肿瘤根部，然后将药条由孔处插入，用无菌敷料盖上，待肿块脱落后，每日换药膏（用滑石粉一斤，煅甘石粉三两，朱砂一两，冰片一两，淀粉二两，共研细末，香油调成糊状）至愈。(《全国中草药新医疗法展览会资料选编》黑药条）

## 铅　丹

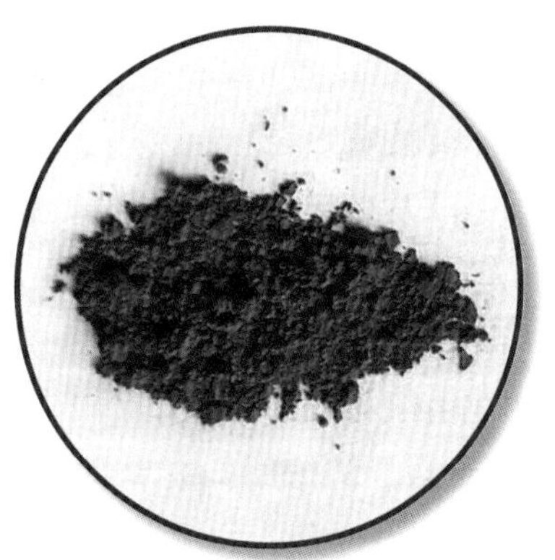

**【别名】**黄丹、朱丹、红丹、漳丹、朱粉、松丹、铅黄、丹粉。

**【来源】**本品为纯铅经加工制成的氧化物，也称红丹。主要含四氧化三铅（$Pb_3O_4$）。

**【产地分布】**主产于河南、广东、福建。

**【采收加工】**研细粉用。

**【药材性状】**为橙红色或橙黄色的粉末，光泽暗淡，不透明，有金属性辛味。

**【性味归经】**性寒，味辛、咸；有毒。归心、脾、肝经。

**【功效与作用】**内服坠痰镇惊；外用拔毒生肌，杀虫止痒。

**【临床应用】**内服：多入丸、散，每次0.9～1.5g。外用：适量，研末撒布或熬膏贴敷。主治痈疽疮疡，湿疹癣疮，惊痫癫狂，疟疾。

**【使用禁忌】**本品有毒，用之不当可引起铅中毒，宜慎用；不可持续使用，以防蓄积中毒。孕妇禁用。

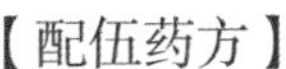

【配伍药方】

（1）治疽毒，脓水淋漓：黄丹、轻粉各五分，黄连末二钱。上研匀，搽患处。(《小儿

痘疹方论》丹粉散）

（2）治金疮并一切恶疮：上等虢丹、软石膏不以多少（火煅通红）。上细研和令如桃花色，掺伤处。(《是斋百一选方》桃红散）

（3）治风痫：铅丹二两，白矾二两。为末，用砖一口，以纸铺砖上，先以丹铺纸上，次以矾铺丹上，然后将十斤柳木柴烧过为度，取出细研。每服三至五分，温酒下。(《博济方》驱风散）

（4）治赤白痢：黄丹一两（炒令紫色），黄连一两（去须，微炒）。上药，捣罗为末，以面糊和丸，如麻子大。每服，煎生姜、甘草汤下五丸。(《太平圣惠方》）

（5）治小儿口疮：黄丹一钱，生蜜一两。上相和，深瓯盛，甑内蒸令黑为度。每用少许，鸡毛刷蘸口内。(《普济方》大效金丝膏）

## 炉甘石

**【别名】**甘石、浮水甘石、卢甘石、羊肝石。

**【来源】**本品为碳酸盐类矿物方解石族菱锌矿，主含碳酸锌（$ZnCO_3$）。

**【产地分布】**主产于广西、湖南、四川。

**【采收加工】**采挖后，洗净，晒干，除去杂石。

**【药材性状】**本品为块状集合体，呈不规则的块状。灰白色或淡红色，表面粉性，无光泽，凹凸不平，多孔，似蜂窝状。体轻，易碎。气微，味微涩。

**【性味归经】**性平，味甘。归肝、脾经。

**【功效与作用】**解毒明目退翳，收湿止痒敛疮。

**【临床应用】**外用：适量。用治目赤肿痛，睑弦赤烂，翳膜遮睛，胬肉攀睛，溃疡不敛，脓水淋漓，湿疮瘙痒。

**【使用禁忌】**本品专供外用，不作内服。

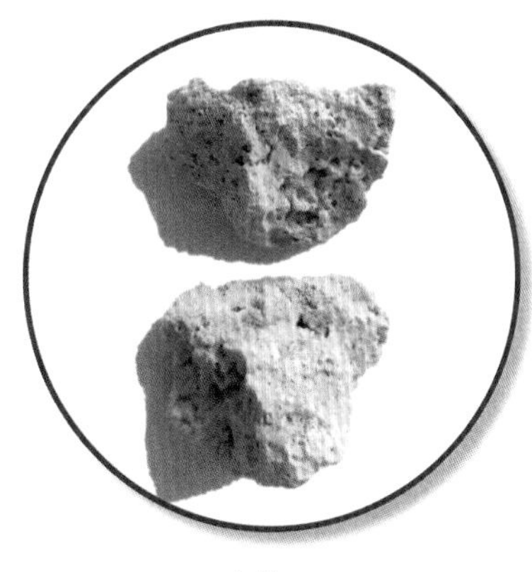

生甘石

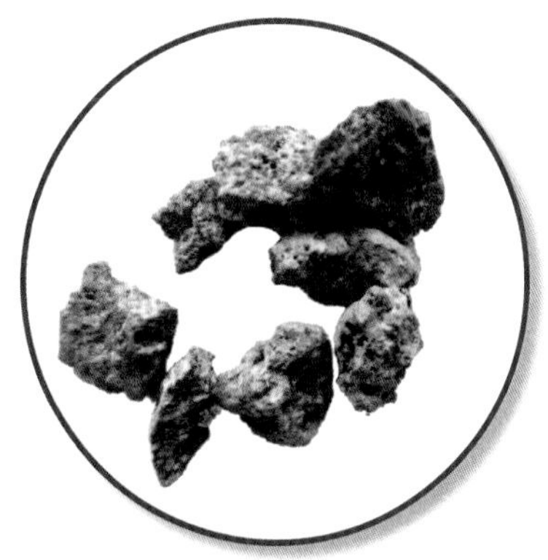

炉甘石

【配伍药方】

（1）治目暴赤肿：炉甘石（火煅，尿淬）、风化硝等分。为末，新水化一粟点之。（《御药院方》）

（2）治诸般翳膜：炉甘石、青矾、朴硝等分。为末，每用一字，沸汤化开，温洗，日三次。（《宣明论方》）

（3）治风眼流泪烂弦：炉甘石二两，以黄连一两煎水，入童尿半盏，再熬，下朴硝一两，又熬，成，以火煅石淬七次，洗净，为末，入密陀僧末一两，研匀，收点之。（《卫生易简方》）

（4）治聤耳出脓及黄汁：炉甘石（研）二钱，枯矾二钱，胭脂半钱，麝香少许。上为细末，用绵子缠缴耳中脓汁尽，别用绵子蘸药，或干吹少许入耳亦可。如积热上壅，耳出脓水，神芎丸百粒，泻三五行。（《医方大成论》红绵散）

（5）治阴汗湿痒：炉甘石一分，真蚌粉半分。研粉扑之。（《仁斋直指方》）

## 硼　砂

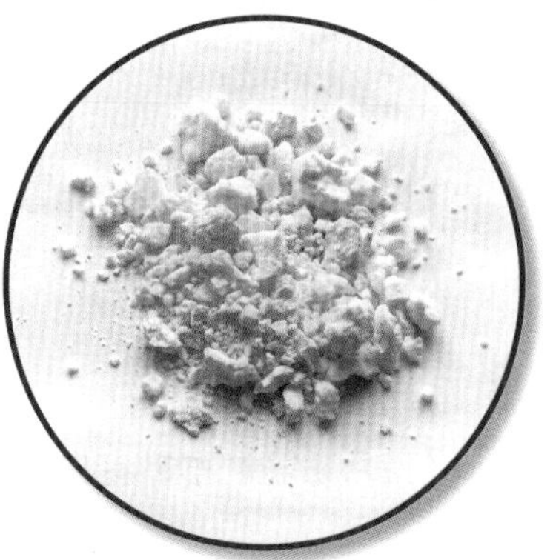

**【别名】**月石、大朋砂、蓬砂、鹏砂、盆砂。

**【来源】**本品为天然矿物硼砂经精制而成的结晶，主含含水四硼酸钠（$Na_2B_4O_7 \cdot 10H_2O$）。

**【产地分布】**主产于青海、西藏、云南、四川。

**【采收加工】**采挖后，除去杂质，捣碎。

**【药材性状】**本品为无色半透明的结晶或白色结晶性粉末；无臭；有风化性；水溶液显碱性反应。本品在沸水或甘油中易溶，在水中溶解，在乙醇中不溶。

**【性味归经】**性凉，味甘、咸。归肺、胃经。

**【功效与作用】**内服清肺化痰，外用清热解毒。

**【临床应用】**内服：多入丸、散，1.5～3g。外用：适量，研极细末干撒或调敷患处；或化水含漱。配合其他药物研粉搽敷患处。用治咽喉肿痛，口舌生疮，目赤翳障，噎膈，咳嗽痰稠。

**【使用禁忌】**本品以外用为主，内服宜慎。

【配伍药方】

（1）治咽喉口齿新久肿痛及久嗽痰火，咽哑作痛：玄明粉、硼砂各五钱，朱砂六分，

冰片五分。共研极细末，吹搽患上，甚者日搽五六次。(《外科正宗》冰硼散)

(2) 治鹅口疮：硼砂二钱，雄黄三钱，甘草一钱，冰片二分五厘。上为细末，蜜水调涂或干掺。(《疡医大全》四宝丹)

(3) 治咽喉肿痛及走马喉痹：蓬砂、马牙硝各一分，丹砂半分，斑蝥二枚(去头、翅、足，炒)。上四味，共研为末，以生姜自然汁煮面糊，和丸如梧桐子大，腊茶为衣。每服二丸，腊茶下。(《圣济总录》蓬砂丸)

(4) 治噎食：荞麦秸烧灰淋汁，入锅内，煎取白霜一钱，入蓬砂一钱，研末，每酒服半钱。(《海上方》)

(5) 治慢性气管炎：硼砂、南星、白芥子各等量，共研细末，每日二次，每服六分。(《全国中草药新医疗法展览会资料选编》)